W0268798

HALS- NASEN- OHREN-HEILKUNDE

MIT EINSCHLUSS DER GRENZGEBIETE

BEARBEITET VON

W. ADRION · W. ALBRECHT · G. ALEXANDER · K. AMERSBACH · G. ANTON · J. BECK · K. BECK
O. BECK · R. BENEKE · C. E. BENJAMINS · E. BENTELE · G. BEVER · H. BIRKHOLZ · A. BLOHMKE
F. BLUMENFELD · W. BROCK · A. BRÜGGEMANN · G. BRÜHL · H. BRUNNER · J. BUMBA · H. BURGER
A. J. CEMACH · W. CLAUSEN · A. DENKER · R. DÖLGER · A. ECKERT-MÖBIUS · R. EDEN †
C. v. EICKEN · K. ELZE · R. ESCHWEILER · G. FINDER · TH. S. FLATAU · O. FLEISCHMANN
F. FREMEL · O. FRESE · W. FRIEDBERG · V. FRÜHWALD · M. GIESSWEIN · E. GLAS · M. GOERKE
K. GRAUPNER · K. GRÜNBERG · L. GRÜNWALD · M. HAJEK · L. HARMER · L. HAYMANN
J. HEGENER · P. HEIMS-HEYMANN · B. HEINE · V. HINSBERG · G. HOFER · R. IMHOFER · A. JESIONEK
O. KAHLER · W. KLESTADT · A. KNICK · H. KOENIGSFELD · O. KÖRNER · O. KREN · L. KÜPFERLE
A. KUTTNER · A. LAUTENSCHLÄGER · L. LEDERER · E. LEXER · A. LINCK · E. MANGOLD
M. MANN · H. MARSCHIK . H. MARX · K. MENZEL · EDMUND MEYER · MAX MEYER · W. MIN-
NIGERODE · O. MUCK · GEORG C. MÜLLER · M. NADOLECZNY · F. R. NAGER · H. NEUMANN
H. NEUMAYER · TH. NÜHSMANN · B. OERTEL · A. PASSOW† · K. PETER · A. PEYSER · W. PFEIFFER
E. RANZI · E. REHN · C. ROHDE · E. RUTTIN · M. SCHACHERL · K. L. SCHAEFER · A. SCHEIBE
R. SCHILLING · E. SCHLANDER · F. SCHLEMMER† · E. SCHLITTLER · P. SCHNEIDER · S. SCHU-
MACHER · O. SEIFERT · A. SEIFFERT · E. v. SKRAMLIK · R. SOKOLOWSKY · V. SONNENKALB
F. SPECHT · P. STENGER · H. STERN · O. STEURER · A. STIEDA · H. STREIT   W. STUPKA
A. THOST · W. UFFENORDE · E. URBANTSCHITSCH · K. VOGEL · O. WAGENER · F. WANNER
J. WÄTJEN · G. WETZEL · C. ZARNIKO · F. ZAUSCH · H. ZWAARDEMAKER

HERAUSGEGEBEN VON

A. DENKER UND O. KAHLER
HALLE A. S.   FREIBURG I. BR.

ACHTER BAND
DIE KRANKHEITEN DES GEHÖRORGANS III

1927

SPRINGER-VERLAG BERLIN HEIDELBERG GMBH

DIE KRANKHEITEN DES GEHÖRORGANS

DRITTER TEIL

OTITISCHE INTRAKRANIELLE KOMPLIKATIONEN
GEWERBEKRANKHEITEN U. AKUSTISCHES TRAUMA
MECHANISCHES UND PSYCHISCHES TRAUMA · TAUB-
STUMMHEIT · OHR UND SCHULE · MILITÄRDIENST UND
GEHÖRORGAN · SIMULATION UND DISSIMULATION
OHRENKRANKHEITEN UND LEBENSVERSICHERUNG

BEARBEITET VON

J. BECK-München · G. BEVER-Kempten · W. BROCK-Erlangen · A. DENKER-
Halle a.s. · R. DÖLGER-Mühldorf a. I. · M. GOERKE-Breslau · L. HAYMANN-
München · B. HEINE-München · O. MUCK-Essen · A. PEYSER-Berlin
E. SCHLITTLER-Basel · R. SOKOLOWSKY-Königsberg i. pr.
O. STEURER-Tübingen · F. WANNER-München

MIT 107 ZUM TEIL FARBIGEN
ABBILDUNGEN

1927
SPRINGER-VERLAG BERLIN HEIDELBERG GMBH

ISBN 978-3-540-01043-2   ISBN 978-3-642-92487-3 (eBook)
DOI 10.1007/978-3-642-92487-3

Inhaltsverzeichnis.

III. Pathologie und Therapie.
B. Spezieller Teil (Fortsetzung).

III. Pathologie und Therapie.

B. Spezieller Teil (Fortsetzung).

VIII. Otitische intrakranielle Komplikationen.

1. Die otitischen Erkrankungen der Hirnhäute.

Von

MAX GOERKE-Breslau.

Mit 2 Abbildungen.

Einleitung.

Historische Vorbemerkungen. Wenn wir von Ausnahmefällen absehen (wie Arrosion der Carotis, endokranielle Geschwulstbildung, Tumorkachexie), so beruht die Lebensgefährlichkeit der Ohrerkrankungen auf ihrer Komplikation durch endokranielle Entzündungen. Auch die otogene Pyämie als Todesursache ist ja fast immer auf eine solche zurückzuführen. Mit diesen Tatsachen waren schon unsere Altmeister der Otiatrie vertraut und der bekannte Satz WILDES: „Solange eine Ohreiterung besteht, können wir niemals sagen, wie, wo und wann sie endet", verdankte jener Erkenntnis seine Formulierung, wie er ja trotz aller Fortschritte in Prophylaxe und Therapie noch heute Berechtigung und Geltung besitzt. Mit dieser Einsicht in den Zusammenhang von Otorrhöe und endokranieller Erkrankung und allenfalls mit einigen mehr oder weniger richtigen Vorstellungen über die Infektionswege waren die Kenntnisse unserer alten Meister von den lebensgefährlichen Komplikationen der Otitis erschöpft; weder bei TOYNBEE, noch bei WILDE, noch bei TROELTSCH finden wir auch nur andeutungsweise den Versuch, diese Komplikationen therapeutisch zu beeinflussen oder operativ zu meistern. Selbst eine zielbewußte Prophylaxe fehlte damals und wenn wir eine solche in den Vorschlägen zur Behandlung der akuten und chronischen Mittelohrentzündung erblicken wollen, so müssen wir doch den deutlichen Hinweis auf die prinzipielle Bedeutung dieser vorbeugenden Therapie vermissen; mit einer gewissen Resignation hatte man sich mit der anscheinend unvermeidlichen Tatsache abzufinden, daß gelegentlich eine Hirnkomplikation der Ohreiterung ihren tragischen Abschluß gab. Es soll darin selbstverständlich keine Herabsetzung der Leistungen jener Männer liegen, auf deren Arbeiten die moderne Otiatrie aufgebaut ist, fehlte doch damals fast jedwede diagnostische und chirurgisch-technische Voraussetzung für alle hier in Betracht kommenden Maßnahmen, von denen man sich etwas versprechen konnte.

Erst die Arbeit der letzten 40 Jahre hat diese Lücke, und zwar, wie wir noch sehen werden, in glänzender Weise ausgefüllt. Hier Namen zu nennen mag überflüssig sein. Die Ausbildung der operativen Behandlung der akuten und chronischen Mittelohreiterung ließ die vorangegangenen, vorsichtig tastenden Versuche, vorbeugend einzuwirken, zu einer glänzend ausgebildeten *Prophylaxe* heranreifen, die Erweiterung und Verfeinerung unserer *diagnostischen Hilfsmittel* — ich erinnere bloß an die Labyrinth- und Kleinhirndiagnostik — setzte uns instand, nicht bloß alle Eiterungsprozesse auf ihren Wegen nach dem Endokranium klinisch zu verfolgen, sondern auch bereits drohende endokranielle Komplikationen rechtzeitig zu erkennen und schließlich hat — das ist im wesentlichen eine Errungenschaft der letzten 30 Jahre — die *Otochirurgie* und neben und mit ihr auch die *medikamentöse Therapie*, weit über die Zielmöglichkeiten der Prophylaxe hinausgehend, die endokraniellen Komplikationen selbst in Angriff genommen.

Histologisch-chronologisch spielte sich die Eroberung des neuen Terrains nicht in der Weise ab, daß erst die Diagnostik ausgearbeitet wurde und auf dieser sich die Therapie aufbaute, sondern beide Entwicklungen gingen parallel. Wie einerseits die feinere Ausbildung der Diagnostik und die vertiefte Erkenntnis von den pathologischen Zusammenhängen in hohem Maße befruchtend, anregend und wegbahnend auf die chirurgische Therapie eingewirkt hat — ein sprechendes Beispiel zeigt uns die Labyrinthpathologie —, so hat umgekehrt das Bestreben, den operativen Eingriffen eine zielsichere und erfolgverheißende Unterlage zu schaffen, einen unaufhörlichen Anreiz gegeben, sich intensiv mit dem Ausbau der Diagnostik zu befassen. Das gilt auch für die Erkrankungen der Hirnhäute: Die verfeinerte moderne Liquordiagnostik hat uns gelehrt, bestimmte Formen nach ihrer Behandlungsfähigkeit voneinander zu unterscheiden, und manche neue Behandlungsmethode wiederum ließ in uns das Bedürfnis rege werden, für Indikation und Prognose brauchbare Handhaben auf diagnostischem Wege zu gewinnen. Gerade was die Meningitis betrifft, ist diese Bewegung noch lange nicht zum Abschlusse gekommen; wir befinden uns hier noch mitten im Stadium der Entwicklung und fast täglich sind neue diagnostische und therapeutische Methoden und Vorschläge auf ihre Brauchbarkeit zu prüfen. So ist z. B. im gegenwärtigen Augenblicke die Frage, ob und inwieweit die medikamentöse Therapie berufen sei, die chirurgische Behandlung zu unterstützen oder gar zu ersetzen, in ein neues Stadium der Erörterung getreten und es läßt sich zur Zeit noch nicht sagen und bleibt abzuwarten, nach welcher Richtung hin diese Entwicklung weitergehen wird.

Anatomie. Bei fast allen otitischen endokraniellen Komplikationen, ja man kann wohl sagen, bei allen sind die Hirnhäute beteiligt; auch die Thrombose der Hirnblutleiter, die ja einen Teil der harten Hirnhaut darstellen, ist letzten Endes eine Hirnhautentzündung mit spezieller Lokalisation und auch bei der Entstehung des Hirnabscesses spielen die häutigen Bedeckungen des Gehirns fast immer eine wichtige Rolle, und ihr Verhalten, ihre Reaktionsfähigkeit ist für Prognose und Behandlung des Hirnabscesses von einer ausschlaggebenden Bedeutung. Dieser Sachverhalt ist bei der topographischen Lage der Hirnhäute zwischen Schläfenbein und Cerebrum eigentlich selbstverständlich und alle Entzündungsvorgänge, die vom Ohre aus die Hirnsubstanz erreichen, müssen in irgendeiner Form die Hirnhäute in Mitleidenschaft ziehen; ihre Richtung und ihre Auswirkung auf das Zentralorgan wird von dem Verhalten der Hirnhäute beeinflußt und vorgezeichnet.

Geht schon aus dieser topographischen Lage der Meningen zwischen Schädelknochen und Gehirn ihre physiologische Hauptaufgabe als *Schutzgebilde* des letzteren unverkennbar hervor — eine Aufgabe, die übrigens durch ihre andere wichtige Rolle als ein mit dem Cerebrum in engem nutritivem Konnex stehendes *Ernährungsorgan* in mancher Hinsicht illusorisch gemacht wird —, so werden sie dieser ihrer Schutzwirkung, wovon wir noch bei der Pathologie einiges zu hören bekommen werden, durch ihren anatomisch-histologischen Aufbau in vollendeter Weise gerecht.

Sprachen wir bisher von den Hirnhäuten als einer Einheit in topographischer Beziehung, so haben wir bei Erörterung ihrer histologischen Struktur und ihres anatomischen Aufbaues die Dura und die Arachnoidea-Pia gesondert zu betrachten; ist diese Scheidung klinisch und pathologisch selbstverständlich, so kennzeichnet sie sich schon grob-anatomisch dadurch, daß die Dura in teils lockerer, teils festerer Verbindung mit dem Knochen, die weiche Hirnhaut in innigem Zusammenhang mit dem Gehirn steht, während sie beide voneinander leicht und ohne Läsionen zu trennen sind. Diese leichte mechanische Lösbarkeit der äußeren von der inneren Hirnhaut, wie sie ja jeder von der Sektion her kennt, ist dadurch bedingt, daß beide auf den einander zugekehrten freien Oberflächen mit einem glatten Endothel überkleidet sind und auf diese Weise ein Spaltraum entsteht, analog dem zwischen Pleura parietalis und Pleura pulmonalis befindlichem serösen Raume. Dieser Intermeningealraum, nach dem allgemeinen Sprachgebrauch als *Subduralraum* bezeichnet, unterscheidet sich jedoch ganz wesentlich von dem zu ihm in Parallele gestellten Pleuraraume (abgesehen von der strukturellen Verschiedenheit der beiden ihn bildenden

Häute) dadurch, daß er von zahlreichen Gefäßen und Nerven durchzogen wird, die als ebenso zahlreiche Brücken für eine von außen nach innen wandernde Infektion dienen, wobei allerdings der eigentliche Subduralraum als solcher nicht berührt zu werden braucht, da die genannte Endothelauskleidung auch diese Brücken überzieht.

Die Dura mater, von dem weißglänzenden Aussehen und der derbsehnigen Beschaffenheit einer Knochenhaut, wird meist als sogenanntes inneres Periost der Schädelknochen bezeichnet, unterscheidet sich aber vom Periost recht erheblich dadurch, daß es nicht wie dieses in enger organischer Verbindung und durch zahlreiche Gefäßverbindungen in innigem nutritivem Zusammenhange mit dem Knochen steht, sondern — wenigstens beim Erwachsenen — nur an bestimmten Stellen der Schädelbasis mit der knöchernen Unterlage fest verbunden ist, hauptsächlich an den Stellen, wo größere Blutgefäße und wo die Hirnnerven durch sie hindurchtreten. Die Nerven begleitet sie als äußere Umhüllung eine kurze Strecke in den Knochen hinein; besonders ausgeprägt ist das an einer uns vornehmlich interessierenden Stelle, am Meatus auditorius internus, den sie in seinem ganzen Verlaufe auskleidet.

Außer diesen Gefäß- und Nervenverbindungen besteht noch hier und da eine Verbindung zwischen Dura und Knochen durch lockeres Bindegewebe; im übrigen liegt sie ihm dicht an, so daß man von einem eigentlichen Cavum extradurale oder epidurale kaum reden kann. Ein solches kommt gewissermaßen erst in pathologischen Fällen durch einen entzündlichen Erguß oder durch Granulationsbildung zustande.

Histologisch setzt sich die Dura aus derben, straffen, gleichmäßig gefügten Bindegewebsfasern zusammen. Eine Trennung in zwei Blätter, einem äußeren periostalen und einem inneren cerebralen, wie sie manche Autoren annahmen, ist nur durch gewaltsame Präparation möglich. Nur an bestimmten noch kennen zu lernenden Stellen der Schädelbasis sowie dort, wo die Dura ihre großen Fortsätze (Falces und Tentorium) zwischen die Hirnteile schiebt, löst sich das sonst einheitliche Band in zwei Blätter auf und bildet dann starre weite venöse Räume, die Hirnsinus, die das gesamte Venenblut des Gehirns aufnehmen und nach außen abführen. Pathophysiologisch dagegen ist eine Trennung der Dura in zwei Blätter, einem äußeren gefäßreicheren, darum leichter einschmelzenden, und einem inneren weniger gut vaskularisiertem Blatte oft genug erkennbar.

Dieses histologische Gefüge der Dura aus straffem sehnigem Bindegewebe gibt ihr eine ganz erhebliche Widerstandsfähigkeit gegenüber mechanischen und infektiösen Insulten; immerhin ist diese Resistenz eine begrenzte und weist in zweierlei Beziehung eine gewisse Schwäche auf. Einmal an jenen Stellen, an denen sich das Blatt zu den venösen Räumen spaltet; dort ist die Wand verdünnt und kann einem Drucke leichter nachgeben, so daß es zu einer Kompression der Sinus und damit zu einem Zustande kommen kann, der eine Thrombose begünstigt. Zweitens enthält die Dura zahlreiche Lymphgefäße, die ihre Außenfläche mit dem Subduralraum in Kommunikation setzen und einem infektiösen Prozesse bei makroskopisch intakter Dura den Weg nach dem Cerebrum öffnen können.

Scheint die harte Hirnhaut ihrer Struktur und ihrer anatomischen Beschaffenheit nach vornehmlich zum Schutze und zur Stütze für das Gehirn bestimmt, so kommt den weichen Hirnhäuten im wesentlichen die Aufgabe eines die Hirnsubstanz ernährenden Gebildes zu, wobei die ihr Maschenwerk füllende Flüssigkeit die Wirkung eines elastischen Wasserkissens hat und das Gehirn vor allzugroßem Drucke schützt. Eine erhebliche Schutzwirkung kann man dieser außerordentlich gefäßreichen, aus einem feinen Netzwerke zarter und lockerer Bindegewebsfasern zusammengesetzten Membran kaum zusprechen, wenn sie auch gerade vermöge dieses ihres Gefäßreichtums, wie wir noch sehen werden, zu einer starken Reaktionsfähigkeit gegenüber infektiösen Einflüssen in hohem Maße geeignet erscheint.

Die weiche Hirnhaut (Leptomeninx) in zwei gesonderte Häute, Arachnoidea und Pia, zu scheiden, ist weder anatomisch noch pathologisch gerechtfertigt. Der als Arachnoidea bezeichnete Teil ist etwas straffer gefügt und steht durch zahlreiche feine, netzförmig verschlungene Bindegewebsfasern, welche die als Subarachnoidealräume bezeichneten lymphhaltigen Lücken zwischen sich fassen, mit dem gefäßreichen inneren Blatte, der Pia mater der Autoren, in Verbindung. Während das äußere Blatt die Hirnfurchen brückenförmig überspannt, dringt das innere Blatt in die Sulci ein und setzt sich an bestimmten Stellen mittels gefäßreichen Fortsätzen, den Plexus chorioidei, in die Ventrikel fort. Durch andere gefäßreiche zottenförmige Anhänge, die Pacchionischen Granulationen dringt sie nach Durchbrechung des inneren Durablattes in die venösen Räume der harten Hirnhaut ein, wodurch ein beständiger reger Flüssigkeitsaustausch zwischen dem Liquor und dem Blutgefäßsystem ermöglicht ist.

Das System der zwischen äußerem und innerem Blatte der weichen Hirnhaut liegenden größeren und kleineren Hohlräume faßt man mit dem Namen *Cavum subarachnoideale* zusammen, das an der Konvexität des Gehirns zu einem schmalen Spalt reduziert ist, an bestimmten Stellen der Basis sich zu größeren einheitlichen Hohlräumen, den Zisternen, verbreitert, von denen die Cisterna cerebello-medullaris zwischen der dorsalen Fläche der Medulla oblongata und der Oberfläche des Kleinhirns mit ihrem bis an den Meatus internus reichenden Ausläufer die umfangreichste und die Cisterna pontis lateralis zwischen Pons und Kleinhirn einerseits, Felsenbein andrerseits die für uns praktisch wichtigste ist. Ebenso praktisch belangvoll ist die enorme Entwicklung der Subarachnoidealräume am Rückenmark, besonders der äußeren, d. h. dicht unter dem äußeren Blatte gelegenen Lymphräume.

Topographische Beziehungen zwischen Hirnhäuten und Ohr. Seiner Lage nach tritt das Gehörorgan fast regelmäßig nur zu den Hirnhäuten der Basis in Beziehung. Lediglich bei Ausdehnung des pneumatischen Zellsystems des Mittelohrs in den Schuppenteil des Schläfenbeins könnte man an einen Übergang von dort auf die Meningen der Konvexität denken. Nachdem neuerdings wieder Holmgren (1) auf die Beteiligung dieser weit nach vorn und oben vorgeschobenen Zellräume an einer Mittelohrentzündung und auf die Möglichkeit einer von dort ausgehenden Hirnkomplikation hingewiesen hat, wird man mit einem gelegentlichen Übergange der Eiterung von einer solchen Schuppenzelle direkt auf den Konvexitätsteil der Hirnhäute zu rechnen haben. Auch bei einer ausgedehnten Osteomyelitis des Schläfenbeins sind solche unmittelbare Übergänge auf die Schädeldachmeningen möglich und beschrieben. Meist aber beschränken sich, wie gesagt, die Übergangsstellen auf den Teil des Schläfenbeins, der sich an der Bildung der Schädelbasis beteiligt, d. h. speziell auf die Pars mastoidea und Pars petrosa.

Letztere bildet zusammen mit dem medialen Abschnitte des Warzenteils einen mächtigen kompakten Pfeiler, der sich zwischen Schläfenschuppe und Clivus ausdehnt und die mittlere von der hinteren Schädelgrube trennt. Hier spielen sich in der Hauptsache die Prozesse ab, die für Hirn und Hirnhäute verhängnisvoll werden können, und hier auch weisen der Knochen und die ihn bedeckende Dura topographisch-anatomische Beziehungen auf, die für Entstehung und Ablauf dieser verhängnisvollen Folgen von ausschlaggebender Bedeutung sind.

Noch nicht ganz im Bereiche dieser kritischen Gegend, nämlich an der Grenze zwischen Schuppe und Pyramide, liegt die Fissura petro-squamosa, beim Neugeborenen als breite klaffende Lücke, durch die z. B. bei einer Osteomyelitis oder

auch von einer bis dorthin reichenden Zelle die Eiterung direkt in die mittlere
Schädelgrube geleitet werden kann, besonders wenn sich — ein am kindlichen
Schädel nicht seltener Befund — ein Durafortsatz in diesen Spalt hineindrängt.

An der Felsenbeinpyramide selbst weist die der mittleren Schädelgrube,
also dem Schläfenlappen zugekehrte Fläche in der Nähe der Spitze eine Vertiefung auf, in der, umhüllt von einer blindsackartigen Ausbuchtung der Dura,
das *Ganglion Gasseri* liegt. Die Trigeminuswurzel selbst durchbricht die Dura
in einem unmittelbar unterhalb des Tentorium cerebelli gelegenen Schlitze,
gehört also zunächst der hinteren Schädelgrube an und erst, nachdem sie unter
dem Sinus petrosus superior nach vorn über die Pyramidenkante hinweg nach
dem Ganglion Gasseri sich wendet, gewinnt sie Beziehungen zur mittleren
Schädelgrube. Hier wie dort können Eiterungen in den vorderen pericochlearen
Zellen Trigeminus bzw. Ganglion in Mitleidenschaft ziehen. Der *Nervus abducens*,
dessen Lähmung bei Otitis vielfach auf meningitische Prozesse an der Pyramidenspitze zurückgeführt wird, hat dort, wo er zur Spitze der Pars petrosa
in Beziehung tritt, d. h. über diese hinweg in den Sinus cavernosus verläuft,
die Dura bereits durchbohrt, verläuft also extradural. In der Mehrzahl der
Fälle dürften es daher, wie neuerdings KNICK (1) mit Recht betont, extradurale
Prozesse sein, die seine Lähmung hervorrufen.

Von geringerer Bedeutung sind die in den entsprechenden Furchen verlaufenden Nervi petrosi (superficialis major und minor), doch ist an der Abgangs-
stelle der ersteren vom Ganglion geniculi, am Hiatus spurius canalis Fallopii,
die Knochenbedeckung so dünn, daß bei Eiterung in den Tegmenzellen eine
Gefährdung der Dura von dieser Stelle aus möglich ist. Die gleiche Beschaffenheit, d. h. die relative Dünne ist im Gegensatze zu allen anderen Abschnitten
gerade diesem Teile der Pyramide zu eigen. Das Tegmen des Canalis musculotubarius, bisweilen auch der Pauke und des Antrums, ist vergleichsweise dünn
ja bisweilen durch *Dehiscenzen* an der einen oder anderen Stelle siebartig durch-
löchert, so daß die Dura hier dann mit der Mittelohrschleimhaut bzw. mit ihrer
die Dehiscenzen ausfüllenden periostalen Außenlage in direktem Kontakt steht.
Die einzige immer kompakte Stelle an der Vorderfläche der Pyramide bildet
die *Eminentia arcuata* nahe der oberen Kante, hervorgerufen durch die Wölbung
des oberen vertikalen Bogengangs. Andererseits ist das die einzige Stelle, an
der das Labyrinth, das sonst mit seinen offenen Verbindungen der hinteren
Schädelgrube zustrebt (Meatus internus mit den Nerven, Venae auditivae
internae, Venenverbindungen zum Sinus, Saccus endolymphaticus, Schneckenwasserleitung), sich in gefahrdrohender Nachbarschaft mit der Dura der mittleren
Schädelgrube befindet. Dort in der hinteren Schädelgrube sind die topographischen und pathologischen Beziehungen zwischen Dura und ihrem Inhalte,
also dem Kleinhirn, und dem Ohre, d. h. der hinteren Pyramidenfläche und der
medialen Fläche der Pars mastoidea weit mannigfaltigere und innigere. Die
ganze untere und hintere Umrandung dieses Bezirkes nehmen venöse Hirnblutleiter ein, vorn der Sinus petrosus inferior, dann der Bulbus jugularis,
nach hinten dann der Sinus sigmoideus und der anschließende Teil des Transversus, Bluträume, in die sich zahlreiche abführende Gefäße des Labyrinths
und der hinteren Pyramidenfläche ergießen. In breiter Verbindung stehen
Subarachnoidealräume und inneres Ohr am *Meatus auditorius internus*, der
ungefähr in der Mitte zwischen Pyramidenspitze und Sinus sigmoideus liegt
und in den sich die Dura als Wandauskleidung bis in den Grund fortsetzt.
Wiederum in der Mitte zwischen innerem Gehörgange und Sinus liegt eine
zweite Verbindung von Labyrinth mit der Dura, das ist die Apertura externa
der *Vorhofswasserleitung*, durch die der Aquädukt in die hintere Schädelgrube
tritt, um, zu dem *Saccus endolymphaticus* blindsackartig erweitert, zwischen

den beiden hier auseinandertretenden Blättern der Dura zu enden. Oberhalb und lateralwärts vom Meatus internus dicht unterhalb der oberen Pyramidenkante, d. h. an der Grenze von mittlerer und hinterer Schädelgrube liegt die *Fossa subarcuata*, eine unterhalb des vertikalen Bogengangswulstes in das Felsenbeinmassiv sich hineinsenkende Grube mit zahlreichen Gefäßverbindungen zwischen Knochen und Dura. Schließlich ist als breite offene Verbindung der Subarachnoidealräume mit den perilymphatischen Gängen des Labyrinths — wenn auch nicht mehr im Bereiche der hinteren Pyramidenfläche, sondern nahe der hinteren unteren Kante — die äußere Öffnung der *Schneckenwasserleitung* vorhanden. Endlich darf die *Carotis* nicht unerwähnt bleiben, die sich allerdings, solange sie durch die Pyramide verläuft, extradural hält und erst später engere Beziehungen zum Sinus cavernosus und zur Dura gewinnt; doch sind durch ihre Verbindungen mit Tube und Pauke in Form der Canaliculi carotico-tympanici Infektionen des Schädelinneren auch auf diesem letzten Wege möglich.

Pathologie der Hirnhäute.

Einteilung. Bei den otitischen entzündlichen Erkrankungen der Hirnhäute unterscheidet von jeher und noch heute die klinisch sowohl als pathologisch-anatomisch gebräuchlichste Einteilung die Entzündung der harten Hirnhaut (Pachymeningitis) von derjenigen der weichen Hirnhäute (Leptomeningitis). Eine gründlichere Bekanntschaft mit diesen Prozessen läßt diese Einteilung als unzureichend erscheinen. Der Pachymeningitis externa kommt klinisch eine andere Bewertung zu als der Pachymeningitis interna, der Subduraleiterung, die ihrer pathologischen Bedeutung nach der Leptomeningitis viel näher steht als der Pachymeningitis externa und deshalb von dieser schon formal-klassifikatorisch scharf zu trennen ist. In einer neueren pathologischen Anatomie wird deshalb von LANGE die nicht bloß vom pathologisch-anatomischen, sondern auch vom klinischen Standpunkte sehr ansprechende Einteilung vorgeschlagen in *epidurale Entzündungen* (an der Außenfläche der Dura sich abspielende Prozesse), *intradurale Entzündungen* (in der Dura selbst lokalisierte Entzündungen, deren Prototyp das Saccusempyem ist) und *interdurale Entzündungen*, die alle jenseits der Dura sich abspielenden Vorgänge umfaßt (subdurale Eiterung, Leptomeningitis, Hirnabsceß). Insofern verfährt LANGE allerdings nicht ganz konsequent, als er die Thrombophlebitis der Sinus der letztgenannten Gruppe zurechnet, während sie als Entzündung innerhalb der beiden Durablätter in der zweiten Gruppe, den intraduralen Entzündungen, unterzubringen ist.

Am zweckmäßigsten werden wir daher gruppieren:

I. *Epidurale* oder extradurale Entzündungen.

II. *Intradurale* Entzündungen (Thrombophlebitis der Sinus, Saccusempyem).

III. *Transdurale* Entzündungen, mit welcher Bezeichnung alle jenseits der Dura sich abspielenden Prozesse zusammengefaßt werden (Subduralabsceß, Leptomeningitis, Hirnabsceß), wobei diese Bezeichnung weniger mißverständlich ist als die von LANGE vorgeschlagene der interduralen Entzündungen.

Pathogenese der Hirnhautentzündungen.
(Formale Genese.)

Wenn wir uns die im vorigen Abschnitte dargestellten anatomisch-topographischen Beziehungen zwischen Schläfenbein und Hirnhäuten vergegenwärtigen, so werden wir verstehen, daß die Wege, die von der Infektion beschritten werden, sehr zahlreich und mannigfaltig sein müssen. Gerade bei der großen Zahl der hier in Betracht kommenden Möglichkeiten wird es im

Einzelfalle nicht immer leicht sein, den tatsächlich begangenen Weg herauszufinden und klarzulegen. Das hat nicht nur für die Autopsie in vivo bei der Operation seine Geltung, sondern manchmal auch für die postmortale Autopsie, namentlich dann, wenn durch den vorangegangenen Eingriff die Bilder verwischt, die anatomischen Zusammenhänge gestört sind. Immerhin sind durch eine Fülle von Einzelbeobachtungen und sorgfältige Untersuchungen am autoptischen Präparate, nicht zum wenigsten auch durch Tierexperimente (HAYMANN, MIODOWSKI, STREIT) unsere Kenntnisse von dem Modus des Einbruchs der Eiterung in das Endokranium so fest fundiert, daß die Klärung der Pathogenese durch Operation oder Sektion wohl nur in Ausnahmefällen unerfüllbare Forderung bleibt. Stets wird man dabei an den eigentlich selbstverständlichen, lange Zeit aber nicht genügend berücksichtigten und erst von KÖRNER in aller Schärfe präzisierten und statistisch belegten Satz zu denken haben, daß der Übergang in der Regel dort stattfindet, wo die ursächliche Eiterung im Schläfenbeine bis zum Schädelinnern vorgedrungen ist.

Sehen wir uns diese Übergangsmöglichkeiten im einzelnen an, so können wir von solchen drei verschiedene Hauptgruppen unterscheiden: 1. Es sind bereits Verbindungen, dem gewöhnlichen Sprachgebrauche nach „*präformierte Wege*" vorhanden. 2. Die Infektion bahnt sich selbst einen *pathologischen Weg* zum Endokranium, wobei allerdings ebenfalls gewisse Prädilektionsstellen unverkennbar hervortreten. 3. Es geben die *Blut- und Lymphbahnen* die Verbindung ab (intravenöse oder metastatische Entstehung). Unter den präformierten Wegen werden bei den Autoren in erster Reihe immer die *Dehiscenzen* erwähnt, d. h. angeborene, von einem Bindegewebshäutchen verschlossene Knochenlücken, die Mittelohrschleimhaut mit Dura in direktem Kontakt bringen. Ich habe bereits bei anderer Gelegenheit Zweifel geäußert, ob es berechtigt sei, diesen Knochenlücken eine so große Bedeutung hinsichtlich der Pathogenese der endokraniellen Komplikationen beizumessen. Wenn man an einem großen Sektionsmateriale systematisch die Schläfenbeine untersucht, so findet man solche Dehiscenzen, namentlich am Dache des Mittelohres und am Canalis caroticus recht häufig; ich sah sie auch bei Mittelohreiterung oft unverändert, oft durch ein Granulationspolster bedeckt und gleichmäßig glatt an ihrer cerebralen Fläche. Die Gefahr eines Durchtritts der Entzündung durch diese gefäßarmen Lücken erscheint mir sehr gering; nur dann erleichtern solche Dehiscenzen den Durchbruch, wenn der Knochen in ihrer unmittelbaren Nachbarschaft durch ostitische Prozesse destruiert ist. LANGE (l. c.) stimmt auf Grund seiner reichen Erfahrungen dem bei.

An zweiter Stelle muß unter den präformierten Wegen die *Sutura petrosquamosa* (s. o.) Erwähnung finden. Aber die Bedeutung auch dieses Weges für die Überleitung eitriger Prozesse wird zweifellos überschätzt; denn der Umstand (auf den schon KÖRNER aufmerksam macht), daß im frühesten Lebensalter, wo diese Fissur wirklich einen klaffenden Spalt darstellt, die endokraniellen Entzündungen seltener sind als später, scheint nicht gerade für eine große pathologische Bedeutung dieser Fissur zu sprechen.

Als dritte Untergruppe der von der Natur präformierten Wege kommen die Nervenkanäle in Betracht. In erster Reihe ist hier der *Facialiskanal* zu nennen, der den Eiterungsprozeß durch den Meatus internus nach den hinteren, durch den Hiatus spurius nach der mittleren Schädelgrube leiten kann. Mit Recht gilt eine im Verlaufe einer Mittelohrentzündung auftretende Facialislähmung als Indikation zum Eingriff, nicht bloß um die Funktion des Nerven wiederherzustellen, sondern mehr noch eben im Hinblicke auf die Gefahr einer endokraniellen Komplikation. Neben dem Facialis kommen der Nervus superficialis major und minor sowie der Nervus tympanicus durch seine Verbindungen mit dem Plexus caroticus in Betracht. Immerhin dürfen wir die Bedeutung auch der Nervenkanäle als Infektionswege nicht überschätzen, denn Fälle, bei denen dieser Infektionsmodus einwandsfrei festgestellt ist, sind bis jetzt immer noch Raritäten. Wir sehen jedenfalls, daß, im ganzen genommen, den präformierten Wegen keine ins Gewicht fallende Bedeutung zukommt, keineswegs die, die ihnen theoretisch beigemessen wird, und lange nicht die Bedeutung, die unsere zweite Gruppe besitzt, das sind die Wege, die sich der Eiter selber bahnt.

In dieser zweiten Gruppe steht, vielleicht der Häufigkeit nach, sicher aber der klinischen Bedeutung nach in erster Reihe das *Labyrinth*. Die Wegleitung durch das Labyrinth in der ersten Gruppe der präformierten Wege unterzubringen, wie es die meisten Autoren tun, halte ich nicht für richtig. Ob es sich um einen wirklichen Durchbruch (Fenster, Bogengänge) handelt oder um eine Fortleitung auf dem Wege der wohl vorhandenen, aber keine erhebliche Rolle spielenden spärlichen Gefäßverbindungen zwischen mittlerem und innerem Ohre, oder um eine „induzierte Labyrinthitis" — stets hat man das Mittelohr als Ausgangspunkt zu nehmen, und es muß erst ein pathologischer Einbruch ins Labyrinth erfolgt sein, ehe die vom inneren Ohre nach dem Schädelinnern führenden präformierten Wege (Meatus internus, Aquädukte) ihre verhängnisvolle Vermittlung abgeben können. *Anatomisch* ein Teil des innerhalb des Schläfenbeins gelegenen Gehörorgans, stellt das Labyrinth *pathologisch* ein mit den Hirnhäuten und dem Subarachnoidealraum offen kommunizierendes Hohlraumsystem dar, ist pathogenetisch also als Teil des Endokraniums aufzufassen. Ein Durchbruch ins Labyrinth ist immer und jedesmal schon als die erste Etappe einer endokraniellen Komplikation anzusehen und stellt gerade im Hinblick auf diese Tatsache die Therapie vor ganz andere Aufgaben als die unkomplizierte Mittelohreiterung. Daß die Labyrintheiterung nicht immer die schweren Folgen hat, die der Eröffnung des Arachnoidealraumes an anderen Stellen zukommt, liegt an besonderen Eigentümlichkeiten, die zu erörtern hier nicht der Platz ist und deren Besprechung uns von unserem Thema ab in das Kapitel der Labyrinthpathologie führen würde.

Der bei weitem häufigste, im Vergleiche zu den anderen Übergängen (das Labyrinth vielleicht ausgenommen) fast als alltäglich zu bezeichnende Infektionsmodus ist der, bei dem sich die *Erkrankung im Knochen* bis an die Hirnhäute ausdehnt, so daß diese mit dem eiternden Mittelohre in direktem Kontakt kommen. Wenn man sich vorstellt, wie weit sich das Zellsystem des Mittelohrs in dem Schläfenbein erstreckt, so wird man finden, daß die Hirnhäute über eine große Fläche hin fast an jeder Stelle, an der sie dem Schläfenbeine aufliegen, von der Eiterung attackiert werden können; und in der reichen Kasuistik, die uns hier vorliegt, gibt es wohl kaum eine Stelle, die nicht als Einfallspforte in das Endokranium beschrieben ist.

Aber auch hier wiederum können wir Prädilektionsstellen herausfinden; das ist die Hinterwand des Antrums nach dem Sinus sigmoideus zu, das Tegmen antri et tympani, die peritubaren und perilabyrinthären Zellen, d. h. jene Stellen, an denen sich das pneumatische System in kleine und kleinste, zu der Diploe, d. h. zu den Markräumen in enge Beziehung tretende Zellen auflöst.

Der dritte Infektionsmodus, der durch Vermittlung der Gefäße, mag häufiger vorkommen als es nach dem uns vorliegenden literarischen Material der Fall zu sein scheint. Gerade hier macht sich die oben erwähnte Schwierigkeit, den Übergang operativ oder autoptisch klarzulegen, besonders fühlbar, und es ist wohl anzunehmen, daß mancher in seiner Entstehung nicht geklärte Fall hierhergehört. In einem Falle meiner Beobachtung, einer klinisch und durch Liquorbefund sichergestellten eitrigen Meningitis bei einem 14jährigen Mädchen, sah ich nach Eröffnung einer eitererfüllten Zelle am Tegmen des Aditus und nach Resektion des benachbarten erweichten Knochens einen Thrombus aus einem von der freigelegten Dura sich strangartig abhebenden Gefäße in die Operationshöhle hineinragen. Mit der Pinzette konnte ich einen 6 cm langen, stricknadeldicken, geschlängelten Thrombus herausziehen, worauf eine leichte Blutung erfolgte. Der Fall kam zur Heilung. Hier war es ein Zufallsbefund, der den Weg der Infektion klarlegte. Wenn man berücksichtigt, wie zahlreich die Gefäßverbindungen zwischen Dura und Knochen sind, und zwar nicht bloß in Form kleiner Arterien, die sich von der Hirnhaut in den Knochen senken, sondern mehr noch in Form von venösen Abflußwegen aus dem Knochen in die Blutleiter der Dura, so wird man die Bedeutung dieser Gefäßverbindungen für die Pathogenese der Hirnhauterkrankungen nicht groß genug einschätzen müssen. Auch hier wiederum wird man bestimmte Verbindungen als Prädilektionsstellen anzusehen haben, das sind Venen vom Paukenboden zum Bulbus jugularis, die feinen Gefäßkanälchen zwischen vorderem Teil der Pauke bzw. Tube mit dem venösen Geflechte im Canalis caroticus, den Hiatus subarcuatus, durch den sich ein ganzes Gefäßbündel vom Sinus petrosus superior bzw. von der Dura her — beim Kinde ein gefäßreicher Durafortsatz — in das Massiv der Pyramide einbohrt.

Neuerdings hat WITTMAACK in seinem klassischen Werke über die Pneumatisation und ihre Störungen auf bestimmte Stellen aufmerksam gemacht, an denen Gefäßverbindungen zwischen Dura und submukösem Gewebe des Mittelohres embryonal angelegt sind und bei Pneumatisationshemmungen bestehen bleiben: Das ist die Grenze zwischen Tegmen tympani et antri (der oben erwähnte Fall ist vielleicht hierher zu rechnen), an der hinteren Pyramidenfläche oberhalb des hinteren vertikalen Bogengangs und am Paukenboden. Jedenfalls wird operative Beobachtung und autoptische Untersuchung künftighin diesen Stellen besondere Aufmerksamkeit zu widmen haben.

Daß gelegentlich eine Otitis nach außen durchbrechen und dann erst durch Vermittlung eines subperiostalen Abscesses gewissermaßen retrograd auf dem Wege des Emissarium mastoideum oder durch kleine Lücken in der Naht zwischen Schläfenbein und Hinterhauptbein das Schädelinnere erreichen kann, sei bei der Erörterung der Infektionswege der Vollständigkeit halber erwähnt. Einen solchen Fall hat u. a. HÖLSCHER (2) beschrieben.

Ist schon die Frage der formalen Entstehung der Hirnhautentzündungen in manchen Fällen schwer oder gar nicht zu beantworten, so gilt das noch in erhöhtem Maße für die Frage der kausalen Genese.

Kausale Genese (Ätiologie).

Warum es in dem einen Falle von chronischer Mittelohreiterung zu einer Komplikation kommt, während ein anderer jahre- und jahrzehntelang unbehandelt in Ruhe bleibt, ist ebensowenig zu erklären wie die Tatsache, daß eine akute Mittelohrentzündung in kürzester Zeit zur Meningitis führt, während eine andere ganz gleichliegende spontan zur Heilung kommt. Mit dem hier immer an erster Stelle herangezogenen Faktor der *Virulenz* der Erreger ist eigentlich herzlich wenig anzufangen. Wohl wäre es verfehlt zu bestreiten, daß manchen Erregern, wie z. B. dem Streptococcus mucosus oder dem Scharlachvirus infolge ihrer Fähigkeit, den Knochen zur Einschmelzung zu bringen, auch eine besondere Bedeutung hinsichtlich der Komplikationen zukommt. Wir sehen aber auf der anderen Seite, daß neben dem Streptokokkus häufig genug auch verschiedene Arten des Staphylokokkus, der Diplococcus pneumoniae, der Bacillus pyogenes foetidus, anaerobe Bakterien u. a. zu einer Infektion des Endokraniums Veranlassung geben können, so daß wenigstens vorderhand keine Möglichkeit besteht, aus dem bakteriellen Befunde des Ohreiters sichere prognostische Schlüsse nach der uns hier interessierenden Richtung zu ziehen[1]).

Viel eher als die Virulenz der Erreger können wir als maßgebenden Faktor bei der Entstehung der Hirnhautentzündungen die pathologisch-anatomischen Veränderungen im Einzelfalle ansehen, wie sie uns, zum Teil wenigstens, bereits klinisch im otoskopischen Bilde entgegentreten. Wir wissen, daß eine chronische Eiterung, die mit ostitischen Prozessen im Warzenteile kompliziert ist (randständige Perforation und Defekte der sichtbaren knöchernen Mittelohrwandungen), eher zu endokranieller Erkrankung führt als eine einfache Schleimhauteiterung mit zentraler Perforation, wenn auch gerade auf Grund neuerer Erfahrungen [Uffenorde (1)] auch der letzteren Form die absolute Harmlosigkeit durchaus abzustreiten ist. Wir wissen ferner, daß bei akuten Mittelohrprozessen die epitympanale Form häufiger zur Beteiligung des Warzenfortsatzes führt, d. h. eine viel höhere Gefahrenquote im Hinblick auf endokranielle Komplikationen besitzt, als die mesotympanale Form. Doch hängt auch bei diesen pathologisch-anatomischen Veränderungen Intensität und Extensität, Ausmaß und Richtung von Momenten ab, die wir nicht übersehen können und die deshalb für uns unberechenbar sind. So können wir es nicht erklären, warum in dem einen Falle das Cholesteatom zu einer Einschmelzung der äußeren Wandungen (Gehörgang und Außenwand des Warzenfortsatzes) führt und sich den Weg nach dem Endokranium durch sekundäre sklerotische Knochenveränderungen versperrt, während sich in einem zweiten Falle bei der Operation die äußere Wandung als so verdickt erweist, daß sich der Meißel nur mühsam den Zugang zum Antrum bahnen kann, während die Tabula interna in großer Ausdehnung eingeschmolzen ist. Inwieweit nach den bereits erwähnten Untersuchungen Wittmaacks Störungen der normalen Pneumatisation den Ablauf der Mittelohreiterung und die Veränderungen am Knochen bestimmen und beeinflussen, müssen weitere Nachprüfungen ergeben. Ich selbst möchte glauben, daß wir auf diesem Wege noch manche wertvolle Aufklärungen auch über die Genese der endokraniellen Komplikationen zu erwarten haben.

Daß neben diesen sozusagen örtlichen Dispositionen auch allgemein-konstitutionelle (Tuberkulose, Diabetes) eine wichtige Rolle spielen, braucht wohl kaum besonders hervorgehoben zu werden.

Können wir in dem genannten pathologisch-anatomischen Verhalten der ursächlichen Eiterung im Schläfenbeine, in allgemeinen Dyskrasien, vielleicht auch in der Art und Virulenz der Erreger, eine größere oder geringere Prädisposition zu endokraniellen Erkrankungen erblicken, so haben wir die eigentliche auslösende Ursache in bestimmten klinischen Vorgängen zu suchen.

Hier wäre zunächst die viel erörterte Frage zu erwähnen, wie sich die akuten Mittelohrentzündungen im Vergleiche zu den chronischen bezüglich ihrer Gefährlichkeit verhalten. Soweit hier statistische Angaben vorliegen und zu verwerten sind, zeigen sie uns, daß sich die Hirnhautentzündung sehr viel häufiger an chronische als an akute Entzündungen anschließt. Körner, der sich in diesem Sinne äußert, schränkt aber selbst mit Recht die Bedeutung dieses zahlenmäßig festgestellten Verhältnisses ein, wenn er sagt, daß bei dem jahrelangen Bestehen einer chronischen Eiterung schon nach den Gesetzen der Wahrscheinlichkeit die Komplikationsgefahr bei einer solchen größer sein muß als bei den nur kurze Zeit dauernden akuten Entzündungen. Die prognostische Differenz zwischen akuter und chronischer Eiterung erscheint uns aber noch mehr verwischt und

---

[1]) *Anmerkung bei der Korrektur*: Neumann gibt (Verhandl. d. Ges. dtsch. Hals-Nasen-Ohrenärzte München 1925) einen Überblick über die hierbei in Betracht kommende Flora und betont das Überwiegen der monobacillären Form.

noch unsicherer, wenn wir ihn, übereinstimmend mit den meisten anderen Autoren, sagen hören: „Am gefährlichsten sind akute Nachschübe chronischer Eiterungen." Dann würde also die letztere gewissermaßen nur die Prädisposition geben, die auslösende Ursache würde dann jedesmal in einer frischen akuten Entzündung zu suchen sein. Es fragt sich aber, ob eine solche tatsächlich regelmäßig in den Fällen sogenannter „akuter Nachschübe" anzunehmen ist, ob nicht vielmehr die akuten Erscheinungen (Fieber, Schmerzen, Änderung von Stärke und Charakter der Sekretion) vielfach bereits Ausdruck und Zeichen der einsetzenden Komplikation sind.

Wenn man solchen Fällen anamnestisch nachgeht, dann wird man sehr oft zu hören bekommen, daß ein länger oder kürzer andauerndes Nachlassen der Eiterung vorangegangen ist, und damit kommen wir zu dem Faktor, der zweifellos eine ganz wesentliche und entscheidende Rolle bei der Entstehung endokranieller Komplikationen spielt — das ist die Retention, die *Eiterverhaltung*, ob diese nun durch ein resistentes Trommelfell, einen Schleimhautprolaps („warzenförmige Perforation"), einen Polypen, Schleimhautschwellung, sklerotischen Knochen, lange enge Fistel, Fremdkörper (Watte) oder durch sonst etwas hervorgerufen wird. Alle unsere anscheinend kurativen Eingriffe, von der Paracentese angefangen, die Polypenextraktion, die Aufmeißlung des Warzenfortsatzes, am deutlichsten und klarsten betont die Totalaufmeißlung, sind ja im Grunde genommen vorbeugende Maßnahmen und haben die ausgesprochen prophylaktische Tendenz und den prophylaktischen Effekt, eine Eiterretention zu verhüten oder eine vorhandene zu beseitigen und dadurch einer lebensbedrohenden Komplikation vorzubeugen. Wir bezeichnen eine Ohreiterung als „vernachlässigt", wenn dieser prophylaktischen Forderung einer Retentionsbeseitigung nicht in ausreichendem Maße Genüge geschehen ist.

Neben der Eiterverhaltung steht als Ursache für die Infektion des Schädelinneren an zweiter Stelle das *Trauma*. Die Bedeutung einer Schädelbasisfraktur bei bereits bestehender oder durch das Trauma hineingetragenen Mittelohrinfektion für das Endokranium ist bekannt und durch eine reiche Kasuistik belegt. Ist in solchen Fällen der kausale Zusammenhang meist sehr leicht festzustellen, so ist die Beurteilung des Einflusses eines Traumas auf die Auslösung einer endokraniellen Entzündung schwierig dann, wenn gröbere Verletzungen nicht nachzuweisen sind. Der gutachtlichen Tätigkeit des Ohrenarztes erwachsen dann Schwierigkeiten mannigfacher Art. Einen in dieser Hinsicht sehr instruktiven Fall hat MIODOWSKI (2) beschrieben.

Neben diesen Kopftraumen spielen eine nicht minder wichtige Rolle Traumen, die das Ohr speziell betreffen, namentlich ungeschickte Manipulationen, Sondierungen, Fremdkörperextraktionsversuche usw. Hier dürfen wir an der Frage des operativen Traumas nicht stillschweigend vorübergehen. Jeder beschäftigte Ohrenarzt hat wohl einmal das traurige Erlebnis durchgemacht, daß sich an eine kunstgerecht ausgeführte Totalaufmeißlung eine tödliche Meningitis angeschlossen hat, d. h. das Ereignis, das er gerade durch jenen Eingriff hat verhüten wollen (vgl. ZERONI). Glücklicherweise sind ja diese Vorkommnisse dank der Vervollkommnung unserer Labyrinthdiagnostik und der Verfeinerung der Liquoruntersuchung, die uns schon leichte beginnende Hirnhautentzündungen erkennen läßt, viel seltener geworden. Immerhin werden wir, namentlich in Fällen, bei denen ein Durchbruch an den Paukenfenstern oder an einer anderen Stelle sich vorbereitet, mit einem solchen gelegentlichen tragischen Ausgang rechnen müssen. Wieweit hier die Meißelerschütterung bei sklerotischem Knochen, wieweit die auch bei vollendetster Technik unvermeidlichen Läsionen in der Pauke zu beschuldigen sind, muß dahingestellt bleiben. Keinesfalls dürfen natürlich solche Ereignisse die Indikation zur Totalaufmeißlung im

Sinne einer Einschränkung beeinflussen; sie müssen uns im Gegenteil ermahnen, es nicht erst — soweit das in unserer Hand liegt — zu Veränderungen kommen zu lassen, die einen derartigen Ausgang erleichtern. Genaueste Untersuchung eines jeden Falles und subtilste Beherrschung der operativen Technik sind unerläßliche Forderungen im Interesse unserer Kranken und unseres ruhigen Gewissens, daneben freilich gewissenhafteste Indikation.

I. Pachymeningitis externa (Extraduralabsceß).

In der Literatur werden beide Bezeichnungen synonym gebraucht, sind es aber insofern nicht, als ein Extraduralabsceß ohne pachymeningitische Veränderungen kaum vorkommen kann, eine Pachymeningitis externa aber sehr wohl ohne Bildung einer epiduralen Eiteransammlung möglich, auch vielfach beschrieben ist. Namentlich dort, wo größere Knochendefekte, z. B. am Tegmen

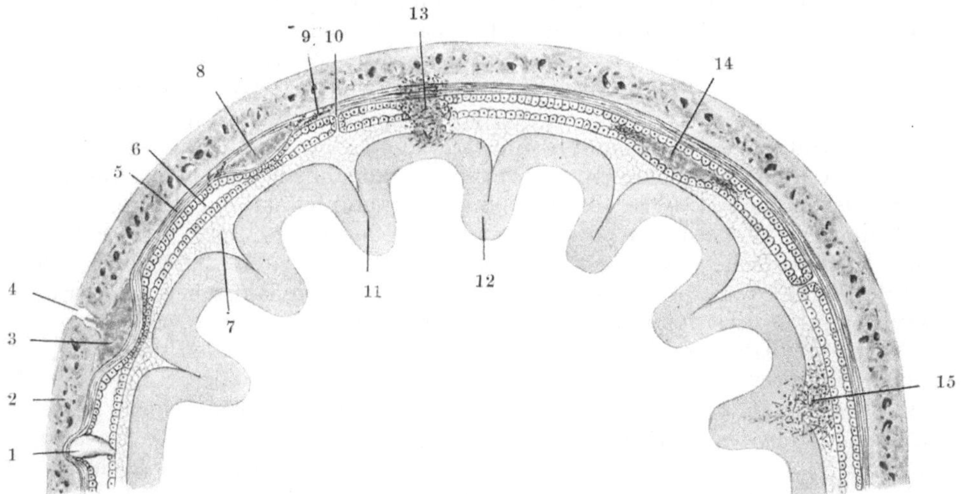

Abb. 1. Schema der Hirnhautveränderungen.

1 Pacchionische Granulation. 2 Knochen. 3 Extraduralabsceß. 4 Knochenfistel. 5 Dura mater. 6 Subduralraum. 7 Subarachnoidealräume. 8 Intraduraleiterung (Sinusthrombose). 9 Streifenförmige Infiltration. 10 Gefäßdurchtritt durch Subduralraum. 11 Hirnfurche. 12 Hirnrinde. 13 Meningo-Encephalitits mit Abdichtung des Subduralraums. 14 Subduralabsceß. 15 Circumscripte Meningitis.

einen ständigen Abfluß des etwa sich ansammelnden Eiters nach dem Mittelohre zu ermöglichen, wird es kaum zur Bildung eines klinisch nachweisbaren Abscesses kommen. Aber auch in Fällen, in denen die zur Dura führende Knochenfistel eng und gewunden ist, die Abflußbedingungen für den Eiter demgemäß schlechte sind, braucht es nicht regelmäßig zu einer stärkeren Eiteransammlung zu kommen; es sind Fälle bekannt, in denen die Dura in großer Ausdehnung ein dickes Granulationspolster aufwies (Pachymeningitis fungosa), während der Einschmelzungsprozeß ein ganz minimaler war. Hier mag wohl Art und Virulenz der Erreger einen gewissen Einfluß haben. So zeichnet sich z. B. die Pachymeningitis tuberculosa durch mächtige Granulationsentwicklung bei relativ geringfügigen Einschmelzungsvorgängen aus.

Die Pachymeningitis externa ist die bei weitem häufigste otitische endokranielle Komplikation, muß es ja schon deshalb sein, weil sie — abgesehen von den labyrinthogenen und metastatisch entstandenen Hirnhauterkrankungen —

fast immer ein regelmäßiges Zwischen- und Anfangsstadium für eine andere endokranielle Erkrankung darstellt, die erste Etappe der Invasion in das Schädelinnere, die sich selbst überlassen fast mit absoluter Sicherheit zu einer anderen tiefergehenden Komplikation führt. So ist z. B. bei der im Anschlusse an eine akute Otitis-Mastoiditis sich entwickelnden Leptomeningitis — von den erwähnten Ausnahmefällen abgesehen — fast immer ein verkannter, nicht diagnostizierter oder zu spät operierter Extraduralabsceß das vermittelnde Bindeglied.

Das **pathologisch-anatomische** Bild der Pachymeningitis ist trotz des einfachen Aufbaues der Dura aus straffem Bindegewebe ein außerordentlich mannigfaches in ihren pathologisch-histologischen Veränderungen, ein Bild, das durch die Mannigfaltigkeit bezüglich Ausdehnung und Lokalisation der extraduralen Eiteransammlung noch bunter und komplizierter wird. Dank der bereits erwähnten großen Resistenz der harten Hirnhaut können sich die Veränderungen auch bei bestehender Entzündung auf die äußersten Schichten der Dura beschränken in Form von manchmal ganz gewaltigen Granulationspolstern, die ebenso wie die Abscesse selbst die Dura in breitester Ausdehnung vom Knochen abheben, ohne daß sich innerhalb der Hirnhaut selbst nennenswerte entzündliche Vorgänge nachweisen ließen. Letztere lassen sich, wenn vorhanden, als streifenförmige oder herdförmige Infiltrationen erkennen (vgl. LANGE, l. c., S. 225), die sich meist auf das äußere Blatt der Dura beschränken, manchmal aber ihre Ausläufer bis an die endothelbekleidete Innenseite der Dura erstrecken.

Anders als bei dieser Form der fungösen, plastischen oder proliferierenden Pachymeningitis, die bisweilen zu schwartigen Verdickungen der Dura, ja sogar zu Knochenneubildungen führt, ein andermal wieder einen mehr oder weniger ausgeprägten exsudativen Charakter zeigt, kommt es in manchen Fällen, nämlich wahrscheinlich dann, wenn die Entzündung eine Thrombose der Hirnhautgefäße herbeiführt, zu einer *Nekrose der Dura*, die sich klinisch in einer eigentümlich grünlichen Verfärbung der harten Hirnhaut präsentiert und sich meist auf eine umschriebene Stelle beschränkt („Durafistel"), wie wir sie namentlich bei Hirnabscessen zu Gesicht bekommen, in seltenen Fällen auch größere Bezirke der Dura ergreifen kann, bevor eine Infektion der weichen Hirnhäute und des Cerebrums erfolgt. Der erkrankte Teil der Dura ist dann gewöhnlich von den gesunden Abschnitten deutlich demarkiert.

Das Produkt der exsudativen Pachymeningitis, der Extradural- oder Epiduralabsceß läßt bei aller Mannigfaltigkeit hinsichtlich Lokalisation und Ausdehnung doch gewisse Typen unterscheiden, die man nach ihrer Topographie in solche der mittleren und solche der hinteren Schädelgrube trennt, nach ihrer klinischen Bewertung und operativen Erreichbarkeit in oberflächliche und tiefgelegene Abscesse.

Weitaus am häufigsten sind die oberflächlichen Abscesse an den beiden typischen Stellen; Sinus sigmoideus mit nächster Nachbarschaft desselben und Tegmen der Mittelohrräume, nicht bloß deshalb, weil an diesen Stellen gewöhnlich der Übergang der Infektion erfolgt, sondern noch mehr deshalb, weil hier in der leichten Ablösbarkeit der Dura vom Knochen die Voraussetzung zur Bildung eines größeren Absceßraumes gegeben ist, während weiter medialwärts nach der Pyramidenspitze zu die Dura stellenweise so fest mit den Knochen verlötet ist, daß das Zustandekommen größerer Absceßhöhlen ohne Zerstörung der Dura erschwert oder ausgeschlossen erscheint.

Die Dimensionen, die ein Extraduralabsceß annehmen kann, sind bisweilen ganz enorme und Fälle von solch außergewöhnlicher Ausdehnung sind mehrfach beschrieben, so z. B. von RUTTIN (1), in dessen Fall die ganz ungewöhnliche

Ausbreitung des Abscesses in der mittleren Schädelgrube nach vorn die Abtragung des hinteren Keilbeinflügels bis zur hinteren Orbitalwand einerseits und bis zum Processus pterygoideus andererseits erheischte, oder von Barany, wo ein enormer Absceß der mittleren Schädelgrube nach Abhebung der Dura von der Pyramidenkante um diese herum sich in der hinteren Schädelgrube bis zum Bulbus ausgebreitet hatte, ferner von Panse, der in seiner pathologischen Anatomie einen ganz exorbitant großen Extraduralabsceß abgebildet hat, und von Heine (2), wo der Absceß in der hinteren Schädelgrube bis zum Scheitel hinaufreichte.

Der Ausgangspunkt auch dieser ausgedehnten Abscesse ist fast immer eine der oben erwähnten typischen Stellen. Doch können sie auch gelegentlich andererseits ihren Ursprung nehmen. So beschreibt Grünberg einen tiefgelegenen Absceß an der hinteren Pyramidenfläche in der Nähe des Porus acusticus internus mit ·Durchbruch in den inneren Gehörgang, wobei die am anderen gesunden Felsenbeine nachgewiesene ausgedehnte Pneumatisierung an der entsprechenden Stelle die Erklärung für jene merkwürdige Lokalisation abgab, Hepe einen isolierten Absceß unter der Schnecke, der unterhalb des Porus internus in die hintere Schädelgrube durchgebrochen war. Daß Extraduralabscesse nicht immer die primäre endokranielle Komplikation bilden, sondern auch sekundär von anderen Hirnkomplikationen ausgehen können, lehrt u. a. ein Fall von Imhofer (Fall 3).

Handelt es sich bei allen diesen Fällen, ebenso bei dem seltenem Vorkommnisse eines Extraduralabscesses an der Pyramidenspitze, um Ausgang von einem abnorm reich ausgebildeten pneumatischen Zellsystem in der perilabyrinthären Gegend, also jedenfalls immer um einen Durchbruch vom Mittelohre her, so kann auch schließlich — mit Umgehung des letzteren — die Eiterung vom Labyrinthe aus nach Nekrose der Kapsel die Dura direkt erreichen und so zu einem labyrinthogenen Extraduralabsceß führen. (Die eine Sonderstellung einnehmenden Saccusempyeme finden weiter unten ihre Würdigung.)

Diagnose. Man sollte voraussetzen, daß diese Eiteransammlungen zwischen Dura im Knochen, zum mindesten solche von beträchtlicher Ausdehnung, sich durch deutliche klinische Zeichen verraten müßten. Das trifft aber nur ausnahmsweise und unter ganz besonderen Bedingungen zu: Nämlich erstens, wenn bei großen Trommelfelldefekten direkt otoskopisch — wie es Politzer (1) gelang — der Durchtritt von Eiter durch eine Tegmenfistel beobachtet werden kann, oder zweitens, wenn der Druck des extraduralen Eiters topische Zeichen von seiten bestimmter Hirnteile oder auch allgemeine Hirndruckerscheinungen hervorruft, wobei die Differentialdiagnose gegenüber transduralen Eiteransammlungen (Hirnabscessen) in der Regel sehr schwer oder unmöglich sein dürfte [vgl. Alexander (1)], oder drittens, wenn der extradural entstandene Eiter sich rückläufig wieder einen Weg durch den Knochen nach außen bahnt und hier oder dort subperiostal oder als Senkungsabsceß in Erscheinung tritt, wobei wiederum die Unterscheidung von einer primär ektokraniell entstandenen, d. h. direkt von der Schläfenbeinerkrankung ausgehenden äußeren Eiteransammlung auf erhebliche Schwierigkeiten stoßen dürfte.

So ist der Extraduralabsceß, viel mehr die Pachymeningitis externa ohne Absceß, auch heute noch meist ein Operations- oder Sektionsbefund. Immerhin gibt es eine Reihe von Zeichen, die uns das Vorhandensein dieser intrakraniellen Komplikation wahrscheinlich machen, und je mehr wir auf solche Zeichen zu achten gelernt haben, desto öfter werden wir unsere Vermutung bei der Operation bestätigt finden. Es sind das sowohl örtliche Zeichen als Allgemeinsymptome. Unter ersteren ist von diagnostischer Bedeutung die *Menge und das zeitliche Verhalten der Sekretion.* Führt schon eine Beteiligung der pneumatischen Räume des Warzenfortsatzes zu einer deutlichen Sekretionsvermehrung, so wird eine besonders abundante Eiterung, die zu dem erfahrungsgemäß gut abzuschätzenden Absonderungsvermögen der Mittelohrschleimhaut in einem auffallenden Mißverhältnis steht, immer schon bei uns den Verdacht auf eine größere extradurale Eiteransammlung rege machen. Verstärkt wird der Verdacht, wenn sich die Sekretion in Intervallen vermehrt, d. h. wenn stundenlang und länger Gehörgang und Trommelfellperforation eiterfrei sind, um plötzlich von Eiter überschwemmt zu werden. Dann handelt es sich wohl um zeitweisen Verschluß der Knochenfistel durch Granulationsbildung, der durch den stärker werdenden Innendruck gesprengt wird. Namentlich dann, wenn dieser plötzliche Eiterabfluß von einem Nachlassen der gleich zu schildernden intrakraniellen Reizerscheinungen begleitet wird, gewinnt die Diagnose eines Extraduralabscesses noch mehr an Wahrscheinlichkeit. Der qualitativen Beschaffenheit des Sekrets kann ich dagegen ebensowenig wie dem als Symptom angegebenen pulsatorischen Hervorquellen des Eiters nach meinen Erfahrungen eine diagnostische Bedeutung zusprechen.

Selbstverständlich sind die geschilderten Eigentümlichkeiten der Sekretion nur im positiven Sinne verwertbar; eine geringe Sekretion wird niemals einen abgeschlossenen oder nur durch mikroskopische Fisteln mit dem Mittelohre in Verbindung stehenden Extraduralabsceß ausschließen dürfen. Erleben wir doch täglich Fälle, wo sogar jegliche Sekretion fehlt, das Mittelohr abgeheilt ist und die infolge anderer Erscheinungen notwendig gewordene Operation einen riesigen Epiduralabsceß aufdeckt.

Der *Klopfschmerz* ist zwar keine regelmäßige Erscheinung, doch habe ich wiederholt bei Extraduralabscessen in der mittleren Schädelgrube eine ausgesprochene Perkussionsempfindlichkeit der ganzen Schläfenschuppe feststellen können. Auf ein Zeichen, dessen Vorhandensein ich vor kurzem in einen Falle habe bestätigen können, hat jüngst SCHEIBE aufmerksam gemacht: Wenn das mit dem Pulse *synchrone Klopfen* bei Fortbestehen aller anderen Empyemsymptome aufhört, so kann man mit ziemlicher Sicherheit einen Durchbruch des Eiters in die Schädelhöhle annehmen.

Schließlich wäre als Lokalsymptom bei Extraduralabscessen, die sich an der Schädelbasis ausbreiten, eine gewisse *Beweglichkeitsbeschränkung des Kopfes* zu erwähnen, begleitet bisweilen von erheblichen Schmerzen bei Kopfbewegungen, die besonders bei Durchbruch des Eiters durch die Schädelbais und Senkung am Halse pathognomonisch sind. Zum Unterschied von der Nackensteifigkeit, bei der die Beugung des Kinns zur Brust erschwert und empfindlich ist, erweist sich hier auch die Drehung des Kopfes um die Vertikale als schmerzhaft. Vielfach finden sich auch direkte *Zwangshaltungen* des Kopfes in einer bestimmten Lage; so hielt in einem Falle meiner Beobachtung der Kranke den Kopf dauernd auf die gesunde Schulter geneigt.

Neben diesen Lokalsymptomen kommt auch verschiedenen Allgemeinerscheinungen eine gewisse Bedeutung zu, um so mehr, als sie regelmäßiger nachzuweisen sind, als die örtlichen Zeichen, freilich andererseits schwieriger diagnostisch zu verwerten sind. Dazu gehören die halbseitigen *Kopfschmerzen*, die sich besonders des Nachts verstärken, wo vielleicht die Rückenlage die venöse Stauung steigert. Sehr häufig wird über Schwere der kranken Kopfhälfte geklagt, über ein Gefühl, als ob der Kopf mit „Blei gefüllt" wäre. Dazu kommt bisweilen die Unfähigkeit zu geistiger Arbeit, Vergeßlichkeit, allgemeine Mattigkeit, Appetitlosigkeit, schlechtes Aussehen, kurz Erscheinungen, die jedenfalls auf eine ernstere Erkrankung hinweisen, freilich auch beim unkomplizierten Empyem nicht immer fehlen.

Viel seltener als die genannten Zeichen, aber bedeutungsvoller sind beim Extraduralabsceß typische *intrakranielle Symptome*, und zwar solche des gesteigerten Hirndrucks (Somnolenz, Erbrechen, Pulsverlangsamung, Neuritis optica usw.) wie auch gelegentlich topische Symptome. Ihre klinische Bedeutung liegt darin, daß ihr Auftreten auf das Vorhandensein einer intrakraniellen Komplikation überhaupt hinweist und zum sofortigen Eingriff auffordert, ohne daß sie speziell für die Diagnose eines Extraduralabscesses zu verwerten sind. Unter den topischen Symptomen ist neben Hirnnervenerscheinungen das gelegentliche Vorkommen aphasischer Störungen zu erwähnen.

Wie diese intrakraniellen Symptome bisweilen die ersten deutlichen Zeichen eines aus der Latenz heraustretenden Extraduralabscesses sind, so macht er sich in anderen Fällen dadurch klinisch bemerkbar, daß er, wie bereits oben angedeutet, bei seinem Ausbreiten das Schädelinnere durch einen präformierten oder auch durch einen von ihm selbst gebahnten Weg wieder verläßt und als *Senkungsabsceß* oder Subperiostalabsceß an irgendeiner Stelle des Kopfes oder des Halses erscheint. Solche Ausbruchstellen bilden unter anderen das Foramen jugulare mit Senkungsabsceß längs der Jugularis (von einem perisinuösen bzw. peribulbären Absceß aus) oder auch retropharyngeal, ferner das Emissarium mastoideum mit subperiostaler Schwellung hinter dem Warzenfortsatze, schließlich auch andere Stellen des Schläfenbeins, die mit dem Zellsystem des Mittelohres in keiner direkten Verbindung stehen.

Trotz aller dieser Zeichen, die auf einen Extraduralabsceß hinweisen, wird die Feststellung eines solchen mit seltenen Ausnahmen, wie gesagt, immer nur eine Wahrscheinlichkeitsdiagnose sein. Das genügt aber für unsere Aufgaben bei der

Therapie. Es ist oben schon angedeutet worden, daß der sich selbst überlassene Epiduralabsceß so gut wie immer zu einer gefährlicheren Komplikation führt. Die Möglichkeit, daß er sich spontan durch das Mittelohr oder auch nach rückläufigem Durchbruch anderwärts am Schädel nach außen entleert, ist theoretisch gegeben, kommt wohl auch durch einen glücklichen Zufall gelegentlich vor — ich selbst verfüge über eine derartige Beobachtung —, dieser Vorgang ist aber eine solche Rarität, daß man mit ihm nicht rechnen darf. Ist er aber rechtzeitig, d. h. vor Eintritt einer Infektion des Durasackes erkannt und operativ angegangen, so gibt er meist eine gute *Prognose*. Gerade die Entleerung eines Epiduralabscesses und die Beseitigung nicht bloß der mit ihm verbundenen Lebensgefahr, sondern auch die Behebung der von ihm ausgehenden, mitunter recht erheblichen Beschwerden gehört zu den dankbarsten Aufgaben der Otochirurgie.

Bei der operativen Behandlung der Pachymeningitis ist die wichtigste Frage: Wann sind im Anschlusse an die Eröffnung der Mittelohrräume die Schädelgruben freizulegen? Zunächst selbstverständlich in jedem Falle, in dem auf Grund der oben aufgeführten Symptome auch nur der geringste Verdacht auf einen Extraduralabsceß vorhanden ist, und zwar zunächst die hintere Schädelgrube, wo der häufigste Sitz dieser Komplikation zu suchen ist, bei negativem Befunde daselbst sodann die mittlere Schädelgrube. Aber auch bei Fehlen jeglichen Verdachts wird man zur Freilegung der Dura dann schreiten bzw. durch den Gang der Operation ohne weiteres dazu geführt werden, wenn man den Eiterwegen folgend die Corticalis interna erreicht und hierdurch veränderten Knochen, Fisteln, hervorquellenden Eiter auf das Endokranium hingeleitet wird.

Fraglich ist es dagegen, ob es ratsam sei, bei jeder Warzenfortsatzeröffnung prinzipiell die Schädelgruben freizulegen, wozu manche Autoren (Lane, Körner) raten. Wenn man das pneumatische Zellsystem des Mittelohres sachgemäß ausgeräumt hat und auf gesunde harte Corticalis stößt, dürfte meist die Freilegung der Dura überflüssig sein, und die Tatsache, daß gelegentlich einmal bei Entfernung der Corticalis unvermutet ein Extraduralabsceß gefunden wurde, macht uns wohl sorgfältige Diagnose und Beachtung jedes klinischen Zeichens zur Pflicht, bildet aber meines Erachtens keine Indikation, grundsätzlich in jedem Falle von Trepanation die Schädelhöhle zu eröffnen. Gewiß hat die Freilegung der Dura auf eine kleine Strecke hin in der Hand eines geübten und sicheren Operateurs keinerlei Gefahr — unbeabsichtigt passiert ja das oft genug — und gewiß mag die Beobachtung POLITZERS, der infolge der sich nachträglich ausbildenden Verwachsung der Dura mit den Rändern der Knochenlücke quälende Kopfschmerzen auftreten sah, nur für den Fall einer Freilegung der Dura über breite Strecken hin zutreffen. Für so ganz gleichgültig möchte ich das Offenliegen der Dura nach den Mittelohrräumen zu im Falle einer Reinfektion derselben denn doch nicht halten. Auch bei kleinen Defekten wird man ja nicht mit Sicherheit auf einen nachträglichen Verschluß der Lücke durch Knochenneubildung oder derbes Narbengewebe rechnen können.

Nur in einem Falle ist zu einer prinzipiellen primären Freilegung der Dura, und zwar dann in erster Reihe der mittleren Schädelgrube zu raten, nämlich dann, wenn der Befund im Warzenfortsatze so geringfügig ist, daß es zur Erklärung der Erscheinungen, speziell einer übermäßig starken Sekretion aus der Pauke nicht ausreicht. In solchen Fällen wird man dann — diese Erfahrung hat wohl jeder beschäftigte Ohrenarzt schon gemacht — oft genug einen sonst symptomlos verlaufenden tiefen Extraduralabsceß aufdecken. Daß man auch bei positivem Mastoidbefunde nötigenfalls in einer zweiten Sitzung zur Eröffnung des Endokraniums schreiten wird, wenn die vorher bestehenden Erscheinungen (Eiterung, Kopfschmerzen usw.) nicht nachlassen oder sich gar verstärken, braucht wohl nicht erst hervorgehoben zu werden.

Werden wir also meines Erachtens auf der einen Seite gut tun, mit der wahl- und kritiklosen Freilegung der Dura etwas zurückhaltend zu sein, so werden wir doch andererseits dort, wo ein Extraduralabsceß aufgefunden worden ist, möglichst radikal vorgehen, d. h. uns nicht mit der Anlegung einer Knochenbresche begnügen, uns auch nicht damit zufriedengeben, die knöcherne Wand der Schädelgrube, soweit sie erkrankt und verändert erscheint, zu entfernen, sondern wir haben uns mit der Ausdehnung der Knochenresektion nach dem Verhalten der Dura zu richten, d. h. den Knochen auch im Gesunden soweit zu entfernen, bis wir normale Dura erreicht haben. Andernfalls besteht die Gefahr, daß wir eine in Bildung begriffene Durafistel oder Sinusfistel übersehen oder daß sich eine solche bei behindertem Eiterabfluß aus einer der zahlreichen Taschen im Granulationspolster nachträglich ausbildet. Vor einem brüsken Abschaben der Granulationen oder gar Abkratzen mit dem Löffel möchte ich mit KÖRNER und HEINE warnen; nur dort, wo immer wieder vorquellender Eiter auf eine Durafistel und transdurale Eiterung hinweist, wird man durch vorsichtiges Abwischen der Granulationen mit dem Tupfer versuchen, sich die verdächtige Stelle deutlich zu Gesicht zu bringen.

II. Intradurale Eiterung (Pachymeningitis intralamellaris Körner).

Die häufigste und klinisch wichtigste Form der intraduralen, d. h. zwischen den beiden Blättern der Dura sich abspielenden Entzündung ist die Thrombophlebitis der Blutleiter, die entsprechend ihrer Bedeutung in einem besonderen Kapitel dieses Handbuches bearbeitet werden und deshalb hier unberücksichtigt bleiben soll.

Außer den Blutleitern gibt es aber noch zwei andere Stellen, an denen die beiden Blätter der Dura auseinanderweichen und einen Hohlraum zwischen sich fassen, welcher Sitz einer Eiterung, eines intraduralen Abscesses werden kann,

das ist der *Saccus endolymphaticus* und der Durasack, in dem an der Pyramidenspitze das *Ganglion Gasseri* liegt. Ein einwandfreier Fall von intraduralem
Absceß an der letzteren Stelle ist bisher noch nicht beschrieben worden, dürfte
wohl auch deshalb viel seltener vorkommen als an der erstbezeichneten Stelle,
weil ja das äußere, d. h. dem Knochen anliegende Blatt der Dura von der Eiterung erst durchbrochen sein müßte, ehe es zur Eiteransammlung zwischen den
beiden Blättern der harten Hirnhaut kommen kann, während der Saccus endolymphaticus durch die Vorhofswasserleitung in offener Verbindung mit dem
Labyrinth steht. Bei der Häufigkeit der Labyrintheiterungen als Komplikation einer Mittelohrentzündung müßte man sich eigentlich wundern, daß
diese Saccusempyeme nicht häufiger zur Beobachtung kommen.

In seiner kritischen Arbeit hat Wagener hervorgehoben, wie leicht eine
labyrinthogene Entstehung des Saccusempyems durch eine durale Eiterung
anderer Genese an der hinteren Pyramidenfläche vorgetäuscht werden kann und
hat die Beweiskraft aller bis dahin beschriebenen Fälle angezweifelt. Ich
selbst habe einen einwandfreien Fall von Saccusempyem beschrieben, seitdem
einen zweiten bisher noch nicht publizierten Fall beobachtet, vor dem ich
hier das Originalbild gebe. Es ist mir nicht zweifelhaft, daß solche Fälle öfter
vorkommen, nur ist ihre jeder Kritik standhaltende Feststellung deshalb so
schwer, weil sie klinisch nicht gut diagnostiziert

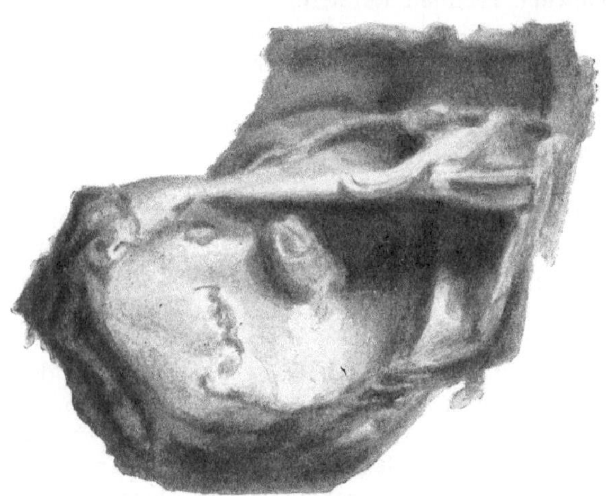

Abb. 2. Saccusempyem.

werden können, ebensowenig auch operativ wegen der Möglichkeit einer Verwechslung mit anderen Eiteransammlungen an der hinteren Pyramidenfläche,
schließlich aber auch post mortem infolge der durch die Operation und leider
auch durch eine unzweckmäßige Sektionstechnik gesetzten Zerstörungen nicht
immer mit der wünschenswerten und von der Kritik geforderten Genauigkeit
in ihrer Eigenart erkannt werden können.

Einen an anderer Stelle gelegenen, mit dem Antrum durch eine Fistel kommunizierenden intralamellären Absceß der Dura beschreibt Politzer (1). Hier
handelt es sich nicht um Ansammlung von Eiter in einem durch das Auseinanderweichen der beiden Durablätter anatomisch präformierten Sacke, wie
in dem Falle von Saccusempyem, sondern um die Bildung eines Abscesses
in einem erst durch die Entzündung selbst hervorgerufenen, also pathologischen
Spalt zwischen den Durablättern, um ein Vorkommnis, zu dem die von Lange
beschriebenen herd- und streifenförmigen Infiltrationen gewissermaßen die
Vorstufe bilden.

Die Prognose der intraduralen Eiteransammlung ist begreiflicherweise
schlechter als die der Pachymeningitis externa. Im günstigeren Falle bricht
sie durch das äußere Blatt nach dem Knochen zu durch und erhält dann die
klinische Wertigkeit eines Epiduralabscesses mit stark verdünnter duraler
Wandung. Meist aber führt sie früher oder später zu einer transduralen

Komplikation. So sind die meisten der beschriebenen Fälle von Saccusempyem mit Kleinhirnabsceß oder Meningitis kompliziert. Falls sich wirklich ein solcher intraduraler Absceß bei der Operation einstellen und erkannt werden sollte, würde die Excision des ganzen äußeren Durablattes das gegebene Verfahren sein. Im übrigen würde sich die operative Behandlung mit der für die Extraduralabscesse angegebenen und üblichen decken.

III. Transdurale Entzündungsprozesse.

1. Subduralabsceß (Pachymeningitis interna).

Während der pathologischen Anatomie Begriff und Bild der „Pachymeningitis interna" in Form von hämorrhagischen und fibrösen Ausschwitzungen an der Innenseite der Dura schon seit langer Zeit geläufig sind, konnte erst sehr viel später die Klinik dieser Erkrankung in schärferen Umrissen gezeichnet werden auf Grund von Beobachtungen, die wir MACEWEN, nach diesem aber ausschließlich Otologen (KÖRNER und seiner Schule, HEINE, HÖLSCHER, ALEXANDER, BLEGVAD u. a.) verdanken. Während KÖRNER in der zweiten Auflage seines bekannten Buches diese Affektion mit 7 Zeilen erledigt, bringt uns die dritte Auflage neben mehreren gut beobachteten Fällen eine breitere Ausführung über Pathogenese und Klinik, der Nachtrag von 1908 noch weitere kasuistische Ergänzungen.

Eine wertvolle Grundlage erhielten diese klinischen Beobachtungen durch experimentelle Untersuchungen (STREIT, HAYMANN), die letzten Endes die Leptomeningitis und ihre Genese zum Objekt haben, daher auch erst bei dieser besonders gewürdigt werden sollen, in ihren Ergebnissen aber auch für die Pathologie der subdural sich abspielenden Prognose wertvolle Beiträge liefern.

Um zu einem Verständnis der übrigens trotz dieser experimentellen und klinischen Erfahrungen durchaus noch nicht restlos geklärten pathologisch-anatomischen Vorgänge bei der Subduraleiterung zu gelangen, haben wir uns daran zu erinnern, daß der Subduralraum (Intermeningealraum) einen kapillaren Spalt darstellt, der beiderseits von je einer zusammenhängenden Endothelschicht begrenzt wird, dem inneren Epithelbelag der Dura und dem äußeren der weichen Hirnhaut.

Diesem Endothel kommt nun nach den experimentellen Untersuchungen STREITS, die in den klinischen Tatsachen ihre volle Bestätigung zu finden scheinen, eine außerordentlich große Widerstandsfähigkeit zu, nicht bloß mechanischen, sondern auch infektiösen Einflüssen gegenüber. Beim Duraendothel erweist sie sich dadurch, daß es in großer Ausdehnung durch pachymeningitische Ergüsse und Granulationsbildungen abgehoben werden kann, ohne in seiner Kontinuität zu zerreißen, beim Arachnoidealendothel darin, daß im Experiment wie in der menschlichen Pathologie ausgedehnte subdurale eitrige Ergüsse längere Zeit hindurch bestehen können, ohne zu einem Einbruche in den Subarachnoidealraum zu führen. Selbstverständlich ist diese Widerstandsfähigkeit keine unbegrenzte, und der doppelte Endothelwall weist schon anatomisch gewisse schwache Stellen auf, die teils als präformierte Einfallspforten in den Subduralraum selbst, teils mit Umgehung des letzteren in den Subarachnoidealraum direkt aufgefaßt werden können: Nach den Untersuchungen der Anatomen steht der Subduralraum durch zahlreiche, die Dura durchsetzenden Lymphspalten mit dem einem ersten Ansturm infektiöser Prozesse ausgesetzten „Epiduralraum" in direkter Verbindung. Ob diese Lymphspalten aber in der Tat bei sonst intakter Dura den Infektionserregern als Weg nach den transduralen Räumen dienen oder ob es nicht, wofür die klinische Beobachtung zu sprechen scheint, in der Mehrzahl der Fälle durch Vermittlung einer solchen

Lymphangitis zu einer Nekrose der Dura kommt (in den berichteten Fällen von Subduraleiterung war die Dura meist in größerer Ausdehnung nekrotisiert), lasse ich dahingestellt.

Sodann wird der Subduralraum von zahlreichen Gefäßen und Nerven durchzogen, die von der Dura zum Hirn bzw. in umgekehrter Richtung verlaufen, die zwar dort, wo sie zu dem Subduralraum in Beziehung treten, gleichfalls des Endothelbelags nicht ermangeln, trotzdem aber eine Entzündung direkt von der Außenfläche der Dura nach den transduralen Regionen leiten können. Schließlich bieten die Arachnoidealzotten, die sich tief in die Sinus, ja in die Schädelknochen senken, einem von hier, d. h. vom Schädel oder von den Sinus kommenden Ansturm eine breite Angriffsfläche. Nach Macewen kann ein reger Flüssigkeitsaustausch durch diese Zotten von dem Arachnoidealraum nach den venösen Blutleitern und umgekehrt erfolgen, aber auch in den Subduralraum übertreten (vgl. Hölscher, Bd. II., S. 4).

Wie dem auch sei, jedenfalls ist an dem Vorhandensein einer gewissen Schutzwirkung des subduralen Endothelbelags nicht zu zweifeln, und diese Tatsache ist bestimmend für die Eigentümlichkeit der pathologischen Bilder und den klinischen Ablauf der infektiösen Prozesse im Subduralraum. Nach Körner spielen sich dieselben in zwei ganz verschiedenen Typen ab. Die eine Form, von Macewen als Oberflächeneiterung des Gehirns (Rindenabsceß), von Körner richtiger als Subduralabsceß bezeichnet, ist dadurch gekennzeichnet, daß sie umschrieben bleibt. Man hat sich die Genese dieser Form so vorzustellen, daß durch den pachymeningitischen Prozeß an der Innenseite der Dura (Pachymeningitis interna) die äußere Endothelfläche gegen die innere gepreßt wird, so daß es schließlich — ähnlich wie bei einer Verklebung der Pleura parietalis mit der Pleura pulmonalis — zu einem Endotheldefekt und zu einer Verwachsung der beiden Flächen über eine kleinere oder größere Strecke kommt. Die von der Dura her im Zentrum der Verwachsung nach innen zu vordringende Infektion führt zu einer zentralen Erweichung und Absceßbildung, die schließlich auf die Hirnrinde übergreifen kann, während der übrige Subduralraum durch das die Peripherie des Granulations- oder Absceßkegels bekleidende intakte Endothel gegen eine Invasion geschützt wird. Wenn wir uns der von Miodowski beschriebenen Genese des Hirnabscesses erinnern, so scheint es wohl sicher, daß wir in dieser Form der umschriebenen Subduralentzündung (Pachymeningitis interna plastica oder exsudativa circumscripta) die *Vorstufe zum Hirnabsceß* zu erblicken haben. Nach Miodowski legen sich die Ränder der Durafistel rüsselförmig in der Richtung nach dem Cerebrum so vor, daß schon dadurch der Subduralraum abgedichtet und geschützt wird.

Bei der zweiten Form der entzündlichen Subduralprozesse tritt uns ein ganz anderes pathologisch-anatomisches Bild entgegen, nämlich eine flächenhaft ausgedehnte Eiterung, die den Spaltraum über weite Strecken hin an der Basis und an der Konvexität ausfüllt. Während also bei der ersten Form schnell auftretende Verklebungen den infizierten umschriebenen Bezirk gegen den übrigen Teil des Subduralraumes abdichten, wird derselbe bei dieser zweiten Form von den Entzündungserregern und ihren Produkten sehr rasch im wahren Sinne des Wortes überschwemmt. Während bei der ersten Form die Abdichtungsvorgänge einsetzen, bevor es zu einer Nekrose der Endothelschicht kommt, wird dieses umgekehrt bei der anderen Form an einer Stelle defekt, bevor noch die Organisationsvorgänge der Weiterausbreitung des Exsudats ein Ziel setzen und die rapide Überflutung des Subduralraums verhüten können. Freilich bleiben auch hier, wie die bisherigen Beobachtungen lehren, nachträgliche plastische Umwandlungen des Exsudats nicht aus. So fand Heine (4) in seinem zweiten Falle bei reichlichen Mengen flüssigen Eiters die Innenfläche der Dura mit fibrinös-eitrigen Schwarten bedeckt, ebenso die Konvexität der entsprechenden Hemisphäre, an der sich der Druck des Exsudats in Form von nuß- bis kleinapfelgroßen Impressionen ausgewirkt hat. Gerade bei dieser Form springt die große Resistenz des Arachnoidealendothels so recht in die Augen. HEINE schildert bei der Beschreibung des erwähnten Falles, wie dort, wo der eitrig-fibrinöse Belag als pyogene Membran von der Hirnoberfläche mit dem Messer abgekratzt wird, die „normale durchsichtige spiegelnde" Pia zum Vorschein kommt, d. h. also, wie dort trotz der dicken Eiterschwarten das Endothel intakt geblieben ist. Dementsprechend bildete der vorher durch Lumbalpunktion gewonnene Liquor eine völlig klare sterile Flüssigkeit. Ganz ähnlich verhielt sich der von SUCKSTORFF und HENRICI beschriebene Fall. Auf die Dauer ist die schließliche Invasion der Subarachnoidealräume unausbleiblich und so haben wir in dieser Form der Subduraleiterung die *Vorstufe zur Leptomeningitis* zu erblicken.

Zwischen beiden Formen mag es wohl fließende Übergänge geben; so beschreibt ALEXANDER (2) einen Fall, bei dem die Innenfläche der Dura an mehreren Partien gelbweiß verfärbt, mit fibrinös-eitrigen Gerinnseln bedeckt war. Diese Dissemination der Herde führte ALEXANDER zu der Annahme, daß sie metastatisch entstanden wären. Diese Folgerung ist aber nicht zwingend; wir können uns wohl vorstellen, daß sich bei der Ausbreitung des Entzündungsprozesses im Subduralraume hier und da plastische Vorgänge einstellen können, die dann den Eindruck disseminierter, unabhängig voneinander entstandener Herde erwecken.

Angesichts dieser geschilderten pathologisch-anatomischen Veränderungen, die bald nur einen distinkten Teil der Hirnhäute betreffen, bald über große Strecken sich ausdehnen, wird man es erklärlich finden, daß ein typisches, scharf umschriebenes klinisches Symptomenbild der Subduraleiterung nicht gezeichnet werden kann. Bald nur unbestimmte und unbestimmbare Zeichen einer Allgemeinerkrankung bietend (latentes Stadium), zeigt sie ein andermal deutliche endokranielle Symptome. Unter diesen treten bisweilen typische Lokalzeichen hervor, die das Bild eines Hirnabscesses vortäuschen [amnestische Aphasie in dem ersten Falle von HEINE (l. c.) und in einem Falle von GROSSMANN (1), in anderen Fällen die Erscheinungen einer Leptomeningitis (Nackenstarre, Krämpfe, Erbrechen)]. Stauungserscheinungen im Augenhintergrund finden wir wiederholt verzeichnet. Noch verwickelter wird die Sache, wenn weitere Komplikationen (Hirnabsceß, Sinusthrombose) sich hinzugesellen und das Bild ganz verwischen. In den meisten Fällen werden wir uns mit der bezüglich unseres therapeutischen Vorgehens zunächst maßgebenden Erkenntnis begnügen müssen, daß überhaupt eine endokranielle Komplikation vorliegt.

Einzig und allein die *Lumbalpunktion* scheint nach dem vorliegenden Materiale uns gewisse, allerdings gleichfalls nicht eindeutige Hinweise auf einen Prozeß im Subduralraum zu liefern. Fast übereinstimmend wird von allen Beobachtern hervorgehoben, daß auch bei der mit ausgesprochen meningitischen Erscheinungen einhergehenden Subduraleiterung der Liquor klar bleibt, oder eine geringe Zellvermehrung aufweist. Nur KNICK (2) hat in vier Fällen von ausgedehnten subduralen Eiterungen Trübung des Liquors, Zellvermehrung (300 bis 800 pro ccm) und starke Eiweißvermehrung feststellen können. Demgegenüber hebt den Befund eines völlig klaren Lumbalpunktats ohne eine Spur von Pleocytose FLEISCHMANN (1) hervor, ebenso HÖLSCHER (l. c. S. 20), ferner BORRIES, der sogar trotz zunehmender klinischer Symptome eine Aufklärung des vorher leicht getrübten Liquors feststellen konnte, ebenso HEINE in seinem bereits mehrfach zitierten zweiten Falle[1]).

---

[1]) Bezüglich weiterer Einzelheiten verweise ich auf das von BIRKHOLZ bearbeitete Kapitel im VI. Bande dieses Handbuches.

So wird mit Sicherheit die **Diagnose** meist erst intra operationem gestellt werden können, aber auch dann nicht immer, denn wenn man nicht gerade das Glück hat, auf eine Durafistel zu stoßen, um von dieser aus an eine Exploration des Subduralraums heranzugehen — aus dem Verhalten der Dura allein lassen sich nicht ohne weiteres Schlüsse auf die Beschaffenheit des intermeningealen Spaltraums ziehen. Dort, wo die Angabe über durchscheinenden Eiter gemacht wird, handelt es sich wohl um eine Verwechslung mit grünlicher Verfärbung der eitrig infiltrierten, nekrobiotischen Dura; denn von einer Transparenz der Dura kann kaum die Rede sein. Auch Fluktuation der Dura dürfte wohl nur in Ausnahmefällen, d. h. bei tiefen Abscessen zu konstatieren sein; ich selbst habe ein sicheres „Schwappen" der Dura über einem Subduralabsceß niemals konstatieren können. Von einer *Probepunktion* mit der Spritze möchte ich dringend abraten, da man bei der völligen Unkenntnis über die Tiefe des Subduralraums an der betreffenden Stelle Gefahr läuft, durch den Eiter hindurch in den Subarachnoidealraum oder ins Cerebrum zu gelangen und den Eiter dorthin zu transportieren. Daß solche Möglichkeit auch bei „flacher Punktion" vorliegt, lehren die Beobachtungen von Brieger über derartig durch Impfung hervorgerufene Hirnabscesse. Es bleibt also lediglich die *Spaltung der Dura* übrig.

Mit diesem letzten diagnostischen Eingriff, der übrigens unter Umständen z. B. bei disseminierten Herden von Pachymeningitis interna versagen kann, haben wir uns bereits in das Gebiet der **Therapie** begeben. Die Aufgaben der letzteren liegen, wie bei der chirurgischen Behandlung aller otitischen endokraniellen Komplikationen, in zweierlei Richtung, einmal in der Ausschaltung des ursächlichen Herdes und zweitens in der Angriffnahme der Komplikation selbst. Über die erste Aufgabe ist ja jede Diskussion überflüssig, sie ist ja auch mit der Freilegung der veränderten Durapartie und der gründlichen Abtragung des erkrankten Knochens durchaus erfüllt, ist aber durch weitere Resektion auch des makroskopisch gesunden Knochens, soweit die Duraalterationen reichen, zu vervollständigen. Schwieriger ist die Frage zu beantworten, wie wir den Subduralprozeß selbst anzugeben haben.

Wenn wir uns nochmals die oben geschilderten pathologisch-anatomischen Veränderungen vergegenwärtigen, uns vor allem an den Vorgang der plastischen Verklebungsprozesse in der Umgebung einer Durafistel, andererseits an die Eigentümlichkeit der Subduraleiterung erinnern, sich in disseminierten Herden über größere Strecken der Hirnoberfläche auszubreiten, so werden wir unser therapeutisches Vorgehen von dem jeweiligen Befunde abhängig machen und etwa in folgenden Richtlinien formulieren können:

Haben wir eine Durafistel vor uns, so werden wir durch Erweiterung derselben, d. h. kreuzförmige Spaltung etwa vorhandenen Eiter entleeren, hierbei nach einem Hirnabsceß fahnden, wobei in diesem Falle die Anwendung der Punktionsspritze ohne weiteres gestattet, ja geboten, aus verständlichen Gründen aber auch unbedenklich ist, im übrigen aber zunächst den Erfolg dieses Eingriffes abwarten. Wir werden gut tun, dem auf Grund seiner experimentellen Erfahrungen erfolgten Vorschlage Miodowskis folgend, in der Umgebung der Fistel durch einen rings um diese zwischen Dura und Knochen eingeschobenen Tampon die Abdichtungs- und Adhäsivprozesse im Subduralraum und Subarachnoidealraum anzuregen und zu unterstützen genau so wie bei einem Hirnabsceß, der ja in solchen Fällen, wenn auch nur in der Form eines sogenannten Rindenabscesses, vielfach vorliegt. Meist dürfte es auf diese Weise gelingen, einer circumscripten Subduraleiterung Herr zu werden.

Wie aber, wenn die Dura über größere Strecken hin nekrotisiert erscheint und der Verdacht einer ausgedehnten Subduraleiterung besteht? Die bloße

Incision der Dura an der einen oder anderen Stelle würde unter diesen Umständen nur dann einen gewissen Erfolg verbürgen, wenn man damit tatsächlich Eiter zutage fördert. Da hat nun Alexander in der Überzeugung von der Unzulänglichkeit solcher Incisionen den Vorschlag gemacht, die erkrankten Teile der Dura zu excidieren. Mit Recht macht Hölscher diesem radikalen Verfahren gegenüber auf die damit verbundenen Gefahren aufmerksam: Vorfall des Gehirns, Absterben der bloßgelegten Oberflächenpartien, Einwachsen der Gehirnoberfläche in die Narbe. Heine warnt direkt vor dem Ausschneiden nekrotischer Durastücke deshalb, weil es wohl kaum möglich sei, ohne Infektion der Dura im Gesunden zu arbeiten. Das Hauptbedenken gegen jenen Vorschlag einer Excision erkrankter Durateile scheint mir darin zu liegen, daß man dabei mit absoluter Gewißheit schützende Adhäsionen zwischen Dura und Arachnoidea zerreißt und gerade dadurch erst der Infektion den Zugang zu gesunden Abschnitten des Subduralraumes, vielleicht auch der Arachnoidealräume freimacht. Aus diesem gleichen Grunde möchte ich auch den Vorschlag, nach Incision der Dura den Subduralraum durch Einschieben von Tampons zwischen harter und weicher Hirnhaut zu drainieren, nicht für empfehlenswert halten.

Die Tatsache, daß sich öfters, wie z. B. in dem von Körner mitgeteilten interessanten Falle ganze große Stücke der Dura, ja sogar Teile des Sinusrohres in seiner ganzen Circumferenz nekrotisch abstoßen, darf uns keineswegs bestimmen, diese Selbsthilfe des Körpers etwa durch Excision von Durateilen unterstützen zu wollen, sind ja doch in solchen Fällen die nekrotisierten Abschnitte der Dura in vollendeter Weise gegen ihre gesunden Teile demarkiert. Im Gegenteil sollten uns solche Erfahrungen lehren, diesen spontan sich abspielenden Vorgang nicht durch ungeeignete Manipulationen zu stören und lieber die Demarkation abzuwarten. Auch hier wird sich unsere Aufgabe darauf beschränken, die erkrankten Durapartien durch ausgiebige Knochenresektionen freizulegen.

Freilich werden wir leider durch dieses Abwarten häufig genug den verhängnisvollen Übergang der Eiterung auf die weiche Hirnhaut nicht aufhalten können; wir sind ja aber in solchen Fällen, in denen es sich um disseminierte subdurale Eiterungen an Stellen handelt, die dem Messer und der Knochenzange nicht zugänglich sind, oder bei denen die Eiterung durch ihre örtliche Ausdehnung über einen großen Teil von Basis und Konvexität einen radikalen Eingriff von vornherein ausschließt, überhaupt nicht in der Lage, den Prozeß durch chirurgisches Vorgehen zu beeinflussen. Hier treten dann Maßnahmen in ihr Recht, die von einer ganz anderen Basis aus den Entzündungsprozeß zu bekämpfen haben und die wir bei der Therapie der Leptomeningitis noch eingehend zu besprechen haben werden.

Wir werden also, das ist die praktische Konsequenz, die wir aus dem anatomischen Verhalten und dem klinischen Verlaufe der bisherigen Beobachtungen ziehen müssen, in solchen Fällen unser chirurgisches Eingreifen auf gründliche Ausräumung des primären Herdes, ausgiebige Freilegung der erkrankten Dura durch weitgehende Knochenresektionen und evtl. mehrfache Incisionen der Dura (frisches Messer!) an Stellen, wo wir Eiter vermuten dürfen, beschränken. Wieweit man versuchen soll, durch örtliche Desinfektion einzuwirken — ich mache in solchen Fällen von der Jodtinktur ausgiebigen Gebrauch, schon um nach dem Vorschlage Miodowskis plastische Vorgänge anzuregen — das bleibt den Erfahrungen des einzelnen überlassen.

Anhangsweise wäre noch eine Frage zu erörtern, der allerdings ein zunächst nur theoretisches Interesse zukommt, nämlich die, ob es neben der plastischen und eitrigen Form der Pachymeningitis interna eine seröse Form gibt, d. h. eine mit Verbreiterung des Subduralraumes einhergehende Flüssigkeitsansammlung

in dieser sonst kapillaren Spalte. Denkbar wäre es, daß z. B. beim Extraduralabsceß in der Form eines kollateralen Ödems eine derartige Vermehrung
des subduralen Liquors zustande kommt. Beschrieben ist kein derartiger Fall,
denn bei den vielen Beobachtungen, die den Ausfluß reichlicher klarer Liquormengen nach Incision der Dura erwachsen, ist immer mit der Möglichkeit zu
rechnen, daß es zu einer Eröffnung der Subarachnoidealräume gekommen ist.
Es scheint, daß zwischen den sonst gegeneinander abgeschlossenen Subdural-
und Subarachnoidealräumen doch bis zu einem gewissen Grade ein Flüssigkeitsaustausch durch Diffusion in dem Sinne besteht, daß bei Drucksteigerung im
Subduralraume eine vermehrte Flüssigkeitsaufnahme in die Maschen der weichen
Hirnhaut, vielleicht an den Arachnoidealzotten stattfindet.

Die **Prognose** der Pachymeningitis interna ist, wie aus Gesagtem hervorgeht,
immer eine sehr ernste, und zwar durch die wohl selten ausbleibende Komplikation mit anderen transduralen Entzündungsprozessen. Daß bei längerem
Bestehen einer Subduraleiterung, so lange plastische Vorgänge noch nicht
oder nur in beschränktem Umfange eingesetzt haben, Reizerscheinungen von
seiten der weichen Hirnhäute auftreten, ohne daß man dabei an einen direkten
Einbruch in die Subarachnoidealräume zu denken braucht, dafür scheinen
nicht bloß die klinischen Symptome zu sprechen, sondern auch die mehrfachen
Angaben über entsprechende, wenn auch geringfügige Alterationen des Liquors,
meist im Sinne einer Drucksteigerung, einer Eiweißvermehrung und einer wenn
auch leichtgradigen Pleocytose. Wir reden dann oft schon von einer circumscripten Meningitis; ob mit Recht, erscheint fraglich. Blegyad meint, daß
es sich in solchen Fällen stets um eine Pachymeningitis interna handelt.

Oft aber bilden diese Erscheinungen, leichte Reizsymptome von seiten des
Hirns und leichteste Liquorveränderungen, tatsächlich die Prodromalzeichen
einer beginnenden neuen Komplikation, stellen gewissermaßen das Vorspiel
dar zu den Vorgängen, in denen dann das ganze dramatische Bild der vollentwickelten Leptomeningitis abläuft.

2. Leptomeningitis.

Formen und Einteilung. Haben wir die Pachymeningitis externa als die
häufigste otitische endokranielle Komplikation überhaupt erkannt, so steht
unter den intra- und transduralen Komplikationen die Leptomeningitis der
Zahl nach an der Spitze, schon deshalb, weil sie häufig von einer anderen der
genannten intrakraniellen Entzündungen (Sinusthrombose, Hirnabsceß) ausgeht[1]) und diesen letzteren meist den tragischen Abschluß gibt, wenn wir von
der Pyämie bei Sinusphlebitis, von Atemlähmung beim Hirnabsceß absehen.
Das, wie wir noch sehen werden, höchst wechselvolle klinische Bild der Leptomeningitis läßt uns die Frage berechtigt erscheinen, ob diesen Differenzen in
den klinischen Erscheinungsformen auch verschiedene anatomische Formen der
Entzündung an den weichen Hirnhäuten zugrunde liegen und welche Formen
wir voneinander unterscheiden können.

Eine ätiologische Einteilung, d. h. eine solche nach den ursächlichen Erregern
ist vorläufig nicht durchführbar. Wohl mag der eine oder andere Erreger der
von ihm hervorgerufenen Meningitis gewisse Verlaufseigentümlichkeiten verleihen — so gilt z. B. die Streptokokkenmeningitis als eine besonders prognostisch
maligne Form — doch sind die Differenzen noch nicht scharf genug oder, sagen
wir, wenigstens zur Zeit noch nicht scharf genug erkannt und herausgearbeitet,
um eine Gruppierung nach ätiologischen Gesichtspunkten zu rechtfertigen.

---

[1]) Nach Körner (l. c. S. 3) ist die *unkomplizierte* Meningitis etwas seltener als Hirnabsceß und Sinusphlebitis.

Einzig und allein die Tuberkulose zeigt deutliche klinische Besonderheiten und deshalb wollen wir auch die tuberkulöse Meningitis, soweit sie otitischen Ursprungs ist, später einer besonderen Betrachtung unterziehen.

Deutlichere klinische, speziell prognostische Differenzen scheinen der durch pathologisch-anatomische Gesichtspunkte gegebenen Einteilung in circumscripte und diffuse (abgekapselte und generalisierte) Meningitis zu entsprechen; aber hier steht die Schwere der mit dem Tode endigenden Erscheinungen nicht immer mit der nachträglich festgestellten geringfügigen Intensität und Extensität der anatomischen Veränderungen im Einklang. Außerdem gibt es zwischen beiden Formen klinisch sowohl als auch pathologisch-anatomisch so viel Übergänge — ich erinnere bloß an die sprungartige Verbreitung der Meningitis in einzelnen voneinander getrennten Herden — , daß eine scharfe Trennung in die beiden genannten Formen nicht möglich ist. Nicht unerwähnt darf bleiben, daß manche Autoren die Existenz einer circumscripten Meningitis überhaupt leugnen, daß sie jede klinisch, d. h. durch Lumbalpunktion nachgewiesene Meningitis als eine diffuse ansehen und als das anatomische Substrat der in Heilung übergehenden vermeintlichen umschriebenen Meningitis eine subdurale Eiterung annehmen (s. o.), während andere wiederum jede in Heilung ausgehende Leptomeningitis als eine circumscripte auffassen, die diffuse als absolut tödlich ansehen.

Dieselbe Schwierigkeit, d. h. die Verwischung der Grenzen durch allmähliche Übergänge steht auch der sonst so zweckmäßigen Einteilung nach der Beschaffenheit des Exsudats in seröse und purulente Meningitis entgegen. Man kennt eine serös-eitrige, eine fibrinös-plastische (Körner), eine hämorrhagische Form (Manasse) und wüßte dann immer noch nicht, wo man die toxische Form (vgl. Körner, Nachtrag S. 16) unterbringen sollte. Immerhin ist die Abgrenzung einer „Meningitis serosa" nach Pathogenese und Klinik zweifellos berechtigt, wenn auch nicht jeder als Meningitis serosa aufgefaßte und beschriebene Fall hierher gehört.

Die rein topographische Einteilung in cerebrale und spinale, erstere wieder in basale und Konvexitätsmeningitis ist klinisch gar nicht verwendbar.

Man muß sich daher fragen, ob man nicht unter Verzicht auf ätiologische und pathologisch-anatomische Gesichtspunkte nur klinische Momente zur Einteilung verwenden sollte und so unterscheiden manche die apoplektiforme von der protrahierten (schleichenden) Form (Synonyma: acutissima und lenta), wobei wiederum ein subakuter Verlauf die Einreihung in die eine oder andere Gruppe erschwert. Briegers „intermittierende" Form ist eine Abart der protrahierten, endet aber gewöhnlich durch einen apoplektiformen Nachschub. Heine (3) unterscheidet nach Verlauf und Prognose: 1. Abgekapselte Form (heilbar), 2. akut fortschreitende (heilbar), 3. allgemeine Meningitis (stets tödlich).

Wir werden in unseren weiteren Ausführungen auf alle diese Momente, die zur Charakterisierung bestimmter Verlaufsformen herangezogen worden sind, eingehend zurückzukommen haben, werden aber — das lehrt der kurze Überblick — zweckmäßigerweise verzichten, sie als Grundlage einer Einteilung zu verwenden. Statt dessen werden wir am besten die verschiedenen Formen der Meningitis nach ihrer *Genese*[1]) gruppieren, nicht bloß aus didaktischen Gründen, weil sich so ihre Entstehungsarten am sichersten einprägen, sondern auch deshalb, weil wir diese Genese, sei es klinisch (Labyrinth), sei es operativ

---

[1]) *Anmerkung bei der Korrektur*: Auch Linck wählt in seinem Referate (Verhandl. d. Ges. dtsch. Hals-Nasen-Ohrenärzte München 1925) als Einteilungsprinzip das genetische. Seine Einteilung erschöpft alle in Betracht kommenden Möglichkeiten der Entstehung einer Meningitis, ist daher für unseren speziellen Fall der otitischen Hirnhautentzündung nicht gut verwendbar.

(Knochenfistel usw.), sei es endlich anatomisch bei der Autopsie verfolgen können, und schließlich, weil die Art der Entstehung auch für die Art unseres therapeutischen Vorgehens häufig genug maßgebend ist. Die hier folgende tabellarische Übersicht soll uns diese Entstehungsmöglichkeiten wiedergeben.

A. *Direkte (primäre) Meningitis* (d. h. direkt vom erkrankten Schläfenbein aus induziert).
    I. Hämatogene Entstehung (metastatische und toxische Form).
        Typus: Thrombose der Pialvene bei osteophlebitischen Prozessen.
    II. Tympanogene Form,
        a) auf normalen präformierten Wegen, z. B. Nervenkanälen (Fallopischer Kanal, Canaliculi carotico-tympanici [per continuitatem]).
        b) auf durch Entwicklungsstörung präformierten Wegen
           1. Persistenz von Fissuren (Sutura petro-squamosa)
           2. Dehiscenzen.
           3. Lücken infolge Pneumatisationsstörungen;
        c) auf pathologisch entstandenen Wegen (Knochendestruktion)
           } per contiguitatem
    III. Labyrinthogene Form,
        a) auf präformierten Wegen (per continuitatem):
           1. Meatus internus,
           2. Aquaeductus cochleae;
        b) auf pathologisch entstandenen Wegen (per contiguitatem):
           1. Saccus-Empyem,
           2 Durchbruch durch knöcherne Kapsel.
B. *Indirekte (sekundäre) Meningitis,* d. h. durch Vermittlung anderer intra- oder transduraler Komplikationen.
    1. Direkte Fortleitung.
        I. Sinusthrombose.
           a) Fortleitung der Thrombose auf eine Pialvene,
           b) Durchbruch durch die Innenwand.
        II. Subduraleiterung.
        III. Hirnabsceß:
           a) Durchbruch in die Subarachnoidealrinne,
           b) Durchbruch in die Ventrikel.
    2. Konkomitierende (symptomatische) Meningitis bei I—III.

(Zur Ergänzung obiger Übersicht sei hinzugefügt, daß bei den per contiguitatem entstehenden Formen (II b und c, III b) gewöhnlich ein Extraduralabsceß als vermittelnde Etappe zwischengeschaltet ist. Unter „tympanogen" ist nicht bloß der Ausgang vom eigentlichen Cavum tympani zu verstehen, sondern auch der von irgendeiner Stelle des gesamten pneumatischen Zellsystems des Mittelohres.)

Die pathologisch-anatomischen Veränderungen bei der Leptomeningitis sind in zweierlei Richtung von Einfluß auf den klinischen Verlauf und die Art der Erscheinungen, einmal hinsichtlich ihrer Extensität, d. h. Ausbreitung über die verschiedenen Abschnitte des Subarachnoidealraumes und zweitens nach ihrer Intensität. Bei dieser wiederum kommen drei Faktoren in Betracht: Die Beschaffenheit des Exsudats, die Reaktion der weichen Hirnhaut auf die Entzündung und die Beteiligung benachbarter Hirnteile an derselben.

Die Beschaffenheit des *Exsudats* kann, wie schon oben erwähnt, alle Schattierungen vom klaren wasserhellen Liquor bis zu reinem dicken Eiter aufweisen. Im ersteren Falle handelt es sich im Grunde genommen lediglich um eine entzündliche Steigerung der Liquormenge (Meningitis serosa). Diese seröse

Beschaffenheit eines an Menge vermehrten Liquors kann aber — das müssen wir schon hier vorwegnehmen — bei zwei ganz verschieden zu bewertenden Prozessen sich vorfinden. In dem einen Falle handelt es sich um eine leichte blande Infektion, bei der der Erguß dauernd seinen serösen Charakter behält, um eine relativ gutartige Form, die klinisch durch bestimmte Erscheinungen gekennzeichnet ist und die uns später noch genauer beschäftigen soll [Meningitis serosa benigna nach BOENNINGHAUS (2)]. Im anderen Falle liegt im Gegenteil die schwerste Form der Leptomeningitis vor, die wir kennen, die in ganz foudroyantem Verlaufe sehr rasch zum Tode führt. Wir müssen uns vorstellen, daß wir hier eine Toxinwirkung allerschwerster Art vor uns haben, um eine so rapid eintretende Vergiftung lebenswichtiger Zentren, daß es zu einer purulenten Umwandlung des Exsudats gar nicht mehr kommt. Man findet dann makroskopisch anscheinend völlig intakte Meningen und auch mikroskopisch wenig oder gar keine entzündlichen Veränderungen in Form von Infiltraten. BOENNINGHAUS bezeichnet diese Form als Meningitis serosa maligna. Dieser Name ist vielleicht irreführend insofern, als es sich lediglich um ein Frühstadium der eitrigen Leptomeningitis handelt, bei der es der rasch eintretende letale Ausgang nicht erst zu einer Umwandlung des Exsudats kommen läßt. Das lehren uns solche Fälle foudroyanter Meningitis, die nicht in wenigen Stunden, sondern erst nach Verlauf einiger Tage zum Exitus kommen und bei denen das erste Lumbalpunktat klar ist und erst die folgenden Entnahmen eitrigen Liquor zutage fördern, während bei der echten Meningitis serosa das Punktat bis zur Genesung — mit gewissen Ausnahmen, die wir später noch kennen lernen werden — dauernd seine klare Beschaffenheit behält.

Bei diesen Formen seröser Exsudation ist die *Reaktion der weichen Hirnhäute* auf die Entzündungsnoxe sehr gering, bei der einen Form, weil die Zeit zur Ausbildung stärkerer entzündlicher Veränderungen nicht ausreicht, im anderen Falle, weil der entzündungsverursachende Reiz zu gering ist. Wir dürfen wenigstens vermuten, daß hier die Veränderungen an den Membranen der Arachnoidea-Pia ganz geringfügige sind oder ganz fehlen, denn begreiflicherweise liegt uns hier ein spärliches Sektionsmaterial vor, das entweder gar keine Angaben über die mikroskopische Beschaffenheit der Meningen enthält oder dort, wo tatsächlich nachweisbare Veränderungen an denselben aufzufinden waren, infolge Komplikation mit anderen endokraniellen Erkrankungen nicht mehr im Sinne einer reinen Meningitis serosa zu verwerten ist.

Aber auch bei sicher nachgewiesener Eiterbeimengung zum Liquor können die entzündlichen Veränderungen an den Hirnhäuten so unbedeutend sein, daß dieselben bei makroskopischer Betrachtung als normal erscheinen (KÖRNER, Nachtrag S. 16). Leider ist in diesen Fällen über die mikroskopische Untersuchung der Hirnhäute entweder gar nichts angegeben oder dieselbe ist nicht mit der wünschenswerten Genauigkeit vorgenommen worden. Ich bin überzeugt, daß man dann an der einen oder anderen Stelle die entsprechenden reaktiven Veränderungen an den Meningen würde nachweisen können, wie man sie dann niemals vermißt, wenn sich ein deutlich sichtbares eitriges Exsudat in dem Maschenwerke der Arachnoidealräume vorfindet.

Diese Veränderungen bestehen im wesentlichen in kleinzelligen Infiltrationen in der Umgebung der Gefäße; das Netzwerk selbst verliert seine zarte Beschaffenheit, weist leichtere oder stärkere Verdickungen in Form fibrinöser Ausschwitzungen auf, die sich allmählich in der bekannten Weise in ein mehr fibröses Gewebe umwandeln und schließlich auch das eitrige Exsudat in diese Organisationsvorgänge einbeziehen. Nach KÖRNERS Beobachtungen (l. c. S. 20) bildet dieses zäh-plastische Exsudat dann unter Umständen den Grund für eine „Punctio sicca".

Klinisch am bedeutungsvollsten von den lokalen Entzündungsveränderungen ist wohl die *Beteiligung der anliegenden Hirnsubstanz.* Schon bei der serösen Entzündung der Hirnhäute ist diese Beteiligung des Hirns sehr wahrscheinlich, sichergestellt in dem Falle von Manasse (Fall 2) und man spricht dann direkt von *Meningo-Encephalitis.* Noch ausgeprägter ist das natürlich bei der eitrigen Meningitis der Fall, und es ist anzunehmen, daß viele von den cerebralen Enscheinungen weniger auf Änderungen des intrakraniellen Drucks oder auf toxische Einflüsse, als vielmehr auf solche örtliche entzündliche Infiltrationen der Hirnsubstanz zurückzuführen sind. Daß diese entzündlichen Infiltrate nicht immer auf eine nur durch das Mikroskop feststellbare Intensität beschränkt bleiben, sondern manchmal in Form von Rindenabscessen makroskopisch nachweisbare Dimensionen annehmen können, haben uns zahlreiche Sektionserfahrungen bewiesen. Daß die bei der Leptomeningitis stets ausgesprochene Hyperämie der Hirnhäute zu einer Volumenszunahme des Gehirns führt, die in der Abplattung der Windungen und in der prallen Spannung der Dura ihren Ausdruck findet, darauf hat Körner (Nachtrag S. 16) aufmerksam gemacht.

Diese hier und da verstreut sich findenden encephalitischen Herde lassen uns erkennen, welche Bedeutung neben der Intensität der Entzündung ihrer *Extensität,* d. h. örtlichen Ausbreitung zukommt, eine Bedeutung nicht bloß für die Auslösung bestimmter Symptome, sondern auch hinsichtlich der Prognose und der Heilbarkeit der Meningitis, eine Frage, die uns später noch eingehend wird zu beschäftigen haben. Da nun, wie bereits erwähnt, viele Otologen auf dem Standpunkte stehen, daß es sich bei den geheilten Fällen ausschließlich um die circumscripte Form handle, während die diffuse eitrige Meningitis unbedingt und jedesmal letal endige, so werden wir die Frage der Lokalisation, die ja zuvörderst eine pathologisch-anatomische ist, auch von dieser klinischen Seite aus dauernd im Auge behalten müssen. Vorauszuschicken ist, daß die Körnersche Regel vom Beginn der endokraniellen Komplikation an der Stelle, an welcher die ursächliche Schläfenbeineiterung bis zur Dura vorgedrungen ist, für die Leptomeningitis die gleiche Geltung hat wie für die extraduralen und intraduralen Prozesse. Diese Regel behält trotz mancher Ausnahmen gerade für die Therapie ihre Bedeutung. Zwar sind vielleicht an der Stelle, an der die Infektion die weichen Hirnhäute erreicht, nicht immer die stärksten Veränderungen zu erwarten — wir werden gleich hören, daß im Verlaufe einer Meningitis die intensivsten Eiterexsudationen in ganz entlegenen Partien auftreten können — schon die Erfahrung, daß wir wenigstens beim Einsetzen der intrakraniellen Komplikation gewöhnlich dort auf den Ausgangsherd stoßen, wo wir in Verfolgung des Eiterweges die Hirnhäute erreichen, ist für die Aufgaben und den Erfolg unserer chirurgischen Therapie nicht ohne Belang. Freilich zeigt uns die Sektion häufig genug in dieser Hinsicht manches überraschende Bild: An der Eingangspforte der Infektion in den Arachnoidealraum unter Umständen nur leichte Trübungen der Pia oder auch keinerlei makroskopisch nachweisbare Veränderungen, dagegen an anderen Stellen, z. B. an der Konvexität, ausgedehnte Exsudatbildungen, sogar in der entgegengesetzten Hemisphäre. Wiederum in anderen Fällen ist vorwiegend oder ausschließlich die Basis betroffen, ein drittes Mal wieder der spinale Anteil der Arachnoidealräume, auf welch letzte Lokalisation eine Reihe markanter Symptome hinweist (Spasmen, Änderungen im Verhalten der Reflexe usw.).

Manchmal zeigt sich eine, zuerst von Brieger beschriebene sprungartige, diskontinuierliche Verbreitung des leptomeningitischen Prozesses in der Weise, daß zwischen makroskopisch stark veränderten Partien anscheinend normale eingeschaltet sind, eine Erscheinung, die manche Autoren zu der Annahme einer metastatischen Ausbreitung veranlaßt haben, die aber bei mikroskopischer Untersuchung in der Feststellung entzündlicher Veränderungen an den schein-bar freien Zwischenpartien eine einfachere Erklärung findet. Daß endlich die Veränderungen gelegentlich vorwiegend in den Ventrikeln lokalisiert sind oder fast ausschließlich die Plexus betreffen, wissen wir aus verschiedenen Sektionsberichten.

Die wichtigste Frage, die wir an die pathologische Anatomie der Leptomeningitis zu stellen haben, ist die: Gibt es anatomische Befunde, die das Circumscriptbleiben einer arachnoidealen Eiterung und die Möglichkeit einer spontanen Ausheilung solcher Herde beweisen? In der Tat liegen derartige, wenn auch spärliche, so doch absolut beweisende Feststellungen vor:

BRIEGER (1) fand in einem Falle von intermittierender Meningitis „plastische Auflagerungen" auf der Pia, die nicht anders denn als abgeheilte leptomeningitische Herde zu erklären sind, HOLLINGER „fibröse Verdickungen" als Produkt einer vor Monaten überstandenen klinisch festgestellten Meningitis, PANSE Residuen einer intra vitam beobachteten und durch Operation geheilten Meningitis in Form von „fadenförmigen Verwachsungen", Lange (l. c. S. 265) in einem frischeren Falle fettige Degeneration der Zellen eines Piainfiltrats als Zeichen einer Rückbildung des Exsudats.

Eine wertvolle und willkommene Ergänzung zu diesen Sektionsbefunden bilden die bereits erwähnten experimentellen Untersuchungen STREITS (1—3) und HAYMANNS (2, 3). Letzterer konnte bei seinen Tierversuchen zum Studium der Sinusthrombose umschriebene, in Organisation begriffene Exsudate im Subduralraum wie an den Meningen feststellen.

STREIT, der in ähnlicher Versuchsanordnung frische Bakterienkulturen in einen angelegten Duraspalt einbrachte oder auf die Außenfläche der harten Hirnhaut einrieb oder infizierte Gaze auftamponierte, fand histologisch schnell einsetzende Organisationsvorgänge der entstehenden Leptomeningitis, nach 14 Tagen keine frischen Erscheinungen mehr, dagegen plastische Vorgänge an den weichen Hirnhäuten. Bemerkenswert war bei seinen, durch spätere Untersuchungen an Schußverletzten bestätigten Feststellungen, daß sich der ursprünglich eitrige Charakter der Entzündung auffallend schnell durch Abnahme der Eiterzellen in einen leichteren umwandelte.

Daß solche isolierte, in Rückbildung begriffene entzündliche Herde an den Meningen in Form von *Plaques*, wie sie durch Befunde auch von ALEXANDER (2) und PREYSING am Menschen bestätigt worden sind, gelegentlich z. B. im Anschlusse an die Meißelerschütterung bei der Operation wieder aufflackern und zu einer diffusen Meningitis führen können, ist im Hinblicke auf die praktisch wichtige und heute noch viel umstrittene Frage der postoperativen Meningitis beachtenswert.

Unter den verschiedenen Bezirken der Subarachnoidealräume bzw. ihrer Nebenräume verlangen zwei in der Frage der Meningitis eine besondere Erwähnung. Den einen bilden die *Ventrikel*. Die Angaben über die Beteiligung derselben an leptomeningitischen Prozessen sind außerordentlich wechselnd. Bald wird eine starke Vermehrung und Trübung ihres Inhalts angegeben, bald — und das ist das weitaus häufigere — bleiben die Veränderungen in den Ventrikeln ganz aus oder sind nur minimal, auch bei ausgedehnten eitrigen Exsudationen an der Oberfläche. Dies Verhalten erscheint bei der offenen Kommunikation des äußeren Subarachnoidealraumes mit den Ventrikeln auf den ersten Blick auffallend, findet aber seine Erklärung in der anatomischen Beschaffenheit und Reaktionsfähigkeit der Gebilde, die jene Kommunikation vermitteln, nämlich der *Plexus*. Durch seine Untersuchungen am Hirnabsceß hat MIODOWSKI festgestellt, daß bei einem drohenden Einbruch eines Hirnabscesses in die Ventrikel die Plexus, diese gefäßreichen bindegewebigen Ausläufer der Pia sich auf das Vielfache verdicken und den Ventrikel durch diese plastischen Vorgänge gegen einen Einbruch abdichten. Wir können annehmen, und verschiedene Mitteilungen scheinen das zu bestätigen, daß auch bei Leptomeningitis die Plexus chorioidei in ähnlicher Weise reagieren und den Einbruch der Eiterung in die Ventrikel erschweren oder hintanhalten.

Den anderen wichtigen Bezirk bilden die großen cystenartigen Abschnitte des Subarachnoidealraumes an der Hirnbasis, die sogenannten *Zisternen*, speziell die Cisterna pontis lateralis, die mit der noch größeren Cisterna cerebello-medullaris in Verbindung steht, woselbst eine Vermehrung des Liquors den von Barany beschriebenen Symptomenkomplex hervorruft. Speziell bei der labyrinthogen entstandenen Meningitis wird man dort die ersten arachnoidealen Ergüsse zu erwarten haben[1]). Wir kommen im klinischen Teile darauf zurück.

Klinik. Hält man sich dieses Vielgestaltige der pathologisch-anatomischen Veränderungen bei der Leptomeningitis vor Augen, so wird man begreifen, welche Fülle von Einzelerscheinungen hier zusammentrifft, um sich bald in der einen, bald in einer anderen Kombination zu dem klinischen Gesamtbilde der otogenen Hirnhautentzündung zusammenzuschließen, wobei wir uns immer der vielfach gemachten Erfahrung erinnern wollen, daß die Schwere des klinischen Symptomenkomplexes nicht immer dem Grade und der Ausbreitung des anatomischen Prozesses entspricht, daß wir bei den allerschwersten foudroyant verlaufenen Formen bisweilen von der Geringfügigkeit des autoptischen Befundes überrascht werden und umgekehrt bei klinisch scheinbar leichten, ja bis zum Exitus fast symptomlos verlaufenden Fällen wider Erwarten die ausgedehntesten und intensivsten Exsudationen vorfinden.

So wie es infolgedessen zur Zeit unmöglich ist, jedes Symptom als den Ausdruck einer bestimmten, räumlich und graduell feststehenden Veränderung an den Hirnhäuten anzusehen und zu erklären, so kann es auch andererseits gar nicht Aufgabe dieser Abhandlung sein, jedes einzelne Symptom, das irgendeinmal zur Beobachtung kam und Erwähnung fand, hier anzuführen, sofern es nicht für das klinische Gesamtbild von Wichtigkeit ist[2]). Ebensowenig können wir hier in eine Analysierung solcher Erscheinungen eintreten, denen nichts Charakteristisches anhaftet, wie z. B. dem Verhalten des Pulses. Wenn von diesem in einem bekannten Werke gesagt wird, er „ist am häufigsten beschleunigt, selten verlangsamt, manchmal unregelmäßig", so besagt das nichts anderes, als daß wir zur Zeit aus der Pulsbeobachtung, die ja aus allgemein ärztlichen Gründen bei der Meningitis ebenso unerläßlich ist wie bei jeder anderen Erkrankung, keine diagnostischen oder differential-diagnostischen Schlüsse ziehen können.

Wir werden deshalb in unseren Ausführungen in erster Reihe diejenigen Symptome zu Wort kommen lassen, denen bei der Zeichnung des Gesamtbildes ein besonderer diagnostischer oder differentialdiagnostischer Wert zukommt, wir werden in zweiter Reihe versuchen, aus den Einzelerscheinungen die verschiedenen Typen und Verlaufsformen herauszuarbeiten und werden schließlich,

---

[1]) Eine Methode, diese Räume, die bei der üblichen Ausführung der Kopfsektion zerstört werden, zur Darstellung für pathologisch-anatomische Zwecke bei der Autopsie zu erhalten, hat Karlefors (50) angegeben.

Neuerdings hat an meiner Abteilung Boss (Verhandl. d. Ges. dtsch. Hals-Nasen-Ohrenärzte in München 1925) zur Darstellung der Cisterna pontis lateralis und ihrer topographischen Beziehungen zum Gehörorgane ein besonderes Injektionsverfahren ausgearbeitet und an zahlreichen Präparaten Lage und operative Erreichbarkeit der Cisterna studiert.

[2]) *Anmerkung bei der Korrektur*: Ausführliche Angaben über die im Verlaufe der Meningitis beobachteten Erscheinungen findet man in dem Referate von Fleischmann (Verhandl. d. Ges. dtsch. Hals-Nasen-Ohrenärzte München 1925).

da ja das Bild der vollentwickelten Meningitis für jeden unverkennbar ist, der es einmal gesehen hat, während es um soviel schwieriger und prognostisch wie therapeutisch von eminentester Bedeutung ist, die Anfangssymptome nicht zu übersehen, gerade diesen Initial- und Prodromalerscheinungen unsere besondere Aufmerksamkeit zu widmen haben.

Bei einer Form freilich werden solche Initialsymptome gar nicht erst zur Beobachtung kommen können, das ist die *apoplektiforme Meningitis*, die manchmal dieser ihrer Bezeichnung entsprechend direkt unter dem Bilde einer Apoplexie mit Halbseitenlähmung (GRUNERT und ZERONI) verlaufen kann, bei der sich jedenfalls die Erscheinungen vom Einsetzen der ersten kaum merkbaren Zeichen bis zur Akme gleichsam so überstürzen, daß Prodrome und terminales Coma zeitlich fast zusammenfallen. Wenn man aber die Krankengeschichten dieser im ganzen doch ziemlich seltenen Form aufmerksam studiert, so wird man dabei auf Angaben stoßen, die man vielleicht schon als erste Prodromalerscheinungen zu deuten hat, das ist speziell außerordentlich rasender, auf Antineuralgica wenig oder gar nicht reagierender Kopfschmerz und leichte Temperatursteigerungen in den der Katastrophe unmittelbar vorangehenden Tagen [HINSBERG (1), 2. Fall].

Bei diesen foudroyanten Formen verdient nun ein Umstand unsere ganz besondere Beachtung: Oft handelt es sich hierbei um operierte Fälle; es ist die Warzenfortsatz-Eröffnung oder auch die Totalaufmeißlung rite vorgenommen worden; die Nachbehandlung verläuft mehrere Wochen lang ungestört, bis eines Tages, oft zu einem Zeitpunkt, wo man gar nicht mehr mit der Möglichkeit einer endokraniellen Komplikation rechnet, wie ein Blitz aus heiterem Himmel das schwere Bild der diffusen Meningitis auftaucht. Bei solchem Ereignisse liegen nun verschiedene Möglichkeiten vor, an die wir uns von der Pathologie her sofort erinnern: Es kann eine andere, nicht diagnostizierte oder zu spät erkannte Hirnkomplikation die Meningitis auslösen, z. B. ein in die oberflächlichen Subarachnoidealräume oder in die Ventrikel durchbrechender Hirnabsceß. Es kann ferner von einer nicht eröffneten Zelle des pneumatischen Systems aus die Infektion der Meningen einsetzen oder eine nicht erkannte oder später hinzugetretene Labyrinthitis den Ausgangspunkt bilden. Es kann aber auch endlich eine bereits vorhandene „latente" Meningitis an umschriebener Stelle plötzlich in eine diffuse übergehen. Was für Zeichen bei der erstgenannten Möglichkeit uns rechtzeitig die Diagnose eines Hirnabscesses gestatten, das im einzelnen zu erörtern ist hier nicht der Platz. Ich verweise auf den Aufsatz von HEINE in diesem Handbuche. Sorgfältigste neurologische Beobachtung und wiederholte Liquoruntersuchungen können uns vor dieser unliebsamen Überraschung schützen. Auch die Frage, ob wir den drohenden oder einsetzenden *Durchbruch eines Hirnabscesses* zu erkennen mögen, kann hier nur kurz gestreift werden. RUTTIN (2) hat auf ein Symptom aufmerksam gemacht, das uns einen allerdings wohl schon in Wirksamkeit getretenen Ventrikeleinbruch diagnostizieren läßt, das ist das Auftreten eines vertikalen Nystagmus. Meist dürfte bei Konstatierung derselben jede Hilfe schon zu spät kommen, wenn auch der erste der drei RUTTINschen Fälle zeigt, daß zwischen der ersten Wahrnehmung des genannten Symptoms und dem tödlichen Ausgange etliche Tage verstreichen können.

Daß angesichts der an zweiter Stelle angeführten Möglichkeit die geringsten Labyrintherscheinungen uns zu erhöhter Wachsamkeit auffordern müssen, braucht wohl nicht hervorgehoben zu werden. Wie aber, wenn weder Symptome einer anderen Hirnkomplikation noch einer Labyrinthitis uns auf die drohende Gefahr aufmerksam machen, wenn von einer übersehenen eitererfüllten Zelle, von einem nicht aufgedeckten Extraduralabsceß, von einer bereits vorhandenen

circumscripten Meningitis eine diffuse Überschwemmung der Subarachnoidealräume erfolgt? Hier täten uns Zeichen ganz besonders not, die uns den drohenden
Eintritt dieses verhängnisvollen Ereignisses voraussagen könnten. Der vielfach
zitierte Rat Jansens, die ersten meningitischen Symptome als letzte Mahnung
zur Operation anzusehen, verlangt ja als Voraussetzung für seine Befolgung,
daß sich solche erste Symptome uns rechtzeitig kundtun und in ihrer Eigenart
als meningitische erkannt werden. Das hat aber gerade bei der foudroyanten
Meningitis seine Schwierigkeiten, wo die ersten Zeichen bereits höchst alarmie-
rende sind und zwischen ihrem Auftreten und dem agonalen Coma oft nur
wenige Stunden verstreichen.

Um daher auch die leichtesten *prodromalen Anzeichen* nicht zu übersehen,
ergibt sich für uns die Forderung, bei Operierten ständig auf gewisse anscheinend belanglose Alterationen des Allgemeinbefindens zu achten. Wenn im Laufe
der Nachbehandlung nach einem beschwerdefreien Intervall erneut heftige
Kopfschmerzen oder Temperatursteigerungen auftreten, so werden wir immer,
falls nicht die Beschaffenheit der Wunde diese Erscheinungen erklärt, an die
Möglichkeit einer endokraniellen Komplikation zu denken haben. In einem
Falle meiner Beobachtung gingen den ersten deutlichen Zeichen der rasch zum
Tode führenden Meningitis eine auffallende allgemeine psychische Reizbarkeit
und daneben Überempfindlichkeit gegen Geräusche jeder Art voraus, Veränderungen, auf die ich damals leider zu wenig geachtet habe. Auch eine gewisse
psychische Depression, weinerliche Stimmung wird in manchen Kranken-
berichten als einziges Zeichen angegeben, das die schweren deutlichen Symptome einleitete.

Bisweilen treten zu diesen immerhin schwer deutbaren Allgemeinsym-
ptomen — und das erleichtert uns die Diagnose — gewisse örtliche Ersche -
nungen hinzu oder gehen ihnen auch voraus, Erscheinungen, die zwar gleichfalls
nicht als sichere Zeichen, aber doch als Warnungssignale aufzufassen sind,
so u. a. eine sonst unerklärliche Verstärkung der Sekretion aus der Wunde,
was uns an einen Extraduralabsceß mit seinen Konsequenzen denken läßt,
eine Facialislähmung. So war in dem einen Falle von Brieger (vgl. Cohn)
die bei sonst ungestörtem Verlaufe der Wundheilung nach Aufmeißlung fast
drei Wochen post operationem auftretende Facialislähmung der Vorläufer einer
Meningitis. Nach Knick (3) tritt als erstes Symptom, häufig als einziges neben
dem Kopfschmerz, eine große Druckempfindlichkeit in der Retromandibular-
gegend auf, nach Kulenkampff noch vor dem Kernigschen Zeichen ein ausgesprochener Druckschmerz an der Membrana atlanto-occipitalis, durch Finger-
druck am Rande des Foramen magnum auslösbar, ich selbst beobachtete wiederholt eine auffallende Druckempfindlichkeit der Bulbi; offenbar alles Ausdruck
einer *gesteigerten Sensibilität*, die ja auch später bei ausgesprochener Meningitis
das ganze Bild dauernd beherrscht.

Verfügen wir also über eine Reihe von Zeichen, die uns bei den Operierten
gegebenenfalls auf die drohende Gefahr einer Meningitis aufmerksam machen,
so ist die diagnostische Verwertung aller dieser Symptome in dem gleichen Sinne
eine viel unsichere bei den Fällen von akuter Mittelohreiterung, Mastoiditis usw.,
die noch nicht operiert in unserer Behandlung stehen, und zwar deshalb unsichere,
weil ja die nämlichen oder ähnliche Erscheinungen durch die Schläfenbeinerkrankung an sich ausgelöst werden können. Von den oben erwähnten Störungen des Allgemeinbefindens, Kopfschmerzen, Schlaflosigkeit, leichten Temperatursteigerungen usw. wissen wir ja, daß sie alltägliche Begleiterscheinungen
einer sonst unkomplizierten Otitis media sind; aber auch eine plötzliche Verstärkung der Sekretion, eine Facialislähmung sind hierbei nicht als das gleiche
Signum mali ominis anzusehen, wie bei operativ freigelegten Mittelohrräumen,

wenn wir auch in ihnen die Indikation zum operativen Eingreifen erblicken müssen. In der prophylaktischen Operation haben wir ja dann auch das Mittel an der Hand, ernstere Komplikationen zu verhüten, und unsere Hauptaufgabe besteht darin, den richtigen Zeitpunkt der Operation abzupassen, nicht zu früh, um uns nicht des für eine glatte Heilung so wichtigen Vorteils der Demarkation des ostitischen Prozesses zu begeben, vor allem aber nicht zu spät. In den glücklicherweise recht seltenen Fällen, die unter unserer Beobachtung eine Meningitis bekommen, handelt es sich nach meinen Erfahrungen ausnahmslos um Kranke, die eine vorgeschlagene Operation ablehnen oder hinausschieben, oder um ambulant behandelte Patienten, die sich nur unregelmäßig vorstellen oder auch längere Zeit ganz ausbleiben.

Weitaus am häufigsten sehen wir Ohrenärzte die Meningitis bei einer dritten Gruppe von Kranken; das sind solche Fälle, die bereits mit dem begründeten Verdachte auf eine Hirnkomplikation oder mit einer deutlich ausgeprägten, endokraniellen Erkrankung in unsere Beobachtung kommen. Hier sind dann unsere diagnostischen Aufgaben sehr rasch und leicht erfüllt; meist handelt es sich lediglich um die differentialdiagnostische Abgrenzung der Meningitis anderen Hirnkomplikationen gegenüber. Während für den Hirnabsceß, vom Initialstadium abgesehen, der Torpor cerebri, das lethargische Wesen, die Schlafsucht, Schwerfälligkeit und Trägheit des geistigen Gebarens charakteristisch ist, zeigt im Gegensatz dazu der Meningitiker eine auffallende Unruhe, Aufgeregtheit, die zusammen mit der Hyperästhesie gegen sensorische und sensible Reize selbst noch im Stadium der Somnolenz dem ganzen Krankheitsbilde ein unverkennbares Gepräge verleiht.

Auf der gleichen Überempfindlichkeit sensiblen Reizen gegenüber beruhen wahrscheinlich die der Meningitis eigentümlichen, reflektorisch entstehenden Muskelspasmen und Muskelkrämpfe, die in den bekannten Symptomen der *Nackenstarre* und des Ischiadicusphänomens (KERNIG) zum Ausdrucke kommen. Finden sich auch diese beiden Symptome gelegentlich bei anderen Hirnkomplikationen, so sind sie bei diesen wohl gleichfalls als Reaktion auf Reizung der sensiblen Meningealnerven aufzufassen und deshalb in jedem Falle als ein wertvolles Zeichen für einen die Meningen in Mitleidenschaft ziehenden Prozeß anzusehen. Was speziell die Nackenstarre betrifft, so steht mit ihrer Erklärung als ein von den Meningen ausgelöster reflektorischer Muskelkrampf die Tatsache im Einklang, daß sie sich durchaus nicht bloß bei Prozessen der hinteren Schädelgrube findet, wie man früher angenommen hat, sondern auch bei anderer Lokalisation, z. B. reiner Konvexitätsmeningitis (vgl. MARX). Gleichzeitig mit dem Auftreten eines Kernig ist nach EDELMANN häufig auch Dorsalflexion der großen Zehe zu beobachten, analog dem BABINSKIschen Zeichen.

Zu diesen Symptomen, die sich auf einen die Meningen direkt treffenden Reiz zurückführen lassen, gesellen sich drei weitere Gruppen von Erscheinungen, die 1. durch die Steigerung des intrakraniellen Druckes, 2. durch das Übergreifen der Entzündung auf die Hirnnerven, 3. durch die Beteiligung der Hirnsubstanz selbst ausgelöst werden.

Über die Entstehung der *Hirndrucksteigerung* sind trotz der zahlreichen Arbeiten, die sich die Klärung dieser Frage zur Aufgabe gestellt haben, die Akten noch nicht geschlossen. So viel scheint festzustehen, daß es nicht bloß oder vielleicht nur zum geringeren Grade die Flüssigkeitszunahme in den arachnoidealen Räumen und in den Hirnkammern ist, die zu jener Drucksteigerung führt, sondern daß vielmehr Blutdruckstörungen die Hauptsache bilden.

Ob das *Erbrechen* jedesmal als Symptom gesteigerten Hirndruckes anzusehen ist, wird bezweifelt. Das initiale Erbrechen, die andauernde Übelkeit, dessen Bedeutung als Initialsymptom für alle Hirnkomplikationen KÖRNER

hervorhebt, ist vielleicht als ein von den Meningen ausgehender reflektorischer
Reiz auf das Zwerchfell und die Muskulatur der Bauchpresse aufzufassen.
Daß es aber in manchen Fällen, namentlich im weiteren Verlaufe mit der Steige-
rung des intrakraniellen Druckes zusammenhängt, darüber lassen vielfache
Beobachtungen keinen Zweifel. So konnte ich in einem Falle von sogenannter
Meningitis serosa konstatieren, wie das Erbrechen jedesmal nach ausgiebiger
Liquorentleerung durch Lumbalpunktion verschwand, um nach Verlauf einiger
Tage zusammen mit anderen Hirndruckerscheinungen wieder aufzutreten.
Noch weniger sicher als beim Erbrechen ist die Wirkung des Hirndruckes auf
den *Puls* als konstanter Faktor anzusehen; zwar sieht man oft genug die Puls-
frequenz in unmittelbarem Anschlusse an die Lumbalpunktion in die Höhe
gehen, doch fehlt es auch nicht an gegenteiligen Beobachtungen [vgl. HÖLSCHER
(1), Bd. 2, S. 74].

Zu den Hirndrucksymptomen bei Meningitis wird auch die *Stauungspapille*
gerechnet. Eine Durchsicht meiner Krankengeschichten zeigt mir, daß in
keinem einzigen Falle — sämtliche sind von kompetenter ophthalmologischer
Seite geprüft worden — eine typische Stauungspapille zu konstatieren war,
wohl aber in einigen wenigen Fällen eine Neuritis optica. Eine erhebliche diagnostische Bedeutung werden wir auch dieser nicht zuerkennen, wenn wir hören,
daß sie sich bei Meningitis nur in der Minderzahl der Fälle findet (nach KÖRNER
in 10 von 36 Fällen) und sich andererseits gelegentlich auch bei unkomplizierter
Otitis, bei Mastoiditis, beim Extraduralabsceß nachweisen läßt.

Wir werden jedenfalls dort, wo sie nachzuweisen sind, die Augenhintergrundsveränderungen eher als entzündliche aufzufassen, also in der nächsten Gruppe
der obengenannten Erscheinungen unterzubringen haben. Dasselbe gilt von den
Läsionen der anderen *Hirnnerven*. Zwar auch bei diesen ist die Möglichkeit
einer Schädigung durch den gesteigerten Hirndruck ohne weiteres gegeben
und beim Abducens durch Beobachtungen BRIEGERS u. a. direkt bewiesen, und
ferner sind Cochlearisstörungen, die nach Lumbalpunktion zurückgehen, vielleicht
hierher zu rechnen. Meist handelt es sich aber um direkte Infektion durch das
Exsudat im Sinne einer Neuritis. Es ist auffallend, daß die bei der eitrigen
Meningitis zweifellos vorkommenden sekundären Erkrankungen des Octavus
und des inneren Ohres bei weitem nicht die Beachtung gefunden haben wie bei
der epidemischen Cerebrospinalmeningitis, bei der sie allerdings ungleich häufiger
sind. Immerhin scheint es mir der Mühe wert, durch histologische Untersuchung
des unbeteiligten Ohres die Häufigkeit und den anatomischen Charakter dieser
sekundären meningogenen Labyrinthitiden auch in den Fällen otogener Gehirnhautentzündung zu verfolgen. Nach den vorliegenden Krankengeschichten
können sämtliche Hirnnerven ohne Ausnahme gelegentlich beteiligt sein[1]),
doch zeigen einzelne eine besondere Vulnerabilität. Zu diesen gehört auf Grund
seines anatomischen Verlaufs der *Abducens*, über dessen Beteiligung an intrakraniellen infektiösen Prozessen in einem anderen Kapitel dieses Handbuchs
von HEGENER berichtet wird. Bei Übergang der Meningitis auf die Rücken-
markshäute kommt es zu Erscheinungen von seiten der Spinalnerven (Blasen-
und Mastdarmlähmung).

Die Beteiligung der *Hirnsubstanz* selbst in Form encephalitischer Herde,
die ja bei keinem schwereren Falle von Meningitis völlig ausbleiben dürfte,
offenbart sich in erster Reihe als Störung des Sensoriums in allen Intensi-
täten von leichtester Benommenheit bis zum tiefsten Coma. Daß derartige

---

[1]) Daß man bei Lähmung des Facialis-Acusticus der kranken Seite eine Läsion durch
die ursächliche Schläfenbeineiterung auszuschließen hat, braucht wohl nicht besonders
hervorgehoben zu werden.

encephalitische Herde bisweilen auch direkte Lokalsymptome (Aphasie) hervorrufen können, ist wiederholt beobachtet worden. Allerdings darf nicht außer
acht gelassen werden, daß solche cerebrale Erscheinungen vielfach auch toxischen Ursprungs sein können. Daß außer den hier aufgeführten Symptomen
gelegentlich auch andere Erscheinungen beobachtet werden, braucht wohl
nur erwähnt zu werden, ohne daß es nötig ist, jedes einzelne irgendwo beschriebene
Symptom hier aufzuführen.

Bei diesem außerordentlich bunten Wechsel in den Erscheinungsformen der
Meningitis wird uns, wie wir schon oben erwähnt haben, der Versuch, klinische
Verlaufstypen voneinander abzugrenzen, als sehr schwierig, ja aussichtslos
erscheinen müssen. Ich möchte es mir deshalb ersparen, auf die zahlreichen
nach dieser Richtung gemachten Vorschläge im einzelnen hier einzugehen
— den einen oder anderen habe ich bei der Einleitung schon erwähnt — und
wir werden uns damit begnügen, vorderhand einzig und allein die „apoplektiforme" (foudroyante) von der „protrahierten" Form zu trennen und als Abart
der letzteren die von BRIEGER als „intermittierende" bezeichnete aufzufassen.
Bei dieser intermittierenden Form sind die einzelnen akuten Schübe durch
Intervalle von relativem Wohlbefinden voneinander getrennt, bis der letzte
Schub die Generalisierung und damit das dramatische Ende herbeiführt. Die
ausgesprochen protrahierte Form scheint sehr selten zu sein, doch sind gerade
in letzter Zeit verschiedene Fälle bekannt geworden. Ich selbst habe einen Fall
beobachtet, bei dem bei dauernd klarem Bewußtsein drei Monate lang als einzige
Symptome Nackenstarre, Kernig und beständig eitriger Liquor vorlagen, bis
eines Tages plötzlich diese Erscheinungen schwanden.

Angesichts dieses wechselvollen klinischen Bildes, das uns zwar manchmal
die Diagnose auf den ersten Blick stellen läßt, bisweilen aber nur unsichere und
vieldeutige Zeichen liefert, mußte der Wunsch nach einem objektiven Nachweise
der Meningealinfektion und zweifelsfreier Bestätigung unseres Verdachts,
daneben aber auch derjenige nach einem zuverlässigen Kriterium für Verlauf
und Prognose als ein dringender erscheinen, und diesen objektiven diagnostischen und prognostischen Behelf können wir, so heißt es, in den Ergebnissen
der Lumbalpunktion erblicken.

Lumbalpunktion. Ich habe derselben als eines wichtigen diagnostischen
Eingriffs bei der Meningitis wie bei allen otitischen Hirnkomplikationen mit
Absicht bisher nicht Erwähnung getan, weil sie sich meines Erachtens erst als
Schlußstein dem ganzen diagnostischen Aufbau anzufügen hat, ja in manchen
Fällen — wir kommen darauf noch zurück — zweckmäßigerweise der operativen
Exploration der Schädelgruben erst nachzufolgen hat.

Über den Wert der Lumbalpunktion als diagnostisches Hilfsmittel — nur
mit dieser ihrer Aufgabe haben wir uns vorderhand zu beschäftigen — gehen die
Ansichten auch heute noch weit auseinander. ·Während die einen dem Liquor-
befunde eine für die Diagnose absolut und stets zuverlässig entscheidende
Bedeutung beimessen, ja sogar nach bestimmten festgelegten Formeln, die sich
aus der jeweilig konstatierten chemischen, cytologischen und bakteriologischen
Zusammensetzung des Punktats konstruieren ließen, aus ihm exakt die Art
und Natur der vorliegenden Hirnkomplikation glauben herauslesen zu können,
sprechen ihm andere fast jedweden diagnostischen oder wenigstens differential-
diagnostischen Wert ab, wollen sogar im Hinblicke auf die gerade durch die
Lumbalpunktion möglichen und auch tatsächlich vorgekommenen diagnostischen Irrtümer und mit Rücksicht auf die angebliche Gefährlichkeit des Eingriffs von seiner prinzipiellen Anwendung absehen. Wenn ich auch nach meinen
Erfahrungen weder die eine noch die andere Auffassung in ihrem Extrem für
berechtigt halten kann, soviel können wir denn doch behaupten, daß wir in der

Lumbalpunktion ein diagnostisches Hilfsmittel besitzen, das uns bei der klinischen Untersuchung wertvolle, mitunter unentbehrliche Dienste leistet und auf das wir darum ohne weiteres nicht verzichten dürfen[1]).

Wenn wir die historische Entwicklung der Lumbalpunktion auf dem Gebiete des Otologie (jetzt etwa 25 Jahre) überblicken, so sehen wir, daß sich hier dasselbe Spiel wiederholt, wie immer bei der Einführung und Propagierung einer neuen Methode: Zunächst ist der Enthusiasmus ein großer und allgemeiner, und gerade im Hinblicke auf die Meningitis erscheint uns der von der Schwarze-schen Klinik seinerzeit aufgestellte Satz: „normaler Liquor schließt Meningitis aus, trüber Liquor ist für ihr Vorhandensein beweisend" (vgl. Braunstein) in der Einfachheit seiner Formulierung ungemein bestechend und war auch zunächst wenig anfechtbar, solange noch keine reichlichen Erfahrungen vorlagen. Sobald uns aber diese in reicherem Umfange zuflossen, mußte sich sehr bald die Unhaltbarkeit jener Formel ergeben. Es stellte sich nämlich heraus, daß eine Parallele zwischen der Stärke der Liquorveränderungen und der Schwere der klinischen Erscheinungen ebensowenig bestand, wie eine solche zwischen Liquorbefund und Intensität der anatomischen Veränderungen bei der Autopsie, ja es kamen sogar sehr bald Fälle zur Beobachtung, wo sich bei völlig klarem Liquor die ausgedehnteste eitrige Meningitis vorfand oder noch häufiger umgekehrt bei stark eitrig verändertem Lumbalpunktat die Hirnhäute sich als spiegelglatt und normal erwiesen. Dies letztere Verhalten insbesondere, wie man es wiederholt in Fällen von Hirnabsceß konstatierte, sei es bei einem solchen mit makroskopisch sichtbarem Durchbruche in die Ventrikel oder in die Subarachnoidealräume, sei es bei einem ganz unkomplizierten, mußte den diagnostischen Wert der Lumbalpunktion stark herabmindern, hat doch in solchen Fällen der Befund von Eiter im Liquor direkt irreführend gewirkt und zu verhängnisvollen Fehlbeurteilungen und dementsprechenden Entschlüssen in der Behandlung geführt.

Dazu kam noch eine weitere bemerkenswerte Erfahrung, die den Zweifel an dem diagnostischem Werte der Lumbalpunktion als berechtigt erscheinen lassen und erheblich verstärken mußte: Nachdem man neben dem Befund von Eiter und noch mehr als diesen den Nachweis von Bakterien im Liquor als beweisend für Meningitis ansah und nachdem dann der gleiche positive bakteriologische Befund auch bei Hirnabsceßdurchbruch (Fall Brieger) sowie auch bei Sinusphlebitis als Ausdruck einer Infektion des Blut- und Lymphgefäßsystems (Voss) ohne Beteiligung der Meningen erhoben werden konnte, war damit eine neue sehr peinliche Fehlerquelle in diesem diagnostischen Verfahren aufgedeckt worden.

Kein Wunder, wenn angesichts solcher Erfahrungen der Skeptizismus gegenüber dem diagnostischen Werte der Lumbalpunktion immer stärker wurde und wenn verschiedene Autoren unter dem Eindrucke jener Fälle und bei ihrem Zweifel an der Ungefährlichkeit des Eingriffs unter bestimmten Voraussetzungen sein Anwendungsgebiet immer mehr einschränkten oder schließlich in letzter Konsequenz zum Standpunkte einer völligen Ablehnung gelangten (Heine, zit. nach Körner, l. c., S. 53).

---

[1]) *Anmerkung bei der Korrektur*: In der seit der Niederschrift dieser Arbeit verflossenen drei Jahren hat sich die *Suboccipitalpunktion* in der Otiatrie eingebürgert. Ich habe aus meinen Erfahrungen den Eindruck gewonnen, daß sie in mancher Beziehung der Lumbalpunktion überlegen ist: Sie gibt kaum Versager in Form einer Punctio sicca, sie ist für manche Zwecke (z. B. Encephalographie) praktischer und scheint mir auch mit geringeren Unzuträglichkeiten für den Kranken verbunden zu sein als der Lendenstich. Nach den Untersuchungen von Zange (Verhandl. München 1925) gestattet sie in ihrer Verbindung mit der Lumbalpunktion wertvolle diagnostische Vergleichsmöglichkeiten.

Wenn auch manche Otologen unbeirrt an ihrer Anwendung festhielten, so ließ sich doch der Einfluß einer starken Gegnerschaft nicht verkennen, und wenn man die sehr kritisch und dabei außerordentlich objektiv gehaltenen Ausführungen KÖRNERS in der 3. Auflage seines bekannten Buches (1902) liest, die auch im Nachtrage (1908) trotz des einschränkenden Schlußsatzes[1] den Eindruck einer berechtigten und notwendigen Skepsis noch verstärkten, so hat man das Gefühl, daß um diese Zeit die ganze Frage auf ein totes Geleis geraten war.

Da hat nun das letzte Jahrzehnt eine ganz erfreuliche Wandlung geschaffen, und den Bemühungen zahlreicher Autoren, unter denen ich KNICK, BORRIES FLEISCHMANN erwähnen möchte, ist es zu verdanken, wenn die Lumbalpunktion wieder zu ihrem Rechte gelangt ist und heute, wie bereits hervorgehoben, zu einem wertvollen und unentbehrlichen Bestandteil unseres diagnostischen Armentariums bei den Hirnkomplikationen geworden ist[2].

Da der Lumbalpunktion ein besonderes Kapitel dieses Handbuchs gewidmet ist, so will ich mich an dieser Stelle auf kurze Erörterungen vom Gesichtspunkte der Meningitisdiagnose beschränken. Vorausschicken möchte ich, daß ich einer Einschränkung ihrer Anwendung wegen angeblicher Gefährlichkeit auf Grund meiner Erfahrungen keineswegs zustimmen kann; die Beobachtungen, die in diesem Sinne einer dem Eingriff anhaftenden Gefährlichkeit gedeutet worden sind, scheinen mir nicht immer nach dieser Richtung hin beweisend zu sein, und solche Gefahren, die mit der Art und Weise ihrer Ausführung zusammenhängen, lassen sich bei einiger Vorsicht vermeiden. Auch die sonstigen mit ihr für den Kranken verbundenen Unannehmlichkeiten kann ich nicht als erhebliche gelten lassen; ich habe im Gegenteil den Eindruck, daß sie — ganz abgesehen von gewissen Erleichterungen, die sie im Zustande des Patienten unverkennbar herbeiführt und auf die wir im therapeutischen Teile noch zurückzukommen haben — bei Hirnkomplikationen viel weniger anhaltende subjektive Beschwerden macht als sonst. Nur die Notwendigkeit *einer* zeitlichen Einschränkung bei der Vornahme der Lumbalpunktion scheint mir vorzuliegen, das ist unmittelbar vor der Schädeltrepanation. Nach den bemerkenswerten Feststellungen von GROSSMANN (2) muß man bei der gleichzeitigen Einwirkung von Lumbalpunktion und Verhämmerung auf die Zirkulationsverhältnisse im Schädel mit der Möglichkeit einer potenzierten Schädigung rechnen. Daß bei der Lumbalpunktion in der Tat Zirkulationsänderungen im Kopfe vor sich gehen, scheint nach den bisherigen Beobachtungen außer Zweifel. Mir hat ein Patient während der Lumbalpunktion (die notabene zwecks Anstellung der WASSERMANNschen Reaktion vorgenommen wurde) gesagt, ohne daß er von der Art des Eingriffes und den dabei sich abspielenden hydromechanischen Vorgängen eine Ahnung haben konnte: „Es fließt mir inwendig etwas aus dem Kopfe"; d. h. die dabei vor sich gehenden Druck- und Zirkulationsänderungen können sich sogar subjektiv bemerkbar machen. Dagegen scheint kein Bedenken vorzuliegen, der Schädeloperation die Lumbalpunktion noch unter Ausnützung derselben Narkose anzuschließen[3], da die infolge der Meißlung hervorgerufene Störung der

---

[1] „Nachdrücklich muß aber hervorgehoben werden, daß *in der großen Mehrzahl der Fälle* Eiter- und Bakteriengehalt des Lumbalpunktates für das Vorhandensein einer bereits voll entwickelten eitrigen Leptomeningitis spricht." (Nachtrag S. 24.)

[2] *Anmerkung bei der Korrektur*: In den Vorträgen der drei genannten Autoren auf der Münchener Tagung der Ges. dtsch. Hals-Nasen-Ohrenärzte (1925) finden wir weitere wertvolle Berichte über die Leistungsfähigkeit der Liquordiagnostik.

[3] *Anmerkung bei der Korrektur*: Eine vor wenigen Wochen gemachte Beobachtung (schwere Atemlähmung im Anschluß an eine unmittelbar nach ausgiebiger Trepanation vorgenommene Lumbalpunktion) läßt es mir doch als praktischer erscheinen, zwischen beiden Eingriffen eine mehrstündige Ruhepause einzuschieben.

Zirkulationsverhältnisse im Schädel ziemlich rasch wieder normalen Zuständen zu weichen scheint, vorausgesetzt, daß die „Verhämmerung" bei sehr sklerotischem Knochen nicht zu stark gewesen ist.

Was kann uns nun die Lumbalpunktion bezüglich der Meningitis aussagen? Einen Kardinalsatz müssen wir da vorwegnehmen: Wenn uns auch manchmal eine einmalige Liquoruntersuchung den einwandfreien Nachweis von dem Vorhandensein einer eitrigen Meningitis liefert, so dürfen wir uns unter Berücksichtigung der Tatsache, daß im Beginne gerade der schwersten foudroyanten Form von Gehirnhautentzündung der Liquor frei von Eiter ist, daß uns die einmalige Untersuchung noch nichts über Verlauf und Prognose besagen kann, daß die differentialdiagnostische Abgrenzung gegenüber anderen Hirnkomplikationen sich, wie wir sehen werden, oft genug erst durch Vergleich verschiedener Liquorproben in erforderlicher Exaktheit vornehmen läßt, nicht mit einer einzigen Lumbalpunktion begnügen, sondern wir müssen sie in den meisten Fällen in angemessenen Zwischenräumen wiederholen. Schon die deutliche Zunahme oder Abnahme einer Trübung wird uns unter Umständen über die Prognose eines Falles besser unterrichten, als die immerhin vieldeutigen und in ihrem Wechsel unberechenbaren klinischen Erscheinungen. Freilich darf man auf der anderen Seite die von den letzteren uns gegebenen Zeichen niemals vernachlässigen, und gerade durch die Gegenüberstellung des jeweiligen Liquorbefundes mit den sonstigen Symptomen werden uns manche für die Differentialdiagnose wertvolle Anhaltspunkte zukommen. So spricht z. B. nach BORRIES eine Aufhellung des Liquors bei Zunahme der klinischen Erscheinungen für einen Hirnabsceß, bei gleichzeitiger Abnahme der letzteren für eine leichte gutartige Meningitis. Gehen Zunahme der Liquortrübung und der klinischen Zeichen Hand in Hand, dann werden wir an einer diffusen Meningitis nicht zweifeln können.

Gibt uns also schon die bloße makroskopische Betrachtung des Liquors bei Vergleich verschiedener Entnahmen und namentlich bei der erwähnten Konfrontierung mit den klinischen Symptomen deutliche Hinweise, so ist doch selbstverständlich, daß uns das nicht genügen darf, sondern daß wir versuchen müssen, durch sorgfältige mikroskopische Prüfung des Liquors mit quantitativer und qualitativer Zellbestimmung unseren diagnostischen Erwägungen eine noch zuverlässigere Grundlage zu geben. So spricht ein ausgeprägtes Überwiegen der polynukleären Zellen für einen eitrigen Prozeß an den Meningen, während ausgesprochene Lymphocytose eher im Sinne eines Hirnabscesses zu verwerten ist. Nimmt bei einem sicher festgestellten Hirnabsceß die Polynukleose von einer Punktion zur anderen deutlich zu, so werden wir mit der Annahme einer komplizierenden Meningitis nicht fehl gehen. Und umgekehrt ist bei einer Meningitis das Nachlassen der Polynukleose und relative Zunahme der mononukleären Lymphocyten ein prognostisch außerordentlich günstiges Zeichen. In dem oben erwähnten Falle von protrahierter monatelang dauernder Meningitis meiner Beobachtung war in den letzten Wochen vor der Genesung reine Lymphocytose vorhanden. Unwillkürlich werden wir hier an die experimentellen Untersuchungen STREITS erinnert, der in seinen artefiziellen meningitischen Herden bei Spontanheilung die allmähliche Abnahme der polynukleären Eiterzellen und ihren Ersatz durch Lymphocyten mikroskopisch feststellen konnte.

Nicht minder wichtig als die cytologische Untersuchung des Liquors ist die quantitative Eiweißbestimmung, nicht bloß deshalb, weil auch hier eine Zunahme des Eiweißgehaltes fast regelmäßig mit einer Zunahme der entzündlichen Veränderungen parallel geht, sondern mehr noch deshalb, weil sie gerade in den Fällen, in denen die Zelluntersuchung negativ ausfällt, d. h. bei klarem Liquor oder wo sie kein eindeutiges Resultat liefert, wichtige differential-diagnostische Aufschlüsse liefern kann: Während wir in den Fällen von beginnender Leptomeningitis mit klarem Lumbalpunktat regelmäßig eine beträchtliche Eiweißvermehrung konstatieren können, läßt der Liquor eine solche vermissen oder zeigt sogar eine Eiweißverminderung in den Fällen von sogenannter Meningitis serosa (s. w. u.).

Die Liquoruntersuchung würde eine unvollständige sein, wenn die bisher genannten Prüfungen eine eingehende bakteriologische Untersuchung, und zwar, da der Kulturversuch sehr häufig negativ ausfällt, in erster Reihe im Ausstrichpräparat des zentrifugierten Sediments nicht ergänzen würde. Trotz der bereits erwähnten, die diagnostische Beurteilung des bakteriologischen Befundes außerordentlich erschwerenden Fehlerquellen gibt uns ein positiver Ausfall in den meisten Fällen wertvolle prognostische Aufschlüsse und Richtlinien für die Therapie.

Den Globulinreaktionen dagegen (NONNE-APPELT, PANDY), die bei ihrer leichten und raschen Ausführbarkeit wohl regelmäßig angestellt werden, kann ich gerade für die Diagnose der Meningitis keine große praktische Bedeutung beimessen, da ich einen positiven Ausfall oft genug auch bei normalem Verhalten der Hirnhäute erhielt. Ebenso können wir uns eine exakte Druckmessung ersparen, da wir vorderhand noch keine sicheren Angaben über die normalen Druckverhältnisse besitzen, die zweifellos innerhalb gewisser Grenzen schwanken, da ferner der Druck von einer Reihe verschiedener Faktoren (Körperstellung, Kopfhaltung, Kommunikationsverhältnisse zwischen Ventrikel und Spinalkanal u. a.) erheblich beeinflußt wird, und da wir schließlich eine beträchtliche Drucksteigerung, sofern sie diagnostisch maßgebend ist, mit der Zeit schon aus der Stärke des Liquorstroms zu beurteilen lernen[1]).

Werden wir durch die geschilderte Liquoruntersuchung und unter Berücksichtigung der jeweiligen klinischen Krankheitserscheinungen in jedem Falle von Meningitis wertvolle Aufschlüsse für Diagnose und Verlauf erhalten können, so hat das seine besondere Geltung bei der

Meningitis serosa.

Auch heute ist die seit Jahren schwebende Frage noch nicht endgültig erledigt, ob wir berechtigt sind, unter obiger Bezeichnung auf Grund eines einzigen pathologisch-anatomischen Kriteriums, nämlich der Beschaffenheit des Exsudats, eine besondere Form der Leptomeningitis von den übrigen Formen abzugrenzen. Wenn diese Frage trotz zahlreicher Arbeiten immer noch nicht in befriedigender Weise geklärt ist, die Antwort teils bejahend, teils verneinend ausfällt, so liegt das meines Erachtens in erster Reihe daran, daß wir uns wohl hinsichtlich des diese Form charakterisierenden klinischen Bildes (vermehrter Liquordruck mit allen seinen Folgen wie Neuritis optica, Hirnnervenlähmungen usw., klarer Liquor, Schwinden der Symptome bei Druckentlastung, Ausgang in Heilung) in Übereinstimmung befinden, nicht aber hinsichtlich des diesem Bilde zugrunde liegenden pathologisch-anatomischen Substrats, daß hier zweifellos verschiedene Formen von Meningealerkrankungen, die miteinander nichts zu tun haben, in einen Topf geworfen werden, auf Grund eben des einen Kriteriums, der serösen Beschaffenheit des Liquors. Daß aber diese Beschaffenheit keinerlei Rückschlüsse gestattet auf die Art des Exsudats in den Hirnhäuten

---

[1]) Die KOPETZKYsche Reaktion, das Dialysierverfahren nach ABDERHALDEN, die Hämolysinreaktion nach WEIL und KAFKA (vgl. SOYKA) seien hier erwähnt. Die Urteile über den Wert dieser Reaktionen sind noch nicht abgeschlossen, so daß sie für die Praxis vorderhand kaum in Betracht kommen. Eigene Erfahrungen über dieselben habe ich nicht.

und ebensowenig auf die klinische Dignität der Erkrankung, das haben wir schon gehört. Sind doch Fälle beschrieben, wo sich trotz klaren Liquors ausgedehnteste eitrige Exsudationen in den Meningen fanden, wo vielleicht Abdichtungen oder Verklebungen den Übergang des Eiters in den Spinalkanal verhinderten, zweitens Fälle — es sind das die foudroyantesten Formen — wo den allerschwersten zum Tode führenden klinischen Erscheinungen normaler Liquor und negativer autoptischer Befund an den Meningen gegenüberstand, und schließlich Fälle, wo der ursprünglich klare Liquor allmählich einen eitrigen Charakter annimmt. In allen diesen drei Fällen handelt es sich immer um eine richtige eitrige Leptomeningitis, und wenn man dabei klaren Liquor erhält, so liegt das entweder an gewissen morphologischen Verhältnissen oder an dem rapiden katastrophalen Ablauf der Meningitis, bei dem es der schnell eintretende Tod durch Toxinwirkung zu keiner Liquorveränderung kommen läßt, oder endlich daran, daß die Lumbalpunktion in einem frühzeitigen Stadium der Erkrankung vorgenommen wird. Gerade dadurch, daß diese Vorstufen der eitrigen Leptomeningitis vielfach als eine maligne Abart der Meningitis serosa aufgefaßt und beschrieben worden sind, ist in dem Begriff der letzteren viel Verwirrung hineingetragen worden. Mit demselben Rechte könnten wir von einer Meningitis serosa sprechen, wenn im Verlaufe einer in Heilung übergehenden eitrigen Meningitis der Liquor wieder klar wird, und würden es sicher tun, wenn wir z. B. mangels einer zur entsprechenden Zeit vorgenommenen Lumbalpunktion über das eitrige Stadium der Meningealerkrankung nichts auszusagen wüßten.

Ebensowenig wie bei den oben erwähnten Formen und Verlaufsarten der eitrigen Meningitis dürfen wir dann von einer Meningitis serosa sensu strictori reden, wenn sich die klinischen Anzeichen einer solchen (insbesondere Drucksteigerung und klarer Liquor) im Verlaufe einer anderen Hirnkomplikation, z. B. Hirnabsceß und Sinusthrombose, und als Begleiterscheinungen derselben finden. Mag nun bisweilen diese „konkomitierende Meningitis serosa" an gewissen intrakraniellen Symptomen beim Hirnabsceß sowohl als bei der Sinusthrombose schuld sein, so stehen doch diese Komplikationen selbst so sehr im Vordergrunde unseres diagnostischen und therapeutischen Interesses, daß schon dadurch dem begleitenden serösen Ergusse in den Subarachnoidealräumen lediglich die Bedeutung eines klinischen Symptoms unter vielen zukommt. Dasselbe schwindet denn auch ohne weiteres von selbst, sobald die ursächliche Hirnkomplikation beseitigt ist.

Nur dann, wenn wir alle anderen Hirnkomplikationen ausschließen können, dürfen wir bei vermehrtem Liquor an die Möglichkeit einer Meningitis serosa denken und sind dann wohl auch meist berechtigt, von einer solchen zu sprechen. Über ihre Genese besteht auch jetzt noch keine völlige Klarheit. Am ansprechendsten ist die Merkens-Körnersche Erklärung, daß es sich um ein kollaterales Ödem bei einem in der Nähe der Meningen sich abspielenden Entzündungsprozesse handelt, bei der otogenen Meningitis serosa speziell also um einen Eiterungs- oder Entzündungsvorgang im Schläfenbeine. Inwieweit die endokraniellen Symptome hierbei durch den Druck des vermehrten Liquors allein hervorgerufen werden und inwieweit wahrscheinlicher durch eine Beteiligung oder seröse Durchtränkung der Rindenpartien des Cerebrums — Körner spricht mit Recht von einer *Meningo-Encephalitis serosa* — mag dahingestellt bleiben, desgleichen die Frage, ob es sich tatsächlich nur um eine ödematöse Durchtränkung der Meningen und der Rindenteile handelt oder ob daneben auch geringfügige entzündliche Vorgänge sich abspielen. Eindeutige Sektionsbefunde fehlen bei dieser — wenn unkompliziert, dann regelmäßig in Heilung übergehenden — Erkrankung vorderhand, wenn man nicht, wie in dem Falle von MANASSE, durch Punktion der Subarachnoidealräume mit dem Liquor zugleich Trümmer pathologisch veränderter Hirnsubstanz entleert. Die bisher berichteten Sektionsbefunde halten einer Kritik nicht stand, weil sie entweder infolge ungenügender mikroskopischer Untersuchung nicht völlig geklärt sind oder weil andere Hirnkomplikationen ihnen jede Beweiskraft nehmen.

Das Dunkel, das über der Pathogenese der Meningitis serosa schwebt, wird weiter noch durch den Umstand verstärkt, daß wir noch gar nicht wissen, warum es in dem einen Falle von einer bis an die Dura reichenden Schläfenbeineiterung zu einem solchen kollateralen Ödem kommt, in einem anderen nicht. Ob hier die Virulenz der Erreger eine Rolle spielt oder, was wahrscheinlicher ist, gewisse morphologische Prädispositionen (Persistenz von Fissuren bei jugendlichen Personen), darüber können wir zur Zeit noch nichts Bestimmtes aussagen. Nach den statistischen Zahlen von KÖRNER betreffen die beobachteten Fälle vorwiegend jugendliche Individuen im zweiten Lebensdezennium. Wahrscheinlich sind viele Beobachtungen von sogenannter *meningealer Reizung* oder *Meningismus,* um diese gräßliche, wenn auch eingebürgerte Bezeichnung zu gebrauchen, auf eine solche Meningitis serosa leichten Grades zurückzuführen, wenn auch vielleicht gelegentlich toxische meningeale Reizungen ohne erhebliche Liquorvermehrung vorkommen mögen. Diagnostisch wertvoll ist dann nach den Beobachtungen von CHEVALIER JACKSON die Schnelligkeit, mit der diese Formen toxischer Reizung ohne Entzündung durch kleine Dosen Morphium beruhigt werden können.

Wenn wir also genetisch und pathologisch-anatomisch die letztgenannte Form als eigentliche Meningitis serosa sensu strictiori von den beiden anderen Formen (seröses Stadium oder Vorstufe der eitrigen Meningitis und konkomitierende oder symptomatische Meningitis serosa bei einer anderen transduralen Komplikation) abgrenzen können und abgrenzen müssen, so ist damit für die Praxis noch wenig gewonnen. Es kommt ja vor allem darauf an, ob sich diese Formen auch klinisch-diagnostisch voneinander unterscheiden lassen. Dort wo die Meningitis serosa nur Symptom und Begleiterscheinung einer anderen Hirnkomplikation ist, wird ja meist letztere von vornherein sich der Aufmerksamkeit des Beobachters aufdrängen und die seröse Meningitis an klinischer Bedeutung verlieren oder überhaupt nicht erst erkannt werden. Doch gibt es Fälle von latentem Hirnabsceß, besonders solchem des Kleinhirns, wo die Drucksteigerung durch Liquorvermehrung im Vordergrunde des klinischen Bildes steht und alle Erscheinungen sich durch sie restlos erklären lassen. Hier kommt es nun darauf an, den Charakter der Meningitis serosa als einer bloß konkomitierenden zu erkennen, ebenso wie bei der Leptomeningitis ihre Natur als seröse Vorstufe und eine echte Meningitis serosa auszuschließen. Ein solches diagnostisches Mittel besitzen wir zweifellos in einer sorgfältigen Liquoruntersuchung, und zwar, wie ich immer wieder hervorheben muß, in einer wiederholten Liquoruntersuchung.

Während bei der Meningitis serosa sui generis der Liquor auffallend zellarm ist und vor allem einen gegenüber der Norm nicht im geringsten gesteigerten Eiweißgehalt, ja sogar einen relativen Mangel an Eiweiß aufweist, wird man bei der symptomatischen Meningitis serosa niemals eine gewisse Pleocytose und vor allem eine beträchtliche Eiweißsteigerung vermissen. Bei der foudroyanten Form der Leptomeningitis mit klarem Liquor besteht nach KNICK keine Zellvermehrung, wohl aber eine erhebliche Eiweißzunahme. Bei der serösen Vorstufe der eitrigen Hirnhautentzündung wird uns schon die allmähliche Steigerung der Pleocytose und Hand in Hand damit die zunehmende Trübung (Wiederholung der Lumbalpunktion!) auf die richtige Fährte bringen. Beim Hirnabsceß konnte ich die von BORRIES angegebene Beobachtung durchaus bestätigen, daß der anfangs trübe Liquor klarer wird; wenn dabei aber der Eiweißgehalt nicht abnimmt, ja manchmal sogar zunimmt, wird man den Verdacht auf eine symptomatische Meningitis bei Hirnabsceß regelmäßig bestätigt finden. Erst nach operativer Entleerung des Abscesses nimmt der Eiweißgehalt im Liquor rasch ab.

Wenn wir daher gerade unter Berücksichtigung der Meningitis serosa nochmals auf die oben besprochene Bedeutung der Lumbalpunktion zurückkommen, so können wir nur wiederholen, daß wir uns in der differential-diagnostischen Verwertung des Liquorbefundes immer noch in den Anfängen befinden, daß diese aber schon jetzt vielversprechende sind, und daß wir hoffen dürfen, sehr bald noch weitere wertvolle Aufschlüsse zu erhalten. Jedenfalls erscheint mir schon auf Grund der heutigen Kenntnisse die ablehnende Haltung mancher Autoren gegenüber der Lumbalpunktion und ihrer diagnostischen Bedeutung nicht mehr gerechtfertigt. —

Bevor wir unsere Ausführungen über die Diagnose der Leptomeningitis und ihrer verschiedenen Formen verlassen, haben wir noch einmal auf eine bereits in der Pathologie angeschnittene Frage zurückzukommen, das ist die Frage der circumscripten Meningitis.

Circumscripte Meningitis.

Stehen doch manche Otologen auf dem Standpunkte, daß es sich im Falle einer in Heilung ausgehenden eitrigen Leptomeningitis stets um diese circumscripte Art handele, daß die wirklich diffuse Leptomeningitis absolut tödlich sei. Daß solche Auffassung in dieser extremen Form unrichtig ist, das beweisen nicht nur geheilte Fälle, bei denen ein in wiederholten Entnahmen wiederkehrendes schwer eitriges Punktat mit virulenten Erregern eine andere Erklärung als die einer diffusen Ausbreitung des Prozesses kaum zuläßt, das beweisen vor allem autoptische Befunde in Fällen, die geraume Zeit nach Heilung einer Meningitis aus anderer Ursache zum Exitus kamen und bei denen die allenthalben an verschiedenen Stellen des Meningealsackes in Form von placquesartigen Verdickungen zurückgebliebenen Folgen der Meningitis auf eine wenigstens zeitweise generalisierte und ausgebreitete Entzündung hinweisen. Andererseits ist aber nicht daran zu zweifeln, daß in vielen Fällen von Heilung und immer wohl auch in den Anfangsstadien einer später diffusen Meningitis die Entzündung zunächst circumscript bleibt; das beweisen u. a. auch die bereits mehrfach erwähnten experimentellen Untersuchungen Streits.

Können wir nun den anatomisch feststehenden circumscripten Charakter einer Meningitis auch klinisch erkennen? Daß wir auf Grund der Krankheitserscheinungen dazu nicht immer imstande sind, das haben wir schon gehört; wir haben konstatieren müssen, daß die Schwere des klinischen Bildes mit der Ausbreitung des anatomischen Prozesses sehr häufig nicht parallel geht, so daß wir in jener kein sicheres Kriterium erblicken dürfen. Dagegen wird uns ein solches auch hier wiederum die Liquoruntersuchung manchmal an die Hand geben können. Wenn wir von der foudroyanten Form absehen, so wird ein klarer Liquor mit Pleocytose und Eiweißvermehrung eher im Sinne einer circumscripten Meningitis zu verwerten sein, vorausgesetzt natürlich, daß wir eine andere transdurale Komplikation, bei der wir die nämlichen Liquorverhältnisse erwarten können, ausschließen dürfen; bei einer ganz außergewöhnlich starken Zellvermehrung, besonders Polynukleose, werden wir dagegen meist mit Recht auch auf eine große Ausdehnung des Exsudationsprozesses schließen dürfen. Freilich wird es immer noch Ausnahmen geben; es ist aber zu erwarten, daß wir bei weiterer Vervollkommnung der Liquorprüfung mit der Zeit immer besser lernen werden, eine circumscripte Meningitis von einer diffusen zu unterscheiden. Diese Unterscheidung hat ein erheblich praktisches Interesse; sie ist vor allem, wie wir noch sehen werden, von ausschlaggebender Bedeutung für die Art unseres Vorgehens in der

Therapie. Wenn ich sage „für die Art unseres Vorgehens", so liegt darin schon implicite die heutzutage für jeden Otologen selbstverständliche Voraussetzung, daß wir überhaupt gegen die Meningitis „vorgehen" müssen. Es ist aber noch gar nicht so lange her, wo das nichts weniger als selbstverständlich war, wo die Frage: Wie gehen wir vor? noch gar nicht im Mittelpunkte der Diskussion stand, sondern lediglich die Frage: Kann die eitrige Meningitis überhaupt Objekt einer Therapie sein? Es ist außerordentlich reizvoll, an der Hand der Literatur die Entwicklung dieser Frage zu studieren und zu erkennen, wie schwer doch das Dogma von der Unangreifbarkeit der otogenen eitrigen Meningitis auszurotten war und wie lange es auf die Entschlußfähigkeit der Otochirurgie lähmend gewirkt hat, wie man selbst noch im Jahre 1912 in der Diskussion zum PREYSINGschen Referate auf dem Otologentage von „Zufallserfolgen" sprach, wo schon die Resultate einer zielbewußten Therapie in ihren Anfängen deutlich zu erkennen waren. Welch kurzer Weg und doch welch lange Entwicklung von BERGMANN, der in seinem klassischen Buche von der chirurgischen Behandlung der Hirnkrankheiten noch sagen mußte: „Eine entwickelte und diagnostizierte eitrige Meningitis nach Ohreiterung indiziert nicht die Schädeleröffnung und muß *in Ruhe gelassen* werden" bis auf BRIEGER, der auf dem internationalen Otologenkongresse in Bordeaux unter dem stürmischen Beifall der Versammlung das damals noch recht kühne Wort aussprach: „Gegen die Operation einer otogenen Meningitis gibt es nur eine Kontraindikation — das ist die Agonie"! Also nicht die Schwere der klinischen Erscheinungen, nicht die Anwesenheit von Eiter und Bakterien im Lumbalpunktat, nicht die Erinnerung an frühere operative Mißerfolge, sondern nur der sichtbare Todeskampf des Kranken darf unserer Hand das Messer entwinden. In der Tat gibt es keine Form, kein Stadium der Meningitis, kein noch so ernstes Bild, bei dem nicht bereits über Heilung berichtet worden ist. Nachdem zunächst die Heilbarkeit der otogenen Meningitis prinzipiell im bejahenden Sinne entschieden war, wurde angenommen, nur die circumscripte sei heilbar, bis uns die Heilungen ausgedehnter diffuser Meningitis eines Besseren belehrten. Sodann wurde der Satz aufgestellt, daß nur die „Vorstufe", d. h. die beginnende Meningitis heilbar sei; auch hierin haben uns die Erfahrungen korrigiert. Ferner galten eine Zeit lang nur die Meningitiden mit bakterienfreiem Liquor, also die rein toxischen, als die einer Therapie zugänglichen; auch hier konnten uns sehr bald zahlreiche Beobachtungen den Beweis erbringen, daß das nicht zutrifft, daß eher vielleicht das Gegenteil richtig ist. Selbst die lange Zeit hindurch und allgemein als aussichtslos geltende Streptokokkenmeningitis konnte ihre Heilbarkeit dokumentieren. War noch vor relativ kurzer Zeit die „Heilbarkeit" der otogenen Meningitis an sich Gegenstand der Diskussion, so ist es heute das „Wie" und „Wodurch".

Wenn wir das mit der Zeit recht groß gewordene Arsenal unserer therapeutischen Mittel bei der Leptomeningitis sichten und jedes einzelne auf seine Anzeige und seinen Wert prüfen wollen, so würde es uns wohl die äußerliche Übersicht erleichtern, wenn wir unsere operativen Maßnahmen, die endolumbale Behandlung und die medikamentöse Therapie gesondert hintereinander besprechen würden. Wir werden aber für unser Ziel, Indikation und Brauchbarkeit kritisch zu prüfen, meines Erachtens zweckmäßigerweise derart vorgehen, daß wir uns klar machen, was wir mit unseren Mitteln erreichen wollen, d. h. was uns die Therapie für *Aufgaben* stellt. Diese Aufgaben, gewissermaßen „ideale Forderungen" haben wir in vier verschiedenen Richtungen zu suchen:

1. Haben wir den Nachschub neuer Infektionsstoffe hintanzuhalten,
2. die eingedrungenen Erreger und ihre Produkte (Toxine) zu vernichten,
3. für den Abfluß der Entzündungsprodukte, d. h. für Drainage zu sorgen und
4. auf eine Druckentlastung und Beseitigung oder Verhütung der durch den intrakraniellen Druck veranlaßten Schädigung lebenswichtiger Organe hinzuwirken.

Mit der letztgenannten Aufgabe erfüllen wir gleichzeitig die Forderungen einer symptomatischen Therapie.

Der *ersten Aufgabe* werden wir gerecht durch gründliche Ausräumung des ursächlichen Eiterherdes im Schläfenbeine. Nachdem wir einmal den resignierenden Standpunkt des „Noli me tangere" einer otogenen Leptomeningitis glücklicherweise verlassen haben, besteht wohl bezüglich der Notwendigkeit, den ursächlichen Herd auch in Fällen schwerster diffuser Meningitis zu beseitigen, völlige Einhelligkeit. Wohl aber gehen die Ansichten noch auseinander über die Art und den Umfang unseres Vorgehens, das wir zur Eliminierung der ursächlichen Eiterung einzuschlagen haben. Selbstverständlich ist, daß wir hier in jedem Falle und ausnahmslos die Dura der mittleren und hinteren Schädelgrube freizulegen haben, schon um einen extraduralen Prozeß nicht zu übersehen, der ja, abgesehen von der labyrinthogenen Meningitis und manchmal auch bei dieser, meist die Vermittlung abgibt. Aber damit nicht genug. Um uns die für den Übergang der Entzündung auf die Meningen so wichtigen Stellen am Tegmen der Pauke und weiter nach vorn gut zugänglich zu machen, werden wir auch in Fällen von akuter Mittelohrentzündung uns nicht durch die Rücksicht auf die Funktion davon abhalten lassen, die Totalaufmeißlung vorzunehmen, d. h. die hintere Gehörgangswand in toto zu entfernen. Die von Mygind und Lermoyez herangezogene Erwägung, daß die Radikaloperation notwendig sei, um nicht eine Labyrintheiterung zu übersehen, fällt wohl weniger ins Gewicht, da wir ja eine solche dank der verfeinerten Diagnostik schon vor der Operation feststellen können und uns schließlich auch der operative Nachweis einer harmlosen Fistel nicht viel weiter helfen würde, wenn wir nicht schon vorher die Labyrinthaffektion als eine für die Meningitis bedeutungsvolle erkannt haben.

Nur dann, wenn uns bereits die Eröffnung des Antrums und die Resektion seines Daches die Stelle des Übergangs deutlich erkennen läßt wie z. B. in meinem früher erwähnten Falle von Pialvenenthrombose am Tegmen antri, können wir hier Halt machen und von einer Totalaufmeißlung Abstand nehmen.

Ob man im gegebenen Falle nach dem Vorschlage von Streit über das Paukendach hinweg noch weiter nach vorn wird gehen und durch Entfernung der oberen Gehörgangswand und der Jochbeinwurzeln sich den vordersten Teil der vorderen Pyramidenfläche bzw. die ihm entsprechende Durastelle wird freilegen müssen, wird nicht bloß von den klinischen Zeichen abhängen, die einen auf jene Stelle hinführen, sondern oft auch von dem vorliegenden Operationsbefunde.

Auch hinsichtlich unseres Vorgehens auf das Labyrinth dürften heute wohl kaum noch Zweifel bestehen. Eine so große Zurückhaltung ich beim Fehlen jeglicher endokranieller Symptome nach meinen Erfahrungen befürworten möchte — über die Berechtigung der prophylaktischen Labyrinthausräumung, wie sie namentlich die Wiener Schule empfiehlt, gehen die Auffassungen noch auseinander — so energisch möchte ich für breite Eröffnung und Ausräumung des Labyrinths bei den geringsten Zeichen einer Meningitis eintreten, vorausgesetzt natürlich, daß klinische Symptome einer Labyrinthbeteiligung nachzuweisen sind, die uns den Übergang auf diesem Wege wahrscheinlich machen. Dann aber reicht die einfache Eröffnung von den Fenstern und dem horizontalen Bogengange nicht aus, sondern dann haben wir nach dem Vorgange von

Neumann oder Uffenorde, wie es ja eigentlich schon durch die Notwendigkeit einer breiten Freilegung der Dura der hinteren Schädelgrube vorgezeichnet ist, für eine ausgiebige und gründliche Ausräumung des inneren Ohres Sorge zu tragen.

Sehr empfehlenswert erscheint mir der Vorschlag von Uffenorde (2, S. 75), in solchen Fällen nach seiner Methode den Fundus des inneren Gehörgangs zu eröffnen, nicht bloß dehalb, weil bei der labyrinthogenen Gehirnhautentzündung in vielen Fällen gerade hier der Übergang zu suchen ist — ich erinnere an die Befunde von Politzer und von mir über die Abszeßbildung im inneren Gehörgange als Etappe auf dem Wege Labyrinth-Meningen —, sondern mehr noch deshalb, weil wir auf diese Weise, wie wir noch sehen werden, der oben an dritter Stelle angeführten Aufgabe einer Subarachnoidealdrainage in sehr zweckmäßiger Weise gerecht werden. Auch Holmgren (2) empfiehlt ein Eingehen in dieser Region, aber ohne Eröffnung des Labyrinths.

Daß wir dort, wo die Meningitis nicht direkt vom Ohre aus, sondern durch Vermittlung einer anderen Hirnkomplikation (Extraduralabsceß; Subduraleiterung, Sinusthrombose, Hirnabsceß) entstanden ist, zunächst diese primären Komplikationen beseitigen müssen, ist selbstverständlich, denn für die Meningitis stellen sie dann einen Teil des primären ursächlichen Entzündungsherdes dar, von dem aus fortwährend Nachschübe der Infektion vor sich gehen.

Bei der Erfahrung, daß schon die Erledigung dieser unserer ersten Aufgabe, die gründliche Eliminierung der ursächlichen Eiterung, zu einer Heilung der Meningitis führen kann und in verschiedenen Fällen auch ohne weitere Maßnahmen dazu geführt hat, wenn die Infektion der Meningen nicht zu schwer und die Abwehrkräfte des Organismus stark genug waren, um mit ihr fertig zu werden, ich sage — bei dieser Erfahrung dürfen wir uns niemals beruhigen, sondern wir haben uns jedesmal ohne Verzug unserer *zweiten Aufgabe* zuzuwenden. Hier treten nun in erster Reihe die Methoden der medikamentösen Behandlung[1]) in ihr Recht, wobei wir uns freilich von vornherein darüber klar sein müssen, daß, während die Notwendigkeit und Zweckmäßigkeit unserer ersten therapeutischen Aufgabe heute wohl außer jedem Zweifel steht, ein solcher bezüglich des Wertes der medikamentösen Therapie bei der Meningitis durchaus noch berechtigt sein kann. Nicht bloß, weil unsere Erfahrungen auf diesem Gebiete noch relativ jungen Datums und darum vielleicht noch nicht ausgiebig genug erprobt sind, sondern vor allem, weil hier die Beurteilung der Wirkung unserer Therapie nicht ganz einfach ist, der günstige Ausgang post hoc nicht immer ein solcher auch propter hoc sein muß.

So kann z. B. dem von kompetenter Seite gegen die *Urotropin*-Wirkung erhobenen Zweifel (vgl. Zimmermann, Verhandl. Hannover S. 101) eine gewisse Berechtigung nicht abgestritten werden. Zweierlei scheint mir aber doch für eine deutliche Wirksamkeit das Hexamethylentetramin zu sprechen, einmal der von Brieger und seinen Schülern einwandfrei nachgewiesene, ausgezeichnete prophylaktische und kurative Einfluß auf eine experimentelle Meningitis und zweitens die Beobachtung an Kranken, bei denen wie im Experimente die Erscheinungen jedesmal nach Darreichung des Urotropins zurückgehen, um nach Aussetzen des Mittels prompt wieder aufzutreten und wiederum nach erneuter Einverleibung des Medikamentes zu verschwinden. Über einen derartigen recht instruktiven Fall berichtet Hinsberg (1). Nachdem ich ähnliche Erfahrungen wiederholt gemacht habe, wende ich das Urotropin systematisch

---

[1]) *Anmerkung bei der Korrektur*: Gute Erfahrungen habe ich unterdessen auch mit Trypaflavin gemacht. Charousek empfiehlt das Rivanol (Verhandl. d. Ges. dtsch. Hals-Nasen-Ohrenärzte München 1925).

an, gebe es am liebsten schon vor dem Eingriffe, dann aber immer intravenös in großen Dosen (8 g auf einmal in 40%iger Lösung) und glaube doch, daß sich ein günstiger Einfluß nicht verkennen läßt. Vielleicht ist die mitunter ganz frappante Wirkung gerade auf die intravenöse Form der Applikation zurückzuführen; nach Fleischmann wird ja durch Überschwemmung des Blutes mit einem Mittel die Permeabilität der Meningen für diesen Stoff erhöht. Einen Schaden von dieser Form der Darreichung habe ich niemals gesehen, während ich bei der früher geübten Darreichung per os — abgesehen davon, daß durch das häufige Erbrechen bei Meningitis eine genaue Dosierung oft unmöglich, ja bisweilen jegliche Resorption des Mittels verhindert wird — recht häufig Hämaturie beobachtet habe.

Neuerdings ist durch die Empfehlung Lincks die Aufmerksamkeit der Otologen auf die Morgenrothschen Chininderivate, in erster Reihe das *Vucin*, gelenkt worden und Berichte aus der jüngsten Zeit (Zimmermann u. a.) über die hierbei erzielten Resultate fordern unbedingt zu weiteren Versuchen mit diesem Mittel auf. Ich selbst habe es erst in wenigen Fällen, und zwar nach dem Vorschlage Lincks intralumbal angewendet, wobei mir jedesmal die der Vucineinverleibung folgende Aufklärung des Liquors aufgefallen ist[1]. Fleischmann bezweifelt allerdings, daß die intralumbal eingeführten Medikamente bis in den cerebralen Teil der Arachnoidealräume gelangen.

Hierher gehören auch die Versuche mit Serumbehandlung [Voss (3), S. 99], die allerdings vorläufig über gewisse Anfänge noch nicht hinausgekommen sind. Die glänzenden Erfolge, die man bei der Meningokokkenmeningitis mit der Serumbehandlung erzielt hat, mußten dazu auffordern, auch bei Meningitiden anderer Ätiologie mit einem durch Autovaccine hergestellten Serum zu arbeiten. Von Fleischmann (l. c.) wird dann besonders warm die intravenöse Applikation empfohlen, wobei nach seinen Feststellungen der Übertritt des Serums vom Blut in den Liquor durch gleichzeitige Morphiumverabreichung gefördert wird.

Dort, wo die medikamentöse Behandlung in Form intralumbaler Injektionen vor sich geht, wird dabei zugleich, wenigstens zum Teil, der *dritten Aufgabe*, d. h. der Vornahme einer Drainage der von Entzündungserregern und ihren Produkten überschwemmten Subarachnoidealräume, entsprochen, indem dabei vor der Einspritzung immer ein entsprechendes Quantum Liquor oder noch mehr abgelassen wird. Damit kommen wir zu der vielumstrittenen Frage, ob und inwieweit die Lumbalpunktion als Methode der Behandlung bei der otogenen Leptomeningitis anzusehen ist.

Wenn wir von der druckherabsetzenden Wirkung der Lumbalpunktion absehen, die zweifellos vorhanden ist und auf die wir noch bei Erörterung unserer vierten therapeutischen Aufgabe zurückkommen, so haben wir uns zu fragen, ob der Ablassung von Liquor noch ein anderer therapeutischer Effekt zukommt. Das ist nach meiner Überzeugung in der Tat der Fall. Die direkte unmittelbare Drainagewirkung freilich ist eine nur beschränkte, im chirurgischen Sinne unzureichende. Wir können von der Lumbalpunktion, bei der ja nur ein relativ kleiner Teil der eiterhaltigen Flüssigkeit entleert wird, unmöglich verlangen und erwarten, daß sie eine Drainage etwa in ähnlicher Weise ausübt, wie die Punktion eines Pleuraempyems, wenn wir berücksichtigen, daß wir es bei dem Subarachnoidealspalt nicht mit einem einheitlichen Hohlraum zu tun haben, sondern mit einem System von nur unzureichend miteinander kommunizierenden und durch Verklebungen und Verwachsungen vielfach voneinander getrennten

---

[1] *Anmerkung bei der Korrektur*: Heut ist die Vucinbehandlung wieder aufgegeben (vgl. Verhandl. d. Ges. dtsch. Hals-Nasen-Ohrenärzte Breslau 1924).

Röhren und Kammern. Ebensowenig wird man annehmen dürfen, daß man durch mechanische Entfernung eines doch kleinen Teils der virulenten Erreger einen nennenswerten Einfluß auf den Verlauf der Krankheit wird erreichen können.

Eines scheint mir aber doch durch die Lumbalpunktion erreicht zu werden: Wir regen durch die Entleerung eines gewissen Quantums von Liquor die Neubildung von Flüssigkeit an, und da ihr zweifellos eine bactericide Wirkung zukommt — dafür spricht ja die vielfach beobachtete Abnahme der Lebensfähigkeit der Erreger im Verlaufe mehrerer aufeinander folgender Punktionen —, werden wir auf diese Weise die natürlichen Abwehrkräfte des Organismus in wirksamer Weise unterstützen können. FLEISCHMANN (l. c.) äußert sich in ähnlicher Weise über die Wirkung der Lumbalpunktion und fügt hinzu: „Gleichzeitig aber gelangen durch die wiederhergestellte Resorption des Liquors auch Keime aus demselben in den Kreislauf und führen dort zur Antikörperbildung. Die im Kreislauf entstandenen Antikörper aber gelangen ihrerseits infolge der erhöhten Permeabilität des Plexus in mehr oder minder großer Menge in den Liquor. Durch diese beiden Faktoren muß die Kraft des Liquors gegen die Infektion erhöht werden."

Allerdings ist dazu notwendig, daß wir die Lumbalpunktion öfters wiederholen, nach FLEISCHMANN (l. c., S. 273) dann, wenn die durch die letzte Lumbalpunktion erreichte Wirkung nachläßt. Ich habe mich denn auch nicht gescheut, sie jeden zweiten Tag, bisweilen täglich zu wiederholen (in dem oben erwähnten Falle von protrahierter Meningitis 31mal!). Einen Schaden habe ich, wenn man die dabei notwendigen Kautelen beobachtet, vor allem nicht unmittelbar vor einer Schädeltrepanation lumbalpunktiert, niemals erlebt, auch nicht dort, wo theoretisch eine gewisse Gefahr vorliegen mag, nämlich beim latenten Hirnabsceß. Gewisse intrakranielle Zirkulationsveränderungen bleiben bei ausgiebiger Lumbalpunktion wohl nicht aus (s. o.), daß aber durch die dabei vor sich gehenden hypothetischen intrakraniellen „Raumverschiebungen" Verklebungen und Verwachsungen gelöst werden, daran vermag ich nach meinen Erfahrungen nicht recht zu glauben.

Kann man nun die angestrebte Drainage der Subarachnoidealräume, die wir durch die Lumbalpunktion nur in unvollkommener Weise erreichen, auf einem anderen Wege bewerkstelligen? Über die Wirkung einer Dauerkanüle habe ich keine eigenen Erfahrungen; nach den bisherigen Resultaten wird man sich von einer solchen wohl auch kaum viel versprechen dürfen. Der Gedanke lag nun sehr nahe und ist auch in die Tat umgesetzt worden, durch Eröffnung der Subarachnoidealräume an der Stelle der Infektion, d. h. dort, wo man in Verfolg des Eiterweges die Dura erreicht hat, einen Dauerabfluß zu erzielen. Es muß zu diesem Zwecke die Dura an einer oder an mehreren Stellen gespalten und die weiche Hirnhaut inzidiert werden. Von verschiedenen Autoren, die mit ihr günstige Resultate erzielt zu haben glauben, wird diese Methode warm empfohlen.

Wenn man aber bedenkt, daß man nicht immer gerade die Stelle treffen wird, wo der vielleicht durch Verklebungen gegen den übrigen Arachnoidealraum mehr oder weniger dicht abgegrenzte Eiterherd sitzt, wenn man sich ferner vorstellt, daß der nämliche morphologische Zustand, der eine nennenswerte Drainagewirkung der Lumbalpunktion nicht zuläßt, nämlich die Verklebungen und plastischen Exsudationen innerhalb eines weit ausgedehnten und kompliziert gestalteten Hohlraumsystems, auch hier seinen eine Drainage erheblich behindernden Einfluß geltend machen muß, so wird man von den Duraincisionen nach dieser Richtung hin keine größere Wirkung erwarten dürfen als von den Lumbalpunktionen. Dazu kommt noch, daß der Prolaps des durch den intrakraniellen Druck in die Incisionsöffnung hineingedrängten, oft encephalitisch veränderten Gehirns einen anfangs vielleicht reichlicheren Liquorabfluß sehr bald zum Versiegen bringen muß. Berücksichtigt man des weiteren die Gefahren eines solchen Hirnprolapses oder die zum mindesten mit ihm verbundenen Störungen der Wundbehandlung, so wird man den Duraincisionen nicht viel Vertrauen entgegenbringen können.

Nur an einer Stelle scheinen die Verhältnisse für eine arachnoideale Drainage günstig zu liegen, das ist die bereits erwähnte Stelle am Meatus auditorius internus. Es scheint, daß wir dort regelmäßig auf einen größeren einheitlichen subarachnoidealen Hohlraum treffen, wahrscheinlich einen Ausläufer der Cisterna ponto-cerebellaris. In zwei Fällen habe ich einen von dort durch Eröffnung der Subarachnoidealräume ausgelösten Liquorabfluß mehrere Tage in nur langsam abnehmender Quanität anhalten sehen. Es ist das dieselbe Zisterne, die wir bei der translabyrinthären Entfernung von Kleinhirnbrückenwinkeltumoren eröffnen. Hier werden wir also gegebenenfalls, d. h. insbesondere bei der labyrinthogenen Meningitis zweckmäßig eingehen können[1]).

Auch das vielfach empfohlene Einlegen von Tampons oder Gazestreifen durch die Duraschnitte hindurch in den Subduralraum scheint mir nicht das geeignete Mittel zu sein, um einen guten Abfluß zu bewerkstelligen, teils wegen des oben erwähnten morphologischen Verhaltens der zu drainierenden Räume, teils dehalb, weil der Tampon durch den Hirndruck wohl so zusammengepreßt wird, daß man sich eine Drainagewirkung nicht recht gut vorstellen kann. Es wird hier sicher des Guten zu viel getan.

Eine viel bessere drainierende Wirkung als von den Duraincisionen konnte man von einer Ventrikelpunktion erwarten, da man aber mit der einfacheren und ungefährlicheren Lumbalpunktion dasselbe erreicht, so wird man jene für solche Fälle reservieren, bei denen die Lumbalpunktion aus irgendwelchen Gründen (z. B. Anomalien der Wirbelsäule) unmöglich ist oder bei denen sie keinen Liquor zutage fördert.

Um die Wirkung einer vom Fundus des inneren Gehörgangs aus erfolgenden Drainage zu verstärken, hat Uffenorde (3), einer Idee Herschels folgend, von der Lumbalpunktionskanüle aus Ringersche Flüssigkeit durchgespült, die an der oben angelegten Öffnung abfloß. In umgekehrter Richtung hat Barr vom Seitenventrikel aus Kochsalzlösung nach unten durch die Lumbalpunktionskanüle herausgeleitet. Auch Knick (3) empfiehlt diese Durchspülungen, während Fleischmann (l. c.) gegen sie das Bedenken geltend macht, daß sie lebenswichtige Zentren ungünstig beeinflussen und Entzündungsstoffe propagieren, also das Gegenteil von dem hervorrufen können, was man eigentlich von ihnen erwartet. Ob diese auf den ersten Blick in der Tat etwas heroisch anmutenden Methoden Erfolge zeitigen werden, müssen erst weitere Beobachtungen ergeben. Die bisherigen sind nicht recht ermutigend; auch Denker (2) spricht sich der von Herschel empfohlenen Durchspülung gegenüber sehr skeptisch aus.

Auch über die von Friedrich empfohlene Laminektomie zur Bewerkstelligung einer ausgiebigen Drainage liegen Erfahrungen bisher noch nicht vor. Solange wir nicht über solche in reichlicher Menge verfügen, werden wir über

---

[1]) *Anmerkung bei der Korrektur*: Ich habe in Anlehnung an das Holmgrensche Verfahren eine Methode ausgearbeitet, mit der es gelingt, die Cisterna pontis lateralis ohne allzugroße Schwierigkeit zu eröffnen. Aus welchen Gründen mir dieses Verfahren als das rationellste in der operativen Therapie der otogenen Meningitis erscheint, habe ich in meinem Vortrage auf der Münchener Tagung der Ges. dtsch. Hals-Nasen-Ohrenärzte ausgeführt. Ich verweise, da eine ausführliche Darstellung im Rahmen einer Korrekturanmerkung unmöglich ist, auf meine dortigen Auseinandersetzungen.

ihren Wert ein endgültiges Urteil noch nicht abgeben können und ihre Bedeutung als brauchbare Drainagemittel zunächst einmal als eine sehr problematische ansehen müssen.

Anders dagegen, wenn wir in ihnen ein Mittel zur Erledigung unserer *vierten und letzten* therapeutischen Forderung, d. h. ein Mittel zur Druckentlastung erblicken und als solches verwenden. Die Herabsetzung des intrakraniellen Druckes ist für uns in jedem Falle von Meningitis eine wichtige und dankbare Aufgabe. Nicht bloß bei der Meningitis serosa. Hier wirkt sie ja direkt kurativ, weil hier alle oder nahezu alle Erscheinungen auf dem gesteigerten intrakraniellen Druck beruhen und nach dessen Beseitigung auch prompt zurückgehen. Auch hier wird man sich der komplizierteren und gefährlicheren Methoden enthalten, da man die Druckentlastung sehr gut schon durch die Lumbalpunktion erreicht. Die Wirkung ist freilich nach einer einmaligen Lumbalpunktion nicht immer eine definitive. Erste Voraussetzung bleibt auch hier die Ausschaltung des primären Herdes; ist dies in vollkommener Weise geschehen, dann wird eine wiederholte Lumbalpunktion die noch bestehenden Zeichen einer intrakraniellen Drucksteigerung sehr rasch zum Schwinden bringen.

Aber auch bei der eitrigen Meningitis ist diese druckentlastende Wirkung der Lumbalpunktion unverkennbar und kommt nicht bloß in dem Nachlassen oder Schwinden subjektiver Beschwerden, wie heftiger Kopfschmerzen, zum Ausdruck, sondern auch in der Beseitigung anderer unangenehmer Folgen der intrakraniellen Drucksteigerung, wie Erbrechen, Pulsalterationen, ja sogar in manchen Fällen im Schwinden gewisser Reiz- und Lähmungserscheinungen. Wenn Fleischmann auf Grund theoretischer Überlegungen die Wirkung der Lumbalpunktion im Sinne einer auch vorübergehenden Druckentlastung für geringfügig hält, so möchte ich dem doch die praktische Erfahrung entgegenhalten, die mir in zahlreichen Fällen zum mindesten eine ganz unverkennbare Erleichterung zeigte.

Daß neben der Lumbalpunktion auch andere Verfahren, insbesondere die Eröffnung der Cisterna am Meatus internus nach Uffenorde eine erhebliche Druckentlastung herbeizuführen geeignet sind, braucht wohl nicht hervorgehoben zu werden; als Mittel zur Herabsetzung des intrakraniellen Druckes wird man sie aber nur dann heranziehen, wenn man mit ihnen gleichzeitig die Hauptwirkung einer guten Drainage zu erzielen hoffen kann.

Schließlich wäre als Mittel zur Druckentlastung die Dekompressionstrepanation zu erwähnen. Sie wird von manchen Autoren, z. B. Dench, gerade im Hinblicke auf diesen ihren Effekt empfohlen. Tatsächlich ist bei der Meningitis serosa eine ausgiebige Resektion des die Dura bedeckenden Knochens im Bereiche der mittleren und hinteren Schädelgrube nach meinen Beobachtungen immer von einer deutlichen Abnahme aller auf den gesteigerten intrakraniellen Druck zurückzuführenden Erscheinungen begleitet.

Es mag überflüssig sein, zu erwähnen, daß man neben der causalen Therapie, wie wir sie hier kennen gelernt haben, die bei jeder schweren Erkrankung notwendige Allgemeinbehandlung, im wesentlichen eine symptomatische, nicht vernachlässigen darf. Einzelheiten anzuführen, darf ich mir wohl schenken; nur einen meines Erachtens sehr wesentlichen Punkt möchte ich nicht unerwähnt lassen, das ist die bei der Meningitis ebenso wie allen anderen Hirnkomplikationen unerläßliche *strengste Bettruhe* bis zum restlosen Schwinden sämtlicher Erscheinungen. Man muß sich hüten, dem bei leidlichem subjektivem Wohlbefinden verständlichen Wunsche des Kranken nachzugeben und ihn aufstehen zu lassen; das lehren traurige Erfahrungen nicht bloß beim latenten Hirnabsceß, bei der intermittierenden und protrahierten Form der Meningitis, sondern auch bei reiner Meningitis serosa, wie uns ein sehr instruktiver Fall von Voss (2) zeigt.

Wenn wir zum Schlusse noch einmal alle die verschiedenen Maßnahmen und Methoden überblicken, die zur Behandlung der otitischen Meningitis empfohlen worden sind und von denen jeder einzelnen eine wenn auch begrenzte Wirksamkeit zugesprochen werden kann, so hat man den Eindruck, als ob an die Stelle der früher geübten Zurückhaltung und im Gegensatze zu ihr heut eine gewisse Polypragmasie getreten sei, einen Eindruck, der sich bei der Lektüre der außerordentlich reichen Kasuistik bestätigt und verstärkt. Nun ist in der Tat bei dem gegenwärtigen Stande der Meningitistherapie eine Art Polypragmasie unvermeidlich. Wir befinden uns hier nicht in der glücklichen Lage wie bei der Behandlung anderer otogener Hirnkomplikationen, wo uns zwar auch jeder neue Fall vor neue Aufgaben stellt, wo wir aber trotz aller Kontroversen, z. B. in der Frage der Jugularisunterbindung bei Sinusthrombose, immerhin je nach unserem Standpunkte über feststehende Richtlinien und bestimmte Richtwege verfügen. Wir befinden uns bei der Behandlung der Meningitis immer noch im Stadium der Versuche, und wenn auch der eine oder der andere nach seinen Resultaten zu weiteren Schritten auf dem von ihm gewiesenen Wege aufmuntert, so wird uns doch erst die Zukunft lehren, was von diesen therapeutischen Versuchen später nur einen historischen, und was einen bleibenden Wert behalten wird. Welcher Methode wir aber auch nach Standpunkt, Geschmack und Erfahrung schon jetzt den Vorzug geben, wir werden bei dem heutigen Stande der Meningitistherapie immer wieder einmal gezwungen sein oder uns veranlaßt sehen, in einem Falle verschiedene Mittel zu versuchen. Diese erlaubte und vielleicht notwendige Polypragmasie hat aber auch ihre Grenzen, und wir dürfen nicht vergessen, daß ein „zuviel" unter Umständen mehr schaden kann als ein „zuwenig". Das gilt insbesonders — und darauf will ich hier hinaus — für die manchmal geradezu erschreckend große Zahl von Eingriffen, die im einzelnen Falle vorgenommen werden. Man hat bei der Durchsicht der publizierten Fälle bisweilen den Eindruck, daß der günstige Ausgang nicht durch die große Zahl von Einzeleingriffen, sondern trotz derselben eingetreten ist, in anderen wiederum die Empfindung, daß eine einzige von vornherein zielbewußt vorgenommene Operation besser am Platze gewesen wäre als die vielen verzettelten Eingriffe und den schlimmen Ausgang vielleicht verhütet hätte. Wenn man hört, daß vielfach erst die Aufmeißlung, dann die Radikaloperation, später vielleicht die Labyrintheröffnung, nachher noch einmal eine weitere Freilegung der Schädelgruben und nochmals ein Eingriff vorgenommen wurde, so kann man sich des Gefühls nicht erwehren, daß sich Unsicherheit der Diagnosestellung, Planlosigkeit der Indikation und eine gewisse Zaghaftigkeit des Vorgehens zum Schaden des Kranken oft zusammenfinden. Die gute alte chirurgische Regel, daß man sich den Operationsplan vorher sorgfältig zurechtlegen soll, auch wenn er im Laufe der Operation geändert werden muß, hat vielleicht gerade bei der Meningitis mehr Geltung als sonst. Ist man bei der Meningitis zu dem Entschlusse gekommen einzugreifen, dann soll man die Operation von vornherein so gestalten, daß sich ein zweiter Eingriff nach Voraussicht erübrigt, ich sage ausdrücklich nach Voraussicht. Nicht bloß, daß man durch wiederholte Narkosen und Eingriffe die Widerstandsfähigkeit des Organismus schwächt, die Infektionsgefahr vermehrt, nicht bloß, daß man zwischen den Operationen die gerade bei Meningitis so kostbare Zeit unwiederbringlich verstreichen läßt, vor allem wird ja durch die jedem Eingriffe folgenden örtlichen Veränderungen das Bild verwischt, die Übersicht für die nächste Operation erschwert. Selbstverständlich wird es immer Fälle geben, namentlich dann, wenn mehrfache Hirnkomplikationen gleichzeitig vorliegen, wo sich die Notwendigkeit eines weiteren Eingriffs oder mehrfacher weiterer Eingriffe ergibt; man soll aber diese Möglichkeit auf das Mindestmaß herabzusetzen bestrebt sein, und das geschieht, wie immer und überall, nicht bloß durch sorgfältige Krankenbeobachtung, exakte Diagnose, sondern auch durch zielbewußtes planmäßiges operatives Vorgehen, das jeden nicht unbedingt notwendigen Eingriff unterläßt, erforderlichenfalls aber vor den umfangreichsten Eingriffen nicht zurückschrecken wird[1]).

Spielen auch in der Ätiologie der otogenen Hirnhautentzündungen die eigentlichen bekannten Eitererreger die Hauptrolle, so würde doch eine Darstellung der otitischen Meningitis unvollständig erscheinen, wenn nicht auch der spezifisch *tuberkulösen Hirnhautentzündung*, soweit sie im Anschlusse an eine Mittelohr- oder Schläfenbeineiterung entsteht, also otitischen Ursprungs ist, einige Worte gewidmet würden. Da aber die Darstellung der Meningitis tuberculosa im einzelnen dem Kapitel über die Tuberkulose des Ohres (ZANGE) überlassen bleibt, soll sie uns hier nur insoweit beschäftigen, als es sich um die Frage des ätiologischen Zusammenhangs handelt.

Bei der Häufigkeit der tuberkulösen Meningitis einerseits (nach PITT unter 9000 Sektionen neben 25 otitischen Meningitiden nicht weniger als 162 tuberkulöse) und bei der Verbreitung tuberkulöser Ohreiterung (nach BRIEGER in jedem 4. Falle von autoptischer Tuberkulose eine Mittelohreiterung, davon die Hälfte sichere Mittelohrtuberkulose) müßte man eigentlich annehmen, daß ein direkter ätiologischer Zusammenhang von spezifischer Ohr- und Meningealerkrankung öfter vorkommt, als die entsprechenden Angaben in der Literatur vermuten lassen. Nach diesen zu urteilen, ist eine Erkrankung der Hirnhäute bei der Mittelohrtuberkulose und deren Folgen an sich kein seltenes Ereignis; dann handelt es sich aber meist um eine eitrige, durch Sekundärinfektion vermittelte Meningitis, nicht um eine spezifisch-tuberkulöse. In der Tat erhält man bei der Prüfung der hierhergehörigen Fälle den Eindruck, daß den Hirnhäuten von der Sekundärinfektion — bei den meisten Fällen von Mittelohrtuberkulose liegt ja eine Mischinfektion vor — eine größere Gefahr droht als von der Tuberkulose selbst. Trifft das auch zweifellos zu, so ist doch andererseits nicht zu bestreiten, daß die Meningealtuberkulose als Folge einer gleichartigen Ohrerkrankung nicht gar so selten uns entgegentritt, seitdem wir gelernt haben, auf diesen Zusammenhang zu achten. Es braucht dabei die spezifische Natur der Ohrerkrankung in ihrer Eigenart als tuberkulöse durchaus nicht immer erkannt zu sein. Wir wissen, wie oft sich unter dem Bilde einer gewöhnlichen Otitis, namentlich bei Kindern, eine spezifisch-tuberkulöse verbirgt, und seitdem HINSBERG beobachtet hat, daß die Kombination von Meningitis tuberculosa und Ohreiterung bei Kindern häufiger ist als die von eitriger otogener Leptomeningitis und Mittelohreiterung, wird man es begreiflich finden, daß direkte ätiologische Beziehungen von Mittelohr- und Meningealtuberkulose öfter vorkommen als wir bisher angenommen haben.

Freilich wird es in jedem Falle darauf ankommen, nicht bloß die tuberkulöse Natur der Otitis wie der endokraniellen Folgeerkrankung sicherzustellen, sondern vor allem auch den causalen morphologisch-topographischen Zusammenhang beider, weil ja immer noch die Möglichkeit einer auf metastatischem Wege

---

[1]) Ich hatte ursprünglich die Absicht, hier anschließend eine statistische Übersicht über alle mir aus der Literatur zugänglichen Fälle von Meningitis, speziell in Hinsicht auf Behandlung und Ausgang, zu geben, auch die dazu gehörigen Vorarbeiten und Zusammenstellungen erledigt. Das Material ist aber derartig angeschwollen, daß eine Wiedergabe schon an räumlichen Schwierigkeiten scheitern würde, ganz abgesehen davon, daß bei der großen Verschiedenheit des Stoffes mir seine Verwertbarkeit für allgemeine Richtlinien, so interessante Einzelheiten sich auch herauslesen ließen, nicht groß genug erschien, um seine Wiedergabe an dieser Stelle zu rechtfertigen.

von irgendeinem anderen tuberkulösen Herde entstandenen Meningitis tuberculosa vorhanden ist. Ich habe an anderer Stelle (4) den Nachweis zu führen versucht, daß von den in Betracht kommenden Wegen (direkter Kontakt nach Einschmelzung der Dura, Fortleitung durch den Canalis facialis, Übergang durch das Labyrinth, Transport durch den Canalis caroticus von der Tube her) der letztgenannte Weg der bei weitem am häufigsten beschrittene ist. Dafür sprechen neben den Ergebnissen experimenteller Untersuchungen zahlreiche autoptische Befunde.

Jedenfalls geht daraus die Forderung hervor, bei jeder Meningitis tuberculosa auch dann, wenn eine Otitis klinisch nicht nachweisbar ist oder eine solche leichtesten Grades vorliegt, auf diesen Weg das Augenmerk zu richten.

Literatur.

(Im folgenden Verzeichnis sind unter Fortlassung aller kasuistischen Beiträge nur solche Arbeiten aufgeführt, die entweder in obiger Abhandlung zitiert sind oder ausführliche Literaturnachweise enthalten oder unser Thema in zusammenfassender Darstellung behandeln.)

Alexander (1): Beitrag zur Symptomatologie des Extraduralabscesses. Monatsschr. f. Ohrenheilk. u. Laryngo-Rhinol. 1911. S. 437. — Derselbe (2): Klinische Studien zur Chirurgie der otogenen Meningitis. Arch. f. Ohren-, Nasen- u. Kehlkopfheilk. Bd. 75, S. 222 und Bd. 76, S. 1. — Barany: Ein ausgedehnter Extraduralabsceß. Internat. Zentralbl. f. Ohrenheilk. Bd. 8, S. 484. — Barr: Brit. med. journ. 26. Nov. 1910. — Blau: Zur Lehre von den otogenen intrakraniellen Erkrankungen. Beitr. z. Anat., Physiol., Pathol. u. Therapie d. Ohres, d. Nase u. d. Halses Bd. 10, S. 86. — Blegvad: Über die otogene Pachymeningitis interna purulenta. Arch. f. Ohren-, Nasen- u. Kehlkopfheilk. Bd. 83, S. 247. — Berggren: Études sur la Méningite otogène etc. Acta oto-laryngol. Supplementum 1. — Boenninghaus (1): Die Meningitis serosa acuta. Wiesbaden 1897. —Derselbe (2): Lehrbuch d. Ohrenheilk. Berlin 1908. — Borries: Lumbalpunktat bei Hirn- und Subduralabsceß. Arch. f. Ohren-, Nasen- u. Kehlkopfheilk. Bd. 104, S. 66. — Braunstein: Die Bedeutung der Lumbalpunktion für die Diagnose intrakranieller Komplikationen der Otitis. Arch. f. Ohren-, Nasen- u. Kehlkopfheilk. Bd. 54, S. 7. — Brieger (1): Zur Pathologie der otogenen Meningitis. Verhandl. d. dtsch. otol. Ges. 1899. S. 71. — Derselbe (2): Die otogenen Erkrankungen der Hirnhäute. Würzburger Abhandl. a. d. Gesamtgeb. d. prakt. Med. Bd. 3, H. 3. 1903. — Derselbe (3): Über das Vorkommen otogener Meningitis serosa. Verhandl. d. dtsch. otol. Ges. 1902. S. 133. — Derselbe (4): Zur Heilbarkeit der otogenen Meningitis. Verhandl. d. dtsch. otol. Ges. 1912. S. 77. — Chevalier, Jackson: Meningitis und Meningismus. Journ. of americ. med. assoc. 30. März 1907. — Cohn: Über otogene Meningitis. Zeitschr. f. Ohrenheilk. u. f. Krankh. d. Luftwege Bd. 38, S. 102. — Denker (1): Zur Heilbarkeit der otogenen und traumatischen Meningitis. Zeitschr. f. Ohrenheilk. u. f. Krankh. d. Luftwege Bd. 70, S. 188. — Derselbe (2): Diskussionsbemerkungen zum Vortrage von Herschel. Münch. med. Wochenschr. 1912. S. 2132. — Edelmann: Über ein Großzehensymptom bei Meningitis und bei Hirnödem. Wien. klin. Wochenschrift 1920. S. 1045. — Fleischmann (1): Zur Frage des diagnostischen Wertes der Lumbalpunktion usw. Arch. f. Ohren-, Nasen- u. Kehlkopfheilk. Bd. 102, S. 42. — Derselbe (2): Beiträge zur Therapie der otogenen eitrigen Meningitis. Beitr. z. Anat., Physiol., Pathol. u. Therapie d. Ohres, d. Nase u. d. Hases Bd. 10, S. 265. — Friedrich: Über die chirurgische Behandlung der otogen-eitrigen Cerebrospinalmeningitis. Dtsch. med. Wochenschr. 1904. S. 1167. — Goerke (1): Die Vorhofswasserleitung und ihre Rolle bei Labyrintheiterungen. Arch. f. Ohren-, Nasen- u. Kehlkopfheilk. Bd. 74, S. 318. — Derselbe (2): Die entzündlichen Erkrankungen des Labyrinths. Arch. f. Ohren-, Nasen- u. Kehlkopfheilk. Bd. 80, S. 72. — Derselbe (3): Verhandl. d. dtsch. otol. Ges. 1906. S. 136. — Derselbe (4): Über die Entstehung meningealer Tuberkulose vom Ohr aus. Verhandl. d. dtsch. otol. Ges. 1913. S. 160. — Grossmann (1): Kasuistisches zur Lumbalpunktion und circumscripter Meningitis. Arch. f. Ohren-, Nasen- u. Kehlkopfheilk. Bd. 64, S. 30. — Derselbe (2): Über psychische Störungen nach Warzenfortsatzoperationen. Zeitschr. f. Ohrenheilk. u. f. Krankh. d. Luftwege Bd. 49, S. 209. — Grünberg: Zur Pathogenese tiefgelegener epiduraler Entzündungsherde im Felsenbein. Zeitschr. f. Ohrenheilk. u. f. Krankh. d. Luftwege Bd. 75, S. 66. — Grunert und Zeroni: Jahresbericht aus Halle. Arch. f. Ohren-, Nasen- u. Kehlkopfheilk. Bd. 49. — Haymann (1): Die Heilbarkeit der otogenen Meningitis. Internationales Zentralbl. f. Ohrenheilk. Bd. 9, S. 401. — Derselbe (2): Sinusthrombose und otogene Pyämie im Lichte experimenteller Untersuchungen. Arch. f. Ohren-, Nasen- u.

Kehlkopfheilk. Bd. 83, S. 1. — Derselbe (3): Experimentelle Studien zur Pathologie akutentzündlicher Prozesse im Mittelohr und Labyrinth. Arch. f. Ohren-, Nasen- u. Kehlkopfheilkunde Bd. 93, S. 1. — Heine (1): Zur Kasuistik otitischer intrakranieller Komplikationen. Arch. f. Ohren-, Nasen- u. Kehlkopfheilk. Bd. 50, S. 252. — Derselbe (2): Operationen am Ohr. Berlin 1904. — Derselbe (3): Die Prognose der otogenen Meningitis. Berl. klin. Wochenschr. 1906. S. 105. — Derselbe (4): Zur Kenntnis der subduralen Eiterungen. Lucae-Festschrift S. 399. — Hepe: Beitrag zur Kasuistik der tiefgelegenen epiduralen Abscesse. Zeitschr. f. Ohrenheilk. u. f. Krankh. d. Luftwege Bd. 74, S. 91. — Hinsberg (1): Zur Therapie und Diagnose der otogenen Meningitis. Zeitschr. f. Ohrenheilk. u. f. Krankh. d. Luftwege Bd. 38, S. 126. — Derselbe (2): Zur operativen Behandlung der eitrigen Meningitis. Zeitschr. f. Ohrenheilk. u. f. Krankh. d. Luftwege Bd. 50, S. 261. — Derselbe (3): Verhandl. d. dtsch. otol. Ges. 1912. S. 92. — Hollinger: Ein Beitrag zur Heilbarkeit der eitrigen Meningitis bei Mittelohrentzündung. Zeitschr. f. Ohrenheilk. u. f. Krankh. d. Luftwege Bd. 64, S. 55. — Holmgren (1): A less noted type of mastoiditis. Acta oto-laryngol. Vol. 3, p. 66. — Derselbe (2): Internat. Zentralbl. f. Ohrenheilk. Bd. 15, S. 107. — Hölscher (1): Die otogenen Erkrankungen der Hirnhäute. I. u. II. Samml. zwanglos. Abhandl. von Bresgen. Halle 1904. — Derselbe (2): Ein bemerkenswerter Fall von ausgedehnter Blutleitererkrankung usw. Arch. f. Ohren-, Nasen- u. Kehlkopfheilk. Bd. 52, S. 110, Fall 7. — Huenges: Ein weiterer Beitrag zur endolumbalen Vucinbehandlung. Arch. f. Ohren-, Nasen- u. Kehlkopfheilk. Bd. 110, S. 62. — Imhofer: Atypische Fälle von Pachymeningitis interna. Arch. f. Ohren-, Nasen- u. Kehlkopfheilk. Bd. 103, S. 89. — Karlefors: Untersuchungsmethoden der ponto-cerebellaren Subdural- und Subarachnoidealräume. Acta oto-laryngol. Bd. 3, S. 473. — Knick (1): Verhandl. d. Ges. dtsch. Hals-, Nasen- u. Ohrenärzte in Wiesbaden 1922. S. 143. — Derselbe (2): Die Pathologie des Liquor cerebrospinalis bei otitischen Komplikationen. Verhandl. d. dtsch. otol. Ges. 1913. S. 403. — Derselbe (3): Verhandl. d. dtsch. otol. Ges. 1912. S. 95. — Kopetzky: Zur Frühdiagnose und chirurgischen Behandlung der Meningitis. Zeitschr. f. Ohrenheilk. u. f. Krankh. d. Luftwege Bd. 68, S. 1. — Körner: Die otitischen Erkrankungen des Hirns, der Hirnhäute und der Blutleiter. Wiesbaden: J. F. Bergmann. — Kulenkampff: Zur Diagnose der Meningitis auf pathologisch-physiologischer Grundlage. Dtsch. med. Wochenschrift 1910. S. 1243. — Lange: Handbuch der pathologischen Anatomie des Ohres von Manasse, Greinberg und Lange. Wiesbaden 1917. — Linck: Vucin ein Heilmittel bei Meningitis? Internat. Zentralbl. f. Ohrenheilk. Bd. 17, S. 201. — Macewen: Pyogenic infective diseases of the brain and spinal cord. Glasgow 1893. — Manasse: Über die operative Behandlung der otitischen Meningitis. Zeitschr. f. klin. Med. Bd. 55, S. 315. — Marx: Zur Symptomatologie der Meningitis. Arch. f. Ohren-, Nasen- u. Kehlkopfheilk. Bd. 107, S. 133. — Miodowski (1): Beitrag zur Pathologie und pathologischen Histologie des Hirnabscesses. Arch. f. Ohren-, Nasen- u. Kehlkopfheilk. Bd. 77, S. 239. — Derselbe (2): Cholesteatom — Gehirnabsceß — Meningitis und Trauma. Monatsschr. f. Unfallheilk. u. Invalidenwesen 1906. Nr. 11. — Mygind: Die otogene Meningitis. Zeitschr. f. Ohrenheilk. u. f. Krankh. d. Luftwege Bd. 72, S. 73. — Neumann und Ghon: Zur Bakteriologie und Pathologie der eitrigen Meningitis. 8. internat. Otol.-Kongr. in Budapest 1909. — Panse (1): Pathologische Anatomie des Ohres. Leipzig 1912. Abb. 203. — Derselbe (2): Anatomischer und mikroskopischer Befund bei geheilter Meningitis. Verhandl. d. dtsch. otol. Ges. 1910. S. 31. — Politzer (1): Lehrbuch d. Ohrenheilk. 5. Aufl. — Derselbe (2): Labyrinthbefunde bei Mittelohreiterung. Arch. f. Ohren-, Nasen- u. Kehlkopfheilk. Bd. 65, S. 161. — Preysing: Über die operative Therapie der otogenen Meningitis. Verhandl. d. dtsch. otol. Ges. 1912. S. 23. — Ruttin (1): Internat. Zentralbl. f. Ohrenheilk. Bd. 8, S. 143. — Derselbe (2): Die Diagnose des Ventrikeleinbruchs und der akuten inneren Meningitis. Verhandl. d. dtsch. otol. Ges. 1912. S. 63. — Scheibe: Anhaltspunkte für die Ausbreitung des Empyems bis zur Dura. Verhandl. d. Ges. dtsch. Hals-, Nasen- u. Ohrenärzte Nürnberg 1921. S. 449. — Soyka: Über den Wert der Lumbalpunktion und der Hämolysinreaktion bei otogener Meningitis. Arch. f. Ohren-, Nasen- u. Kehlkopfheilk. Bd. 107, S. 164. — Stenger: Meningo-Encephalitis serosa otitischen Ursprungs. Arch. f. Ohren-, Nasen- u. Kehlkopfheilk. Bd. 66, S. 144. — Streit (1): Histologische Fragen zur Pathologie der Meningitis und Sinusthrombose. Arch. f. Ohren-, Nasen- u. Kehlkopfheilk. Bd. 83, S. 101. — Derselbe (2): Weitere Beiträge zur Histologie und Pathologie der Meningitis usw. Arch. f. Ohren-, Nasen- u. Kehlkopfheilk. Bd. 89, S. 177. — Derselbe (3): Zur Histologie und Pathologie der Meningitis. Arch. f. Ohren-, Nasen- u. Kehlkopfheilk. Bd. 101, S. 108. — Suckstorff und Henrici: Beitrag zur Kenntnis der otitischen Erkrankungen des Hirns usw. Zeitschr. f. Ohrenheilk. u. f. Krankh. d. Luftwege Bd. 44, S. 161. — Uffenorde (1): Dürfen wir die Fälle von chronischer Mittelohreiterung mit zentraler Perforation ohne Einschränkung als harmlos auffassen? Zeitschr. f. Ohrenheilk. u. f. Krankh. d. Luftwege Bd. 81, S. 231. — Derselbe (2): Die therapeutischen Erfahrungen über die otogene Meningitis usw. Verh. d. dtsch. otol. Ges. 1912. S. 69. — Derselbe (3): Erfahrungen über die otogene Meningitis usw. Dtsch. Zeitschr. f. Chirurg. Bd. 117, S. 425. — Voss (1): Die Heilbarkeit der otogenen eitrigen Meningitis usw. Charité-Ann. Bd. 29, S. 24. — DERSELBE (2): Meningitis serosa mit eigenartigem Verlaufe. Verhandl. d. dtsch. otol. Ges. 1910. S. 242. — DERSELBE (3): Verhandl. d. dtsch. otol. Ges. 1912. S. 99. — WAGENER: Kritische Bemerkungen über das Empyem des Saccus endolymphaticus. Arch. f. Ohren-, Nasen- u. Kehlkopfheilk. Bd. 68, S. 273. — WITTMAACK: Über die normale und die pathologische Pneumatisation des Schläfenbeins usw. Jena: Gustav Fischer 1918. — ZERONI: Die postoperative Meningitis. Arch. f. Ohren-, Nasen- u. Kehlkopfheilk. Bd. 66, S. 199. — ZIMMERMANN: Beitrag zur endolumbalen Vucinbehandlung der otogenen Meningitis. Arch. f. Ohren-, Nasen- u. Kehlkopfheilkunde Bd. 108, S. 40.

2. Die otogene Sinusthrombose und die otogene Allgemeininfektion.

Von

LUDWIG HAYMANN-München.

Mit 43 Abbildungen und 22 Tabellen [1]).

Geschichtlicher Überblick.

Die Kenntnis der otogenen Sinusthrombose und Allgemeininfektion ist verhältnismäßig jungen Datums. Die ersten Beobachtungen über den ätiologischen Zusammenhang von Sinus- und Jugularisthrombose mit Eiterungen im Schläfenbein verdanken wir HOOPIS (1826), ABERCROMBIE (1835), BRUCE (1840), VIRCHOW (1845), SEDILLOT (1849). Die erste eingehende Bearbeitung dieser Erkrankung erschien 1856 von LEBERT, der bald weitere Beiträge von DUSCH, GERHARDT (1857), GRIESINGER (1862), HEUBNER, TOYNBEE u. a. folgten. Das Interesse an ihr scheint aber bald wieder nachgelassen zu haben, wohl wegen der Erfolglosigkeit der rein konservativen Behandlung. Dies änderte sich erst, als ZAUFAL seinen schon 1880 gemachten genialen Vorschlag, den thrombosierten Sinus zu eröffnen und zur Verhinderung der Verschleppung infektiösen Materials die Jugularis interna zu unterbinden, 1884 in die Tat umsetzte. Das gleiche Vorgehen hat dann, unabhängig von ZAUFAL, 1886 HORSLEY empfohlen. Größere Bedeutung scheint aber die operative Inangriffnahme der Sinusthrombose erst durch die Erfolge von ARBUTHNOT LANE und BALLANCE (1889) gefunden zu haben. Von diesem Zeitpunkt an steht jedenfalls die Sinusthrombose dauernd mit im Vordergrund des otologischen Interesses und schon nach einigen Jahren erscheinen erstmals die klassischen Werke von MACEWEN und insbesondere von KÖRNER, in denen neben den anderen intrakraniellen Komplikationen auch die Sinusthrombose auf Grund eigener Erfahrungen und einer im raschen Wachsen begriffenen Literatur eingehend dargestellt wurde. Ihnen folgten die Monographien von HESSLER (1896) und später von FORSELLES.

Fünfzehn Jahre nachdem ZAUFAL die Operation der Sinusthrombose inaugurierte, sehen wir aus den ausgezeichneten von JANSEN und BRIEGER auf Grund reicher persönlicher Erfahrung und Forschung erstatteten Referaten über die otogene Pyämie auf der Tagung der deutschen otologischen Gesellschaft 1901, welche erstaunliche Fortschritte in dieser relativ kurzen Zeit in Erkenntnis und Behandlung dieser Erkrankung gemacht worden waren. Das Erscheinen der Operationslehre von HEINE (1903), in der das Kapitel „Sinusthrombose" in einer im wesentlichen noch heute gültigen Fassung enthalten ist, dürfte ungefähr den Zeitpunkt darstellen, um den die Kenntnis dieser Errungenschaften Eingang in weitere Kreise gefunden hatte. Ein Jahr später wurde auch der thrombosierte Bulbus, der wegen der schwierigen anatomischen Verhältnisse bis dahin nicht angegangen worden war, operativ erschlossen. Die ersten Operationen wurden von GRUNERT 1904 ausgeführt. Andere Methoden, zum Teil Modifikationen des GRUNERTschen Verfahrens, wurden angegeben von PIFFL (1904), NEUMANN (1907), TANDLER (1907), VOSS (1908), TIEFENTHAL, FIEANDT (1924).

---

[1]) Soweit nicht eigens vermerkt, sind die Abbildungen aus eigenen Präparaten hergestellt. Die Bilder 10, 12, 13, 21, 23 sind nach Präparaten gezeichnet, die mir Herr Dr. MIODOWSKI, Breslau, in liebenswürdigster Weise zur Verfügung stellte. Ihm, sowie den Herren Dr. SCHULZKE, GREUEL und KUMPF, die mich bei der Herstellung der Präparate für die Operationsbilder bzw. der Statistik sehr unterstützten, möchte ich auch an dieser Stelle bestens danken.

Es liegt natürlich außerhalb des Rahmens eines kurzen historischen Überblicks, auf die Entwicklungsphasen der Lehre von der otogenen Sinusthrombose und Allgemeininfektion im einzelnen einzugehen. Betrachtet man diese Entwicklung ganz allgemein, so sieht man einerseits dieselbe Erscheinung wie sonst vielfach in der Medizin, nämlich, daß der Ausbau operativer Methoden der Erforschung der pathologischen Vorgänge vorauscilt, andererseits aber macht sich sehr bald ein eifriges Bestreben bemerkbar, die Ergebnisse solcher Forschungen in den Dienst der Klinik und der operativen Therapie zu stellen.

Von praktischen Fragen, deren Diskussion zum Teil weit zurückreicht und über die heute noch keine endgültige Übereinstimmung erzielt wurde, seien hier nur erwähnt: Die Indikation zur Eröffnung des Sinus, die Frage der totalen Thrombektomie und die Indikation zur Jugularisunterbindung.

Eine Reihe von Autoren sind beim Auftreten von pyämischem Fieber für Frühoperation (GRADENIGO, HANSBERG) eingetreten, andere empfahlen dagegen erst den Erfolg der Warzenfortsatzoperation abzuwarten (HESSLER, KÖRNER, BRIEGER, HEINE, POLITZER u. a.) und den Sinus im allgemeinen nur bei sicher für eine Thrombose sprechenden Anzeichen sofort zu eröffnen.

Die totale Thrombektomie, d. h. die völlige Ausräumung des Thrombus bis zur Blutung von zentral- und peripherwärts her wurde und wird von vielen Autoren — neuerdings besonders von FIEANDT — als Methode der Wahl angesehen; andere vertreten dagegen die Ansicht, daß völlig gutartig erscheinende Abschlüsse geschont werden sollen (F. Voss, BRIEGER u. a.). Die Jugularisunterbindung von SCHWARTZE anfänglich abgelehnt, wird von den einen Autoren (ZAUFAL, GRUNERT, ALEXANDER u. a.) prinzipiell, von anderen (HEINE, KÖRNER, POLITZER, KÜMMEL, BRIEGER u. a.) nur nach bestimmten strengen Indikationen vorgenommen. Die jetzt allgemein übliche doppelte Ligatur der Jugularis wurde zuerst von BALLANCE (1890) ausgeführt. Die systematische Anlegung einer Jugularishautfistel wurde von ALEXANDER angegeben. Auf die Gefahren der Jugularisunterbindung haben LINSER, HESSLER, BIEHL, KÖRNER, ALT, KÜMMEL u. a. hingewiesen.

Wie schon erwähnt, hat neben dem Ausbau der Klinik und Therapie der otogenen Sinusthrombose auch die Erforschung der pathologischen Vorgänge bei dieser Erkrankung großes Interesse gefunden. Die Pathologie der otogenen Pyämie wurde eingehend von BRIEGER bearbeitet. Sie hat in der pathologischen Anatomie des Ohres von PANSE und neuerdings in der von MANASSE durch LANGE eine eingehende Darstellung und Würdigung erfahren. Über ausführliche histologische Befunde bei Sinusthrombose hat kürzlich ESCH berichtet. Auf die Möglichkeit der Entstehung otogener Allgemeininfektionen ohne Sinusthrombose — eine gleichfalls noch immer umstrittene Frage — haben POLITZER, KÖRNER, BRIEGER, UFFENORDE, RIMINI, HEINE, STEIN u. a. hingewiesen. KÖRNER hat in diesem Zusammenhang das Krankheitsbild der allerdings von vielen bestrittenen Osteophlebitispyämie aufgestellt. Entstehung einer Sinusthrombose infolge eines Saccusempyems wurde von BÖSCH, GRUNERT, ZERONI u. a. beobachtet. Über fieberlosen und symptomlosen Verlauf von Sinusthrombose berichteten BONDY, EULENSTEIN, LEIDLER, MAHLER, HAYMANN, MIODOWSKI u. a. Das Bild der Kompressionsthrombose wurde von PASSOW aufgestellt, von HAYMANN bestritten. Die Pathologie der Bulbusthrombose wurde namentlich von GRUNERT erforscht. Die Bakteriologie der Sinusthrombose wurde bearbeitet von ALEXANDER, LEUTERT, der die vergleichende bakteriologische Untersuchung von Sinus- und Armvenenblut eingeführt hat, von KOBRACK, KÜMMEL u. a.

Über die Thrombose des Sinus longitudinalis superior, des Petrosus superior und inferior, des Cavernosus liegen Beobachtungen von KRAMM, HABERMANN, HESSLER, POLITZER, BEYER u. a. vor.

Eine wesentliche Bereicherung erfuhr weiterhin die Pathologie der Sinusthrombose und Allgemeininfektion durch die experimentellen Arbeiten von HAYMANN, STENGER, STREIT, TALKE, FIENZI.

Wenn es auch nicht möglich ist, alle Forscher hier zu nennen, die die Entwicklung unserer Kenntnisse von der otogenen Sinusthrombose gefordert haben, so seien außer den genannten doch noch einige Namen erwähnt: BOURGUET, BEZOLD, BECK, CHIPAULT, CROKETT, COZZOLINO, DENCH, GILBERT, GRÜNING, GERBER, LUC, LERMOYEZ, MOURE, PRITCHARD, RUTTIN, O. REIK, ROSSI, SUTPHEN (1. Jugularisunterbindung in Amerika), SCHMIEGELOW, STENGER, SCHEIBE, TAPTAS, URBANTSCHITSCH, UCHERMANN, MYGIND, WITHING.

Fassen wir zum Schluß unsere Ausführungen ganz kurz zusammen, so ergibt sich: *In den letzten $1^1/_2$ Dezennien des 19. und im ersten des 20. Jahrhunderts haben sich unsere Kenntnisse von der otogenen Sinusthrombose und Allgemeininfektion, sowie die operative Behandlung dieser Erkrankung aus ganz bescheidenen Anfängen innerhalb kurzer Zeit in einer Weise entwickelt, daß dieses einst hoffnungslose Leiden jetzt in der überwiegenden Mehrzahl der Fälle geheilt werden kann.*

Anatomische und physiologische Vorbemerkungen (mit Darstellung bemerkenswerter Anomalien in Entwicklung und Verlauf der Hirnsinus und ihrer wichtigeren Venenverbindungen).

Die Sinus der Dura mater stellen ein untereinander kommunizierendes System von fibrösen Röhren bzw. Kanälen dar, die zwischen den beiden Blättern der Dura, vorwiegend an der Innenfläche des Schädels in Knochenrinnen liegen und das venöse Blut des Hirns, seiner Häute, z. T. auch des knöchernen Schädels, sowie der Venae auditivae internae und ophthalmicae aufnehmen. Sie sind muskel- und klappenlos — nur an der Einmündung mancher Venen, z. B. im Sinus longitudinalis superior, findet man einen, den Blutstrom brechenden, klappenähnlichen Sporn — zum Teil von bald stärkeren, bald feineren Gewebssträngen durchzogen und weisen an manchen Stellen als Adnexe Blutseen auf.

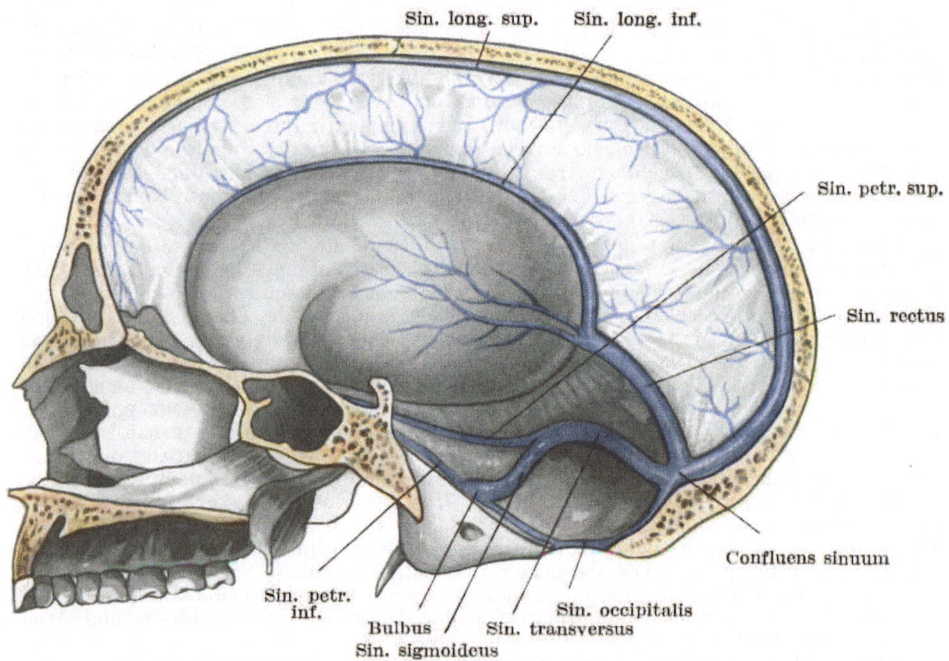

Abb. 1. Die Blutleiter der Schädelhöhle in Seitenansicht.

Die Wand der Sinus wird durch einen äußeren duralen Anteil, mit innen vorwiegend longitudinalem, außen zirkulärem Faserverlauf, und einen inneren venösen Anteil gebildet, der aus Endothel und einer elastischen Längsfaserschicht bzw. nur einer Grenzmembran besteht.

Man kann die Sinus nach ihrer Lage in eine fornikale, eine basale evtl. auch noch in eine diese verbindende mittlere Gruppe einteilen. Ihr Gefälle ist in der Hauptsache nach dem Foramen jugulare jeder Seite gerichtet, wahrscheinlich infolge des aufrechten Ganges. Denn bei Tieren, bei denen das Foramen occipitale vertikal steht, sind die Sinus der Basis schlecht entwickelt und die Sinus transversi gehen durch das Foramen temporale in die V. jugularis externa über.

Der *Sinus longitudinalis superior*, im oberen Rand der Falxsichel, von dreieckigem, nach rückwärts zunehmendem Lumen, zieht vom Foramen coecum zur protuberantia occipitalis interna. Er nimmt hauptsächlich die oberen Hirnvenen und einige Venen der harten Hirnhaut und des Schädeldaches auf und mündet meist in den rechten, manchmal in den linken, selten in beide Sinus transversi oder in ein gemeinsames Reservoir. Er anastomosiert durch mittlere Cerebralvenen und die große Anastomose mit den Blutleitern der Basis

(Sinus cavernosus und Sinus petrosus superior), durch mittlere Meningealvenen mit dem Plexus pterygoideus, durch Emissaria parietalia mit den äußeren Schädelvenen, durch das Foramen coecum mit dem Venengeflecht der Nase und öfters durch eine Falxvene mit dem Sinus longitudinalis inferior.

Der Sinus longitudinalis superior liegt nicht immer in der Mittellinie, sondern er weicht in seinen hinteren Partien von dieser, namentlich nach rechts ab. Manchmal ist er gering entwickelt, in seltenen Fällen kann er sogar fehlen (PORTAL). Mitunter ist er verdoppelt oder teilt sich in seinen hinteren Partien in zwei meist ungleiche Äste, von denen einer blind enden kann. In einem Falle von MALACRE folgte jeder Ast der Lambdanaht und mündete jederseits am oberen Knie in den Sinus sigmoideus. Er kann auch in den Sinus rectus münden (KNOTT). STREIT beobachtete direkten Übergang des Sinus longitudinalis superior, welcher quer durch die hintere Schädelgrube verlief, in den Bulbus venae jugularis. Nicht selten besteht durch einen erweiterten Sinus occipitalis posterior eine direkte Verbindung des Sinus longitudinalis superior zum Foramen jugulare. Ferner wurden Tunnel- und Inselbildungen verschiedener Ausdehnung an ihm beobachtet.

Der *Sinus longitudinalis inferior* liegt im unteren konkaven Rand der Falx cerebri und zieht zum vorderen Rand des Tentorium cerebelli. Er enthält Blut vom Falx, dem Corpus callosum und mündet in den *Sinus rectus*.

Der *Sinus rectus* von dreiseitigem, etwa 4—5 mm weitem Lumen verläuft vom Verbindungsrand der Hirnsichel mit dem Hirnzelt zur Protuberantia occipitalis interna und führt neben dem Blut einiger hemisphärischer, hauptsächlich das zentraler Gehirnvenen (Vena cerebri magna) zum Confluens sinuum. Er mündet unter Bildung einer kleinen Ampulle in den kleineren, nicht den Sinus longitudinalis superior aufnehmenden, also gewöhnlich in den linken, manchmal aber auch in den rechten Sinus transversus oder ins Torcular.

Beobachtet wurden Doppelbildungen des Sinus rectus — evtl. mit Kommunikation in der ganzen Länge — mit doppelter Einmündung in das Torkular oder in je einen Sinus transversus. Manchmal zweigen von ihm die Sinus occipitalis posteriores ab, in sehr seltenen Fällen kann er ganz fehlen. In einer solchen Beobachtung mündeten die Vena Galeni und der Sinus longitudinalis inferior in den Sinus lateralis bzw. longitudinalis superior.

Das *Torkular (Confluens sinuum)*. An der Protuberantia occipit. int. treten bekanntlich der Sinus sagittalis superior, der Sinus rectus und die beiden Sinus transversi, sowie die Sinus occipitales zusammen. Ihre Vereinigung, der Confluens sinuum, der nach KNOTT nur in $20^0/_0$ in der Mittellinie, in $60^0/_0$ rechts, in $20^0/_0$ links davon liegt, weist in bezug auf Art und Häufigkeit der Einmündungen eine große Variabilität auf. Nach HENRICI und KICHUKI teilt sich der Sinus longitudinalis und der Rectus in je zwei Äste, von denen die gleichseitigen zum entsprechenden Sinus transversus abzweigen ($43^0/_0$). In $23^0/_0$ geht der Sinus longitudinalis superior ungeteilt nach rechts und bildet mit dem rechten Ast des Sinus rectus den rechten Sinus transversus, während der linke Sinus transversus aus dem linken Rectusast entsteht. In $11^0/_0$ ist das Verhältnis umgekehrt. Der rechte Rectusast bildet allein den rechten Transversus. Von seltenen Vorkommnissen erwähnen diese Autoren sowie HANSBERG die vollkommene Trennung der beiden Transversi, von denen der eine durch den Longitudinalis superior, der andere durch den Rectus gespeist wurde. Nach PORIER und SCHARPEY kann man hauptsächlich folgende Typen unterscheiden: 1. Die klassische Form des Torkular ($20^0/_0$), 2. Inselbildung ($20^0/_0$). Sinus longitudinalis und Sinus rectus teilen sich in zwei meist ungleiche Schenkel; vom Longitudinalis ist gewöhnlich der rechte, vom Rectus der linke stärker. 3. Der Sinus longitudinalis superior mündet in den einen (meist den rechten), der Sinus rectus in den anderen (meist den linken) Sinus transversus, die beide durch ein Fenster oder einen kleinen Kanal miteinander kommunizieren. Die Bildung eines großen Reservoirs, eines richtigen Torkular Herophilii ist jedenfalls selten.

Der *Sinus lateralis sive transversus*, paarig, jederseits an der Protuberantia occip. int. beginnend und mit dem der anderen Seite durch eine verschieden große Öffnung kommunizierend, zieht in horizontaler Richtung dem hinteren Rande des Tentoriums entlang zur hinteren Felsenbeinkante und von da gewunden als Sinus sigmoideus, entsprechend dem Verlauf des Sulcus sigmoideus zum hinteren Abschnitt des Foramen lacerum, um fast rechtwinklig in den rundkuppelartig angeschwollenen Anfangsteil der Vena jugularis interna, den Bulbus jugularis (superior) überzugehen. Der Sinus transversus hat ein 9—12 mm weites Lumen, das im horizontalen Verlaufsabschnitt eine dreiseitig-prismatische, im sigmoidalen halbzylindrische Gestalt aufweist. Er nimmt cerebrale, cerebellare, einige diploetische Venen, die V. auditiva interna (wenn sie nicht in den Petrosus superior mündet) auf und sammelt das Blut der meisten Sinus. Am Übergang vom horizontalen zum sigmoidalen Teil mündet der Sinus petrosus superior. In den Bulbus, häufiger in den Anfangsteil der V. jugularis, ergießt sich der Sinus petrosus inferior. Beide Sinus petrosi stehen mit dem Sinus cavernosus in Verbindung. Vom Übergang des Sigmoideus in den Bulbus bis zum Anfangsteil der Jugularis variieren die Mündungsstellen der Vena condyloidea anterior und posterior (GRUNERT, HANSBERG, STREIT), nach anderer Bezeichnung des venösen Plexus des N. hypoglossi und des V. condyloidea.

Am oberen Knie und an der vorderen Konvexität des Sinus sigmoideus mündet fast das gesamte Venengebiet der Paukenhöhle, des Antrum mastoideum und der Warzenfortsatzzellen ein, von seiner hinteren Partie geht das Emissarium mastoideum manchmal auch mehrere [2—4] (Okada) ab, das an der hinteren Circumferenz des Warzenfortsatzes etwa 1,5 cm unterhalb des oberen Sinusknies austritt.

Der Verlauf des Sinus transversus entspricht an der Schädeloberfläche ziemlich genau der oberen Nackenlinie. Der des Sinus sigmoideus nach außen hin projiziert entspricht der Knochenpartie unmittelbar hinter dem hinteren Rande des Processus mastoideus. In der Höhe der Warzenfortsatzbasis liegt er etwa 3 cm hinter dem äußeren Gehörgang.

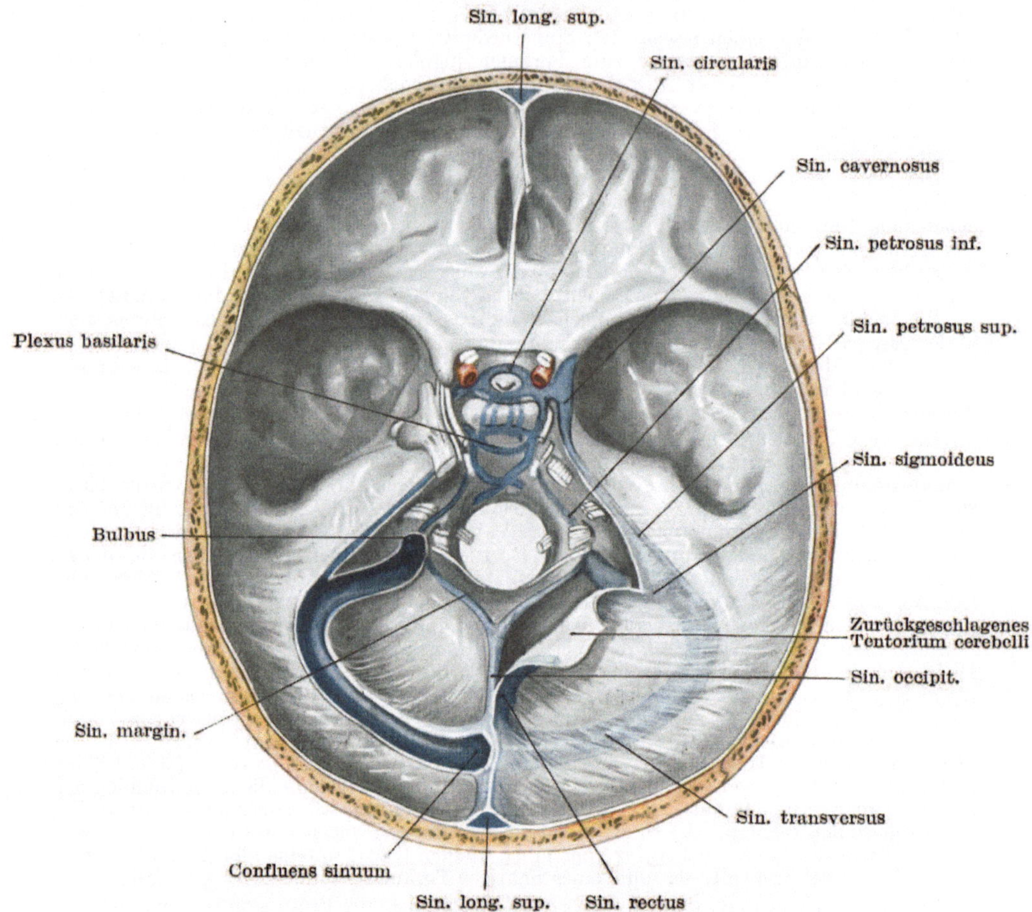

Abb. 2.   Die Blutleiter der Schädelbasis.

Der den Sinus sigmoideus aufnehmende Sulcus kann nur flach ausgebildet sein — der Sinus zeigt dann einen mehr gestreckten Verlauf — oder er kann, namentlich an drei Stellen: am oberen Knie, in der Mitte des Warzenfortsatzes und in der Gegend des Os occipitale, tief in den Knochen eindringen. Der Sinus reicht dann bis an die Corticalis des Warzenfortsatzes heran, tritt in enge Beziehungen zur hinteren Gehörgangswand, der er direkt anliegen kann, und geht mehr minder steil ansteigend mit scharfer Umbiegung zu einem in der Regel gut entwickelten Bulbus. In solchen Fällen tritt er auch in besonders nahe Beziehungen zu den Warzenfortsatzzellen, die ihn auf drei Seiten umgeben und nur durch eine dünne Knochenplatte von ihm getrennt sein können. Für gewöhnlich ist der rechte Transversus durch Aufnahme des Sinus longitudinalis superior stärker als der linke; und der rechte Sigmoideus tritt — namentlich bei brachycephalen Schädeln (Macewen) — mehr nach außen und vorn, der Bulbus ist mehr ausgebildet.

Am Übergang zur Vena jugularis interna verengt sich das horizontal verlaufende Endstück des Sigmoideus etwas und geht mit einer plötzlichen Wendung nach außen und oben in den in Höhe und Gestalt dem Foramen jugulare entsprechenden Bulbus über. Dieser

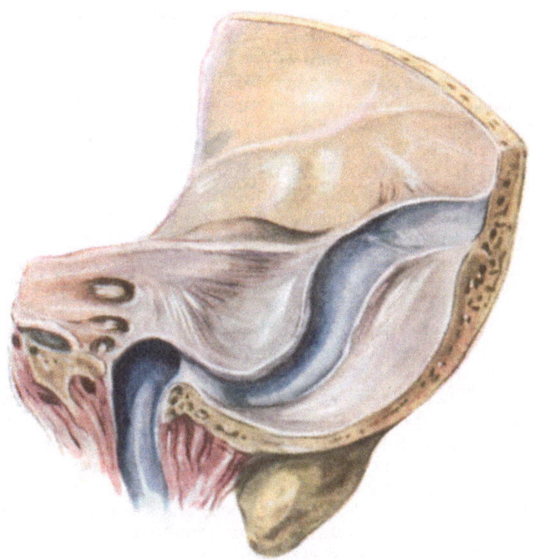

Abb. 3.   Steilverlaufender Sinus sigmoideus mit stark entwickeltem Bulbus.

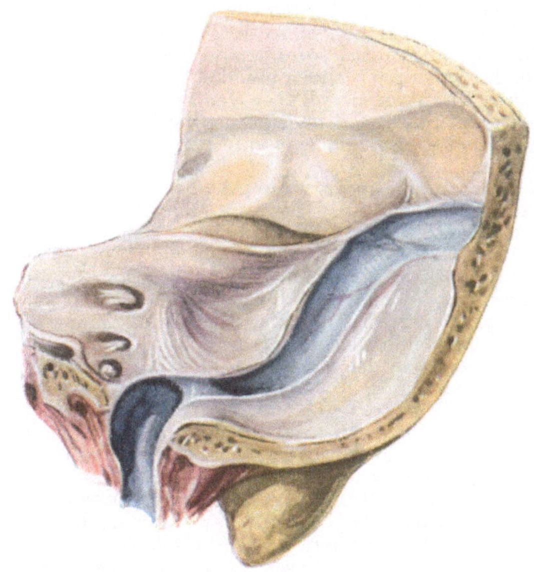

Abb. 4.   Flachverlaufender Sinus sigmoideus mit gering entwickeltem Bulbus.

liegt im lateralen hinteren Abschnitt des Foramen jugulare, welcher durch das Ligamentum petrooccipitale von dem medialen vorderen, der die Gehirnnerven IX, X, XI und in einem besonderen Fach (MACEWEN) den Sinus petrosus inferior enthält, getrennt ist. Die Ausbildung des Foramen jugulare und des Bulbus ist (STENGER, JÜRGENS, MACEWEN) abhängig von der Größe und Krümmung des Sinus sigmoideus. Bei nicht vorgelagertem bzw. nicht gekrümmtem Sigmoideus geht der Blutleiter fast in gestrecktem Verlauf in die V. jugularis über, der Bulbus ist ganz gering entwickelt; bei starker Entwicklung und davon zum Teil wenigstens abhängiger starker Krümmung und Vorlagerung des Sigmoideus bildet sich ein großer Bulbus, der unter Umständen so groß sein kann, daß er die mediale Paukenhöhlenwand und die Schnecke verdrängt und zu Dehiszenzbildung führt (STENGER). Am Übergang des Sinus in den Bulbus kann es zur Bildung einer hohen Knochenkante kommen.

Die im *Emissarium mastoideum* verlaufende *Vena mastoidea* verbindet den Sinus sigmoideus mit der V. auricularis posterior oder der V. occipitalis oder dem Anfangsteil der V. jugularis externa. Das Emissarium hat in der Regel einen Durchmesser von 0,5 cm, in seltenen Fällen kann es ganz fehlen oder sehr groß sein (2 cm).

Die im *Foramen condyloideum anterius* s. canalis hypoglossi neben kleinen Duravenen nach HANSBERG meist, nach MACEWEN nur bei Kindern oder fehlendem Foramen condyloideum posterius, extradural verlaufende V. condyloidea anterior (Plexus venosus canalis hypoglossi). steht in direkter Verbindung mit dem Plexus spinalis und mündet entweder in den Bulbus oder in die Jugularis (namentlich bei Erwachsenen) oder in das Fach des Sinus sigmoideus evtl. auch in das des Sinus petrosus inferior.

Die im *Canalis condyloideus (posterior)* verlaufende V. condyloidea (posterior) verbindet den Sinus sigmoideus (MACEWEN, STREIT) bzw. die V. jugularis interna oder den Bulbus (GRUNERT) mit den tiefen Nackenvenen und dem Plexus vertebralis.

Verlauf, Ausbildung und venöse Kommunikationen des Sinus transversus zeigen mannigfache Varietäten, deren wenigstens teilweise Kenntnis nicht unwichtig erscheint. So kann die horizontale Partie des Transversus ganz fehlen oder nur fadenförmig entwickelt sein — ein links häufiger wie rechts beobachtetes Vorkommnis —, während der sigmoidale Teil von der Einmündung des Petrosus superior an vorhanden ist (HALLET, PORIER, STENGER). Auch geringe Entwicklung der horizontalen Partie beiderseits, verbunden mit starker Ausbildung der Sinus occipitales posteriores und der Venae mastoideae wurde beobachtet. Der im horizontalen Abschnitt gut entwickelte Sinus transversus kann sich ferner einseitig (eigene Beobachtung) oder beiderseitig (MALACRE, BUDDE, STENGER) durch ein großes Foramen mastoideum in die V. jugularis externa fortsetzen. In einer Beobachtung von BUDDE war das Foramen jugulare kaum für eine Borste durchgängig und das Emissarium mastoideum bis zu 1 cm im Durchmesser erweitert. Als Überrest des bei Tieren bekanntlich ständig, bei Menschen nur embryonal vorhandenen Übergangs des Sinus lateralis in die Vena jugularis externa durch das Foramen temporale (jugulare spurium) kann ein Sinus petrosquamosus vorhanden sein, der gering entwickelt nicht so selten (nach PORIER unter 44 Fällen 7mal beiderseitig, 19mal einseitig) angetroffen wird, manchmal aber auch (ZUCKERKANDL) sehr stark entwickelt sein und doppelt nach außen münden kann (KIESSELBACH). STREIT unterscheidet ferner am oberen Sinusknie drei Typen venöser Kommunikationen: Venöse Verbindungen der hinteren und mittleren Schädelgrube, venöse Verbindungen des Sinusknies durch das Foramen jugulare spurium zu Temporalvenen und durch das Foramen spinosum zur Vena meningea media.

Mitunter findet sich durch eine meist wagrecht gestellte Septumbildung (bis zu 5 cm Länge) eine Verdoppelung des Sinus transverus. An seinem Übergang zum Bulbus kann der Sigmoideus fast völlig von Knochen umgeben sein. An seinem oberen Knie wurden bulbusartige Ausbuchtungen (ZUCKERKANDL) beobachtet. Hier, sowie in den mittleren und unteren Partien kann es dadurch zu starker Verdünnung des bedeckenden und umgebenden Knochens — so daß dieser papierdünn erscheint — und zu damit in Zusammenhang stehenden Dehiszenzbildungen verschiedener Art und zu Varixbildung kommen (BEZOLD, STREIT, STENGER u. a.). Auch Doppelbildungen des Sigmoideus wurden beobachtet.

Auf die großen Unterschiede in der *Ausbildung des Bulbus* wurde schon hingewiesen, ebenso darauf, daß seine Größe und Entwicklung im allgemeinen von der Größe und dem Krümmungsgrad des Sinus sigmoideus abhängt. Im Zusammenhang damit stehen nicht so selten vorhandene Dehiszenzbildungen nach der Paukenhöhle und der hinteren Schädelgrube. Andererseits kann das Foramen jugulare sehr schlecht entwickelt, nur für eine Sonde durchgängig sein (KESSLER) oder ganz fehlen. Zwischen den Sinus der beiden Seiten können in bezug auf ihre Ausbildung große Unterschiede bestehen. ZUCKERKANDL sah einen Schädel, an dem das rechte Foramen jugulare 8mal so breit war wie links, der linke Sinus transversus fehlte und ein starker Sinus petrosus inferior in ein enges Foramen jugulare mündete.

Abnorme oder abnorm verlaufende *Venenverbindungen zum Sinus transversus* sind verschiedentlich beschrieben worden. So wurden beobachtet: in der vorderen knöchernen Gehörgangswand weite Venenkanäle, die zum Sinus transverus führten (TOYNBEE), direkte Verbindungen vom oberen Knie des Sigmoideus zur Außenfläche des Warzenfortsatzes (STREIT), eine Verbindung zwischen Sinus transversus und Sinus cavernosus (VERGA), Einmündung der Vena auditiva interna in den Transversus, Verbindung der Vena ophthalmica mit dem Sinus transversus durch einen Sinus ophthalmo-petrosus (STENGER).

Das *Emissarium mastoideum* kann ganz fehlen, mehrfach vorhanden sein und in der Größe (bis 0,8 cm OKADA) sehr variieren, unter Umständen kann es ganz in der Nähe des

Gehörgangs liegen. Besonders große Varietäten in Anlage und Verlauf zeigen die Vv. condyloideae, auf die hier nicht näher eingegangen werden kann. Wichtig ist das Vorkommen einer Kommunikation der Vena condyloidea posterior und anterior. STREIT sah mehrmals bei fehlendem Emissarium condyloideum posterius eine breite Kommunikation des hinteren Teiles der Fossa jugularis mit dem Canalis condyloideus anterior und einen von der Fossa jugularis entspringenden, seitlich vom Processus condyloideus ausmündenden Knochenkanal. Beschrieben sind ferner: ein Verbindungskanal zwischen Bulbus und Sinus occipitalis durch die Basis ossis occipitis (ENGLISCH), eine dicht am Foramen jugulare gelegene Anastomose zwischen V. jugularis interna und vertebralis, Einmündung der Vena pharyngea (LUSCHKA), sowie der Vena aquaeductus cochleae in den Bulbus (STREIT).

Die *Sinus cavernosi* liegen zu beiden Seiten des Keilbeinkörpers von der Fissura orbitalis superior bis zur Spitze des Felsenbeins. Sie werden von zahlreichen bindegewebigen Strängen durchzogen. Sie nehmen die Sinus sphenoparietales, die Venae ophthalmicae, die Venae cerebri mediae auf und stehen durch das Rete foraminis ovalis in Verbindung mit den Plexus pterygoidei. Untereinander sind sie durch venöse Räume, Sinus intercavernosi anterior (groß) und posterior verbunden und kommunizieren mit dem Plexus venosus caroticus internus und den Sinus petrosi. Sie bilden Blutseen. Ein Fehlen des Sinus cavernosus ist von SANTORINI beschrieben.

Der *Sinus petrosus superior*, paarig, von prismatisch dreieckiger Gestalt, liegt in der Anheftungsstelle des Hirnzeltes an der oberen Felsenbeinkante und zieht vom hinteren Ende des Sinus cavernosus zum oberen Knie des Sigmoideus. Er mündet fast gegen den Strom. In seiner Mitte ergießt sich die TROLARDsche Vene, zum Teil von sinusartigem Charakter. Manchmal geht sie in den Cavernosus. In den Petrosus superior mündet die Vena aquaeductus vestibuli, ferner eine Vene von dem die Bogengänge umgebenden Knochen, die unter Umständen sehr groß sein kann (HYRTL). Durch kleine Venen (Fissura petrosquamosa) tritt er in Verbindung mit den Paukenhöhlenvenen, durch eine Verbindungsvene (ZUCKERKANDL) kommuniziert er mit der Vena meningea media und unter Umständen durch Anastomosen mit dem Sinus petrosus inferior (STENGER). Mitunter kommen Anastomosen zwischen der V. ophthalmica und dem Sinus petrosus superior vor. Seine Größe ist sehr verschieden, er kann sehr ausgebildet sein oder auch ganz fehlen (HYRTL).

Der *Sinus petrosus inferior*, paarig, kürzer und weiter wie der Sinus petrosus superior, von halbzylindrischem Lumen, verläuft zwischen dem unteren Rand des Felsenbeins und der Pars basilaris ossis occipitalis vom hinteren Abschnitt des Cavernosus zur vordersten Abteilung des Foramen jugulare und mündet entweder direkt, namentlich bei Erwachsenen (HANSBERG), in die Vena jugularis interna (STIEDA, HENLE), wobei die Mündungsstelle eine Art Klappe aufweist, oder am Übergang von Bulbus und Vene oder selten in den unteren Abschnitt des Bulbus (GRUNERT, STREIT, KNOTT). Er empfängt Blut vom Sinus cavernosus, von der Vena auditiva interna, von den Venae cerebelli inferiores, von den Venen des Aquaeductus cochleae, vestibuli und der Fossa subarcuata. THEILE sah Einmündung des Sinus petrosus inferior in die Vena thyreoidea superior, ENGLISCH eine venöse Verbindung von seiner Einmündungsstelle in die Jugularis zum Sinus caroticus bzw. cavernosus.

Sinus occipitales posteriores sind die kleinsten Sinus. In ihrer hinteren vertikal verlaufenden Partie in der Falx cerebri, liegen sie entweder dicht aneinander oder sind vereinigt. Sie stehen mit dem Torkular oder den Sinus transversi in Verbindung. In den vorderen horizontalen Partien liegen sie am hinteren Rand des Foramen occipitale magnum (Sinus marginalis) und münden etwas oberhalb von dem Foramen lacerum in den Sinus transversus. Sie verlaufen in der Sehne des Transversusbogens und haben Verbindungen zum Plexus vertebralis und zum Foramen occipitale. Durch ihre Entstehung — allmähliche Entwicklung aus einem venösen Geflecht, das beim Embryo und Kind an der Innenfläche der unteren Partien des Hinterhauptbeins liegt und Blut vom Torkular zur Jugularis führt — erklärt sich das Vorkommen mannigfacher Variationen, von denen besonders Fehlen und starke Vergrößerung erwähnt seien.

Der *Sinus caroticus* ist ein venöses Geflecht, das die Carotis im Canalis caroticus, namentlich bei ihrem Eintritt, im horizontalen Teil des knöchernen Kanals und bei ihrem Austritt aus demselben umgibt. Wichtig sind seine Gefäßverbindungen mit der Paukenhöhle (KÖRNER, MEYER, BLOCH).

Der *venöse Plexus des Hypoglossus* liegt am Ende des Canalis hypoglossi und anastomosiert mit dem Plexus des Foramen occipitale, dem Sinus occipitalis und dem Transversus.

Die *Vena jugularis interna* beginnt am Bulbus. Auf ihr anatomisches und topographisches Verhalten braucht nicht näher eingegangen zu werden, es ist überall ausführlich beschrieben. Sie weist mannigfache Varietäten auf. Sie kann sehr klein, fast nicht entwickelt sein — bei starker Ausbildung der gleichseitigen V. jugularis externa oder der anderseitigen Jugularis interna —, sie kann sehr groß sein, verdoppelt oder Inselbildungen aufweisen. Auch ihre zuführenden Venen, von denen hauptsächlich die Vena facialis und die Venae thyreoideae in Betracht kommen, zeigen in Entwicklung und Einmündung manche Verschiedenheiten.

Schwerkraft, Saugkraft des Herzens und Muskelkontraktion bedingen den Abfluß des venösen Blutes aus dem Schädel. Zwischen den Venen des Schädels und den großen

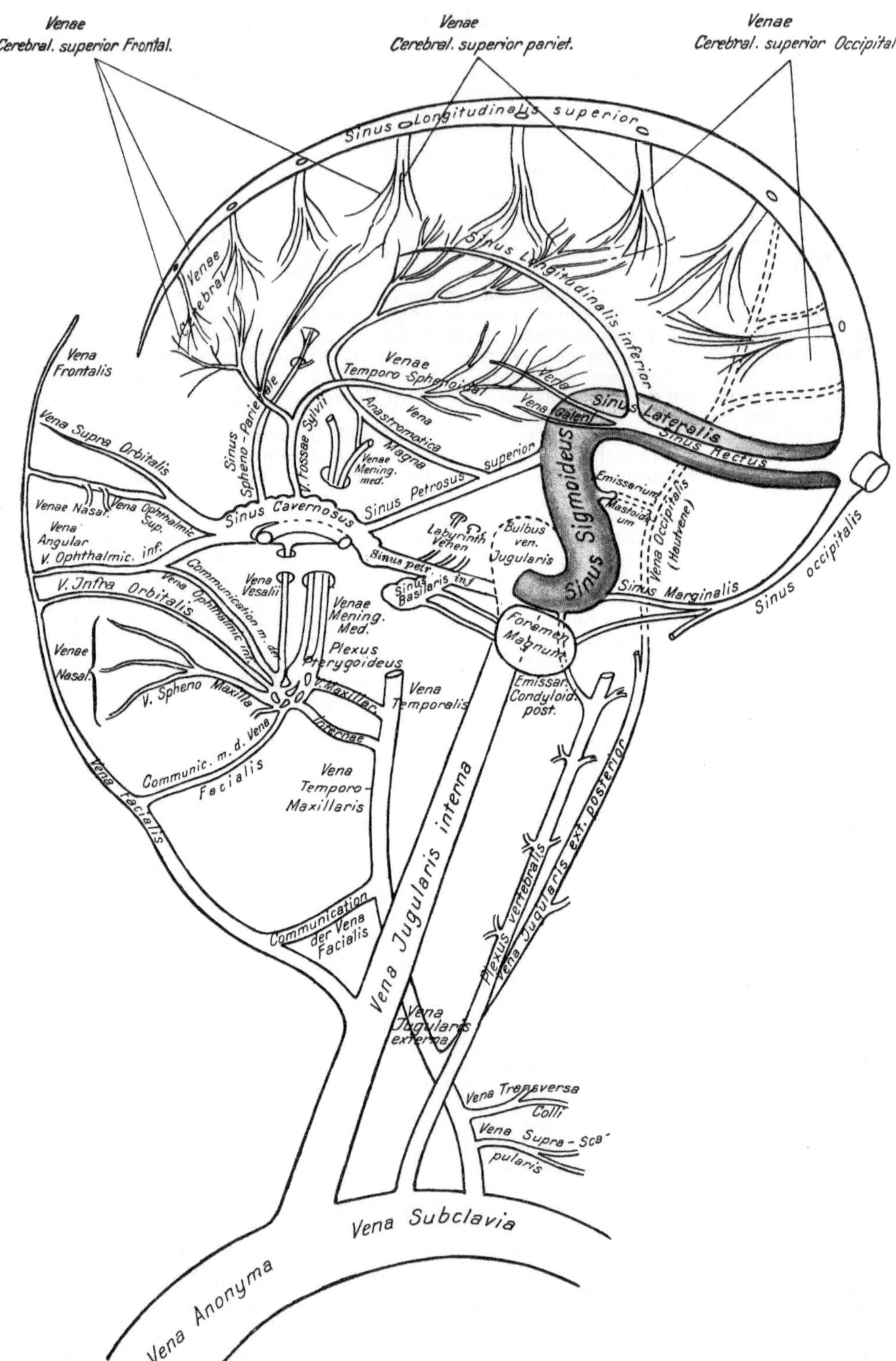

Abb. 5. Schema der Hirnblutleiter und der intra- und extrakraniellen venösen Anastomosen. (Nach Macewen.)

Venen (Anonyma) bildet nach PORIER das venöse System der Thyreoidea ein gewisses Sicherheitsventil, insofern als es bei Stauungserscheinungen infolge von Husten, Pressen usw. einen Teil des Blutes aufnimmt. Das venöse Blut des Gehirns strömt innerhalb des Schädels in die Hirnblutleiter und wird von hier hauptsächlich durch deren direkte Fortsetzung, die Venae jugulares internae, weitergeführt. Die Sinus stehen mit den Venen der Schädelaußenfläche durch zahlreiche Verbindungen im Zusammenhang, die bei Zirkulationsstörungen ausgleichend einzutreten vermögen. Selbst wenn der Hauptabflußweg des venösen Hirnblutes (Venae jugulares internae) verschlossen ist, kann das Blut noch anderweitig, und zwar hauptsächlich durch die Anastomosen zum Plexus vertebralis abfließen. Auf diesem Wege allein kann wohl das gesamte Hirnblut abgeführt werden. Dafür spricht, daß die Injektion der Hirnvenen von der V. jugularis her nur bei Kompression des Wirbelkanals gelingt und daß bei Injektion des Sinus longitudinalis superior und doppelseitiger Jugularisunterbindung sich prompt die großen Venen (V. anonyma) füllen.

Der Blutdruck in den Hirnsinus und in der Vena jugularis interna ist normalerweise gering, er nimmt bei aufrechter Kopfhaltung ab und kann dabei bei tiefer Inspiration sogar negativ werden. Bei horizontaler Lage und hängendem Kopf nimmt er zu.

Die Sinus stellen wie erwähnt ein System starrer, normalerweise nicht zusammenklappbarer Röhren dar; die Wandung der Jugularis dagegen hat die Eigenschaften der Venenwand. Sie ist zart und nachgiebig. Ihr Füllungszustand ist, wie man sich bei freiliegender Jugularis leicht überzeugen kann, abgesehen vom Einfluß der Saugwirkung des Herzens, dem Einfluß der Respiration mehr minder ausgesetzt. Bei der Exspiration ist sie strotzend gefüllt, bei der Inspiration leert sie sich und klappt bisweilen bis zur Berührung ihrer Wände zusammen. Bis zu einem gewissen Grade beteiligen sich auch die anderen Halsvenen, wie Beobachtungen an der V. jugularis externa ergeben, an diesem Vorgang. Da sich nun der Querschnitt der mit der Jugularis zusammenhängenden Blutleiter normalerweise nicht ändern kann, müßte das Sinusrohr bei jeder tiefen Inspiration nach MACEWEN entleert und der Inhalt der einmündenden Venen angesogen werden. Da aber weiterhin der Querschnitt des Kapillarnetzes zu klein ist, um ein sofortiges und ausgiebiges Nachströmen von Hirnblut zu ermöglichen, würden Änderungen in der Blutversorgung, also Zirkulationsstörungen des Gehirns die Folge sein (MACEWEN). Dies wird nun durch die ganze Anordnung des Hirnblutleitersystems und seines Übergangs in die venösen Abflußwege verhindert, die nach MACEWEN derartig sind, daß durch Ansaugung bedingte Schwankungen verhindert werden und eine unbehinderte kontinuierliche Blutströmung gewährleistet wird. Jedenfalls läßt sich die Wirkung einer Reihe von Einrichtungen physikalisch in diesem Sinne erklären: wie der gegen die Strömung des Sinus longitudinalis superior gerichtete Eintritt cerebraler Venen, die rechtwinklig geteilte Einmündung des Sinus longitudinalis superior und rectus in den Transversus, der gewundene Verlauf des Sinus lateralis, besonders im sigmoidalen Abschnitt, das gegenüber dem Transversus vergrößerte Lumen des Sigmoideus, die aufsteigende Richtung seiner Endpartien und die Verengerung seiner Mündungsstelle im Foramen jugulare. Eine besondere Bedeutung kommt hier ferner dem zwischen dem horizontal verlaufenden Sigmoideusabschnitt und der vertikal gestellten V. jugularis eingeschalteten Gebilde, dem Bulbus venae jugularis zu. Dadurch, daß bei aufrechter Haltung der horizontale Teil des Sinus sigmoideus tiefer als seine Mündungsstelle liegt und über dieser sich der blutgefüllte Bulbus wölbt, wird nach MACEWEN eine gewisse Behinderung des Blutabflusses erzielt. In gleicher Weise wirkt die Art des Übergangs der Jugularis in den Bulbus und die Nachgiebigkeit ihrer Wand. Dadurch wird ein Verschluß der Vene und somit gleichfalls eine Unterbrechung des von den Blutleitern kommenden Blutstroms begünstigt. Dieser Mechanismus — dem bei einem vollständigen, allerdings sehr selten eintretenden Kollaps der Jugularis interna eine Gefahr für die prompte Wiederherstellung der Strömung anhaften würde — wird nun hydraulisch durch den Sinus petrosus inferior insofern vervollständigt, als dessen schnellere Strömung, die durch seinen Steilverlauf und vielleicht auch durch die Wirkung des Carotispulses auf sein Quellgebiet, den Cavernosus, bedingt ist, die Beständigkeit der Blutbewegung im Sinus und der Jugularis auch unter den genannten Umständen gewährleistet. Im entgegengesetzten Sinn wie der Petrosus inferior, also strömungshindernd, soll die Vena mastoidea wirken, da durch sie von der Vena occipitalis und auricularis posterior her eine saugende Wirkung auf den Sinus ausgeübt wird.

Zwar läßt vorliegende Darstellung, die hauptsächlich der von MACEWEN folgt, wohl erkennen, daß unsere Kenntnisse über die Blutbewegung in den Hirnblutleitern noch vielfacher und exakter, auf experimenteller Prüfung beruhender Untersuchungen bedürfen. Sie ergibt aber zusammen mit den vorhergehenden anatomischen Ausführungen doch zwei für die Lehre von der otogenen Sinusthrombose praktisch wichtige Tatsachen, einmal, *daß im Gebiete des Bulbus und des Sinus sigmoideus Bedingungen herrschen, die eine Thrombenbildung erleichtern* und ferner, *daß auch bei Unterbindung des Hauptabflußweges, der Jugularis interna, — abgesehen von der anderen Seite — noch genügend Wege zur Verfügung stehen, auf denen vom erkrankten Sinus aus Infektionsstoffe in den Kreislauf gelangen können.* Welche Wege im Einzelfall eingeschlagen werden, hängt von einer Reihe verschiedener Faktoren ab (z. B.

Lokalisation des Sinusverschlusses, Richtung der Strömung, Ausdehnung des Thrombus usw.), Fragen, auf die Fieandt neuerdings auf Grund theoretischer Erwägungen näher eingegangen ist. Ganz allgemein darf man wohl sagen, daß das Blut dem gangbarsten und die wenigsten Widerstände bietenden Weg zum Herzen folgen wird.

Allgemeines über Begriff und Wesen der otogenen Allgemeininfektion.

Infolge des Überwiegens eines bestimmten, die Allgemeininfektion erst direkt verursachenden Infektionsherdes in Gestalt einer vermittelnden Sinusthrombose sowie infolge des Hervortretens einer gewissen Neigung des im Körper verschleppten Infektionsstoffes zur Bildung metastatischer Entzündungen und Eiterungen hat man vielfach Sinusthrombose und otogene Allgemeininfektion bzw. Pyämie miteinander identifiziert. Dieser an sich unpräzise Sprachgebrauch ist besonders dann abzulehnen, wenn diesen Ausdrücken die Vorstellung gleicher pathogenetischer Vorgänge zugrunde gelegt wird. Denn eine otogene Sinusthrombose muß durchaus nicht immer zu einer Allgemeininfektion führen und andererseits gibt es sicherlich auch otogene Allgemeininfektionen, die ohne Vermittlung thrombophlebitischer Prozesse in einem der dem Schläfenbein benachbarten Hirnblutleiter zustande kommen.

Wenn wir vorläufig von der hervorragenden Rolle und Bedeutung infektiöser Sinusprozesse für die Entstehung otogener Allgemeininfektionen absehen — eine Bedeutung, die nicht nur in der Häufigkeit dieses Vorganges für die Entstehung und Entwicklung otogener Allgemeininfektionen, sondern auch in den Möglichkeiten erfolgreicher operativer Inangriffnahme gerade dieses Vermittlungsherdes begründet ist — und die otogene Allgemeininfektion ganz allgemein betrachten, *so stellt sie sich als eine Erkrankung dar, die durch das Eindringen von Bakterien — insbesondere von Eiterkokken — und unter Umständen vielleicht nur ihrer Toxine in die Blutbahn von einem im Ohrgebiet, vorwiegend im Mittelohr gelegenen oder von diesem aus verursachten benachbarten Entzündungsherd zustande kommt und die klinisch charakterisiert ist durch das Vorhandensein allgemeiner, mehr minder ausgeprägter bakterieller Vergiftungserscheinungen und häufig durch das Auftreten metastatischer Entzündungen und Eiterungen.*

Die Zugehörigkeit der otogenen Allgemeininfektion zur großen Gruppe der durch bakterielle Blutvergiftung verursachten Erkrankungen macht es begreiflich, daß die dort in Definition und Nomenklatur jeweils herrschenden Anschauungen sich auch hier wiederspiegeln.

Es ist beachtenswert, daß man fast in allen neueren zusammenfassenden Darstellungen der septischen Erkrankungen das Bestreben findet, an Stelle der oft mehr künstlich konstruierten als den tatsächlichen Unterschieden entsprechenden Klassifikation zu einem umfassenderen und einheitlichen Einteilungsprinzip der verschiedenen Formen dieser Krankheiten zu gelangen.

Einem auf einer breiteren Basis beruhenden Klassifikationsverusch der sog. septischen Erkrankungen im weiteren Sinne und einer einheitlichen Nomenklatur ihrer verschiedenen Erscheinungsformen standen bisher zwei Schwierigkeiten im Wege: Das Fehlen einer Einigung über einen geeigneten, allgemein gebräuchlichen Sammelnamen, und vor allem der Mangel einer das Wesentliche und Gemeinsame dieser Erkrankungen umfassenden Erkenntnis. Diese Schwierigkeiten sind nun wenigstens zum Teil dadurch überwunden, daß Schottmüller, Jochmann, Leschke u. a. den Ausdruck ,,Sepsis" mit Außerachtlassung seiner historisch-ethymologischen Einschränkung als Sammelname für die Erscheinungsformen aller hier in Betracht kommenden bakteriellen Blutinfektionen, die in der Klinik als Septikämie, Pyämie, Septikopyämie,

Saprämie usw. unterschieden wurden, vorgeschlagen und eingeführt haben, sowie dadurch, daß namentlich SCHOTTMÜLLER unsere Anschauungen über das Wesen der septischen Erkrankungen auf eine neue und breitere Basis gestellt hat.

Während man nämlich noch vor kurzem ziemlich allgemein das Wesentliche bei der Sepsis im älteren Sinne in der Vermehrung eingedrungener Keime im Blut erblickte und diesen Vorgang als prinzipielles Unterscheidungsmerkmal der Abgrenzung anderer Formen der bakteriellen Blutvergiftung (z. B. Pyämie) zugrunde legte, haben neuere Untersuchungen gezeigt, daß eine solche Vermehrung von Keimen im Blut beim Menschen kaum jemals, und wenn überhaupt, so nur unter bestimmten Umständen vorkommt. Besonders SCHOTTMÜLLER hat auf Grund ausgedehnter bakteriologisch-klinischer Untersuchungen darauf aufmerksam gemacht, daß die Ursache der septischen Erkrankungen nicht auf einer Vermehrung der Bakterien im Blute beruht, sondern auf dem dauernden oder regelmäßig wiederholten Eindringen immer neuer Keime und Gifte in die Blutbahn. Damit ist ein einheitlicher und neuer Gesichtspunkt für die Auffassung der verschiedenen Formen der septischen Allgemeinerkrankungen im weiteren Sinne gegeben, der auch bei einer allgemeinen Betrachtung des vielgestaltigen klinischen Bildes der otogenen Sinusthrombose und Allgemeininfektion Berücksichtigung verdient. Denn gerade hier manifestieren sich die von SCHOTTMÜLLER der Entstehung der Sepsis zugrunde gelegten Vorgänge in der Mehrzahl der Fälle in ausgesprochener Weise.

Die otogene Allgemeininfektion kommt dadurch zustande, daß von einem Herd aus, der sich infolge infektiösentzündlicher Vorgänge im Bereich des Ohrgebietes, namentlich des Mittelohrs, gebildet hat, dauernd oder schubweise Bakterien, insbesondere Eitererreger, in den Kreislauf gelangen, wodurch subjektiv und objektiv Krankheitserscheinungen ausgelöst werden und wobei — wie man aus bestimmten klinischen Gründen ergänzend hinzufügen kann — die Erscheinungen der Blutinfektion oder Intoxikation in den Vordergrund des klinischen Bildes treten.

Die zur otogenen Allgemeininfektion führende Erkrankung betrifft in der Regel primär das Mittelohr. Das Mittelohr stellt also die Eintrittspforte für eine anschließende Allgemeininfektion dar. Wie in anderen Körpergebieten die Eintrittspforte der Infektion zugleich der Ausgangspunkt für die Blutinfektion sein kann, aber durchaus nicht sein muß, sondern häufig erst sekundär ein Herd sich entwickelt, von dem aus die Sepsis verursacht wird, so auch hier. Gerade bei der Entstehung der otogenen Allgemeininfektion ist nun die Bildung eines besonderen Sepsisentwicklungsherdes in Form entzündlicher Veränderungen an einem benachbarten Sinus so häufig, daß dieser sich namentlich in der Entwicklung einer Sinusthrombose äußernde Vorgang der ganzen Lehre von der otogenen Allgemeininfektion gewissermaßen den Stempel aufgedrückt hat und daß sein Zustandekommen und seine therapeutische Beeinflussung im Vordergrund des praktischen Interesses stehen.

Das Hervorheben der *Schwere* der Allgemeinerscheinungen in der obigen Definition der otogenen Allgemeininfektion ist ein Zugeständnis, das praktisch im Interesse klinischer Abgrenzung sicherlich angebracht erscheint. Tatsächlich wäre der Begriff der Sepsis wohl weiter zu fassen, als es bisher vielfach üblich ist und nicht nur für schwere Krankheitsbilder allein zu reservieren. Von einer örtlichen Infektion mit geringem Fieber und seinen Nebenerscheinungen — bei der nach LEXER übrigens die Verbreitung infektiöser Stoffe im Körper durchaus keinen seltenen Vorgang darstellt — bis zu einer solchen mit schwersten Allgemeinerscheinungen, besteht eine vielgestaltige Skala variabler Übergänge, deren Abgrenzung nach dem Gesichtspunkte der Schwere der Erscheinungen immer auf große Schwierigkeiten stoßen wird, da es sich eben meist nicht um prinzipielle, sondern um graduelle Unterschiede handelt.

Nun hat man bekanntlich bei den verschiedenen Verlaufsarten der otogenen Allgemeininfektion analog dem Vorgehen bei der Gruppierung der septischen Erkrankungen im allgemeinen, klinisch besonders zwei Formen voneinander abzugrenzen versucht: eine, die charakterisiert ist durch das Auftreten steiler evtl. mit Schüttelfrösten einhergehender Temperaturanstiege mit nachfolgenden tiefen Remissionen, sowie durch Bildung meist multipler metastatischer Herde, und eine zweite, die dauernd gleich schwere Allgemeinerscheinungen bei kontinuierlich hohem Fieber ohne wesentliche Eiterbildung zeigt, die sog. *pyämische* und *septische* Verlaufsform. Gegen ein Hervorheben dieser beiden, in ausgeprägten Fällen Typen repräsentierenden Arten ist aus klinischen Gründen gewiß nichts einzuwenden; nur darf man ihnen nicht prinzipiell anders gestaltete Vorgänge zugrundelegen, sondern muß sich bewußt bleiben, daß sie nur verschiedene, durch Übergänge oftmals verwischte Erscheinungsformen des allgemeinen Krankheitsbildes der bakteriellen Blutvergiftung, der „Sepsis" im weiteren Sinne darstellen. Wenn man sich darüber klar ist, ist es ziemlich gleich, welche Bezeichnungen man wählt, ob man in hergebrachter Weise von Pyämie und Sepsis spricht, oder ob man nach dem Vorschlage Leschkes eine metastasierende und eine nicht metastasierende Form der Sepsis unterscheidet. Die letzten Gründe, warum sich einmal diese, ein andermal jene Form der Allgemeininfektion entwickelt, sind noch nicht geklärt.

Auch der Ausdruck „*Bakteriämie*" wird entsprechend der Verschiedenheit des Begriffes sonst in der Medizin — verstehen doch manche Autoren (Askanazy) darunter sogar eine Vermehrung von Bakterien im Blut — ganz verschieden gebraucht und verwertet. Vielfach wird damit ganz allgemein die Anwesenheit von Erregern im Blut zum Ausdruck gebracht. Ein anderer Teil der Autoren versteht im Gegensatz zu dem dauernden oder regelmäßig wiederholten Eindringen von Bakterien in die Blutbahn, das wir als das Wesen der otogenen Sepsis bezeichneten, unter Bakteriämie ein nur gelegentliches oder vorübergehendes Vorkommen von Bakterien im Blut ohne erhebliche klinische Erscheinungen. Auch hier lassen sich natürlich exakte Grenzlinien praktisch nur schwer ziehen.

Noch ein weiterer, öfters angewandter Begriff ist hier kurz zu erörtern: In Darstellungen der otogenen Allgemeininfektion findet man nicht selten das Bestreben, gewisse Fälle mit negativem bakteriellen Blutbefund von solchen mit positivem abzusondern und sie als otogene *Toxinämien* besonders zu bezeichnen. Abgesehen von dem Umstand, daß die Vornahme der bakteriologischen Blutuntersuchungen nicht immer so lückenlos und vollständig möglich ist, um das Vorhandensein weniger oder selten vorkommender Keime mit Sicherheit auszuschließen, und abgesehen davon, daß trotz Berücksichtigung aller Kautelen der Nachweis von Bakterien dabei nicht immer gelingt, ist eine solche Unterscheidung, wenn durch sie nicht bloß das Überwiegen der Blutintoxikation, sondern das Vorhandensein prinzipiell verschiedenartiger Vorgänge ausgedrückt werden soll, ziemlich müßig, da, wie Leschke betont, bisher das Vorkommen reiner Toxinämien bei Sepsis ohne jede Bakteriämie an sich sehr fraglich ist, und da ferner die bakteriologischen Grundlagen für eine solche Unterscheidung, welche die Lokalisation der Erreger im Sepsisentwicklungsherd und nur das Eindringen ausschließlich ihrer Giftstoffe zur Voraussetzung hat, gerade für die vorwiegend als Erreger der otogenen Allgemeininfektion in Betracht kommenden Bakterien zur Zeit noch fast ganz zu fehlen scheinen.

Über der einheitlichen Betrachtung der Sepsis im allgemeinen darf aber nicht vergessen werden, daß Verschiedenheiten in der Verlaufsform durch eine Reihe von Faktoren bedingt werden, wie z. B. durch Art, Menge, Virulenz der Bakterien und nicht zuletzt durch die Widerstandskraft des befallenen Individuums sowie durch örtliche Momente, die sich in Eigenheiten der Eintrittspforte und des Sepsisentwicklungsherdes oft ausschlaggebend bemerkbar machen.

Die schon mehrfach betonte Bedeutung der thrombophlebitischen Vorgänge am Sinus als des häufigsten Sepsisentwicklungsherdes für das Zustandekommen otogener Allgemeininfektionen bringt es mit sich, daß im folgenden in erster Linie die Entstehung, der Verlauf und die Therapie der otogenen Sinusthrombose besprochen werden soll.

Statistik.

Häufigkeit der otogenen Sinusthrombose und Allgemeininfektion.

Die Frage nach der Häufigkeit der otogenen Sinusthrombose und Allgemeininfektion ist nicht einfach zu beantworten. Der Berechnung allgemein brauchbarer Durchschnittswerte müßte — was zur Zeit kaum möglich ist — ein ganz großes, nach einheitlichen Gesichtspunkten erhobenes Material zugrunde gelegt werden, das nicht nur einen größeren Zeitraum umfaßt, sondern auch örtliche Unterschiede berücksichtigt. Denn die Entwicklung otogener Sinusthrombosen ist, wie das Auftreten und der Verlauf der ursächlichen Mittelohreiterung, von einer Reihe wechselnder Momente abhängig, z. B. von der Art und Virulenz der Erreger, von anatomischen Sonderheiten des Infektionsgebietes und ganz allgemein von einer Summe noch schwerer feststellbarer, variabler, gewöhnlich unter dem Begriff der Disposition zusammengefaßter Faktoren, die ihrerseits wiederum mit Lebensbedingungen, klimatischen Verhältnissen usw., vielleicht auch mit Rassenunterschieden in Beziehung zu stehen scheinen. Bei den enormen Schwierigkeiten, welche die zahlenmäßige Beurteilung eines so mannigfachen Einflüssen unterworfenen Vorkommnisses macht, ist zu überlegen, ob nicht der Wert der vorhandenen und vielleicht aller derartigen Erhebungen, wenn sie nicht auf ganz breiter Basis aufgebaut sind, bis zu einem gewissen Grade problematisch bleibt.

Die vorhandenen Statistiken sind nicht sehr zahlreich und meist auch nicht sehr umfangreich. Sie sind zum Teil an verschiedenartigem Material, zum Teil nach verschiedenen Gesichtspunkten erhoben, so daß der Berechnung brauchbarer Durchschnittswerte Schwierigkeiten im Wege stehen. Mit der notwendigen Einschränkung betrachtet, geben sie immerhin manchen interessanten und verwertbaren Einblick.

Man kann unter den vorliegenden statistischen Erhebungen zwei Arten unterscheiden: Obduktionsstatistiken, die das Häufigkeitsverhältnis der Todesfälle von otogenen Sinusthrombosen und Allgemeininfektionen zur Zahl aller obduzierten Fälle festzustellen versuchen und klinische bzw. Operationsstatistiken, die das Vorkommen der klinisch beobachteten Sinusthrombosen und Allgemeininfektionen zur Gesamtzahl aller im gleichen Zeitraum behandelten Ohreiterungen berechnen.

Von den Obduktionsstatistiken — die übrigens bisher meist nur im Rahmen von Erhebungen über die Häufigkeit otogener Todesfälle im allgemeinen vorliegen — geben den verhältnismäßig besten Einblick diejenigen, die auf dem Obduktionsmaterial großer allgemeiner Krankenhäuser beruhen, in denen Patienten mit den verschiedensten Leiden und jeden Alters aufgenommen und in denen möglichst alle Leichen obduziert werden. Aber auch hier können nicht unwesentliche Differenzen dadurch entstehen, daß z. B. das eine Krankenhaus eine mit schweren Fällen beschickte Ohrenabteilung besitzt, oder daß während des Untersuchungszeitraumes eine mit Ohreiterungen einhergehende Epidemie vorhanden war.

Nach den bekannten älteren Obduktionsstatistiken von Pitt, Gruber, Poulson, Uchermann, sowie neueren von Kanasugi und Tassi stellt sich die Häufigkeit der otogenen Sinusthrombose und Allgemeininfektion folgendermaßen dar:

Autor	Gesamtzahl der Obduktionen	Zahl der Sinusthrombosen	Sinusthrombosen in %
Pitt (alle Sinusthrombosen)	9 000	22	0,24 %
Pitt (nur unkomplizierte Thrombosen) .	9 000	15	0,17 ,,
Gruber (alle Sinusthrombosen)	40 000	148	0,37 ,,
Gruber (nur unkomplizierte Thrombosen)	40 000	84	0,21 ,,
Poulson	14 500	17	0,12 ,,
Uchermann	6 000	18	0,30 ,,
Kanasugi	13 400	10—15	0,11 ,,
Tassi	23 665	22	0,09 ,,

Da neuere an größerem Material erhobene Feststellungen deutscher Autoren anscheinend nicht existieren, lag es nahe, diese Lücke durch Untersuchungen an einer größeren Reihe fortlaufender Obduktionen auszufüllen. Die Feststellungen wurden in München an dem Material des Pathologischen Institutes der Universität, an dem des Krankenhauses r. d. Isar und in Schwabing, innerhalb eines Zeitraumes von 12 Jahren — die Kriegsjahre blieben wegen des veränderten Materiales unberücksichtigt — vorgenommen und umfassen somit fast das gesamte in diesem Zeitraum in München vorhandene Obduktionsmaterial. Außerdem stand noch das Obduktionsmaterial des Allerheiligenhospitals in Breslau während des gleichen Zeitraums zur Verfügung [1]).

	Gesamtzahl der Obduktionen	Zahl der Sinusthrombosen	Zahl der Sinusthrombosen in $^0/_0$
München	25 870	69	0,26$^0/_0$
Breslau	9 000	28	0,31 „

Rechnet man die Ergebnisse dieser beiden exakt durchgeführten Statistiken zusammen, so ergibt sich:

Alle Sinusthrombosen . . .	34 870	97	0,28$^0/_0$
Unkompl. Sinusthrombosen	34 870	30	0,09 „

In den angeführten Statistiken lassen sich nun die Häufigkeitszahlen der Sinusthrombosen nicht ohne weiteres miteinander vergleichen. Und noch viel weniger läßt sich aus ihnen ein brauchbarer Durchschnittswert berechnen. Denn die einzelnen Statistiken stammen zum Teil aus Zeiten mit ganz verschiedenen Entwicklungsstadien der Otologie. Auch kommt in ihnen — abgesehen von den im Material liegenden, durch Ort und Zeit bedingten Differenzen — nicht immer klar zum Ausdruck, ob alle oder nur unkomplizierte, d. h. nicht mit Meningitis oder Hirnabsceß kombinierte Sinusthrombosen berücksichtigt sind. Ferner ist das Material einzelner Statistiken, wie z. B. der von Tassi, die aus den Jahren 1859 bis 1919 stammt, insofern in sich wenig einheitlich, als es Zeiträume umfaßt, die sich in bezug auf Erkennung und Behandlung von Ohrenleiden ganz verschieden verhalten.

Bei einem Vergleich der angeführten Obduktionsstatistiken fällt nun vor allem die Tatsache auf, daß die Zahl der Sinusthrombosen in *unserer*, aus der neuesten Zeit (1910 bis 1924) stammenden Zusammenstellung größer ist, als in den weit älteren von Pitt und Poulson und auch größer als in der neueren von Tassi, obwohl diese, wie erwähnt, zum Teil Zeitabschnitte umfaßt, in denen es überhaupt noch keine sachgemäße Behandlung von Ohrenleiden gab. Dieser Unterschied erklärt sich vielleicht dadurch, daß jetzt der Zusammenhang einer Allgemeininfektion mit einem Ohrenleiden häufiger erkannt wird, solche Kranke häufiger in ein Krankenhaus, und somit auch — trotz der vielfach rettenden Operation — häufiger zur Obduktion kommen.

Berücksichtigt man nun in unserer Obduktionsstatistik nur die unkomplizierten Fälle von Sinusthrombosen, so beträgt ihre Häufigkeit etwa 0,09$^0/_0$, ein Prozentsatz, der doch wesentlich geringer ist als der, welcher sich unter den gleichen Umständen aus den älteren Zusammenstellungen von Pitt (0,17$^0/_0$) und Gruber (0,21$^0/_0$) ergibt. Auffallend bleibt aber immer noch der große Unterschied zwischen unseren Feststellungen und denen von Tassi und insbesondere von Kanasugi, bei welchen die Häufigkeit der Todesfälle an unkomplizierter Sinusthrombose etwa 0,03$^0/_0$ beträgt. Inwieweit hier örtliche Einflüsse eine Rolle spielen, entzieht sich unserer Beurteilung, da annähernd gleich große und annähernd gleiche Zeiträume umfassende Statistiken aus verschiedenen Gegenden und Ländern nicht vorliegen. Alles in allem geht aber aus der Gegenüberstellung der Ergebnisse älterer und neuerer Statistiken doch das eine deutlich hervor, *daß bei Berücksichtigung nur der unkomplizierten Sinusthrombosen die Häufigkeit der Todesfälle an dieser Erkrankung wesentlich abgenommen hat.* Wohl ein sicherer Ausdruck des Erfolges der operativen Behandlung.

Schließlich muß man bei der Verwendung der Resultate von Obduktionsstatistiken noch bedenken, daß sie überhaupt nie einen ganz exakten Einblick in die Häufigkeit der Todesfälle infolge eines bestimmten Leidens, wie z. B. der otogenen Sinusthrombose, geben können, da die Zahl der zur Obduktion kommenden Fälle in keinem bestimmten Verhältnis zur Zahl aller Todesfälle steht.

[1]) Den Vorständen der genannten Institute, den Herrn Geh.-R. Prof. Dr. Borst, Geh.-R. Prof. Dr. Dürk, Prof. Dr. Oberndorfer sowie Herrn Primärarzt Dr. Goerke, dessen Vermittlung ich das Obduktionsmaterial des Allerheiligen-Hospitals in Breslau verdanke, möchte ich für die Überlassung des Materials auch an dieser Stelle verbindlichst danken.

Über die Häufigkeit des Vorkommens von Sinusthrombosen *überhaupt*, können natürlich Obduktionsstatistiken keinen Aufschluß geben, da bei ihnen die recht erhebliche Zahl der geheilten Fälle keine Berücksichtigung findet. Hier hat man deshalb *klinische* und *Operationsstatistiken* herangezogen. Zusammenstellungen aus der Literatur oder solche, die nur die Zahl der operierten Komplikationen oder deren Verhältnis zur Zahl der Warzenfortsatzoperationen erwähnen, sind wertlos. Brauchbarer sind solche, die das Verhältnis der beobachteten Sinusthrombosen zur Gesamtzahl der im gleichen Zeitraum behandelten Mittelohreiterungen bestimmen.

Dieses Material bleibt aber immer relativ recht klein und wird durch den variablen Faktor seiner Beschaffenheit und auch der operativen Indikationsstellung nicht unwesentlich beeinflußt. Wenn man auch auf Grund klinischer Feststellungen die Frage nach der Häufigkeit der Sinusthrombose bei Mittelohreiterungen schon deshalb nie exakt beantworten kann, weil über die Häufigkeit von Ohreiterungen keine brauchbaren Zahlen existieren, so haben klinische auf größerem einheitlichen Material beruhende Statistiken doch einen gewissen Wert, da sie zwar keinen absoluten, aber doch einen annähernden Einblick ermöglichen.

Güttich erwähnt, daß nach einer Zusammenstellung von Grossmann an der Berliner Ohrenklinik auf 1500—2000 Mittelohreiterungen 12—15 Sinusthrombosen (etwa 0,75—0,8%) kamen. Hegener fand in einer Zusammenstellung aus der Heidelberger Ohrenklinik, die deshalb besonders wertvoll erscheint, weil nach seinen Angaben hier die Gesamtzahl aller einen Ohrenarzt aufsuchenden Kranken eines gewissen Bezirkes zusammenströmte, unter 10 000 Mittelohreiterungen 51 Sinusthrombosen und Allgemeininfektionen (0,51%). Eigene Feststellungen ergaben, daß auf etwa 12 000 an der Münchener Ohrenklinik behandelte Ohreiterungen 53 Sinusthrombosen und Allgemeininfektionen (0,44%) trafen. Demnach *kommen auf 100 Mittelohreiterungen* nach Grossmann 0,77. nach Hegener 0,51, nach unseren eigenen Erhebungen 0,44, *im Druchschnitt also 0,55 Fälle von Sinusthrombose und Allgemeininfektion.*

Die Häufigkeit der otogenen Sinusthrombose im Vergleich zur otogenen Meningitis, zum otogenen Hirnabsceß und zu Sinusthrombosen anderer Ätiologie.

Leichter und zuverlässiger wie das Vorkommen der otogenen Sinusthrombose überhaupt, läßt sich ihr Häufigkeitsverhältnis zu anderen otogenen endokraniellen Komplikationen beurteilen. Zusammenstellungen aus der Literatur, wie solche von Körner und Blau vorliegen, ermöglichen, wie Blau selbst betont, allerdings keinen sicheren Einblick. Hingegen sind hier sowohl Obduktions- wie klinische Statistiken brauchbar, da das in ihnen zutage tretende gegenseitige Häufigkeitsverhältnis doch wohl mit größter Wahrscheinlichkeit dem wirklichen Vorkommen entspricht. Die meisten bisherigen, sowohl die klinischen wie die auf Obduktionen beruhenden Statistiken (Gruber, Körner, Takatabake, Heine, Hegener u. a.) stimmen darin überein, daß abgesehen von Extraduralabscessen die Sinusthrombose, selbst wenn man nur unkomplizierte und obturierende Formen berücksichtigt, von allen otogenen Hirnkomplikationen am häufigsten vorkommt [1]). Diese Anschauung wird jedoch durch unser Material nur bedingt bestätigt. Für unser gesamtes klinisches Beobachtungsmaterial trifft sie zu. Dieses umfaßt nämlich unter Berücksichtigung nur der obturierenden Formen etwa 65 Sinusthrombosen, 28 Meningitiden und 12 Hirnabscesse. Die Sinusthrombose steht also weitaus an erster Stelle, selbst wenn man 9 mit Meningitis kombinierte Sinusthrombosen entsprechend auch bei den Meningitiden mitrechnet. Unser Obduktionsmaterial hingegen zeigt ein ähnliches Verhalten, das Überwiegen der Sinusthrombosen (97 Fälle) über die Meningitis (64 Fälle) nur dann, wenn man reine und mit Meningitis kombinierte Sinusthrombosen zusammenfaßt und mit der Zahl der reinen Meningitiden vergleicht, ein Vorgehen, das allerdings praktisch in der Tatsache Berechtigung findet, daß die Meningitis bei Sinusthrombose meist sekundär entsteht. Betrachtet man aber die einzelnen Komplikationen rein, so steht die Meningitis mit 64 Fällen an erster, die Sinusthrombose mit 30 Fällen an zweiter und der Hirnabsceß mit 7 Fällen an letzter Stelle. Dasselbe ergibt sich, wenn man die reinen und kombinierten Formen — wobei natürlich letztere mehrfach eingereiht werden müssen — zusammenfaßt. Hier finden sich 145 Meningitiden, 97 Thrombosen und 59 Hirnabscesse.

Nach unserem klinischen Material ist also die Sinusthrombose die häufigste endokranielle otogene Komplikation. Nach unserer Obduktionsstatistik ist dies jedoch die Meningitis, die Sinusthrombose nur unter Berücksichtigung ätiologischer Überlegungen.

---

[1]) In der Bezoldschen Obduktionsstatistik (Scheibe) ist die Anzahl der Meningitiden und Sinusthrombosen ziemlich gleich, in einer Statistik von Mygind überwiegt die Meningitis (141 Meningitiden, 106 Sinusphlebitiden, 42 Hirnabscesse, 19 subdurale Abscesse).

Weiterhin ergibt sich aus unserem Obduktionsmaterial in Übereinstimmung mit der Literatur, daß von allen beobachteten Sinusthrombosen die Hälfte bis zwei Drittel otogenen Ursprungs sind.

Die Kombination von otogener Sinusthrombose mit Meningitis und Hirnabsceß.

Aus den bisherigen Ausführungen ist schon ersichtlich, daß Sinusthrombosen nicht selten mit Hirnabsceß und Meningitis kombiniert vorkommen. Letztere Komplikationen können sich natürlich auch unabhängig von einer gleichzeitig bestehenden Sinusthrombose entwickeln, in seltenen Fällen kann sogar eine Sinusthrombose von einer Meningitis her entstehen; häufig aber sind sie durch die Sinusthrombose bedingt. Die Häufigkeit solcher Kombinationen beansprucht daher hier ein gewisses Interesse. Sie ist in den klinischen Statistiken geringer, in den Obduktionsstatistiken hingegen größer.

Folgende Tabelle zeigt die Häufigkeit dieser Kombinationen in unserer Obduktionsstatistik und in den von Scheibe herausgegebenen Sektionsprotokollen Bezolds, sowie in unserer klinischen Statistik und in der Myginds.

	Gesamtzahl der Sinusthromb.	Unkomplizierte Sinusthromb.	S + M	S + H.A	S + M + H Abs.
Scheibe	37	17	6	9	5
Mygind	106	58	25	3	20 [1])
Unsere Obduktions-Statistik	97	30	38	9	20
Unsere klin. Statistik	65	54	8	1	2

Verhalten des Geschlechts.

Was das Geschlecht betrifft, so zeigen Zusammenstellungen aus der Literatur, Operations- und Obduktionsstatistiken übereinstimmend ein starkes Überwiegen des männlichen Geschlechts.

Lebert	fand unter	. . .	17 Fällen	14 Männer	3 Frauen
Jansen	„	„	. . .	34 „	27 „	7 „
Gruber	„	„	. . .	97 „	73 „	24 „
Hessler	„	„	. . .	388 „	266 „	122 „
Forselles	„	„	. . .	138 „	98 „	40 „
Blau	„	„	. . .	416 „	282 „	134 „
Hegener	„	„	. . .	48 „	35 „	13 „
Unser klinisches Material [2])	.	65 „	41 „	24 „
Unsere Obduktionsstatistik	. .	97 „	64 „	33 „

Betrachtet man die Durchschnittswerte dieser Feststellungen, so erkrankt das männliche Geschlecht, wie schon Körner betont hat, ungefähr doppelt so häufig an Sinusthrombose wie das weibliche. Dieses auffallende Überwiegen wird gewöhnlich damit erklärt, daß Männer weit häufiger Mittelohreiterungen bekommen wie Frauen.

Diese schon aus älteren Zusammenstellungen ersichtliche Tatsache ist auch neuerdings durch eine auf exakteren Erhebungen beruhende Statistik Hegeners bestätigt worden. Hegener fand, daß während im ersten Lebensjahrzehnt beide Geschlechter fast gleich häufig an Mittelohreiterungen erkranken, bei den akuten Mittelohreiterungen vom zweiten, bei den chronischen vom dritten Dezennium an das männliche Geschlecht das weibliche bei weitem übertrifft, und zwar im Durchschnitt bei beiden Formen um etwa 20%. Nach *eigener* Zusammenstellung sind ebenfalls *die akuten sowie die chronischen Eiterungen bei männlichen Individuen häufiger wie bei weiblichen, und zwar im Durchschnitt um 20 %.* In *meiner* Zusammenstellung ist aber bei den akuten Medien *ein deutliches Hervortreten des männlichen Geschlechts schon im ersten Dezennium vorhanden*, ein auffallendes hingegen erst, ebenso wie bei den chronischen Medien vom dritten Dezennium an. Während die bedeutend stärkere Beteiligung des männlichen Geschlechts bei den akuten Eiterungen bis zum achten Dezennium anhält, verwischt sich bei den chronischen dieser Unterschied im 7. Dezennium.

---

[1]) Inklusiv der subduralen Abscesse.
[2]) Hier sind nur die obturierenden Sinusthrombosen gerechnet.

Das häufigere Befallensein des männlichen Geschlechts an Mittelohreiterungen wird in der Regel durch die zahlreicheren und schwereren Berufsschädigungen des Mannes, durch eine größere Disponierung seiner oberen Luftwege zu entzündlichen Affektionen infolge von Tabak- und Alkoholgenuß erklärt und hängt vielleicht auch damit zusammen, daß er sich infolge des Berufslebens weniger Schonung auferlegen kann. Immerhin aber bleibt die Tatsache auffallend, daß schon im ersten Dezennium Ohreiterungen bei männlichen Kindern häufiger vorkommen wie bei weiblichen.

Nach der Statistik HEGENERS geht nun parallel der Häufigkeit der Mittelohreiterungen auch die Häufigkeit der schweren Fälle und somit der Komplikationen. Genauere Berechnungen über das Häufigkeitsverhältnis von Sinusthrombosen zur Zahl der Mittelohreiterungen bei den Geschlechtern liegen bisher nicht vor. *Ich* habe nun versucht, an dem Material der Münchener Ohrenklinik dieses Verhältnis festzustellen. Hier trifft sowohl bei Männern wie bei Frauen auf 100 Ohreiterungen die gleiche Zahl von Sinusthrombosen (0,34). Berechnet nach den entsprechenden Angaben treffen bei HEGENER auf 100 Mittelohreiterungen beim Mann 0,60, bei der Frau 0,36 Fälle von Sinusthrombosen. *Es erkrankt demnach nach HEGENER das männliche Geschlecht nicht nur absolut, sondern auch relativ häufiger, nach unserem Material nur absolut häufiger.*

Verhalten in den einzelnen Altersstufen.

Die Angaben über die Häufigkeit otogener Sinusthrombosen und Allgemeininfektionen in den einzelnen Altersstufen beruhen fast ausschließlich auf Zusammenstellungen aus der Literatur und auf Operationsstatistiken. Dagegen ist mit Recht eingewendet worden, daß ihr Wert nur bedingt sein könne, da es sich nicht um sehr große Zahlen handelt, und die Zahlenunterschiede der in den einzelnen Altersstufen Lebenden nicht berücksichtigt werden. Ein besserer Einblick läßt sich unter gewissen Bedingungen aus Obduktionsstatistiken und aus der Gegenüberstellung aller an einem fortlaufenden größeren klinischen Material in den einzelnen Altersklassen beobachteten Mittelohreiterungen und Sinusthrombosen erwarten. Derartige Statistiken sind aber bisher nicht vorhanden.

In *unserer Obduktionsstatistik* verteilt sich die Zahl der Todesfälle an otogener Allgemeininfektion folgendermaßen auf die einzelnen Lebensalter:

Lebensalter	München	Breslau	Gesamtzahl
1. Dezennium	9	5	14
2. „	13	5	18
3. „	16	8	24
4. „	8	2	10
5. „	10	1	11
6. „	7	3	10
7. „	2	1	3
8. „	1	1	2
9. „	1	—	1

Nach dieser Zusammenstellung weist das *zweite* und namentlich das *dritte* Dezennium die größte Zahl von Todesfällen auf. Zur Gewinnung eines exakteren Einblickes wäre es nun nötig, den Prozentsatz der Todesfälle an Sinusthrombose in den einzelnen Lebensaltern mit der relativen Mortalität der Gesamtbevölkerung in diesen Zeiträumen zu vergleichen. Solche Berechnungen liegen zwar für die otitischen Todesfälle im allgemeinen (KÖRNER, HEGENER), nicht aber für die Sinusthrombose vor. KÖRNER und HEGENER fanden dabei übereinstimmend, daß gerade die sonst am wenigsten Todesfälle aufweisenden Altersgruppen von 10—40 Jahren durch otitische Leiden besonders gefährdet sind. Da unter den otitischen Komplikationen die Sinusthrombose an hervorragender Stelle steht, liegt natürlich der Gedanke nahe, ihr hier gleichfalls einen wesentlichen Anteil zuzuschreiben; jedoch wäre diese Annahme erst durch exakte Feststellungen zu beweisen.

Wie man bestrebt war, aus den *Obduktionsstatistiken* einen Einblick in die Häufigkeit der otitischen Todesfälle in den einzelnen Lebensaltern zu erlangen, so hat man auch versucht, durch den Vergleich der in den einzelnen Dezennien *klinisch* beobachteten Ohreiterungen und Hirnkomplikationen Aufschluß über die Gefährdung bestimmter Altersklassen zu erhalten. HEGENER fand dabei, daß die otogenen Hirnkomplikationen im ersten Lebensjahrzehnt relativ am wenigsten zahlreich sind, später immer mehr zunehmen und vom 20. Jahr ab besonders häufig auftreten. Weiterhin fand er, daß das dritte Dezennium die größte Mortalität an otitischen Hirnkomplikationen aufweist, ein Verhalten, das sich aus unserer Obduktionsstatistik in gleicher Weise auch für die Sinusthrombose ergibt. Berechnet man nun das *klinische Vorkommen von Sinusthrombosen in Prozenten auf die Zahl der in den einzelnen Dezennien beobachteten Mittelohreiterungen,* so zeigt sich auffallenderweise keine Gesetzmäßigkeit in der Bevorzugung einer bestimmten Altersklasse; denn in unserem Material weist das zweite und sechste Dezennium, bei HEGENER das dritte, fünfte und sechste die höchste Prozentzahl von Sinusthrombosen auf.

Das Verhalten der Seite.

KÖRNER hat bekanntlich zuerst darauf hingewiesen, daß intrakranielle Komplikationen, und zwar besonders Sinusthrombosen, häufiger im Anschluß an rechtsseitige wie linksseitige Ohreiterungen beobachtet werden und diese Tatsache durch die anatomisch an großem Material festgestellte Vorlagerung des rechten Sinus sigmoideus und Bulbus erklärt, wodurch eine Entzündung im Warzenfortsatz schneller und in breiterer Angriffsfläche den Sinus der rechten wie den der linken Seite erreichen kann.

Er stützt sich dabei neben eigenen Beobachtungen (44 rechtsseitige, 30 linksseitige Sinusthrombosen) auch auf die Zahlen verschiedener Autoren, aus denen selbst bei kleinen Beobachtungsreihen ein Überwiegen der rechtsseitigen Sinusthrombosen hervorgehe. So berichtet HESSLER über 192 rechts- und 163 linksseitige, JANSEN über 136 rechts- und 104 linksseitige, HANSBERG über 6 rechts- und 3 linksseitige, Voss über 18 rechts- und 11 linksseitige, KÜMMEL über 7 rechts- und 5 linksseitige usw. Demgegenüber stehen allerdings auch andere Beobachtungen, nach denen dieses Überwiegen nicht so deutlich ausgeprägt ist wie z. B. eine Zusammenstellung von BLAU, der 205 Sinusthrombosen rechts und 197 links fand und sogar solche, bei denen die linksseitigen Sinusthrombosen überwiegen. HEGENER beobachtete z. B. 26 rechts- und 27 linksseitige Sinusthrombosen, UCHERMANN 10 rechts- und 14 linksseitige. *In unserem Material stehen sogar 35 rechtsseitigen 50 linksseitige und bei Berücksichtigung nur der obturierenden Formen 27 rechtsseitige 38 linksseitigen gegenüber, was einem Verhältnis von etwa 2 : 3 bzw. 3 : 4 entspricht.*

Bei den immerhin kleinen Zahlen, bei denen Zufälligkeiten eine Rolle spielen können, ist es naheliegend, zur Erörterung dieser Frage auch das Verhalten der perisinuösen Abscesse und Veränderungen, die ja für die Entstehung von Thrombosen eine große Rolle spielen, heranzuziehen. HEGENER fand unter 96 perisinuösen Veränderungen 61 der rechten, 35 der linken, BLAU unter 90 Fällen 54 der rechten, 36 der linken Seite. In unserem Material waren unter 181 Fällen 101 rechts- und 80 linksseitige vorhanden.

Die Ergebnisse dieser Feststellungen bestätigen zwar die Ansicht KÖRNERS, daß entzündliche Prozesse häufiger den rechten wie den linken Sinus erreichen, wenn auch vielleicht nicht in dem Maße wie dieser Autor annahm. Verglichen mit der Tatsache, daß *in unserem Material trotz Überwiegens der rechtsseitigen perisinuösen Veränderungen linksseitige Sinusthrombosen weit häufiger zustande kamen*, stellt aber dieses Verhalten trotzdem keinen Beweis dafür dar, daß Sinusthrombosen der rechten Seite häufiger auftreten müssen wie die der linken. Die starke Hervorhebung rein mechanischer Momente für eine stärkere Gefährdung des rechten Sinus ist bei der Kompliziertheit der hier wirksamen Vorgänge meines Erachtens überhaupt bedenklich.

HEGENER hat nun die Sinusthrombosen nach dem Charakter der akuten Mittelohreiterung, ob akut oder chronisch, unterschieden und dabei an seinem Material gefunden, daß das Überwiegen rechtsseitiger Sinusthrombosen namentlich für akute Mittelohreiterungen zutrifft.

Folgende Tabelle gibt einen Überblick über die entsprechenden Zahlen HEGENERs und die unseres eigenen Materiales.

Name	Sinusthrombosen nach akuten Eiterungen			Sinusthrombosen nach chronischen Eiterungen		
	Gesamtzahl	r. S.	lk. S.	Gesamtzahl	r. S.	lk. S.
HEGENER	16	10	6	37	16	21
Unser Material	48	21	27	37	14	23

Berücksichtigt man hier auch perisinuöse Veränderungen, so ergibt sich:

Name	Perisinuöse Veränderungen nach akuten Eiterungen			Perisinuöse Veränderungen nach chronischen Eiterungen		
	Gesamtzahl	r. S.	lk. S.	Gesamtzahl	r. S.	lk. S.
HEGENER	74	51	23	22	10	12
BLAU	66	41	25	24	13	11
Unser Material	127	69	58	54	32	22

Die Ansicht HEGENERS, daß *die KÖRNERsche Theorie von der größeren Gefährdung des rechten Sinus hauptsächlich für akute Mittelohreiterungen zutreffe,* — was er damit zu erklären versucht, daß bei den im allgemeinen sich rasch ausbreitenden akuten Mittelohreiterungen tatsächlich die kürzere oder längere Strecke, welche die Entzündung bis zum Sinus zurückzulegen hat, eine Rolle spielen kann, während sie bei den oft in monatelangem Verlauf sich ausdehnenden chronischen Entzündungen weniger ins Gewicht fällt — findet *nach den Erhebungen von* BLAU *und mir keine Bestätigung.* Während die Erhebungen BLAUS schon kein so starkes Hervortreten der rechtsseitigen perisinuösen Veränderungen bei akuten und kein Überwiegen der linksseitigen bei chronischen Eiterungen zeigen, überwiegen in unserem Material die entzündlichen Veränderungen am rechten Sinus sowohl nach akuten wie chronischen Mittelohreiterungen. Auch hier müssen erst größere Zahlen exakter Zusammenstellungen Klarheit schaffen.

Das Zustandekommen der otogenen Sinusthrombose und Allgemeininfektion.

Die weitaus größte, um nicht zu sagen fast ausschließliche Bedeutung für das Zustandekommen der Sinusthrombose und Allgemeininfektion im Bereiche des Ohrgebietes gebührt den infektiös-entzündlichen Prozessen im Mittelohr, besonders im Warzenfortsatz. Dagegen treten alle anderen Möglichkeiten weit in den Hintergrund. Eine gewisse praktische Bedeutung kommt nur noch gewissen traumatischen Einwirkungen zu, bei denen allerdings auch das Hinzutreten einer meist durch das Mittelohr verursachten Infektion den wesentlichen Faktor darstellt. Und zwar habe ich hier weniger die Traumen des Schläfenbeins bei Schädelfrakturen, Schußverletzungen usw., die zu einer Läsion oder Erkrankung des Sinus führen, im Auge, als vielmehr eine besondere Art des Traumas: die freiwillige oder unfreiwillige operative Sinusverletzung.

Das Zustandekommen der otogenen Sinusthrombose und Allgemeininfektion im Anschluß an Mittelohreiterungen. Ihre Abhängigkeit von der Beschaffenheit des entzündlichen Mittelohrprozesses, Infektionsmodalitäten und Überleitungswege.

Die otogene Allgemeininfektion, d. h. die Allgemeininfektion im Anschluß an eitrige Mittelohrprozesse ist so häufig mit thrombophlebitischen Prozessen im Bereich der dem Schläfenbein benachbarten Hirnblutleiter kombiniert, daß man sich daran gewöhnt hat, otogene Allgemeininfektion und Sinusthrombose generell zu identifizieren. Erst die Kombination klinischer, anatomischer und experimenteller Erfahrungen, auf die im einzelnen noch näher eingegangen werden wird, ermöglichte einen tieferen Einblick in die so vielgestaltigen und in ihren einzelnen Phasen so wechselnden Vorgänge bei dieser Erkrankung.

Dabei zeigt sich — um gleich hier zu der alten, für die ganze Auffassung der Lehre von der otogenen Allgemeininfektion so wichtigen Streitfrage, ob es eine otogene Allgemeininfektion ohne Sinusthrombose gibt oder nicht, prinzipiell Stellung zu nehmen —, *daß otogene Allgemeininfektionen zwar in der Regel durch thrombophlebitische Prozesse an einem der dem Schläfenbein benachbarten Blutleiter vermittelt werden, daß sie aber auch ohne Thrombenbildung am Sinus und gelegentlich sogar ohne eine Sinuserkrankung zustande kommen können.*

Dementsprechend kann man die bei der Entstehung von Sinusthrombose und Allgemeininfektion im Anschluß an Mittelohreiterungen in Betracht kommenden Infektionsmodalitäten in der Hauptsache in zwei Gruppen teilen.

Die *eine* Gruppe umfaßt diejenigen Fälle, in denen sich *der entzündliche Prozeß im Mittelohr auf verschiedenen Wegen so weit ausbreitet, bis er in direkte Beziehung zu einem Sinusabschnitt tritt*, an dem er dann seine Wirkung entfaltet. Infolge derselben kann es dann zur Thrombenbildung und durch ihre Vermittlung zur Allgemeininfektion kommen — die gewöhnliche Entstehungsart der otogenen Allgemeininfektion — *oder es erfolgt die Verschleppung des Infektionsstoffes vom Sinus aus ohne das Bindeglied thrombotischer Prozesse.*

Die *andere* Gruppe ist dadurch charakterisiert, daß *der infektiös-entzündliche Mittelohrprozeß überhaupt nicht an einen Sinus heranreicht*, sondern daß die *Eitererreger direkt von tympanalen oder mastoidealen Herden* in die *Blutbahn gelangen und eine Allgemeininfektion verursachen.*

Hier sei auch ein vorerst allerdings noch hypothetischer Entstehungsmodus erwähnt, den Leutert für das Zustandekommen von Bulbusthrombosen angenommen hat. Darnach können peripherwärts vom Bulbus in die Blutbahn gelangende Bakterien und Thrombenteilchen in diesem infolge seines Baues und der dadurch bedingten eigenartigen Strömungsverhältnisse leicht abgefangen werden und so Anlaß zur Entwicklung von Thromben geben.

Bei der großen Bedeutung der Mittelohreiterungen für die Entstehung intrakranieller Komplikationen ist es naheliegend, daß man versucht hat, aus *Beschaffenheit und Verlauf des infektiösen Mittelohrprozesses* Anhaltspunkte auch für die Entstehungsmöglichkeiten von Sinusthrombose und Allgemeininfektion zu gewinnen.

Unsere Einblicke halten sich nun allerdings, mehr als man nach der üblichen Darstellungsweise erwarten sollte, an der Oberfläche grob-anatomischer und klinischer Feststellungen. Und selbst hier sind anscheinend relativ einfach festzustellende Zusammenhänge, wie z. B. die Häufigkeit von Sinusthrombosen nach *akuten* und *chronischen* Mittelohreiterungen bisher durchaus noch nicht einheitlich geklärt. Nur darin scheint Übereinstimmung zu herrschen, daß sich die *primäre Bulbusthrombose*, die schon einige Tage nach Beginn des Prozesses in Erscheinung treten kann, für *gewöhnlich an akute Eiterungen* anschließt. Im übrigen heben die einen Autoren auf Grund von Literaturzusammenstellungen und eigenen Erfahrungen das Zustandekommen thrombophlebitischer Sinusprozesse hauptsächlich nach chronischen (Mygind, Calhoun), insbesondere Cholesteatommittelohreiterungen hervor, während andere Untersucher das Gegenteil behaupten. In unserem eigenen Material entstanden von 85 Sinusthrombosen und Allgemeininfektionen 48 nach akuten und 37 nach chronischen Mittelohreiterungen. Bei der ätiologischen Einschätzung chronischer Mittelohreiterungen darf nun hier ein sehr wichtiger, bisher vielfach vernachlässigter Faktor, das *Auftreten einer akuten Exacerbation* nicht übersehen werden. Diese spielt nach unseren Erfahrungen in Übereinstimmung mit Neumann, Manasse und Lange eine nicht unwesentliche Rolle sowohl für die Entstehung anderer Komplikationen, als auch für die von seiten eines Hirnblutleiters. Pflegt man nämlich auf solche Zusammenhänge zu achten, so findet man, wie die Durchsicht unseres Materials lehrt, daß der Entwicklung einer Sinusthrombose oder einer Allgemeininfektion bei chronischen Mittelohreiterungen sehr häufig ein mehr minder ausgeprägtes, manchmal allerdings nur geringe Lokalerscheinungen machendes Aufflackern des bestehenden Mittelohrleidens vorhergeht. Dieses Aufflackern kann durch eine Herabsetzung der lokalen oder allgemeinen Widerstandskraft des betroffenen Individuums infolge irgendeiner Erkrankung oder Schädigung (mitunter Trauma) bedingt sein oder dadurch, daß — Vorgänge, die meist Hand in Hand gehen — infolge verschiedenartiger Einflüsse und Umstände neue Erreger hinzutreten oder die schon vorhandenen unter günstigere Lebensbedingungen gestellt, eine Steigerung ihrer Virulenz erfahren.

Ein weiterer Versuch, Beziehungen zwischen dem Zustandekommen von Sinusthrombose und Allgemeininfektion und dem Charakter der ursächlichen Mittelohreiterung im Sinne einer Unterscheidung derselben in „genuine" und „sekundäre" Formen herzustellen, hat bisher kein brauchbares Resultat ergeben.

Ein solches war schon deswegen kaum zu erwarten, weil die oft mehr künstliche wie tatsächliche Differenzierung dieser beiden, zum Teil recht bunte Gruppen von Medien (KÜMMEL) umfassenden Formen eine viel zu unsichere ist, um sie der Entstehungsmöglichkeit der genannten Komplikationen zugrunde zu legen. Gewiß beanspruchen sekundäre, im Anschluß an allgemeine Infektionskrankheiten sich entwickelnde Medien, sowie bestimmte genuine Formen, die nach KÜMMEL fast den Gedanken an eine hämatogene Entstehungsweise nahelegen, eine Sonderstellung. Für das Auftreten von otogenen Allgemeininfektionen und Sinusthrombosen besitzen wir aber, abgesehen von der mitunter zu machenden Erfahrung, daß solche Folgen nach Scharlach-Mittelohreiterungen anscheinend häufiger vorkommen, bisher noch viel zu wenig Unterlagen, die eine Differenzierung des Zustandekommens dieser Komplikationen nach solchen Gesichtspunkten gestatten würden. Auch die von KÜMMEL gemachten Erfahrungen, daß die epitympanalen Formen der akuten Medien häufiger zu Warzenfortsatzkomplikationen führen wie die mesotympanalen, läßt darüber hinaus nicht den Schluß zu, daß man hier besonders häufig mit der Entstehung einer Sinusthrombose zu rechnen hat.

Fast regelmäßig kommt es hingegen bei der *perakuten Osteomyelitis des Schläfenbeins im Kindesalter*, deren Kenntnis wir namentlich SIEBENMANN und seiner Schule verdanken, zur Entwicklung einer — häufig mit anderen endokraniellen Komplikationen verbundenen — oft mit ausgedehnten Einschmelzungen am Blutleiter einhergehenden Sinusthrombose (SIEBENMANN, NEFF, KÖRNER, *eigene Beobachtung u. a.*).

Das Bestreben, aus dem *bakteriologischen Befund bei Mittelohreiterungen* Anhaltspunkte für den Verlauf dieser Erkrankung wie auch für das Auftreten von Komplikationen von seiten des Sinus zu erlangen, ist sehr naheliegend.

Die bakteriologischen Untersuchungen haben sich nun hauptsächlich mit der Feststellung der *Art* der Erreger. und zwar bei *akuten* Mittelohreiterungen beschäftigt, während die Bakteriologie der chronischen bisher wenig bearbeitet wurde. Der häufige Nachweis eines bestimmten Erregers im Ohreiter bei Medien, die zu einer Sinuskomplikation oder Allgemeininfektion führen, ist gewiß beachtenswert; einen absoluten Beweis für einen ursächlichen Zusammenhang bildet er aber nicht. Dieser muß vielmehr durch vergleichende bakteriologische Untersuchungen des Ohreiters, des Blutes, des Sinusinhaltes und der Metastasen, zum mindesten durch den Nachweis derselben Erreger im Ohreiter und Blut erbracht werden, wobei in Fällen chronischer Mittelohreiterungen mit ihrem mannigfachen Bakteriengemisch besondere Sorgfalt und besondere Untersuchungsmethoden zu dieser Feststellung notwendig sind.

Die vorliegenden Untersuchungen sind nach Zahl und Umfang zwar nicht so groß, um von einer definitiven Klärung dieser Beziehungen sprechen zu können, doch stimmen beachtenswerterweise die meisten Angaben darin überein, daß bei schwer verlaufenden Mittelohreiterungen, sowohl bei akuten wie chronischen, am häufigsten *Streptokokken* gefunden werden (LEUTERT, NETTER, HASSLAUER usw.) — eine Anschauung, der wir die Erfahrung zur Seite stellen können, daß experimentelle Streptokokkeninfektionen besonders schwere, evtl. mit thrombophlebitischen Veränderungen der tympanalen Venen einhergehende Formen von Mittelohreiterungen auszulösen vermögen — und *daß in Fällen anschließender Sinusthrombose und Allgemeininfektion vorwiegend diese Erreger nachzuweisen sind* (LEUTERT, NETTER, HASSLAUER, SCHEIBE usw.). Auch eine Zusammenstellung der seit dem Referate HASSLAUERS veröffentlichten Befunde ergibt das *Überwiegen der Streptokokken bei Sinusthrombose und Allgemeininfektion sowohl nach akuten wie chronischen Mittelohreiterungen*. In neuerer Zeit hat man nun insbesondere den durch Streptococcus mucosus verursachten Medien eine besondere Neigung zur Entwicklung von zu Sinusaffektionen disponierenden Warzenfortsatzveränderungen zugeschrieben. So konnte z. B. ZEMANN in der Hälfte seiner Mucosuseiterungen das Vorhandensein perisinuöser Abscesse feststellen. Andere Autoren (Winkler, Blau) hingegen erkennen die Bedeutung dieser Infektion für einen schweren, zur Entwicklung endokranieller Komplikationen besonders neigenden Ablauf der Mittelohreiterung nicht an und bestreiten überhaupt, daß nur dieser Infektionsart der für sie als charakteristisch bezeichnete, zu endokraniellen Komplikationen besonders disponierende, in der sog. Intervallform zum Ausdruck kommende verschleppte Verlauf eigen sei. Sicherlich kommen ähnliche und gleiche Verlaufsformen auch bei durch andere Erreger verursachten Medien vor. Die bei Mucosusinfektionen beobachteten Veränderungen im Warzenfortsatz scheinen jedoch auch nach unseren eigenen experimentellen Feststellungen einer schleichenden Ausdehnung und einem späteren Wiederaufflackern des entzündlichen Prozesses besonders günstig zu sein. Erwähnt sei ferner, daß nach zahlreichen Mitteilungen der Streptococcus mucosus auffällig häufig im Warzenfortsatzeiter und in extraduralen Abscessen nachgewiesen wird — wobei allerdings infolge des diesem Erreger entgegengebrachten Interesses an eine gewisse Einseitigkeit der Untersuchungen zu denken ist —, daß aber in den Fällen von Sinusthrombose und Allgemeininfektion im Thrombus, im Blut und auch in den perisinuösen Veränderungen vorwiegend andere Streptokokkenarten gefunden wurden.

Spielen nach den bisherigen Erfahrungen Streptokokkenmedien bei der Entstehung otogener Allgemeininfektionen sicherlich eine beachtenswerte Rolle, so liegen andererseits genügend reichliche Erfahrungen vor, daß das Auftreten der gleichen Komplikationen nicht gerade selten auch nach Mittelohreiterungen zustande kommt, die durch andere, ganz verschiedenartige Erreger bedingt sein können. Ohne hier weiter darauf einzugehen, sei nur erwähnt, daß, sowenig die Bakteriologie der chronischen Mittelohreiterungen bisher bearbeitet ist, doch gewichtige Anhaltspunkte dafür existieren, daß gerade *für die Entstehung von Sinuskomplikationen nach chronischen Mittelohreiterungen sowohl fakultativ wie obligat anaeroben Bakterien eine große Bedeutung zukommt.*

Sicherlich hat die Art der Erreger von Mittelohreiterungen für das Zustandekommen von Sinusthrombose und Allgemeininfektion eine gewisse Bedeutung. Über der Betrachtung dieses einen, noch dazu wegen seiner objektiv relativ leichten Nachweisbarkeit leicht in den Vordergrund tretenden Faktors, darf man aber nicht vergessen, daß auch anderen weniger gut erkennbaren und abschätzbaren Momenten eine mindestens ebenso große, wenn nicht größere Bedeutung zukommt, wie vor allem der *Virulenz,* der *Menge der Erreger* und der *Widerstandskraft des Organismus.*

Wenn Lange die Virulenz und Art der Erreger als maßgebend nicht nur für die Raschheit des Fortschreitens der Infektion, sondern auch für die Genese und Morphologie der entzündlichen Reaktion anspricht, so ist ihm, was die Bedeutung dieser Faktoren betrifft, wohl zuzustimmen; aber daneben darf auch die individuelle Widerstandsfähigkeit des betroffenen Organismus und die damit zusammenhängende wechselnde Fähigkeit ergiebiger allgemeiner und lokaler Abwehrvorgänge gegenüber bakteriellen Einflüssen nicht unberücksichtigt bleiben. Je mehr man sich in die Vorgänge bei der Infektion vertieft, desto mehr kommt man zu der Überzeugung, daß erst die Summe aller dieser Momente zusammen mit gegebenen anatomischen Verhältnissen die Zustände schafft, auf Grund deren das Übergreifen des infektiösen Mittelohrprozesses auf die Blutbahn im Einzelfall erfolgt. Es ist klar, daß, wie neuerdings auch Esch betont hat, zwischen den Veränderungen im Mittelohr und im Sinus als Ausdruck der Eigenheiten der Infektion und der Reaktionsfähigkeit des Organismus in vieler Beziehung eine auch im anatomischen Bild zum Ausdruck kommende Übereinstimmung besteht, die aber durchaus nicht immer vorhanden sein muß.

Wie an anderen Körperstellen die anatomischen Verhältnisse der Eintritts-stelle die Entwicklung und die Ausdehnung einer Infektion charakteristisch zu beeinflussen vermögen, so hat auch die *anatomische Beschaffenheit der primär von der Infektion betroffenen Mittelohrräume* für Ausbreitung und Weiterleitung des entzündlichen Prozesses auf benachbarte Blutleiter eine *große Bedeutung.* Der Einfluß schon makroskopisch erkennbarer Verhältnisse, die z. B. einen genügenden Eiterabfluß behindern, die durch das Vorhandensein perisinuöser Zellen ein raches Herantreten der Entzündung in nächste Nachbarschaft des Sinus ermöglichen, die durch starke Rindensklerose ein Fortschreiten der In-fektion nach dem Schädelinnern begünstigen und verschleiern, ist für das Zu-standekommen von Sinuskomplikationen, wenigstens in vielen Fällen so offen-kundig, daß er nicht übergangen werden kann. Auch feinere, zum Teil nur histo-logisch erkennbare Veränderungen in der Beschaffenheit der mucoperiostalen Auskleidung und des Pneumatisationszustandes des Warzenfortsatzes spielen hier sicherlich eine Rolle, wenn auch solche Zusammenhänge noch weiterer Klärung bedürfen.

Der infektiöse Mittelohrprozeß kann auf jeden in engere Lagebeziehungen zum Schläfenbein stehenden Sinusabschnitt übergreifen, wobei *die anatomische Struktur des Warzenfortsatzes für die Art und Richtung der Ausbreitung der Er-krankung nicht unwesentlich ist.* Gewöhnlich entstehen Sinusaffektionen durch Vermittlung des erkrankten Warzenfortsatzes. Aber auch von der Pauke, durch das Labyrinth von einem Empyem des Saccus endolymphaticus (BÖSCH, GRUNERT, ZERONI), von tiefgelegenen perilabyrinthären Zellen her kann das Fortschreiten des entzündlichen Prozesses auf einen benachbarten Blutleiter erfolgen. *Am meisten ist bekanntlich der Sinus sigmoideus gefährdet,* seltener erfolgt die Über-leitung zum Bulbus, mitunter auch auf einen der beiden Sinus petrosi, recht selten auf den Sinus cavernosus. Unter Umständen kann auch irgendeine z. B. dem Tegmen tympani oder Antri anliegende Duravene oder die Vena emissaria mastoidea (JANSEN, LANGE u. a.) oder ein bei Kindern zuweilen noch vor-handener Sinus petrosquamosus (KRAMM) primär ergriffen werden und die Erkrankung eines größeren Hirnblutleiters vermitteln.

In seltenen Fällen kann eine Thrombophlebitis der Jugularis int. infolge einer otogenen Lymphadenitis am Halse entstehen (RUTTIN, MIODOWSKI) oder eine Thrombose des Sinus transversus, wie in einer Beobachtung UCHERMANNS, durch eine infolge eines otogenen Senkungsabscesses bedingte Thrombophlebitis der Cervicalvenen und des Sinus occipitalis zustande kommen. Auch vom Schädelinnern her kann sich bei eitrigen Erkrankungen der Hirnhäute otogener Ätiologie durch Fortschreiten einer Pachymeningitis auf die cerebrale bzw. cerebellare Sinuswand eine Sinusthrombose entwickeln (STREIT, KÖRNER, BRIEGER). In diesem Falle kann — namentlich bei wandständigen Gerinnseln — die äußere Sinus-wand ganz normal aussehen (eigene Beobachtung).

Exaktere Angaben über die Häufigkeit der primären Thrombenlokalisation in den einzelnen Blutleitern liegen von FIEANDT vor. Er fand, daß der Sinus sigmoideus in 78,3%, der Bulbus in 12,4%, der Cavernosus in 1,0% primär befallen wurde. Unser Material zeigt ein ähnliches Verhalten. Primäre Ent-stehung der Thrombose im Sinus sigmoideus beobachteten wir in 81%, im Bulbus in 12,7%, wovon in 5,3% die Thrombose auf den Bulbus beschränkt blieb. Betrachtet man den Ort der Thrombenentstehung je nach dem Charakter der ursächlichen Mittelohreiterung, ob akut oder chronisch, so zeigt unser Material, daß die primäre Thrombenlokalisation im Sinus sigmoideus nach akuten Eiterungen nur um einige wenige Prozente seltener ist wie nach chro-nischen und daß primäre Bulbusthrombosen nach akuten Eiterungen mehr als doppelt so häufig vorkommen wie nach chronischen. Wir können deshalb der

Ansicht FIEANDTS, daß die akuten Otitiden bzw. Mastoiditiden besonders für die Entstehung von Bulbusthrombose prädisponieren, während Sinuskomplikationen in chronischen Fällen, namentlich bei Cholesteatomeiterungen, mit Vorliebe am Sigmoideus entstehen, zwar darin zustimmen, daß *primäre Bulbusthrombosen vorwiegend bei akuten Mittelohreiterungen vorkommen, nicht aber darin, daß die primäre Sigmoideusthrombose nach akuten Mittelohreiterungen viel seltener ist wie nach chronischen.*

Die Gefährdung des Sinus sigmoideus erklärt sich zum Teil durch seine exponierte Lage (KÖRNER), zum Teil durch die Gefäßverbindungen der Fossa sigmoidea, die von zahlreichen kleinen Venen durchbrochen ist (MACEWEN). Für das Übergreifen der Mittelohreiterung auf den Bulbus, der infolge seiner eigenartigen Strömungsverhältnisse als besonders disponiert für die Thrombenbildung gilt, kommen seine topographischen Beziehungen zur Pauke, deren Boden die Eiterstagnation begünstigende Buchten aufweist und bis zur Dehiszenzbildung verdünnt sein kann, sowie zu ihm, als zum Petrosus inferior führende Venenverbindungen (Vena auditiva interna, Vena tympanica, Vena aquaeductus cochleae) in Betracht.

Der Sinus cavernosus kann direkt durch entzündliche Prozesse in der Pyramidenspitze, oder indirekt infolge Thrombose des Plexus caroticus oder durch Vermittlung der die Cananiculi carotico-tympanici durchziehenden Venen (EDGAR MEYER) von der Pauke aus erkranken.

Alle klinisch operativ gewonnenen Eindrücke und Erfahrungen stimmen nun darin überein, daß *in der überwiegenden Mehrzahl von otogenen Sinusthrombosen, sowohl nach akuten wie nach chronischen Mittelohreiterungen die Ausbreitung des entzündlich-infektiösen Prozesses im Warzenfortsatz bis zum Sinus auf dem Wege einer meist schon makroskopisch sichtbaren Knochenerkrankung erfolgt.*

Der Überleitungsweg ist sehr häufig durch eine mehr minder ausgeprägte Knocheneinschmelzung gekennzeichnet. Diese repräsentiert sich bald als breiter Durchbruch, durch den der Sinus mit eiterhaltigen Räumen des Warzenfortsatzes in Verbindung steht, bald vermittelt sie in Form feiner, mit Granulationen erfüllter Fistelgänge den Kontakt mit dem erkrankten Sinus. Bei Cholesteatomeiterungen kann das Cholesteatom in breiter Ausdehnung auf die Sinuswand übergreifen und sie zerstören. In anderen Fällen fehlen solche sichtbare Durchbrüche, doch zeigt der Knochen schon makroskopisch deutliche, bis an den Sinus zu verfolgende Veränderungen. Er ist erweicht, vereitert, mißfarben, nekrotisch, manchmal auch nur stark hyperämisch. Nicht so selten findet man auch eine oder mehrere vereiterte perisinuöse oder sog. versprengte Warzenfortsatzzellen an einen Sinusabschnitt grenzen, von denen aus der infektiöse Prozeß — mitunter bei relativ geringem Befund im übrigen Warzenfortsatz — durch ihre zerstörte oder veränderte (manchmal sogar makroskopisch anscheinend intakte) Knochenwand auf den Sinus übergegriffen hat. Der all diesen Veränderungen gemeinsame Vorgang ist in der Hauptsache charakterisiert durch ein kontinuierliches Fortschreiten der Entzündung unter Einschmelzung oder Erkrankung trennender Knochenwände und repräsentiert einen Infektionsmodus, den man gewöhnlich als *Kontaktinfektion* zu bezeichnen pflegt.

Die jedem Untersucher aus eigener Erfahrung bekannte Häufigkeit dieser Überleitungsart kommt auch zahlenmäßig in verschiedenen Zusammenstellungen zum Ausdruck.

KÖRNER fand unter 39 Sinusthrombosen 32mal (82%) den Knochen bis zum Sinus erkrankt und nur in 4 Fällen bei makroskopischer Betrachtung intakt. FIEANDT konnte in 97 Fällen 73mal (75,2%) eine Kontaktinfektion nachweisen. Nach einer größeren Zusammenstellung aus der Literatur von BLAU erfolgte unter 90 Sinusthrombosen nach akuter und 154 nach chronischer Mittelohreiterung die Überleitung auf den Sinus 67 bzw. 126mal durch den erkrankten Knochen des Sulcus (79%) und 15 bzw. 8 mal von versprengten anliegenden Warzenfortsatzzellen der verschiedensten Lokalisation aus, 3mal vom Boden der Paukenhöhle her. In unserem eigenen Material ließen von 50 Thrombosenfällen, bei denen genauere Erhebungen über den Überleitungsweg gemacht wurden, 36 (72%) und von 199 Fällen mit perisinuösen Erkrankungen 162 (81%) das Fortschreiten des entzündlichen Prozesses auf den Sinus im Sinne einer Kontaktinfektion erkennen. Genauer betrachtet zeigten sich dabei folgende Veränderungen:

Überleitungsart	Bei Thrombosen	Bei perisinuösen Veränderungen
1. Große Einschmelzungshöhle ⎫ bis an	19	90
2. Fistelgang ⎬ den Sinus	2	9
3. Knochenerkrankung in der Kontinuität ⎭	12	38
4. An den Sinus grenzende erkrankte Zellen		
a) ohne Durchbruch	5	11
b) mit Durchbruch	3	25
5. Sulcus makroskopisch intakt		
a) bei schwereren Veränderungen im Warzenfortsatz	5	14
b) ohne gröbere Veränderungen im Warzenfortsatz	4	12

Über die Knochenveränderungen am Sulcus sigmoideus macht Blau folgende Angaben: 142mal war der Knochen kariös oder nekrotisch oder vom Antrum oder von einer Warzenfortsatzzelle her durchbrochen, 35mal war er erweicht, eitrig durchsetzt, 2mal hyperämisch, 16mal grenzten eiterhaltige Warzenfortsatzzellen ohne Durchbruch ihrer Wand an den erkrankten Sinus und 10mal war der Knochen makroskopisch intakt. In einer größeren Anzahl von Fällen war es zur Bildung eines perisinuösen Abscesses — dessen Bedeutung für die Entstehung von Sinusaffektionen wir an anderer Stelle noch genauer erörtern — am erkrankten Sinusabschnitt gekommen.

In unseren Fällen zeigte der Sulcus folgende Veränderungen:

Verhalten des Sulcus	Bei Thrombosen	Bei perisinuösen Veränderungen[1]
1. a) Knochen breit durchbrochen	19	90
b) von einer Zelle her durchbrochen	3	25
2. Knochen makroskopisch ohne Durchbruch, aber verändert		
a) eitrig durchsetzt, erweicht, morsch	12	36
b) von Granulationen durchsetzt	12	9
c) hyperämisch	—	2
3. Knochen makroskopisch intakt	9	26
4. Angrenzende eiterhaltige Zelle ohne Durchbruch	5	11

Natürlich können Zusammenstellungen aus der Literatur, die sich auf nach bestimmten Gesichtspunkten mitgeteilte Fällen stützen, sowie nur makroskopisch untersuchte Fälle keinen absoluten Einblick in die Art und Häufigkeit der vielgestaltigen Überleitungsmöglichkeiten geben. *Sie lassen aber doch deutlich und übereinstimmend beim Zustandekommen der Sinusthrombosen das Überwiegen einer Ausbreitungsweise erkennen, die durch bis an den Sinus herantretende Zerstörungen und Veränderungen des Knochens charakterisiert ist. Sie zeigen ferner auch deutlich, daß trotz des intakten Aussehens des Sulcus der Sinus erkrankt sein kann.*

Über die den gewöhnlich als Kontaktinfektion bezeichneten Vorgängen zugrunde liegenden feineren anatomischen Veränderungen sind wir durch eine Reihe von Arbeiten über die Pathologie der entzündlichen Mittelohrprozesse gut unterrichtet (Manasse, Wittmaack, Goerke usw.). Danach handelt es

---

[1] Perisinuöse Abscesse wurden häufig beobachtet. Ihre zahlenmäßige Angabe stößt wegen der Verschiedenheit der Begriffsbestimmung auf Schwierigkeiten.

sich, kurz gesagt, in der Hauptsache um Veränderungen, die durch tiefe Infiltrationen der Schleimhautschicht mit lacunärer Knocheneinschmelzung und Durchbruch der trennenden Knochenwände gekennzeichnet sind. Für die Ausbreitung der Infektion im Knochen, für die Entstehung von Knocheneinschmelzungen und Durchbrüchen kommt dabei der Weiterleitung des entzündlichen Prozesses auf dem Wege von Knochengefäßen und von begleitenden Lymphbahnen eine große Bedeutung zu.

MANASSE hat darauf hingewiesen, daß nicht selten der entzündliche Prozeß auf diesem Wege vom inneren Periost das äußere ergreift und erst dann von beiden Seiten her zur Einschmelzung der dazwischenliegenden Knochenpartien führt, Vorgänge, die *ich* auch bei experimentellen Medien häufig beobachten konnte. Während man bisher allgemein annahm, daß die obengenannte Art der Überleitung (tiefe Infiltration der Schleimhautschicht mit lacunärer Knocheneinschmelzung usw.) unabhängig von der jeweiligen Form der Mittelohreiterung immer in gleicher, nur in Ausdehnung und Intensität graduell verschiedener Weise vor sich geht, mit der Einschränkung, daß daneben bei Scharlach- und Diphtherieeiterungen nekrotische, bei Cholesteatomeiterungen (MANASSE) atypische Zustände auftreten, hat WITTMAACK in seinen Arbeiten „Über den Einfluß des Schleimhautcharakters und des Pneumatisationszustandes der Mittelohrräume auf Entstehung und Ablauf entzündlicher Mittelohrprozesse" die Ansicht vertreten, daß sich die Ausbreitung der Entzündungen im Warzenfortsatz und ihr Fortschreiten auf das Endokranium nicht bei allen Arten der Mittelohreiterungen in gleicher Weise abspielt. Die genannte, der Ausbreitung entzündlicher Mittelohreiterungen auf den Sinus zugrunde gelegte Art der Knocheneinschmelzung kommt nämlich nach WITTMAACK hauptsächlich bei akuten Mittelohreiterungen vor, denn nur bei diesen wird auf Grund der anatomischen Verhältnisse die „Kontaktinfektion" des Sinus in der Regel durch die Entwicklung einer Mastoiditis verursacht. Auch bei chronischen Knochen- und bei Cholesteatomeiterungen können diese Vorgänge eine Rolle spielen, aber hier kommen infolge anderer Einflüsse z. B. der tumorartigen Wachstumstendenz des Cholesteatoms auch Knocheneinschmelzungen anderer Ätiologie und anderen Charakters in Betracht. Hingegen kommt bei chronischen Schleimhauteiterungen ein im Sinne der Kontaktinfektion erfolgender Übergang des entzündlichen Mittelohrprozesses auf das Endokranium bzw. auf den Sinus kaum in Betracht, weil die von der Beschaffenheit der Schleimhautauskleidung und dem Pneumatisationszustand abhängenden anatomischen Grundlagen für seine Entwicklung fehlen. Der scheinbare Widerspruch, der zwischen dieser aus anatomischen Befunden gefolgerten Auffassung und der klinisch operativen Erfahrungstatsache besteht, daß auch bei Sinusthrombosen im Anschluß an chronische Schleimhauteiterungen — wie uns eigene Erfahrungen zeigen — makroskopisch die gleichen zum Sinus führenden Veränderungen im Warzenfortsatz wie sonst gefunden werden, läßt sich vielleicht dadurch erklären, daß eben der vom Schleimhautcharakter abhängige Pneumatisationszustand nicht immer in allen Bezirken des Warzenfortsatzes gleiche Veränderungen erfährt, sondern daß — abgesehen von der Möglichkeit rascher und schwerer Zerstörungen bei sehr virulenten Infektionen — Gebiete vorhanden sein können, in denen, namentlich bei akuten Exacerbationen, der entzündliche Prozeß Bedingungen findet, sich in der Form einer Kontaktinfektion auf den Sinus auszubreiten.

Neben diesen Fällen, in denen meist schon makroskopische Anzeichen dafür vorhanden sind, daß die Überleitung des infektiösen Prozesses vom Mittelohr auf den Sinus durch fortschreitende Gewebserkrankung per continuitatem erfolgte, findet man, allerdings viel seltener, solche, in denen die den Bluteiter begrenzende Knochenwand völlig intakt ist, in denen nirgends eine erkennbare Wegleitung nachweisbar ist, ja bei denen mitunter die makroskopischen Veränderungen im Warzenfortsatz recht gering, evtl. nur auf die Schleimhautauskleidung beschränkt scheinen (in unserem Material 9 Fälle). Die Außenwand des erkrankten Sinus kann dabei mehr minder schwere Veränderungen aufweisen, sie kann aber auch *makroskopisch völlig normal* sein.

Für diese Fälle kommt ein Fortschreiten der Entzündung vom Primärherd im Mittelohr bzw. Warzenfortsatz auf präformierten Bahnen in Betracht, die entweder normalanatomisch vorhanden sind, oder nach WITTMAACK unter gewissen pathologischen Einflüssen sich besonders ausgebildet haben.

KÖRNER hat schon auf die Möglichkeit hingewiesen, daß infektiöse Thromben aus kleineren, auf irgendeine Weise, meist durch Kontaktinfektion erkrankten Warzenfortsatzgefäßen sich in den Sinus hinein fortsetzen und so zu einer

Sinusthrombose Veranlassung geben. So kann sich z. B. eine Thrombose der V. mastoidea auf den Sinus transversus, eine der Vena auditiva interna oder der Wasserleitungsvenen auf den Sinus petrosus inferior und den Bulbus, eine Thrombose des Plexus caroticus auf den cavernosus, eine Thrombose irgendeiner Duravene auf benachbarte Sinusabschnitte ausbreiten. Diese Vorkommnisse sind sicher möglich und zum Teil durch Einzelbeobachtungen belegt (Kenzie, Lange, Beyer u. a.), aber anscheinend nicht sehr häufig.

Vielfach hat man als prädisponierten Überleitungsweg die anatomischen Durchtrittsstellen der Nerven und größeren Gefäße durch das Schläfenbein, sowie vorhandene Fissuren und Dehiszenzen herangezogen. Die praktische Bedeutung dieses Infektionsmodus ist aber nach unseren Erfahrungen gering. Auch Wittmaack hält es für sehr zweifelhaft, daß die Überleitung entzündlicher Prozesse auf regulär vorhandenen, normal-anatomischen Nerven- und Gefäßdurchtrittsstellen, sowie an Dehiszenzen und Fissuren häufiger vorkommt, weil die straffen fibrösen Scheiden einer Ausbreitung entzündlicher Prozesse an sich nicht günstig sind, und weil, wenn dieser Weg wirklich prädisponiert wäre, die Überleitung auf ihnen viel häufiger beobachtet werden müßte, als es tatsächlich geschieht. Die im Anschluß an frühere Mittelohreiterungen entstandenen Knochenlücken sind dagegen nach ihrer Ätiologie und ihrem Charakter für die Art der an ihnen sich abspielenden Überleitungen wohl etwas anders zu bewerten.

Nach Wittmaack spielen nun für die Überleitung entzündlicher Prozesse vom Mittelohr auf das Endokranium hauptsächlich bestimmte, unter gewissen Bedingungen vorhandene Gefäßverbindungen zwischen Mittelohrschleimhaut und Duraperiost eine große Rolle.

Gewöhnlich sind nämlich nach diesem Autor in einem gewissen Entwicklungsstadium des Schläfenbeins immer besondere Gefäßkommunikationen zwischen der Weichteilauskleidung des Mittelohrs und dem Duraperiost vorhanden, die aber normalerweise bald obliterieren, nur unter bestimmten Umständen bei hyperplastischem Schleimhautcharakter und pathologischer Pneumatisation bestehen bleiben und dann geeignete Überleitungswege für entzündliche Mittelohrprozesse auf das Endokranium darstellen. Und zwar persistieren solche Verbindungen hauptsächlich an drei Stellen, an der Grenze zwischen Tegmen tympani und antri, an der hinteren Pyramidenfläche und am Paukenboden. Breitet sich der entzündliche Mittelohrprozeß auf einem der beiden letztgenannten Wege aus, so kann er entweder den Bulbus oder entlang der die Wand des Sinus sigmoideus bildenden Duraduplikatur diesen erreichen.

Die Bedeutung dieses von Wittmaack als Gefäßbahninfektion bezeichneten Infektionsmodus beruht weniger auf seiner *Häufigkeit,* die wohl nicht sehr groß ist — Fieandt fand z. B. unter seinen Thrombosenfällen nur in etwa 4% dafür die Vorbedingungen — als vielmehr darauf, daß er *eine Erklärung für das oft sehr rasche Fortschreiten der Infektion zum Sinus in Fällen mit geringem Warzenfortsatzbefund insbesondere beim Fehlen einer sichtbaren Knochenerkrankung gibt.*

Außer der Ausbreitung der Infektion auf, sei es normal oder pathologisch, präformierten Bahnen — wobei bei längerer Dauer gleichfalls Knocheneinschmelzungen im Bereich des Überleitungsweges sekundär auftreten können — kommt auch ein *Weiterschreiten des Prozesses auf kleinsten Knochengefäßchen vor.*

Dieser Vorgang findet sich auch bei den der Kontaktinfektion zugrunde gelegten Knochenveränderungen, ja geht hier so häufig mit diesen Hand in Hand, daß er gewissermaßen als integrierender Bestandteil dieser Vorgänge anzusprechen ist. Die entzündliche Infiltration der Knochengefäßchen kann mit oder ohne Einschmelzung am Knochen einhergehen oder dieser voraneilen. Mitunter kann so von dem ursprünglichen entfernt ein neuer Einschmelzungsherd entstehen. Das selbstständige Hervortreten eines im Sinne Körners als Osteophlebitis zu bezeichnenden Vorganges derart, daß er die Grundlage für das Auftreten einer bestimmten Verlaufsform der otogenen Allgemeininfektion, der sog. *Osteophlebitispyämie* darstellen würde, wird jedoch bisher mehr theoretisch angenommen, als daß es anatomisch bewiesen ist.

Der Ausbreitung des entzündlichen Mittelohrprozesses zum Sinus auf dem Wege von Lymphbahnen kommt entgegen der Meinung Schmurlos nach neuerer Ansicht keine besondere Bedeutung zu. Erwähnt sei in diesem Zusammenhang eine allerdings nur selten beobachtete Möglichkeit der Entstehung thrombophlebitischer Prozesse dadurch, daß der Jugularis anliegende Drüsen infolge einer Ohreiterung (RUTTIN) oder einer Angina (BOUVIER) infiziert werden und so eine Thrombophlebitis der Vene und weiterhin des Sinus verursachen.

Während der bisher behandelte Überleitungs- und Infektionsmodus dadurch charakterisiert ist, daß entzündliche Prozesse vom Mittelohr auf irgendeine Weise, in der Hauptsache durch eine meist schon klinisch erkennbare Kontaktinfektion, seltener durch eine Gefäßbahninfektion bis an einen Sinus heranreichen und dort ihre Wirkung entfalten — wobei es in der Regel zu Thrombophlebitis und unter Umständen auch zur direkten Invasion der Erreger durch die geschädigte Wand ohne Thrombenbildung kommen kann — gibt es Fälle von otogener Allgemeininfektion, *bei denen irgendwelche Veränderungen an einem der in Betracht kommenden Blutleiter vollkommen vermißt werden und bei denen auch jede bis zum Sinus führende Wegleitung vollkommen fehlt.* Solche Beobachtungen haben von jeher zu Auseinandersetzungen darüber, ob es eine otogene Allgemeininfektion ohne Vermittlung einer Sinusthrombose gibt, Veranlassung gegeben. Ohne hier auf die noch später zu erörternde Abhängigkeit der Entstehung otogener Allgemeininfektionen von Veränderungen am Sinus näher einzugehen, sei nur betont, daß in einer Reihe hierher gehöriger Fälle bei genauer anatomischer Untersuchung jede Veränderung am Hirnblutleitersystem vermißt wurde (STANNCLEANU und BAUP, EULENSTEIN, BRIEGER, UFFENORDE, SCHWABACH u. a.).

Es ist begreiflich, daß man diesen mehr durch negative als durch positive Befunde gekennzeichneten Fällen den üblichen Infektionsmodus wie sonst zu supponieren strebte — um so mehr, als man in derartigen Beobachtungen doch gelegentlich wandständige Thromben oder isolierte Bulbusthrombosen nachweisen konnte — und daß man schließlich das Fehlen erkennbarer Veränderungen am Sinus überhaupt generell mit der Schwierigkeit eines solchen Nachweises zu erklären suchte. Andere, weniger schematisch veranlagte Autoren haben dagegen hier immer einen anderen Entstehungsmodus der otogenen Allgemeininfektion im Auge gehabt. und zwar hat, wenn man von der Osteophlebitishypothese KÖRNERS, deren Wirksamkeit in der Hauptsache gleichfalls am Sinus einsetzt, absieht, besonders BRIEGER ausdrücklich darauf hingewiesen, daß in solchen Fällen die Erreger wohl direkt von der entzündlich veränderten Schleimhautauskleidung der Pauke und von Entzündungsherden im Warzenfortsatz oder, wie er sich ausdrückt, von tympanalen und mastoidealen Herden aus ins Blut gelangen werden. Diese Annahme wird durch klinische und anatomische Befunde gestützt. Wenn auch, wie wir aus mannigfachen Erfahrungen wissen, der klinische Befund eines intakten Sulcus und eines intakten bei Punktion oder Incision bluthaltigen Sinus nie einen sicheren Beweis gegen das Vorhandensein thrombophlebitischer Prozesse an der explorierten und noch viel weniger an einer anderen Stelle des Blutleiters bilden kann, so geben doch immerhin Fälle von otogener Allgemeininfektion, in denen klinisch jede Veränderung am Sinus fehlt, zu denken; namentlich wenn man sich an die Feststellungen verschiedener Autoren z. B. KOBRAKS erinnert, daß in Fällen, in denen die primäre Erkrankung des Mittelohres und die Erscheinungen der Allgemeininfektion direkt ineinander übergehen, nicht so selten die Erreger des Ohrprozesses in der Blutbahn nachzuweisen sind und daß solche evtl. selbst mit Metastasenbildung einhergehende Erkrankungen ohne jeden Eingriff am Sinus, mitunter sogar am Warzenfortsatz zur Heilung kommen können. Hält man solche Beobachtungen auch unter Berücksichtigung der Tatsache, daß Sinusthrombosen insbesondere bestimmte Formen, wie *ich* experimentell und am Menschen nachweisen konnte, spontan auszuheilen vermögen, mit den oben erwähnten negativen Sektionsbefunden am Hirnblutleitersystem bei otogener Allgemeininfektion zusammen, so liegt der Gedanke an die Möglichkeit einer direkten Bakterieninvasion vom Primärherde in die Blutbahn doch sehr nahe. Es ist eigentlich nicht recht ersichtlich, warum diese Auffassung in der Otologie so großen Widerstand gefunden hat, da doch derartige Vorgänge in anderen Gebieten der Medizin auf Grund entsprechender Erfahrungen als bewiesen angenommen werden, und überdies WEIGERT schon vor langem den experimentellen Beweis erbracht hat, daß Bakterien durch die Venenwand ins Blut gelangen können.

Als anatomische Unterlagen für die Annahme, daß von tympanalen und mastoidealen Herden ohne Vermittlung einer Sinuserkrankung Erreger ins Blut gelangen können, kann man Befunde von MANASSE und WITTMAACK bei

Mittelohreiterungen heranziehen. MANASSE hat das Vorkommen von Thromben in den Gefäßen der Schleimhaut bei Mittelohreiterungen einwandfrei nachgewiesen, ein Vorgang, den *ich* bei schweren experimentellen Streptokokken-medien gleichfalls öfter feststellen konnte und WITTMAACK, der in Fällen von otogener Allgemeininfektion starke entzündliche Infiltrationen um präformierte, mit der Zellauskleidung in innigem Zusammenhang stehende, zum Sinus führende Gefäße beobachtet hat, hält es bei der Erörterung dieser Befunde für durchaus plausibel, daß der meist bis zum Sinus zu verfolgende Entzündungsprozeß durchaus nicht immer erst hier seine Wirkung zu entfalten braucht, sondern daß schon in der Peripherie des weitverzweigten und dünnwandigen Gefäß-plexus im subepithelialen Schleimhautpolster und innerhalb der von diesem ausgefüllten Knochenräume (WITTMAACK) Erreger direkt in die Blutbahn gelangen und in ihr verschleppt die Zeichen einer Allgemeininfektion bedingen können. Mag auch, wie FIEANDT neuerdings betont, in kleinen venösen Gefäßen wegen ihrer geringen Rohrweite bei thrombophlebitischen Prozessen eine besondere Tendenz zur Organisation bestehen, so berechtigt doch diese Neigung bei der Vielgestaltigkeit des Infektionsvorganges noch nicht dazu, die Verschleppung infektiösen Materials auf diesem Wege völlig abzulehnen.

Das Zustandekommen otogener Sinusthrombosen auf traumatisch-operativer Basis.

Bei der Erörterung des Zustandekommens einer Sinusthrombose und Allgemeininfektion im Anschluß an entzündliche Mittelohrprozesse im vorigen Kapitel, handelte es sich in erster Linie um eine Darstellung der Umstände und Vorgänge, die einem Übergreifen der Infektion vom primär befallenen Mittelohr auf die Blutbahn im allgemeinen und den Sinus im besonderen zugrunde gelegt werden können, um die Erkennung der dabei hauptsächlich beschrittenen Über-leitungswege, sowie um die Erörterung der Beziehungen von Art und Charakter der ursächlichen Mittelohreiterungen zu der anschließenden Komplikation. Bei der Besprechung der Entstehung von Sinusthrombosen auf traumatischer Basis steht im Vordergrund des Interesses, ob und unter welchen Umständen mit dem Eintritt einer solchen Möglichkeit zu rechnen ist.

Das Auftreten und die Entwicklung einer operativ traumatischen Sinus-thrombose — und nur diese soll hier erörtert werden — sei es im Anschluß an eine beabsichtigte oder unbeabsichtigte Eröffnung eines Blutleiters (Punktion, Incision, Verletzung), ist natürlich in erster Linie an die Anwesenheit oder den Zutritt virulenten Infektionsmaterials, das meist aus der Wunde, seltener von außen her stammt, und an das Vorhandensein von Bedingungen gebunden, die ein genügendes Einwirken des Infektionsstoffes auf den Sinus und seinem Inhalt ermöglichen.

Dies ergibt sich sowohl aus unseren allgemeinen Vorstellungen über das Zustande-kommen solcher Prozesse, als auch aus unseren speziellen experimentellen Erfahrungen. Nach diesen heilen nämlich aseptisch vorgenommene Verletzungen des Sinus, namentlich solche von nicht zu großer Ausdehnung und mit glatten Wundrändern z. B. Incisionen durchaus anstandslos unter Bildung eines geringen wandständigen Niederschlages an der verletzten Stelle. Dabei bezieht sich der Begriff der Asepsis jedoch nicht nur auf die Behinderung des Zutrittes infektiösen Materials zur Incisionsstelle am Sinus von außen, von der Wunde, sondern auch von innen, vom Blut her; *denn bei bestehender Bakteriämie pflegen aseptische Eingriffe am Sinus (wenigstens im Experiment) fast durchwegs zur Bildung infektiöser Gerinnsel an der verletzten Stelle zu führen, eine Tatsache, die auch klinisch manche Analogie hat und die für die Bedeutung explorativer Maßnahmen am Sinus bei bestehender Bakteriämie und für die Bewertung nachträglich an der Eingriffsstelle erhobener lokaler Befunde praktisch sehr wichtig ist.* Anderseits ist zur glatten Heilung einer Sinusverletzung absolute Keimfreiheit durchaus nicht notwendig, da der Organismus mit einer gewissen Menge nicht zu virulenter Bakterien allein ganz gut fertig wird.

Für die Beurteilung des Zustandekommens einer traumatisch-infektiösen Sinusthrombose spielt nun, abgesehen von der in erster Linie notwendigen, aber im Einzelfall natürlich oft schwer zu beurteilenden Anwesenheit virulenter Erreger praktisch die Entstehungsart der Verletzung, ihre Größe und Beschaffenheit — Faktoren, zwischen denen mancherlei Beziehungen bestehen und die eben auch einen gewissen objektiven Schluß auf die Entwicklung anschließender entzündlicher Vorgänge gestatten — eine nicht zu unterschätzende Rolle. Und zwar deshalb, weil Beschaffenheit und Ausdehnung der Verletzung sowie die daraus sich ergebenden, zur Blutstillung nötigen Maßnahmen einen entsprechenden Einfluß auf Gestaltung und Ausdehnung des entstehenden thrombotischen Abschlusses ausüben und weil die Art und Weise, wie die Läsion erfolgte, wichtige Bedingungen für das Zustandekommen einer Infektion in sich schließt. Von diesen Gesichtspunkten aus betrachtet ist es verständlich, daß in der Regel *beabsichtigte, aus explorativen Gründen vorgenommene Eröffnungen des Sinus wie Punktion, Incision usw. für gewöhnlich keine Thrombose zur Folge haben, während die Gefahr bei der unbeabsichtigten Sinuseröffnung, der eigentlichen Sinusverletzung, viel größer ist.* Denn die Verletzung erfolgt entsprechend den Umständen, unter denen gewöhnlich eine Warzenfortsatzoperation vorgenommen wird, doch meist innerhalb infizierten Terrains. Die Verletzung der Sinuswand selbst weist infolge größerer Ausdehnung, unregelmäßiger und lappiger Risse, eingespießter Knochenstückchen usw. oft ungünstige chirurgische Verhältnisse auf und schließlich muß mitunter von einer günstigen Gestaltung des Verletzungsterrains infolge starker Blutung, die ihrerseits wieder eine entsprechend feste, die Thrombenbildung begünstigende Tamponade erfordert, abgesehen werden. *Verletzungen durch Knochensplitter, mit dem scharfen Löffel scheinen besonders häufig unangenehme Folgen nach sich zu ziehen,* namentlich wenn die Läsion im ungeklärten Terrain erfolgt.

Hier ist nun noch die Frage zu erörtern, ob unter Umständen auch die *Freilegung eines gesunden Sinus allein* schon eine Thrombose zur Folge haben kann. Sicherlich ist dies im allgemeinen nicht der Fall; andererseits besteht aber immerhin die Möglichkeit, daß auf diese Weise eine Thrombenbildung veranlaßt wird.

Für die Beurteilung eines derartigen Zusammenhanges müssen natürlich Fälle ausscheiden, bei denen schon Zeichen einer Allgemeininfektion bestanden, oder wegen der kurzen klinischen Beobachtungsdauer vor der Operation entgehen konnten oder bei denen die Thrombenbildung nicht an der freigelegten Stelle des Sinus erfolgte. Es liegen aber verschiedene Beobachtungen vor (Grunert, Zeroni, Hansberg, Bondy), in denen die von Bondy für die Verwertung solcher Fälle geforderten Postulate: kein Zeichen einer vorher bestandenen Sinusthrombose bei genügend langer Beobachtung, Freilegung eines vollkommen normal aussehenden Sinus, Auftreten von pyämischen Temperaturen nach einem entsprechenden Intervall und Bildung der Thrombose genau an der freigelegten Stelle, voll erfüllt waren. Es hieße die Tatsachen auf den Kopf stellen, wenn man z. B. wie in einem Falle unserer eigenen Beobachtungen, der wegen chronischer Mittelohreiterung in wochenlanger klinischer Beobachtung stand, und bei dem sich nach der Radikaloperation, bei welcher der ganz gesund aussehende Sinus unabsichtlich freigelegt wurde, unter plötzlichem Temperaturanstieg eine Thrombose an der freigelegten Stelle entwickelte, annehmen wollte, daß die Thrombose mit der Sinusfreilegung in keinem Zusammenhang steht, ja schon vor der Operations vorhanden war. Zwischen der

Sinusfreilegung und der Entwicklung einer Thrombose kann mitunter ein relativ langer Zeitraum liegen.

Die Auffassung Leuterts, daß die normale Sinuswand gegenüber Infektionen von außen her sehr resistent ist, wurde nie bestritten. Die Schlußfolgerung aber, daß daher eine nach einer Sinusfreilegung eintretende Sinusphlebitis von der Freilegung immer unabhängig, durch andere Faktoren bedingt sei, trifft sicherlich nicht zu, da eben schon relativ geringfügige, in operativen Fällen mit Sinusfreilegung in der Regel gegebene Nebenumstände diese Resistenz unschwer zu überwinden vermögen. Für die Möglichkeit, daß ein freigelegter Sinusabschnitt durch dauernden Kontakt mit infektiösem Material — das nach Untersuchungen von Ninger aus der Denkerschen Klinik auch im eröffneten Warzenfortsatz noch längere Zeit nachzuweisen ist — erkrankt, besitzen wir manche, auch experimentell gestützte Belege (Haymann). Dazu kommen mitunter Umstände, die besonders günstige Bedingungen für die Entwicklung solcher Vorgänge bilden wie z. B. das Anliegen eines Lappens bei Radikaloperation usw. Das Bedecken der freigelegten Sinusfläche mit Gaze ist, wie Bondy mit Recht ausführt, nur solange als Schutz anzusehen, als die Gaze sicher steril bleibt. Ferner läßt sich die Möglichkeit einer gewissen Druckwirkung nicht immer mit absoluter Sicherheit ausschließen, so sehr man auch darauf achten mag, Gazestreifen nur ganz locker in die Wundhöhle einzulegen.

Vielleicht spielt auch die Anwesenheit kleinster Knochensplitterchen, die beim Meißeln am Knochen in der Schnittlinie des Meißels immer entstehen, eine Rolle. Jedenfalls kann man, wenn man bei Ohroperationen freigelegte Abschnitte der Dura oder des Sinus untersucht, nicht selten mikroskopisch kleine Knochensplitterchen, die von entzündlichen Infiltraten und auch von Bakterien umgeben sind, an und in den äußeren Duralamellen nachweisen (Haymann).

Die Vorgänge am Sinus bei der Entstehung von Thrombose und Allgemeininfektion. — Ausbreitung und Ablauf der Sinusthrombose.

Untersuchungen über die pathologisch-anatomischen Veränderungen an den die otogene Allgemeininfektion hauptsächlich vermittelnden Hirnblutleitern sind zwar reichlich veröffentlicht worden, doch betreffen sie vorwiegend Einzelbeobachtungen und, soweit sie in die neuere Zeit fallen, meist operierte, d. h. durch die Therapie bereits beeinflußte Fälle. Über die Technik der Untersuchung bei der Obduktion des Hirnblutleitersystems hat Miodowski empfehlenswerte Richtlinien gegeben. Neuerdings hat Esch für die histologische Bearbeitung empfohlen, nicht nur die Blutleiter allein, sondern womöglich im Zusammenhange mit dem dazu gehörigen Schläfenbein zu untersuchen. Selbst ein großes und vielseitiges anatomisches Material lehrt nun im wesentlichen Endstadien oder wenigstens vorgerückte Etappen, kaum aber Anfangsformen und verschiedene Entwicklungsstadien des Krankheitsprozesses kennen. Es ist deshalb verständlich, daß man versucht hat, hier das Tierexperiment zur Klärung mancher Frage heranzuziehen und so in Stadien des Prozesses, die beim Menschen kaum, wenn nicht durch Zufall, zur Untersuchung kommen, einen Einblick zu erhalten. Solche Untersuchungen liegen vor von: Stenger, Streit, Caldera und Fienzi und insbesondere von Haymann. Die Differenzen, die zwischen der Betrachtung am Menschen und dem Tierversuch nun einmal unüberbrückbar offen bleiben, sind dabei nicht so groß, daß die Übertragung der experimentellen Resultate nicht mit großer Sicherheit möglich wäre, was auch in der weitgehenden Übereinstimmung der histologischen Bilder bei experimenteller und menschlicher Sinusthrombose zum Ausdruck kommt. Im folgenden wird mehrfach auf diese Befunde zurückgegriffen werden müssen, da durch sie manche fühlbare Lücke in unseren Kenntnissen über die Vorgänge am Sinus geschlossen wurde.

Unter welchen Umständen eine perisinuöse Eiterung oder Entzündung — das häufigste Bindeglied bei der Entstehung einer otogenen Thrombose — zu einer Erkrankung des Sinus und seines Inhaltes führt, darüber haben wir noch kein abschließendes Urteil. Wir wissen nur soviel, daß bei einem perisinuösen Absceß, der virulente Bakterien enthält, die Bedingungen zu einer Sinusthrombose wohl immer gegeben sind. Es war nun naheliegend, für die Entstehung einer Sinuskomplikation die *Art* und *Virulenz* der Erreger verantwortlich zu machen, und zwar hat man hier ebenso wie für den schweren Verlauf einer Media und für die Neigung zur Entstehung anderer endokranieller Komplikationen vielfach die Art der Bakterien in den Vordergrund gerückt. Ja man hat den Streptokokken geradezu eine Disposition zur Erzeugung dieser Erkrankung zugeschrieben. Nach Untersuchungen von Lubarsch spielen aber bei der Entstehung von Thrombophlebitiden an Venen (worüber eine umfangreiche Literatur existiert) auch andere Bakterien eine sehr wichtige Rolle und uns ergaben sich im Experiment bei der Verwendung virulenter Staphylokokken am Sinus so gleichwertige Resultate, daß jedenfalls von einer gewissermaßen „spezifischen" Wirkung gerade der Streptokokken wohl kaum die Rede sein kann. In Übereinstimmung klinischer und experimenteller Erfahrungen darf man deshalb wohl sagen, daß die *Streptokokken*, die nach unserer Zusammenstellung in mehr als der Hälfte aller Fälle gefunden wurden, — wobei allerdings die Tatsache, daß sie auch die häufigsten Erreger der ursächlichen Mittelohreiterungen sind, nicht unberücksichtigt gelassen werden darf — *für die Entstehung otogener Sinusthrombosen und Allgemeininfektionen eine wesentliche Rolle spielen*, daß aber *neben der Art* besonders auch die *Virulenz* der Erreger in Frage kommt. Damit soll nicht bestritten werden, daß unter Umständen der Ablauf einer Sinusthrombose durch bestimmte Bakterienarten charakteristisch beeinflußt wird. Gerade Eigentümlichkeiten im Verlauf von an chronische Mittelohreiterungen sich anschließenden Thrombophlebitiden legten schon immer die Vermutung nahe, daß es sich hier um die Wirkung von Anaerobier handle. Solche und ähnliche Erfahrungen sind es wohl auch, die manche Autoren zu der häufig aber durchaus nicht immer zutreffenden Äußerung veranlaßten, daß durch pyogene Erreger bedingte Thromben sich bald organisieren, während solche durch anaerobe Bakterien verursachte sich durch nekrotisierende Entzündungen und freie Eiterungen (eitrigen Zerfall) auszeichnen. Exakte, namentlich experimentelle Untersuchungen darüber fehlen jedenfalls bisher.

Die Vorstellung über den Einfluß anderer Faktoren, die beim Übergreifen der Infektion auf den Sinus wirksam sind, beruht vorwiegend auf Hypothesen und rein klinischen Überlegungen. Erst experimentell festgestellte Tatsachen (Haymann) haben hier gewisse Fingerzeige gegeben. Es zeigte sich nämlich, daß die Auftragung auch von großen Mengen hochvirulenten Materials durch bloßes Aufpinseln und Einreiben allein, also die einmalige Zufuhr von Infektionserregern zum Sinus keine Veränderungen seines Inhalts zur Folge hatte. Auch eine vorausgehende oberflächliche Läsion der Sinusaußenfläche war für den positiven Ausfall des Versuches belanglos. Wurde aber ein infizierter Tampon, auch ohne jeden Druck, auf die Sinusaußenwand gelegt, so resultierte regelmäßig eine Thrombose. Es scheint also nach unseren experimentellen Erfahrungen, mit denen sich unsere klinischen durchaus decken, *für die Entstehung einer Sinusthrombose gewöhnlich ein längerdauernder Kontakt zwischen Sinusaußenwand und infektiösem Material, der immer neue Nachschübe von Erregern gestattet, das Wesentliche zu sein.*

In der otologischen Literatur findet man vielfach die Ansicht vertreten, daß namentlich *einem Faktor* für die Entstehung einer Sinusthrombose ein hauptsächlicher Einfluß gebührt, nämlich der *Druckwirkung* auf den Sinus. Die Einschätzung dieses Momentes, das im Sinne der von Grunert einst geforderten Scheidung zwischen (geschlossenem) extraduralen Absceß und (offener) extraduraler Eiterung große Beachtung gefunden hat, stößt bei rein klinischer Betrachtung auf große Schwierigkeiten. Jedenfalls *gelang es mir im Experiment nie, durch Druck allein eine Thrombose zu erzeugen.* Kam jedoch zum Druck noch ein anderer Faktor, die Infektion hinzu, so entstand eine Thrombose. Demnach kommt dem Druck für die Entstehung von Sinusthrombosen wohl ein gewisser Einfluß zu, aber nur insofern, als er neben anderen Einflüssen ein für die Thrombenbildung *disponierendes Moment* darstellt. Auf der Überschätzung der Druckwirkung beruht auch die Abtrennung bestimmter Verlaufsformen der otogenen Sinusthrombose, die man vielfach unter dem Begriff der Kompressionsthrombose zusammenfaßte.

Eigentümliche Bilder bei der otogenen Sinusthrombose, wie verengtes Sinuslumen bei stark verdickter, der anscheinend intakten inneren Sinusfläche genäherter Außenwand mit Verklebungen zentral und peripher von dem blutleeren Bezirk usw., Bilder, für die HᶠINE zuerst den Begriff der Kompressionsthrombose prägte, legten nämlich den Gedanken an eine ausschlaggebende oder ausschließliche Druckwirkung sehr nahe. Eine solche ausschließliche Druckwirkung nimmt neuerdings auch E. URBANTSCHITSCH an, der deshalb die Bezeichnung „Kompressionsthrombose" verwirft, da hier nur die Kompression, nicht aber eine Thrombose in Betracht käme. PASSOW hat, näher auf derartige Fälle eingehend, den hierbei wirksamen Mechanismus dahin zu präzisieren versucht, daß er eine zeitliche Aufeinanderfolge von reiner, bis zur Aufhebung des Lumens führender Kompression ohne Infektion und von einer später nur an den Enden des komprimierten Bezirkes einsetzenden, hier zu Thrombenbildung führenden Infektionswirkung annahm. Für diese Annahmen PASSOWS fehlen aber, wie *ich* nachgewiesen zu haben glaube, bisher genügende Unterlagen und manche Voraussetzungen. Jedenfalls gelang es experimentell nie, durch Druck allein eine Thrombose zu erzeugen, ebensowenig wie es im Experiment, wo ganz andere Druckwirkungen zu Gebote stehen, wie sie z. B. ein extraduraler Absceß auszulösen vermag, nie oder nur unter ganz bestimmten, in der menschlichen Pathologie, wenn überhaupt, so nur höchst selten gegebenen Voraussetzungen möglich war, durch Druck eine völlige dauernde Blutleere im Sinus herzustellen. Operativ gewonnene, scheinbar gegen diese Anschauung sprechende Befunde lassen meist schon bei klinischer Überlegung verschiedene Erklärungen zu, so z. B. die Möglichkeit, daß ein in der Nähe einer thrombosierten oder verengten Stelle befindlicher Sinusabschnitt durch Absaugen des Blutes von der Zirkulation ausgeschlossen wird und nachträglich seine entzündlich veränderten Wände stellenweise verkleben. Dazu kommt ferner das Resultat anatomischer Untersuchungen in solchen Fällen, in denen man eine reine Druckwirkung auf den Sinus klinisch anzunehmen geneigt war und die meist die Anwesenheit entzündlicher Wandverdickung und thrombotischer Anlagerungen ergeben hat.

Ohne auf weitere Details näher einzugehen, glaube *ich* die Ansicht vertreten zu können, daß jedenfalls von einer *Sonderstellung* der sog. *Kompressionsthrombosen*, die sich meist viel einfacher erklären lassen, *weder in ätiologischer noch in prognostischer Hinsicht* die Rede sein kann, ein Standpunkt, der auch von HEINE vertreten wird. Auch bei der Entstehung dieser Thrombosenformen wirken eben in der Regel Druck und Infektion zusammen.

Besonders wichtig für die Bewertung der bei der otogenen Allgemeininfektion auftretenden Sinusveränderungen ist in erster Linie die schon oben zum Teil angeschnittene Frage, *ob die Bakterieninvasion prinzipiell an eine vermittelnde Thrombose gebunden ist.* Es ist nie geleugnet worden, daß die Sinusthrombose am häufigsten die otogene Allgemeininfektion vermittelt, nur dagegen, daß sie den alleinigen Weg darstellt, haben manche Autoren, vor allem BRIEGER, berechtigten Einspruch erhoben.

Die Vorstellung von dieser ausschließlichen Vermittlerrolle der Sinusthrombose geht auf LEUTERT zurück, der in Fällen von sog. Pyämie ohne Sinusthrombose, deren Annahme sich früher oft mehr auf allgemeine Eindrücke wie auf exakte Untersuchungen gründete, kleine wandständige Thromben nachweisen konnte. Die Rolle solcher Thromben als Vermittler der otogenen Allgemeininfektion verdient sicherlich alle Beachtung und die Feststellungen LEUTERTS bedeuten tatsächlich einen großen Fortschritt. Sie sind aber keineswegs so umfassend und in ihrer Deutung so einwandfrei, um zu der von vielen Autoren nachher vertretenen Annahme und absoluten Verallgemeinerung zu berechtigen: Otogene Allgemeininfektionen ohne Sinusthrombose kommen überhaupt nicht vor. Selbst der Nachweis eines wandständigen Gerinnsels beweist noch lange nicht seinen Zusammenhang mit einer bestehenden Allgemeininfektion; vielmehr muß analog der Forderung, nur aus histologisch intakten Sinuswänden das Fehlen wandständiger Thromben zu erschließen, erst aus der anatomischen Beschaffenheit des wandständigen Gerinnsels der Beweis erbracht werden, daß es tatsächlich imstande war, die otogene Allgemeininfektion nicht nur zu vermitteln, sondern auch zu unterhalten. Die Berechtigung und Wichtigkeit dieser Forderung gerade bei otogener Allgemeininfektion erhellt besonders aus Beobachtungen solcher Erkrankungen, die sich durch besondere Malignität sowohl allgemein als hinsichtlich der bis kurz vor dem Exitus erkennbaren Metastasenaussaat auszeichneten und bei denen dann die Obduktion an der Stelle der Sinusincision einen organisierten wandständigen Thrombus ergab.

Gerade wandständigen, an der Stelle eines Eingriffes am Sinus befindlichen Thromben gegenüber muß man sich sehr kritisch verhalten, ebenso wie den bei Meningitis und Kleinhirnabscessen an der dem mastoidealen Krankheitsherd abgewandten Sinusfläche lokalisierten, natürlich nach Ausschluß tiefliegender Überleitungswege, wodurch — wie eine eigene Beobachtung zeigt — gelegentlich einmal an der medialen Sinuswand bzw. im Sinuswinkel ein wandständiger Thrombus zustande kommen kann. Die Forderung Leuterts, daß, will man von einer Pyämie ohne Sinusthrombose sprechen, sämtliche Hirnblutleiter nicht nur makroskopisch, sondern auch mikroskopisch frei von Thromben gefunden werden müssen, ist im Prinzip gewiß berechtigt. Aber es scheint doch etwas gekünstelt, wenn man Fällen, in denen bei einer genauen, gerade die hier interessierenden Zusammenhänge besonders beachtenden Obduktion nirgends die geringsten Veränderungen an der Intima der Blutleiter gefunden werden, jeden beweisenden Wert absprechen will. Es ist zum mindesten sehr unwahrscheinlich, daß bei einer exakten, von kundiger Seite, wenn auch nur makroskopisch durchgeführten Inspektion des gesamten in Betracht kommenden Blutleitersystems Wandveränderungen, die für die Entstehung und Unterhaltung einer Allgemeininfektion irgendwie eine nennenswerte Rolle spielen, konstant und dauernd übersehen oder nicht erkannt werden sollten. Doppelt unwahrscheinlich, wenn diesen Veränderungen vielfach Vorgänge zugrunde gelegt werden, die auf einer, meines Erachtens nach recht problematischen restlosen Reinspülung des erkrankten Sinusabschnittes durch den Blutstrom beruhen sollen.

In der Tat sind auch otogene Pyämien beobachtet worden, in denen eine genaue Untersuchung des Hirnbluleitersystems — wir selbst verfügen über eine derartige Beobachtung — ein durchaus negatives Resultat ergab (Fränkel, Stacke, Duckworth, Panse, Brieger, Kobrack, Uchermann, Krach u. a.) und es existieren mehrfache Hinweise exakter und zuverlässiger Forscher (Brieger u. a.) auf eigene Beobachtungen, in denen histologisch gleichfalls keine Veränderungen nachzuweisen waren.

Es ist klar, daß es bei der herrschenden Tendenz, alle otogenen Allgemeininfektionen unterschiedslos am Sinus anzugreifen, recht schwierig ist, einwandfreies menschliches Untersuchungsmaterial zur Lösung dieser Frage zu beschaffen. Diese Lücke ist aber durch den von *mir* experimentell einwandfrei erbrachten Nachweis ausgefüllt worden, *daß Bakterien die Sinuswand durchsetzen und ohne Vermittlung einer Thrombose direkt ins Blut gelangen können.* Auch Befunde von Caldera und Fienzi, in denen in Fällen experimenteller Infektion der Sinusaußenwand zwar eine pyämische, für eine Allgemeininfektion sprechende Temperaturkurve vorhanden war, Thrombenbildung aber vermißt wurde, sind wohl im gleichen Sinne zu verwerten. Allerdings findet man nach meinen Erfahrungen in solchen Fällen mitunter einen kleinen, nur mit starker Vergrößerung erkennbaren Niederschlag an der Invasionsstelle. Eine solche geringe

Auflagerung stellt aber nicht das Wesentliche des ganzen Prozesses dar, sondern ist eben der Ausdruck der Endothelschädigung am Ort der Bakterieneinwande-. rung. Dies ergibt sich ohne weiteres aus der Tatsache, daß auch daneben und unabhängig davon eine direkte Invasion der Erreger erfolgt. *Die direkte Invasion von Bakterien* in den im Sinus kreisenden Blutstrom ist also *wohl möglich und kommt sicher vor.* Es gibt *demnach otogene Pyämien ohne Sinusthrombose — oder vielleicht besser ausgedrückt — von Sinusthrombosen unabhängige Allgemeininfektionen.*

Diese am Sinus gewonnenen Feststellungen bilden einen weiteren Beweis für die oben erörterte, besonders von BRIEGER verfochtene Anschauung, daß sich solche Vorgänge auch am venösen Gefäßsystem der Mittelohrauskleidung, besonders der Paukenhöhlenschleimhaut, vollziehen können, eine Anschauung, die auch durch den schon erwähnten von WEIGERT vor Jahren erbrachten Nachweis direkter Bakterieninvasion in Venen gestützt wird und die für die Beurteilung mancher Verlaufsformen der otogenen Allgemeininfektion praktisch von großer Bedeutung erscheint.

Auf die vielfach gewandelten Ansichten über das Wesen der Gerinnungsvorgänge in der lebenden Blutbahn kann und soll hier nicht näher eingegangen werden. Schon lange hat man erkannt, daß die Bedingungen zur Entstehung von Thrombosen namentlich durch das Zusammenwirken von drei Faktoren, von *Stromverlangsamung, Wandschädigung* und *Blutalteration* gegeben sind. Welchem dieser Faktoren und welcher Art der dabei wirksamen Schädigungen aber der wesentlichste Einfluß zukommt, darüber scheint eine endgültige Klärung allerdings noch nicht erzielt zu sein.

Während LUBARSCH in einer kritischen Betrachtung dieser Vorgänge der Wanderkrankung nur einen geringen Einfluß zuschreibt, hat neuerdings DIETRICH darauf hingewiesen, daß — wenn man die Bedeutung der Gefäßwand nicht rein mechanisch auffaßt, sondern in ihrer Wechselwirkung und in ihrem organischen Zusammenhang zum Blut betrachtet — die Wandschädigung in umfassenderer Bedeutung als Faktor der Thrombenbildung zutage tritt und nicht den Strömungsverhältnissen des Blutes untergeordnet erscheint. Beim Einfluß der Blutbeschaffenheit spielen nach DIETRICH weniger Änderungen der Gerinnungsfähigkeit, der Blutzusammensetzung, als vielmehr chemische Einwirkungen eine Rolle, die sei es durch Agglutination, Lösung oder Zerstörung der körperlichen Elemente Ausfällungen im Blutplasma bewirken; Vorgänge, die aber nur unter bestimmten Umständen ausschlaggebend sind, im allgemeinen nur begünstigend wirken. Auch nach neueren Forschungen bleibt die grundlegende Dreizahl der zur Thrombenentstehung notwendigen Bedingungen zwar bestehen, aber die Lehre von der Thrombose wird durch die Anerkennung ihres gegenseitigen Verhältnisses und ihrer vielfältigen Beziehungen doch in ein etwas anderes Licht gebracht. Jedenfalls ist es, wie DIETRICH sagt, nicht angängig die Thrombose im Beginn wie im weiteren Fortschreiten als einen hauptsächlich rein mechanischen Vorgang aufzufassen, sondern sie ist als ein reaktiver Vorgang anzusehen, ausgelöst durch Störungen des Verhältnisses von Blut und Gefäßwand, sei es, daß die Schädigungen der Wand oder die Veränderungen des Blutes stärker hervortreten, oder daß beide zusammenwirken. Die Behinderung der Blutströmung tritt als begünstigendes und formgestaltendes Element hinzu.

Die praktisch wichtigste Rolle für die Thrombenbildung, insbesondere für größere, über den Entstehungsort, das Wurzelgebiet fortschreitende Thrombosen spielen nun infektiöse Einflüsse, die alle die genannten Faktoren mehr minder vereinigen, sei es, daß der infektiöse Prozeß im Quellgebiet der befallenen Gefäße oder in einer allgemein infektiöstoxischen Blutveränderung sich auswirkt.

Für unsere Betrachtungen hier kommt nun vor allem ein Modus der Pfropfbildung besonders in Betracht, nämlich *die von der Gefäßaußenwand her entstehende infektiöse Thrombose.* Sie entsteht in der Regel an der äußeren, mit dem Warzenfortsatz in innigster Beziehung stehenden Wand des Sinus, kann sich aber unter Umständen auch am Übergang zur medialen Wand oder an dieser entwickeln (Abb. 6). Es ist bei der Thrombenbildung sehr schwer festzustellen,

welchem der drei genannten Faktoren der wesentlichste Anteil zukommt, weil
meistens alle drei gegeben sind und zwischen ihnen eine gewisse Wechselwirkung
besteht. Die Erreger erzeugen entzündliche, chemisch und physikalisch sich
auswirkende Veränderungen der Gefäßwand. Sie beeinflussen durch Vermittlung
des Herzens und der Vasomotoren die Stromgeschwindigkeit und wirken toxisch
auf das Blut wie auch umgestaltend auf die gesamten Lebensvorgänge. Auf alle
diese komplizierten Vorgänge, deren Erforschung ein eigenes Kapitel der Pathologie darstellt, näher einzugehen, ist unmöglich und für unsere Zwecke auch
unnötig. Hier sollen nur von praktischen, in der Otologie besonders interessierenden Gesichtspunkten aus gröbere pathologisch-anatomische Veränderungen erörtert werden, wie sie sich namentlich aus unseren klinischen, anatomischen und experimentellen Erfahrungen ergeben haben.

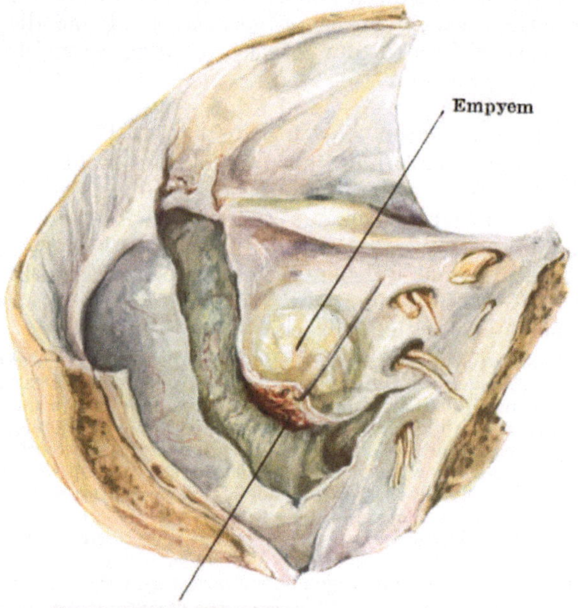

Abb. 6. Wandständiger Thrombus an der medialen Wand des Sinus sigmoideus (vorderer
Winkel) ausgehend von einem Empyem des Saccus endolymphaticus.

Auf die Bewertung lokaler Stromhindernisse, z. B. durch den Druck eines
extraduralen Abscesses, wurde schon hingewiesen. Wir haben gesehen, daß
Druck allein nie eine Thrombose erzeugt. Anders liegen die Verhältnisse, wenn
eine Infektion dazukommt. Und zwar braucht diese nicht an der gleichen Stelle
einzusetzen. Wurde im Experiment durch Einbringen von Erregern an irgendeiner Stelle, z. B. an der V. femoralis, eine Bakteriämie erzeugt, und dann am
Sinus sterile Eingriffe, z. B. Druck oder Incision vorgenommen, die für sich
allein nie von besonderen Folgen begleitet waren, so entstanden regelmäßig
am Ort des Eingriffes infektiöse Thrombosen.

Der Einfluß der *Blutalteration,* der Veränderung der Blutbeschaffenheit
ist sicher wichtig, aber tatsächlich, auch nur annähernd, schwer zu taxieren.
Erwähnen möchte ich hier nur, daß es sich nach unseren klinischen Erfahrungen
bei der otogenen Sinusthrombose sehr häufig um hämolytische Bakterien
handelt, sowie daß die Annahme einer besonderen Gerinnungsfähigkeit des

Blutes bei otogener Allgemeininfektion trotz der interessanten Untersuchungen von E. URBANTSCHITSCH bisher nicht sicher bewiesen ist.

In *meinen* Versuchen zeigte es sich nun, daß für die Thrombenbildung am Sinus gerade der Faktor, der vielfach weniger beachtet wurde, nämlich die *Wandveränderungen, und zwar die Veränderungen der Intima*, eine wichtige Rolle zu spielent scheint. Allerdings ist zu bedenken, daß die Wandveränderung auch der einzige Faktor ist, der sich histologisch objektiv einwandfrei nachweisen läßt und daß sich, bevor histologisch stärkere Veränderungen nachweisbar sind, schon viele für das organische Verhältnis zwischen Blut- und Gefäßbahn wichtige Vorgänge abgespielt haben können. Nicht selten

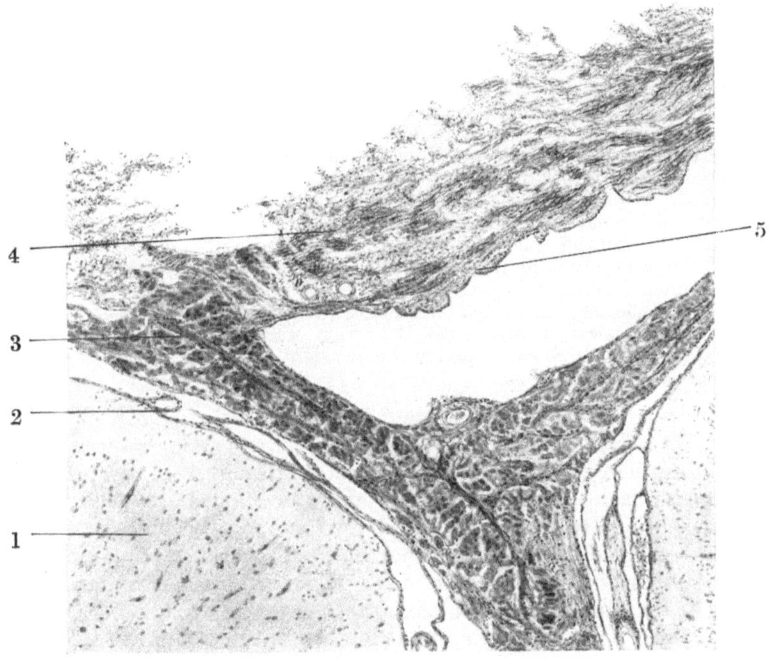

Abb. 7. Experimentelle Sinusthrombose. Starke Veränderungen der äußeren Sinuswand, Endothel aber erhalten. Keine Thrombose.
1 Hirn. 2 Pia arachnoidea. 3 Sinuswand. 4 Infiltrierte, außen eitrig belegte Sinusaußenwand. 5 Warzige, mit Endothel überkleidete Erhebungen an der Intima.

findet man nun hochgradige Wandveränderungen ohne die geringste Spur von Gerinnselbildungen. Die Wand kann viele Bakterien enthalten und so hochgradig entzündlich verdickt sein, daß sie warzenförmig ins Lumen vorragt, sie kann bis auf einen dünnen Saum zerstört sein, und doch braucht keine Thrombose vorhanden zu sein (Abb. 7). Nach der Betonung der Wichtigkeit des ungestörten Verhältnisses zwischen Wand und Blut müßte man eigentlich erwarten, daß ein Prozeß, der zu so starken Wandveränderungen führt, auch auf das Blut einwirken würde. Allerdings sieht man in allen diesen Fällen immer einen guterhaltenen Endothelsaum. Wo dieser aber im geringsten defekt ist, hat sich auch ein kleiner, oft nur minimaler Niederschlag gebildet. Nach meinen Versuchen scheint demnach *für die Entstehung der Sinusthrombose die Läsion des Endothels eine wichtige Rolle zu spielen*, eine Ansicht, die auch durch experimentelle Untersuchungen von Streit bestätigt worden ist. Dieses Verhalten der Sinuswand trifft nun allerdings nur für die gewöhnliche, primär parietale Entstehungsart der Sinusthrombose zu. In den seltenen Fällen, in denen wir uns die Thromben nicht durch das Wachstum eines parietalen Gerinnsels, sondern „in toto" entstanden denken, fehlen stärkere Wandveränderungen meist so gut wie vollkommen. Wo solche nachweisbar wären, könnten sie auch sekundär durch im Thrombus sich abspielende Vorgänge bedingt worden sein. Wandveränderungen können ja auch dort fehlen und erst sekundär entstehen, wo ein schon bestehender Thrombus durch Apposition neuer Gerinnungsmassen in einem intakten Sinusrohr sich weiter ausbreitet.

In der otologischen Literatur lassen sich nun die Vorstellungen über die Entstehung der Sinusthrombose hauptsächlich auf zwei von Talke und Leutert gemachte Angaben zurückführen.

Die eine stützt sich auf die Versuche Talkes an Venen. Danach kommt die Thrombose immer schon zustande, wenn die Erreger noch in der Media oder Adventitia sitzen. Sie entsteht also durch eine chemisch-toxische Fernwirkung der Bakterien auf das Blut. Dieser Talkeschen Anschauung haben sich u. a. auch Stenger und Uchermann angeschlossen. Nach der anderen, hauptsächlich von Leutert auf Grund namentlich klinischer Erfahrungen gewonnenen Auffassung bedarf es zur Thrombenbildung einer entzündlichen Veränderung der Gefäßwand und einer längerdauernden bakteriellen Einwirkung, die nicht nur die Intima ergreift, sondern gleichzeitig das Blut derart mit Toxinen überschüttet, daß seine bakterizide Kraft herabgesetzt und die Erreger in der Blutbahn existenzfähig werden. In Konsequenz dieser Vorstellung meint Leutert dann: wenn die Infektion der Blutbahn bzw. der betreffenden Partien der Gefäßwand die Hauptrolle bei der Thrombenbildung spielt, müssen auch alle Thromben von Anfang an infiziert sein. Es sei undenkbar, daß ein Thrombus nicht infiziert wäre, da die Bakterien schon vor der Thrombenbildung in die Blutbahn gelangen. Auch Streit neigt zu der Ansicht, daß dies zwar nicht der einzige, aber der gewöhnliche Vorgang ist.

Ich konnte nun den experimentellen Nachweis erbringen, daß *nicht eine dieser beiden Entstehungsarten ausschließlich wirksam ist, sondern daß beide möglich sind.* Zuweilen dringen Bakterien erst sekundär in den anderweitig — durch chemisch-toxische Fernwirkung — gewachsenen Thrombus ein. Dann enthalten immer die ältesten, der Wand ansitzenden Bezirke des Gerinnsels Bakterien, während die frischer apponierten Partien frei davon sind. Andererseits sehen wir aber auch Bakterien die Sinuswand durchdringen, ohne daß ihnen eine solche sichtbare chemisch-toxische Fernwirkung auf das Blut vorausging. Es sei nur an den Nachweis der direkten Bakterieninvasion in das Blut erinnert. Entstehen hierbei Gerinnsel, so sind sie wohl von Anfang an infiziert. Einen abschließenden Einblick in all die komplizierten Vorgänge bei der Gerinnselbildung können diese Feststellungen natürlich nicht geben. Ihr Wert beruht auf der gerade praktisch sehr wichtigen Erkennung, daß otogenen Sinusthrombosen recht differente Entstehungsmöglichkeiten zugrunde liegen können. Unter welchen Umständen einmal dieser, einmal jener Vorgang eintritt, wissen wir nicht, wenn es auch naheliegt, dafür Sonderheiten der Infektion: Virulenz, Menge der Erreger und vielleicht auch in der Art der Bakterien begründete Giftwirkungen anzunehmen. Die Entstehung otogener Sinusthrombosen im Anschluß an Mittelohrinfektionen ist nach unserer Auffassung als ein *Schutzvorgang* aufzufassen gegen die Invasion von Erregern, die — gleichzeitig oder später eingedrungen — ihn freilich meist bald durchbrechen; zumal wenn die infektiösen Depots in der Nachbarschaft, aus denen der Nachschub der Bakterien erfolgen kann, nicht rechtzeitig und gründlich entfernt werden. Im Vergleich mit der direkten Invasion der Erreger in die Sinusblutbahn stellt sie wohl häufig — abgesehen von dem unter bestimmten Umständen auftretenden, vorübergehenden Eindringen geringer Mengen von Bakterien — den ursprünglich gutartigeren Vorgang dar.

In Übereinstimmung klinisch-anatomischer und experimenteller Feststellungen entsteht die otogene Sinusthrombose *in der Regel als parietaler Niederschlag*, der unter Umständen *dauernd parietal* bleiben kann, *gewöhnlich* aber mehr oder minder rasch *obturierend* wird. Daneben gibt es noch eine seltenere, zuerst von BRIEGER beschriebene, von mir gleichfalls experimentell beobachtete Form der Sinusthrombose, bei der vielleicht auch eine kleine wandständige Wurzel vorhanden sein mag, bei der aber das Thrombenwachstum nicht durch allmähliche Apposition neuer Gerinnungsschichten, sondern mehr in toto zu erfolgen scheint, so daß man den Eindruck eines auf einmal entstandenen Gerinnsels hat. Das Gerinnsel erscheint nach BRIEGER locker, homogen, weist keine Altersunterschiede auf und erinnert an das Verhalten agonaler Thromben, ohne deswegen eine Berechtigung zu dieser Deutung zuzulassen. Diese Form der Thrombose unterscheidet sich auch histologisch prinzipiell von dem gewöhnlichen Absetzungsthrombus. Sie ist bisher noch wenig studiert worden.

Über die *Art des Aufbaues* einer Sinusthrombose von ihren parietalen Anfängen bis zum kompletten Verschluß des Sinusrohres, der sich im allgemeinen in gleicher Weise wie die analogen Vorgänge in Venen vollzieht, sind wir im Großen und ganzen gut unterrichtet. Wie rasch aber diese Entwicklung vor sich geht, warum einmal ein wandständiger Thrombus in kürzester Frist durch Apposition anscheinend einer einzigen homogenen Gerinnungsschicht zu einem obturierenden Pfropf wird, ein andermal dieses Wachstum viel später bei schon fortgeschrittener Organisation des Parietalthrombus erfolgt, warum sich die Gerinnungsschichten zu verschiedener Zeit bilden und warum schließlich ein Thrombus im strömendem Blut lange oder dauernd parietal bleiben kann, darauf läßt sich keine bestimmte Antwort geben. Wir kennen nur das Vorkommen all dieser Möglichkeiten und Erscheinungsformen der Sinusthrombose ohne sie erklären zu können.

Wenn wir nun auf einzelne, besonders auch in klinischer Beziehung wichtige Eigenschaften des otogenen Thrombus näher eingehen, so müssen wir zuerst einer sowohl wissenschaftlich wie praktisch-therapeutisch gleichwichtigen Frage gedenken, die sich auf das Vorkommen und Verhalten rein wandständiger, das Sinuslumen nicht obturierender Gerinnsel bezieht.

Das *Vorkommen* solcher *wandständiger Auflagerungen* kann, trotzdem es wiederholt bestritten und von UCHERMANN selbst als Vorstufe obturierender Thromben geleugnet wurde, seit den Feststellungen von LEUTERT, BRIEGER und *mir* nicht mehr bezweifelt werden. Dagegen ist die wandständigen Thromben vielfach zugeschriebene Rolle viel mehr hypothetisch konstruiert, als durch Tatsachen bewiesen. Nach der namentlich von LEUTERT vertretenen Ansicht sollen nämlich gewisse Formen der otogenen Allgemeininfektion, die durch das Auftreten ausschließlich bakterieller nicht infarcierender Emboli charakterisiert sind, durch bestimmte Eigenschaften des wandständigen Thrombus bedingt sein. Diese Eigenschaften sind glatte, zur Losreißung größerer Emboli ungeeignete Oberfläche und ausschließliche Bakterienaussaat von oberflächlichen Erweichungsherden. Gerade wandständige Thromben haben aber nach LUBARSCH und BRIEGER meist keine glatte, sondern eine geriffelte Oberfläche und bis die von LEUTERT angenommene oberflächliche Glättung eintritt, muß erst recht die Gelegenheit zur reichlichen Mobilisierung von Thrombenbröckelchen gegeben sein.

Wandständige Thromben können, wie verschiedene Beobachtungen zeigen, *dauernd wandständig bleiben*. Sie können dabei durch Zerfall Veranlassung zur Verschleppung von Bröckelchen und Bakterien geben (Abb. 8). Nicht selten aber lassen sie, wie *ich* in Übereinstimmung mit den Feststellungen Briegers beweisen konnte, eine *ausgesprochene Tendenz zur Organisation* erkennen, die sogar komplett werden kann, also eine Beschaffenheit, die — wenn auch der wandständige Thrombus ursprünglich die Allgemeininfektion vermittelte — sie jedenfalls nicht als Ausgangspunkt einer fortdauernden Pyämie geeignet erscheinen läßt. Ein gänzlich zur Ruhe gekommener Thrombus kann eben einen Prozeß wie die otogene Allgemeininfektion, der auf ständiger Aussaat infektiösen Materials beruht, nicht bedingen. Gerade die von Leutert angenommene Art der Bakterienaussaat ist nicht der zwingende Ausdruck einer speziellen Beschaffenheit des wandständigen Thrombus an sich, als vielmehr nach unseren Erfahrungen häufig eine Eigentümlichkeit der an akute Mittelohreiterungen sich anschließenden Allgemeininfektion überhaupt, die meines Erachtens in manchen Fällen besser und richtiger durch direkte Invasion der Erreger erklärt wird.

Wie berechtigt die Forderung Briegers ist, die Abhängigkeit einer otogenen Allgemeininfektion nicht allein von der Anwesenheit, sondern von der Beschaffenheit eines wandständigen Thrombus zu erschließen und wie schwierig unter

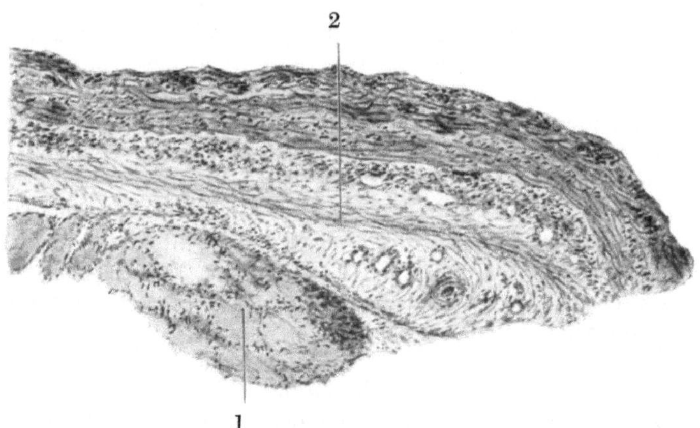

Abb. 8. Frischer wandständiger Thrombus im Sinus sigmoideus.
1 Thrombus. 2 Sinuswand.

Umständen die Bewertung solcher, nur makroskopisch betrachteter Gerinnsel sein kann, zeigt eine unserer experimentellen Beobachtungen, in der sich auf einen völlig organisierten bakterienfreien Parietalthrombus — der, wenn er auch ursprünglich die Infektion vermittelte, für den Ablauf der Allgemeininfektion sicherlich nicht mehr in Betracht kam, sondern nur als Stromhindernis wirkte — frische Gerinnsel niedergeschlagen haben, die aus dem Blut abgefangen, massenhaft reihenweise angeordnete Bakterien enthielten (Abb. 9).

Die *obturierenden* Pfröpfe zeigen, abgesehen von jenen seltenen Formen, die man sich mehr auf einmal entstanden vorstellen muß, den *Typ des Absetzungsthrombus.* Je nachdem der Thrombus mehr oder weniger Fibrin, rote oder weiße Blutkörperchen oder Blutplättchen enthält oder mehr minder starke eitrige Einschmelzungen zeigt, je nachdem an verschiedenen Stellen verschiedenste Stadien beginnender oder fortschreitender, mehr oder weniger ausgeprägter Organisation — die sich auch schon bei ziemlich jungen Gerinnseln findet — vorhanden sind, kommen sehr abwechslungsreiche Bilder zustande (Abb. 10—14). In bezug auf ihr Alter können die einzelnen Schichten ein und desselben Thrombus in weiten Grenzen differieren. Die Sinuswand kann im Bereich des Thrombus die verschiedenartigsten Veränderungen zeigen.

Sie kann von Granulationen durchsetzt, auf das Vielfache verdickt, stark eitrig infiltriert, bis auf einen dünnen Saum arrodiert sein, oder in mehr minder weiter Ausdehnung eingeschmolzen einen Defekt aufweisen, aus dem sich verflüssigter

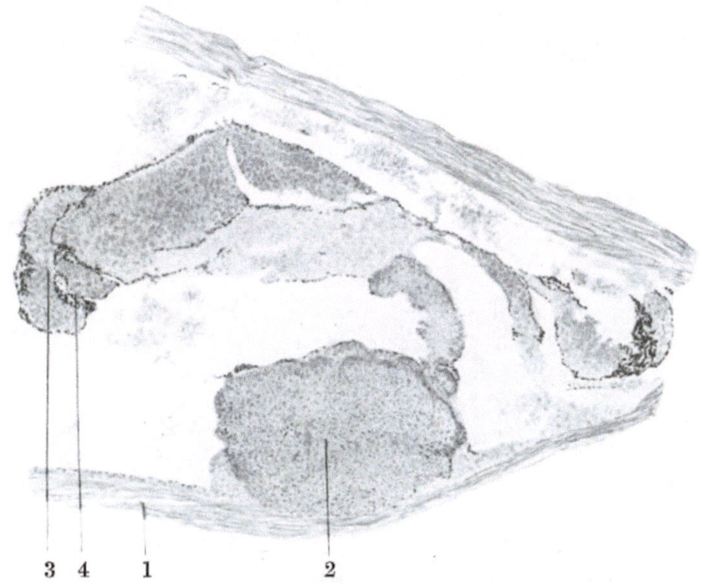

Abb. 9. Experimentelle Sinusthrombose am Affen. Organisierter, wandständiger Thrombu im Sinus sigmoideus. Zwischen den frischeren, aus dem Blute auf ihn niedergeschlagenen Schichten liegen massenhaft, reihenweise angeordnet Bakterien.

1 Sinuswand. 2 Wandständiger Thrombus. 3 Geschichtete Auflagerungen jüngeren Datums, deren Grenzen markiert sind durch 4 Tief dunkelblau gefärbte in Reihen liegende Bakterienhaufen.

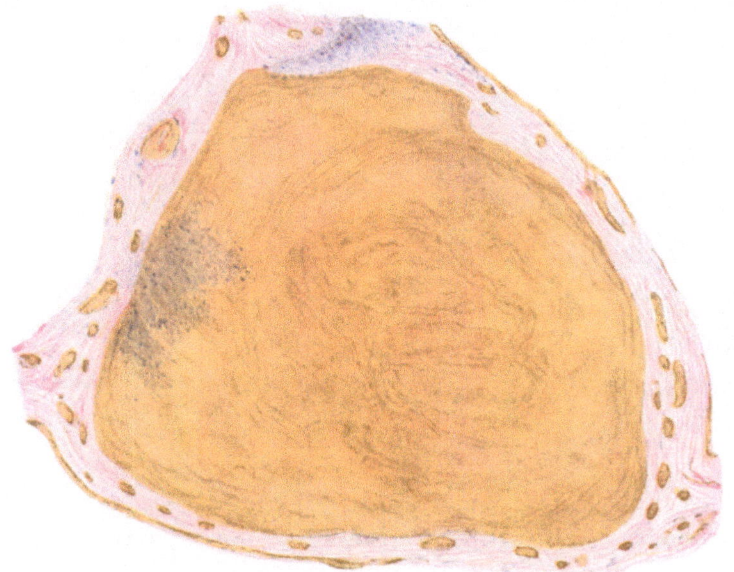

Abb. 10. Frischer roter Thrombus im Sinus transversus.

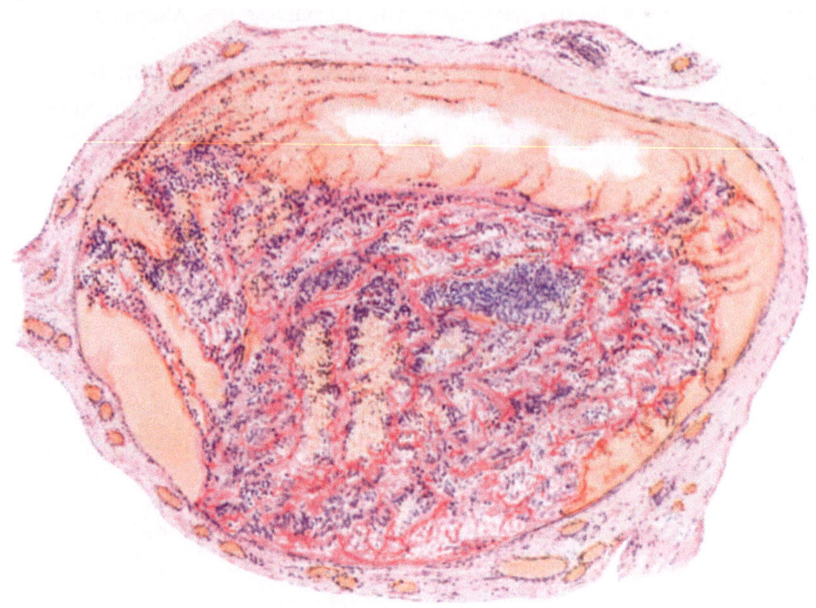

Abb. 11. Geschichteter Thrombus im Sinus sigmoideus.

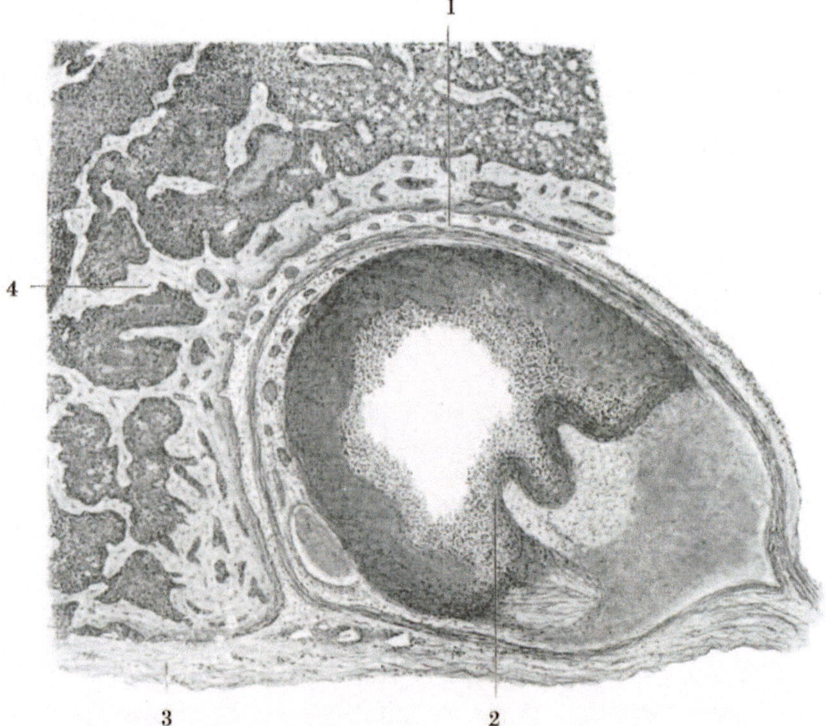

Abb. 12. Frischer, eitrig zerfallener Thrombus im Sinus sigmoideus.
1 Sinuswand.   2 Eitrig zerfallener Thrombus.   3 Dura.   4 Warzenfortsatz.

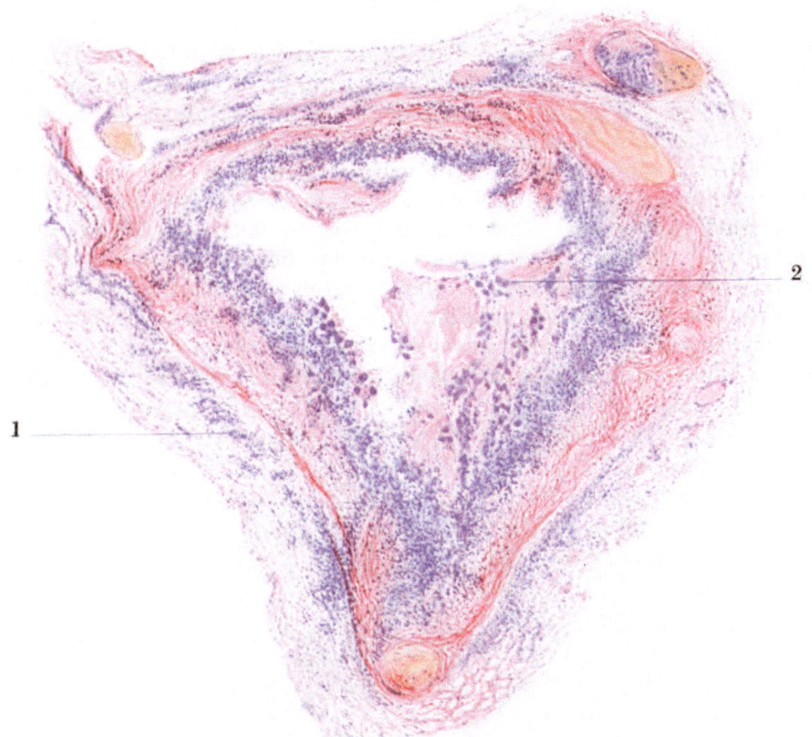

Abb. 13. Eitrig zerfallener Thrombus im Sinus transversus mit Kokkenhaufen
und beginnender Organisation.
1 Sinuswand. 2 Kokkenhaufen.

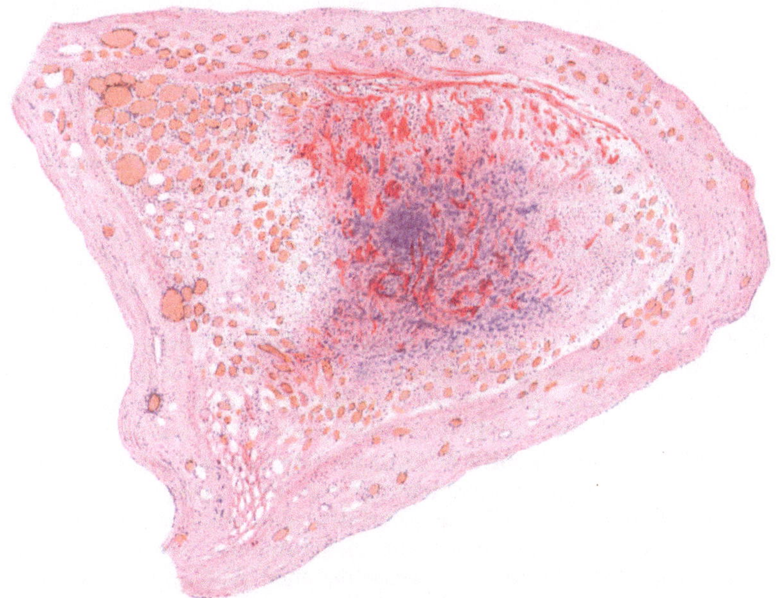

Abb. 14. Organisierter und vaskularisierter, im mittleren Abschnitt noch starke leukocytäre
Infiltration aufweisender Thrombus im Sinus transversus.

Thrombeninhalt entleert. Wenn in Fällen mit starker Wandverdünnung keine oder nur eine teilweise Thrombenbildung eingetreten ist, so können spontan — vielleicht unter der Wirkung besonderer, eine Blutstauung im Sinus verursachender Momente — Blutungen auftreten, wie sie bei der otogenen Sinusthrombose schon mehrfach beobachtet wurden (RUTTIN). Wo der Thrombus der Wand aufsitzt, ist das Endothel meist nicht mehr zu differenzieren, zerstört oder auch stark gewuchert. Die innigsten Beziehungen zur Wand, die ausgeprägtesten und ältesten Organisationsvorgänge bezeichnen in der Regel bei den parietal entstandenen Gerinnseln den ältesten Abschnitt des Thrombus.

Der infektiöse Prozeß kann von der Invasionsstelle aus nicht nur auf den Sinusinhalt übergreifen, sondern auch innerhalb der Sinuswand fortschreiten. Dadurch kann natürlich auch eine Ausbreitung der Thrombose in der gleichen

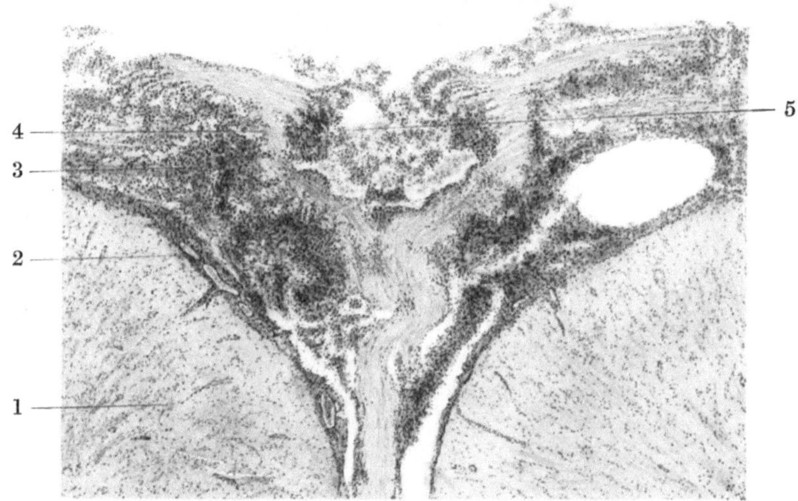

Abb. 15. Experimentelle Sinusthrombose. An der Infektionsstelle befindet sich ein in seiner zentralen Partie eitrig erweichter Thrombus. Die Sinusaußenwand ist zerstört. Ebenso stellenweise die Dura zu beiden Seiten des Sinus.
1 Hirn. 2 Die eitrig infiltrierten weichen Hirnhäute. 3 Subdurale Eiteransammlung. 4 Eitrig infiltrierte Sinuswand. 5 Eitriger Sinusinhalt.

Richtung bedingt werden. Die *Enden des Thrombus liegen* durchaus *nicht* immer wie MACEWEN annimmt, *außerhalb des Bereiches der Wandveränderungen,* sondern diese *setzen sich häufig weiter fort als die Thrombose.* Allerdings kann sich auch der Thrombus in einem intakten Gefäßrohr weiter ausbreiten und sekundär Wandveränderungen bedingen. Entzündliche Wandveränderungen, die bei ausgedehnten Thrombosen im Hirnblutleitersystem nicht selten weiter entfernt von der Überleitungsstelle gefunden werden, sind wohl meistens als im Sinne einer Thromboendophlebitis (BENDA) entstanden aufzufassen und können durch genaue histologische Untersuchung von den „periphlebitischen" auch meist unterschieden werden. Treten Zerfalls- und Erweichungsvorgänge im Thrombus auf, so sind sie meist im Zentrum am stärksten ausgeprägt (Abb. 15, 16). Nach der Auffassung, verschiedenen Abschnitten des Thrombus verschiedene Benignität zuzuschreiben, gelten die *Thrombusenden* gewöhnlich als *gutartig* und weniger geeignet zur Verschleppung der Infektion wie die zentralen, der Invasionsstelle näherliegenden Partien. Diese Auffassung trifft, wie *ich* auf Grund experimenteller Untersuchungen bestätigen kann, wenigstens für die parietal entstandenen Thromben häufig zu. Bei den so entstandenen obturierenden Pfröpfen sind die in der Regel konisch zulaufenden Enden häufig gutartiger, d. h. bakterienarm oder bakterienfrei. Jedoch ist dieses Verhalten, wie ich zeigen konnte, *durchaus nicht immer konstant.* Unter Umständen können, wie auch ALEXANDER erwähnt, die Enden eines Thrombus einen größeren Bakteriengehalt aufweisen als seine zentral gelegenen Partien und natürlich können durch längeren oder sehr reichlichen Nachschub infektiösen Materials ursprünglich gutartige Enden infiziert werden. FIEANDT hat nun geglaubt, die infektiöse Beschaffenheit der Thrombenenden aus dem Vorhandensein pyämischer Symptome erschließen zu können. Diese Schlußfolgerung mag für eine ganze Reihe von Fällen zutreffen, sie läßt sich aber nicht verallgemeinern, sicher nicht in dem Sinn — worauf es bei den von FIEANDT gezogenen operativ-

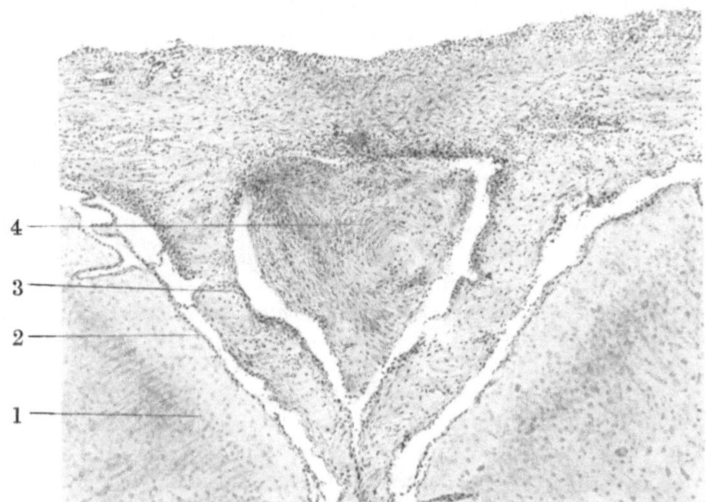

Abb. 16. Ende des Thrombus, dessen mittlere Partie in Abb. 17 dargestellt ist.
(Hund 11. Hämatoxylin-Eosinfärbung.)
1 Hirn. 2 Pia arachnoidea. 3 Sinuswand. 4 Fibrinreicher Thrombus.

therapeutischen Schlüssen allein ankommt — daß der wesentliche Grund für den Fortbestand pyämischer Erscheinungen immer nur in der Infektiosität der Thrombenenden zu suchen ist. Denn ganz abgesehen davon, daß infektiöses Material auf anderen Wegen die Blutbahn erreichen kann, hören nach der Sinusoperation ohne völlige Ausräumung der Thrombusenden die pyämischen Erscheinungen oft wie mit einem Schlage auf, eine Tatsache, die sowohl gegen ihre prinzipielle Infektiosität in allen Fällen mit pyämischen Erscheinungen, wie auch für das Bestehen anderer Verschleppungsmöglichkeiten spricht.

Die Rolle der obturierenden Thromben für die Ausbreitung der Infektion stellt man sich auf Grund mannigfacher Erfahrungen gewöhnlich so vor, daß unter dem Einfluß der in ihnen vorhandenen Bakterien Teile derselben eitrig einschmelzen, zerfallen und in Form von infektiösen Partikelchen in die freie Blutbahn gelangen. Auch von nicht zerfallenen oder vereiterten, makroskopisch solid aussehenden Thromben kann übrigens infektiöses Material in den Kreislauf gelangen, für dessen Mobilisierung die Bespülung des Gerinnsels durch einen stärkeren, aus zentral oder peripher vom Thrombus einmündenden Kollateralbahnen stammenden Blutstrom eine gewisse Rolle zu spielen scheint. Wenn auch die Verschleppung infektiösen Materials in Form von infizierten Bröckelchen der augenfälligste Modus, besonders bei bestimmten Thromben ist, so darf nicht übersehen werden, daß daneben auch eine reine Bakterienaussaat vorkommt. Gerade bei malignen Formen von otogener Allgemeininfektion weisen gewisse Beobachtungen sogar darauf hin, daß die im Blut zirkulierenden Erreger überhaupt nicht oder nur in untergeordneter Weise von einem gleichzeitig bestehenden obturierenden Thrombus stammen, sondern direkt in die Blutbahn eingewandert sind.

Es ist klar, daß für die Einschätzung der Beziehungen eines Thrombus zur Allgemeininfektion *Gehalt und Verteilung der Bakterien in ihm eine wesentliche Rolle spielen.* Hierüber haben erst meine experimentellen Untersuchungen einen gewissen Aufschluß gebracht. Man kann gewissermaßen nach der Art, wie der Thrombus entstand, bestimmte Typen der Bakterienverteilung unterscheiden. In einer Anzahl von Fällen enthalten nur die älteren der Wand anliegenden Teile des Gerinnsels Bakterien, während die frischeren davon frei sind. Dabei können die älteren Thrombenabschnitte eitrig eingeschmolzen sein, oder auch Organisationsvorgänge zeigen. Ein andermal sind die älteren Thrombenabschnitte, die dann meist schon weitgehend organisiert sind, bakterienfrei, während die frischer apponierten Teile solche enthalten. Wieder ein andermal, dann, wenn die Blutsäule gewissermaßen über eine Strecke hin auf einmal gerann, liegen die Bakterien nur in den mittleren Partien des Gerinnsels, während die Randpartien keine enthalten[1]). Entgegen der oft anzutreffenden Anschauung, daß die Anwesenheit von Bakterien das Zustandekommen von Organisationsvorgängen verhindert, muß betont werden, daß nach unseren Erfahrungen *ein gewisser, ja unter Umständen selbst ein reichlicher Bakteriengehalt kein Hemmnis für die Organisation darstellt.*

Das *Wachstum der Sinusthrombosen* vollzieht sich im großen und ganzen ähnlich wie Lubarsch die Entwicklung von Blutpfröpfen in Saugadern schildert.

Der wandständige Thrombus erfährt sowohl ein Längen- wie ein Dickenwachstum. Das Längenwachstum erfolgt namentlich in der Richtung des Blutstromes. Dabei helfen mechanische Momente — Wirbelbildung am oberen Ende des wie ein Wehr im Flußlauf wirkenden wandständigen Thrombus, wodurch die Blutplättchen auf den Pfropf geschleudert und angepreßt werden — und andere, die die Blutzusammensetzung beeinflussen, zusammen, so daß es nicht nur am freien zentralen Ende, sondern in der ganzen Länge des durch seine rauhe und geriffelte Oberfläche dazu disponierten Pfropfes zur Anlagerung neuer Schichten kommt, bis das Lumen verlegt ist. Ist der Pfropf obturierend geworden, so kann jetzt durch Stagnation des Blutes vor der verstopften Stelle auch ein peripheres Wachstum beginnen.

Diese Vorstellung trifft in den Grundzügen wohl auch auf die Mechanik des Thrombenwachstums im Hirnblutleitersystem zu. Die Vorgänge beim weiteren Wachstum eines obturierend gewordenen Sinuspfropfes sowie ihren Einfluß auf die Mobilisierung von Thrombenpartikelchen, hat kürzlich Fieandt eingehend erörtert.

Ist ein Thrombus — so entnehmen wir seinen Ausführungen — z. B. im Sinus sigmoideus oder im Transversus obturierend geworden, so tritt peripher davon eine Blutstauung ein. Diese Stauung setzt sich auf sämtliche peripher vom obturierenden Thrombus einmündende venöse Kollateralbahnen fort, bis der Druck in ihnen größer ist, als am Confluens sinuum. Ist dieses Ereignis eingetreten, so kommt es zu einer an der nächsten, peripher vom Thrombus

---

[1]) Man kann in solchen Fällen annehmen, daß die Bakterien im Blut vorhanden waren und bei der plötzlichen Thrombenbildung in das Gerinnsel eingeschlossen wurden.

einmündenden Vene beginnenden rückläufigen Blutbewegung nach dem Confluens zu, während in dem zwischen dieser Vene und dem Thrombus gelegenen Sinusabschnitt Stauung mit großer Neigung zur Thrombenbildung besteht. Würde aber — was sehr selten zu sein scheint — der Druck am Confluens größer sein wie in den einmündenden Kollateralbahnen, so müßte sich natürlich eine rückläufige Blutbewegung in ihnen entwickeln. *Der Thrombus wächst also in peripherer Richtung meist bis zur nächsten einmündenden Kollateralvene, deren Blut sein Ende bespült.* Das weitere Wachstum in peripherer Richtung erfolgt nun nicht gegen, sondern mit der (rückläufigen) Blutbewegung und hängt, abgesehen von den in erster Linie in Betracht kommenden „Koagulation" erzeugenden Eigenschaften des bakteriellen Virus, von der Stärke der kollateralen rückläufigen Blutbewegung ab. Ein schwacher, aus einer kleinen Vene stammender Blutstrom berührt das Thrombusende nur mit geringer Kraft und schafft durch Wirbelbildung günstige Bedingungen für das Fortschreiten der Thrombose, ein starker, aus einem großen Gefäß sich ergießender Blutstrom wirkt dagegen, indem er weniger Wirbel bildet, die aus dem Thrombus ins Gefäßlumen difundierenden, Koagulation erzeugenden Bakterienprodukte schneller abführt, frische Anlagerungen durch Bespülung erschwert, einem Thrombenwachstum entgegen. Dieses erfolgt also gewissermaßen sprungweise, indem es an *jeder Kollateralvene vorläufig Halt macht.* An *diesen Haltstellen sind nun vorzugsweise die ursächlichen Bedingungen embolischer und pyämischer Erscheinungen gegeben.*

Auf die *gleiche Weise wie in peripherer wächst der Thrombus* nach FIEANDT — positiver intravenöser Druck vorausgesetzt — *in zentraler Richtung.* Im Bulbusgebiet ist infolge seiner anatomischen Beschaffenheit und der dadurch bedingten Strömungsverhältnisse die Möglichkeit des Thrombenzuwachses besonders groß. Ist der Thrombus in die Vena jugularis interna gewachsen, so verhindert er das völlige Kollabieren der Vene und die völlige Absaugung des Blutes vom zentralen Thrombusende. Dadurch und andererseits deshalb, weil bei der Ausatmung, beim Husten und Pressen Blut zum Thrombus strömt, ist dicht am zentralen Ende immer eine Blutansammlung vorhanden, die bald zur Koagulationsthrombose führt. Bei unterbundener Jugularis besteht natürlich noch größere Neigung zu Stauung und Thrombenbildung, obgleich dabei unter Umständen eine gewisse Zirkulation (Sinus petrosus inferior und Venae condyloideae) bestehen kann (FIEANDT, HAYMANN). Sind die in einen obturierend-thrombosierten Sinus einmündenden Venen an ihrer Einmündungsstelle verstopft, so entsteht — wie schon erwähnt — in ihnen eine Blutstauung, Steigerung des intravenösen Druckes und wenn dieser groß genug geworden, eine rückläufige Bewegung zu anderen Blutleitern. Ist die infektiös-hämotoxische Wirkung groß, so kommt es in ihnen zu fortschreitender intravaskulärer Gerinnung, damit zur Ausdehnung der Thrombose und unter Umständen zur Loslösung und Verschleppung infektiösen Materials mit dem rückläufigen Blutstrom. Im allgemeinen ist aber nach FIEANDT wegen der geringen Rohrweite dieser Gefäße die Verschleppungsgefahr geringer und wegen des Verhältnisses ihrer Wandfläche zum Volumen andererseits die Neigung zu Spontanheilungsvorgängen größer wie am Sinus und Bulbus, vorausgesetzt, daß die anderen in Betracht kommenden Momente annähernd gleich sind.

Die Ausführungen FIEANDTs treffen, wenn sie vielleicht auch mechanische Momente zu sehr in den Vordergrund rücken, in der Hauptsache wohl zu. Gestützt auf experimentelle Erfahrungen glaube ich jedoch, daß auch die infektiösen Wandveränderungen des Blutleiters, die sich nicht selten über den Bereich des ursprünglichen Pfropfes hinaus erstrecken[1]), einen wesentlichen Anteil an der Ausbreitung von Sinusthrombosen und an der Richtung ihres Wachstums haben. Dafür, daß beim Wachstum obturierender Thromben — die vielleicht nicht immer gleich vollkommen abschließen, wenn auch der Verschluß später anatomisch komplett erscheint — die Verlangsamung des Blutstroms eine nicht unwesentliche Rolle spielt, scheint auch der Umstand zu sprechen, daß man im Experiment in der Nähe wandständiger Thromben oder phlebitischer Herde, besonders aber zentral von obturierenden Thromben, fast regelmäßig eine ausgesprochene Randstellung der weißen Blutkörperchen findet.

Kurz zusammengefaßt hängt demnach die Ausbreitung einer obturierenden Sinusthrombose hauptsächlich ab von der *Ausdehnung der infektiös-entzündlichen Wandveränderung, von der Art des bakteriellen Virus und seiner hämolytischen Wirkung, sowie von der Anwesenheit von Blut, dessen Bewegungsstärke und Stromrichtung in dem in Betracht kommenden Blutleiterabschnitt.*

---

[1]) Sie sind natürlich von den durch Thromboendophlebitis entstandenen zu unterscheiden.

Trotz manchen Einblicks und mancher scheinbar gut fundierter Erklärungsmöglichkeiten sind aber doch viele Fragen des Thrombenwachstums z. B. warum ein Thrombus einmal dauernd oder lange Zeit wandständig bleibt, ein andermal rasch oder erst nach längerem Intervall obturierend wird, warum sich ein obturierender Thrombus bald mehr zentral, bald mehr peripher ausbreitet, letzten Endes vielfach ungeklärt.

Bei manchen — vielleicht sehr rasch entstehenden — obturierenden Sinusthrombosen scheint eine besondere Tendenz zum allmählichen Längenwachstum überhaupt nicht zu bestehen. Der Thrombus scheint der Länge und Dicke nach die bei seiner Entstehung gewonnene Ausdehnung beizubehalten. Auch allmählich entstandene obturierende Thromben scheinen oft, nachdem sie das Sinuslumen obturiert haben, eine weitere Ausdehnung nicht mehr zu erfahren, wenn nicht besondere, eine ausgedehntere Gerinnungsbildung auslösende Momente vorhanden sind.

Bei der Beurteilung der Ausbreitungsmöglichkeiten von Sinusthrombosen müssen noch eine Reihe von Momenten berücksichtigt werden, deren Einfluß zwar einen wesentlichen Anteil hat, im Einzelfall aber oft sehr schwer oder nicht zu beurteilen ist. So der Ort, an dem der Thrombus primär entstanden, die Variabilität der Sinusverbindungen untereinander, deren Kenntnis wir namentlich den Arbeiten von Kikuchi und Henrici verdanken, und schließlich die Stromrichtung in den einzelnen Sinus unter normalen und pathologischen Umständen. All dieser Tatsachen und Überlegungen muß man sich bewußt sein, soll eine kurze Darstellung der Ausbreitungsmöglichkeiten otogener Sinusthrombosen nicht zu falschen Vorstellungen führen.

Die Thrombose eines Sinus kann auf ihren Entstehungsort beschränkt bleiben, häufiger wächst sie jedoch darüber hinaus und kann sich sowohl in zentraler wie in peripherer Richtung weiter ausdehnen. Der Grad der Ausdehnung, mannigfachen Einflüssen unterworfen, wechselt. Mitunter ist er gering: der Thrombus erlangt eine gewisse, nicht sehr große Ausdehnung, die er beibehält; mitunter ist er sehr groß: die Thrombose ergreift weite Bezirke des Hirnblutleitersystems derselben, ja auch der anderen Seite. Fieandt hat darauf hingewiesen, daß die nach akuter Mittelohreiterung entstandene primäre Sigmoideusthrombose doppelt so häufig auf die infizierte Stelle lokalisiert bleibt wie die nach chronischen Medien, und daß die über ein großes Gebiet der Hirnblutleiter sich erstreckenden Thrombosen vorzugsweise nach chronischen Mittelohreiterungen zustande kommen. Unser Material läßt gleichfalls eine *etwas stärkere Ausbreitungsneigung der Sinusthrombosen nach chronischen wie der nach akuten Mittelohreiterungen erkennen, doch sind die Unterschiede gering.*

Das Fortschreiten der Thrombose kann ohne Unterbrechung oder in zeitlichen Intervallen mehr weniger rasch erfolgen. Entsprechend einer Reihe schon oben erörterter Faktoren kann die in dem ursprünglich befallenen Sinusrohr sich ausdehnende Gerinnselbildung auch auf andere Hirnblutleiter übergehen (Lombard, Panse u. a.).

Erfolgt die Thrombenbildung, wie am häufigsten, im sigmoidalen Abschnitt oder am Übergang desselben zum Transversus, so kann sich der Thrombus peripher bis zum Torkular und über denselben hinaus, zentralwärts bis in die Vena jugularis intern. und weiterhin in die Vena cava fortsetzen. Dabei können in diese Gefäßbahnen einmündende andere Sinus und Venen, z. B. Sinus petrosus superior, Sinus petrosus inferior, Venae condyloideae, Vena mastoidea, Vena facialis thrombosieren. Auch einmündende Dura- oder Hirnvenen können so thrombophlebitisch erkranken, *wodurch der Prozeß in ein operativ meist unangreifbares Terrain übergeht,* das nach Fieandt allerdings große Neigung zur Spontanheilung erkennen lassen soll (Abb. 17). Für gewöhnlich macht das Thrombenwachstum in peripherer Richtung vor oder am Torkular halt. Es kann aber auch darüber hinaus gehen und sich in den Sinus longitudinalis, den Sinus rectus und das Blutleitersystem der anderen Seite fortsetzen. Die Verschiedenartigkeit der Einmündungsstellen der Sinusse spielt dabei eine Rolle. Es sind Fälle beobachtet worden, in denen sich der Thrombus auf den Transversus und die Vena jugularis int. der anderen Seite erstreckte und von hier aus wiederum auf andere einmündende Hirnblutleiter übergriff, so daß schließlich große Teile des gesamten Hirnblutleitersystems thrombosiert waren (Schmidt). Durch Vermittlung des Sinus petrosus, superior und inferior kann die Thrombose auf den Sinus cavernosus der einen und weiterhin der anderen Seite übergreifen. Entsteht die Thrombose primär im Sinus petrosus superior, oder inferior, so kann sie sich von hier einerseits auf den Transversus oder den Bulbus, andererseits auf den Cavernosus ausdehnen. Vom Bulbus kann sie sowohl nach der Jugularis wie nach dem Transversus wachsen, die Venae condyloideae befallen, oder auf den Petrosus inferior und weiter auf den Cavernosus übergreifen. Beginn der Thrombose im Sinus cavernosus ist selten.

Neben der die Regel bildenden kontinuierlicher Ausbreitungsweise otogener Sinusthrombosen gibt es auch — allerdings viel seltener — eine *diskontinuierliche, sprungweise Verbreitung* (BIEHL, BRIEGER, MUCK, HANSBERG, RUTTIN usw.).

Die Möglichkeiten, wie Thromben diskontinuierlich wachsen, bzw. multipel entstehen können, sind verschieden. KÖRNER bringt das diskontinuierliche Wachstum mit einer Bakterienanschwemmung in Zusammenhang, wie sie LEUTERT vielfach der Entstehung von Bulbusthrombosen supponiert hat. Eine größere Rolle als die Anschwemmung von Bakterien, welche an der Stelle der Anschwemmung erst eine neue Phlebitis erzeugen, spielen für die Entstehung diskontinuierlicher Thromben wahrscheinlich Thrombuspartikelchen, die von dem primär erkrankten Sinus losgerissen an einer anderen, dafür prädisponierten Stelle des Blutleiterrohres abgefangen werden und dort vielfach wandständig bleiben. Ebenso wie jenseits des Blutleitersystems können Thrombenpartikelchen mit oder ohne Erreger, evtl. Bakterien allein, auch innerhalb

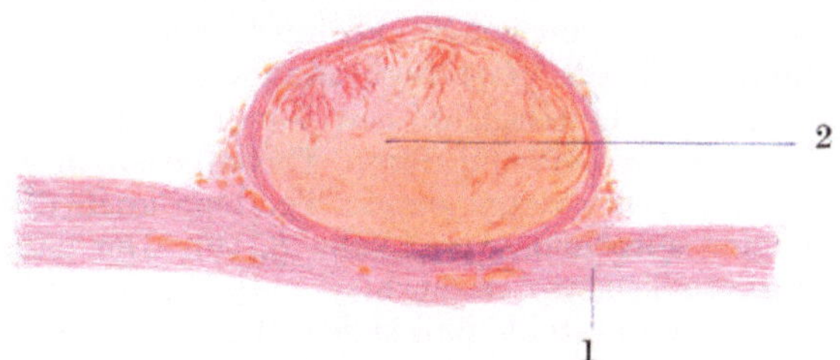

Abb. 17. Thrombosierte Duravene.
1 Dura.   2 Thrombus.

desselben irgendwo abgefangen und z. B. im Bulbus angeschwemmt, den Grundstock zu einer neuen Gerinnselbildung abgeben. Diese Verschleppung innerhalb des Blutleiterrohres erfolgt naturgemäß ebenso wie der Transport der Emboli in dem weiteren Kreislauf in der Regel in der Richtung des Blutstroms, wobei die Strömungsrichtung in der Nähe des als Infektionsdepot funktionierenden ursprünglichen Thrombus von größter Wichtigkeit ist. So können Thrombenpartikelchen vom peripheren Thrombusende losgerissen, durch den vorbeigehenden rückläufigen Blutstrom mitgeführt oder in dem kurzen Moment, wo bei Verschluß des Sinuslumens das Blut in den nächsten freien Bahnen abfließt, oder bei der Ausbildung eines anderen ein Thrombusende bespülenden Blutflusses irgendwohin gebracht und z. B. in einem Blutleiterabschnitt der anderen Seite angeschwemmt werden. Nach BIEHL begünstigen einen retrograden Transport — der sich hier übrigens meist bei geschlossener Hauptbahn mit dem rückläufigen Blut vollzieht — unter anderem behinderte Atmung, gesteigerter Druck im Thorax und Venensystem sowie rhythmische Kompression des Thorax infolge forcierter Exspiration.

UCHERMANN hat versucht, die immerhin seltenen Vorgänge diskontinuierlicher Thrombenbildung als Folge von Wandveränderungen zu erklären, derart, daß an jedem Punkt der entzündeten Sinuswand, also unter Umständen multipel, ihre entzündliche Quellung so erheblich werden kann, daß es an mehreren Stellen zu einem Verschluß der Sinuslumen kommt, wo sich dann unter entsprechenden Bedingungen, z. B. wenn Zuflüsse offen sind, diskontinuierlich Thromben entwickeln können. Für die dieser Anschauung UCHERMANNS zugrunde gelegten Annahme einer so ungleichmäßigen Ausbildung der Wandverdickung, daß es zu mehrfachem Verschluß des Sinusrohres an verschiedenen Stellen kommt, existieren aber meines Wissens keine genügenden anatomischen Belege. Hingegen zeigt sich die Abhängigkeit der Entstehung multipler Gerinnsel von Wandveränderungen im anderen Sinne. *Gelegentlich findet man die Veränderung der Sinuswand ungleichmäßig entwickelt, so daß erst wieder an einer vom Primärthrombus abgelegenen Stelle, wenn hier die Läsion unter dem Einfluß zufälliger Umstände besonders tief geht, ein neues Gerinnungszentrum, also ein diskontinuierlicher Thrombus entsteht.* Auf eine weitere Möglichkeit habe ich an der Hand entsprechender Beobachtungen hingewiesen. Bei obturierenden Thromben kann sowohl zentral wie peripher vom Thrombus eine von einem infizierten Durabezirk kommende thrombosierte Duravene in das freie Sinuslumen einmünden und hier zu einer frischen, von der primären Pfropfbildung abliegenden Gerinnselbildung Veranlassung geben.

Neben solchen wirklich diskontinuierlich entstandenen Thromben können nach BRIEGER nur scheinbar diskontinuierliche Gerinnsel dadurch vorkommen, daß ein ursprünglich ziemlich homogener obturierender Thrombus bei längerem Bestehen durch ungleichmäßigen Zerfall oder partielle Verflüssigung in mehrere, scheinbar voneinander durch thrombenfreie Abschnitte getrennte Gerinnsel zerfallen kann.

Über den *Ablauf,* das weitere Schicksal der *Sinusthrombose* war bis vor nicht zu langer Zeit nicht viel mehr bekannt, als daß durch Verflüssigung und durch Zerfall einzelner Thrombenabschnitte die Grundlagen der otogenen Pyämie geschaffen werden und daß in ziemlich seltenen, vorwiegend klinisch operativ beobachteten Fällen Spuren von geheilter Sinusthrombose mit bindegewebiger Obliteration des Sinus und der Vena jugularis gefunden worden waren.

Meine experimentellen Untersuchungen haben nun das *Vorkommen von Organisationsvorgängen* auch bei infektiösen Thrombosen in solcher Häufigkeit erwiesen, daß man von einer weitgehenden Tendenz auch der infektiösen Gerinnsel zur Organisation sprechen kann (Abb. 18, 19). Der naheliegende Schluß, daß eine so ausgeprägte Tendenz nicht bloß eine Eigentümlichkeit der experimentellen Sinusthrombose darstellt, daß sich vielmehr die gleichen Verhältnisse, wenn auch oft weniger deutlich, auch bei der menschlichen otogenen Sinusthrombose geltend machen, ist durch Untersuchungen am menschlichen Material jetzt vollauf bestätigt worden (Abb. 20, 21). Seit der ersten ausführlichen Publikation MIODOWSKI'S, der die Gestaltung dieser Prozesse bei Sinusthrombosen zuerst eingehender behandelte, liegen eine Reihe einschlägiger, klinisch und anatomisch untersuchter Fälle vor; und in neuester Zeit hat insbesondere ESCH, dem wir die Mitteilung einer größeren Reihe histologisch untersuchter otogener Sinusthrombosen verdanken, wertvolle Beiträge zur Kenntnis dieser Vorgänge geliefert. *Selbst ausgedehnte infektiöse Sinusthrombosen können spontan völlig zur Heilung kommen,* wie durch histologische Befunde an experimentellem und menschlichem Material festgestellt worden ist (MIODOWSKI, HAYMANN, MAHLER). Erwähnt sei hier, daß ESCH innerhalb fast des gleichen Zeitraumes (etwa 23 Tage) wie *ich* im Experiment eine völlige Organisation und teilweise Rekanalisation (allerdings operativ angegangener) otogener Sinusthrombosen beobachtet hat. Eine *„Heilung der Sinusthrombose"* im *klinisch-praktischen Sinn braucht das Auftreten von Organisationsvorgängen natürlich nicht zu bedeuten.* Man trifft sie auch in Thromben, welche an anderen Stellen noch ausgesprochene Zerfallsvorgänge aufweisen, also derart beschaffen sind, daß sie eine Allgemeininfektion unterhalten können und sie fehlen auch dort nicht ganz, wo das endgültige Schicksal des Thrombus oder wenigstens großer Teile desselben der Zerfall ist. Vielleicht wird der Gestaltungsprozeß der Sinusthrombose in Übereinstimmung mit der schon seit langem gemachten Erfahrung eines augenfällig differenten Verhaltens im Ablauf nach akuten und chronischen Mittelohreiterungen entstandener Thrombosen durch die Art der bakteriellen Einwirkung beeinflußt, derart, daß, wie LANGE betont hat, bei pyogenen Erregern reaktive

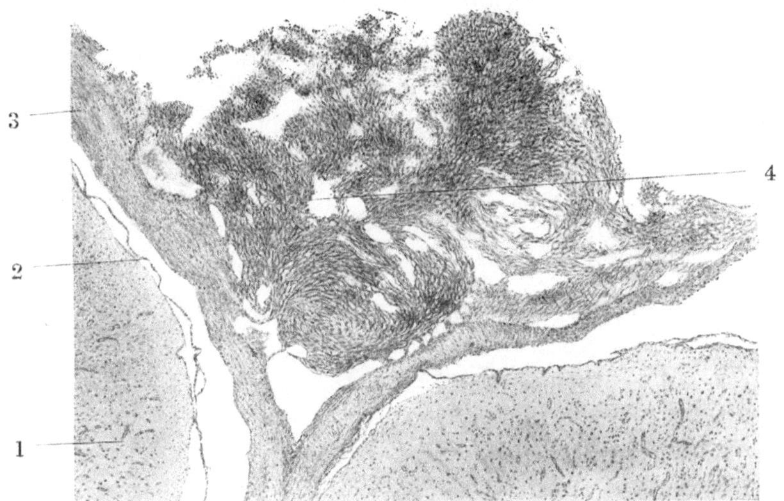

Abb. 18. Experimentelle Sinusthrombose. Sinusaußenwand an der Infektionsstelle vollständig zerstört. Im Lumen ein organisierter Pfropf.
1 Hirn. 2 Pia arachnoidea. 3 Sinuswand. 4 Organisierter Pfropf.

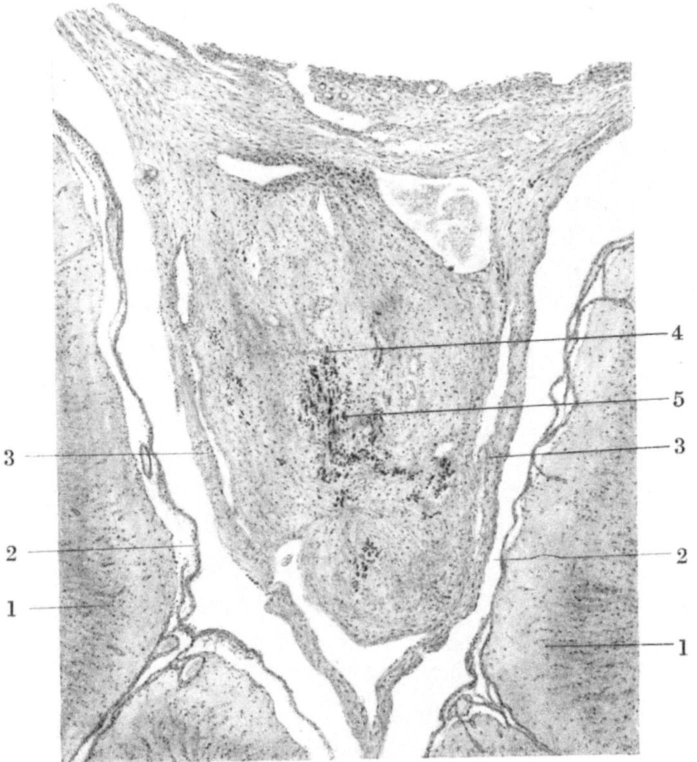

Abb. 19. Experimentelle Sinusthrombose. Ausgebreiteter organisierter und vaskularisierter Thrombus.
1 Hirn. 2 Pia arachnoidea. 3 Sinuswand. 4 Organisierter Pfropf.
5 Reste von Leukocytenhaufen.

bzw. Organisationsprozesse bei Anaerobiern mehr Zerfallserscheinungen in den Vordergrund treten. Sichere, namentlich experimentelle Belege für ein solches Verhalten, das nach unseren Erfahrungen allerdings häufig, wenn auch durchaus

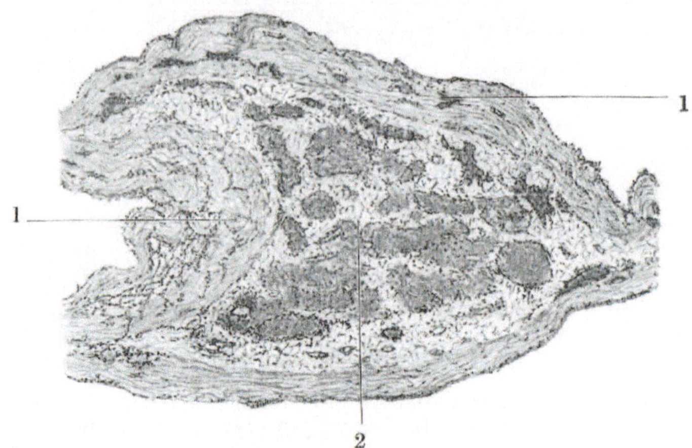

Abb. 20. Organisierter und vaskularisierter Thrombus im Sinus transversus.
1 Sinuswand. 2 Thrombus.

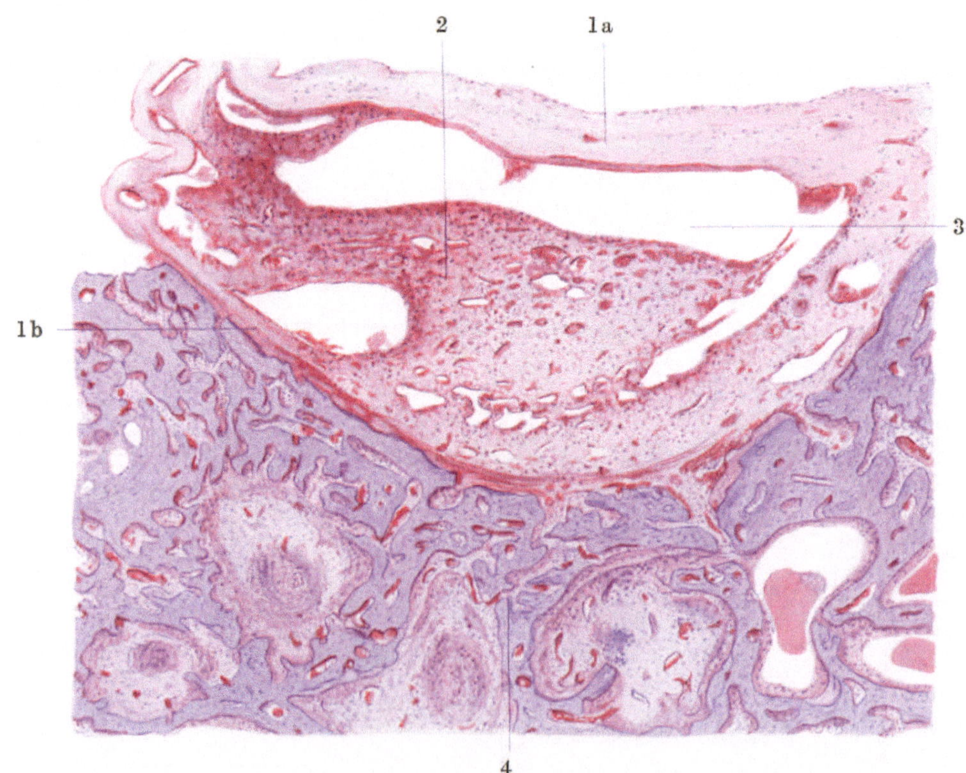

Abb. 21. Organisierter und rekanalisierter Thrombus im Sinus sigmoideus.
1a Mediale Sinuswand. 1b Laterale Sinuswand. 2 Organisierter Thrombus.
3 Endothelausgekleidete Hohlräume. 4 Warzenfortsatz.

nicht immer zu beobachten ist, stehen aber aus. Sicherlich kann der Gesamtorganismus gerade bei Anaerobierinfektion sehr geschwächt werden, der Ansicht von ESCH, diese Schwächung sei in der Regel so stark, daß der Körper zu einer besonderen lokalen Reaktion überhaupt nicht mehr fähig sei, können wir aber in dieser verallgemeinernden Form nach unserer Erfahrung bei solchen Blutleitererkrankungen nicht zustimmen.

Die Organisationsvorgänge machen sich meist schon sehr früh bemerkbar, selbst in Fällen, wo an anderen Stellen die Infektion noch sehr florid erscheint. *Die wandständigen Typen der Thrombose zeigen im Experiment eine ausgesprochene Neigung zur Organisation* (Abb. 22). Diese Tendenz läßt sich auch an dem allerdings bisher sehr spärlichen menschlichen Untersuchungsmaterial öfters erkennen.

Die *Organisation des Thrombus* kommt so zustande, daß von der Peripherie her junge, von den bindegewebigen Wandelementen stammende Bindegewebszellen und Gefäßsprossen in den Thrombus hineinwachsen. Der Pfropf

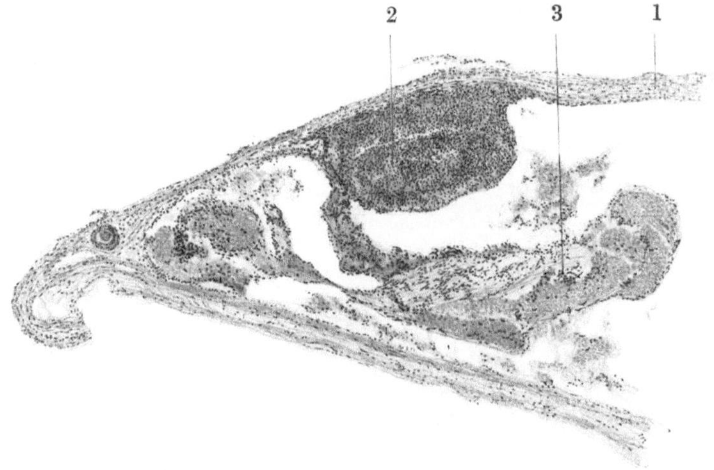

Abb. 22. Experimentelle Sinusthrombose am Affen.
1 Sinuswand. 2 Wandständiger organisierter Thrombus. 3 Geschichtete Auflagerungen jüngeren Datums.

wird allmählich durch Granulationsgewebe substituiert, dann durch Bindegewebe ersetzt, das reichlicher oder spärlicher Gefäße enthält. Das Endothel gerät, soweit es noch vorhanden, in Wucherung und tritt bald in innigem Kontakt mit dem Thrombus. Es hat das Bestreben, sich überall, wo zwischen Gefäßwand und Pfropf ein Zwischenraum besteht, auf den Thrombus hinüberzuschlagen und in alle entstehenden Spalträume desselben hineinzuwachsen. Die von den Wänden her in den Pfropf hineinwachsenden Gefäße schließen ihn an die Wandzirkulation an und treten auch in Verbindung mit den endothelausgekleideten Spalten. Der Thrombus ist organisiert und vaskularisiert. Vermehren und vergrößern sich diese Gefäße, werden Teile des Thrombus resorbiert, so daß das Spaltraumsystem immer geräumiger wird, so kann das Blut schließlich wieder an der Stelle der alten Bahn strömen. Der Thrombus ist rekanalisiert.

Neben der geschilderten Art des Organisationsvorganges hat ESCH auf eine andere von ihm bei nicht infektiösen Sinusthrombosen beobachtete aufmerksam gemacht. Sie ist dadurch charakterisiert, daß das Organisationsgewebe einem embryonalen Schleim- und

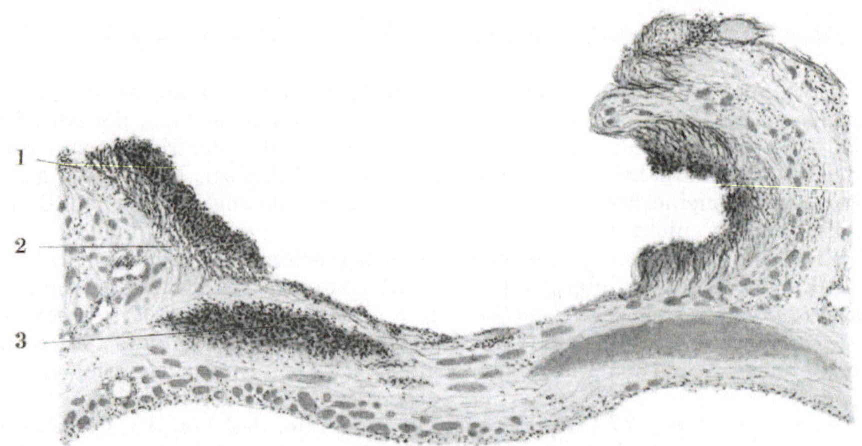

Abb. 23. Sinus sigmoideus nach Eröffnung (Wandexcision) und Ausräumung des Thrombus. Organisationsvorgänge.

1 Thrombusreste, z. T. durch Granulationsgewebe ersetzt. 2 Cholestearinnadeln.
3 Infiltrationsherde in der Sinuswand.

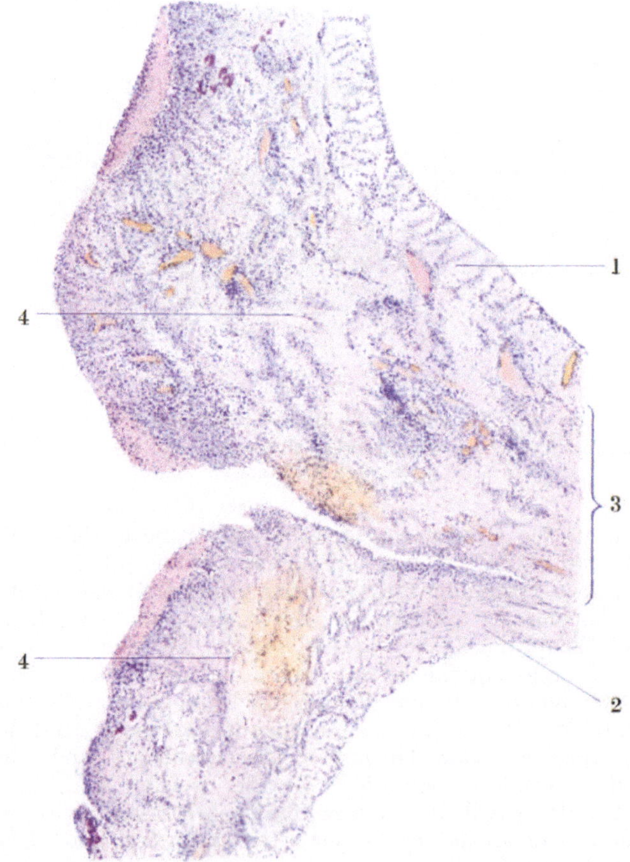

Abb. 24. Fortgeschrittene Heilungsvorgänge im Sinus transversus nach breiter Excision der lateralen Wand und totaler Thrombektomie. Die Sinusrinne durch Granulationsgewebe ausgefüllt.

1 Sinuswand (an das Großhirn grenzend). 2 Sinuswand (an das Kleinhirn grenzend).
3 Sinuswinkel nach dem Tentorium. 4 Granulationsgewebe in der nach lateral offenen Sinusrinne.

Myxomgewebe täuschend ähnlich sieht. Und zwar ist schon bald im Beginn der Organisation ein solches Gewebe vorhanden, ähnlich wie man es nach ESCH bei der Organisation seröser Exsudate im Labyrinth (HERZOG, ZANGE) und bei den sogenannten Myxomen des Endokards — bei denen die Frage, ob es sich um eine echte Geschwulst oder organisierte Thromben handle, vielfach diskutiert wurde — gefunden hat. Diese Art der Thrombenorganisation ist noch wenig geklärt. Doch scheint es sich dabei in der Hauptsache nicht um prinzipielle, sondern nur um graduelle Unterschiede zu handeln. Für die uns hier interessierenden otogenen Thromben kommt sie kaum in Frage. Denn diese sind ja immer mehr minder infiziert und wenn dies nicht der Fall wäre, so doch durch infektiös entzündliche Einwirkungen entstanden. Übrigens vollzieht sich bei den sog. marantischen Sinusthrombosen, denen in der Mehrzahl eine infektiöse Ätiologie abgesprochen wird, die Organisation in der Regel nicht in dieser, sondern in der gewöhnlichen Art.

Die Heilungsvorgänge bei den *operierten* Sinusthrombosen sind im großen und ganzen die gleichen wie bei der Spontanheilung (Abb. 23, 24). Die Sinusrinne füllt sich mit einem Granulationsgewebe — ähnlich dem bei infizierten Oberflächenwunden — das zuerst zellreich ist, dann zellärmer und schließlich bindegewebig wird. Endothelausgekleidete und bluthaltige Hohlräume sind meist mehr minder reichlich vorhanden. Mitunter bleiben auch an einzelnen Stellen Anhäufungen von Blutkörperchen und Fibrin längere Zeit nachweisbar.

Durch die Operation wird der Sinusprozeß unter günstigere lokale Heilungsbedingungen gesetzt und es ist naheliegend, daß dadurch eine Förderung der spontan einsetzenden Organisationsvorgänge nicht nur am eröffneten Sinusabschnitt, sondern auch in dessen Umgebung, am und im angrenzenden Sinusrohr, zu erwarten ist. Dieser Einfluß kann aber unter Umständen nur ein beschränkter, geringer sein oder ganz fehlen. Die Operation unterstützt eben zwar den Körper in seinem Kampf gegen die Infektion wesentlich, mitunter ausschlaggebend, letzten Endes bestimmt aber doch das gegenseitige Verhalten von Schwere der Infektion und Widerstandskraft des Organismus den endgültigen Erfolg.

Vereinzelt sind *Reinfektionen im Blutleitersystem* — ,,*Rezidive der Sinusthrombose*" — bei scheinbar totaler Verödung des Lumens beschrieben worden. Man kann diese Vorgänge — wie es meist geschah — in Beziehung zu benachbarten, bei der ursprünglichen Infektion freigebliebenen Sinusabschnitten setzen, es besteht aber auch die Möglichkeit, daß zur Obliteration gelangte, aber wieder ausgiebig rekanalisierte Sinusabschnitte neuerdings von einer Thrombophlebitis befallen werden und so eine Allgemeininfektion vermitteln.

Veränderungen in der Umgebung thrombophlebitisch erkrankter Blutleiter.

Die hier in Betracht kommenden Veränderungen sind vorwiegend entzündlicher Natur und können sich entweder in der Nachbarschaft erkrankter Hirnblutleiter oder miterkrankter extrakraniell verlaufender venöser Abflüsse abspielen.

Auf die Möglichkeit des gleichzeitigen Vorkommens verschiedener vom gleichen Primärherd aus verursachter endokranieller Komplikationen ist schon weiter oben in der Statistik und bei der Schilderung der Überleitungswege hingewiesen worden. Bemerkenswert ist hier besonders die nicht seltene Kombination von diffuser eitriger Meningitis und Sinusthrombose. Bei 97 Thrombosen unseres Obduktionsmaterials war 58mal eine eitrige Meningitis vorhanden. Ihr ursächlicher Zusammenhang ist meist klar. Nicht immer aber ist er strikte zu beweisen. Nicht selten findet man auch in der Nachbarschaft des erkrankten Hirnblutleiters Hirn- insbesondere Kleinhirnabscesse.

Abgesehen von solchen augenfälligen Kombinationen entwickeln sich ferner in der Nachbarschaft infektiöser Sinusthrombosen nicht selten entzündliche Vorgänge an der Dura und an den weichen Hirnhäuten. Diese repräsentieren sich mitunter schon makroskopisch dadurch, daß die dem erkrankten Sinus benachbarten weichen Hirnhäute und evtl. das Hirn mißfarben, verfärbt, ja sogar oberflächlich erweicht erscheinen. Die Angabe KÖRNERS, daß die dem thrombosierten Sinus benachbarte Pia und Hirnrinde *gewöhnlich* hyperämisch erscheinen, kann ich zwar nicht bestätigen, doch glaube ich aus gelegentlichen Befunden beim Menschen und auf Grund vielfacher experimenteller Erfahrungen schließen zu dürfen, daß *geringgradigere, umschriebene entzündliche Veränderungen der weichen Hirnhäute* in der Nähe erkrankter Sinusse durchaus *nicht selten* sind. Ihr Nachweis beim Menschen wird immer mehr minder ein Zufallsbefund sein, da sie einerseits bei geringer Entwicklung meist nur durch histologische Untersuchung erkennbar sind, andererseits bei größerer Ausbreitung des Prozesses das umschriebene Anfangsstadium schwer festzustellen ist.

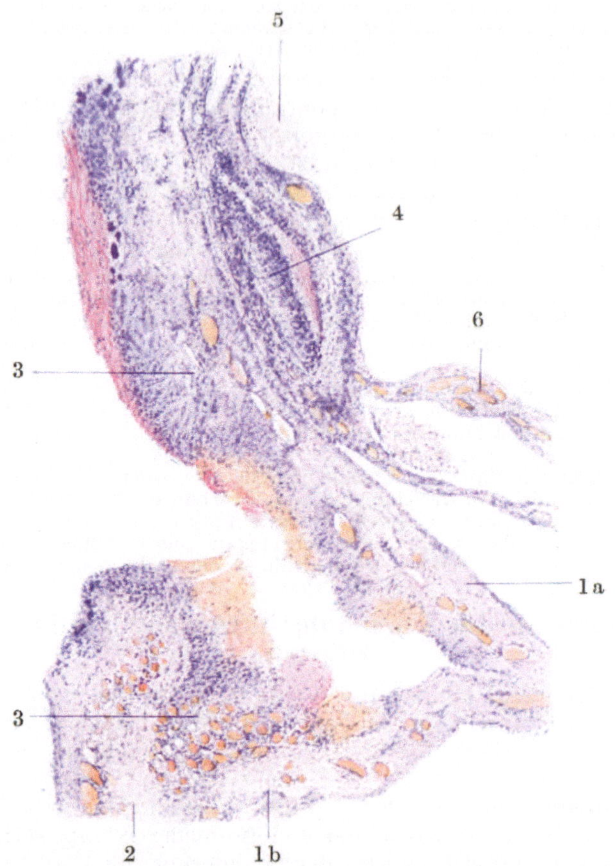

Abb. 25. Ausfüllung des nach Excision der lateralen Wand eröffneten und ausgeräumten Sinus transversus mit Granulationsgewebe. Weiterschreiten der Infektion auf dem Wege einer thrombosierten, in den Sinus mündenden Vene auf das Hirn mit anschließender Rindeneinschmelzung.

1a An das Großhirn grenzende Sinuswand. 1b An das Kleinhirn grenzende Sinuswand. 2 Rest der excidierten lateralen Sinuswand. 3 Granulationsgewebe und organisierte Thrombusreste in der Sinusrinne. 4 Thrombosierte Piavene. 5 Hirn. 6 Weiche Hirnhäute.

Entzündliche Veränderungen in der Umgebung eines thrombosierten Sinus können vorwiegend auf zweierlei Art zustande kommen. Einmal dadurch, daß der infektiöse Prozeß, der auf die Sinusaußenwand und weiterhin auf den Sinusinhalt übergreift, auch *neben dem Sinus* die Dura durchsetzt und die Hirnhäute affiziert, ferner dadurch, daß die Infektion *vom* thrombosierten Sinus auf das Hirn übergeht. Der letztere Vorgang kann sich so abspielen, daß die Entzündung vom Thrombus direkt oder im Sinusrohr sich ringförmig ausbreitend, auf die mediale Wand übergreift und von hier aus das Hirn und seine Häute affiziert. Er kann sich aber auch so entwickeln, daß durch retrograde Thrombosierung einer einmündenden Dura- oder Piavene die Infektion auf angrenzende Hirnpartien übergreift, wie ein Fall *meiner* eigenen Beobachtungen zeigt, bei dem es vom breit eröffneten Sinus auf diesem Wege nach Wochen zu einer ausgebreiteten Rindeneinschmelzung mit anschließender letaler Meningitis kam (Abb. 25). Als Folge retrograder Verstopfung von Hirnvenen können auch vorübergehend oder dauernd Ernährungsstörungen in gewissen Hirngebieten (vorübergehende Aphasie!), unter Umständen in Form multipler Herde auftreten. Durch retrograde Fortleitung thrombophlebitischer Prozesse oder retrograde Verschleppung infektiösen Materials können auch Hirnabscesse entstehen. Zirkulationsstörungen in benachbarten Hirnpartien durch behinderten venösen Blutabfluß, sowie dadurch bedingte Blutungen in die Dura und Hirnsubstanz kommen im allgemeinen bei Sinusthrombose selten zur Beobachtung, obwohl OPPENHEIM Blutungen und Erweichungen zu den regulären Folgezuständen rechnet. HEILBRONN sah einmal bei in die v. GALENI reichender Transversusthrombose hämorrhagische Erweichung in beiden Thalami optici, ein andermal bei ausgedehnter Lateralsinusthrombose multiple kleine Erweichungsherde in der Medulla oblongata.

Wie der infektiöse Sinusprozeß seine Wirkung nach innen, nach dem Hirn und seinen Häuten entfalten kann, so auch nach außen. Durch Fortsetzung der Thrombophlebitis in die Venae diploicae kann der angrenzende Schädelknochen affiziert werden (LAURENS, KÖRNER). Durch Übergreifen und Ausdehnung thrombophlebitischer Prozesse auf benachbarte Gebiete können Entzündungen, Eiterungen und Abscesse entstehen, z. B. Abscesse an der Schädelbasis, in der tiefen Nackenmuskulatur (Thrombose der Vena condyloidea posterior), Ödeme, Senkungsabscesse im Pharynx (Affektion des Plexus pterygoideus) Senkungsabscesse, Eiterungen, entzündliche Drüsenschwellungen am Hals (Thrombophlebitis der V. jugularis interna), Exophthalmus, Ödeme der Nasenwurzel (Thrombose der Vena ophthalmica nach Cavernosusthrombose) usw. Dort, wo Blutleiter in nähere Beziehung zu Nerven treten, z. B. am Sinus cavernosus, am Foramen jugulare, am Foramen condyloideum anterius, können durch periphlebitische Prozesse diese in Mitleidenschaft gezogen werden. (Näheres im Abschnitt über Symptomalogie.)

Die Verschleppung infektiösen Materials im Körper.

Das verschleppte Material kann in Bakterien bestehen oder in losgelösten Thrombenbröckelchen. Letztere können Bakterien enthalten oder auch steril sein. Auf die Abhängigkeit dieser Aussaat von der Beschaffenheit der thrombophlebitischen Veränderungen am Sinus ist schon weiter oben eingegangen worden. In der Regel passieren die Bakterienemboli die Lungen, größere Thrombenpartikelchen werden in ihnen abgefangen. Die Verschleppung so großer Thrombenteile, daß es zu tödlicher Lungenembolie kommt, gilt als selten. Infarkte finden sich am häufigsten in der Lunge, seltener in der Leber und in den Nieren. Auf Bakterienaussaat beruhende Metastasen entwickeln sich insbesondere im subcutanen Zellgewebe, in den Gelenken und deren Nachbarschaft, in den Schleimbeuteln und in der Haut. Warum die Aussaat einmal sehr stark, einmal gering ist oder ganz fehlt, warum einmal diese Partien des Körpers, einmal jene vorzugsweise befallen werden, warum einmal die einen Metastasen vereitern, die andern nicht, wissen wir nicht. Lokale Schädigungen scheinen eine Prädisposition zu bilden: z. B. der Ort einer subcutanen Injektion, die beim Liegen einem stärkeren Druck ausgesetzten Körperstellen usw. Ferner spricht manches dafür, daß eine gewisse Affinität mancher Bakterien zu bestimmten Organen vorhanden ist. Vielleicht hat auch die Größe der Kapillaren einen Einfluß (Haymann). (Näheres siehe im Abschnitt über die Metastasenbildung.)

Der Tod bei Sinusphlebitis.

Er tritt ein: 1. Durch septische Allgemeininfektion (Herzschwäche, Lähmung der Vasomotoren).

2. Durch Metastasen (insbesondere durch Pyopneumothorax infolge von Durchbruch von Lungenabscessen, septische Endocarditis).

3. Durch komplizierende Meningitis und Hirnabscesse (in unserem Obduktionsmaterial in 70,4%).

4. Selten durch Vaguslähmung.

5. Selten durch Sinusblutung.

Bakteriologie.

Da wichtig erscheinende Beziehungen zwischen Erregern und Entstehung sowie Ablauf der otogenen Sinusthrombose und Allgemeininfektion schon in früheren Kapiteln (Genese, Pathologie) erörtert wurden und auf weitere im klinischen Teil noch näher einzugehen sein wird, soll in diesem Abschnitt in der Hauptsache nur ein Überblick über die bisherigen bakteriologischen Befunde gegeben werden.

Sie sind seit den grundlegenden Arbeiten Leuterts an Zahl zwar recht erheblich angewachsen, doch stammen sie meist von einzelnen Fällen und kleinen Untersuchungsreihen. Jedenfalls sind einheitliche, auf größerem Material beruhende Bearbeitungen nicht sehr zahlreich. Solche, insgesamt etwa 130 Fälle umfassende Mitteilungen liegen vor von Alexander, Libmann und Celler, German und Mygind, denen ich weitere 42 aus der Universitätsohrenklinik München stammende Beobachtungen anfügen kann.

Folgende Tabelle gibt eine Übersicht über die Art und Häufigkeit der von den einzelnen Autoren gefundenen Bakterien:

Art der Erreger	Alexander 32 Fälle	Libmann u. Celler 43 Fälle	Germán 23 Fälle	Mygind 32 Fälle	Unser Material 42 Fälle	Insgesamt 172 F.	in %
Streptokokken rein (meist hämolytisch)	17	38	10	14	22	101	58
Streptokokken-Misch-infektion	2	—	1	—	3	6	3
Staphylokokken rein	—	—	6	10	7	23	13,4
Staphylokokken-Misch-infektion	1	—	—	—	—	1	1
Pneumokokken	3	—	5	1	—	9	5
Streptococcus mucosus	3	4	—	—	—	7	4
Diplokokken	1	—	—	—	1	2	—
Streptococcus lanceol.	1	—	—	—	—	1	0,6
Bacterium proteus	—	1	1	—	3	5	3
Bacterium coli	—	—	—	7	2	9	5
Seltene Mischinfektionen	4	—	—	—	1	5	3
Kokken ohne Diff.	—	—	—	—	3	3	2

Diese Feststellungen sind natürlich besonders wertvoll, da sie an einer fortlaufenden Beobachtungsreihe von Sinusthrombosen erhoben wurden. Sie sind aber, abgesehen von den schon im Material gelegenen Unterschieden, auch deswegen nicht ganz gleichwertig, weil sich die Befunde einmal mehr auf die Untersuchung des Sinusinhalts, das andere Mal mehr auf die des strömenden Blutes stützen.

Zu ihrer Ergänzung und zur Erlangung eines etwas umfangreicheren Einblicks lag es nun nahe, auch die in der Literatur zerstreuten Befunde zusammenzustellen, trotz der mancherlei Bedenken, die sich gegen die Verwertung eines so gewonnenen Materials erheben lassen.

Im ganzen fanden sich etwa 400 Fälle. 130 sind dem 1907 erschienenen ausführlichen Sammelreferat HASSLAUERS entnommen, die übrigen wurden unter hauptsächlicher Zugrundelegung einer von H. DÖLGER aus der Literatur von 1907—1920 gemachten Zusammenstellung mit strenger Auswahl der Fälle gesammelt. Berücksichtigt wurden nur Fälle, die erkennen ließen, daß eine eingehende bakteriologische Untersuchung des Sinusinhalts, der Metastasen oder des Blutes vorgenommen wurde. In der Mehrzahl der Fälle erstreckte sich diese nur auf eines, häufig auch auf 2 der genannten Objekte, seltener war dagegen das Postulat BRIEGERS auf Untersuchung sowohl des Sinusinhaltes wie des strömenden Blutes und der Metastasen, sehr selten die noch weitergehende Forderung KOBRACKS auch auf serologische Identifikation der Erreger erfüllt.

Auf die gewiß auch in diesem Zusammenhang sehr beachtenswerte Bakteriologie der Mittelohreiterungen — die in einem anderen Abschnitt dieses Handbuches behandelt ist — soll hier nicht näher eingegangen werden, da der Nachweis bestimmter Erreger im Eiter des Mittelohrs und Warzenfortsatzes nicht als sicherer Beweis für den gleichen bakteriologischen Ursprung einer anschließenden Komplikation gelten kann. Eine solche Schlußfolgerung ist höchstens bei Monoinfektionen akuter oder subakuter Mittelohrprozesse, wenigstens in praktischer Hinsicht, möglich.

Unterschieden nach Rein- und Mischinfektionen ergibt unsere Zusammenstellung über das Vorkommen der Erreger folgendes:

| | Zusammenstellung aus der Literatur | |
Art der Erreger	bis 1907 HASSLAUER	von 1907 bis 1920[1])
	Zahl der Fälle (135)	Zahl der Fälle (285)
1. Reininfektionen:		
Streptokokken.	66	146
Staphylokokken	8	27
Pneumokokken	9	15
Streptococcus mucosus	—	6
Diplokokken ohne nähere Angabe	9	10
Kokken ohne nähere Angabe	—	7
Bacterium coli	4	5
Bacterium proteus	1	5
Sonstige Erreger.	4	10
2. Mischinfektionen:		
Streptokokken + Staphylokokken	8	8
Strepto- + Pneumokokken	—	2
Strepto- + Diplokokken	—	1
Streptokokken + andere Bakterien	4	12
Staphylokokken + andere Bakterien	7	7
Pneumokokken + Diplokokken	—	1
Pneumokokken + andere Bakterien	1	1
Streptococcus mucosus und andere Bakterien .	6	2
Diplokokkenmischinfektionen	—	1
Kokken und andere Bakterien	—	2
Proteusmischinfektionen	2	—
Bakteriengemengsel	2	7
Seltene Erreger + Mischinfektion	4	10

Von den hauptsächlich demnach in Betracht kommenden Erregern fanden sich in Prozenten ausgedrückt.

---

[1]) Unter Verwendung der Dissertation von H. DÖLGER.

	Zusammenstellung aus der Literatur	
	Hasslauer bis 1907	von 1907—1920
Streptokokken	58%	60%
Staphylokokken	17 „	15 „
Pneumokokken	8 „	7 „
Diplokokken	7 „	5 „
Streptococcus mucosus	(haupts. M. I.) 4 „	(haupts. R. I.) 3 „
Bacterium coli	3 „	2 „
Bacterium proteus	2 „	2 „

Die auffallende Ähnlichkeit des Ergebnisses der neueren Zusammenstellung mit den von Hasslauer gewonnenen Zahlen, die bei der Verschiedenartigkeit des diesen Zusammenstellungen zugrunde liegendenMaterials kaum als bloßer Zufall, sondern wohl als Ausdruck tatsächlicher Verhältnisse angesprochen werden darf, rechtfertigt wohl, trotz der eingangs geäußerten Bedenken die Verwendung auch dieser aus der Literatur gesammelten Beobachtungen, um so mehr, als deren Resultat mit dem aus größeren Untersuchungsreihen einzelner Autoren sich ergebenden Bild eine weitgehende Übereinstimmung zeigt.

Demnach stellt sich die *otogene Sinusthrombose und Allgemeininfektion zwar nicht immer, aber in ihrer Mehrheit als eine Monoinfektion dar*, namentlich wenn man einer solchen Feststellung die am zuverlässigsten scheinenden Untersuchungsresultate des Armvenenblutes zugrunde legt. Bei der Untersuchung des Sinusinhaltes bzw. des Thrombus macht sich hingegen die *häufige Polyinfektion des Mittelohres auch noch im Thrombus bemerkbar*. Jedenfalls ist hier die Zahl der Reininfektionen eine viel geringere, in unserem Material etwa 75% gegenüber 90% bei Untersuchung des Armvenenblutes. Dieses Verhalten des Thrombus kommt ferner auch darin deutlich zum Ausdruck, daß man in ihm Bakterien der verschiedensten Art und vielfach Bakteriengemengsel findet, während es sich bei *Mischinfektionen des Blutes und der Metastasen in der Regel* nur um zwei Erreger, also *um Doppelinfektionen*, handelt. Das relativ häufige Vorkommen solcher Befunde, die schon deshalb bemerkenswert sind, da ja für gewöhnlich nur ein Erreger blutpathogen ist, legt natürlich, namentlich bei der Anwesenheit von Staphylokokken, die Möglichkeit sekundärer Verunreinigung nahe; bei Metastasenuntersuchungen besonders dann, wenn der Eiter durch Incision und nicht durch primäre Punktion gewonnen wurde. Andererseits muß man aber auch mit der Möglichkeit einer vom Primärherd nacheinander erfolgenden Einwanderung von Erregern ins Blut und mit ihrer gleichfalls in zeitlicher Differenz erfolgenden metastatischen Ansiedlung rechnen. Jedenfalls legen verschiedene Blutbefunde diese Möglichkeit sehr nahe. Aber auch die seltenere Form der gemischten Infektion, bei welcher verschiedene Bakterien zu gleicher Zeit und nicht nacheinander in den Kreislauf kommen, ist verschiedentlich beobachtet worden.

Weitaus am häufigsten wird nun die otogene Sinusthrombose und Allgemeininfektion durch Streptokokken verursacht. Streptokokken überhaupt wurden gefunden:

Nach der Literaturzusammenstellung von Hasslauer in 58%,
nach unserer Literaturzusammenstellung . . . . . . in 60%,

im Durchschnitt   59,5%

Nach den Untersuchungen von Alexander in 59%
„   „   „ .   „ Libmann   „ 87 „
„   „   „   „ Germán   . „ 48 „
„   „   „   „ Mygind   . „ 44 „
In unserem Material. . . . . „ 59 „

im Durchschnitt in 61%

Entgegen der vielfach vertretenen Ansicht, daß die Sinusthrombose die ausschließliche oder fast ausschließliche Domäne der Streptokokken darstellt, und auch im Widerspruch mit der neueren Angabe LESCHKES, nach der Streptokokken in $^9/_{10}$ aller solcher Fälle nachzuweisen seien, zeigt sowohl der aus der Literaturzusammenstellung, wie der aus den vorliegenden größeren Einzeluntersuchungen sich ergebende Durchschnittswert in bemerkenswerter Übereinstimmung, daß *die otogene Sinusthrombose und Allgemeininfektion in etwa 60% durch Streptokokken verursacht wird,* daß Streptokokken also zwar in der *überwiegenden Mehrheit,* aber nicht in dem vielfach angenommenen Maße bei dieser Erkrankung ätiologisch in Betracht kommen.

Meist, aber durchaus nicht immer, handelt es sich dabei um hämolytische Streptokokken. Unter Umständen können ursprünglich nichthämolytische Streptokokken erst hämolytische Eigenschaften entwickeln. Exakte Angaben über eine nähere Differenzierung der einzelnen Streptokokkenstämme sind verhältnismäßig spärlich, so daß hier nicht weiter darauf eingegangen werden soll. Auffallend selten wird jedenfalls das Vorkommen von Streptococcus mucosus, sowie von anaeroben und anaerobophilen Streptokokkenstämmen erwähnt, die nur vereinzelt gefunden, vielleicht auch nicht immer genügend berücksichtigt wurden.

An zweiter Stelle in bezug auf Häufigkeit stehen dann — allerdings mit großem Abstand — *die Staphylokokken.*

Während sie in dem Material einzelner Autoren, z. B. von ALEXANDER, LIBMANN und CELLER, GRUNING u. a. völlig fehlen, fand sie GERMÁN auffallend häufig, und zwar in einem Viertel seiner Fälle. *Nach unserer Literaturzusammenstellung fanden sie sich in 15—17%, in unserem klinischen Beobachtungsmaterial in 17%.* Eine nähere Unterscheidung derselben nach der Farbenverschiedenheit der Kolonien, die nach GERMÁN übrigens mehr als kultureller Unterschied anzusprechen ist und keine Schlüsse auf eine differente Pathogenität zuläßt, sowie nach aeroben und anaeroben Formen ist meist nicht vorhanden. Das Verhältnis der Zahl der Streptokokkeninfektionen zu der der Staphylokokkeninfektionen, das in den Fällen GERMÁNs 10 : 6 betrug, stellt sich *in unserem klinischen Material wie 10 : 3* dar und stimmt so ziemlich mit dem Verhältnis 10 : 2,7 überein, das sich aus umfangreichen Untersuchungen an allgemeinem chirurgischen Krankenmaterial (LENHARTZ, CANON, BERTELSMANN) ergab.

Pneumokokken, Diplokokken, Strepto- (Pneumo-)coccus mucosus scheinen als Erreger der otogenen Sinusthrombose und Allgemeininfektion hingegen nicht in dem Maße aufzutreten, als man nach ihrem Vorkommen bei Mittelohreiterungen und auch in extraduralen bzw. perisinuösen Entzündungsherden erwarten sollte.

Nach unserer Literaturzusammenstellung kommen Pneumokokken in etwa 7,5%, Diplokokken in etwa 6% als Erreger der Sinusthrombose in Betracht. Auffallend selten (in etwa 4%) ist der Streptococcus mucosus erwähnt.

Bemerkenswert ist ferner, daß das *Bacterium coli und der Bacillus proteus,* die bekanntlich bei chronischen Mittelohreiterungen häufig saprophytisch vorhanden sind, je in etwa 2% als Erreger der otogenen Sinusthrombose und Allgemeininfektion angetroffen werden.

MYGIND fand das Bacterium coli, dessen Bedeutung für die Entstehung einer namentlich von gewissen Organerkrankungen ausgehenden Sepsis auch sonst in der Medizin immer mehr betont wird (SCHOTTMÜLLER) unter 36 Sinusthrombosen sogar 7 bzw. 4mal, und zwar nahmen sämtliche Fälle einen tödlichen Ausgang. In unserem eigenen Beobachtungsmaterial kam es unter 42 Fällen nur 2mal vor. Wie schon JOCHMANN, KOBRAK u. a. nachgewiesen haben, kann auch der Bacillus proteus pathogene Eigenschaften zeigen und entweder — wie gewöhnlich mit anderen Erregern zusammen, oder auch für sich allein (HAYMANN) — eine otogene Sinusthrombose und Allgemeininfektion bedingen. Von seltenen hier in Betracht kommenden Erregern sei schließlich noch der Bacillus pyocyaneus sowie der Bacillus alcaligenes, der in einer unserer zum Exitus gekommenen Sinusthrombosen aus dem strömenden Blut in Reinkultur gezüchtet wurde, erwähnt [1]).

---

[1]) Natürlich können alle möglichen Bakterien gelegentlich eine Sinusthrombose und eine Allgemeininfektion verursachen.

Nach allen bisherigen Erfahrungen und Veröffentlichungen kommen also für *die Entstehung der otogenen Sinusthrombose und Allgemeininfektion vorwiegend die gewöhnlichen pathogenen Erreger in Betracht,* und zwar stehen sie nicht nur bei den im Anschluß an akute Mittelohreiterungen sich entwickelnden Komplikationen — wo sie meist als Monoinfektionen auftreten — an erster Stelle, sondern auch bei den nach chronischen Eiterungen kommen sie nach unseren Erhebungen am häufigsten vor, allerdings nicht in dem gleich hohen Maße und mehr in Form von Mischinfektionen wie bei jenen.

Für den am häufigsten anzutreffenden pathogenen Erreger, den Streptokokkus, ist dieses Verhalten nachstehend zahlenmäßig zum Ausdruck gebracht. Es fanden sich:

	Nach der Zusammenstellung Hasslauers		Nach unserer Zusammenstellung	
	nach akuter	nach chron.	nach akuter	nach chron.
	Mittelohreiterung		Mittelohreiterung	
Streptokokken rein	57%	33%	57%	33%
Streptokokken-Mischinfektionen .	68 „	46 „	66 „	46 „

Als Erklärung für das häufige Vorkommen von Streptokokken als Erreger septischer Komplikationen nach chronischen Mittelohreiterungen, — das deshalb etwas auffallend scheint, weil Streptokokkenbefunde bei chronischen Mittelohreiterungen relativ selten sind (Giesswein, Alberti) und diese Erreger häufig selbst schon bei länger bestehenden akuten Eiterungen von anderen Keimen, z. B. Staphylokokken verdrängt und durch Mischinfektionen bald überwuchert werden, und weil man gerade in chronischen Fällen erwarten sollte, daß dem Organismus genügend Zeit zur Bildung der nötigen, ein weiteres Umsichgreifen der Infektion verhindernden Schutzstoffe zur Verfügung stünde — kann man mit Germán entweder eine durch die verschiedensten Einflüsse auslösbare Virulenzsteigerung schon vorhandener Erreger oder, wie dies Brieger gerade für die im Verlauf chronischer Mittelohreiterungen auftretenden Streptokokkenkomplikationen getan hat, ein neues Hinzutreten der die Komplikation verursachenden Bakterien annehmen.

Mit dem Nachweis von gewöhnlich als pathogen geltenden Erregern ist es nun zwar sehr wahrscheinlich, aber durchaus noch nicht sicher bewiesen, daß diese auch die Komplikation wirklich verursachten; namentlich dann nicht, wenn sie nur im Thrombus und nicht im strömenden Blut gefunden wurden, wenn es sich um Mischinfektionen handelt, und wenn auf das Vorhandensein von Anaerobiern nicht oder nicht genügend geachtet worden ist.

Wie wir gezeigt haben, können ja noch andere, gewöhnlich als Saprophyten angesprochene Erreger die Urheber einer auftretenden Sinusthrombose sein. Vor allem aber verdienen hier größere Beachtung als bisher die *Anaerobier,* deren Bedeutung für die Entstehung septischer Allgemeininfektionen auch in anderen Gebieten der Medizin, z. B. in der Gynäkologie, immer mehr gewürdigt wird (Schottmüller) und auf deren Rolle für die Entstehung otogener endokranieller Komplikationen besonders nach chronischen Mittelohreiterungen, allerdings mehr auf Grund gewisser klinischer Erscheinungen und gelegentlicher bakteriologischer Befunde als systematischer Untersuchungen in der Otologie seit langem (Manasse, Brieger, Schneider, Hasslauer, Rist, Heine usw.) und neuerdings wiederum nachhaltig von Giesswein hingewiesen worden ist.

Als erster hat wohl Rist den Nachweis stark pathogener anaerober Keime im Eiter mastoidealer Herde erbracht und auf die Bedeutung gewisser, von ihm zum Teil näher charakterisierter Anaerobier für die Entstehung otogener Sinusthrombosen und Allgemeininfektionen hingewiesen, und Laurens hat dieser Anschauung folgend bestimmte klinische Verlaufsformen dieser Erkrankungen (gangräneszierende Sinusthrombose, metastatische Gasabscesse) mit der Wirkung solcher Erreger in Zusammenhang gebracht. Auf Grund eigener

Untersuchungen haben ferner Schottmüller, Jochmann und Kobrak auf die Bedeutung anaerob wachsender Bakterien aufmerksam gemacht, und auch bei der Durchsicht der in der Literatur zerstreuten Fälle findet man verschiedentlich, allerdings häufig nicht näher bestimmte Anaerobier als Ursache von Sinusthrombose nach chronischer Mittelohreiterungen angegeben. Trotz der Wichtigkeit dieser Fragen fehlen jedoch größere systematische Untersuchungen völlig, wohl wegen der in der Vielgestaltigkeit der Mikroflora chronischer Eiterungen, in der Beherrschung der Technik und in der Bestimmung unbekannter Arten liegenden Schwierigkeiten, in deren Überwindung allerdings die neueren Arbeiten Zeislers wesentliche Fortschritte auch auf unserem Gebiet erhoffen lassen. Besonders erwähnt sei hier ferner noch, daß außer den obligaten Anaerobiern — die übrigens ihre Entwicklungsfähigkeit auch bei Sauerstoffzufuhr unter gewissen, bei Mittelohreiterungen gegebenen Bedingungen durchaus nicht einzubüßen brauchen und auch in Symbiose mit anderen sauerstoffbedürftigen Erregern gedeihliche Lebensbedingungen finden — gerade fakultative Anaerobier eine wichtige Rolle zu spielen scheinen. Auf die Bedeutung der fakultativen Anaerobiose der gewöhnlichen pathogenen Erreger für die Genese otogener endokranieller Komplikationen hat schon Brieger aufmerksam gemacht und damit zum Teil gewisse klinische Verlaufseigentümlichkeiten, so z. B. den zeitlichen Abstand zwischen Paukeneiterung und Beginn einer Sinusthrombose in mehreren Fällen zu erklären versucht.

Wie Giesswein neuerdings ausdrücklich betont, vermögen Streptokokken, die übrigens nach Kocher und Tawel als fakultative Anaerobier mit wenig Sauerstoffbedürfnis angesprochen werden können, ebenso wie andere Erreger infolge veränderter Lebensbedingungen zeitweilig oder dauernd sowohl bestimmte Eigenschaften zu verlieren, wie auf dem Umwege über einzelne Variationsformen innerhalb einiger Bakteriengenerationen — also innerhalb ein und derselben Erkrankung — andere, und zwar auch anaerobiotische Eigenschaften anzunehmen (Schottmüller, Toenissen, Laurens). Gerade die anaerobiotischen Formen der Strepto- und Staphylokokken sind aber bisher in der Otologie noch recht wenig gewürdigt worden und Giesswein hält es für sehr wahrscheinlich, daß bei chronischen und selbst bei akuten Mittelohreiterungen, ähnlich wie bei den akuten Prozessen der Puerperalsepsis, unter den relativ anaeroben Bedingungen im Warzenfortsatz anaerobophile Formen der Strepto- und Staphylokokken und auch anderer Erreger entstehen, denen für die Entwicklung einer anschließenden Sinusthrombose eine gewisse ätiologische Bedeutung zukommt.

Es wurde schon erwähnt, daß die *Art* der Erreger für Entstehung und Ablauf nicht nur von Mittelohreiterungen, sondern auch von anschließenden Sinusthrombosen eine gewisse Rolle zu spielen scheint; hatten doch gerade manche Eigenheiten des Verlaufes von Sinusthrombosen nach chronischen Mittelohreiterungen die Aufmerksamkeit auf die Wirkung anaerober Bakterien gelenkt. Jedoch sind die Unterschiede durchaus nicht immer so markant und auch oft nicht so regelmäßig, um daraufhin klinisch immer bestimmte Verlaufsformen unterscheiden zu können.

Derselbe Erreger kann einmal leichte, ein andermal schwere klinische Erscheinungen machen und verschiedene Erreger können ganz gleichartige Krankheitsbilder auslösen. Die Gestaltung des klinischen Bildes hängt, wie schon erwähnt, auch noch von anderen Faktoren ab, so von der Widerstandskraft des Körpers, der anatomisch-biologischen Prädisposition des befallenen Gebietes und vor allem von der sich auch zum Teil histologisch in der Verschiedenartigkeit der Gewebsreaktion äußernden Virulenz der Erreger, deren Einschätzung und Erkennung aber bei der Verschiedenheit ihrer Wirkung bei Tier und Mensch, ja bei den einzelnen Individuen (relative Virulenz Kobraks) sehr schwierig ist.

Wie verschiedene Autoren (Kobrak, Mygind u. a.) erwähnen, kann Auftreten und Virulenz der Erreger je nach Ort und Zeit verschieden sein und unter Umständen eine gewisse Periodizität erkennen lassen.

Über das mehrfach erwähnte überwiegende *Vorkommen bestimmter Erreger* der otogenen Sinusthrombose *in bestimmten Altersklassen* findet man wenig strikte Angaben. Der Streptococcus mucosus soll häufig im mittleren Lebensalter (Noel), die Staphylokokken besonders im ersten Dezennium (Süpfle) angetroffen werden. Eine aus unserer Literaturzusammenstellung sich ergebende Alterskurve zeigt für Streptokokken einen Anstieg im zweiten Dezennium, für Streptococcus mucosus im mittleren Lebensalter, für Staphylokokken im 20.—40. Lebensjahr, für Diplokokken in den ersten beiden Dezennien.

Als Erreger der otogenen Sinusthrombose und Allgemeininfektion sind bisher folgende Erreger beschrieben:

Streptococcus pyogenes (besonders haemolyticus).
Streptococcus anaerobius putridus (Schottmüller).
Streptococcus viridans (eig. Beobachtung).

Streptococcus mucosus.
Staphylokokken.
Pneumokokken.
Diplokokken.
Pneumobacillus Friedländer (WEICHSELBAUM, BRUNNER, zit. nach BRIEGER).
Bacterium proteus (JOCHMANN, KOBRAK, LUBOWSKI, STEINBERG, LITZMANN, HAYMANN, UFFENORDE, RATTKAY, HENSCHEN und REENSTIERNA).
Bacillus pyocyaneus (O. VOSS, LITZMANN, LANG, FRÄNKEL, UFFENORDE).
Pseudodiphtheriebacillen (SCHOTTMÜLLER, eig. Beobachtung).
Coccus tetragenus (CALDERO und PINCEROLI).
Influenzabacillen (CLARKE).
Fusiforme Bacillen (MARESCH).
Meningokokken (WEKEN).
Kokken ohne nähere Differenzierung.
Bacillus alcaligenes (eigene Beobachtung).
Bacillus ramosus und perfrigens, Micrococcus foetidus und Staphylococcus parvulus, Spirillum nigrum und Bacillus serpens (RIST, zit. nach KOBRAK).
Anaerobophile von KOBRAK näher beschriebene Bacillen.

Symptomatologie.

Die otogene Sinusthrombose kann einen rein oder vorwiegend lokalen Prozeß darstellen, der zwar für gewöhnlich mit Temperatursteigerungen einhergeht, aber nicht immer den Zustand hervorzurufen braucht, den man klinisch als Allgemeininfektion bezeichnet. Die Aufdeckung einer Sinusthrombose ist ja nicht gerade selten ein Zufallsbefund bei einer aus anderen Gründen vorgenommenen Warzenfortsatzoperation. Andererseits läßt das Vorhandensein einer vom Ohr ausgehenden Allgemeininfektion, wenn auch in der überwiegenden Mehrzahl der Fälle, so doch nicht ohne weiteres den Schluß auf das Bestehen einer Sinusthrombose zu. Die Symptome der otogenen Sinusthrombose und Allgemeininfektion — worauf bei der Erörterung der Diagnose noch näher eingegangen wird — lasssen sich daher in *solche* unterscheiden, die auf *eine otogene Allgemeininfektion an sich* hinweisen und in *solche*, die einen Schluß auf *eine Erkrankung des Sinus selbst* als Ursache derselben gestatten.

Hingegen haben alle Bestrebungen nach dem Hervortreten gewisser Erscheinungen bestimmte klinische Typen, z. B. einen pulmonalen, typhösen, cerebralen (MACEWEN) aufzustellen, therapeutisch und praktisch wenig Wert — abgesehen vielleicht von der Unterscheidung ausgesprochen pyämischer und septischer Verlaufsarten und einer Differenzierung der Erkrankung nach dem Charakter der ursächlichen Mittelohreiterung (akut oder chronisch) — da die einzelnen bei Sinusthrombose und Allgemeininfektion vorkommenden Symptome sich in mannigfaltiger Weise kombinieren können.

Im folgenden sollen neben einer aus Gründen allgemeiner Orientierung gegebenen kurzen Schilderung der markantesten Symptomenkomplexe die einzelnen Erscheinungen nach dem Vorgange KÖRNERS der Reihe nach angeführt und mehr im Interesse eines klaren Überblickes als entsprechend eines immer exakt durchzuführenden Einteilungsprinzipes in *allgemeine* und *lokale* gruppiert werden. Zu den ersteren werden *Fieber* und *die Erscheinungen der Allgemeininfektion* des Körpers gerechnet, zu den letzteren die *cerebralen Erscheinungen* und die *äußerlich wahrnehmbaren Zeichen der Erkrankung eines Hirnblutleiters.*

Der Symptomenkomplex der pyämischen und septischen Form der otogenen Allgemeininfektion — Osteophlebitis-Pyämie Dermatomyositis — Toxinämie.

Man pflegt bei der otogenen, in der Mehrzahl der Fälle vom Sinus ausgehenden Allgemeininfektion namentlich zwei Verlaufstypen zu unterscheiden, die sog. *pyämische* und *septische* Form der otogenen Blutvergiftung.

Die *erstere* ist in der Hauptsache charakterisiert durch das pyämische Fieber. Die Temperaturkurve zeigt steile, evtl. von kürzeren oder länger dauernden Schüttelfrösten begleitete Anstiege, die bis 40° und darüber erreichen können und ebenso rapide Abfälle bis zur oder unter die Norm. Manchmal wiederholen sich die Temperaturschwankungen sogar mehrmals innerhalb 24 Stunden, nicht selten aber sind die einzelnen Temperaturanstiege durch kürzere oder längere, selbst mehrere Tage umfassende Intervalle von normalen, subfebrilen oder mäßig gesteigerten Temperaturen getrennt (Abb. 26).

Als weitere Eigentümlichkeit der pyämischen Verlaufsform gilt nächst der zackigen Temperaturkurve das Auftreten von Metastasen. Diese entstehen dadurch, daß infektiöses Material (Thrombenteilchen, Bakterien) in den Kreislauf gelangt und dort irgendwo abgefangen wird. Thrombenbröckelchen werden meist im kleinen Kreislauf festgehalten. Sind die hier steckenbleibenden Thrombenpartikelchen steril, so entwickeln sich unter Umständen Infarkte, sind sie infiziert, so kommt es meist zur Absceßbildung. Nicht selten treten aber auch — mit oder ohne gleichzeitige Lokalisation in den Lungen — Metastasen in irgendwelchen Gebieten des großen Kreislaufes auf. Ihre Entstehung wird gewöhnlich auf die Verschleppung von nicht in Thrombenpartikelchen eingeschlossenen Erregern zurückgeführt, da vorzugsweise nur solche das Lungenfilter passieren können[1]). Die Lokalisation der Metastasen im peripheren Kreislauf erfolgt häufig in der Muskulatur, im Unterhautzellgewebe, in den Gelenken und ihrer Umgebung, seltener in den inneren Organen, z. B. Hirn, Leber, Milz usw.

Cerebrale Symptome werden bei

---

[1]) Natürlich können auch kleinste Thrombenteilchen, Blutplättchenkonglutinate, Bakterienemboli die Lunge passieren, soweit ihre Größe eben geringer als die Lumenweite der betreffenden Kapillaren ist.

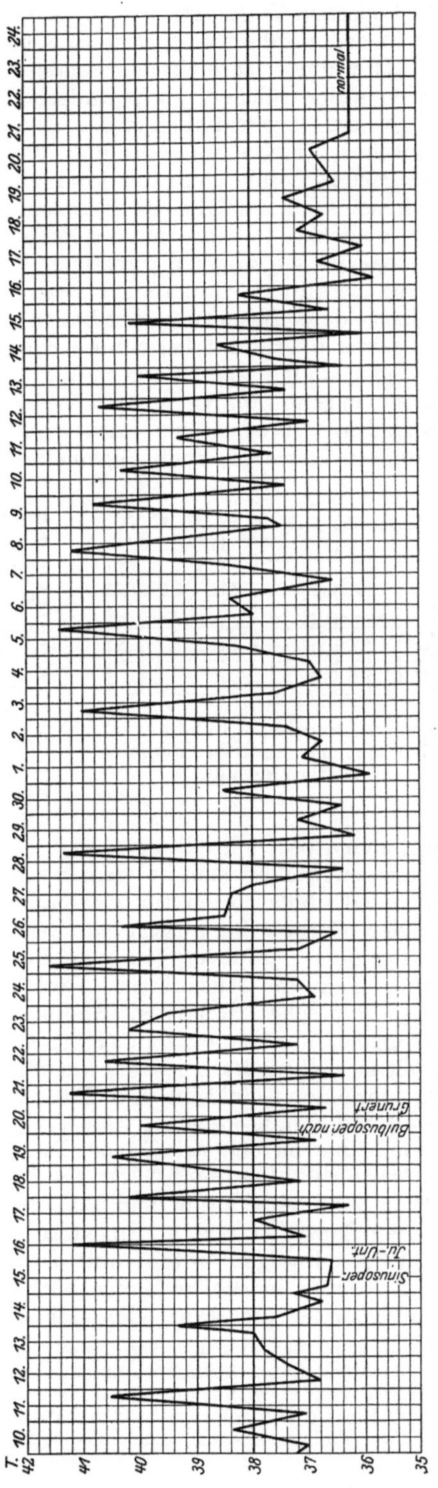

Abb. 26. Pyämische Fieberkurve bei otogener Sinusthrombose (Aftermessung).

der pyämischen Verlaufsform zwar öfters beobachtet, doch treten sie in der Regel nicht in den Vordergrund. Der Puls geht gewöhnlich konform mit der Temperatur, Milztumor ist meist vorhanden, die Zunge häufig belegt.

Eine Reihe solcher mit pyämischen Temperaturen verlaufender Fälle läßt nun gewisse Eigentümlichkeiten erkennen, nämlich: Baldigen Beginn des pyämischen Fiebers im Anschluß namentlich an akute Mittelohreiterungen, vorwiegendes Befallensein des kindlichen und jugendlichen Alters, Fehlen von Knocheneinschmelzungen im Warzenfortsatz bei evtl. unverändertem Sinus, hauptsächlichste Lokalisation der Metastasen in Gelenken, Haut und Muskulatur nnd einen im allgemeinen günstigen Verlauf der Erkrankung. Diese Verlaufsformen, die klinisch in mancher Beziehung schon wegen ihrer Benignität gewiß eine besondere Beachtung verdienen, die sich aber nach unserer Erfahrung nicht selten überhaupt bei Sinusthrombosen im Anschluß an akute Mittelohreiterungen finden, hat Körner als eine Sondergruppe zusammengefaßt und ihnen einen schon im Namen *„Osteophlebitispyämie"* zum Ausdruck kommenden eigenen Entstehungsmodus zugeschrieben, der aber bisher weder pathologisch-anatomisch bewiesen, noch allgemeine Zustimmung gefunden hat (Heine).

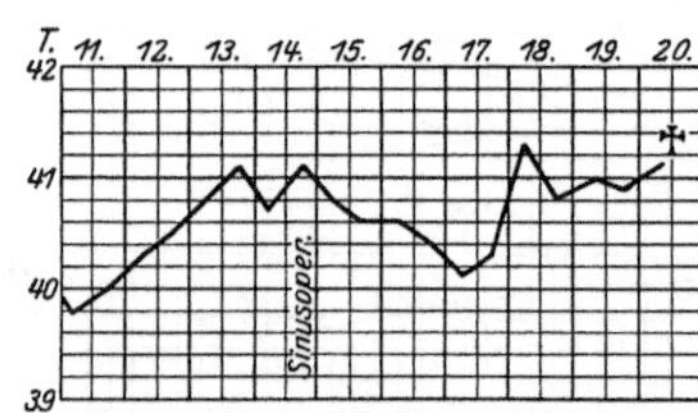

Abb. 27. Septische Fieberkurve bei otogener Sinusthrombose (Aftermessung).

Der pyämischen Verlaufsform der otogenen Sinusthrombose und Allgemeininfektion wird die allerdings weit seltenere *septische* gegenübergestellt. Das Fieber verläuft hier meist als hohe Continua, Fröste kommen selten zur Beobachtung. Der Puls ist von Anfang an meist schlecht, klein und frequent und bleibt so nach Körner auch während etwaiger Remissionen des Fiebers und in der Narkose. Cerebrale Erscheinungen, auch Delirien, sind häufig vorhanden. In der Umgebung des erkrankten, oft mißfarbenen Knochens finden sich mitunter ödematöse Schwellungen und pastöse Infiltrate. Richtige metastatische Abscesse entwickeln sich bei dem meist rapid verlaufenden Prozeß in der Regel nicht. Jedenfalls treten für gewöhnlich durch Verschleppung größerer infarzierender Emboli hervorgerufene Symptome gegenüber den Erscheinungen der allgemeinen Blutvergiftung in den Hintergrund. Dagegen sind septische Blutungen in die Muskulatur, Retinitis mit Netzhautblutungen, Iridochorioiditis, septische Nephritis, Endokarditis, Hepatitis, Enteritis (Durchfälle) u. a. m. beschrieben worden (Körner). Die Milz ist meist geschwollen. Es handelt sich eben, kurz gesagt, um das Bild einer schweren, häufig rasch zum Tode führenden Infektion und Intoxikation des Gesamtorganismus (Abb. 27).

Nach Kümmel kommen als Ursache der toxischen Funktionsstörungen (Hirn, Herz usw.) nicht nur im Blut zirkulierende Toxine, sondern auch Toxinbildungsstätten in den einzelnen Organen (kleinste Emboli- und Infiltrationsherdchen) in Betracht.

Eine besondere, unter dem Bild der *Dermatomyositis* verlaufende Form der otogenen Sepsis ist von A. Fränkel beschrieben worden. Bei schwersten Allgemeinerscheinungen treten multiple, ödematöse, mit Blutungen durchsetzte, evtl. Bakterien in großer Menge enthaltende Schwellungen in der Muskulatur auf, über denen die Haut ödematös ist und oft erysipeloid verfärbt erscheint.

Unter dem Begriff der *„Toxinämie"* hat ferner Kümmel gewisse Verlaufsformen der otogenen Allgemeininfektion zusammengefaßt. Das klinische Bild der otogenen Toxinämie, das später von F. Wolf aus der Kümmelschen Klinik weiterhin bearbeitet wurde, ist charakterisiert durch schwere Störungen des Allgemeinbefindens, steile Temperaturkurven mit hohen Fieberanstiegen ohne Schüttelfröste und starken Remissionen bis zur Norm, durch lytische remittierende Entfieberung und Fehlen von Metastasen. Meist ist Milztumor, häufig Albuminurie, Bronchitis, gelegentlich Lidödem und leichte Neuritis optica vorhanden. Auch bei den Temperaturremissionen besteht oft relativ hohe Pulsfrequenz. Schwache, leicht erregbare Herztätigkeit. Dieses Krankheitsbild kommt nach KÜMMEL und E. WOLF bei Sinusphlebitis im Anschluß an akute und chronische Mittelohreiterungen mit ausgesprochener und ohne nachweisbare Thrombenbildung zustande und ist nach KÜMMEL lediglich durch das Eindringen von Bakterienprodukten evtl. von abgetöteten Bakterienleibern, nicht aber von lebenden Erregern verursacht. Die Prognose bei der reinen otogenen Toxinämie ist nach E. WOLF günstig, wohl deshalb, weil es sich um einen einzigen operativ zugänglichen Toxinbildungsherd handelt (Abb. 28).

Die hier kurz geschilderten Verlaufstypen der septischen und pyämischen otogenen Allgemeininfektion kommen nun in reiner Form allerdings viel weniger häufig zur Beobachtung, als man nach der Betonung ihrer Unterscheidung erwarten sollte. Häufiger trifft man Mischformen, die KÖRNER als *septico-pyämische Verlaufsart* bezeichnete (Abb. 29).

Dieses überwiegende Vorkommen kombinierter Verlaufsformen ist nicht weiter auffallend, wenn man sich an die früheren Erörterungen über das Wesen der otogenen Allgemeininfektion erinnert, das in der Hauptsache in dem schubweisen oder dauernden Eindringen von Bakterien (die sowohl frei als in Thrombenteilchen eingehüllt verschleppt werden können) und Toxinen aus einem Sepsisherd — zu-

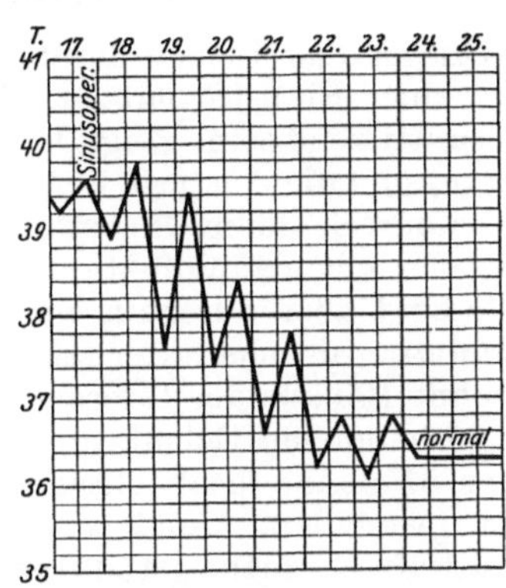

Abb. 28. Septisch remittierende Entfieberung bei otogener Toxinämie im Sinne KÜMMELS (Aftermessung).

meist einem erkrankten Sinusabschnitt — erkannt wurde. Das Zustandekommen der verschiedenen Verlaufsarten, sowie überhaupt schon ihre Abgrenzung gegenüber lokalen, nur kurze Zeit mit höherem Fieber verlaufenden Entzündungsprozessen am Ohr, beruht wohl mehr auf graduell wie prinzipiell andersartigen Vorgängen. Natürlich kann das klinische Bild derartiger Fälle durch das Hervortreten und Überwiegen bestimmter in Art und Virulenz der Erreger, im anatomischen Verhalten des Infektionsgebietes und des Sepsisherdes (Neigung

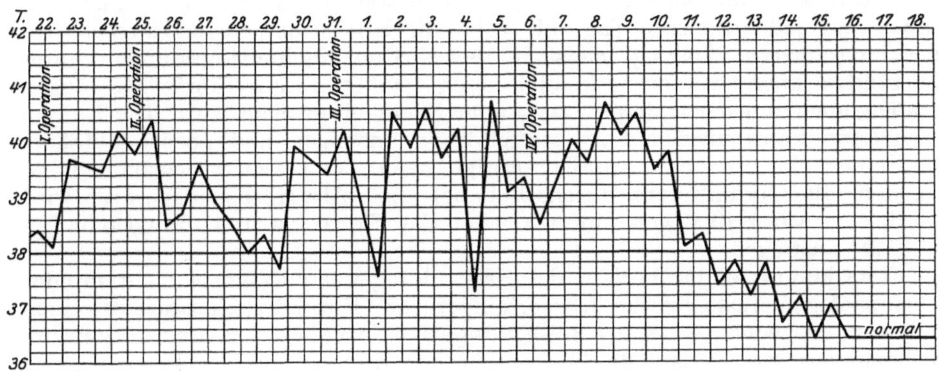

Abb. 29. Septico-pyämische Fieberkurve bei otogener Sinusthrombose (Aftermessung).

zum Thrombenzerfall) beruhender Momente nach irgendeiner Richtung dauernd oder vorübergehend beeinflußt werden. So notwendig deshalb die Schilderung der genannten „typischen" Formen im Interesse einer Allgemeinorientierung und eines raschen Zurechtfindens in dem variablen Bild der Erscheinungsformen der otogenen Allgemeinerkrankungen sein mag, der Wert solcher Unterscheidungen ist in der Hauptsache wohl didaktischer Natur. Jedenfalls entbehren alle Versuche aus einer solchen klinischen Differenzierung weitgehendere Rückschlüsse auf den Krankheitsvorgang im Mittelohr oder am Sinus ziehen zu wollen und sie damit gewissermaßen als Grundlage einer befriedigenden Klassifikation der verschiedenen Formen der otogenen Allgemeininfektion zu benützen, bisher genügender Unterlagen.

Fieber und Zeichen der Infektion des Gesamtorganismus.

Die hauptsächlich hier in Betracht kommenden Symptome sind: *Verhalten der Körpertemperatur, Blutbefund* und das *Auftreten von Metastasen.*

Das Verhalten der Körpertemperatur.

Oft ist das Fieber das einzige Zeichen einer otogenen Allgemeininfektion bzw. einer Sinusthrombose. Es kann kontinuierlich, stark remittierend oder intermittierend sein. Zeigt der Temperaturverlauf eine ausgesprochene pyämische Kurve, sind die Anstiege von Schüttelfrösten eingeleitet oder begleitet, so können bei entsprechendem Ohrbefund diese Zeichen wohl sicher als der Ausdruck einer otogenen Allgemeininfektion bzw. Sinusthrombose angesprochen werden. Solche Fälle sind aber durchaus nicht so sehr häufig. Das Auftreten der für Sinusthrombose als charakteristisch geltenden Schüttelfröste fehlt recht oft. Blau erwähnt 100 aus der Literatur gesammelte Fälle, in denen Schüttelfröste selbst bei vorhandenen Gelenk- und Lungenmetastasen fehlten. Takatabake konnte unter 51 genau beobachteten Temperaturanstiegen nur 6mal einen Schüttelfrost feststellen. Auch nach unseren Erfahrungen kommen ausgesprochene Schüttelfröste nicht gerade sehr häufig zur Beobachtung. An ihrer Stelle können mitunter Schweißausbrüche beim Anstieg, noch öfters beim Abfall der Körperwärme treten. Die rasche Aufeinanderfolge typischer pyämischer Temperatursteigerungen bekommt man zwar öfters, aber doch nicht so oft zu Gesichte, wie man nach den üblichen Darstellungen annehmen und in Analogie mit ähnlichen Erkrankungen anderer Gebiete erwarten sollte, zum Teil wohl auch deshalb, weil unser heutiges Material zum größten Teil operativ beeinflußt ist. Recht oft bestehen unregelmäßige, mehr minder große Intervalle, die nach Körner meist 2—3, nach Takatabake 3—6 Tage und auch länger dauern und niederere Temperaturen, mitunter auch eine hohe, schwach remittierende Continua aufweisen. In einer Reihe von Fällen treten pyämische Temperaturschwankungen (die mitunter 4°, im Durchschnitt etwa 2,6° betragen), mehr minder lange Zeit täglich oder jeden anderen Tag auf, wobei die Höchsttemperatur in rascherem oder langsamerem Anstieg, meist in den späten Nachmittagsstunden unter Umständen aber, wie zweistündlich auch nachts durchgeführte Messungen ergaben, auch zu jeder anderen Tages- oder Nachtzeit erreicht wird. Die Temperatur kann kontinuierlich oder staffelförmig ansteigen und ebenso abfallen. Die Dauer eines solchen Anfalls beträgt nach Takatabake gewöhnlich 25 Stunden, die Graddifferenz durchschnittlich 2,5. Als Höchsttemperatur wird von diesem Autor 40,8° genannt, wir sahen das Fieber bis zu 41,6 und Körner bis 41,9° ansteigen.

Öfters kommt es im Verlauf der Erkrankung nur zu *einigen* mehr minder hohen zackigen Anstiegen der Körpertemperatur. Erst kürzlich sahen wir einen Fall von ausgedehnter Sinus-Bulbus-Jugularisthrombose, in dessen ganzem, wochendauerndem Verlauf die Temperatur nur dreimal einen zackigen Anstieg über 39,0 zeigte, während sie sonst — abgesehen von drei kleineren Erhebungen — subfebril war (Abb. 30). Manchmal findet man nur eine mäßig hohe, manchmal auch — dann meist in schweren Fällen — eine sehr hohe Continua. Auch Wechsel zwischen kontinuierlichem und pyämischem Temperaturverlauf — in Fällen, in denen keine andere endokranielle Komplikation vorlag — wurde beobachtet (Ruttin). Mitunter bewegt sich die Fieberkurve ohne irgendwelche charakteristische Eigenheiten zwischen 37 und 38,5°. In solchen Fällen, die bei ihrer oft relativ langen Dauer wie eine leichte chronische Sepsis anmuten, deckt mitunter erst die während der Warzenfortsatzoperation zufällig oder aus lokalen Gründen vorgenommene Sinusexploration einen thrombophlebitischen Prozeß auf, dessen ausgedehnte, aber anscheinend nicht zur definitiven Ausheilung genügende Heilungstendenz das klinische Verhalten erklärt. Aber selbst bei ausgedehnten eitrigen Thromben kann unter Umständen, wie Beobachtungen von KNAPP und BLAU u. a. zeigen, nur eine mäßige Temperatursteigerung vorhanden sein. In *seltenen* Fällen fehlt das Fieber bei Sinusthrombose *fast oder völlig*.

Natürlich dürfen hier nur Beobachtungen herangezogen werden, die lange genug unter genauer ärztlicher oder in klinischer Kontrolle standen. Findet man in solchen Fällen wie meist, einen im ganzen oder in seinen Endpartien gutartigen Thrombus, so läßt sich dieses Verhalten leicht dadurch erklären, daß das Gerinnsel Zeit seines Bestehens seiner Rolle als Schutzwall gegen den Übertritt infektiösen Materials ins Blut genügte. Es gibt aber auch Fälle, in denen bei zweifelloser Pyämie durch Sinusthrombose, charakterisiert sogar durch das Auftreten von Metastasen und durch einen positiven Blutbefund — Fälle, in denen der Schutzwall des Gerinnsels also mindestens zeitweise insuffizient war — kaum eine fieberhafte Temperatur, sondern höchstens hochnormale Temperaturen bestanden.

Hierher gehört folgende Beobachtung: Knabe von 9 Jahren. Akute Media, im Initialstadium einige Tage fiebernd, dann subfebrile und normale Temperaturen. Letztere bestanden schon längere Zeit als eine Metastase am Daumen auftrat, die beim Fehlen aller lokalen Warzenfortsatzerscheinungen erst die Mastoidoperation bedingte. Die Exploration des Sinus ergab eine ausgedehnte Thrombose des Sinus transversus und der Vena jugularis int.

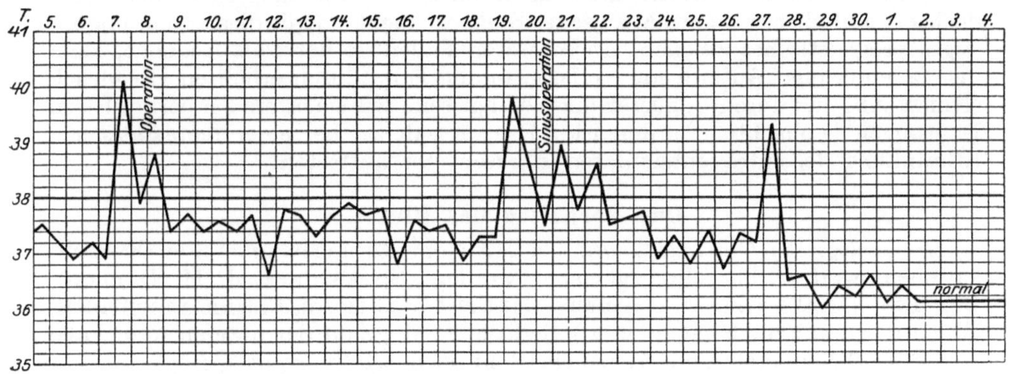

Abb. 30. Fieberkurve (Aftermessung) einer ausgedehnten otogenen Sinus-bulbus-jugularisthrombose (Sinusoperation und Bulbusoperation nach GRUNERT) mit nur einzelnen Temperaturanstiegen.

Ausgehend von der Erfahrungstatsache, daß das Fieber einen sehr feinen Indikator für das Eindringen infektiös-toxischer Stoffe in die Blutbahn darstellt und daß bei afebril oder mit niederen Temperaturen verlaufenden Fällen von Sinusthrombose weitgehend organisierte oder in den Endabschnitten gutartige Gerinnsel gefunden wurden, hat man aus dem Verhalten der Temperatur weitgehende Schlüsse auf den lokalen Sinusbefund zu ziehen versucht.

Sicherlich besteht ein solcher Zusammenhang, namentlich in jenen afebril oder mit geringen Temperaturen verlaufenden Sinusthrombosen, in denen der ganze Thrombus ausgedehnte Organisationsvorgänge aufweist oder in denen die infektiösen Abschnitte des Gerinnsels oder der erkrankten Wand durch gutartige Pfropfbildungen so von der Zirkulation ausgeschlossen sind, daß weder infektiöse Thrombenteilchen, noch aus dem infizierten Gebiet stammende Bakterien in das Blut gelangen können. Eine Verallgemeinerung dieser Vorgänge derart, daß nun alle solche Befunde ein entsprechendes Verhalten der Temperatur bedingen würden, ist aber *nicht* angängig. Auch bei solchen Befunden kann ein typisches, pyämisches Fieber, sogar mit Schüttelfrösten oder eine hohe Continua mit schweren Intoxikationserscheinungen bestehen. Der Grund dafür kann in einer zeitweisen Propagation infektiösen Materials infolge Veränderungen der Gerinnselbeschaffenheit, in der Invasion von Erregern am Sinus außerhalb des thrombosierten Abschnittes, in der Ausdehnung der Thrombophlebitis auf einmündende Kollateralvenen und auch darin liegen, daß pyogene Stoffe durch kleine Wandgefäße des erkrankten Blutleiterabschnittes in größerer Menge aufgenommen werden.

Die mitunter gemachte Wahrnehmung, daß bei einem fistulösen Durchbruch der Sinuswand mit guter Entleerungsmöglichkeit des vereiterten Sinusinhaltes die Temperatur nur ganz gering erhöht ist (Blau, Piffl, Brieger) oder der typische Temperaturverlauf im Sinne eines Temperaturabfalles modifiziert wird, ist ein Vorkommnis, das wohl gelegentlich in einem solchen Zusammenhange eintreten kann, aber nicht einzutreten braucht.

Neben diesen Einwirkungsmöglichkeiten durch lokale Vorgänge am Sinus kann die Temperatur auch durch andere Momente allgemeiner oder lokaler Natur beeinflußt werden. Die meist prompt in hohen Temperaturen sich äußernde Reaktionsfähigkeit des kindlichen und jugendlichen Organismus gegen infektiöse Einflüsse ist bekannt. Sie findet sich auch bei entzündlichen Ohrprozessen und bei Sinusthrombosen. Beobachtungen von Barth und Brieger legen es ferner sehr nahe, daß durch das gleichzeitige Vorhandensein von Hirnabscessen insbesondere von Kleinhirnabscessen die Temperatur bei otogener Allgemeininfektion herabgedrückt werden kann. Leidler führt den fieberlosen Verlauf in einem Falle von Sinusthrombose auf den durch Diabetes schwer beeinträchtigten Allgemeinzustand des Patienten zurück.

Die *Pulsfrequenz* steigt und fällt bei Sinusthrombose in der Regel mit der Temperatur. In fieberfreien Intervallen pflegt die Pulszahl zu sinken, aber doch etwas höher wie normal zu sein. Sinkt sie nicht, so gilt dies als ein ungünstiges prognostisches Zeichen. In schweren Fällen ist der Puls frequent, klein und fadenförmig. Auffallende Verlangsamung kann durch erhöhten Hirndruck (Herzfeld) und durch Vagusreizung bedingt sein, wie sie öfters bei peribulbären Eiterungen beobachtet worden ist. Hirsch sah sie bei einer metastatischen Erkrankung des intraventrikularen Herzseptums auftreten.

Das Verhalten des Blutes.

Hämatologische Untersuchungen bei Mittelohreiterungen und ihren Komplikationen, sind nicht selten gemacht worden (Suckstorff, J. M. Darling, Burling, Faltas, Delsaux, Gibert, Caldera, Bruzzone, E. Urbantschitsch, Wicart, Sebileau, Roseno u. a.), jedoch ist die Zahl der untersuchten Fälle von Sinusthrombosen und Allgemeininfektionen relativ recht gering.

Die auffallende Differenz ihrer Resultate erklärt E. Urbantschitsch damit, daß sich die meisten Autoren auf die Feststellung der absoluten Leukocytenzahl beschränkten, die natürlich verschiedenen Einflüssen, z. B. Verdauung, Fieber, unterworfen ist. In vielleicht noch höherem Grade sind solche Differenzen aber durch die Verschiedenheit der Untersuchungstechnik und des Materials (Konstitution, bestimmte Allgemeinerkrankungen) bedingt. Urbantschitsch legt daher den Hauptwert auf das relative Verhalten der einzelnen Leukocytenzahlen zueinander. Nach diesem Autor zeigen Fälle von Mittelohreiterungen, in denen der entzündliche Prozeß ohne Bildung eines richtigen perisinuösen Abscesses bis an den Sinus reicht, eine höhere Leukocytose bei geringgradiger Neutrophilie, ausgesprochene perisinuöse Abscesse eine hohe Leukocytose bei hochgradiger relativer Vermehrung der Polynukleären und Verminderung der Eosinophilen; Fälle von Sinusthrombose und Allgemeininfektion (pyämische und septische Verlaufsform) stark ausgeprägte Neutrophilie bei bedeutender Verminderung der Eosinophilen, ohne daß eine hochgradige Leukocytose zu bestehen braucht.

Kumpf, der in unserer Klinik das Blutbild bei Mittelohreiterungen und ihren endokraniellen Komplikationen eingehend bearbeitete, fand, daß den absoluten Werten der einzelnen Leukocytenarten eine größere Bedeutung zukommt als dem relativen Verhalten der einzelnen Leukocytenzahlen untereinander, daß eine Neutrophilie von über 6000 bei Mittelohreiterungen von der dritten Woche an ein Fortschreiten des entzündlichen Prozesses vom Warzenfortsatz auf Dura bzw. Sinus vermuten läßt, daß eine Neutrophilie über 10 000, namentlich, wenn die Leukocyten toxische Schädigungen, z. B. Sudanophilie zeigen, für das Bestehen einer Meningitis oder Sinusthrombose und Allgemeininfektion spricht und daß man bei einer hohen Leukocytose über 20 000 und einer hohen Neutrophilie von 85%, namentlich bei starker Verminderung oder Fehlen von Eosinophilen, bei Verminderung der Lymphocyten und beim Vorhandensein der genannten toxischen Schädigungen mit sehr großer Wahrscheinlichkeit eine Meningitis oder eine Sinusthrombose annehmen darf. Ausnahmen können allerdings — anscheinend bei sehr schweren, rapid verlaufenden Erkrankungen — vorkommen, wie ein erst kürzlich beobachteter in einigen Tagen zum Exitus gekommener Fall einer septischen otogenen Allgemeininfektion infolge wandständiger Bulbusthrombose zeigt, bei dem eine Leukopenie mit auffallend wenig sudanophilen Zellen vorhanden war.

Man kann also aus dem cytologischen Befund immerhin gewisse Schlüsse auf das Fortschreiten des Prozesses vom Warzenfortsatz nach dem Schädelinneren und auf die Entwicklung einer eitrigen Meningitis oder Sinusthrombose ziehen.

Welche von beiden Erkrankungen vorliegt, läßt sich aber daraus, wie schon Urbantschitsch betonte, nicht mit Sicherheit entscheiden. Natürlich kann das Blutbild bei diesen Komplikationen gelegentlich auch geringere Werte zeigen, ein solcher Befund schließt ihr Vorhandensein aber nicht aus. In solchen Fällen kommt dem Nachweis der obengenannten *toxischen Schädigungen* der Leukocyten ein besonderer Wert zu.

E. Urbantschitsch versuchte ferner aus der *Dauer der Blutgerinnung* Anhaltspunkte darüber zu gewinnen, ob eine Sinusthrombose oder eine Allgemeininfektion ohne Sinusthrombose vorliegt.

Er fand in 19 Fällen (12 Thrombosen und 4 Sepsisfälle), daß bei Thrombose die Blutgerinnung beschleunigt, bei Allgemeininfektion ohne Thrombose verzögert ist. Auch diese Angaben bedürfen noch weiterer Nachprüfung und Bestätigung, weil unsere Methoden zur Feststellung der Blutgerinnung noch sehr unzuverlässig sind und weil überhaupt der Vorgang der Thrombose und der Blutgerinnung nicht ohne weiteres einander gleichgesetzt werden kann (Naegeli). Ob man aber aus diesem Verhalten überhaupt Aufschluß über das Vorhandensein kleiner wandständiger Thromben — für deren Erkennung gerade unsere anderen klinischen Methoden am meisten versagen — erhoffen kann, ist noch sehr fraglich. Über das Verhalten der Blutsenkungsgeschwindigkeit bei Sinusthrombose liegen keine ausführlichen Untersuchungen vor. Das Verhalten der Blutplättchen ist überhaupt noch nicht bearbeitet worden, obwohl gerade letzteres manche interessante Einblicke erhoffen läßt.

Einen zuverlässigeren Anhaltspunkt für das Vorhandensein einer Sinusthrombose als bisher die Resultate der cytologischen Blutuntersuchung und der Blutgerinnung gibt *die bakteriologische Untersuchung des Blutes*, die in der Otologie zu diesem Zwecke besonders von Brieger und Leutert befürwortet wurde. Und zwar kommt hier in erster Linie der Nachweis von Erregern im zirkulierenden Blut, das aus einer oberflächlichen Vene entnommen wird, in Betracht. Auf die unter anderen Voraussetzungen und vielfach von anderen Gesichtspunkten aus unternommene bakteriologische Untersuchung des Sinusblutes selbst, sowie auf den Vergleich desselben mit dem Armvenenblut (Leutert) soll erst später näher eingegangen werden.

Was die Methode der Blutuntersuchung betrifft, muß auf die entsprechenden Artikel in bakteriologischen Werken verwiesen werden. Hier seien nur einige klinisch wichtige Punkte hervorgehoben. Man entnimmt unter aseptischen Kautelen mit einer Pravazspritze oder der Lubowskikanüle, am besten während eines Temperaturanstieges, nicht zu kleine Mengen (10—15 ccm) aus der Vena mediana cubiti oder einer anderen stärkeren Armvene evtl., wenn dies nicht gelingt, aus einer Vene des Fußes. Das Blut wird entweder unmittelbar nach der Entnahme mit verflüssigtem Agar in Platten gegossen oder mit einer Bouillonkultur vermischt, von der man dann später auch auf Schottmüllersche Agarplatten weiterimpfen kann. Unter Umständen empfiehlt es sich, nach Germán Kulturen auf Galle, dem elektiven Nährboden für Typhusbacillen anzulegen. Wichtig ist jedenfalls die Entnahme von *genügenden* Mengen Blutes zu einem *geeigneten* Zeitpunkt, *baldige Verarbeitung* des Materials wegen der bakteriziden Kraft des Serums und das *Anlegen sowohl von aeroben wie anaeroben Kulturen.*

Trotz mannigfacher Hinweise in den Publikationen über otogene Pyämie ist die Zahl spezieller Arbeiten — und der in diesen enthaltenen Fälle — über das Auftreten und das Verhalten von Erregern im Blut bei otogener Sinusthrombose und Allgemeininfektion nicht sehr groß. Sie finden aber eine gute Ergänzung durch bakteriologische Blutuntersuchungen bei akuten Mittelohreiterungen, die, hauptsächlich aus diagnostischen Gründen vorgenommen, eine ansehnliche Zahl hierhergehöriger Fälle enthalten (Leutert, Germán, Grüning,

Weinberg, Oppenheimer, Nürnberg, Kobrak, Libmann und Celler, Duel und Wright usw.).

Aus allen vorhandenen Mitteilungen geht nun in Übereinstimmung mit unseren eigenen Erfahrungen hervor, daß es in klinisch unter dem Zeichen der otogenen Allgemeininfektion verlaufenden Fällen, selbst bei ausgedehnter Metastasenaussaat, durchaus nicht immer gelingt, Erreger im strömenden Blute nachzuweisen.

Dementsprechend differieren die Angaben über die Häufigkeit positiver Befunde erheblich untereinander. Brieger hat auf die geringe Ausbeute der Blutuntersuchungen bei Sinusthrombose hingewiesen. Libmann konnte in 45 Sinusthrombosen 44mal Erreger im Blute nachweisen. Neuerdings berichtet Germán, daß er unter 43 genau bakteriologisch untersuchten Fällen 20mal einen negativen Befund bekam [1]). Unser Material von 54 im bakteriologischen Institut exakt verarbeiteten Blutproben weist 42 positive Befunde auf.

Die Gründe für den negativen Ausfall der Blutuntersuchung sind verschieden. Sie stehen zum Teil mit äußeren Umständen, wie Art und Zeitpunkt der Entnahme, Verarbeitung des Materials usw. in Zusammenhang, sie sind aber auch in Vorgängen begründet, die im Wesen der otogenen Allgemeininfektion liegen. Die Erreger gelangen dabei nicht immer dauernd, sondern meist nur zeit- und schubweise von lokalen Herden ins Blut, aus dem sie, wie Knick durch fortlaufende Punktionen im Abstand weniger Stunden zeigen konnte, bald wieder verschwinden. Die Lebensfähigkeit im Blut vorhandener, noch dazu spärlicher Keime kann ferner derart angegriffen sein, daß ihr kultureller Nachweis auch bei baldiger Verarbeitung nicht mehr gelingt. Es ist ferner möglich, daß es sich unter Umständen um reine oder vorwiegend toxische Wirkungen handelt, wie sie Brieger bei Versuchstieren nach Überimpfungen keimfreien Blutes erzeugen konnte. Will man aber die Annahme einer reinen Toxinämie bei der otogenen Allgemeininfektion nicht, oder nicht so häufig gelten lassen, so läßt sich der negative Blutbefund in solchen Fällen mit dem Vorhandensein weniger, dem bakteriellen Nachweis leicht entgehender Keime erklären. Weiter kann der Nachweis von Bakterien im strömenden Blut von der Art ihrer Verschleppung abhängen. So hat man die negativen Ergebnisse bei Thrombose nach chronischen Mittelohreiterungen dadurch zu erklären versucht, daß hier eben die Erreger nicht frei, sondern in Bröckel eingeschlossen im Blut zirkulieren und erst an geeigneten Stellen abgefangen, zur Entfaltung kommen, eine Erklärung, die jedoch deswegen nicht immer befriedigt, weil man auch bei den an akute Eiterungen sich anschließenden Thrombosen mit Allgemeinerscheinungen, also bei jener Form der Sinusthrombose, bei der man am meisten mit der Verschleppung rein bakterieller Embolie rechnen muß, negative Resultate findet.

Sicherlich wird die Zahl der positiven Blutbefunde um so größer sein, je besser man den Zeitpunkt der Punktion (Knick) wählt, und je häufiger man im einzelnen Falle untersucht (O. Voss), ferner je größere Mengen von Blut man entnimmt und je ausgiebiger die bakteriologische Verarbeitung unter regelmäßiger Heranziehung anaerober Kulturverfahren ist. Aber auch dann werden immer noch Fälle übrig bleiben, bei denen trotz Berücksichtigung aller technischen Momente durch im Krankheitsvorgang selbst liegende Faktoren der Nachweis von Erregern im Blut nicht gelingt.

Der *positive Ausfall der bakteriologischen Blutuntersuchung spricht also für das Vorhandensein einer Allgemeininfektion* und beim Ausschluß einer anderen Infektionsquelle und bei entsprechenden Mittelohrveränderungen für ihren *otogenen* Ursprung. Ein negativer Ausfall hingegen kann nicht gegen das Bestehen einer otogenen Allgemeininfektion verwertet werden. Die Zahl der auf 1 ccm Blut wachsenden Kulturen schwankt in weiten Grenzen, nach Germán zwischen 1—12. Die Zunahme der Keime, ein im allgemeinen prognostisch ungünstiges Zeichen, tritt namentlich prämortal ein und wird dann vielfach auf ein Sinken der bakteriziden Kraft des Blutes zurückgeführt und als ein Zeichen der Vermehrung der Bakterien im Blute selbst angesehen, kann aber meines Erachtens

---

[1]) Mygind erhielt in 56 Fällen, in denen Thrombus- *oder* Sinusblut bakteriologisch untersucht wurden, 19mal ein negatives Resultat.

gerade so gut als der Ausdruck eines *vom primären oder einem sekundär entstandenen lokalen Sepsisherde aus erfolgenden, gesteigerten Eindringens von Erregern*, das eben zum Exitus führt, angesprochen werden.

Über *den Sitz der Erkrankung* bzw. des Sepsisherdes *gibt die Blutuntersuchung* natürlich *keine Auskunft*. Auch hier hat man versucht, entsprechend der Tatsache, daß manche Untersucher bei unkomplizierten Medien das Blut immer steril, hingegen Keime nur bei gleichzeitigen Sinusthrombosen fanden (LIBMANN), aus dem positiven Blutbefund auf das Vorhandensein einer Sinuserkrankung zu schließen. Mag ein solches Zusammentreffen auch häufig vorhanden sein, so ist eine derartige Verallgemeinerung nach den Resultaten anderer Autoren, die auch bei sicher nicht mit Sinusaffektionen komplizierten Medien Bakterien im Blute nachweisen konnten (KOBRAK, DUEL und WRIGHT), doch nicht berechtigt.

ZANGE hat ferner darauf hingewiesen, daß man aus dem positiven Ausfall der EHRLICHschen *Urobilinogenprobe* in der Kälte einen Schluß auf das Vorhandensein einer Sinusthrombose ziehen könne. In unseren zwar nicht sehr zahlreichen daraufhin untersuchten Fällen von Sinusthrombose ergab sich allerdings häufig, aber durchaus *nicht immer* eine positive Kältereaktion[1]. Diese fand sich jedoch nicht selten auch bei frischen mit und ohne höherem Fieber verlaufenden akuten Mittelohreiterungen, mitunter auch bei akuten Rezidiven von chronischen Mittelohreiterungen, ohne daß eine Sinusthrombose vorhanden war. In diesen Fällen wurden meist hämolytische Streptokokken gefunden. Es scheint demnach, daß der positive Ausfall dieser Reaktion vorwiegend durch Schwere und Art der Infektion bedingt ist, einen sicheren Schluß auf das Vorhandensein thrombophlebitischer Vorgänge am Sinus läßt er nicht zu.

Das Auftreten von Metastasen.

Das Auftreten von Metastasen ist zwar ein unzweideutiges, aber nur in einem Teil der Fälle vorhandenes Merkmal der otogenen Sinusthrombose und Allgemeininfektion. Der *Häufigkeit der Metastasenbildung*, über die allerdings nur wenige auf größerem einheitlichen Material beruhende zahlenmäßige Angaben vorliegen, kommt damit auch eine gewisse praktische Bedeutung zu.

Sie erscheint verschieden, je nachdem man die Gesamtzahl der klinischen Beobachtungen, nur die davon obduzierten Fälle oder allgemeine Sektionsstatistiken betrachtet. Unter unseren operativ festgestellten Sinusthrombosen finden sich in 34%, unter denen BRIEGERS in 58%, unter denen FIEANDTS in 39%, in der Statistik GIESSWEINS, der bisher größten, in 33,5% Metastasen. Demnach darf man wohl *die Häufigkeit der klinisch zu beobachtenden Metastasen durchschnittlich mit etwa* 40% ansetzen.

Berücksichtigt man von den *klinischen Fällen nur die zur Obduktion gekommenen*, die den sichersten Einblick in das Vorhandensein von Metastasen geben, so ist die Häufigkeit der Metastasen größer. Sie beträgt in unserem Material 42%, in dem BRIEGERS 69% und bei GIESSWEIN 57,5%, also *im Durchschnitt ungefähr 50%*. Sie stellt sich demnach erheblich niedriger dar als nach den Angaben KÖRNERS (89%), die allerdings nur auf wenigen (21), aus der Literatur gesammelten Fällen beruhen.

Größere, auf *fortlaufende Obduktionen pathologischer Institute* begründete Zusammenstellungen liegen bisher nicht vor. Bei 97 unter etwa 35 000 fortlaufenden Obduktionen in München und Breslau gefundenen Sinusthrombosen und Allgemeininfektionen wurden *in etwa 38% der Fälle Metastasen angetroffen*.

Dieser im Vergleich mit der Häufigkeit des Metastasennachweises in obduzierten Fällen klinischer Beobachtung geringere Prozentsatz erklärt sich wohl durch äußere Gründe, z. B. unvollständige Obduktion, vielleicht auch dadurch, daß in dem Obduktionsmaterial pathologischer Institute manche nicht oder nicht ausgiebig behandelte Fälle von otogenen Sinusthrombosen enthalten sind, die bevor oder ohne daß es zu makroskopisch nachweisbaren Sekundäreiterungen kommt, an den Folgen der Allgemeininfektion oder einer anderen endokraniellen Komplikation, namentlich einer Meningitis, sterben. Verständlich ist, daß die klinisch behandelten, also gut beobachteten und dann obduzierten Fälle den größten Prozentsatz von Metastasen zeigen: Gegenüber den allgemeinen Obduktionsstatistiken, weil durch die klinischen Erscheinungen die Aufmerksamkeit oft auch auf eine unbedeutende Metastasenbildung gelenkt wird, gegenüber den rein klinischen Beobachtungen, weil in

---

[1] Ungefähr zu den gleichen Schlußfolgerungen gelangt HELF, der in einer Dissertationsarbeit aus unserer Klinik die Verwendbarkeit der Urobilinogenprobe an größerem Material (etwa 200 Fälle) nachgeprüft hat.

Übereinstimmung mit unseren sonstigen Erfahrungen gerade die zur Metastasenbildung in der Lunge führenden Sinusthrombosen trotz ausgiebiger Behandlung häufig zum Exitus kommen, während die anderen bei richtiger Behandlung viel größere Heilungsaussichten haben.

Die Häufigkeit der Metastasenbildung bei Sinusthrombosen nach chronischen Mittelohreiterungen gilt als größer wie die nach akuten. Exakte, auf größeren einheitlichen Beobachtungsreihen beruhende Angaben darüber sind aber bisher spärlich. In dem Material Fieandts kam es bei Sinusthrombosen und Allgemeininfektionen nach akuten Mittelohreiterungen in 34,9%, bei denen nach chronischen in 43,4%, in *unserer* nicht viel kleineren Beobachtungsreihe in 32% bzw. 31% zur Metastasenbildung.

Die Art und Weise der Entstehung von Metastasen ist verschieden. Sie können durch *embolische Verschleppung größerer infarzierender Thrombenteilchen,* bakterienführender Blutplättchenkonglutinate *oder durch direkte Aussaat von nicht in Bröckeln eingeschlossenen Erregern,* sei es in Form bakterieller Emboli oder einer einfachen metastatischen Ansiedlung zustande kommen. Ihr Ausgangspunkt ist in der Regel der Sinus, weit seltener das erkrankte Mittelohr. Aber auch von einem von der ursprünglichen Infektionsquelle sekundär entstandenen Herd aus (z. B. Knochenmark, Prostata usw.) kann infektiöses Material verschleppt werden. Am häufigsten trifft man bei Sinusthrombosen den ersten Entstehungsmodus (Verschleppung infektiöser Thrombenteilchen), aber auch der letztere (rein bakterielle Aussaat), der von mancher Seite nur der Metastasenbildung bei otogenen Allgemeininfektionen ohne Sinusthrombose als eigen angesehen wurde, ist nach unseren Erfahrungen dabei in oder ohne Verbindung mit ersterem nicht gerade selten.

Die Verschleppung von infektiösem Material ist zwar Voraussetzung, aber keinesfalls der einzige Grund für die Entwicklung von Metastasen. Das ergibt sich ohne weiteres aus dem Vergleich der Häufigkeit einer solchen Verschleppung und der zu beobachtenden Metastasenbildung. Wenn wir auch die nach Fieandt für einen infektiösen Transport sprechenden, durch Schüttelfröste und hohe Temperaturen charakterisierten Anfälle nicht so häufig wie dieser Autor beobachteten, so ist es doch sicher, daß bei Sinusthrombosen eine Verschleppung infektiösen Materials viel häufiger stattfindet wie die Entwicklung von Metastasen, daß also dieses durch die antibakterielle und antitoxische Kraft des Organismus oft unschädlich gemacht wird. Für die Entwicklung von Metastasen spielen demnach außer dem infektiösen Transport noch andere Momente, wie z. B. Ernährungs- und Zirkulationsstörungen, anatomische und physiologische Beschaffenheit des Gewebes, pathologische Veränderungen der Gewebselemente, Leistungsfähigkeit des Herzens usw. eine wichtige Rolle.

Das in der Regel durch venöse Bahnen aufgenommene Infektionsmaterial gelangt nach dem rechten Herzen und von dort in die Lungenarterien. Hier kann es, je nach seiner Größe, zumeist in den Endarterien stecken bleiben, oder weiter in den großen Kreislauf übertreten. Der Übertritt größerer Bröckel ist nur beim Offenbleiben des Foramen ovale im Vorhofseptum möglich.

Während der Weg, den das *embolische Material* von dem Punkte an geht, wo es den direkt zum Herzen ziehenden Blutstrom erreicht hat, klar ist, sind die Bahnen, die die losgelösten Thrombenpartikelchen und auch die Erreger im venösen System des Schädels bis zu diesem Moment verfolgen, vielfach komplizierter und auch schwieriger erkennbar. Denn hier hat eine Menge, teils im einzelnen nur schwer festzustellender, teils in ihren Wirkungen überhaupt wenig erforschter Faktoren einen wesentlichen Einfluß, wie die Gestalt des Thrombus (z. B. obturierend oder wandständig), sein Sitz und seine Ausdehnung in den einzelnen Hirnblutleitern, die Anlage und Entwicklung der vorhandenen venösen Haupt- und Nebenbahnen mit ihren äußerst variablen Kommunikationen, die normale Stromrichtung und namentlich auch deren Beeinflussung durch pathologisch bedingte, völlige oder teilweise Unwegsamkeit des gewöhnlichen Abflußweges.

Ist — um von diesen vielgestaltigen Möglichkeiten nur die geläufigsten und bekanntesten anzuführen — der gewöhnlich in Betracht kommende Hauptabflußweg, die Vena jugularis interna der einen Seite verlegt, so kann das infektiöse Material durch die der anderen Seite, die es mit dem rückläufigen Blutstrom je nach Umständen auf verschiedenen Wegen erreicht, oder durch venöse Verbindungen (Emissarien), besonders durch die am Bulbus gelegenen, weiterhin verschleppt werden. Hat der thrombophlebitische Prozeß Duravenen ergriffen, so kann der infektiöse Transport durch rückläufige Blutbewegung von hier aus erfolgen. *Allgemein gesprochen ist die Verschleppung infektiöser Stoffe eben auf allen Bahnen möglich, auf denen das an einem beliebig lokalisierten, thrombophlebitisch erkrankten Bezirk vorbeifließende oder mit ihm irgendwie in Berührung tretende Blut weiter abfließen kann. Dieser Abfluß vollzieht sich auf dem Wege des geringsten Widerstandes.* Der klinische Ausdruck dieses in seinen Einzelheiten unter Umständen recht komplizierten Vorganges bildet das bekannte und hinreichend gewürdigte Auftreten von Metastasen, z. B. in Fällen, in denen trotz Ausschaltung der Jugularis oder in denen von einem erkrankten, zentral und peripher durch solide Thrombenbildung von der Zirkulation ausgeschlossen erscheinenden Blutleiterabschnitt, die Metastasenaussaat weiterhin fortbesteht. Die bei Thrombosen in venösen Gefäßen gemachte Erfahrung, daß Thrombenpartikelchen dann hauptsächlich losgerissen zu werden pflegen, wenn sich das Gerinnsel über die Mündung eines Seitenastes fortsetzt und vom Seitenstrom bespült wird, gilt auch für das Hirnblutleitersystem, nur mit der Modifikation, daß eben hier die zum Teil mit der Ausbreitung der Wanderkrankung zusammenhängenden Ausdehnungsmöglichkeiten der Thrombenbildung bei den vielfachen Kommunikationen der venösen Bahnen sowie auch die von der Lokalisation und Art des primären Verschlusses abhängige Richtungsänderung des Blutstromes viel variabler und vielgestaltiger sind. Mit diesen Vorgängen hängt die vielfach erörterte Frage des „retrograden Transportes" von Thrombenteilchen zusammen, *der hier nicht gleichbedeutend mit der sonst darunter verstandenen rückläufigen Bewegung in Venen ist, sondern der eben in der Hauptsache als „retrograder Transport bei geschlossener Hauptbahn" darauf beruht, daß das in seiner gewöhnlichen Abflußrichtung behinderte Blut andere, und zwar die am besten gangbaren Wege zieht.*

Losgerissene Thrombenteilchen können auch innerhalb des Hirnblutleitersystems selbst an irgendeiner Stelle angeschwemmt werden und so den Ausgangspunkt für neue Emboli bilden. Auch im Blute kreisende Erreger können an bestimmten dazu disponierten Stellen (nach LEUTERT besonders im Bulbus) abgefangen werden und so den Anlaß zur Bildung eines Thrombus geben.

Das Auftreten von Metastasen kann vereinzelt oder multipel, entweder im Gebiete nur des kleinen oder nur des großen Kreislaufes, oder in beiden zugleich erfolgen, wobei mitunter die dem erkrankten Sinus entsprechende Körperseite, namentlich im Anfang der Erkrankung, eine gewisse Bevorzugung erkennen läßt (UCHERMANN).

Über die *Häufigkeit der Metastasenbildung in den einzelnen Körpergebieten* existieren nur wenige, auf einer größeren Zahl von Eigenbeobachtungen beruhende zahlenmäßige Angaben und diese beschränken sich in der Hauptsache auf die Gegenüberstellung von Lungen- und Weichteil- bzw. Gelenkmetastasen. Die erstere Art der Metastasenlokalisation fand z. B. MYGIND 16, die letztere 9mal, GIESSWEIN 41 bzw. 26mal.

Da aus diesen Feststellungen nicht deutlich hervorgeht, wie häufig der große bzw. der kleine Kreislauf allein oder beide zusammen als Sitz der Metastasenlokalisation in Betracht kommen, ist, um in diese immerhin auch praktisch wichtige Frage einen gewissen Einblick zu erhalten, in folgender Tabelle unser Material, dem nur das in gleicher Weise gruppierte BRIEGERS angefügt werden konnte, nach diesen Gesichtspunkten geordnet.

Die Metastasenlokalisation betrug:

	Häufigkeit der Metastasenlokalisation in Prozenten		
	im kleinen Kreislauf allein	im kleinen und großen Kreislauf	im großen Kreislauf allein
Unser klinisches Material	14%	11%	75%
Obduzierte klinische Fälle			
a) unseres Materials	44 „	23 „	33 „
b) BRIEGER's	46 „	15 „	39 „
Unsere Obduktionsstatistik	60 „	28 „	12 „

Unsere aus fortlaufenden Obduktionen gewonnene Statistik, in der übrigens die von den pathologischen Instituten Münchens und dem Breslauer Allerheiligenhospital gewonnenen Zahlen bis auf 1—2% übereinstimmen, zeigt zwar nicht, wie eine Zusammenstellung obduzierter Fälle Körners, das Vorkommen von Lungenmetastasen in allen Metastasenfällen, bestätigt aber die allgemeine Erfahrung, daß in *letalen Fällen von Sinusthrombosen Lungenmetastasen stark überwiegen* (88%). Im Vergleich damit lassen die obduzierten Fälle unseres klinischen Beobachtungsmaterials, jedenfalls als Folge der operativen Maßnahmen, ein weit geringeres Vorkommen von Lungenmetastasen erkennen. Noch mehr kommt der günstige Einfluß rechtzeitiger und ausgiebiger operativer Eingriffe in den *rein klinischen*, also auch die geheilten Fälle umfassenden Statistiken zum Ausdruck, die, wie schon Jansen erwähnt, *eine viel geringere Zahl von Lungenmetastasen* aufweisen. Doch ist man nach unserer Erfahrung in Übereinstimmung mit den Untersuchungen Giessweins nicht berechtigt, das vollständige Fehlen von Lungenmetastasen in einzelnen Beobachtungsreihen etwa darauf allein zurückzuführen.

Besondere Bedeutung kommt nun dem *Verhalten der Metastasenlokalisation je nach dem Charakter der ursächlichen Mittelohreiterung, ob akut oder chronisch,* zu, weil man hieraus nicht nur ätiologische und prognostische Schlüsse für die Sinuserkrankung ziehen, sondern auch Anhaltspunkte für die Vornahme bestimmter operativer Eingriffe am Sinus und an der Vena jugularis erhalten zu können geglaubt hat. Nach der Ansicht einer ganzen Reihe von Autoren gilt nämlich das Auftreten der prognostisch bekanntlich sehr ungünstigen Lungenmetastasen als eine fast ausschließliche Eigenart der im Anschluß an chronische Mittelohreiterungen, das Auftreten der relativ benignen Weichteil- und Gelenkmetastasen als ein Charakteristikum der nach akuten Mittelohreiterungen entstehenden Sinusthrombosen (Stenger, Brieger u. a.).

Diese bisher geläufige Ansicht wird nun neuerdings von Giesswein auf Grund seiner an dem großen Material der Berliner Universitätsohrenklinik vorgenommenen Untersuchungen sowie auch von Fieandt bestritten. Diese Autoren geben nämlich an, daß sie Lungenmetastasen bei Sinusthrombosen infolge akuter Mittelohreiterungen in etwa 16,3%, bei solchen nach chronischen in 24,1% bzw. in 24,4% fanden.

Wir haben der extremen Ansicht von dem fast ausschließlichen Auftreten von Lungenmetastasen bei Sinusthrombosen nach chronischen Mittelohreiterungen zwar nie zugestimmt und noch viel weniger der vielfach daraus gezogenen Schlußfolgerung, daß deshalb für die Indikation operativer Eingriffe am Sinus und vor allem an der Vena jugularis der Charakter der ursächlichen Mittelohreiterung maßgebend sein soll, doch muß *ich* mich nach unseren Erfahrungen der Ansicht anschließen, *daß Lungenmetastasen bei Sinusthrombosen nach chronischen Mittelohreiterungen doch viel häufiger als nach akuten zur Beobachtung kommen.*

Dieses Verhalten tritt besonders dann hervor, wenn man untersucht, wie häufig die Lokalisation im großen und kleinen Kreislauf sowohl in der Gesamtzahl der Metastasenfälle bei akuten wie bei chronischen [1]) Sinusthrombosen erfolgt. So gruppiert betraf in unserem klinischen Material die Metastasenaussaat bei akuten Sinusthrombosen vorwiegend den großen (94%) [2]), viel seltener den kleinen Kreislauf (6%). Bei chronischen Sinusthrombosen lokalisierten sich hingegen die Metastasen meist in der Lunge (60%), allerdings aber auch, nicht so selten sogar isoliert, im großen Kreislauf (40%).

In unseren letalen klinischen Fällen nach akuten Mittelohreiterungen erfolgte die Metastasenlokalisation ebenfalls überwiegend (80—90%), in denen nach chronischen Mittelohreiterungen nur selten (14%) im großen Kreislauf. Bei den letzteren war dagegen in 86% die Lunge allein oder zusammen mit anderen Körpergegenden Sitz der Metastasen.

Das Überwiegen der Lungenmetastasen nach chronischen Sinusthrombosen kommt, wie folgende Tabelle zeigt, auch dann zum Ausdruck, wenn man die Gesamtzahl der beob-

---

[1]) Akute bzw. chronische Sinusthrombose als Abkürzung für Sinusthrombose nach akuter bzw. chronischer Mittelohreiterung gebraucht.

[2]) Wobei die Metastasenlokalisation meist in der Muskulatur und im Unterhautzellgewebe erfolgte.

achteten Lungenmetastasen nach dem Charakter der ursächlichen Mittelohreiterung — akut oder chronisch — gruppiert.

	Von der Gesamtzahl der Lungen-metastasen waren bedingt	
	durch akute Sinus-thrombosen	durch chronische Sinusthrombosen
Bei FIEANDT	37%	63%
„ GIESSWEIN	35 „	65 „
In unserem Material. . . .	17 „	83 „

Der Grund für das auffallend häufige Auftreten von Lungenmetastasen bei den akuten Sinusthrombosen GIESSWEINS liegt wohl in der Eigenart des Materials, in der vom Autor selbst betonten großen Zahl verschleppter Fälle, wobei auch bei akuten Thrombosen häufiger Bedingungen zustande kommen, die eine für die Mobilisierung von Thrombenteilchen günstige Beschaffenheit des Thrombus zur Folge haben. Bei FIEANDT liegt der Grund zum Teil vielleicht darin, daß er zu den Sinusthrombosen nach akuten Mittelohreiterungen auch die nach akuten Rezidiven chronischer rechnet.

Wie die Tatsache, daß in einzelnen Fällen von Sinusthrombose und Allgemeininfektion gar keine, in anderen dagegen eine ausgesprochene Neigung zur Metastasenbildung besteht, nur zum Teil in Eigenheiten des Thrombus bzw. des ursächlichen Sepsisherdes eine genügende Erklärung findet, so sind auch die Gründe für die Verschiedenartigkeit der Lokalisation embolischer Herde nur zum Teil, beispielsweise beim Auftreten von Lungenmetastasen, einigermaßen erkennbar. Zur Erklärung des oft so verschiedenartigen Verhaltens der Metastasenentwicklung in den verschiedenen Körpergegenden hat man deshalb einerseits eine Herabsetzung der lokalen Widerstandskraft der betroffenen Gewebsbezirke, Eigentümlichkeiten ihres anatomischen Baues und ihrer Funktion, das Verhalten der Capillaren, lokale und allgemeine Zirkulationsstörungen, andererseits unter Anlehnung an gleiche Vorstellungen bei anderen septischen Allgemeinerkrankungen neuerdings eine gewisse Affinität bestimmter Erreger zu bestimmten Organen angenommen, eine Anschauung, für die auch manche klinische Erfahrung bei der otogenen Allgemeininfektion zu sprechen scheint. (Beschränkung der Metastasenbildung auf dasselbe Organ, oder auf anatomisch und physiologisch gleichartige Regionen (FIEANDT), Befallensein ganzer Organsysteme.)

Sofort tödliche Lungenembolien sind bei der Sinusthrombose sehr selten, weil nach KÖRNER infolge der geschützten Lage und des gewundenen Verlaufs des hier besonders in Betracht kommenden Sinus sigmoideus selten Thrombenteile von der erforderlichen Größe losgerissen werden. Nach meiner Obduktionsstatistik scheinen aber, allerdings nur in Fällen mit ausgedehnter Jugularisthrombose, doch Embolien der Arteria pulmonalis nicht so überaus selten vorzukommen.

Die Lungenmetastasen treten selten solitär auf, *meistens* sind sie *multipel*. Ihre Größe schwankt zwischen miliaren und walnußgroßen Herden (KÖRNER), gewöhnlich sind sie aber klein. Bei Obduktionen findet man neben den deutlich zutage tretenden Herden häufig auch eine ganze Anzahl kleiner und kleinster. Die Entwicklung größerer Lungenabscesse ist nach KÖRNER selten, weil sie infolge ihrer häufigen Lage an der Peripherie — besonders in den Unterlappen (TÉSAR) — bald in die Pleurahöhle durchbrechen und durch Entwicklung einer eitrigen Pleuritis oder eines Pyopneumothorax zum Tode führen.

Eine Bevorzugung des Oberlappens, wie man nach den Arbeiten von KRETZ erwarten dürfte, derart, daß infektiöses, aus dem oberen Hohlvenengebiet stammendes Material sich wegen der in der Vena cava superior und dem rechten Herzen nicht völligen Mischung des Blutstroms mit Vorliebe in dem Oberlappen ansiedeln würde, existiert nach unseren klinischen Erfahrungen in Übereinstimmung mit denen Fieandts und den experimentellen Feststellungen von Hoffmann, Georgi, Alwens und Frick, Schönberg u. a. nicht. Andererseits hat die Kretzsche Theorie durch Untersuchungen von Beitzke, Bürger und Strassmann und insbesondere von Lagus eine gewisse Stütze erhalten, so daß die endgültige Entscheidung noch aussteht. Ganter hat weiterhin auf Grund der Untersuchung von 14 otogenen, vorwiegend in der linken Lunge und zwar im Unterlappen lokalisierten Metastasen die Ansicht vertreten, daß, wie die aus den Bauchorganen durch die untere Hohlvene verschleppten größeren Emboli mehr in der rechten, so die kleinen aus der oberen Hohlvene stammenden, mehr in der linken Lunge abgefangen würden. Die Lungenmetastasen in unserem Material waren *in 46%, auf der rechten, in 54% auf der linken* Seite lokalisiert.

Entsprechend ihrer Lage in der Peripherie ziehen Lungenmetastasen, wie erwähnt, häufig die Pleura in Mitleidenschaft, führen zur Pleuritis, zu Empyemen oder zum Pyopneumothorax, können aber auch je nach ihrer Lokalisation und Ausdehnung in einen Bronchus durchbrechen und sogar ausgehustet werden (Heine u. a.).

In seltenen Fällen können Lungenmetastasen spontan heilen (Stake). Alt berichtet über einen Fall von otogener Pyämie, in dem bei der Obduktion ausgeheilte metastatische Lungenabscesse gefunden wurden.

Kleinere, nicht sehr zahlreiche und auch vereinzelte größere Herde machen häufig weder subjektiv, noch objektiv Erscheinungen und sind daher klinisch nicht oder nur schwer nachzuweisen. Zeitweise Schmerzen und Hüsteln, letzteres als der Ausdruck pleuritischer Reizung, sind manchmal die ersten und oft auch die einzigen Zeichen. Größere Herde lassen sich in der Regel physikalisch gut nachweisen, ihre Erkennung kann aber unter Umständen durch begleitende Bronchitis erschwert werden. In unklaren Fällen vermag das Röntgenbild weiteren Aufschluß zu geben. Stärkere Atemnot ist im allgemeinen selten, beschleunigte Atmung häufiger vorhanden. Zahlreiche kleine Metastasen machen das klinische Bild der Bronchitis oder Bronchopneumonie mit evtl. stärkerem fötiden Auswurf. Oft wird das Vorhandensein von Lungenmetastasen erst bei der Entwicklung einer Pleuritis oder durch das Zustandekommen eines Pyopneumothorax deutlich erkennbar. Pleuritiden können übrigens auch rein metastatisch, nicht wie gewöhnlich durch Fortleitung von der erkrankten Lunge her, entstehen.

Gelangt infektiöses Material durch die Lunge in den *großen* Kreislauf, so können hier mit oder ohne gleichzeitige Beteiligung der Lungen in den verschiedensten Körpergegenden Metastasen auftreten. Mit *Vorliebe* lokalisieren sich dieselben im *subcutanen Zellgewebe*, in der *Muskulatur*, in den *Gelenken* und *ihrer Umgebung. Seltener* trifft man sie in den *inneren Organen*. Lokale Gewebsschädigungen können ihre Entstehung begünstigen, wie Beobachtungen zeigen, in denen die einzige oder erste Metastasenbildung an der Stelle einer subcutanen Injektion auftrat (Haymann). Wenn es auch naheliegt, bei einer otogenen Allgemeininfektion irgendwo im Körper auftretende entzündliche Affektionen mit dieser in Zusammenhang zu bringen, so darf man doch bei der Annahme einer metastatischen Genese gerade seltenen Lokalisationen wie z. B. Periodontitiden, Eiterungen am Nagelbett, in der Haut usw. sowie Prozessen gegenüber, die, wie Meningitis und Hirnabsceß erfahrungsgemäß sehr häufig selbständig von der ursächlichen Mittelohreiterung aus zu entstehen pflegen, nie die nötige Kritik außer acht lassen.

Das Auftreten von Metastasen in Gebieten, die der äußeren Betrachtung zugängig sind, macht sich meist durch Rötung, Schwellung, mehr minder große Schmerzhaftigkeit bei Berührung oder je nach der Funktion dieser Gebiete bei Bewegungen bemerkbar. Mitunter beobachtet man, daß sich die Infektion von der ursprünglichen Metastase auf dem Lymphwege (lymphangitische Stränge) in die Umgebung ausbreitet. Die Schwellungen können in kürzerer oder längerer Zeit — manchmal sogar auffallend rasch — völlig zurückgehen,

selbst wenn in der Gewebsflüssigkeit die Erreger der Allgemeininfektion nachzuweisen sind, oder sie können vereitern. Metastasen im subcutanen Bindegewebe, in oder um die Gelenke, namentlich aber in der Muskulatur, kommen
bei Sinusthrombose häufig zur Vereiterung. Dabei kann es im Bereich der
primären Schwellung an verschiedenen Stellen und in zeitlich relativ großen
Zwischenräumen zu mehrfachen Abscedierungen kommen. In einem solchen
Falle unserer Beobachtung war jede Abscedierung mit einem hohen Temperaturanstieg und Schüttelfrost begleitet, ohne daß eine frische Aussaat von Infektionsmaterial vom Ohre aus erfolgt wäre.

Dem Auftreten eitriger Muskelabscesse einerseits und nicht abscedierender Schwellungen
andererseits mag vielleicht ein verschiedener Entstehungsmodus zugrunde liegen. Eine
Schlußfolgerung auf eine verschiedene Beschaffenheit des ursächlichen Sepsisherdes ist
daraus jedoch nicht möglich. Auch die zum Teil angenommene rein toxische Ätiologie der
Dermatomyositis kann seit dem in solchen Fällen erbrachten Nachweis von Erregern in
der Subcutis und in der Ödemflüssigkeit der Muskelschwellungen zugunsten ihrer bakteriellen
metastatischen Entstehungsweise nicht mehr unumschränkt aufrecht erhalten werden.

Metastasen in den *inneren* Organen machen die einer Erkrankung dieser
Gebiete und ihrer Umgebung zukommenden klinischen Erscheinungen. Abscesse
in den Nieren, in der Milz sind selten, in Herzmuskel, Hirn und Leber sehr
selten. Unter meinen Obduktionsfällen finden sich nur zwei metastatische
Hirnabscesse und kein Leberabsceß, von denen ich im Laufe der Jahre nur drei
gesehen habe.

Bei vorwiegender Beteiligung der Baucheingeweide kann ein typhusähnlicher
Verlauf, sogar unter Entwicklung einer Roseola, vorkommen.

Es wurde schon erwähnt, daß Meningitiden wie Hirnabscesse in der Regel
durch direkte Fortleitung der Infektion vom primären Herd im Schläfenbein
oder vom erkrankten Sinus her entstehen. Sie können aber in seltenen Fällen
auch metastatisch, durch embolische Anschwemmung infektiöser Partikelchen
in eine Piavene zustande kommen (BRIEGER). Auch umschriebene arachnoideale
Entzündungsherde, ja Abscesse, können sich nach BRIEGER auf diese Weise
entwickeln. Metastatische Hirnabscesse sind beschrieben von PITT, BRIEGER,
HERZFELD, WEIGERT, KRUCKENBERG u. a.

Eine gewisse ätiologische Sonderstellung nehmen vielleicht manche Metastasen in Ex-
kretionsorganen, z. B. die Entstehung von Nierenabscessen, das hier und da beobachtete
Auftreten multipler Hautabscesse insofern ein, als es sich hier um eine metastatische Ansiedlung der zur Ausscheidung gelangenden Erreger handeln kann. Die bei septischer
Allgemeinerkrankung häufig zu beobachtende Milzschwellung, sowie entzündliche Veränderungen des Endokards, der Darmschleimhaut, trübe Schwellung der Leber, Erkrankungen, die gleichfalls durch die im Blut verschleppten Erreger und Giftstoffe bedingt
sind, werden für gewöhnlich nicht zu den Metastasen gerechnet.

Von seltener beobachteten Metastasenlokalisationen seien einige erwähnt: Sternum
(DALLMANN und ISEMER), Daumen (eigene Beobachtung), Rippen (KÖRNER), Hautabscesse
(BRIEGER), Herzfleisch (F. VOSS), intraventrikuläres Herzseptum (HIRSCH), Prostata (FRANK),
Hoden (eigene Beobachtung), Kehlkopf (BALLANCE), Schilddrüse (eigene Beobachtung),
Auge (metastatische Ophthalmie, BECK, BONDY, Embolie einer Retinalvene v. BECK),
Lendenwirbel mit Psoasabsceß (MALUM), Niere (SCHEIBE, GRUNERT und ZERONI u. a.),
Milz (SCHEIBE, EULENSTEIN, KÖRNER u. a.), Leber (MACEWEN, SMITH, BURNETT). Ferner
von selteneren mehrfachen Lokalisationen: Milz und Niere (BONDY, TOURNERET), Niere
Milz und Gelenke (SPORLEDER), Lunge, Niere und Milz (v. BECK), Milz und Hirn (KRUCKEN-
BERG), Lunge, Leber, Nieren und Hirn (HARBORDT-VOSSEN), Urogenitalsystem: Niere, Hoden,
Blase, Prostata (FIEANDT).

Schon KÖRNER hat auf die auffallende Tatsache hingewiesen, daß *gerade seltene
Lokalisationen von Metastasen in einem und demselben Fall mehrfach beobachtet worden sind.*

Variabel wie Entwicklung, Lokalisation und Zahl der Metastasen ist auch der
Zeitpunkt, zu dem sie auftreten, die Abstände, in denen sie einander folgen
und ihr weiteres Verhalten. Sie können im Beginne einer Ohreiterung bzw. einer
Sinusthrombose oder auch in deren späterem Verlaufe auftreten. Mitunter
entwickeln sie sich nach einer Manipulation am Sinus — auch bei ausgeschalteter

Jugularis — oder an irgendeiner anderen Körperstelle (z. B. Injektion). Manchmal kommt es zu einer einzigen Metastasenbildung, ein andermal entwickeln sich in mehr minder großen Abständen, der ersten folgend, weitere einzelne oder multiple Herde, wieder ein andermal tritt früher oder später eine größere Aussaat auf, der keine oder nur vereinzelte Schübe folgten. Wir sahen sogar in einzelnen Fällen, in denen der lokale Prozeß am Sinus und im Warzenfortsatz klinisch seit langem vollkommen geheilt war, noch nach 6—8 Wochen Metastasen auftreten. Und zwar entwickelte sich gewöhnlich nur eine Metastase — meist ohne wesentliche Temperatursteigerung — die entweder spontan oder durch chirurgisches Eingreifen zur Heilung kam.

In dem einen Falle können die Metastasen sehr gutartig verlaufen und nicht zur Eiterung führen, in dem anderen zeigen sie eine besondere Tendenz zur raschen Ausreifung und Abscedierung, ein Verhalten, das einem Fall eigentümlich bleiben oder auch in ein- und demselben wechseln kann. Es liegen genügend Beobachtungen vor und wir selbst verfügen über solche, in denen zwischen rasch zur Abscedierung führenden Metastasen andere eingestreut waren, die sich spontan zurückbildeten, sowohl solche, bei denen das bakteriologisch untersuchte Punktat steril war, als auch solche, bei denen es Erreger enthielt. Das wechselnde Verhalten der Metastasen mag zum Teil mit dem Virulenzzustand der Bakterien, mit der Ab- oder Zunahme der bakteriziden Kraft des Blutes und der Schutzvorgänge des Körpers im allgemeinen in Zusammenhang stehen, zum Teil hängt es aber wohl, wie man einerseits aus dem Auftreten nicht infektiöser Infarkte, andererseits aus dem Nebeneinander gutartiger, spontan sich zurückbildender und rasch abscedierender Metastasen schließen kann, mit dem Bakteriengehalt verschleppter Bröckelchen zusammen. Zwischen dem Verhalten des ursächlichen Sinusprozesses und dem der Metastasen besteht zwar häufig, aber nicht immer, eine gewisse Parallele. Im allgemeinen nimmt die Bösartigkeit der Metastasen mit der längeren Dauer der namentlich operativ angegangenen Sinuserkrankung zwar ab, aber auch das gegenteilige Verhalten ist öfters zu beobachten. Selbst in Fällen, in denen der lokale Sinusprozeß im großen und ganzen gut verläuft, eine große Neigung zur Spontanheilung zeigt, oder sogar, wie ich in zwei Fällen sah, spontan ohne operativen Eingriff am Warzenfortsatz ausheilte, können die durch ihn bedingten Metastasen zu schweren und langwierigen Eiterungen führen. Die Möglichkeit, daß bei ausheilender oder ausgeheilter Sinusthrombose von anderen durch sie erzeugten Bakteriendepots, z. B. im Knochenmark, oder in inneren Organen, weitere Metastasen entstehen, darf nicht außer acht gelassen werden. In allen diesen Fällen treten dann die Erscheinungen von seiten der Sekundäreiterungen in den Vordergrund und können unter Umständen die Einschätzung und Beurteilung des lokalen Sinusprozesses schwierig gestalten.

Die lokalen Symptome bei Sinusthrombose.
Die cerebralen Erscheinungen.

Wie wir durch klinische und anatomische Erfahrungen wissen, sind *Sinusthrombosen*, insbesondere letal endigende, *häufig mit Meningitis, Hirnabsceß, evtl. auch mit Rindeneinschmelzung verbunden* und zeigen dann meist klinisch entsprechende, mehr minder ausgeprägte Hirnsymptome. Aber auch bei *unkomplizierten Sinusthrombosen* findet man *nicht selten* zu irgendeinem Zeitpunkt ihres Verlaufes, mitunter nur anfallsweise und vorübergehend, besonders im Beginn der Erkrankung, *cerebrale Erscheinungen* meist allgemeiner, selten lokaler Natur. Sie können unter Umständen sogar das klinische Bild zeitweise beherrschen; ihre ursächlichen Veränderungen sind und bleiben aber dem ursprünglichen Sinusprozeß untergeordnet. Sie heilen anscheinend häufig spontan. Bei der Obduktion solcher Fälle sind nämlich entweder makroskopisch keine oder nur geringfügige bzw. erst histologisch erkennbare Veränderungen meist umschriebenen Charakters in der Nachbarschaft erkrankter Blutleiter und Venen vorhanden. Ziemlich häufig findet man auch schon klinisch eine Vermehrung des Liquor cerebrospinalis.

Die in solchen Fällen auftretenden Hirnsymptome können in der Hauptsache durch entzündliche Veränderungen, infektiös-toxische Schädigungen, durch Störungen des Blutabflusses und durch erhöhte Liquorspannung im Sinne einer Meningitis serosa erklärt werden.

Infektiös-toxische Schädigungen können z. B. auf hämatogenem Wege als Folge der im Blute kreisenden Erreger und Giftstoffe zustande kommen. Entzündliche Veränderungen, in der Regel natürlich infektiösen Ursprungs, entwickeln sich nicht selten in der Nähe primär oder sei es durch entzündliche Fortleitung oder durch retrograden Transport infektiösen Materials sekundär erkrankter Hirnblutleiter und Venen.

Stauungsvorgänge innerhalb des Schädels können entweder bedingt sein durch Veränderung seiner Blutfülle, wie sie nicht nur bei plötzlicher z. B. operativer Ausschaltung eines Hauptabflußweges, sondern auch bei allmählich sich entwickelndem thrombotischen Verschluß gelegentlich beobachtet worden ist, oder namentlich durch Erhöhung der Liquorspannung infolge vermehrter Produktion und behinderten Abflusses von Hirnwasser. Zum Teil mag die Entwicklung einer vermehrten Liquorspannung auch bei infektiöser Sinusthrombose auf venöser Hyperämie und dadurch bedingter Steigerung der Liquorproduktion (STEIN) sowie auf direkter Behinderung des Liquorabflusses in verstopfte Blutleiter beruhen und so der bei marantischen Sinusthrombosen beobachteten Meningitis serosa nahestehen. In *der Hauptsache ist sie aber wohl infektiöstoxischen bzw. entzündlichen Ursprungs* im Sinne eines kollateralen Ödems, namentlich bei umschriebenen Entzündungen in den Hirnhäuten, wie sie bei Sinusthrombosen nicht gerade selten vorkommen.

Cerebrale Erscheinungen im Verlaufe von Sinusthrombosen kommen, wie auch sonst bei entzündlichen Mittelohrprozessen, häufiger bei Kindern und jugendlichen Individuen, wie bei Erwachsenen zur Beobachtung. Nicht selten findet man Klagen über mehr minder heftige Kopfschmerzen von halbseitigem, frontalem, occipitalem Charakter (UCHERMANN), die aber auch während des ganzen Krankheitsverlaufes völlig fehlen können. Sie weisen aber weder nach Art noch nach Lokalisation typische Eigenheiten auf und unterscheiden sich insbesondere nicht von den sonst bei Mittelohreiterungen auftretenden, ein Verhalten, das seine Erklärung darin findet, daß sie eben durch eine Reihe von nicht nur bei Sinusthrombosen, sondern überhaupt bei infektiösen Erkrankungen gegebenen Momenten, wie Störungen der Gefäßfunktion, der Körperwärme, Intoxikationen usw. ausgelöst werden können.

Leichte Benommenheit, psychische Depression (KÖRNER) findet man gleichfalls, aber oft nur bei genauer Beobachtung und dann meist von flüchtigem und wechselndem Charakter. Hingegen sind schwere Störungen des Bewußtseins in nicht mit anderen Hirnaffektionen kombinierten Fällen selten. Die Gehirntätigkeit ist meist völlig normal, auffallend ist oft subjektives Wohlbefinden. Dauernde Delirien, Sopor, Inkontinenz des Harns, kommen eigentlich nur bei schweren Fällen mit ausgesprochen septischen Erscheinungen wie auch sonst bei schweren bakteriellen Blutvergiftungen vor. Gewöhnlich sind Hirnsymptome bei Kindern häufiger und ausgeprägter wie bei Erwachsenen (KÖRNER, MISCHLICH, SELIGER).

Gelegentlich findet man auch Zeichen von Herderkrankungen im Hirn, z. B. Lähmungen, Aphasie (HEILBRONN, NEUBAUER), zentrale gekreuzte Facialislähmung, (R. HOFFMANN), kortikale Epilepsie, Hemianästhesie, Hemiplegie (F. VOSS), die dauernd oder nur vorübergehend vorhanden sein können. Solche Erscheinungen können, wie HEILBRONN in derartigen Fällen, in denen makroskopisch erkennbare Veränderungen fehlten, histologisch nachgewiesen hat, auf Schädigungen des Gehirns durch Zirkulationsstörungen infolge retrograder Verstopfung kleiner pialer oder cerebraler Venen bedingt sein.

Das *Verhalten des Liquor cerebrospinalis* ist in Fällen von unkomplizierter Sinusthrombose oft völlig normal. Nicht selten aber ergibt die Lumbalpunktion auch Veränderungen, und zwar am häufigsten, wenn auch nicht so häufig wie es nach den Berichten der Schwarzeschen Schule einst schien (Braunstein), *Vermehrung und Druckerhöhung des Liquor*. Blau sammelte 42 nicht mit Meningitis kombinierte Sinusthrombosen aus der Literatur, bei denen das Lumbalpunktat 34 mal klar war, unter normalem oder wenig erhöhtem Druck stand, 8 mal leicht getrübt, bakterienfrei war und erhöhten Druck zeigte. Alexander und Güttich wiesen ferner darauf hin, daß man bei Sinusthrombosen, namentlich bei Kindern nicht selten Liquorveränderungen (erhöhter Druck, gesteigerter Eiweißgehalt, mehr minder zahlreiche Lymphocyten, auch Leukocyten) findet.

Durch die Wirkung einer vermehrten Liquorspannung bei Meningitis serosa suchte Brieger auch gewisse Symptome, z. B. das Zustandekommen isolierter Augenmuskellähmungen, welche er als einziges cerebrales Zeichen bei Sinusthrombose öfters sah, zu erklären, während andere Autoren (Wagener) hier mehr zur Annahme toxischer Einflüsse neigen.

Die genaue Untersuchung des makroskopisch entweder ganz klaren, opaleszierenden oder leicht getrübten Lumbalpunktats ergibt öfters Veränderungen seiner cytologischen und chemischen Beschaffenheit von verschiedenem Grade.

Während z. B. Knick in unkomplizierten Fällen von Sinusthrombose außer Druckerhöhung und Grenzwerten im Zell- und Eiweißgehalt nichts Pathologisches nachweisen konnte, fand Fleischmann bei der Untersuchung des Liquor unter 18 Punktionen ganz normales Verhalten 7 mal, mehr minder starke Drucksteigerung 5 mal, davon 3 mal bei sonst ganz normalem Befund, Zellvermehrung meist lymphocytärer Natur 6 mal, geringe Globulinvermehrung 5 mal und Zucker 8 mal. Im allgemeinen sind die Veränderungen des Liquors analog denen bei seröser bzw. umschriebener eitriger Meningitis. Sie lassen deshalb auf Vorgänge schließen, wie sie sonst als das Substrat der serösen Meningitis gelten und machen in vielen Fällen bei dem durch Bungart nachgewiesenen Charakter der Dura und Arachnoidea als Grenzmembran in Übereinstimmung mit unseren derartigen Befunden bei experimenteller und menschlicher Sinusthrombose *das Bestehen mehr minder ausgeprägter sub- und intraarachnoidealer Entzündungsherde* sehr wahrscheinlich.

Die bakteriologische Untersuchung des Lumbalpunktats ergibt zumeist ein negatives Resultat. Mitunter werden allerdings im Ausstrich oder im Kulturverfahren Bakterien gefunden. Sind solche in größerer Menge, namentlich kulturell nachweisbar, so berechtigen sie wohl meist zur Annahme einer diffusen Meningitis, wenn auch zur Zeit der Punktion sonstige Veränderungen des Liquors fehlen oder sehr gering sind. Es ist aber andererseits immerhin auch möglich, daß von umschriebenen meningealen Herden aus zeitweise geringe Mengen von Erregern in den Liquor gelangen. Der Nachweis ist allerdings oft sehr schwierig und mehr zufällig. Es ist weiterhin trotz vieler prinzipiell bestehender Bedenken (Vitalfärbungsversuche Goldmann, Spatz) immerhin diskutabel, ob bei allgemeiner Bakteriämie im Blute kreisende Erreger auch in den Liquor gelangen (O. Voss) und hier ohne stärkere lokale Veränderungen zu machen, nachweisbar werden können.

Stauungen im Schädelinnern, insbesondere sekundären Veränderungen und Schädigungen im Arachnoidealraum, werden ferner *Veränderungen am Augenhintergrund* bei Sinusthrombose: Neuritis optica, Stauungspapille zugeschrieben. Diese werden sowohl bei unkomplizierten, wie mit Meningitis und Hirnabsceß komplizierten Sinusthrombosen beobachtet. Sie können aber ebenso wie bei anderen otogenen Hirnkomplikationen auch gänzlich fehlen.

In ihr Vorkommen gibt folgende Zusammenstellung Blaus aus der Literatur einen Einblick:

Intrakranielle Erkrankung	Zahl der Fälle	Augenhintergrund unverändert	Augenhintergrund verändert			
			Gefäßveränderungen	Neuritis optica	Stauungspapille	Zusammen
Sinusthrombose	162	112=69%	20=12%	17=11%	13= 8%	50=31%.
Großhirnabsceß u. Sinusthrombose	23	12=52 „	3=13 „	5=22 „	3=13 „	11=48 „
Kleinhirnabsceß u. Sinusthrombose	34	17=50 „	4=12 „	7=20 „	6=18 „	17=50 „
Groß- u. Kleinhirnabsceß u. Sinusthrombose . .	4	1=25 „	—	3=75 „	—	3=75 „
Meningitis u. Sinusthromb.	16	9=56 „	—	3=19 „	4=25 „	7=44 „

Über die Häufigkeit von Augenhintergrundsveränderungen bei otogener Sinusthrombose gehen die Anschauungen weit auseinander. Während die einen Autoren sie recht häufig fanden (JANSEN, WAGENER, SESSOUS, FRIEDENBERG), konnten sie andere wieder nur selten feststellen (RICHARD). Diese Differenz mag zum Teil auf der Beschaffenheit des untersuchten Materials beruhen, da Augenhintergrundveränderungen nach HANSEN bei komplizierten, namentlich letal endigenden Sinusthrombosen (FRIEDENBERG), häufiger vorkommen wie bei unkomplizierten. In höherem Grade aber hängt dieser Unterschied von der Bewertung des Augenbefundes ab. Wenn man nämlich, wie schon BRIEGER betonte, nur ganz einwandfreie Bilder und geringfügige, nicht absolut eindeutige Befunde nur dann verwendet, wenn man sie direkt entstehen sieht und wenn man hier die Befunde, wie auch HAUSMANN empfiehlt, von einem Augenarzt kontrollieren läßt, so weist ein derartig untersuchtes Material erheblich weniger Augenhintergrundsveränderungen auf als eines, das diese Kautelen nicht berücksichtigt. Die Veränderungen können nur auf einer Seite zur Entwicklung kommen und zwar entwickeln sie sich dann gewöhnlich auf der dem erkrankten Sinus entsprechenden, mitunter aber sogar auf der kontralateralen Seite. Häufiger, wenn auch durchaus nicht immer, betreffen sie aber den Augenhintergrund beiderseits und weisen dann oft verschiedene Intensität auf, derart, daß der der erkrankten Seite entsprechende Augenhintergrund meist stärker affiziert ist.

Art und Ort der Lokalisation eines Thrombus im Hirnblutleitersystem scheint im allgemeinen keinen besonderen Einfluß für die Entstehung von Augenhintergrundsveränderungen darzustellen. Schlußfolgerungen in dieser Richtung sind also nicht oder nur mit großer Reserve möglich. Bei Cavernosusthrombosen kommen allerdings Veränderungen am Augenhintergrund häufiger vor. Auch bei Bulbusthrombose wurden sie öfters beobachtet (BÜRCKNER, UFFENORDE), angeblich deshalb, weil das Blut im Sinus petrosus inferior nach dem Cavernosus und so gegen die Vena ophthalmica und in sie zurückgestaut wird. Aber sowohl bei Bulbus- wie selbst bei ausgedehnter Cavernosusthrombose können sie auch völlig fehlen (HANSEN).

Für die Entstehung einer Neuritis optica und einer Stauungspapille scheint die venöse Stauung keine ausschlaggebende Rolle zu spielen. RUTTIN konnte zwar das Auftreten von Stauungserscheinungen nach Jugularisunterbindung öfters beobachten, doch werden solche andererseits sowohl dabei wie bei rasch entstandenen ausgedehnten Transversus- und Jugularisthrombosen auch völlig vermißt. Selbst bei Verstopfungen beider Cavernosi braucht ja bekanntlich nicht die geringste Stauung im Orbitalvenensystem aufzutreten. Natürlich muß dieser auf dem Vorhandensein reichlicher, den Abfluß des venösen Blutes ermöglichender Anastomosen beruhende Ausgleich nicht in jedem Falle gleich gut funktionieren. Ein größerer Einfluß wie der venösen Stauung kommt schon einer vermehrten, meist auf entzündlich-infektiös-toxischen Einflüssen (PANSE) beruhenden Spannung des Hirnwassers zu, die zu einer Stauung des Lymphabflusses im Sehnerven führen kann. *In der Hauptsache aber beruhen die Augenhintergrundsveränderungen bei der otogenen Sinusthrombose wohl auf dem gleichzeitigen Vorhandensein entzündlicher Prozesse im Arachnoidealraum und namentlich auf deren Ausbreitung an der Basis.*

Zu den das Vorhandensein einer Sinusthrombose anzeigenden Symptomen gehört auch das von O. BECK und CROWE studierte Auftreten von experimentell auslösbaren Stauungserscheinungen am Augenhintergrund. Nach diesen Autoren kann nämlich eine venöse, meist bald vorübergehende Hyperämie am Augenhintergrund unter normalen Verhältnissen nur bei Kompression beider Jugularvenen hervorgerufen werden. Dieselbe Erscheinung findet man aber auch bei einseitiger, durch Kopfdrehung entgegen der erkrankten Seite hervorgerufenen Jugulariskompression dann, wenn in der anderen Jugularis der Blutabfluß durch eine obturierende Thrombose schon verhindert ist. Dieses Phänomen ist aber nach unseren Erfahrungen nicht immer so deutlich, daß es als sicheres Zeichen einer vorhandenen Thrombose angesehen werden kann.

Die äußerlich wahrnehmbaren Erscheinungen der Sinusthrombose.

Die äußerlich wahrnehmbaren Zeichen der Sinusthrombose beruhen namentlich darauf, daß durch rückwirkende Stauung, häufiger wohl durch *Fortleitung des entzündlichen Prozesses* auf venösen Kommunikationen der Sinus Schwellungen und Verdickungen äußerer Gewebsbezirke auftreten, und daß in der Nähe erkrankter Hirnblutleiter verlaufende Nerven eine Funktionsschädigung erleiden. Entsprechend dem Sitz der Sinusaffektion lassen diese Erscheinungen gewisse Eigenheiten erkennen.

Die bei Thrombosen im Sinus transversus zu beobachtenden Weichteilschwellungen zeigen nach ihrer Lokalisation unschwer Beziehungen zu den Emissarien. Sie sind entgegen anderer Anschauung in der Regel nicht der Ausdruck einer Stauung, sondern *entzündlicher* Natur, wofür ihr häufiges Fehlen bei marantischen und ausgedehnten, mitunter schnell obturierenden otitischen Thrombosen, die gewöhnliche Richtung der Blutströmung in den betreffenden Emissarien und häufig schon der ganze Charakter der Schwellung spricht.

Das Auftreten eines umschriebenen schmerzhaften Ödems am hinteren Rande des Warzenfortsatzes — das Griesingersche *Symptom* — oder die Entwicklung einer evtl. hier weiter nach rückwärts sich ausbreitenden Infiltration, gilt vielfach, namentlich wenn die übrigen Partien des Warzenfortsatzes nicht oder nur wenig verändert sind (Höllscher) als Zeichen einer das Emissarium mastoideum verlegenden oder sich darauf fortsetzenden Transversusthrombose. Schwellungen am Hinterhaupt werden im gleichen Sinne auf das Emissarium occipitale bezogen und als Ausdruck einer nach dem Torkular fortschreitenden Lateralsinusthrombose angesehen. Schwellungen im Bereich der tiefen Nackenmuskulatur können sich bei Thrombose der V. emissaria condyloidea posterior entwickeln, infiltrative Vorgänge, Eiterungen in diesem Bezirk wurden öfters, besonders bei der Ausdehnung thrombophlebitischer Prozesse auf die tiefen venösen Nackengeflechte beobachtet (Beyer). Über Beschränkung der Kopfbewegung durch Vereiterung des Atlanto-Occipitalgelenks infolge Thrombose der Vena condyloidea berichtet Gross.

Alle diese Erscheinungen werden aber in der Mehrzahl selbst ausgedehnter Transversusthrombosen so häufig vermißt und kommen andererseits bei entzündlichen Warzenfortsatzerkrankungen, die sicherlich nicht mit einer Thrombose kombiniert sind, z. B. bei Erkrankung rückwärts gelegener Warzenfortsatzzellen, bei Bezoldscher Mastoiditis in gleicher Gestalt so oft vor, daß *ihr diagnostischer Wert im allgemeinen recht gering* ist.

Schwellungen in der Umgebung des Emissarium occipitale können auch als Folge einer Occipitalneuralgie auftreten. Noch geringer verwertbar ist das in seltenen Fällen beobachtete Auftreten von Ödemen am Auge, wie es vereinzelt bei Transversusthrombose und freiem Cavernosus beschrieben wurde (Brieger) und wie wir es einmal im Anschluß an eine Jugularisunterbindung bei Bulbusthrombose, wahrscheinlich infolge behinderten Abflusses durch die Vena facialis plötzlich auftreten sahen, sowie die Entwicklung von ödematösen Schwellungen der Schläfen- und Jochbeingegend, die Moos in Analogie mit dem Griesingerschen Symptom gesetzt und mit der Persistenz eines Sinus petrosquamosus zu erklären versucht hat. Abgesehen davon, daß gelegentlich solche Schwellungen bei zu Ödembildung neigenden Patienten auch aus ganz anderen Ursachen (Hald) auftreten können, findet man diese Erscheinung bei nicht mit Thrombosen komplizierten eitrigen Erkrankungen des Schläfenbeins häufiger wie bei Sinusaffektionen.

Eine größere Bedeutung als diese im allgemeinen nicht sehr wichtigen, auf einer Mitbeteiligung der Emissarien beruhenden Anzeichen beanspruchen für die Erkennung einer Sinusthrombose jene Merkmale, die auf *ein Weiterschreiten des thrombophlebitischen Prozesses* auf den Hauptabfluß des Sinus transversus, *auf die Vena jugularis* hinweisen: Schmerzhaftigkeit und Schwellungen, palpable, druckempfindliche Drüsen und das Fühlen eines derben, zumeist schmerzhaften Stranges im Verlaufe der Vene. Solche Veränderungen findet man in der Tat mitunter sehr frühzeitig in einem Teil der Fälle, in denen sich eine Jugularisthrombose entwickelt. Andererseits fehlen sie aber auch bei ausgedehnter Thrombose der Jugularis völlig. Ein negativer Befund, den wir öfters in Fällen von ausgedehnter Jugularisthrombose trotz genauester Untersuchung erhoben, spricht daher nicht gegen das Vorhandensein einer Jugularisthrombose, aber auch ein positiver ist nicht ohne weiteres zu verwerten, denn die genannten

Symptome können durch Senkungsabscesse, durch lymphangitische und lymphadenitische Veränderungen in dieser Gegend zustande kommen, ohne daß der Inhalt der Vene selbst verändert ist (Heine). Gerade das in der Diagnostik der Sinusphlebitis besonders hervorgehobene Symptom, die palpable Resistenz des harten Stranges der Jugularis täuscht recht häufig. Fälle, in denen man die thrombosierte Jugularis zu fühlen glaubte, die angeschlossene Operation aber eine kollabierte, ganz dünn obliterierte, flüssigen Eiter enthaltende oder sogar blutführende Vene ergab, sind verschiedentlich mitgeteilt worden. Damit richtet sich der Wert jener Bestrebungen, die aus der Ausdehnung einer fühlbaren Jugularisresistenz sogar einen Aufschluß über die Ausdehnung des Thrombus erhalten wollen, von selbst. Die genannten, für das Vorhandensein einer Jugularisthrombose verwerteten Erscheinungen sind eben in der Hauptsache die Folge einer entzündlichen Lymphangitis und Lymphadenitis in dieser Gegend, die zwar mit einem thrombophlebitischen Prozeß des Gefäßes zusammenfallen kann und auch häufig damit zusammenfällt, die aber auch ohne einen solchen vorhanden sein kann. Sie sind deshalb wohl *sehr beachtenswerte* Zeichen *und müssen namentlich bei schon bestehender Transversus-Bulbusthrombose immer den Gedanken an das Weiterschreiten des Prozesses auf die Jugularis nahelegen, sie bilden aber keinen eindeutigen und absoluten Beweis für das Vorhandensein einer Jugularisthrombose.*

Im engen Zusammenhang mit diesen Veränderungen steht auch in solchen Fällen das Auftreten von Schmerzen bei Kopfbewegungen, die sogar zur Ausbildung eines Caput obstipum führen können, wobei der Kopf in der Regel nach der erkrankten Seite geneigt, mitunter einmal auch nach der gesunden Seite hin fixiert wird (Jansen). Marbese will in einigen Fällen als einziges Zeichen einer Jugularisthrombose Schmerzhaftigkeit am Ursprung des Kopfnickers gefunden haben.

Bei Thrombose der Ven. jugularis int. kann der Abfluß einmündender Venen (V. facialis, V. thyreoidea, V. laryngea) mehr minder behindert bzw. ganz aufgehoben werden, auch kann sich eine infektiöse Gerinnselbildung auf diese ausbreiten. Solche Vorgänge können in den betreffenden Abflußgebieten zu Stauungs- oder Entzündungserscheinungen (Absceßbildung) führen, die ihrerseits als Zeichen einer vorhandenen Jugularisthrombose verwertbar sind [1]. Auch entzündliche Veränderungen in der Thyreoidea, Ödeme und Abscesse im Kehlkopf wurden bei Jugularisthrombose hier und da beobachtet.

Aus dem Verhalten einmündender, äußerlich wahrnehmbarere Venengebiete suchte man ferner einen Einblick in die Wegsamkeit der Jugularis selbst zu erhalten.

Die von Gerhardt bei obturierender Thrombose des Sinus sigmoideus wie auch des oberen Abschnittes der Jugularis interna beschriebene geringere Füllung der gleichseitigen Jugularis externa — bedingt durch ihre leichtere Entleerung in den kollabierten unteren Abschnitt der Jugularis interna — ist anscheinend nicht sehr häufig zu beobachten und hat keine große diagnostische Bedeutung. Ihr Auftreten hat nämlich zur Voraussetzung, daß die Jugularis externa in die interna und nicht wie gewöhnlich in die Anonyma (Körner) mündet, sowie daß — bei Einmündung in die interna — die Thrombose sich nicht weit in der Jugularis interna herab erstreckt. In letzterem Falle kann es sogar, wenigstens vorübergehend (Brieger) zu einer stärkeren Füllung der gleichseitigen Jugularis externa kommen. Immerhin wird man auf Ungleichheiten im Füllungsgrad der Jugulares externae, soweit ein solcher bei Erwachsenen überhaupt sicher erkennbar ist, achten.

F. Voss glaubte ferner, aus dem Fehlen normalerweise bei hoher Kompression der V. jugularis auskultierbarer Venengeräusche Schlüsse auf das Vorhandensein eines in der Jugularis oder weiter oberhalb im Bulbus befindlichen obturierenden Gerinnsels ziehen zu können. Diese Geräusche sind aber nicht so regelmäßig und einwandfrei zu erhalten, daß man ihr Fehlen diagnostisch verwerten könnte.

Entwickelt sich bei Transversus-Bulbusthrombose am Übergang in die Jugularis eine Periphlebitis im Foramen jugulare, kommt es in diesem Gebiete in der Nähe der Gefäßdurchtrittsstelle auch ohne gleichzeitig thrombophlebitische Prozesse zu entzündlichen Veränderungen, zu Eitersenkungen, zu extraduralen Abscessen, so können die mit dem Sinus das Foramen jugulare

---

[1] Behinderter Abfluß aus der Vena facialis verläuft zwar meist symptomlos, kann aber auch Gesichtsödem und Lidschwellung machen. Erkrankt die Vene selbst thrombophlebitisch, so können Gesichtsabscesse die Folge sein.

verlassenden Nerven IX, X und XI durch Entzündungs- und Kompressionsvorgänge, die meist miteinander Hand in Hand gehen, geschädigt werden. So ist es erklärlich, daß gelegentlich bei Sinusthrombose Symptome einer Funktionsstörung dieser Nerven, wie Heiserkeit, Aphonie, Atemnot, Pulsverlangsamung (Vagus), Schluckbeschwerden, Fehlschlucken (Glossopharyngeus), sowie Krämpfe im Accessoriusgebiet auftreten können. Auch von seiten des N. hypoglossus können gelegentliche Erscheinungen zustande kommen, wenn der entzündliche Prozeß der V. condyloidea ant. bzw. dem Plexus venosus hypoglossi folgend, im Canalis N. hypoglossi (Foramen condyl. ant.) auf den Nerven übergreift. Von den genannten Symptomen sind meist nur einzelne vorhanden und mitunter diese nur flüchtig und anfallsweise; in der Mehrzahl der Fälle fehlen sie überhaupt völlig.

Die namentlich in der Chirurgie als Ausdruck einer *Longitudinalisthrombose* beschriebenen Symptome: Ödeme des behaarten Kopfes, der Stirn und Augenlider, teigige Schwellungen, Abscesse am Scheitel sind auch bei den sehr seltenen, otogen entstandenen Verstopfungen dieses Blutleiters gelegentlich beobachtet worden (Gradenigo, Bakker). Sie haben aber hier nicht die Bedeutung wie sonst bei anderer, z. B. rhinogener Ätiologie, da bei der gewöhnlich in Betracht kommenden Form der kontinuierlichen Ausbreitung einer Transversus- oder Bulbusthrombose auf diesen Hirnblutleiter andere Erscheinungen früher und mehr in die Augen springen. Höchstens bei diskontinuierlicher Entstehung einer Thrombose im Longitudinalis sup. oder bei ihrer Entwicklung im Anschluß an eine ohne lokale Erscheinungen verlaufende Cavernosusthrombose könnten diese dann allerdings wohl schwer richtig deutbaren Erscheinungen einen Hinweis bilden. Lokale Anzeichen, die für die Thrombose der Sinus petrosi zu verwerten sind, fehlen so gut wie ganz. Stauungserscheinungen im Gebiete der V. ophthalmica werden wohl ausnahmslos auf eine Cavernosusthrombose bezogen, wenn sie auch in seltenen Fällen von direkter Verbindung der V. ophthalmica mit dem Sinus petrosus superior als Symptom einer Thrombophlebitis im letzteren zustande kommen können (Merkel).

Bei Thrombose des *Sinus cavernosus* können eine Reihe von Symptomen auftreten: wie Exophthalmus, Ödeme im Gebiet der V. frontalis und der Lider, Chemosis der Conjunctiva bulbi, womöglich mit Blutaustritten, Augenmuskellähmungen, Bewegungsbeschränkungen des Bulbus, Neuralgien und Anästhesien im Trigeminusgebiet, Veränderungen am Augenhintergrund (Hyperämie der Retinalvenen, Neuritis n. optici, Stauungspapille), von denen jedes entweder für sich sich allein oder mit anderen kombiniert vorhanden sein kann. Ist die Mehrzahl dieser Symptome vorhanden, so bilden sie das Schulbild der Cavernosusthrombose. Sie können in verschiedener Intensität, einseitig oder beiderseits bei einseitiger Cavernosusthrombose auftreten, sie können aber auch selbst bei doppelseitiger Thrombose der Sinus cavernosi völlig fehlen. Das Vorhandensein einzelner Symptome beweist noch nicht das Vorhandensein einer Cavernosusthrombose in jedem Falle. Lidödem, Schwellungen der Conjunctiva sind auch bei anderer Lokalisation einer Thrombose, aber freiem Cavernosus gefunden worden. Sie können bei plötzlicher Behinderung des Blutabflusses auftreten, wie ein Fall unserer Beobachtung zeigt, bei dem sich starkes Ödem der Lider und der Conjunctiva unmittelbar im Anschluß an eine Unterbindung der V. jugularis interna und V. facialis communis bei Bulbusthrombose entwickelte. Ferner kann man solche Schwellungen und Ödeme auch unabhängig von der otogenen Erkrankung bei zu Ödembildungen neigenden Personen beobachten. Augenmuskellähmungen sind öfters durch eine bei Sinusphlebitis nicht selten vorhandene komplizierende Meningitis bedingt (Jansen) oder können, wenn eine solche sicher fehlt, unter Umständen auch auf neuritischer Basis zustande kommen. Eine Trigeminusanästhesie braucht ebenfalls nicht notwendigerweise auf Veränderungen im Cavernosus bezogen zu werden, da neben Cavernosusthrombose auch gleichzeitig eine eitrige Infiltration des Ganglion Gasseri gefunden wurde. Key-Aberg will jedoch aus anatomischen Gründen gegenüber Entzündungen okuloorbitaler Natur eine gleichzeitig mit Steigerung des intraokulären Drucks auftretende Sensibilitätsstörung innerhalb des Verbreitungsgebietes der Rami I. und II. des N. V. als beweisend für Cavernosusthrombose gelten lassen.

Diagnose und Differentialdiagnose.

Die richtige diagnostische Einschätzung der bei Sinusthrombose und otogener Allgemeininfektion zu beobachtenden Erscheinungen erfordert wegen ihrer Variabilität und Unbeständigkeit ein nicht geringes Maß spezialistischer Schulung und persönlicher Erfahrung. Im allgemeinen handelt es sich diagnostisch um die Feststellung, ob *vorhandene Krankheitserscheinungen* auf eine *vom Ohr ausgehende Allgemeininfektion* bzw. auf eine bereits vorhandene oder in Entwicklung begriffene *Sinusthrombose zu beziehen sind* und um die *möglichst frühzeitige* Erkenntnis eines solchen Zusammenhanges.

Der für den Otologen selbstverständliche Grundsatz, in solchen Fällen *immer das Ohr zu untersuchen*, sei hier nur deshalb betont, weil er, wie manche Beispiele zeigen, noch nicht ärztliches Allgemeingut geworden zu sein scheint. Seine prinzipielle Befolgung allein schafft schon durch den Nachweis einer Mittelohreiterung und durch die daraus sich ergebenden Maßnahmen und Überlegungen in vielen Fällen mit einem Schlage Klarheit, sie muß auf jeden Fall verhindern, daß erst die Obduktion ein ursächliches, bis dahin überhaupt nicht beachtetes Ohrenleiden aufdeckt. Liegt der entwickelte Symptomenkomplex einer bakteriellen Blutvergiftung vor, ist überhaupt eine mit schweren Allgemeinerscheinungen verlaufende Erkrankung vorhanden, so ist beim Bestehen einer Mittelohreiterung und beim Fehlen eines anderen, sicher erkennbaren Ausgangspunktes der Erkrankung die Annahme eines ursächlichen Zusammenhanges sehr naheliegend, wenn auch dabei andere, der otologischen Einstellung vielleicht fernerliegende Möglichkeiten — auf die noch näher eingegangen wird — nie vergessen werden dürfen. Recht schwierig kann sich die Diagnose einer Sinusthrombose gestalten, wenn ein ausgesprochener Symptomenkomplex nicht vorliegt, sondern nur geringe und unbestimmte Zeichen auf einen solchen Prozeß hinweisen, und wenn es sich darum handelt, die *allerersten* Anzeichen richtig zu deuten. *Diese Fälle sind aber diagnostisch mit die allerwichtigsten, weil gerade bei ihnen eine möglichst frühzeitige Erkenntnis die Anwendung unserer therapeutischen Maßnahmen in einem Zeitpunkt ermöglicht, zu dem sie die größte Aussicht auf Erfolg haben.*

Das *sicherste Merkmal* für das Vorhandensein einer otogenen Allgemeininfektion stellt unstreitbar das *Auftreten von Metastasen* dar, vorausgesetzt, daß die als solche angesprochenen Veränderungen auch wirklich durch Verschleppung infektiösen Materials auf dem Blutwege entstanden sind. Die Entscheidung ist zwar im allgemeinen leicht, sie kann aber z. B. beim Auftreten von Schwellungen an oder in der Umgebung von Gelenken, namentlich wenn sie eine Neigung zu mehr minder rascher Rückbildung zeigen, unter Umständen auch sehr schwer sein. Differentialdiagnostisch für einen Gelenkrheumatismus, der ausnahmsweise auch auf ein oder zwei Gelenke beschränkt sein kann, ist in solchen Fällen der therapeutische Erfolg hoher Salicyldosen zu verwerten, für einen metastatisch-septischen Prozeß spricht dagegen der Nachweis von Erregern im Blut — der allerdings bei otogener Allgemeininfektion nicht immer zu gelingen braucht —, das Auftreten lymphangitischer Stränge in der Umgebung der Schwellung und das Vorhandensein einer Nephritis (Erythrocyten evtl. Zylinder im Harnsediment).

Aus der Existenz von Metastasen und ihrem Verhalten kann man einen Rückschluß auf das Vorhandensein eines *lokalen Prozesses am Sinus* nicht ohne weiteres mit Sicherheit ziehen, wenn ein solcher Zusammenhang auch naheliegt, und wenn auch gewisse Eigentümlichkeiten der Metastasenlokalisation z. B. in den Lungen Schlußfolgerungen in dieser Richtung gestatten; denn in zwar seltenen Fällen kann der infektiöse Transport direkt von den Mittelohrräumen oder von anderen Ohrgebieten, z. B. sogar von einem gleichzeitigen Gehörgangsfurunkel aus erfolgen. Der Metastasennachweis ist zwar ein sehr zuverlässiges, aber klinisch nicht das wertvollste ·Moment für die Erkennung einer otogenen Sinusthrombose und Allgemeininfektion,· weil eine nachweisbare Metastasenbildung (siehe Symptomatologie) überhaupt nur in einem Teil der Fälle vorhanden ist, und ·weil wir ja die Erkrankung *vor* dem Auftreten von Metastasen zu erkennen und zu beeinflussen bestrebt sein müssen.

Hier spielt diagnostisch das zwar bei weitem nicht so eindeutige, aber viel konstantere *Vorkommen von Fieber die hervorragendste Rolle.* Denn wenn auch in seltenen Fällen eine Sinusthrombose fieberlos verlaufen, und in noch selteneren gelegentlich sogar eine Metastasenaussaat fast ohne Temperaturerhöhung erfolgen kann, so ist *bei Sinusthrombose das Auftreten von Fieber doch die Regel.* Ja meist ist sogar das Fieber das *erste,* häufig sogar das *einzige* Zeichen der Erkrankung. Seine richtige Einschätzung und Bewertung ist daher klinisch besonders wichtig. Sie ist aber nicht leicht, da Temperatursteigerungen sowohl bei einfachen Mittelohreiterungen,· bei verschiedenen in ihrem Gefolge von seiten des Schläfenbeins und des Endokraniums auftretenden Komplikationen, sowie auch bei anderen Erkrankungen vorkommen, die zu einer schon bestehenden Mittelohreiterung hinzutreten können, oder zu denen sich umgekehrt erst eine Mittelohrentzündung gesellt.

Wenn, namentlich im späteren Verlaufe einer Mittelohreiterung eine typische pyämische Kurve sich entwickelt, so wird man wohl in der Regel eine otogene· Allgemeininfektion und eine diese verursachende Sinusthrombose annehmen dürfen. Liegt eine solche charakteristische Kurve nicht vor, so dürfen wir das Verhalten des Fiebers allein nur mit einer gewissen Einschränkung in diesem Sinne verwerten. Man muß sich also hier vor allem darüber klar zu werden versuchen, *wann* eine nur auf das Ohrleiden zu beziehende *Temperatur eine Sinusaffektion anzeigt,* und *welche* anderen *fieberhaften Erkrankungen differentialdiagnostisch besonders in Betracht kommen.*

Akute Medien allein verlaufen, namentlich bei Erwachsenen, häufig ohne jede oder nur mit geringen Temperatursteigerungen im Anfang der Erkrankung. Jedoch kommen nicht selten im Initialstadium auch hohe Temperaturen vor, die einige Tage, eine Woche, ja gelegentlich sogar länger bestehen bleiben, mit geringeren oder größeren Schwankungen, manchmal mehr kontinuierlich verlaufen und mitunter von fast fieberfreien Intervallen unterbrochen sein können. Hohe Temperaturen findet man besonders bei Kindern und jugendlichen Individuen (Heine). Aus der Höhe und der längeren Dauer des Fiebers kann man deshalb noch nicht auf das Vorhandensein einer Sinusaffektion, namentlich *nicht im Beginn* akuter Medien, schließen. Abgesehen von dem nicht so gar seltenen Auftreten einer nicht durch den Sinus vermittelten Bakteriämie im Initialstadium akuter Medien kommt es auch gelegentlich vor, daß schon in den ersten Tagen der Erkrankung eine Thrombophlebitis des Sinus sich entwickelt. Solche Fälle zeigen aber in der Regel neben meist ausgesprochener pyämischer, gelegentlich auch hochkontinuierlicher Fieberkurve schwerere Störungen des Allgemeinbefindens. Setzt dagegen *im späteren Verlauf einer schon entfieberten oder bisher fieberlos verlaufenden akuten Media eine höhere, auf das Ohrenleiden zu beziehende Temperatur ein, so muß dies in der Regel als Zeichen der Entwicklung einer endokraniellen Komplikation bzw. einer Komplikation von seiten des Sinus angesehen werden.* Absolut bewiesen ist dadurch das

Auftreten einer Sinusaffektion allerdings noch nicht, da, obwohl im allgemeinen nach Ablauf des fieberhaften Initialstadiums der akuten Media höhere Temperaturen bei Warzenfortsatzempyemen und selbst bei extraduralen Eiterungen, anscheinend wegen der schlechten Resorptionsverhältnisse im Antrum, in den peripheren Zellen und an der Dura, gewöhnlich fehlen, Ausnahmen vorkommen.

Chronische Mittelohreiterungen verlaufen in der Regel ganz oder wenigstens ohne wesentliche Temperatursteigerung. Tritt hier eine durch das Ohrenleiden verursachte — meines Erachtens nach nicht nur bei Schleimhaut-, sondern auch bei Knocheneiterungen fast immer, selbst bei geringen lokalen Erscheinungen durch ein akutes Aufflackern des Prozesses bedingte — Temperatursteigerung auf, so ist das Fieber bei *Schleimhauteiterungen*, die erfahrungsgemäß sehr selten und dann in der Regel über eine Mastoiditis zu einer endokraniellen Komplikation führen, ungefähr nach denselben Gesichtspunkten zu beurteilen wie bei akuten Medien. Bei *Knocheneiterung* ist es dagegen — wohl wegen des Vorhandenseins besonders rascher Ausbreitungsmöglichkeiten der Infektion nach dem Endokranium hin — meist als *Zeichen einer endokraniellen Komplikation* aufzufassen. Allerdings besteht auch hier die, wenn auch nicht sehr große Möglichkeit, daß vom chronisch-entzündlichen Ohrprozeß selbst gelegentlich höhere Temperaturen ausgelöst werden.

Die Angabe LEUTERTS, daß, ausgenommen bei kleinen Kindern, mehrere Tage anhaltendes, auf das Ohr zu beziehendes Fieber über 39⁰ im Verlauf einer akuten Media nach Ablauf des fieberhaften Initialstadiums, besonders aber im Verlauf einer chronischen Mittelohreiterung ohne akute Exacerbation und Eiterretention so gut wie ausnahmslos eine Meningitis oder Sinusthrombose, also beim Ausschluß ersterer, eine Sinusaffektion anzeige, bietet demnach einen diagnostisch sehr wertvollen Anhaltspunkt, läßt aber in ihrer zum Teil etwas dehnbaren und willkürlichen Umgrenzung z. B. in bezug auf Alter, Höhe und Dauer des Fiebers, nach unserer und anderer Beobachter Erfahrung, sowie bei der Schwierigkeit, andere Fieberursachen rasch und sicher auszuschließen, doch keine so eindeutige und strikte Beurteilung zu, wie LEUTERT annimmt. Der Wert dieses Schemas, dem allerdings der Vorzug außerordentlicher Einfachheit zukäme, liegt deshalb wohl mehr in einer raschen, mehr minder sicheren Orientierung über das Vorhandensein einer Sinusthrombose, als in dem sicheren Nachweis einer solchen.

Bei der Verwertung von Temperatursteigerungen für die Annahme einer otogenen Allgemeininfektion und Sinusthrombose muß man, wie schon verschiedentlich zum Ausdruck gebracht, natürlich berücksichtigen, daß andere, durch das Weiterschreiten des infektiös-entzündlichen Prozesses über das Gebiet der Mittelohrräume hinaus bedingte otogene Komplikationen gleichfalls mit hohem Fieber verlaufen können und daher differentialdiagnostisch in Betracht gezogen werden müssen.

Entzündliche *Komplikationen des Labyrinths*, die übrigens nur bei Mitbeteiligung der Meningen zu höheren Temperaturen zu führen pflegen (HEINE), lassen sich aus den klinischen Erscheinungen und den Ergebnissen der funktionellen Labyrinthprüfung meist ohne weiteres erkennen.

Pachymeningitis externa, Extraduralabscesse und *unkomplizierte Hirnabscesse* scheiden, abgesehen davon, daß bei letzteren eine exakte neurologische Untersuchung meist verwertbare Anhaltspunkte gibt, schon deshalb hier aus, da sie in der Regel keine höheren Temperaturen machen.

Dagegen geht namentlich die *Meningitis*, mitunter manchmal auch eine *Pachymeningitis interna* oder eine *subdurale Eiterung* (HEINE) mit hohem Fieber einher.

Ebenso können aus der Latenz tretende Hirnabscesse Temperaturen, nach BRIEGER sogar ausgesprochen pyämisches Fieber machen. Da aber aus der Latenz tretende Hirnabscesse neben evtl. vorhandenen Herdsymptomen auch häufig meningitische Erscheinungen aufweisen, mit hohen Temperaturen verlaufende reine Formen von Pachymeningitis interna und subduralen Eiterungen sehr selten sind (HEINE), weil diese Prozesse als Ausdruck einer sie nicht selten begleitenden meningealen Infektion und Reizung gleichfalls häufig meningitische Symptome zeigen, *so kommt von intrakraniellen Komplikationen bei der Beurteilung des Fiebers neben einer Sinusthrombose differentialdiagnostisch hauptsächlich die Meningitis in Frage.* Ausgesprochene Meningitiden bieten der Diagnose wohl keine Schwierigkeiten. Hingegen kann die richtige Einschätzung der ersten, evtl. nur in Fieber, Kopfschmerzen und unbestimmten cerebralen Erscheinungen sich äußernden Symptome recht schwierig sein. In der Regel schafft schon die makroskopische Betrachtung des Lumbalpunktats, vor allem aber seine mikroskopische Untersuchung, Klarheit. Immerhin kann auch hier die Beurteilung bei der nicht seltenen Kombination von Sinusthrombose mit namentlich seröser und umschriebener Meningitis Schwierigkeiten machen.

Die bisherige Bewertung des Fiebers für die Diagnose ,,Sinusthrombose und otogene Allgemeininfektion" geschah in der Voraussetzung, daß außer dem entzündlichen Mittelohrprozeß und einer evtl. durch ihn bedingten anderen intrakraniellen Komplikation keine Fieberquelle im Körper vorhanden ist. Da aber Otitiden häufig mit anderen Erkrankungen zusammen vorkommen, ist der Ausschluß einer solchen natürlich von größter Wichtigkeit. Er kann manchmal sehr leicht, mitunter aber, wenn er in Rücksicht auf einen vorzunehmenden operativen Eingriff möglichst rasch erfolgen soll, sehr schwer sein. In gewissen Fällen läßt sich allerdings aus dem Ohrbefund, aus der Art der Mittelohreiterung mit großer Wahrscheinlichkeit eine Entscheidung treffen. Ergibt z. B. bei einer chronischen Mittelohreiterung mit zentraler Perforation ohne Zeichen eines akuten Rezidivs die interne Untersuchung keinen Anhaltspunkt für das bestehende Fieber und neigt der Internist deshalb dazu, dieses auf die Mittelohreiterung zu beziehen, so kann man auf *Grund des Ohrbefundes allein* einen solchen Zusammenhang im allgemeinen — von seltenen Ausnahmen abgesehen — mit ziemlicher Sicherheit ablehnen. Überhaupt ist eine kritische Bewertung des Ohrbefundes immer unbedingt nötig. Man wird dann oft die Befriedigung erleben, durch weise Zurückhaltung — gerade bei jugendlichen Individuen — das Richtige getroffen zu haben.

Hier sei nun kurz auf eine *Reihe von Erkrankungen* aufmerksam gemacht, die mit einer Mittelohreiterung verbunden, durch *ihren Temperaturverlauf* leicht Anlaß zur *Verwechslung mit einer Sinusthrombose* geben können und öfters auch gegeben haben.

Ihre Kenntnis ist für den Otochirurgen von großer Wichtigkeit, um unnötige und sicherlich nicht gleichgültige Eingriffe am Sinus zu vermeiden. Ausdrücklich möchte ich dabei jedoch betonen, daß der Gedanke an solche mögliche, aber nicht gerade sehr häufige und unter Heranziehung unserer diagnostischen Hilfsmittel wohl meist richtig zu beurteilende Fälle keinesfalls dazu führen darf, deshalb — weil gelegentlich irgendeine fieberhafte Erkrankung bei bestehender Mittelohreiterung zur Fehldiagnose Sinusthrombose führte — nun umgekehrt *einen näherliegenden otogenen Ursprung* zu vernachlässigen.

In seltenen, aber immerhin gelegentlich zu beobachtenden *Fällen können Gehörgangsfurunkel* plötzlich eintretende, *hohe,* selbst einer pyämischen Kurve ähnliche *Temperatursteigerungen verursachen.* Gewöhnlich macht die richtige Beurteilung keine Schwierigkeiten, wenn man nur die Möglichkeit im Auge behält, daß Fieber auch bei wenig oder noch wenig entwickeltem lokalen Befunde auftreten kann [1]).

Eine Erkrankung, die durch plötzlich einsetzende, hohe Temperaturen leicht zur Fehldiagnose „Sinusthrombose" und damit zu voreiligen, in ihrer Wirkung schädlichen Eingriffen am Sinus führen kann, ist das Erysipel. Zeigt sich die Hautveränderung, die nicht nur in der Nähe des Ohres oder des Kopfes, sondern irgendwo am Körper auftreten kann, zusammen mit dem Temperaturanstieg, so ist die Diagnose meist leicht. Besonders ist auf die leicht zu übersehenden Erysipele der behaarten Kopfhaut, die unter Umständen zipfelförmig auf den Warzenfortsatz übergreifen und bei oberflächlicher Betrachtung hier eine Mastoiditis vortäuschen können (F. Voss), zu achten. Schwieriger ist die Beurteilung, wenn hohe, evtl. von Schüttelfrösten eingeleitete Temperaturanstiege der Erysipelmanifestation an der Haut vorausgehen. Handelt es sich um operierte Fälle, stimmt die Zeit des Fiebereintrittes annähernd mit der Entwicklungsdauer eines Erysipels überein, so wird der chirurgisch geschulte Otologe wohl immer an die Möglichkeit einer solchen Komplikation denken. Recht schwierig aber ist die Entscheidung, wenn in nicht oder noch nicht operierten, aber vielleicht aus verschiedenen Gründen für eine Operation in Betracht kommenden Fällen plötzlich hohes Fieber auftritt, das durch ein erst später manifest werdendes Erysipel bedingt ist (HEINE u. a.). *Starke, die Norm überschreitende Druckempfindlichkeit des Warzenfortsatzes und namentlich seiner Umgebung, sowie Überempfindlichkeit der Haut dieser Partien* spricht nach unserer Erfahrung in solchen Fällen *für die Entwicklung eines Erysipels.* Mitunter kann sich auch, wie in einem Fall unserer Beobachtungen, eine Sinusthrombose und ein Erysipel kombinieren. *Der Nachweis von Erregern im Blut ist dabei im Sinne einer Sinusphlebitis zu verwerten.*

Bei der Beurteilung des Fiebers im Verlaufe von Mittelohreiterungen muß man ferner das Auftreten von akut entzündlichen Erkrankungen des Rachens und des Nasenrachens (infektiöse Nasenrachenkatarrhe, Anginen, Rachenmandelanginen bei Kindern) berücksichtigen. Diese Affektionen lassen sich zwar meist bald, manchmal aber auch erst nach längerer Beobachtung feststellen. Mitunter kann die Erkennung des Zusammenhanges sogar recht schwierig sein. O. BECK teilt z. B. eine Beobachtung mit, in der im Verlauf einer an eine Angina sich anschließenden Mittelohreiterung hohe Temperaturen und eine Bakteriämie auftraten, die durch die Angina verursacht waren.

Auch bei Influenza und Grippe und gleichzeitiger Mittelohreiterung können diagnostische Schwierigkeiten entstehen, namentlich wenn das Fieber lange Zeit anhält, oder wenn diese Erkrankungen zu einer schon länger bestehenden akuten oder einer chronischen Mittelohreiterung hinzutreten, die Temperatur plötzlich in die Höhe steigt und charakteristische katarrhalische Erscheinungen, Gliederschmerzen usw. fehlen. Dann kann man, besonders wenn Grippefälle gerade selten sind, sich leicht verleiten lassen, die Erscheinungen auf eine sich entwickelnde Sinusthrombose zu beziehen. Erfahrung, Beurteilung des Gesamteindrucks des Kranken schafft wohl in einem großen Teil der Fälle Aufschluß, der allerdings um so schwieriger zu erlangen ist, je rascher der Verdacht auf eine Sinusthrombose zum Handeln drängt. Folgende nicht vereinzelte Beobachtung zur Illustration:
Ein 14jähriger Junge erkrankte plötzlich ohne vorhergehende nachweisbare Affektion der oberen Luftwege an einer mit starken Schmerzen und starker Druckempfindlichkeit einsetzenden akuten Media, zuerst des rechten, nach ein paar Tagen des linken Ohres. Die anfänglich hohe Temperatur fiel rasch ab und stieg dann nach etwa 12 Tagen unter ausgeprägten Störungen des Allgemeinbefindens staffelförmig bis über 40°. Die interne Untersuchung ergab keine nachweisbaren Veränderungen. Leichte livide Verfärbung der Rachenschleimhaut. Aus dem Gesamteindruck und weil um diese Zeit Grippefälle bei Kindern häufiger auftraten, glaubte der Kinderarzt doch mit großer Wahrscheinlichkeit die Diagnose „Grippe" stellen zu können. Nachdem noch 5 Tage lang hohe pyämische Temperaturen bestanden hatten, fiel das Fieber rasch ab, die beiderseitige Mittelohreiterung heilte ohne jeden Zwischenfall in vier Wochen mit normalem Gehör.

Erwähnt seien ferner Temperatursteigerungen im Verlauf von Otitiden nach akuten Infektionskrankheiten wie Masern, Scharlach, Influenza, deren Beurteilung bei Kindern diagnostische Schwierigkeiten machen kann. SCHEIBE hat neuerdings darauf hingewiesen, daß bald im Beginn des Ohrflusses, spätestens zwei Wochen danach einsetzendes, kürzere oder längere Zeit, mitunter wochenlang anhaltendes hohes Fieber selbst mit von Anfang an pyämischem Charakter seinen Grund nicht in der Ohreiterung zu haben braucht, sondern

---

[1]) Erwähnt sei in diesem Zusammenhang, daß gelegentlich auch von einem Ohrfurunkel eine Allgemeininfektion mit Metastasenbildung entstehen kann. Tritt ein solches allerdings höchst seltenes Ereignis im Verlauf einer Mittelohreiterung, nach einer Antrotomie oder einer Radikaloperation (wie in einem Fall von CLAUS) ein, so ist die Erkennung des Zusammenhanges sehr schwierig, wenn nicht unmöglich.

wie das mitunter auch sonst bei diesen Erkrankungen auftretende „Nachfieber" durch *entzündliche Drüsenschwellungen* bedingt sein kann. Einen wertvollen diagnostischen Anhaltspunkt bildet in solchen Fällen der Nachweis von Drüsenschwellungen, z. B. in der Umgebung des Warzenfortsatzes, am Unterkiefer, in der Fossa retromaxillaris usw.

Zur Verwechslung mit einer Sinusthrombose kann bei einer Mittelohreiterung auch das Auftreten von Temperaturen Veranlassung geben, die durch eine beginnende, nicht manifeste oder atypisch verlaufende Pneumonie bedingt sind. Bei dem nicht gerade seltenen Nebeneinander einer frischen Media und einer Pneumonie (wie überhaupt einer akuten Infektionskrankheit!), ist die richtige Erkennung des Zusammenhangs für den, der sich im Initialstadium akuter Medien Frühoperationen gegenüber reserviert verhält, wohl fast immer möglich. Handelt es sich aber um eine, namentlich im Kindesalter häufiger vorkommende zentrale Lokalisation des Lungenprozesses, gesellt sich zu einer länger bestehenden, womöglich die Zeichen einer Warzenfortsatzbeteiligung aufweisenden akuten Media oder zu einer chronischen Knocheneiterung eine Pneumonie, bei der charakteristische Veränderungen an der Lunge nicht sicher nachweisbar sind, die Temperaturen pyämischen Charakter haben und Schüttelfröste auftreten (Grippepneumonie), so kann die Entscheidung, ob das Fieber vom Ohr oder einem Lungenprozeß ausgeht, sehr schwer sein. Ebenso, ja noch schwieriger kann die Entscheidung sein, wenn Lungenveränderungen zwar nachweisbar sind, nach der ganzen Beschaffenheit des Ohrleidens aber ebensogut als Ausdruck einer metastatischen Erkrankung angesehen werden können. Ein solches Verhalten zeigt folgende Beobachtung:
Akute Media, die in der dritten Woche wegen lokaler Erscheinungen am Warzenfortsatz und mäßiger Temperaturerhöhung aufgemeißelt wurde. Einige Tage nach der Operation stieg das Fieber an und zeigte nun über drei Wochen eine ausgesprochen pyämische Kurve mit zeitweisen Schwankungen zwischen 37,0 und 40,5°. Der Sinus war normal. Die Punktion ergab Blut. Im Armvenenblut einmal Streptokokken. Das Auftreten stechender Schmerzen in der Brust ließ zunächst an die Entwicklung einer Lungenmetastase denken, die wiederholte interne Untersuchung sprach aber doch mehr für einen atypisch verlaufenden pneumonisch-pleuritischen Prozeß bronchogener Ätiologie. Von weiteren Eingriffen am Sinus wurde abgesehen. Nach drei Wochen Temperaturabfall, Schwinden der Erscheinungen von seiten der Lungen, rasche Heilung.
In allen derartigen Fällen darf also eine genaue wiederholte, ja tägliche Untersuchung der Lunge, die am besten von einem erfahrenen Internisten vorgenommen wird, nie versäumt werden. Es müssen ferner alle diagnostischen Hilfsmittel, wie Blutuntersuchung, Bestimmung des Kochsalzgehaltes usw., vor allem aber der Röntgenbefund, der auch bei zentralen, erst 2—3 Tage bestehenden Pneumonien meist sicheren Aufschluß gibt, herangezogen werden. Nicht immer stehen aber für die Beurteilung so unklarer Fälle alle modernen diagnostischen Hilfsmittel rasch zur Verfügung, und auch bei ihrer Verwendung gelangt man nicht immer absolut zur sicheren Erkenntnis. Hier spielt dann eine nicht zu unterschätzende, ja mitunter entscheidende Rolle die richtige Bewertung des Gesamteindruckes, die persönliche Erfahrung des Arztes.

Einen der Sinusthrombose sehr ähnlichen Symptomenkomplex kann ferner, wie Forselles *schon betont hat, eine septische Endokarditis machen.* Doch scheinen solche Beobachtungen bisher sehr selten zu sein (F. Voss). Die Blutuntersuchung ergibt in solchen Fällen keinen einwandfreien Aufschluß, da bei beiden Erkrankungen die gleichen Erreger vorkommen können. Das Hervortreten der Herzerscheinungen, das Auftreten von Blutungen in Netzhaut und Conjunctiva, sowie in akuten Fällen von Gelenkschwellungen sprechen mehr für eine Endokarditis, die Entwicklung von Stauungserscheinungen am Augenhintergrund für eine Sinusthrombose. Überblickt man keinen größeren Abschnitt des Krankheitsverlaufes, sind Metastasen vorhanden, so kann die Diagnose unmöglich sein. Selbst die Obduktion läßt den richtigen Zusammenhang oft nur schwer erkennen, wie folgende Beobachtung zeigt.
Im Anschluß an eine Mastoiditis entstand eine otogene Allgemeininfektion, als deren Ausgangspunkt eine Sinusthrombose angenommen wurde. Im Sinus und in der Jugularis Blut. Bei der Obduktion wurde das venöse Hirnblutleitersystem intakt gefunden, hingegen eine chronisch rezidivierende Endocarditis aufgedeckt, die vom Pathologen als der Ausgangspunkt der Allgemeininfektion und einer kleinen metastatischen Rindeneinschmelzung im Schläfenlappen angesprochen wurde. Erst die spätere Sektion des Schläfenbeins klärte durch den Nachweis einer eitrigen Bulbusthrombose den Zusammenhang.

Otogene Allgemeininfektionen durch Sinusphlebitis können auch zur Verwechslung mit Abdominaltyphus, namentlich in der zweiten und dritten Woche, führen (Ehrendorfer, Brieger, F. Voss u. a.), *besonders, wenn der Patient einen typhösen Allgemeineindruck macht und wenn Symptome vorhanden sind, die gewöhnlich als charakteristisch für Typhus gelten.* Solche Symptome, wie Durchfälle, Milztumor, Dikrotie, ja selbst roseolaartige Ausschläge können aber auch bei otogener Sepsis vorkommen und deshalb an sich kein striktes Unterscheidungsmerkmal bilden. Die von Forselles in solchen Fällen differentialdiagnostisch zugunsten einer endokraniellen Komplikation angeführte akute Steigerung der Ohrschmerzen und Einseitigkeit der Kopfschmerzen, geben natürlich keinen brauchbaren Anhaltspunkt. Verwertbarer ist der Zeitpunkt des Beginns der Mittelohreiterung. Diese tritt bei Typhus gewöhnlich erst in der 3.—6. Woche (BEZOLD) auf, die schweren Allgemeinerscheinungen gehen ihr also *vorher*, während sie bei Sinusthrombose der Otitis folgen. In vielen Fällen, z. B. bei kurzer Beobachtungsdauer, bei chronischen Mittelohreiterungen, bei Typhusrezidiven usw. ist dieser Anhaltspunkt nicht brauchbar. Differentialdiagnostisch am wichtigsten bleibt deshalb wohl immer der *Nachweis von Typhusbacillen im Blut*, der *positive Ausfall der* GRUBER-VIDAL*schen Reaktion* unter Berücksichtigung früherer Schutzimpfung und das Vorhandensein einer *Leukopenie*. Erwähnt sei hier auch, daß durch eine Pyramidonmedikation die typische Fieberkurve des Typhus in eine pseudopyämische umgewandelt werden kann.

Treten bei einer Mittelohreiterung pyämische Temperaturen auf, so muß man auch die Möglichkeit einer Malaria erwägen, namentlich, wenn der Patient aus einer Malariagegend stammt. Besonders schwierig kann die Diagnose sein, wenn es sich um den ersten Anfall handelt, da dabei die Malaria nicht sofort ihren typischen Verlauf zu zeigen braucht (E. URBANTSCHITSCH). Anhaltspunkte für die richtige Beurteilung können Charakter und Dauer der Schüttelfröste, Beeinflussung des Fiebers durch Chinin, sowie die Art einer vorhandenen Milzvergrößerung geben, die bei Malaria in der Regel eine harte, bei otogener Allgemeininfektion eine weiche Konsistenz zeigt. Allerdings beobachtete F. Voss bei otogener Sepsis durch Sinusthrombose ohne vorhergegangene Malaria auch eine harte Milzschwellung, die nach GROSSMANN vielleicht durch amyloide Entartung des Organs bedingt sein kann. Ausschlaggebend für die Diagnose ist natürlich der Nachweis von *Malariaplasmodien im Blut*.

Unter Umständen kann, besonders im Kindesalter, bei bestehender Mittelohreiterung, eine Tuberkulose durch hohe Temperaturen eine Sinusthrombose vortäuschen. Genaue Untersuchung der Lunge und des Sputums, Berücksichtigung des ganzen Allgemeinverhaltens führen wohl meist, wenn auch nicht in allen Fällen, zur richtigen Erkenntnis.

Natürlich können bei vorhandener Mittelohrentzündung neben den erwähnten auch alle möglichen anderen Erkrankungen durch das sie begleitende Fieber den Gedanken an die Entstehung bzw. das Vorhandensein einer Sinusthrombose hervorrufen, z. B. puerperale Prozesse, ein *akuter*, mit Gelenkschwellungen einhergehender *Gelenkrheumatismus* — für den bekanntlich differentialdiagnostisch das mehrfache Befallensein kleiner Gelenke und die Wirkung der Salicylsäure spricht, während der Nachweis von Erregern im Blut und von Erythrocyten im Harnsediment auf einen septischen Prozeß weist, — sowie überhaupt *irgendein*, mitunter leicht zu übersehender *Infektionsherd* im Körper, wie z. B. eine Zehenverletzung (BRÜHL), ein ohne lokale Beschwerden verlaufender Rectumabsceß (VOSS) und ähnliches mehr. Auch darauf ist zu achten, daß mitunter Hysterische mit großem Geschick pyämische und septische Erscheinungen vorzutäuschen versuchen. F. Voss berichtet über einen solchen sehr lehrreichen Fall, in dem sogar eine Operation vorgenommen wurde, und ich selbst erlebte einen ähnlichen Fall, in dem der richtige Zusammenhang erst im letzten Augenblick — Patientin war schon zur Operation vorbereitet — erkannt wurde.

Denkt man an solche Möglichkeiten, beschränkt sich die Untersuchung nicht auf das Ohr, sondern berücksichtigt man prinzipiell den ganzen Körper, arbeiten Otologe und Internist in zweifelhaften Fällen sinngemäß zusammen, so wird man doch in der Mehrzahl dieser oft schwer zu beurteilenden Fälle die richtige Diagnose stellen können. Nun gibt es allerdings mit hohem Fieber verlaufende Fälle, in denen sich außer einer bestehenden Mittelohreiterung trotz genauester Untersuchung kein pathologischer Befund nachweisen läßt. In einem Teil dieser Fälle kann man aber, wie schon erwähnt, auf Grund des Ohrbefundes allein, nämlich wenn es sich um eine chronische Schleimhauteiterung mit zentraler Perforation ohne irgendwelche Zeichen eines akuten Rezidivs handelt, mit größter Wahrscheinlichkeit ausschließen, daß das Fieber durch das Ohrleiden hervorgerufen wird.

Ein sehr wichtiges diagnostisches Hilfsmittel stellt, wie schon aus der Darstellung der Symptomatologie und den bisherigen Ausführungen über die Diagnostik hervorgeht, die *bakteriologische Blutuntersuchung* dar, weil sie ermöglicht, Eitererreger im Blute selbst nachzuweisen. Verwertbar ist allerdings nur ein positiver Blutbefund. Sind bei einer, namentlich mit höherem Fieber und sonstigen Allgemeinerscheinungen einhergehenden Media Bakterien — insbesondere solche, die bei Mittelohreiterungen gewöhnlich gefunden werden — im Blute vorhanden, so ist damit *in der Regel bewiesen, daß eine otogene Allgemeininfektion besteht* und es ist weiterhin *sehr wahrscheinlich*, daß eine *vermittelnde Sinusthrombose* vorliegt. Eine gewisse Einschränkung ist dabei allerdings zu berücksichtigen. Es kann nämlich in seltenen Fällen vorkommen, daß eine Bakteriämie nicht durch die gleichzeitig vorhandene Mittelohreiterung, sondern unabhängig davon durch irgendeinen anderen im Körper, z. B. in den

Tonsillen, befindlichen Eiterherd bedingt wird. Kümmel hat auf Grund bestimmter Beobachtungen ferner die Frage aufgeworfen, ob manche Fälle, in denen Mittelohreiterung, Sinusthrombose und Allgemeininfektion sich äußerst rasch, gewissermaßen koordiniert entwickeln, nicht zu der Annahme berechtigten, Mittelohreiterung und Sinusthrombose als gewissermaßen gleichzeitig entstandene sekundäre Lokalisationen des irgendwo in den Körper eingedrungenen Infektionsstoffes aufzufassen. Wenn man von dieser zwar sehr interessanten, aber vorläufig noch rein hypothetischen Möglichkeit absieht, so kann die Erkenntnis über die Abhängigkeit einer Bakteriämie von einem vorhandenen Ohrleiden durch den Nachweis der gleichen Erreger im Ohreiter und durch ihr Agglutinationsverhalten gefördert werden. Ich habe bereits mehrmals betont, daß mit dem Nachweis des otogenen Ursprungs einer Allgemeininfektion auch das Vorhandensein einer dieselbe vermittelnden Sinusthrombose sehr wahrscheinlich ist. Absolut bewiesen ist dies aber damit durchaus noch nicht. Gerade im Initialstadium akuter Medien muß man meines Erachtens mit einer solchen Schlußfolgerung etwas zurückhaltend sein, da die Anschauung mancher Autoren, daß auch hier eine Sinusthrombose ausnahmslos das Bindeglied darstellt, nach unserer und auch anderer Untersucher Erfahrung nicht zutrifft. Die *vergleichende bakteriologische Untersuchung des Arm- und Sinusblutes nach* Leutert, die allerdings eine vorherige Freilegung des Sinus erfordert, bietet nun in zweifelhaften Fällen die Möglichkeit einer weiteren Differenzierung. Handelt es sich nämlich um eine vom Mittelohr ausgehende, nach Leutert ausnahmslos durch einen thrombophlebitischen Sinusprozeß vermittelte Allgemeininfektion, so enthält das dem Sinus entnommene Blutquantum eine größere Kolonienzahl wie die gleiche Menge Armvenenblutes, während bei einer anderen Lokalisation des ursächlichen Sepsisherdes die Keimzahl des Sinusblutes gegenüber der des Armvenenblutes nicht erhöht, sondern gleich oder geringer ist. Leutert erklärt dieses Verhalten mit der raschen Wirkung der bakteriziden Kraft des Blutes. *Ich* möchte aber mit Herzog bei der diagnostischen Verwertung eines erhöhten Keimgehaltes des Sinuspunktats die Möglichkeit nicht außer acht lassen, daß dieser durch die Verimpfung infektiösen Wandmaterials — auch wenn an einer anscheinend ganz gesund aussehenden Stelle punktiert wurde — bedingt sein kann, also nicht immer den Schluß auf einen größeren Bakteriengehalt des Sinusblutes selbst gestattet. Aus dieser Überlegung hat Herzog im Interesse exakterer Verwertung der Resultate die Blutentnahme am Sinus dahin modifiziert, daß der durch mehrfach vorgenommene und verschieden angeordnete Punktionen gewonnene Untersuchungsstoff das eine Mal Wandmaterial und Sinusblut, das andere Mal nur Sinusblut und schließlich nur Wandmaterial allein enthält.

Weniger verwertbar als der bakteriologische ist der *cytologische* Blutbefund.

Er kann aber die klinische Diagnose immerhin dadurch unterstützen, daß er *gewisse Anhaltspunkte für das Weiterschreiten des entzündlichen Prozesses* im Warzenfortsatz auf die *Dura* und den *Sinus* gibt und daß er überhaupt das Bestehen einer endokraniellen Komplikation anzeigt, *ohne* allerdings die *nähere Differenzierung einer Sinusthrombose zu ermöglichen.* In den hier besonders in Betracht kommenden Fällen, in denen das Blutbild die Characteristica einer septischen Infektion zeigt, dürfte jedoch allermeist auch ohne dieses Hilfsmittel über die Natur des Leidens kein Zweifel bestehen. Die diagnostische Verwertbarkeit der Blutgerinnung und der Urobilinogenprobe ergibt sich aus dem bei der Symptomatologie Gesagten.

Aus dem Verhalten des Fiebers, aus dem Nachweis von Metastasen, den Resultaten der Blutuntersuchung können wir in vielen Fällen das Bestehen einer Sinusthrombose und einer otogenen Allgemeininfektion diagnostizieren. Da aber diese Symptome nicht immer vorhanden oder nicht immer klar ausgeprägt sind, so ist das Bestreben erklärlich, außerdem auch noch Merkmale heranzuziehen, die als *direkter Ausdruck einer Sinusbeteiligung* gelten können. Hier kommen in der Hauptsache auf *Entzündungs- und Stauungsvorgängen innerhalb und außerhalb des Schädels beruhende Erscheinungen von meist lokalem Charakter* in Betracht.

Von den durch *intrakranielle* Veränderungen bedingten Erscheinungen sind zu erwähnen: Cerebrale Symptome, z. B. Kopfschmerzen, Delirien, Sopor, Veränderungen am Augenhintergrund (Neuritis optica und Stauungspapille) sowie Änderungen der quantitativen und qualitativen Beschaffenheit des Liquor cerebrospinalis, die sich in Druckerhöhung, Zellvermehrung, Bakteriengehalt und in der chemischen Zusammensetzung auszudrücken vermögen. Alle diese Erscheinungen können, namentlich zusammen mit anderen für eine Sinusthrombose und Allgemeininfektion sprechenden Symptomen einen wertvollen Hinweis für die Diagnose der Sinusthrombose bieten, für sich allein jedoch stellen sie kein sicheres Merkmal dar, da sie in gleicher und ähnlicher Weise auch bei anderen otogenen Erkrankungen des Hirns und seiner Häute, insbesondere bei Meningitis und Hirnabsceß, sowie bei der nicht so seltenen Kombination dieser Erkrankungen mit einer Sinusthrombose vorkommen. Der Wert ausgesprochener Befunde der genannten Art liegt diagnostisch darin, daß sie mit mehr minder großer Sicherheit eine Hirnkomplikation anzeigen, für oder gegen das Vorhandensein einer Sinusaffektion können sie mit Sicherheit nicht verwendet werden. Gewiß ist die Beachtung, die bestimmte Symptome wie z. B. eine ohne oder in seltenen Fällen sogar mit Bakteriengehalt auftretende Liquorvermehrung bei annähernd normalem cytologischen Befund, das ausschließlich oder vorwiegend einseitige Auftreten von Stauungserscheinungen am Augenhintergrund gefunden haben, insofern berechtigt, als sie öfters in Fällen von Sinusthrombose bei makroskopisch intakten Hirnhäuten und Hirn beobachtet wurden. Sie können aber gleichwohl nicht als sichere Zeichen für das Bestehen einer Sinusthrombose gelten, da sie wie schon früher ausgeführt, meist wohl nur der Ausdruck einer gleichzeitigen, graduell verschiedenen, oft nur histologisch nachweisbaren Erkrankung des Hirns und seiner Häute sind. Erscheinungen, die auf reiner Stauung infolge behinderten Blutabflusses durch den verstopften Sinus beruhen, könnten am besten herangezogen werden. Sie sind aber gegenüber solchen entzündlicher Natur in der Regel nicht oder nicht einwandfrei zu erkennen. Relativ am besten verwertbar ist hier noch die experimentelle Erzeugung von Stauungen am Augenhintergrund, die nach O. BECK und CROWE bei einseitiger Jugularis-Bulbusthrombose durch Kompression der Jugularis der anderen Seite prompt auszulösen sind[1]).

Ähnlich unsicher wie die Verwertung dieser endokraniellen Erscheinungen ist die diagnostische Verwertbarkeit der Mehrzahl der *äußerlich wahrnehmbaren* Schwellungen und Infiltrationen im Bereich der den Schädel bedeckenden

---

[1]) Kürzlich hat KINDLER ein neues, auf dem QUECKENSTEDschen Versuch basierendes Verfahren zum Nachweis otogener Thrombosen im Sinus transversus und in der Jugularis angegeben. Komprimiert man nämlich während der Lumbalpunktion bei einem gesunden Menschen ein- oder beiderseits die Vena jugularis interna, so äußert sich die dadurch entstehende erhebliche Drucksteigerung im Schädel in einem starken Ansteigen der Liquorsäule im Steigrohr. Ist aber im Sinus transversus, im Sigmoideus oder in der Vena jugularis interna ein obturierender Thrombus vorhanden oder ist die Blutzirkulation in diesen Bahnen sonst irgendwie unterbrochen (Tamponade, Unterbindung), so tritt bei Kompression der gleichseitigen Jugularis keine oder gegenüber der nicht erkrankten Seite nur eine ganz geringe Steigerung des Liquordruckes auf. Ausgedehntere Erfahrungen über die Verwertbarkeit dieses inzwischen auch von amerikanischen Autoren (DOWMANN, TOBEY jun., GEORGE und JAMES AYER, zitiert nach KINDLER) beobachteten Symptoms liegen z. Z. noch nicht vor. Natürlich kann es nur obturierende Thrombosen anzeigen. Aber auch Sitz, Ausdehnung, Alter des Thrombus, Vorhandensein, Freibleiben, Ausbildung der venösen Kommunikationen haben auf den positiven oder negativen Ausfall des Versuchs sicherlich einen Einfluß, so daß das KINDLERsche Zeichen sicherlich zwar eine Bereicherung unserer diagnostischen Hilfsmittel darstellt, aber wohl nur unter bestimmten Umständen eindeutige Resultate liefern dürfte.

Weichteile in der Nähe von Emissarien, weil sie auch ohne Sinusthrombosen nicht selten vorkommen und andererseits bei solchen fehlen. Schwellungen an der hinteren Circumferenz des Warzenfortsatzes (Griesinger), am Nacken (Thrombose der V. condyloidea, Beyer), in der Schläfen- und Jochbeingegend (Sinus petrosquamosus, Moos) können zwar das Zeichen thrombophlebitischer Vorgänge in dem entsprechenden Hirnsinus oder in den einmündenden Vv. emissariae sein, sie kommen aber auch ohne Thrombosen so häufig zur Beobachtung, daß sie zwar gegebenenfalls immerhin zu berücksichtigen sind, aber für die Diagnose Sinusthrombose keine sehr verwertbaren Merkmale darstellen. Wichtiger ist das Auftreten von *Schwellungen und Infiltrationen im Verlauf der Jugularis interna*, namentlich bei schon nachgewiesener oder sehr wahrscheinlicher Sinus-Bulbusthrombose als *sehr beachtenswertes*, aber durchaus *nicht absolut sicheres* Zeichen einer schon vorhandenen oder in Entwicklung begriffenen Thrombose dieses Gefäßes; ferner unter ähnlichen Umständen Erscheinungen, die auf Schädigungen der das Foramen lacerum durchziehenden Nerven (IX, X, XI) hinweisen.

Das Auftreten von Ödemen der Augenlider, der Conjunctiva bulbi, einer Protrusio bulbi, von Neuritis optica, einer Hyperämie der Retina, von Augenmuskellähmungen, von Störungen von seiten des Trigeminus stellt, wenn die Gesamtheit oder Mehrzahl dieser Symptome vorhanden ist, das klassische Bild der Cavernosusthrombose dar, deren rhinogene oder andersartige[1]) Ätiologie natürlich auszuschließen ist. Im einzelnen bilden diese Erscheinungen beachtenswerte, jedoch nicht absolut sichere Hinweise. Wie schon erwähnt, können in seltenen Fällen von Cavernosusthrombose alle derartigen Erscheinungen fehlen.

Die bisherigen Ausführungen zeigen, daß man auf Grund der rein klinischen Symptome eine Sinusthrombose wohl häufig diagnostizieren kann, sie lassen aber auch erkennen, wie unsicher nicht selten diese Diagnose bleibt. Über die Lokalisation des Thrombus ist auf diesem Wege ein sicherer Aufschluß nur sehr selten zu erlangen. Hier steht nun ein weiteres, sehr wertvolles diagnostisches Hilfsmittel zur Verfügung, zu dem man häufig zu greifen gezwungen ist, nämlich *die direkte Betrachtung des Sinus und seines Inhalts, die Freilegung, Punktion und Incision des Blutleiters.*

Die *Freilegung des Sinus* wird mit Meißel und Knochenzange vorgenommen, und zwar zweckmäßig erst nach Beendigung der Aufmeißlung oder Radikaloperation, um für eine Sinuseröffnung möglichst günstige Wundverhältnisse zu schaffen und durch evtl. Blutungen nicht gestört zu werden.

Ist eine deutliche Wegleitung zu einem erkrankten Sinus vorhanden, so werden natürlich diese Partien zuerst freigelegt. Ist dies nicht der Fall, so wird man entsprechend der Erfahrungstatsache, daß am häufigsten der Sinus sigmoideus affiziert wird, mit der Freilegung dieses Blutleiters beginnen. Sie erfolgt bei vorhandener Wanderkrankung möglichst bis ins Gesunde. Ist der zuerst aufgedeckte Teil des Sigmoideus intakt, und sprechen die klinischen Erscheinungen für das Bestehen einer Sinusthrombose, so darf man sich nicht etwa mit der Freilegung eines kleinen Abschnittes des Sigmoideus begnügen, sondern man muß um andere nicht so sehr seltene Überleitungsstellen nicht zu übersehen, weiter nach dem Bulbus und dem Sinus transversus vorgehen.

Am freigelegten Sinus suchen wir nun das *Aussehen der Wand, seine Blutfüllung, Bewegung und Konsistenz* diagnostisch zu verwerten.

Der normale Sinus ist blaugrau gefärbt, hat eine mattglänzende Oberfläche und läßt sich mit dem Finger leicht eindrücken. Unter Umständen kann man an ihm pulsatorische und in seltenen Fällen respiratorische Bewegungen sehen. Die Außenwand des erkrankten Sinus sieht verschieden aus. Sie kann z. B. mit dünnen, strangartigen Fäden und fetzenförmigen fibrinösen Belägen, mit einem zarten rötlichen Granulationspolster, mit eiterigen, matschigen, derben, mehr minder hohen, manchmal sogar etagenförmig angeordneten Granulationen bedeckt sein, sie kann nekrotisch verfärbt erscheinen, feine fistulöse Durchbrüche oder größere Einschmelzungen aufweisen.

---

[1]) So können z. B. retrobulbäre Tumoren, wie Körner beim Chlorom beobachtete, bei bestehender Ohreiterung die Symptome einer Cavernosusthrombose vortäuschen.

Zeigt beim gleichzeitigen Vorhandensein klinischer, für eine otogene Allgemeininfektion sprechender Erscheinungen die Sinusaußenwand Veränderungen, so ist man in der Regel zu der Annahme berechtigt, daß hier die Überleitung der Infektion erfolgt ist. *Für das Bestehen einer Thrombose sind nur beweisend Fisteln und Einschmelzungen der Sinuswand.* Andere, selbst schwere Veränderungen lassen zwar mit einer gewissen Wahrscheinlichkeit, aber *nie mit Sicherheit* den Schluß auf das Vorhandensein einer Thrombose zu, da, wie uns mannigfache klinische, anatomische und experimentelle Erfahrungen zeigten, in solchen Fällen das Lumen vollkommen frei und das Endothel glatt und spiegelnd sein kann.

Die als Zeichen eines bluthaltigen Lumens geltende *Elastizität der Wandung* gegenüber dem palpierenden Finger und die ebenso eingeschätzte, dem sigmoidealen Abschnitt eigentümliche *pralle Vorwölbung sind diagnostisch nur bedingt verwertbar.*

Letztere kann schon aus anatomischen Gründen (Eindringen des Sinus in den anliegenden Knochen) eine große Variationsbreite zeigen und bei Wandveränderungen kaum oder nicht mehr differenzierbar sein. *Aus dem Füllungszustand des Sinus kann man deshalb nur dann mit Sicherheit auf eine Sinusthrombose schließen, wenn ein ausgesprochener Kollaps der Sinuswand vorliegt.* Was ferner die Ergebnisse der Palpation betrifft, so sind sie besonders bei stärkeren Veränderungen der Dura bzw. der Sinuswand recht unsicher. *Selbst in Fällen, in denen die Wand gut aussieht und der palpatorische Befund für Blutfüllung spricht, kann eine ausgedehnte obturierende Thrombose vorhanden sein.* Die von manchen Autoren erwähnte Abtastung sogar wandständiger Gerinnsel ist uns nie gelungen.

Nur bedingt verwertbar sind ferner auch die für ein freies Lumen sprechenden, häufig zu sehenden *pulsatorischen* und die viel seltener zu beobachtenden *respiratorischen* Bewegungen.

Pulsatorische Bewegungen haben wir jedenfalls auch am vollkommen thrombosierten Sinus gesehen. Sie beruhen eben in der Hauptsache nicht auf Bewegungen des Sinusinhalts, sondern auf Fortleitung von Pulsationen des Liquor cerebrospinalis. Sie werden gewöhnlich um so deutlicher, je mehr von der dem Sinus angrenzenden Dura freigelegt wird. *Respiratorische Bewegungen* beweisen allerdings das Fehlen obturierender Abschlüsse herzwärts, also am Sigmoideus betrachtet, im Bulbus und in der Jugularis. Sie lassen aber, da sie auch bei vollkommen freiem Hirnblutleitersystem beobachtet wurden (BRIEGER) und ihr Auftreten nach HEINE wahrscheinlich mit anatomischen Momenten (z. B. Art der Einmündung des Sinus longitudinalis sup. und des sin rectus in den transversus und dadurch bedingte Unterschiede im Nachfließen des Blutes) zusammenhängt, nicht ohne weiteres, wie KÖRNER annahm, einen Schluß auf das Vorhandensein obturierender Thromben in peripherer Richtung zu.

WHITING, MANN und später MUCK haben nun versucht, durch experimentelle Beeinflussung der Blutzirkulation in dem freigelegten Sinusabschnitt — vor allem kommt der Sinus sigmoideus in Betracht — Aufschluß über das Bestehen obturierender Abschlüsse namentlich im Bulbus und in der Jugularis zu erhalten. Macht man nämlich nach WHITING den freigelegten Sinus sigmoideus durch Ausdrücken seines Inhalts und Einschieben komprimierender Tampons in zentraler und peripherer Richtung zwischen Sinuswand und Knochen blutleer und füllt sich der blutleer gemachte Abschnitt nach Entfernung des zentralen Tampons wieder, so gilt dies als Beweis für das Fehlen herzwärts gelegener Thromben.

Sicherlich ist diese Methode in vielen Fällen brauchbar und namentlich für die Diagnose einer obturierenden Bulbusthrombose verwertbar. Abgesehen aber davon, daß man durch das WHITINGsche Verfahren nicht immer ganz sicher eine völlige Blutleere herstellen kann, und abgesehen von den Gefahren, die durch die Möglichkeit der Loslösung von Bröckeln, namentlich bei wandständigen Gerinnseln diesem Verfahren anhaften, darf man bei einer solchen, aus dem Nachströmen des Blutes gezogenen Schlußfolgerung nicht vernachlässigen, daß das in den blutleeren Bezirk von unten wieder einströmende Blut nicht nur aus der Jugularis, sondern auch aus einem anderen venösen Gefäß, insbesondere dem Sinus petrosus inferior, stammen kann. *Das Ausbleiben der Blutfüllung gestattet also wohl die Annahme herzwärts gelegener obturierender Gerinnsel, das Nachströmen des Blutes schließt aber das Vorhandensein solcher — und noch weniger von wandständigen — nicht aus.* Das gleiche gilt für die Verhältnisse am *eröffneten* und sinngemäß abgedämmten Sigmoideus. Folgt von zentralwärts her kein Blut, so spricht das für das Vorhandensein einer obturierenden

Bulbusthrombose. Blutet es, so ist damit die Existenz eines wandständigen, ja selbst eines nicht ganz komplett obturierenden, die venösen Kommunikationen freilassenden Gerinnsels im Bulbus oder einer obturierenden Jugularisthrombose nicht ausgeschlossen.

Mann hat ferner beobachtet — und Muck hat nach ihm ähnliche, auf analogen Vorgängen beruhende Erscheinungen beschrieben — daß, wenn man den Kopf des Patienten soweit zur ohrgesunden Seite dreht bis der erkrankte Warzenfortsatz über dem Sternoclaviculargelenk steht (positive Sternocleidostellung), am freigelegten Sinus starke Pulsationsbewegungen auftreten. Er hat diese Erscheinung auf die ansaugende Kraft der Vorhofsdiastole, später auf die treibende Kraft des Carotispulses zurückgeführt und sie als ein sicheres Zeichen für die freie Durchgängigkeit von Bulbus und Jugularis angesehen. Nach unseren Erfahrungen tritt aber dieses Phänomen weder am sitzenden und noch weniger am liegenden Patienten — wo ihm wegen der Schwierigkeit bei der Operation den narkotisierten Patienten in Sitzstellung zu bringen, eine besondere Bedeutung zukäme — mit solcher Regelmäßigkeit auf, daß sein Ausbleiben mit Sicherheit ein obturierendes Gerinnsel anzeigen würde. Bei einem von Heine auf Grund des negativen Ausfalls des Mannschen Symptoms in der Annahme einer obturierenden Thrombose operierten Patienten ergab die Obduktion keine nachweisbare, sicherlich keine obturierende Thrombose.

Den weitaus zuverlässigsten Einblick in die Beschaffenheit eines Blutleiterinhaltes gewinnt man durch die *Punktion und Incision*. Eine Erörterung der oft diskutierten Frage, ob die Punktion oder die Incision prinzipiell vorzuziehen sei, erübrigt sich deshalb, weil die beiden Eingriffe nicht miteinander konkurrieren, sondern, richtig angewendet, sich ergänzen sollen. Zur Orientierung über den Sinusinhalt pflegen wir in der Regel zuerst zu punktieren, da dies der geringere und ungefährlichere Eingriff ist und man das so erhaltene Blut am besten zur bakteriologischen Verarbeitung verwenden kann.

Eine Desinfektion der Einstichstelle durch Antiseptica (Jod) ist überflüssig und meist zwecklos. Zur Punktion eignet sich gut eine nicht zu spitz und nicht zu schräg geschliffene Kanüle einer Pravatzspritze, die man schräg in der Richtung des Gefäßlumens einsticht. Man darf weder zu senkrecht, noch zu flach einstechen, einerseits um eine Verletzung der medialen Sinuswand zu vermeiden, andererseits um nicht in einer stark verdickten Außenwand oder in einem wandständigen Thrombus stecken zu bleiben. Zur Punktion wählt man diejenige Stelle, an der man am ehesten einen Thrombus vermutet. Kann man bei starken Veränderungen der angrenzenden Dura den Sinus nicht differenzieren, so legt man ihn bis ins Gesunde frei und sucht den Sinusverlauf aus der Richtung der erkennbaren Partien zu konstruieren. Liegt die Nadel richtig, so wird mit der Spritze leicht aspiriert, wobei man die Nadel vor- und zurückbewegen kann, unbeabsichtigte Lageveränderungen aber vermeiden soll.

Um sichere Resultate zu erlangen, muß evtl. die Punktion öfters wiederholt und an mehreren Stellen vorgenommen werden. Namentlich soll man bei bluthaltigem Sigmoideus — wenn schwerwiegende Gründe für eine Sinusthrombose sprechen — nie versäumen, *den Bulbus oder wenigstens in der Richtung des Bulbus zu punktieren*, um Thromben dortselbst nicht zu übersehen. Ergibt die Punktion Eiter, so liegt in der Regel ein zerfallener Thrombus vor. Mitunter habe ich allerdings gesehen, daß einige aspirierte Eitertröpfchen aus kleinen Wandabscessen stammten. Ergibt die Punktion Blut, so ist, abgesehen von den äußerst seltenen Fällen rekanalisierter Thromben, ein obturierender Thrombus im Punktionsgebiet auszuschließen. Fällt sie negativ aus, so handelt es sich um ein obturierendes Gerinnsel, vorausgesetzt, daß die Nadel nicht etwa in der verdickten Außenwand, in einem wandständigen Thrombus, in der medialen Sinuswand oder neben dem Sinuslumen steckt (Liquorabfluß!), Vorkommnisse, die man bei der Beurteilung der Punktionsresultate immer in Betracht ziehen muß.

An ein negatives oder unsicheres Punktionsergebnis schließt man die *Incision* an[1]).

Man macht sie am besten mit einem feinen Messerchen in der Längsrichtung des Gefäßes, in einer Ausdehnung von etwa $1/_2$—1 cm, weil so nach unseren klinischen und experimentellen Erfahrungen die Entstehung ausgedehnter sekundärer Thromben am sichersten vermieden wird. Bei starker Veränderung der Außenwand muß man darauf achten, das Lumen nicht zu verfehlen, bei kollabiertem Sinus die mediale Wand nicht zu verletzen.

---

¹) Die aus diagnostischen Gründen vorgenommene Incision kann auch therapeutischen Einfluß haben (siehe Abschnitt über operative Behandlung).

Die Incision gibt den besten Einblick in Ausdehnung und Beschaffenheit obturierender Thromben. Sie vermag auch — allerdings nur unter bestimmten Bedingungen — über das Vorhandensein wandständiger Thromben Aufschluß zu geben. Dazu ist allerdings notwendig, daß der zu eröffnende Sinusabschnitt vorerst künstlich blutleer gemacht wird. Dafür dient das WHITINGsche Verfahren, das häufig, aber nicht immer, in einem für ein striktes Urteil ausreichendem Maße gelingt.

Punktion und Incision stellen also diejenigen diagnostischen Hilfsmittel dar, die den *zuverlässigsten Einblick in das Vorhandensein thrombotischer Sinusprozesse* geben. Die Größe ihres diagnostischen Wertes rechtfertigt bei der Unsicherheit der klinischen Diagnose ohne weiteres ihre ausgedehnte Anwendung. Sie darf aber andererseits nicht dazu führen, diese Eingriffe wahllos, ohne Indikation vorzunehmen, denn wenn auch für gewöhnlich Incisionen und noch weniger Punktionen des Sinus keine üble Folgen haben, so sind sie, wie selbst die bloße Sinusfreilegung, durchaus nicht ganz harmlos. Die Gefahrmöglichkeiten bestehen, wie schon erwähnt, in der *Verletzung angrenzender Bezirke der Hirnhäute* und des *Hirns* mit nachfolgender Infektion, in dem *Eindringen von Luft* durch das eröffnete Sinuslumen und meines Erachtens nach hauptsächlich in der *Entwicklung sekundärer Thrombosen*. Man muß diese Gefahrmöglichkeiten schon deshalb kennen, um sie soweit als möglich durch Ausschaltung dazu disponierender Momente und durch Anpassung unseres technischen Vorgehens zu verhindern.

Verletzungen angrenzender Duragebiete, die zu einer Pachymeningitis interna oder zu einer Meningitis führen können, lassen sich bei der Berücksichtigung der angeführten Gesichtspunkte in der Regel vermeiden.

Die in den meisten Lehrbüchern sehr ausführlich behandelte *Gefahr der Luftaspiration stellt zwar ein übles, aber zum Glück sehr seltenes Vorkommnis dar.* Bisher liegen nur einige derartige Beobachtungen mit einem tödlichen Ausgang vor (KUHN, MUSOTTER, MACEWEN). Die Luftaspiration bei Sinuseröffnung kommt dadurch zustande, daß, begünstigt durch besondere Umstände, wie tiefere Inspirationen, sitzende Stellung des Patienten (MEIER, BRIEGER), Schluckbewegungen, Verschluß des Sinuslumens peripher von der Incisionsstelle durch einen obturierenden Thrombus oder im Effekt ähnlich wirkende, ein genügendes Nachströmen des Blutes erschwerende anatomische Eigenheiten (HEINE) infolge starker Saugkraft des Herzens oder starker negativer intrathorakaler Schwankungen Luft in die Blutbahn aspiriert wird. Die Aspiration von Luft bei der Sinuseröffnung — und auch bei einer unbeabsichtigten Verletzung — läßt sich wohl allermeist vermeiden, wenn man die dabei mitwirkenden, obengenannten Momente berücksichtigt, wenn man den Sinus nicht am sitzenden oder halbsitzenden, sondern am liegenden Patienten und in ruhiger Narkose angeht. Kommt es trotzdem zum Eintritt von Luft, ein Vorgang, der sich meist durch ein schlürfendes Geräusch anzeigt, so wird man zentral von der Eintrittsstelle das Gefäß komprimieren und den Kopf tief lagern. Dasselbe wird man prophylaktisch tun, wenn man an einem Sinus mit respiratorischen Bewegungen arbeitet. Da nach BRIEGER die Jugularis der einzige Weg ist, auf dem praktisch größere Mengen von Luft vom Sinus aus in den Kreislauf gelangen können — kleine Mengen werden rasch aufgesogen —, so kommt zur Verhinderung einer solchen Möglichkeit die Kompression der Jugularis und unter Umständen ihre Unterbindung in Betracht.

Die Blutungsgefahr ist bei der Incision nicht groß. Für gewöhnlich kann man die Blutung durch Auflegen kleiner Tampons auf die Eröffnungsstelle rasch stillen. Die Wirkung der Tamponade wird nach GOERKE durch Hochlagerung des Kopfes unterstützt.

Weit größer als die Gefahr einer Nebenverletzung oder einer Luftaspiration ist bei Eingriffen am Sinus *die Gefahr der Entwicklung von sekundären thrombophlebitischen Prozessen.*

Schon die *Freilegung des Sinus* ist nicht so ganz harmlos, wie vielfach angenommen wird. Gewiß hat sie für gewöhnlich keine üblen Folgen. Es liegen aber doch verschiedene Fälle vor und wir selbst verfügen über solche Beobachtungen, die einwandfrei die Entstehung sekundärer Thrombosen auf diesem Wege sowohl kürzere wie längere Zeit nach der Freilegung eines gesunden Sinus beweisen (s. oben). Die Bedingungen dazu sind gegeben durch die Herstellung einer freien Kommunikation zwischen der Operationshöhle im Warzenfortsatz und der Sinuswand und durch das Hinzutreten einer Infektion. Letztere ist bei der großen Schwierigkeit, ja mitunter Unmöglichkeit völliger

Eliminierung des primären Eiterherdes, namentlich bei akuten Prozessen, durch die Anwesenheit oder das Hinzutreten von Keimen von außen oder durch die Tube immer möglich.

Die Sinuspunktion und -incision schließt naturgemäß die Gefahren der ihr vorangehenden Sinusfreilegung in sich. Darüber hinaus haften solche dem Eingriffe selbst an. Die Punktion ist allerdings in der Regel gefahrlos. Aber auch hier erlebt man doch mitunter Vorkommnisse, die den Gedanken an dadurch hervorgerufene Schädigungen aufdrängen. Heine beobachtete einen Fall, in dem sich an die Punktion eines veränderten, aber bluthaltigen Sinus eine enorme Aussaat von Metastasen so anschloß, daß ein ursächlicher Zusammenhang mit der Punktion sehr nahe liegt.

Die unter aseptischen Kautelen vorgenommene, richtig ausgeführte Incision führt in der Regel gleichfalls nicht zur Bildung größerer Niederschläge oder obturierender Thromben. Es bildet sich nach meinen experimentellen Erfahrungen nur ein kleiner Belag an der Incisionsstelle. Anders ist es, wenn eine Infektion, sei es von außen, von der Wunde, oder von innen, vom Blute her (Bakteriämie!) dazu tritt. Dann kommt es, namentlich bei komprimierender oder länger liegender Tamponade, wie uns ebenfalls entsprechende Versuche zeigten, leicht, ja fast regelmäßig zur Thrombenbildung am Ort des Eingriffes. Das Hinzutreten einer Infektion können wir nach den ganzen Wundverhältnissen nur bedingt verhindern. Mehr Einfluß haben wir durch entsprechende Gestaltung der Tamponade, die unrichtig angewandt, sicherlich ein für die Thrombenbildung begünstigendes Moment darstellt. Man darf daher auf keinen Fall in das Sinuslumen tamponieren und man muß bestrebt sein, weder zu fest zu tamponieren, noch die Tamponade zu lange liegen zu lassen.

Wir haben gesehen, daß klinische Merkmale und Untersuchungsergebnisse zusammen mit explorativen Maßnahmen am Sinus in den meisten Fällen die Diagnose einer otogenen Allgemeininfektion und einer Sinusthrombose — mitunter allerdings nur in schrittweisem Vorgehen — ermöglichen. Nur auf diesem Wege ist vielfach ein genauer Einblick in Lokalisation und Beschaffenheit eines Thrombus zu erlangen. Von einer besonderen Darstellung der Symptomatologie und Diagnose der Thrombosen einzelner Sinus- und Blutleiterabschnitte wird abgesehen, da diese im großen und ganzen — mit Ausnahme der Cavernosusthrombose — keine besonders charakteristischen Unterschiede aufweisen und die für ihre Erkennung wichtigen Gesichtspunkte und Maßnahmen schon erörtert worden sind.

Die Therapie der otogenen Sinusthrombose und der otogenen Allgemeininfektion.

Das *erste und wichtigste Ziel jeder Behandlung einer otogenen Sinusthrombose und Allgemeininfektion ist*, entsprechend dem Wesen dieser Erkrankung, *die Eliminierung des Herdes, von dem aus die Erreger und ihre Giftstoffe ins Blut gelangen können.* Da dieses Ziel bisher in der Hauptsache nur operativ zu erreichen ist, muß die Therapie in erster Linie eine operative sein. Ebenso ist die Behandlung sekundärer Entzündungen und Eiterungen (Metastasen), soweit diese Herde überhaupt zugänglich sind, vorwiegend eine chirurgische. Daneben dürfen allerdings — so gering zur Zeit die Aussichten auch sind — jene Bestrebungen nicht übersehen werden, die auf anderem Wege, durch spezifisch antibakteriell wirkende, bakteriotrope Mittel oder immunotherapeutisch die Erkrankung zu beeinflussen versuchen. Schließlich sind natürlich alle jene Maßnahmen heranzuziehen, die im allgemeinen den Organismus im Kampfe gegen die Infektion zu unterstützen vermögen. Ihre Anwendung spielt besonders in

Fällen, in denen die Beherrschung des Sepsisherdes operativ nicht oder nicht völlig gelingt und in denen sich die Erkrankung lange hinzieht, eine wichtige Rolle.

Die operative Behandlung der otogenen Sinusthrombose und Allgemeininfektion.

Die nicht vom Sinus ausgehende otogene Allgemeininfektion.

Da eine nicht durch Sinusthrombose bedingte otogene Allgemeininfektion von einer durch thrombophlebitische Vorgänge am Sinus verursachten klinisch nicht ohne weiteres, sondern meist erst nach explorativen Maßnahmen am Sinus, oft überhaupt nur durch den Obduktionsbefund unterschieden werden kann, so ist eine über allgemeine Verhaltungsmaßregeln hinausgehende Aufstellung von Richtlinien für ihre Behandlung kaum möglich. Unsere therapeutischen Maßnahmen laufen deshalb bisher in solchen Fällen letzten Endes zumeist doch darauf hinaus, den Sinus operativ anzugreifen, in der Hoffnung, hier den Ausgangspunkt der Erkrankung zu finden. Wären nun Eingriffe am Sinus ohne jeden Belang, so könnte man mit einem solchen generellen Vorgehen, das zwar unter Umständen zwecklos, immerhin aber unbedenklich wäre, einverstanden sein. Dies ist aber nach klinischen Erfahrungen und experimentellen Feststellungen *nicht* der Fall. Daraus ergibt sich für unser praktisches Handeln zum mindesten die Konsequenz, bei aller Beachtung des Sinus als des hauptsächlichsten Vermittlers der otogenen Allgemeininfektion nur *strikt indizierte* Eingriffe an demselben vorzunehmen. Häufig genug wird man nach der ganzen Art unserer, größtenteils auf der Untersuchung des Sinusinhalts beruhenden Diagnostik zu explorativem Vorgehen gezwungen sein. Aber die Berücksichtigung der angeführten Gesichtspunkte muß uns vor weiteren, zwecklosen Eingriffen und auch davor behüten, womöglich erst infolge von Manipulationen entstandene Veränderungen im Blutleiter immer schematisch als die ursächlichen anzusehen.

Auch das Ziel der Behandlung einer nicht vom Sinus ausgehenden Allgemeininfektion muß natürlich die *Ausschaltung der Infektionsquelle* sein. Berechtigt sind hier sicherlich alle Maßnahmen im Mittelohr und Warzenfortsatz, die auf die *Schaffung eines freien Sekretabflusses* hinzielen. Da wir aber die Bedingungen, unter denen hier die Invasion und Verschleppung des Infektionsmaterials erfolgt, viel weniger kennen und deshalb auch weniger zielbewußt beeinflussen können, braucht man sich nicht zu wundern, daß namentlich schweren Fällen gegenüber eine lokale Therapie nicht selten machtlos bleibt. In Fällen, in denen neben Zeichen der Allgemeininfektion lokale Mastoidsymptome bestehen, kann man erfahrungsgemäß am ehesten hoffen, daß durch die schon aus lokalen Gründen notwendigen Eingriffe die weitere Aufnahme von Infektionskeimen verhindert oder wenigstens vermindert wird. Fehlen jedoch solche, handelt es sich um frische akute Mittelohrentzündungen, so scheint eine operative Indikationsstellung auf Grund von Symptomen der Allgemeininfektion allein — die sich übrigens von den bei akuten Mittelohreiterungen oft vorhandenen Begleiterscheinungen nicht selten nur durch ihre stärkere Betonung graduell unterscheiden — schon gewisse Bedenken zu haben. Auf die Möglichkeit, daß eine unter solchen Voraussetzungen ohne lokale Indikation vorgenommene Eröffnung des Warzenfortsatzes nutzlos, ja schädlich sein kann, hat BRIEGER besonders bei metastasierenden Pneumokokkeninfektionen aufmerksam gemacht. Auch Erfahrungen bei Frühoperationen akuter Medien überhaupt, in denen die Allgemeinerscheinungen nach der Warzenfortsatzoperation nicht nur nicht schwinden, sondern sich verstärken, manchmal überhaupt erst auftreten, scheinen dafür zu sprechen, *daß bei noch nicht abgegrenztem Prozesse durch die Eröffnung von Blut- und*

Lymphbahnen eine weitere Ausbreitung der Infektion begünstigt werden kann, eine Möglichkeit, die bei dem nicht selten an sich gutartigen Verlauf solcher Erkrankungen beachtet werden muß. Bestehen dagegen *schwere* Allgemeinerscheinungen, scheint die Prognose von vornherein schlecht, handelt es sich bei dem ursächlichen Mittelohrprozeß um eine chronische Knocheneiterung, so wird man sich wohl immer zu raschem und dann möglichst radikalem operativen Vorgehen entschließen.

Die vielfach empfohlene Unterbindung der V. jugularis int. hat natürlich in Fällen, in denen der Sepsisherd nicht am oder im Sinus liegt, wenig Zweck, weil dadurch die Verschleppung des Infektionsstoffes doch nicht verhindert wird und weil dadurch infolge der veränderten oder aufgehobenen Blutzirkulation im Unterbindungsgebiet sogar günstige Ansiedlungsbedingungen für im Blute kreisende Erreger geschaffen werden können (siehe Jugularisunterbindung).

Hier hat vielleicht folgender Fall Interesse: 3 Wochen nach einer in der 7. Woche wegen des lokalen Befundes vorgenommenen Antrotomie, bei der der Warzenfortsatz ohne Sinusfreilegung ausgiebigst ausgeräumt worden war, kam es nach einem starken Schnupfen zu einer frischen heftigen Mittelohreiterung. Das schon normal gewordene Trommelfell war stark gerötet, vorgewölbt und zeigte Blutblasen. Paracentese. Nach 2 Tagen hohe pyämische Temperaturen und Metastase am rechten Unterarm. Die Operationswunde im Warzenfortsatz von tadellosem Aussehen. Sinus und Bulbus werden freigelegt, und sehen ganz normal aus. Mehrfach vorgenommene Punktionen ergeben immer Blut. Nach dem ganzen Befunde war es naheliegend, daß es sich um eine hauptsächlich von der Pauke ausgehende Allgemeininfektion handelte. Radikaloperation. Die Schwellung am Unterarm breitete sich weiter aus, abscedierte an mehreren Stellen und mußte viele Wochen lang chirurgisch behandelt werden. Armvenen- und Sinusblut immer steril, im Metastaseneiter hämolytische Streptokokken. Da die noch längere Zeit fortbestehenden pyämischen Temperaturen durch den lokalen Prozeß am Arm hinreichend zu erklären waren, eine neue Metastasenaussaat nicht erfolgte, wurde von Eingriffen am Sinus und der Jugularis abgesehen. Heilung.

Das Vorgehen in den Fällen von Allgemeininfektion ohne Thrombose, in denen die Invasion der Erreger zwar an einer mehr minder veränderten Sinuswand aber ohne makroskopisch nachweisbaren Niederschlag erfolgt, soll bei der Besprechung unseres Verhaltens gegenüber perisinuösen Veränderungen und wandständigen Thromben miterörtert werden.

Entfernung des Primärherdes.

Unter Berücksichtigung der eben gemachten Ausführungen hat die operative Behandlung der otogenen Sinusthrombose und der hauptsächlich durch diese vermittelten Allgemeininfektion *in jedem Falle mit der ausgiebigen Eliminierung des Primärherdes im Mittelohr bzw. im Warzenfortsatz zu beginnen.* Dieser Grundsatz gilt auch dann, wenn der Prozeß am Sinus selbst erfolgreich angegriffen werden kann und die ursächliche Mittelohreiterung gering oder schon abgelaufen ist. Denn es besteht immerhin die Möglichkeit, daß, abgesehen von der Entwicklung einer anderen endokraniellen Komplikation, vom primär erkrankten Mittelohr her ein „Rezidiv" der Sinusthrombose und Allgemeininfektion zustande kommt. Man soll deshalb für gewöhnlich selbst dann nicht von der erprobten Regel, den primären Infektionsherd ausgiebig auszuschalten und den Infektionsweg mit dem Meißel freizulegen, abweichen, wenn der Allgemeinzustand des Patienten eine zeitliche Beschränkung des Eingriffes wünschenswert erscheinen läßt. Der Hautschnitt wird in gleicher Weise wie sonst bei der Antrum- oder Radikaloperation angelegt. Muß man voraussichtlich den Sinus weiter nach hinten verfolgen, so kann man von Anfang an einen T-Schnitt machen. Alexander bevorzugt einen Türflügelschnitt. Bei der Knochenoperation muß man noch mehr wie sonst darauf achten, alle erkrankten Partien ausgiebig zu entfernen. Heine betont mit Recht, daß *jede,* auch außerhalb der

Grenzen des Warzenfortsatzes gelegene, in das Schläfen- und Hinterhauptsbein reichende *Zelle aufgesucht und eröffnet* werden soll. Man muß jedem auch noch so kleinen Granulationspfröpfchen nachgehen, da es ein Wegweiser nach tiefer sitzenden, zum Sinus führenden Herden sein kann. Reicht die Erkrankung nirgends bis zum Sinus, ist der Sulcus überall intakt, und erlaubt es der Krankheitszustand, d. h. bewegt sich das Fieber in mäßigen Grenzen, bestehen ins-

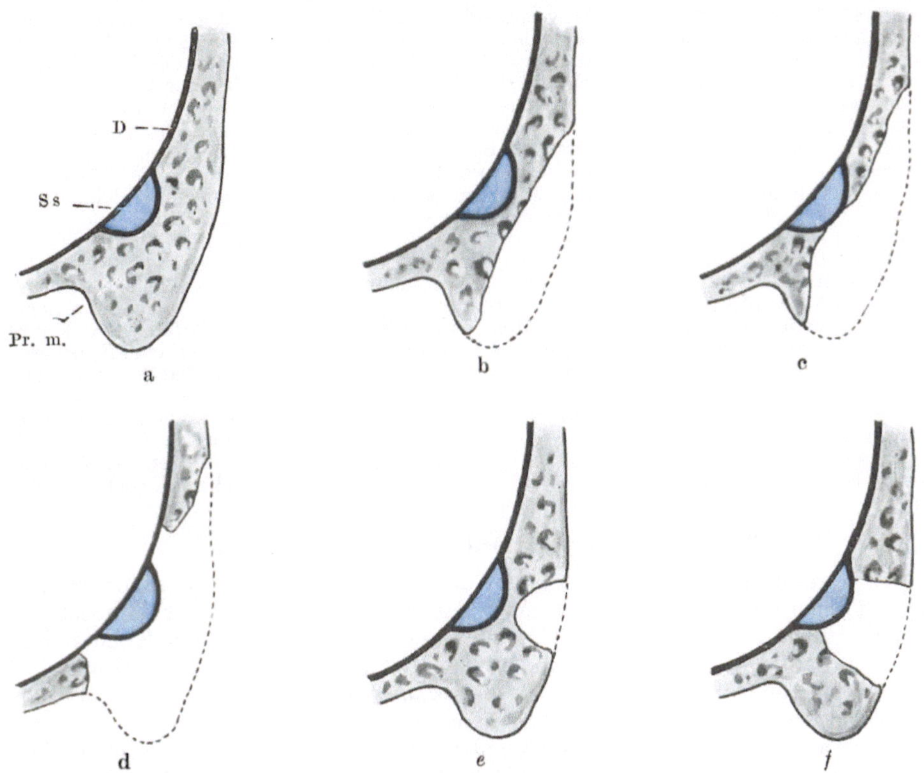

Abb. 31 a—f. Die operative Freilegung des Sinus und der Dura.

D. Dura. Pr. m. Processus mastoideus. S. s. Sinus sigmoideus.

Der technisch *richtige* Vorgang ist in Abb. a—d dargestellt: Der Knochen wird zunächst flach abgetragen (b), so daß der Meißel den Sinus tangential freilegt (c) und die nun entstandene Öffnung nach Lüftung der Dura bequem mit der Knochenzange vergrößert werden kann (d). Der technisch *unrichtige* Vorgang ist in Abb. e und f zur Ansicht gebracht: Bildung einer trichterförmigen Knochenwunde (e), die Tiefe des Trichters ist gegen den Sinus gerichtet. Wird endlich (bedeutende Gefahr der Sinusverletzung, da der Meißel senkrecht zum Sinus vordringt) die Sinuswand erreicht, so liegt sie in der Tiefe des Knochentrichters in kleinem Umkreis und unübersichtlich bloß (f).

besondere keine Metastasen und Schüttelfröste, so *kann man vorerst von einer Freilegung des Sinus absehen*. Denn nicht gerade selten gehen die klinischen Erscheinungen nach der Ausräumung des Warzenfortsatzes zurück und die Aufdeckung eines gesunden Blutleiters im infizierten Terrain ist nicht immer ganz harmlos (siehe S. 84). So wenig wir einerseits eine überflüssige Freilegung des Sinus befürworten möchten, so falsch wäre es aber andererseits sich durch das intakte Aussehen des Sulcus, namentlich in Fällen, in denen die auf eine Sinusaffektion weisenden Symptome mit dem Befund im Warzenfortsatz nicht recht in Übereinstimmung gebracht werden können, dahin beeinflussen zu lassen, den Sinus überhaupt nicht freizulegen. *Denn der Sulcus kann bekanntlich ganz intakt aussehen und der Sinus trotzdem hochgradig verändert sein.* Dies zeigt auch deutlich unser eigenes Material, das bei intaktem Sulcus 25 mal perisinuöse Veränderungen, darunter 10 Thrombosen aufweist.

Die *Technik* der Sinusfreilegung ist für den operativ geschulten Otologen nicht schwer. Man legt den Sinus mit Rücksicht auf störende Blutungen und auf die Asepsis weiterer Eingriffe gewöhnlich nach der Beendigung der Warzenfortsatzoperation frei, und zwar, wenn ein Überleitungsweg nicht von vornherein zu anderen Partien führt, aus technischen und pathogenetischen Gründen im sigmoidalen Abschnitt. Alle Bestrebungen, sich vor der Operation durch topographische Messungen oder das Röntgenbild über den Verlauf des Sinus zu orientieren, sind entbehrlich und überflüssig. Erstere sind bei der Verlaufsvariabilität desselben ziemlich zwecklos, letzteres ergibt gleichfalls kein absolut sicheres Resultat. Gegen eine unbeabsichtigte Verletzung des Blutleiters schützt viel besser die sachgemäße Handhabung des Meißels, Vorsicht beim Arbeiten mit der Knochenzange und mit dem scharfen Löffel. Die Meißeltechnik bei der Freilegung wird gut durch die dem Lehrbuch Alexanders „Die Ohrenkrankheiten im Kindesalter" entnommenen Zeichnungen illustriert (Abb. 31, a—f). Kurz gesagt, soll man den Meißel nicht in steilem, sondern in möglichst flachem Winkel zum Sinus führen. Um dies zu können, muß man den Knochentrichter möglichst flach gestalten. Ist der Sinus an einer Stelle genügend freigelegt, so verwendet man zur weiteren Aufdeckung zweckmäßig verschieden gebogene Knochenzangen. Dicke Knochenpartien werden zuerst mit dem Meißel verdünnt. Beim Abbrechen von Knochenstückchen ist darauf zu achten, daß man durch deren scharfe Kanten keine Verletzung setzt, und daß die Zange schneidet und nicht reißt. Bleibt eine dünne Knochenschale dem Sinus adhärent, so löst man sie vor dem Abheben mit einem flachen, schaufelförmigen Häkchen. Oft ist es zweckmäßig, zu beiden Seiten des Sinus einen Saum von Dura freizulegen. Die Verfolgung des Sinus peripherwärts bis zum Torkular und selbst darüber hinaus macht im allgemeinen keine Schwierigkeiten. Nach dem Bulbus zu ist sie durch die Enge des zur Verfügung stehenden Raumes, die Rücksicht auf den N. facialis und die Bogengänge sowie durch die stärkere Adhärenz der Sinuswand am Knochen nicht so leicht.

Verhalten bei perisinuösen Veränderungen.

Aus Veränderungen der Außenwand des Sinus kann man, wie schon früher erwähnt, einen sicheren Schluß auf seinen Inhalt nur in bestimmten Fällen ziehen, nämlich nur dann, wenn ein Defekt, eine Gangrän oder ein völliger Kollaps der Wand vorliegt. Sonst ist dies, wie uns vielfache klinische und anatomische Befunde lehrten, nicht möglich. *Veränderungen der Sinusaußenwand* werden uns deshalb zwar immer veranlassen müssen, den Blutleiter bis ins Gesunde und zwar ausgiebig freizulegen, sie *können aber für sich allein keine strikte Indikation zur Exploration seines Inhaltes* bilden. Diese Ansicht wird auch durch die klinische Erfahrung gestützt, daß man bei Warzenfortsatzoperationen bekanntlich Sinusveränderungen recht häufig in Fällen findet, die niemals Fieber oder irgendwelche Erscheinungen einer Allgemeininfektion zeigten und bei denen die regelmäßige Annahme symptomlos verlaufender, gutartiger Thromben — die allerdings gelegentlich beobachtet werden — doch sehr gekünstelt wäre. *Man muß deshalb bei der Bewertung perisinuöser Veränderungen die begleitenden klinischen Symptome berücksichtigen.* Bestehen schwere, auf eine Allgemeininfektion hinweisende Erscheinungen, wie pyämischer oder septischer Fiebertyp, Schüttelfröste, Metastasen, so wird man der Freilegung des Sinus immer die Punktion und Incision anschließen. Ist hingegen nur geringes Fieber vorhanden oder handelt es sich um den *ersten* hohen Temperaturanstieg, so kann man den Erfolg der Freilegung abwarten. *In einer ganzen Reihe von Fällen, in denen klinische Symptome den Verdacht auf eine Sinusthrombose nahelegen, genügt nun nach unseren Erfahrungen die Eliminierung des Primärherdes und die Freilegung der erkrankten Sinuswand, um durch Behinderung des Nachschubes von infektiösem Material, ohne weiteren Eingriff am Sinus selbst, die Erscheinungen restlos und dauernd zum Schwinden zu bringen.* Ob es sich in solchen Fällen nur um eine Durchlässigkeit des entzündeten Gefäßrohres für Bakterien und Toxine, also um eine Allgemeininfektion ohne Thrombose oder um ein wandständiges Gerinnsel handelt, entzieht sich im Einzelfall meist der klinischen Feststellung. Die Möglichkeit, daß selbst wandständige Gerinnsel so zur Heilung kommen können, muß bei ihrer Tendenz zur Organisation und Spontanheilung wohl zugegeben werden. Die Frage, ob bei perisinuösen Veränderungen, aber geringen klinischen Erscheinungen die Inangriffnahme des Sinusinhaltes durch den Nachweis einer Bakteriämie indiziert wird, kann wohl bejaht werden, da dieser Vorgang häufig an thrombophlebitische Prozesse gebunden ist. Gegen eine absolute Verallgemeinerung eines solchen Vorgehens spricht aber die experimentell bewiesene Tatsache, daß die Erreger auch ohne Thrombose die Wand durchsetzen und ins Blut gelangen können, sowie die klinische Erfahrung, daß ihre Invasion nach der Aufdeckung des am Sinus gelegenen Infektionsherdes aufhören kann. Fällt dagegen die Temperatur nach Freilegung der veränderten Sinuswand nicht oder nicht rasch ab, tritt keine eklatante Besserung der Erscheinungen ein, so wird man ohne langes Zögern den Sinus eröffnen.

Der wandständige Thrombus.

Im Gegensatz zu den obturierenden ist eine ausgiebige Inangriffnahme der wandständigen Gerinnsel schon wegen der Unsicherheit ihrer Lokalisation sowie wegen der im erkrankten Abschnitte des Sinusrohres vorhandenen Blutzirkulation nur selten möglich. Entsprechend unseren auf anatomischen und klinischen Befunden beruhenden Erfahrungen, daß wandständige Gerinnsel nach Ausschaltung der ursächlichen Infektionsquelle spontan ohne weiteren Eingriff auszuheilen vermögen, wird man, wie auch HEINE und PASSOW empfehlen, bei der Annahme solcher Prozesse vorerst den Erfolg der Warzenfortsatzoperation und der Sinusfreilegung abwarten. Bleibt dieser aus, bestehen genügende Anhaltspunkte für eine thrombotische Wandanlagerung, so wäre *das erstrebenswerteste Ziel, die den Thrombus tragenden Wandpartien unter künstlicher Blutleere völlig zu excidieren.* Dieses Ziel ist jedoch nur selten zu erreichen. Denn die Herstellung der künstlichen Blutleere nach MEIER-WHITING gelingt nicht immer in genügendem Maße und eignet sich hauptsächlich für den mittleren Abschnitt des Sinus sigmoideus, während weiter oben vor allem der Zufluß aus dem Sinus petrosus superior ihr Resultat unsicher macht. Außerdem ist dieses Vorgehen wegen der Möglichkeit der Mobilisierung von Thrombenpartikelchen gerade bei wandständigen Gerinnseln (HEINE) bedenklich, eine Gefahr, die bei der Schwierigkeit einer exakten Lokalisation des Krankheitsherdes auch dadurch nicht sicher zu vermeiden ist, daß man nach PASSOW möglichst weit von der Angriffsstelle abdämmt. Auf die Unzulänglichkeit des MEIER-WHITINGschen Verfahrens sei hier auch deshalb hingewiesen, weil die mehr theoretisch als praktisch fundierte Anschauung einer so *immer* zu erzielenden Blutleere bei der Annahme wandständiger Gerinnsel leicht Veranlassung zu Eingriffen am Sinus geben kann, die den gewünschten Erfolg nicht haben und die Situation nicht verbessern.

Die Herstellung einer genügenden Blutleere im Bulbus hat Jugularisligatur und Unterbrechung des Sigmoideus zur Voraussetzung, hängt aber außerdem davon ab, ob aus dem Petrosus inferior Blut nachströmt. Solange dies der Fall ist, ist eine ausgiebige Entfernung wandständiger Gerinnsel aus dem Bulbus nur durch Zufall möglich. Eine Excision der die Überleitung vermittelnden Bulbuswand ist entsprechend den anatomischen Verhältnissen, wenn überhaupt, nur nach breiter Eröffnung des Bulbus möglich, und dann meist überflüssig.

Mitunter gelingt allerdings die Entfernung wandständiger Anlagerungen im Sigmoideus und Transversus bei ganz oder fast ganz erhaltener Blutströmung dadurch, daß man mit ein paar raschen Schnitten die erkrankten Partien excidiert. Das sind aber Ausnahmefälle. Man wird sich deshalb oft genug mit der bloßen Incision im Bereich des wandständigen Gerinnsels begnügen müssen. Man muß sich dabei aber darüber klar sein, daß dieser Eingriff nur einen Notbehelf darstellt und darf ihn nicht als die zweckmäßige Therapie betrachten, die man unterschiedslos bei allen wandständigen Gerinnseln (Güttich), ja schon bei dem bloßen Verdacht auf solche anzuwenden hat. Allerdings kann unter Umständen durch die der Incision folgende Blutung ein wandständiges Gerinnsel völlig herausgeschleudert werden. Das bleibt aber immer ein unberechenbarer Zufall. Viel näher liegt es dagegen, daß durch die der Incision folgende Tamponade Verhältnisse geschaffen werden, die die Überführung der wandständigen in die obturierende Form der Thrombose begünstigen. Diese gilt aber allgemein als die malignere und ist daher nur unter *bestimmten* Umständen anzustreben, dann nämlich, wenn bei Fortbestand schwerer Allgemeinerscheinungen (septisches Fieber, Metastasen) und bei der Unmöglichkeit, dem Sepsisherd beizukommen, nur die Hoffnung bleibt, am obturierend thrombosierten Sinus den Ausgangspunkt der Erkrankung erfolgreicher zu bekämpfen. Die Schwierigkeiten, wandständige Thromben richtig lokalisieren und zielbewußt ausschalten zu können, haben ferner dazu geführt, daß man in solchen Fällen die V. jugularis int. unterbindet, um so durch Unterbrechung des Hauptabflußweges wenigstens die weitere Verschleppung infektiösen Materials hintanzuhalten oder zu vermindern. Doch ist dieses Vorgehen, das an Stelle der Eliminierung des Herdes der Allgemeininfektion die Bekämpfung eines Symptoms setzt, auch nichts anderes als ein Notbehelf, der zwar manchmal, aber durchaus nicht regelmäßig Erfolg hat, weil ja die Aussaat des Infektionsstoffes auch auf anderen Bahnen vor sich gehen kann. Bei infektiöser Wanderkrankung und wandständigen Gerinnseln besteht aber durch Änderung bzw. Aufhebung der Zirkulation, wie sie als Folge stärkerer Tamponade an der Incisionsstelle oder bei Jugularisunterbindung eintritt, die Gefahr, daß sich der wandständige thrombophlebitische Prozeß weiter ausdehnt. Dieser Effekt wird, wie das kritische Studium von manchen veröffentlichten Krankengeschichten lehrt, durch Eingriffe am Sinus nicht so selten, allerdings meist ungewollt, erzielt. Die *zielbewußte* Überführung der wandständigen Form eines Gerinnsels in die obturierende zum Zwecke baldigster Ausschaltung des die Infektion unterhaltenden Wandabschnittes kann jedoch therapeutisch von großem Nutzen sein. *Ich* selbst sah eine schwere durch ein wandständiges, lokal nicht ausschaltbares Gerinnsel verursachte Allgemeininfektion erst dann zur Heilung kommen, als der obturierend gewordene Thrombus die ausgiebige Inangriffnahme des erkrankten Wandabschnittes gestattete. Solche Maßnahmen, die jedoch die Gefahr einer weiteren Ausdehnung des Prozesses in sich schließen, sollen aber *nie schematisch*, sondern nur nach genauester Abwägung aller in Betracht kommenden Momente angewendet werden.

Die Operation des obturierenden Thrombus.

Über die Art des Vorgehens bei obturierenden Thromben herrscht im großen und ganzen Klarheit. *Die Sinuswand wird in der Ausdehnung des thrombosierten Bezirkes gespalten, excidiert, und so das Sinusrohr in eine nach außen offene Rinne verwandelt. Sein Inhalt wird teilweise oder ganz entfernt.* Wesentliche Meinungsverschiedenheiten bestehen nur darüber, *wie weit* die Entfernung des thrombotischen Inhalts zu erfolgen hat.

Abgesehen von der als Reaktion gegenüber einer weitgehenden Polypragmasie am Sinus zu betrachtenden Aufforderung von F. Voss, in der lateralen Sinuswand nur ein mehr minder großes Loch anzulegen, im übrigen den Thrombus selbst in Ruhe zu lassen — ein Verfahren, das nur für Fälle Geltung hat, in denen bei gutartig aussehendem Gerinnsel Fieber und Metastasen fehlen und bei denen man deshalb in der Annahme eines gutartigen Pfropfes auf die Ausräumung verzichten kann —, handelt es sich dabei hauptsächlich darum, ob *jeder obturierende Thrombus prinzipiell* bis zum Eintritt freier Blutpassage *oder nur so weit, als es seine Beschaffenheit erfordert, entfernt werden soll.* Die *prinzipielle* Ausräumung aller Thrombusmassen bis zum Eintritt freier Blutströmung wäre an sich ein sehr erstrebenswertes Ziel, wenn das Auftreten der Blutung tatsächlich die Abwesenheit jeglichen Gerinnselrestes bewiese und wenn die Ausräumung das dauernde Freibleiben des Sinus, wenigstens von infizierten Thromben, garantieren würde. Keines von beiden ist aber mit Sicherheit der Fall. Durch die Blutströmung werden nicht sehr festhaftende Gerinnsel allerdings meist herausgeschleudert; das Auftreten einer Blutung, die, nebenbei erwähnt, auch durch Lösung thrombotischer Verschlüsse in den Sinus einmündender Venen zustande kommen kann, schließt aber das Zurückbleiben adhärenter, spindelförmiger Ausläufer, wie weiter abliegender thrombotischer Herde nicht mit Sicherheit aus. Selbst eine klinisch als vollständig imponierende Ausräumung des Thrombus ist, wie bald darauf vorgenommene Obduktionen zeigen, in Wirklichkeit durchaus nicht immer vollständig und wenn sie es tatsächlich wäre, wie z. B. meist in Fällen, in denen sich die Thrombenenden in toto herausziehen lassen, so muß sich ja gegen das namentlich breit eröffnete Sinuslumen immer wieder ein thrombotischer Abschluß bilden, der unter dem Einfluß der Wanderkrankung und der Tamponade weiterwachsen und bei Anwesenheit virulenter Erreger wieder eitrig zerfallen kann. Ist somit einerseits das erstrebte Ziel, das vollständige und dauernde Freibleiben des Sinus von infizierten Gerinnseln, selbst durch Entfernung aller Thrombenmassen nicht sicher zu erreichen, so wissen wir andererseits, daß die Enden des Thrombus gewöhnlich, wenn auch nicht immer, bakterienärmer, also gutartiger sind. Eine prinzipielle, d. h. unterschiedslose Entfernung dieser Abschlüsse scheint deshalb nicht angebracht und die manchmal zu beobachtende Tatsache des Auftretens von Metastasen gerade nach einer „vollständigen Ausräumung" zeigt, daß diese Manipulation sogar vielleicht nicht ganz gleichgültig ist.

Wir vertreten deshalb den Standpunkt, *zerfallene, auch nur etwas verdächtige Thrombenmassen möglichst vollständig zu entfernen,* und gehen dabei häufig bis zur Herstellung freier Blutung aus zentraler und peripherer Richtung. *Gutartig und solid aussehende Endpartien lassen wir aber unberührt, wenn nicht der weitere klinische Verlauf zur Annahme zwingt, daß sie die Quelle einer weiterbestehenden Allgemeininfektion sind.* Ein prinzipielles Vorgehen irgendwelcher Art lehnen wir hierbei aber als zu schematisch ab. Gewiß ist es nicht möglich, makroskopisch mit absoluter Sicherheit festzustellen, ob ein Gerinnselteil, z. B. die Enden, gutartig oder infiziert ist. Und gewiß trifft die zwar gut fundierte Annahme einer relativen Benignität der Thrombenenden nicht immer zu. Aber abgesehen davon, daß der operative Befund doch gewisse, in dieser Richtung verwertbare Anhaltspunkte liefert, haben wir auf Grund praktischer Erfahrungen doch die Überzeugung gewonnen, daß hier ein individuelles Vorgehen einem rein schematischen weit vorzuziehen und erfolgreicher ist. Kommt es beim Stehenlassen ursprünglich gutartig erscheinender Abschlüsse nachträglich doch zu weiterer Einschmelzung, so ist die Gefahr im allgemeinen nicht sehr groß und der Prozeß gewöhnlich operativ gut zu beherrschen. Zeigt die Erkrankung jedoch eine ausgesprochene Neigung zum Fortschreiten, ein Verhalten, dem häufig eine fortschreitende Wandinfektion zugrunde liegt, so ist die Gefahr, daß der nach völliger, bis zur Blutung erfolgter Ausräumung wieder entstehende Thrombenabschluß neuerdings infiziert wird, von vornherein groß.

Aus diesen Erörterungen geht klar hervor, warum wir für die neuerdings von Fieandt als Operation der Wahl so warm empfohlene totale Thrombektomie nicht einzutreten vermögen. Dieser unser Standpunkt stützt sich aber nicht nur auf theoretische und anatomische Überlegungen, sondern auch auf *reichliche praktische* Erfahrung. In unserem Material *weisen die Fälle, in denen bei der Sinuseröffnung der Thrombus völlig ausgeräumt wurde, 67%, Heilungen auf, während die anderen 75% Heilungen zeigen.* Ein Abhängigkeitsverhältnis zwischen der Ausführung totaler Thrombektomien und der Zahl der Heilungen im Sinne Fieandts besteht demnach in unserem Material nicht. Unsere Gesamtheilungsziffer (siehe S. 190) ist aber viel besser, wie die Fieandts, auch unter Berücksichtigung nur derjenigen seiner Fälle, die zeitlich den unseren entsprechen, ja sie ist selbst höher als die derjenigen Periode der Fieandtschen Zusammenstellung (1912—1917), die bei der Höchstzahl der totalen Thrombektomien die Höchstzahl von Heilungen aufweist (Abb. 32, 33).

Die Ausräumung des Thrombus nehmen wir in der Art vor, daß nach ausgiebiger Freilegung die Sinusaußenwand im thrombosierten Bezirk incidiert, in ihrer ganzen Ausdehnung mit einer kleinen geknöpften Schere excidiert, und der

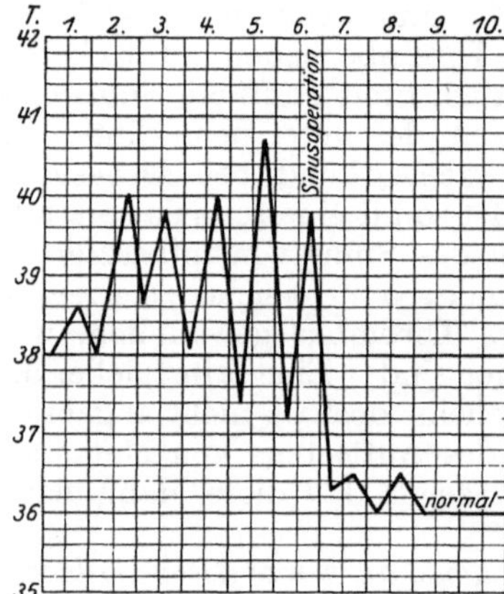

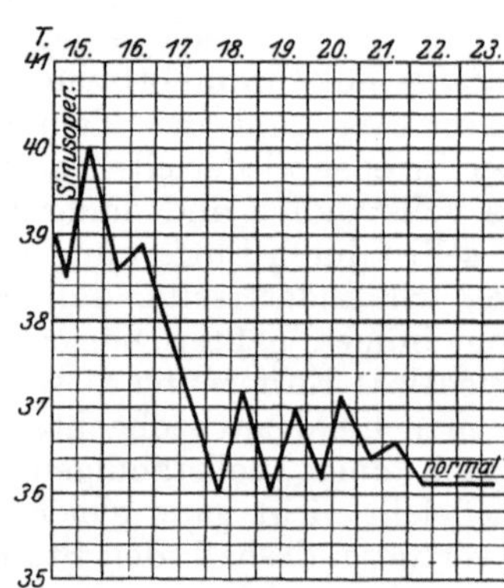

Abb. 32. Postoperativer Temperaturabfall bei Sinusthrombose nach akuter Mittelohreiterung ohne totale Thrombektomie.

Abb. 33. Postoperativer Temperaturabfall bei Sinusthrombose nach chronischer Mittelohreiterung ohne totale Thrombektomie.

Inhalt aus der Rinne herausgeholt wird. Manche Autoren benützen dazu einen scharfen Löffel, der aber im allgemeinen wegen der Möglichkeit einer Wandläsion kein geeignetes Instrument darstellt. Für gewöhnlich ist er entbehrlich, da die Thrombenmassen mit Pinzette und Tupfer leicht entfernt werden können. Bestehen infolge entwickelter Organisationsvorgänge Adhärenzen zwischen Thrombus und Wand, so ist, wie histologische Präparate solcher Fälle zeigen, eine exakte Trennung kaum möglich und auch nicht notwendig[1]). Handelt es sich um einen obturierenden Thrombus von einiger Ausdehnung, so wird man zuerst die mittleren Partien entfernen und dann nach zentral und peripher vorgehen, indem man mit einer geknöpften Schere die Sinusaußenwand weiter spaltet und excidiert. Ein tieferes Eingehen mit der Sonde in das Lumen zur

---

[1]) Denn die Gefahr, daß in der Tiefe, d. h. in der medialen Wand des breit eröffneten und ausgeräumten Sinus unter den in Organisation befindlichen adhärenten Thrombenresten der Prozeß weiter fortschreitet, ist sehr gering. Ausgeschlossen ist ein solcher Vorgang jedoch nicht, wie ein Fall meiner Beobachtung zeigt, in dem durch Thrombophlebitis einer in den breit eröffneten und ausgeräumten, in Heilung befindlichen Sinusabschnitt einmündenden Vene Wochen nach der Operation eine Rindeneinschmelzung veranlaßt wurde.

Orientierung über den Sinusverlauf soll man möglichst vermeiden. Keinesfalls darf man das nicht breit eröffnete Sinusrohr blindlings auszulöffeln versuchen.

Die Thrombenenden wird man, wenn sie solid erscheinen, vorerst stehen lassen und den Verlauf des Eingriffes abwarten. Lockere Gerinnsel kann man in toto herausziehen. Will man den Eingriff am Sinus unter möglichster Blutleere machen, so kann man nach MEIER-WHITING durch Einschieben kleiner Tampons zwischen Sinus und Knochen zentral und peripher von dem zu eröffnenden Bezirk das Blut abzudämmen versuchen. Dieses Verfahren eignet sich aber, wie erwähnt, hauptsächlich nur für den Sinus sigmoideus und den Transversus peripher von seinem Übergang zum Sigmoideus. Das Vorgehen bei Ausdehnung des thrombophlebitischen Prozesses auf den Bulbus und die Jugularis wird in den entsprechenden Abschnitten näher behandelt werden. Schreitet die Thrombophlebitis in peripherer Richtung weiter fort, erfolgt von hier aus die Verschleppung infektiösen Materials, so wird der Sinus peripherwärts weiter freigelegt, seine Wand excidiert und der Thrombus entfernt. Das Übergreifen des Prozesses auf das Torkular und selbst darüber hinaus bietet für den chirurgischen Eingriff keine besonderen Schwierigkeiten. Analog dem Bestreben, den thrombotischen Prozeß zentralwärts durch Unterbindung der Jugularis zu beherrschen, hat man auch versucht, die Ausbreitung der Erkrankung peripherwärts durch Umstechung und Unterbindung des Sinus im Gesunden zum Stillstand zu bringen. Dieses Verfahren, das — evtl. mit gleichzeitiger Unterbindung des Sinus petrosus sup. — zur Verhinderung der Verschleppung infektiösen Materials einerseits und zur Erzeugung einer künstlichen Blutleere bei schwer anzugreifenden wandständigen Gerinnseln andererseits empfohlen wurde, hat, wie ich mich selbst experimentell überzeugte, aus mancherlei Gründen seine Bedenken und hat auch wohl deshalb keine besondere Verbreitung gefunden.

Zur Blutstillung am Sinus verwenden wir kleine bereitliegende Jodoformgazebäuschchen, die auf die blutende Stelle — bei Wandexcision peripher- und zentralwärts von dieser — aufgelegt werden. Die Blutung läßt sich so meist leicht beherrschen. Die eröffnete Sinusrinne selbst wird ganz locker tamponiert. Eine Tamponade vom eröffneten Abschnitt in den uneröffneten, d. h. von der Sinusrinne in das Sinusrohr, soll man möglichst vermeiden. Sie kommt nur an bestimmten Orten, z. B. am Bulbus und unter bestimmten Umständen, die eben eine Drainage des Lumens wünschenswert erscheinen lassen, in Betracht. Die Tamponade des Sinus bleibt durchschnittlich 2—3 Tage liegen, mitunter auch länger, namentlich wenn das Fieber abfällt und die Blutung stark war. WHITINGsche Tampons sollen möglichst nach 1—2 Tagen entfernt werden. Besteht keine Blutung, so verbindet man möglichst täglich, und zwar *ganz locker*; auf Sekretverhaltung ist zu achten.

Die Behandlung der Bulbusthrombose.

Die Bulbusthrombose nimmt hauptsächlich infolge ihrer anatomischen Lokalisation, die variable Folgemöglichkeiten in sich schließt, Diagnosenstellung und operative Zugänglichkeit erschwert, eine gewisse Sonderstellung ein, die auch in der Ausbildung bestimmter, hier deshalb gesondert zu betrachtender operativer Maßnahmen zum Ausdruck kommt.

Bekanntlich ist die Diagnose der primären wie der vom Sinus sigmoideus fortgeleiteten sekundären Bulbusthrombose nur nach explorativen Eingriffen am Sinus oder der Ven. jugularis möglich, abgesehen von den seltenen Fällen, in denen Symptome von seiten der Jugularis oder Lähmungserscheinungen der das Foramen lacerum durchziehenden Hirnnerven sie von vornherein sehr wahrscheinlich erscheinen lassen.

Die primäre *wandständige* Form der Bulbusthrombose ist in der Regel nur per exclusionem — bei bestehenden Zeichen der otogenen Pyämie und bei negativem Befund an den in Betracht kommenden Hirnblutleiterabschnitten — und da nur vermutungsweise zu diagnostizieren. Hat man gewichtige Gründe eine solche anzunehmen, so kommt die Unterbindung der V. jugularis int. in Frage, wenn man nicht die kaum mehr allgemein anerkannte Anschauung Leuterts teilt, daß dieser Prozeß durch die Anschwemmung weiter oben am Sinus sigmoideus eingewanderter Erreger entsteht und deshalb vor allem hier operativ angegangen werden soll. Man wird sich in Fällen mit unzweifelhaften Symptomen einer otogenen Thrombophlebitis und negativem Explorationsbefund am Sinus bei der Unmöglichkeit, dem mit mehr minder großer Wahrscheinlichkeit im Bulbus angenommenen ursächlichen Infektionsherd sowie dessen Überleitungswegen vom Mittelohr her ausgiebig beizukommen, um so eher zu diesem Vorgehen entschließen, als in solchen Fällen die Erscheinungen der Allgemeininfektion nach der Jugularisunterbindung manchmal rasch schwanden, ja sogar Heilungen erzielt wurden. Der Jugularisausschaltung hat aber, sobald es die lokalen Umstände (Blutung) ermöglichen, die Eröffnung des Sinus und Bulbus sowie des peripheren Jugularisstumpfes zu folgen. Mit der kritischen Bewertung aller so erzielten Erfolge muß man jedoch, wie schon aus der Besprechung dieser Maßnahmen bei wandständigen Thromben überhaupt hervorgeht, sehr zurückhaltend sein.

Hingegen bietet die *obturierende* Bulbusthrombose, deren häufigere sekundäre Form meist schon durch Verfolgung der Sigmoideusthrombose zentralwärts, deren seltenere primäre Lokalisation durch Exploration vom Sigmoideus (mit Hilfe des Meier-Whitingschen Verfahrens) oder von der Jugularis her (fehlende Blutung bei Eröffnung des peripheren Venenstumpfes nach hoher Ligatur) eher diagnostiziert werden kann, die Möglichkeit, den Krankheitsherd operativ zu eröffnen und unter Umständen völlig auszuschalten. Zu diesem Zweck wurden verschiedene Operationsmethoden ausgebaut und mannigfache Kombinationen derselben angegeben, deren Anwendungsgebiet durch Neumann und Tiefenthal einer ausführlichen kritischen Gegenüberstellung unterzogen wurde. Entsprechend dem Rahmen vorliegender Darstellung soll zwar in erster Linie nur das Wesentliche dieser Methoden hervorgehoben, Einzelheiten aber doch insoweit geschildert werden, als sie zur Gewinnung einer den praktischen Bedürfnissen entsprechenden Orientierung nötig sind.

Nach der ganzen Art unseres diagnostischen Vorgehens ist es erklärlich, daß man in erster Linie versucht hat, dem Bulbus *vom Sinus sigmoideus her* beizukommen. Auf diese Weise scheint, wie aus gelegentlichen Äußerungen hervorgeht, eine Reihe von Operateuren schon lange vorgegangen zu sein (Jansen, Heine), und gar mancher mag den gleichen Weg mit den aus dem einzelnen Falle sich ergebenden Modifikationen beschritten haben, ohne dies publizistisch festzulegen. Methodisch ausgearbeitet und eingehend beschrieben hat diesen Weg jedoch zuerst O. Voss.

Er geht, gestützt auf die anatomisch gefundene Tatsache der nicht so selten vorkommenden Verlagerung des Foramen jugulare nach hinten und bestimmt durch die Lage des Bulbus zum Sinus sigmoideus, folgendermaßen vor: Nachdem der Sinus im sigmoidalen Abschnitt in üblicher Weise aufgedeckt ist, legt man ihn von da aus, seinem Verlaufe folgend, durch Wegnahme kleiner Knochenstückchen — bei Entfernung größerer wird der naheliegende absteigende Teil des Facialis gefährdet — weiter nach unten frei, wobei man, da die zuerst vertikale Verlaufsrichtung in eine mehr horizontale übergeht, schließlich an der unteren Wand des Sinus arbeitet. Ist so der Sinus an seiner tiefsten Stelle bis zu seinem Übergang in den Bulbus freigelegt, oder scheint dieser Punkt sehr nahe, so beginnt der zweite Akt der Operation, die Freilegung des Bulbus, und zwar zunächst die Wegnahme der dicht oberhalb der tiefsten freigelegten Sinusstelle gelegenen Knochenpartien, die der hinteren Wand der Fossa jugularis entsprechen. Man meißelt sie, von unten nach oben gehend, mit Rücksicht auf den hinteren Bogengang in zunächst höchstens 0,5 cm Breite ab. Eine Verletzung des Facialis ist hier nicht gut möglich, da man sich meist ziemlich weit median von seinem vertikalen Verlauf befindet. Auf diese Weise legt man die hintere Bulbuswand bis zum Bulbusdach frei. Mitunter bleibt eine schmale Knochenspange stehen, die dem kantigen Übergang des Sinus zum Bulbus entspricht. Sie wird gesondert, am besten mit einer geeigneten Knochenzange entfernt. Jetzt liegt der Übergang der lateralen Sinuswand in die hintere Bulbuswand frei vor Augen. Nun wird durch Abtragen überhängender Knochenwände in der ganzen Circumferenz der Bulbus möglichst weit freigelegt. Bei thrombosiertem Bulbus wird man sich das Vorgehen dadurch erleichtern, daß man sich vom eröffneten Sinusabschnitt über Lage und Ausdehnung des Bulbus orientiert (Abb. 34).

Während Voss die Warzenfortsatzspitze nur nach Bedarf abträgt, in der Regel also erhält, empfiehlt GROSSMANN aus technischen Gründen ihre prinzipielle Entfernung.

In ähnlicher Weise wie O. Voss geht IWANOFF vor. Er dringt, dem Sinus sigmoideus folgend, mehr von hinten her gegen die hintere Wand des Bulbus vor, indem er am Übergange zum Bulbus den Sinus anhebt, seine

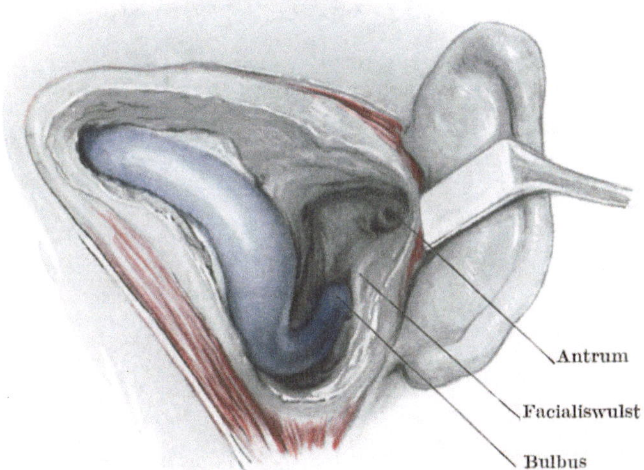

Abb. 34. Bulbusoperation nach O. Voss.

äußere Wand excidiert und die so zum Bulbus führende Öffnung nach unten zu durch Entfernung des Knochens — wobei er im Gegensatz zu Voss von oben nach unten zu meißeln empfiehlt — erweitert. Durch Wegnahme von Knochenteilen der äußeren Bulbuswand kann der Bulbus weit eröffnet werden.

Um eine übersichtlichere Gestaltung der Wundhöhle zu erlangen wie bei der Vossschen Methode und ihrer Modifikation nach GROSSMANN hat BLUMENTHAL vorgeschlagen, prinzipiell bei der Freilegung des Bulbus Teile der Schädelbasis nach Entfernung des Processus mastoideus soweit zu resezieren, bis sie mit dem tiefsten Teil des Sinus sigmoideus in gleicher Höhe liegt — ein Vorgehen, das sich wohl bei der Freilegung des Sinus in vielen Fällen von selbst ergibt.

Ein anderes Verfahren, das die direkte Zugängigmachung des Bulbus ohne den Umweg über die Freilegung des Sinus sigmoideus anstrebt, hat PIFFL und gleichzeitig und unabhängig von ihm in ähnlicher Weise GRUNERT angegeben.

Zunächst Ausführung der Radikaloperation. Dann wird das Periost an der vorderen und unteren Fläche des Os tymp. bis zur Fissura Glasseri stumpf abgelöst, die Haut des knöchernen Gehörganges von seiner vorderen und unteren Fläche abgehebelt und die vordere und untere Gehörgangswand bis zum Recessus hypotympanicus mit entsprechend gebogenen Knochenzangen abgetragen. Steht der Processus styloideus im Wege, so wird er aus der Muskulatur ausgeschält und abgetragen. Man sieht nun in der Regel den obersten Anteil der V. jugularis, die hier nach dem Verlassen der Fossa jugularis in einem nach außen schwach konvexen Bogen in ihre vertikale Verlaufsrichtung übergeht. Die weitere Freilegung des Bulbus geschieht sodann durch Beseitigung der äußeren Umrandung, wenn

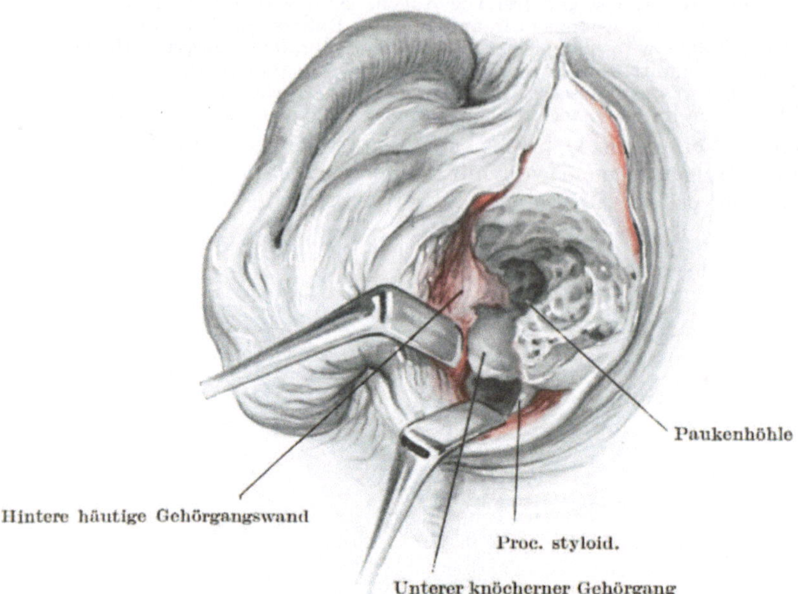

Abb. 35. Bulbusoperation nach Piffl I.

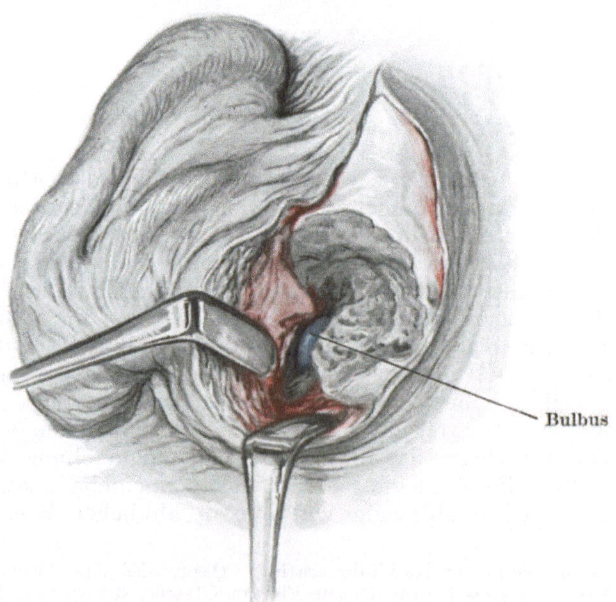

Abb. 36. Bulbusoperation nach Piffl II.

nötig auch eines Teiles des Daches des Recessus jugularis und der inneren Paukenhöhlenwand
mittels bajonettförmiger Knochenzangen oder der elektrischen Fräse. Jetzt kann man den
Bulbus punktieren, incidieren und vorhandene Thromben ausräumen.

Auch KRAMM versucht ohne Freilegung des sigmoidalen Sinusverlaufes den
Bulbus mehr direkt zu erreichen.

Der Knochen des Warzenfortsatzes wird möglichst gründlich nach hinten und unten
abgetragen und die Operationshöhle von hintenher abgeschrägt. Die Warzenfortsatzspitze bleibt erhalten. Man gräbt nun, namentlich mit dem scharfen Löffel, selten und dann
sehr vorsichtig mit dem Meißel, vom hinteren Abschnitt der Operationshöhle her einen
etwa horizontal verlaufenden Kanal, dessen obere Grenze ungefähr dem unteren Rande

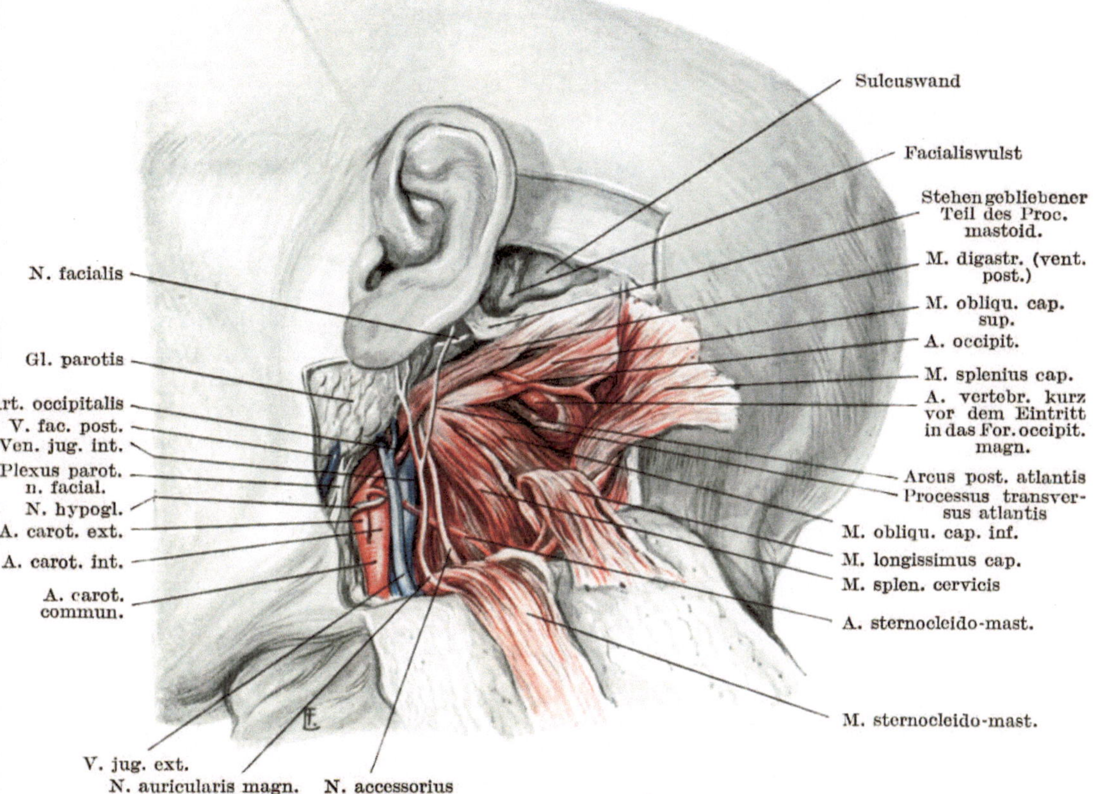

Abb. 37. Topographisch-anatomisches Übersichtsbild I.

des Gehörgangeingangs entspricht, durch den zellreichen Knochen in die Tiefe. Hier erreicht
man in der Tiefe von etwa 1—1.5 cm den Sulcus des horizontal verlaufenden Sigmoideusabschnittes; der Sinus wird aber für gewöhnlich nicht freigelegt. Eine Verletzung des
Facialis, der bei diesem Vorgehen ungefähr 1,8—2,6 cm von der Oberfläche des Warzenfortsatzes entfernt angetroffen wird, vermeidet man dadurch, daß man die in seiner
Nachbarschaft gelegenen Zellen mit dem scharfen Löffel eröffnet, während der Nerv
innerhalb der kompakten Knochenschicht gelegen und so geschützt ist. Die Tabula
interna des horizontalen Sulcus wird nur so weit freigelegt, als zur Schaffung des nötigen
Raumes zwischen Sinus und N. facialis nötig ist. Man verfolgt den Sulcus also nicht
in die Tiefe, sondern weicht bei genügend weiter Zurücklagerung des Sinus in einer mit
der Gehörgangsachse ein wenig konvergierenden Richtung etwas nach vorn von ihm ab.
Schließlich kommt man zuweilen für eine ganz kurze Strecke in spongiösen Knochen
und trifft dann auf die zur Operationsrichtung quergestellte Tabula interna der Außenwand

der Fossa jugularis. In diese wird ein kleines Loch geschlagen und dann allmählich, entsprechend der Ausdehnung des Bulbus vergrößert. Die laterale Bulbuswand liegt bei diesem Vorgehen etwa 3 cm von der Oberfläche des Warzenfortsatzes entfernt.

Auf andere Art und Weise hat Grunert die Bulbusthrombose in Angriff genommen. Das Prinzip der sog. großen Grunertschen Operation besteht, kurz gesagt, darin, *an Stelle des geschlossenen Sinus-Bulbus-Jugularisrohres eine nach außen offene Halbrinne zu schaffen*, deren Grund von der medialen Blutleitervenenwand gebildet wird. Folgende Bilder zur Orientierung über die in Betracht kommenden anatomischen Verhältnisse (Abb. 37, 38, 39). Im

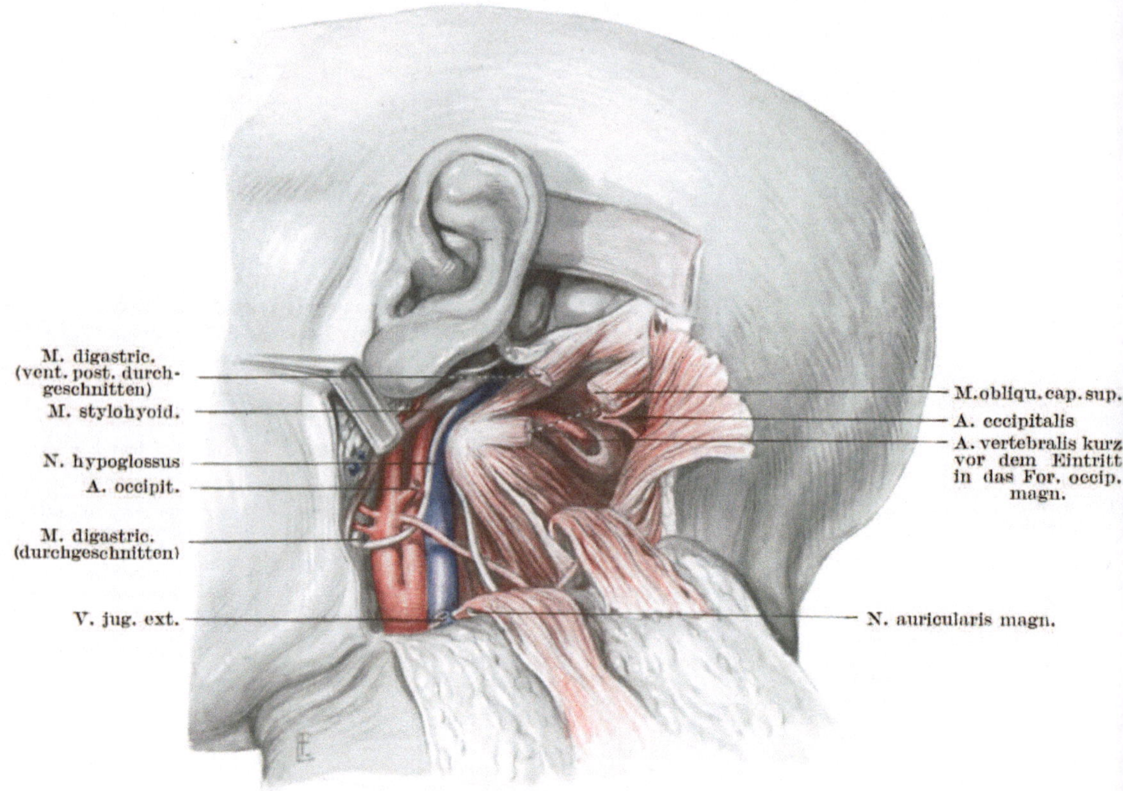

Abb. 38. Topographisch-anatomisches Übersichtsbild II.

einzelnen gestaltet sich die Ausführung der Grunertschen Operation ungefähr folgendermaßen:

Die akute Aufmeißlung oder die Radikaloperation sei bereits ausgeführt, die Spitze des Warzenfortsatzes vollständig reseziert, der Sinus sigmoideus möglichst weit bis zum Bulbus freigelegt evtl. eröffnet und die V. jugularis interna oberhalb der Einmündung der V. facialis communis unterbunden. Nun zieht man die Weichteile stark nach vorn und dringt, stumpf präparierend, an der Schädelbasis in horizontaler Richtung nach dem Foramen jugulare vor. Wird dabei das Operationsterrain durch einen stark vorspringenden Proc. transversus des Atlas störend beengt, so muß zunächst dieser nach seiner Ausschälung aus den hier ansetzenden Muskeln, am besten mit der Luerschen Zange, reseziert werden. Hierbei kann die A. vertebralis, namentlich dort, wo sie in lateral-konvexem Bogen vom Foramen transversarium des Epistropheus zu dem des Atlas zieht, oder ferner dadurch, daß man den abzutragenden Querfortsatz zu tief faßt, gefährdet werden. Hat man nun

das Foramen jugulare erreicht, so bleibt nur übrig, die zwischen ihm und dem möglichst
weit nach unten, von außen her freigelegten Sinus sigmoideus noch stehende Knochenbrücke
nach Abtrennung des M. rectus capitis lat. von der basalen Fläche des Proc. jugularis des
Os occiput. abzutragen. Dies geschieht am besten, indem man die Spange zunächst an ihrer
medialen Seite, fast neben der äußeren Umrandung des Proc. condyloideus des Occiput.
und dann parallel dazu 1 cm nach außen durchmeißelt. Eine direkte Verletzung des Facialis
ist dabei nach GRUNERT nicht zu befürchten, doch sind indirekte Schädigungen beim Zu-
rückhalten der Weichteile möglich. Jetzt liegt der Bulbus der V. jugularis offen dar. Hindert
ein lateraler Rest der Knochenspange, so wird er vorsichtig divergent, vom Facialiskanal,
abgemeißelt. Ist der Bulbus vollkommen freigelegt, so wird er vom Sinus her gespalten
und seine laterale Wand excidiert. Bei normalem Aussehen des peripheren Jugularisabschnittes kann man nun hier die Operation zunächst abbrechen. Erfordert es aber der
klinische Verlauf oder der lokale Befund, so muß die Vene vollständig bis zum Bulbus freigelegt und eröffnet evtl. reseciert werden. Dazu verbindet man den retroaurikulären Schnitt
mit dem zur Jugularisunterbindung gemachten und isoliert den unterbundenen peripheren
Stumpf unter Spannung am Ligaturfaden stumpf bis zum Bulbus. Den oberen Teil der
Vene macht man sich dadurch zugänglich, daß man die schon an ihrem Ansatz am Warzen-

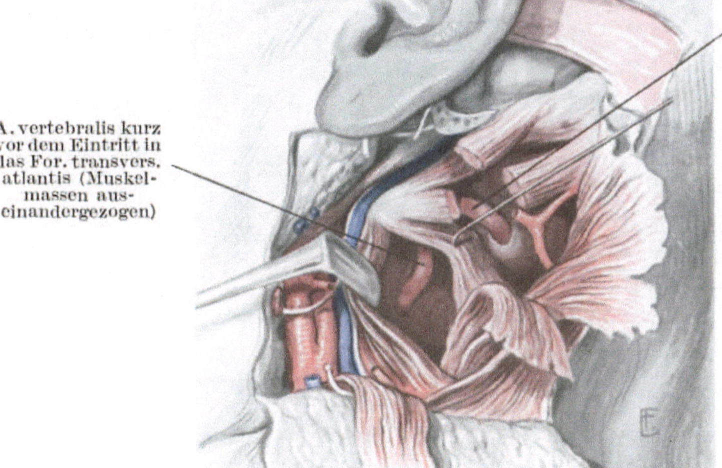

Abb. 39. Topographisch-anatomisches Übersichtsbild III.

fortsatz abgetrennten Muskelbäuche des M. sternocleidomastoideus und des M. biventer
von ihrer Unterlage abpräpariert, nach vorn herumschlägt und den M. stylohyoideus durchschneidet. Besonders zu achten ist auf die dem oberen Venenabschnitt gewöhnlich angrenzenden Nerven Accessorius und Hypoglossus. Die A. occipitalis und auricularis post.
werden unterbunden.

Wenn das perivasculäre Gewebe stark infiltriert und ödematös ist, kann die Präparation
der Vene sehr schwer, fast unmöglich sein. Man hilft sich dann dadurch, daß man von der
Ligaturstelle aus eine Sonde ins Lumen einführt und über ihr schrittweise vorgehend die
Weichteile spaltet. In solchen Fällen excidiert man am besten die Vene vollständig
(Abb. 40 und 41).

Für die GRUNERTsche Operation, die in ähnlicher Weise auch von anderen
Autoren (KÖRNER, STENGER, HINSBERG u. a.) ausgeführt wurde, sind nun
verschiedene Modifikationen vorgeschlagen worden, hauptsächlich in dem
Bestreben, Verletzungen des N. accessorius und des N. facialis, die doch
leichter möglich sind wie GRUNERT annahm, zu vermeiden.

So präpariert PANSE den Facialis in seinem vertikalen Verlauf aus dem knöchernen
Kanal heraus und verlegt ihn während der Operation nach oben. WINKLER sucht ihn
zwischen dem Ansatz des Sternocleidomastoideus, der unteren Gehörgangswand und der
Parotis auf, isoliert ihn bis zum Foramen stylomastoideum und legt ihn unter Abtragung

von Teilen der unteren und hinteren Gehörgangswand bis zu seinem Eintritt in die hintere Paukenhöhlenwand frei. Dann verlagert er den Nerv nach oben.

Die Vermeidung einer Verletzung des N. facialis und N. accessorius durch primäre Freilegung dieser Nerven bezweckt das von Tandler angegebene, von ihm namentlich am Präparate erprobte Verfahren, dessen endgültiges Resultat dasselbe wie bei der Grunertschen Operation ist.

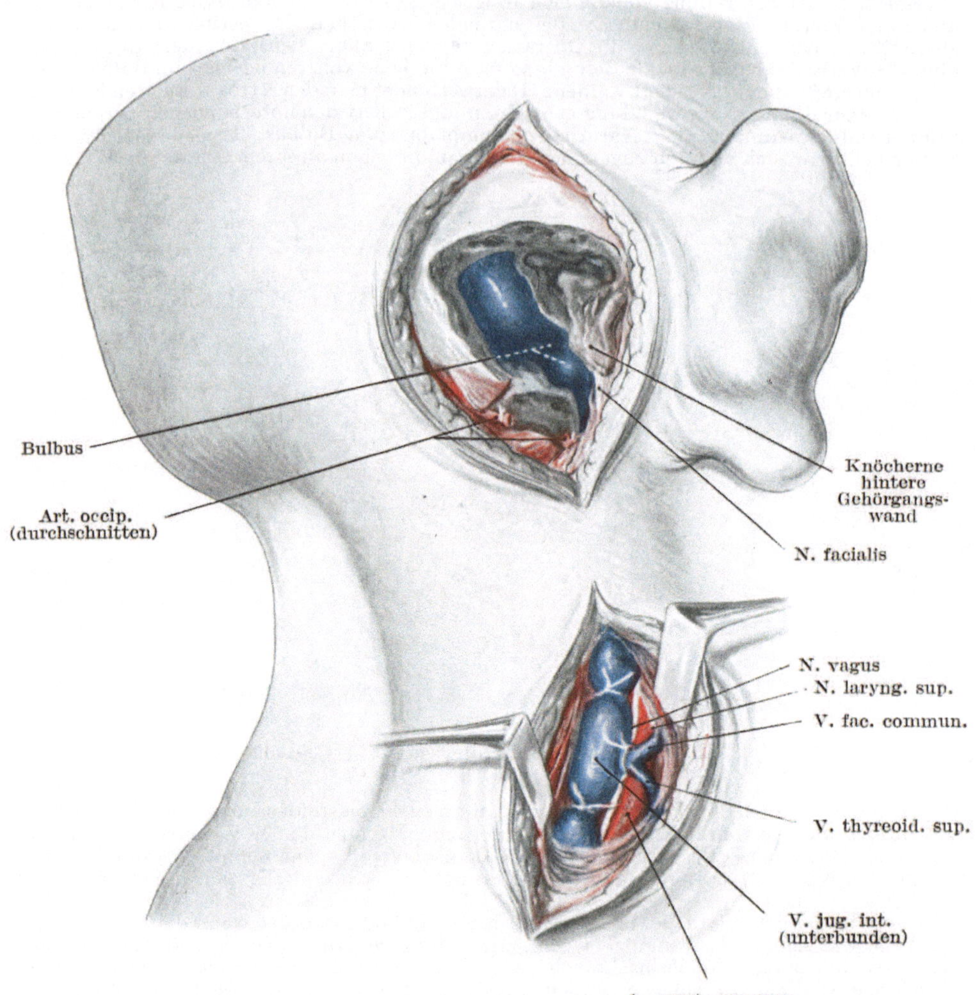

Abb. 40. Bulbusoperation nach Grunert mit Unterbindung der Vena jugularis interna I.

Nachdem der Sinus sigmoideus freigelegt, die V. jugularis unterbunden — wobei schon auf die Eintrittsstelle des N. accessorius in den M. sternocleidomastoideus geachtet wurde — und die beiden Hautschnitte miteinander verbunden sind, legt er den vorderen Rand des Sternocleidomastoideus von seinem Ursprung bis zum unteren Wundwinkel frei und schlägt den Muskel hierauf nach hinten um. Nun wird der N. accessorius, wenn er nicht schon bei der Jugularisunterbindung sichtbar wurde, an der Innenseite des M. sternocleidomastoideus gesucht, in seinem das Operationsfeld durchquerenden Verlauf freigelegt und seine Kreuzung an der vorderen oder hinteren Venenseite festgestellt. Der vordere Wundrand mit der

Parotis wird nach vorn gezogen, die Austrittsstelle des Nervus facialis am Foramen stylomastoideum gut sichtbar freigelegt, der noch stehende Rest des Warzenfortsatzes abgemeißelt und mit dem daran haftenden Sternocleidomastoideus nach hinten disloziert. Jetzt ist der hintere Bauch des Biventer frei sichtbar. Vor ihm liegt der N. facialis, an seinem unteren Rand der Nerv. accessorius. Nachdem der M. biventer vom Knochen abgelöst und nach vorn unten geschlagen ist, wird das Foramen stylomastoideum vollkommen sichtbar; es bezeichnet die vordere Grenze, bis zu der man den Knochen abmeißeln kann. Unterbindung der Art. occipitalis. Die Vena jugularis läßt sich nun leicht bis fast an den Rand des Foramen jugulare verfolgen. Nach subperiostaler Ablösung des M. rectus capitis lateralis erscheint nun

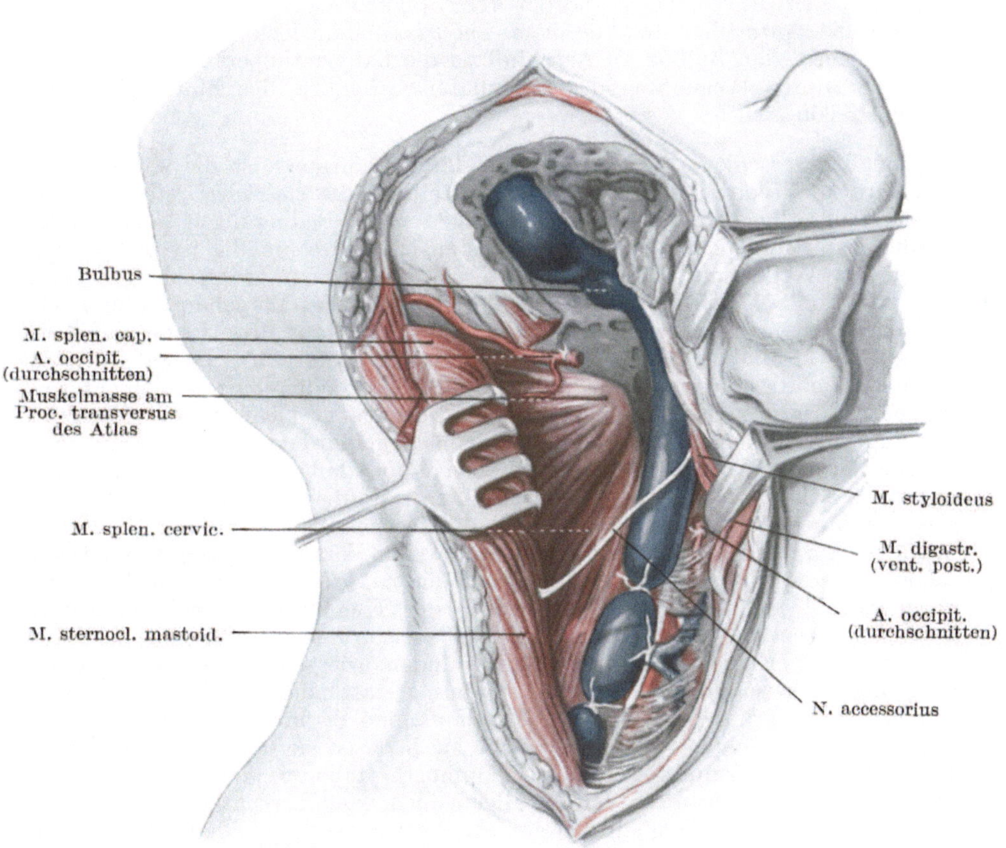

Abb. 41. Bulbusoperation nach Grunert II.

der laterale Rand des Foramen jugulare. Vom freigelegten Sinus her wird nun der dazwischen liegende Knochen ganz abgetragen.

Die Tandlersche Methode wurde von Fieandt modifiziert und vielfach am Lebenden ausgeführt. Er geht folgendermaßen vor:

Freilegung des Sinus bis zum unteren Knie. Jugularisunterbindung. Fortsetzung des Hautschnittes von der Unterbindungswunde längs dem vorderen Rande des M. sternocleidomastoideus bis zur Operationshöhle im Processus mastoideus. Ablösung des Muskels von seiner kranialen Befestigung bis zum hinteren Rande des Warzenfortsatzes. Isolierung des peripheren Stumpfes der Vena jugularis nach oben bis zur Schädelbasis unter Schonung des N. accessorius. Der vordere Rand des hinteren Digastricusbauches wird bis zur Fossa digastrica isoliert und der Muskel dicht an seiner Befestigungsstelle von vorn nach hinten durchtrennt. Entfernung des ganzen hinteren Bauches des M. biventer. Stumpfe Isolierung der V. jugularis bis zum Foramen jugulare. Resektion der ganzen Spitze des Warzenfortsatzes. Freilegung der Kranialbasis mit dem Raspatorium zwischen der Trepanationsöffnung im Warzenfortsatz und dem Foramen jugulare. Diese Freilegung erfolgt medial und nach vorn von dem die Lage des N. facialis kennzeichnenden Gewebsstrang. Dann wird die zwischen dem unteren Sinusknie und dem Foramen jugulare jetzt freiliegende Knochenbrücke mit Meißel und Zange stückweise entfernt. Der freigelegte Bulbus wird dann eröffnet, ausgeräumt und die V. jugularis bis dicht an die Schädelbasis reseziert.

Eine technische Modifikation hat ferner von Neumann angegeben, der mittels eines Nellatonkatheters eine Giglisäge durch Sinus, Bulbus und Jugularis führt und die laterale Wand der Fossa jugularis durchsägt.

Derselbe Autor hat für die vom *Labyrinth* induzierte Bulbusthrombose vorgeschlagen, den Bulbus im Anschluß an die Labyrinthoperation vom Labyrinth her durch Wegnahme des ampullären Schenkels des hinteren Bogenganges freizulegen.

Von den verschiedenen Methoden der Bulbuseröffnung ist die von O. Voss und ihre Modifikation von Iwanoff unstreitbar die *zweckmäßigste*, weil sie unter weit allgemeineren Voraussetzungen und Bedingungen angewendet werden kann und technisch am einfachsten ist. Zweckmäßig ist dabei wohl immer die Wegnahme der Spitze, wie sie Grossmann vorgeschlagen hat. Selbstverständlich wird man sich gegebenenfalls das Vorgehen dadurch erleichtern, daß man sich vom eröffneten Sinuslumen aus über Lage und Ausdehnung des Bulbus orientiert. Nach Tiefenthal wird durch die von Iwanoff für die Wegnahme der den Bulbus deckenden Knochenschicht angegebene Art des Meißelns der hintere Bogengang nicht besser geschützt wie durch die von O. Voss, sondern eher mehr gefährdet.

Die Methode Piffls wird man, abgesehen davon, daß sie die Radikaloperation erfordert, schon deswegen selten anwenden, da die Diagnose der Bulbusthrombose gewöhnlich die Aufdeckung und Absuchung des ganzen Sinus sigmoideus bis zu seinem Übergang in den Bulbus zur Voraussetzung hat und damit schon der von Voss beschrittene Weg als der *natürlichste* und *nächstliegendste* vorgezeichnet ist. Auch die Ausführung der Krammschen Bulbuseröffnung ist — wenigstens in der von Kramm beschriebenen Art — an bestimmte, durchaus nicht immer vorhandene Bedingungen gebunden, wie zellreicher, die verlangte ausgiebige Verwendung des scharfen Löffels gestattender Warzenfortsatz und genügende Entfernung des horizontal verlaufenden Sigmoideusabschnittes vom Facialiskanal. Ähnlich wie die Pifflsche Methode ist sie hauptsächlich für die Inangriffnahme vermuteter isolierter Bulbusthrombosen gedacht, entspricht aber ebensowenig wie diese der im allgemeinen wohl berechtigten Forderung, in solchen Fällen immer auch den ganzen Verlauf des Sigmoideus abzusuchen. Denn gerade an seinem *horizontal verlaufenden Abschnitt, der in enge topographische Beziehungen zu medial von der Spitzenzelle gelegenen pneumatischen Räumen tritt, erfolgt nicht selten,* wie die hier oft anzutreffenden perisinuösen Veränderungen zeigen, *ein Übergreifen des entzündlichen Prozesses.* Von hier aus kann dann der Prozeß auf den Bulbus weiterschreiten. Schließlich sind bei beiden Operationsmethoden zwar nicht die technischen Schwierigkeiten, wohl aber die erreichte Übersichtlichkeit geringer wie bei der Operation nach O. Voss.

Das Grunertsche Verfahren mit seinen verschiedenen Modifikationen, insbesondere der von Tandler und Fieandt, stellt die radikalste und vom chirurgisch-technischen Standpunkt wohl die beste Methode der Bulbuseröffnung dar. Es kann allerdings durch eine nicht so selten vorhandene Verwachsung des Processus glenoidalis os. occipit. mit dem Atlas — Güttich fand eine solche unter 100 Schädeln dreimal — erschwert werden. Unmöglich ist es aber nur bei dem sehr seltenen Vorkommen eines Processus paraglenoidalis. Jedoch bleibt der Eingriff immer sehr umfangreich. Dies und die Tatsache, daß ein großer Prozentsatz von Bulbusthrombosen durch andere Eingriffe, namentlich durch das am meisten verwendete Vosssche Verfahren geheilt wird, ist wohl der Grund, warum die GRUNERTsche Methode nicht *die* Operation der Bulbusthrombose geworden ist. Aus demselben Grunde hat sich auch das TANDLERsche Vorgehen, für das neuerdings DENKER und in etwas modifizierter Anwendung FIEANDT sehr warm eingetreten sind, nicht so recht eingebürgert. DENKER hat in 24 Fällen, in denen die Thrombose den Bulbus ergriffen hatte, 9mal nach GRUNERT und 14mal nach TANDLER operiert und in 62,5% Heilung erzielt. GÜTTICH dagegen erwähnt, daß die Operation nach GRUNERT an der Universitätsohrenklinik in Berlin innerhalb vieler Jahre nur einige Male nötig war, ALEXANDER hat sie unter 300 Fällen von Sinusphlebitis nur 4mal ausgeführt (zit. nach KÖRNER)] und wir selbst kamen ebenfalls in den letzten 10 Jahren nur etwa 6mal in die Lage, sie vornehmen zu müssen. Ihr streng indiziertes Anwendungsgebiet ist eben meines Erachtens nach — wie wir weiter unten sehen werden — nicht sehr groß.

Wir legen bei Bulbusthrombose und bei Verdacht auf eine solche, dem Verlauf des Sinus sigmoideus folgend, den Bulbus nach der Methode von O. Voss frei, ohne uns streng an die Vorschriften zu halten, indem wir unser jeweiliges Vorgehen ganz den vorliegenden anatomischen Verhältnissen anpassen, und so bald mehr nach Voss, bald mehr nach IWANOFF oder auf irgendeine andere zweckmäßig erscheinende Art vorgehen. Bestehen schwere Allgemeinerscheinungen, scheint der Abschluß nach der Jugularis nicht solid, setzt sich die Thrombose in deren Anfangsteil fort, oder ist sie bei bestehenden Wandveränderungen stark eitrig erweicht, so unterbinden wir nach HEINE zunächst die Jugularis interna möglichst oberhalb der V. facialis communis (siehe Abschnitt über Jugularisunterbindung). Von dem Gesichtspunkt ausgehend, daß der eröffnete periphere Jugularisstumpf das gegebene Drainrohr des Bulbus darstellt, pflegen wir ihn möglichst weit nach der Schädelbasis zu eröffnen. Sollte er bei der Unterbindung noch Blut enthalten und deshalb nicht eröffnet werden können, so muß die Beschaffenheit seines Inhalts dauernd kontrolliert und seine Eröffnung mit dem Einsetzen des Gerinnungsvorganges nachgeholt werden. Von der bis zur Schädelbasis eröffneten Jugularis kann man nun versuchen, Thrombenteilchen, die am Übergang zum Bulbus sitzen, zu entfernen. Doch soll man solche Manipulationen von hier aus ebenso vermeiden wie vom Sinus her, da sie nicht ungefährlich sind. Die vielfach üblichen Durchspülungen vom Bulbus nach der Jugularis oder in umgekehrter Richtung (GÜTTICH u. a.) — die, wenn man sie anwendet, natürlich ganz schonend zu erfolgen haben — vermeiden wir vollkommen.

Bestehen trotz breiter Eröffnung des Bulbus nach Voss oder einer dieser ähnlichen Methode und der Eröffnung der Jugularis starke Eiteransammlungen im Bulbusabschnitt weiter, sind namentlich schwere Erscheinungen einer Allgemeininfektion vorhanden, als deren Quelle der Bulbus und der Anfangsteil der Jugularis anzuprechen sind, oder handelt es sich um größere peribulbäre Entzündungen und Abscesse oder ist die Entwicklung einer Cavernosusthrombose zu befürchten, für deren Zustandekommen eine Fortleitung durch den Petrosus inferior vom Bulbus her in Betracht gezogen werden muß, so ist die GRUNERTsche Operation indiziert. Diese nehmen wir gewöhnlich in einer von dem GRUNERTschen Vorgehen etwas abweichenden Art vor. Der Bulbus ist meist schon früher nach Voss möglichst breit freigelegt, ebenso die Jugularis möglichst hoch unterbunden. Nun wird der periphere Venenstumpf nach

Durchtrennung der ihn deckenden Weichteile unter Berücksichtigung der von Grunert und Tandler angegebenen Gesichtspunkte bis zur Schädelbasis isoliert und eröffnet, wobei man sich bei starken periphlebitischen Verwachsungen das Vorgehen dadurch erleichtern kann, daß man eine Sonde in das Lumen einführt und die Weichteile darüber — wenn immer möglich — schichtenweise durchtrennt. Schließlich wird der die laterale Wand des Foramen jugulare bildende Knochen möglichst in der Richtung von hinten her mit Meißel und Zange durchtrennt und so die angestrebte Rinne geschaffen. Stört der Processus transversus des Atlas, so wird er nach Grunert abgetragen.

Die Eröffnung des Bulbus vom Labyrinth her nach Neumann kommt nur in den nicht sehr häufigen Fällen in Betracht, wo der Prozeß durch das Labyrinth auf den Bulbus übergegriffen hat, dasselbe also gleichzeitig erkrankt ist.

Die Unterbindung der Vena jugularis.

Durch die Einführung der Jugularisunterbindung hat Zaufal die operative Therapie der Sinusthrombose um ein segensreiches, heute nicht mehr zu entbehrendes Hilfsmittel bereichert. Obwohl seit seinem genialen Vorschlag vier Jahrzehnte verflossen sind, bestehen über das Anwendungsgebiet dieser Maßnahmen trotz ausgedehnter Kontroversen immer noch erhebliche Meinungsverschiedenheiten. Wenn man von der extremen, kaum mehr zu diskutierenden Stellungnahme einzelner Autoren absieht, die einerseits den Nutzen der Jugularisunterbindung sehr gering einschätzten und sie deshalb nicht oder fast nicht vornahmen (Rolland, Trétrôp, Cheval, zit. nach Krampitz) oder die andererseits diese Maßnahme unter Hintansetzung einer ausgiebigen Inangriffnahme des erkrankten Sinus als alleinige oder hauptsächlichste ansprachen (Török), so lassen sich die heute namentlich geltenden Anschauungen in der Hauptsache in zwei Gruppen gegenüberstellen. Die einen Autoren unterbinden in jedem oder fast jedem Falle von Sinusthrombose, mehrere davon vor jeder Sinuseröffnung (Schmiegelow, Sheppard, Lermoyez, Grunert, Hansberg, Zaufal, Leutert, F. Voss, Schenke, Viereck, Roth, O. Reik, Alexander, Mygind, Gilbert u. a.), ja einzelne raten dazu unter Umständen schon vor der Warzenfortsatzoperation (Theimer, Hansberg, Alexander), während andere (Heine, Brieger, Preysing, Jansen, Grüning, Kümmel, Körner, Fieandt usw.), denen ich mich anschließe, die Vornahme der Unterbindung von ganz bestimmten, allerdings untereinander mehr minder abweichenden Indikationen abhängig gemacht wissen wollen.

Da bei jeder Beurteilung einer Therapie schließlich der Erfolg den Ausschlag gibt, so ist es verständlich, daß man auch den Wert oder Unwert des jeweils geübten Verfahrens mit den erzielten Resultaten zu beweisen bestrebt war, und naheliegend, daß man sich dabei namentlich auf statistische Feststellungen zu stützen suchte.

Eine absolute Beweiskraft käme statistischen Feststellungen allerdings nur dann zu, wenn man die gleiche Zahl gleichartiger mit und ohne Jugularisunterbindung behandelter Fälle einander gegenüberstellen könnte. Diese Forderung ist aber bei der großen Verschiedenheit fast jedes einzelnen Falles und bei den ethischen Bedenken, die einem solchen Experimentieren in der Therapie lebensgefährlicher Erkrankungen im Wege stehen, wohl kaum jemals zu erfüllen. Immerhin ermöglicht die *Gegenüberstellung der an einem fortlaufenden klinischen Material mit und ohne Unterbindung erzielten Heilerfolge* manchen bemerkenswerten Einblick, wenn es sich um Autoren handelt, deren Standpunkt zur Frage der Jugularisunterbindung genügend bekannt ist, wenn nur sichere, d. h. durch Obduktion oder Operation nachgewiesene Thrombosenfälle Verwendung finden und die Eigenart der Fälle genügend berücksichtigt ist. Im folgenden sollen nun an der Hand einiger, diese Bedingungen erfüllender Statistiken die Heilungsresultate bei mit und ohne Unterbindung behandelten Fällen einander gegenübergestellt werden.

Autor	Gesamtzahl der Fälle	Jugularis unterbunden	Prozentzahl der Heilungen	Jugularis nicht unterbunden	Prozentzahl der Heilungen
Brieger	26	10	50%	16	50 %
Kümmel [1])	12	6 (4)	50 ,,	6	83 ,,
Lutz (nur chronische Eiterungen) . . .	20	11	54 ,,	9	66,5 ,,
Giesswein	200	110	50 ,,	90	46 ,,
Eigenes Material .	59 [2])	25	56 ,,	34	85 ,,

Nach dieser über 300 Fälle umfassenden Zusammenstellung, deren Zahl für die zu ziehende Schlußfolgerung völlig genügt, *beträgt der durchschnittliche Heilungsprozentsatz der mit Unterbindung behandelten Fälle* 52%, *der ohne Unterbindung behandelten Fälle* 57%.

Daraus geht in Übereinstimmung mit älteren derartigen Angaben, die bei nicht unterbundenen Sinusthrombosen 50—70% Heilungen erwähnen (Jansen, Heine), jedenfalls das eine hervor, *daß Heilungen von Sinusthrombosen ohne Jugularisunterbindung relativ häufig vorkommen, daß also ein solches Vorkommnis keinesfalls*, wie Anhänger der prinzipiellen Jugularisausschaltung (Theimer) behaupten, *nur eine zufällige Seltenheit darstellt.*

In manchen der oben angeführten Statistiken neigt sich nun der Prozentsatz der Heilungen eher zuungunsten der unterbundenen Fälle. Hier liegt der Einwand nahe, ob das Fehlen eines höheren Heilungsprozentsatzes bei den Unterbindungsfällen nicht vielleicht auf eine zu späte Vornahme der Ligatur oder auf eine zufällig häufigere Kombination mit anderen endokraniellen Komplikationen zurückzuführen ist. Eine irgendwelche wesentliche Beeinflussung der Resultate durch zu späte Vornahme der Ligatur kann jedenfalls für unser und nach den Ausführungen Giessweins über Vornahme und Indikation zur Jugularisunterbindung wohl auch für dessen Material mit Sicherheit abgelehnt werden. Sie ist bei uns auch schon wegen der hohen Heilungsziffer der überhaupt nicht unterbundenen Fälle kaum wahrscheinlich. Aus verschiedenen Statistiken (z. B. der von Kümmel, Lutz und unserer eigenen) läßt sich ferner mit Leichtigkeit nachweisen, daß auch die zufällige Kombination mit anderen endokraniellen Komplikationen hier keine nennenswerte Rolle gespielt hat. Denn rechnet man die Fälle mit solchen Komplikationen ganz ab, so beträgt bei Kümmel der Heilungsprozentsatz der unterbundenen Fälle 75%, der nicht unterbundenen 83%, bei Lutz 67% bzw. 87%, bei unserem Material 74% bzw. 91 %. Daraus nun etwa Schlüsse im Sinne eines schädlichen Einflusses der Unterbindung ziehen zu wollen, wäre wohl gerade so verkehrt, wie wenn man in jedem Falle von unterbundener und geheilter Sinusthrombose die Heilung auf die Unterbindung zurückführen wollte. Der Grund, warum bei Vornahme der Unterbindung die Heilungsziffer nicht höher liegt, ist ein anderer und meines Erachtens nach ein ziemlich klarer. *Bei diesen handelt es sich eben in der Regel um von vornherein schwere, mitunter sogar aussichtslose Fälle.*

Im Gegensatz zu den eben erwähnten Statistiken lassen natürlich solche, die auf einem vorwiegend oder fast immer mit Unterbindung behandelten Material beruhen, keine Abschätzung des Einflusses der Jugularisunterbindung durch Gegenüberstellung unterbundener und nicht unterbundener Fälle zu; sie sind aber, wenn sie ein größeres Material umfassen, von ganz besonderem Wert, weil sie gestatten, *die Gesamtheilungsresultate bei prinzipieller und bei nach bestimmter Indikation vorgenommener Unterbindung miteinander zu vergleichen* und dadurch indirekt einen Rückschluß auf den Wert der Unterbindung zu ziehen. Einen ähnlichen

---

[1]) Bei den von E. Wolf aus der Kümmelschen Klinik veröffentlichten Sinusthrombosen (27 Fälle) beträgt der Heilungsprozentsatz in den unterbundenen Fällen 40%. in den nicht unterbundenen 78%.

[2]) Abgerechnet sind die nicht operierten oder an einer nicht otogenen Erkrankung gestorbenen Fälle.

Vergleich hat schon Alexander an seinem eigenen aus Perioden verschiedener Indikationsstellung stammenden Material gezogen. Bei fakultativer Venenausschaltung eines früheren Zeitabschnittes (bis 1903) erzielte er 69%, bei obligater in der anschließenden Zeit 78% bzw. 81% Gesamtheilungen. In seinem 1912 erschienen Buch „Die Ohrkrankheiten im Kindesalter" weist er ferner darauf hin, daß die Mortalität der von ihm selbst beobachteten und operierten Sinusthrombosen (96 Fälle) insgesamt 16% betragen habe, also 84% geheilt wurden. Und in einer bis Ende 1923 reichenden Statistik erzielte er 85% Heilungen. Die Resultate Alexanders sind gewiß glänzend. Für die Frage des Einflusses der Jugularisunterbindung beweisen sie jedoch nicht sehr viel. Entscheidender ist hier die Gegenüberstellung der Gesamtheilungsziffern eines fortlaufenden nicht mit prinzipieller Unterbindung behandelten Materials. Zum Vergleich führe ich neben *unserem* eigenen noch das der Erlanger Ohrenklinik an, weil dieses auf Grund vollständiger kasuistischer Mitteilungen gut ·beurteilt werden kann. Berücksichtigt man in unserem Material nur die Fälle mit sicher nachgewiesenen obturierenden Thromben, so beträgt die Zahl der Heilungen 73%. Rechnet man aber auch diejenigen Fälle hinzu, bei denen klinisch für Sinusthrombose sprechende Erscheinungen (pyämische Temperaturen, Metastasen, positiver Bakterienbefund im Armvenenblut, Schüttelfröste, hohe Temperaturanstiege) zusammen mit ausgesprochenen perisinuösen Veränderungen vorhanden waren — Fälle, bei denen die Diagnose einer Thrombophlebitis ziemlich sicher war und in denen Alexander gemäß seiner Indikationsstellung wohl die Jugularis unterbunden hätte —, so ergeben sich sogar 83% *Gesamtheilungen* [1]). Die Gesamtheilungsresultate der Erlanger Ohrenklinik bei sicheren Sinusthrombosen betragen 73%, bei den sehr wahrscheinlichen 77%. *Aus dieser Gegenüberstellung geht wohl das eine deutlich hervor, daß die erzielten Gesamtheilungen bei Sinusthrombosen, bei denen die Jugularisunterbindung nach bestimmter Indikation vorgenommen wurde, gegenüber denen mit prinzipiell und primär vorgenommener Venenausschaltung nicht zurückstehen. Die Erfolge bei prinzipieller Jugularisausschaltung sind also denen bei Unterbindung nach bestimmten Gesichtspunkten nicht überlegen.* Der Umstand, daß die Resultate Giessweins, der gleichfalls nur nach bestimmter Indikation die Jugularisausschaltung vornimmt, einen weit schlechteren Durchschnitt zeigen (49% Heilung)· hat wohl, wie schon erwähnt, andere Gründe.

Diese Gegenüberstellung stützt ferner die schon durch mannigfache andere Erfahrungen naheliegende Vorstellung, daß, so segensreich und unentbehrlich in vielen Fällen die Jugularisunterbindung auch ist, für den endgültigen therapeutischen Erfolg nicht immer — natürlich rechtzeitiges und sachgemäßes Eingreifen vorausgesetzt — die operative Methodik, die Art des operativen Vorgehens allein maßgebend ist, sondern daß die Eigenart des Falles, bedingt durch Art und Schwere der Infektion, Reaktionsfähigkeit des betroffenen Organismus usw. mindestens einen ebenso großen Einfluß hat. Seit langem kennen wir z. B. zwei Gruppen von Sinusthrombosen, in deren mitunter sehr markanten Verlaufsdifferenzen wohl solche Wirkungen zum Ausdruck kommen: Den oft relativ benignen Verlauf von Sinusthrombosen im Anschluß an *akute* und den vielfach schwereren, häufig auch mit anderen Komplikationen verbundenen nach *chronischen* bzw. Cholesteatom-Eiterungen. Stenger hat nun an fremdem und eigenem Material nachgewiesen, daß Sinusthrombosen nach akuten Mittelohreiterungen ohne Jugularisunterbindung weit häufiger zur Heilung

---

[1]) In unserer Statistik sind wie in der von Alexander alle Fälle mitgerechnet, sowohl die verspätet eingelieferten, von vornherein prognostisch ungünstigen, wie auch diejenigen, in denen der Tod nicht an den unmittelbaren Folgen der Pyämie und Sepsis erfolgte.

kommen wie nach chronischen, eine Anschauung, die auch von SCHNEIDER aus der Erlanger Universitätsohrenklinik nachdrücklich vertreten worden ist. In der Tat geht aus den meisten Feststellungen, wenn auch nicht so ausgesprochen wie bei SCHNEIDER und STENGER hervor, daß Sinusthrombosen nach akuten Mittelohreiterungen häufiger ohne Jugularisunterbindung heilen wie solche nach chronischen. Dies ist bei dem relativ gutartigen Verlauf vieler akuter [1]) Sinusthrombosen nicht gerade überraschend. Ist doch nach den meisten Zusammenstellungen die Gesamtheilungsziffer der akuten Sinusthrombosen, selbst sog. Osteophlebitispyämien abgerechnet, höher als die der chronischen [2]), ein Verhalten, das sogar in dem GIESSWEINschen Material, wo dieser Unterschied am geringsten ist, noch deutlich zum Ausdruck kommt. Jedoch darf man nicht übersehen, daß auch nicht gerade selten akute Sinusthrombosen trotz — und man darf hier wohl sagen trotz — der Unterbindung zum Exitus kommen (bei GIESSWEIN sogar 50%) und daß bei Sinusthrombosen nach chronischen Mittelohreiterungen ohne Unterbindung in $1/_3$ (GIESSWEIN) bis $2/_3$ (eigenes Material) der Fälle Heilung erfolgt. Den von manchen Autoren gezogenen praktischen Schlußfolgerungen, *daß die Jugularisunterbindung bei akuten Sinusthrombosen fast immer überflüssig, bei den chronischen dagegen in der Regel notwendig sei, kann man deshalb nicht ohne weiteres zustimmen.* In seiner interessanten Arbeit begründet zwar STENGER diese Folgerung mit Unterschieden im klinischen Verlauf und mit solchen der Thrombengestaltung. Bei letzterer sind aber bisher pathologisch-anatomisch keine so prinzipiellen Differenzen nachgewiesen und erstere sind durchaus nicht immer so ausgeprägt vorhanden, daß man daraufhin hoffen könnte, schon aus der ursächlichen Mittelohreiterung Anhaltspunkte für die Indikation zur Jugularisausschaltung zu gewinnen. Unsere klinischen Erfahrungen lassen jedenfalls solche Schlüsse nicht zu. Bei unseren Sinusthrombosen nach akuten Mittelohreiterungen wurde in 33% die Jugularis unterbunden und in 67% davon Abstand genommen. Von der ersten Kategorie wurden 50% geheilt, von der zweiten 95%. Bei unseren Sinusthrombosen nach chronischen Eiterungen wurde in 52% die Jugularis unterbunden. Von den unterbundenen Fällen kamen 60%, von den nicht unterbundenen 72% zur Heilung.

Die Tatsache, daß in den unterbundenen Fällen nach akuten Eiterungen 50%, in den nicht unterbundenen nur 6% starben, könnte leicht zu der Ansicht führen, daß man bei Unterlassung der Unterbindung bessere Resultate hätte erzielen können. Diese Schlußfolgerung wäre natürlich falsch, da hier die Jugularis nur nach *strenger Indikation*, hauptsächlich also, wenn sie selbst erkrankt war, unterbunden wurde. Der Umstand, daß in unseren nicht unterbundenen Fällen nach chronischen Eiterungen 72% zur Heilung kamen, *spricht wohl gegen die Anschauung, daß bei Sinusthrombosen nach chronischen Mittelohreiterungen die Jugularis in der Regel unterbunden werden muß.*

Für die so vielfach und nachdrücklich erhobene Forderung einer gewissermaßen prinzipiellen Unterbindung in jedem Fall von klinisch diagnostizierter oder operativ nachgewiesener Thrombose scheinen vor allem *drei Gesichtspunkte* maßgebend gewesen zu sein: Die Vorstellung von der *Gefahr der Mobilisierung von Thrombenteilchen* während der Sinusoperation, die Anschauung, daß durch die Ausschaltung der Vene eine *weitere Verschleppung infektiösen Materials nicht mehr* oder nur in ganz geringem Maße *stattfinden kann* und die Meinung, daß die *Venenausschaltung selbst keine Gefahr* in sich schließt. Die Befürwortung

---

[1]) Gemeint sind Sinusthrombosen nach akuten Mittelohreiterungen.
[2]) Gemeint sind Sinusthrombosen nach chronischen Mittelohreiterungen.

der primären Unterbindung stützt sich ferner auf die Annahme, daß eine otogene Sinusthrombose immer oder fast immer rein klinisch mit Sicherheit zu diagnostizieren ist.

Aus unseren Erörterungen über die Diagnostik geht übereinstimmend mit der überwiegenden Mehrzahl der Autoren wohl einwandfrei hervor, daß die Annahme, eine *otogene Thrombophlebitis in jedem Stadium der Erkrankung rein klinisch mit Sicherheit feststellen zu können* (Theimer, Alexander, zit. nach Theimer), *unhaltbar ist.* Was ferner die Gefahr des Flottwerdens und der Verschleppung von Thrombenteilchen bei Manipulationen am Sinus betrifft, so ist sie zwar gewiß vorhanden, aber nach unseren und den reichen Erfahrungen Heines *durchaus nicht sehr groß.* Wäre sie aber wirklich so groß, so müßte man konsequenterweise schon vor der Warzenfortsatzoperation, zum mindesten vor der Sinusfreilegung, also prinzipiell und prophylaktisch unterbinden, was praktisch wiederum darauf hinausliefe, schon bei bloßem Verdacht auf Sinusthrombose schematisch einen Eingriff vorzunehmen, der vielleicht ganz überflüssig, unter Umständen sogar schädlich ist.

Als wichtiger Gesichtspunkt für die Vornahme der Jugularisunterbindung gilt weiterhin, daß durch Verlegung des direkten Abflußweges zum Herzen die *Verschleppung infektiösen Materials* ganz oder in der Hauptsache *verhindert* wird. Mancherlei Beobachtungen zeigen jedoch, daß die Ausschaltung dieses als Hauptbahn für die Metastasenaussaat angesprochenen Weges allein nicht immer genügt. Denn auch nach der Unterbindung können, wie uns eigene Erfahrungen und die nachdrückliche Betonung solcher Vorkommnisse in der Literatur lehren (Heine, Brieger, Körner, Giesswein u. a.), hohe Temperaturen, Schüttelfröste weiter bestehen, Bakterien im Blute nachweisbar bleiben und die Metastasenbildung fortdauern. Giesswein betont ausdrücklich, daß in der weitaus größten Zahl seiner Fälle die Metastasenaussaat durch die Jugularisunterbindung nicht verhindert worden ist. Ja, gelegentlich können sich solche Zustände sogar erst nach der Ligatur entwickeln. Beachtenswert sind in diesem Zusammenhang auch Fälle von Sinusthrombosen, in denen Fieber, Schüttelfröste (Jansen, Heine, Warnecke) oder eine Metastasenaussaat (Herzfeld), die sogar in einem Falle Briegers ganz ungewöhnliche Dimensionen annahm, bis zur Operation bestanden und diese dann entweder einen gutartigen zentralen Abschluß des Thrombus oder sogar eine völlige bindegewebige Obliteration der Jugularis (Jansen, Warnecke, Herzfeld, Brieger) aufdeckte. Hier war also vom erkrankten Sinus her infektiöses Material in den Kreislauf gelangt, trotz eines schon länger bestehenden Verschlusses der Jugularis, der in seiner Wirkung wohl kaum hinter dem durch die Unterbindung gesetzten zurückstehen dürfte.

Bemerkenswert ist ferner, daß sich eine trotz Unterbrechung des Hauptabflußweges auftretende Metastasenbildung durchaus nicht nur auf die Entwicklung von Gelenk- und Muskeleiterungen, die man auf die Verschleppung kleinster oder rein bakterieller Emboli zurückzuführen pflegt, zu beschränken braucht, sondern daß es auch unter diesen Umständen zur Bildung richtiger Lungenmetastasen kommen kann.

Gewiß mag in manchen solchen Fällen die Verschleppung schon vor der Jugularisunterbindung, die Manifestation der Metastasen erst nach ihr erfolgt sein, aber immer trifft dieses Argument sicherlich nicht zu, wie z. B. Beobachtungen zeigen, in denen bei der erst längere Zeit nach der Unterbindung vorgenommenen Obduktion ganz frische Lungeninfarkte nachgewiesen werden konnten (Brieger).

Ganz abgesehen von mancherlei zum Teil noch wenig geklärten Bedingungen, die für das Zustandekommen und die Frequenz der Metastasenaussaat vielleicht von weit größerer Bedeutung sind, als die Wegsamkeit bestimmter Bahnen an *sich, hängt also das Auftreten von Metastasen jedenfalls nicht allein von einer freien Jugularispassage ab.* Bestandteile des Sinusinhalts können auch auf andere Art in den Kreislauf gelangen, nämlich auf dem Wege von Kollateralbahnen und durch retrograden Transport, worauf neuerdings auch FIEANDT besonders hinweist. Von Kollateralbahnen, die sich hauptsächlich um den Bulbus gruppieren und die von MACEWEN und HANSBERG eingehend studiert wurden, kommen besonders in Betracht: die Vena condyloidea (posterior) mit Verbindungen zur Vertebralis profunda, zum Plexus spinalis und zur Subclavia, die Vena condyloidea anterior (Plexus venosus hypoglossi), die mit dem Plexus spinalis kommuniziert, die Sinus occipitales und der zum Cavernosus führende Sinus petrosus inferior[1]). Zugegeben, daß diese Verbindungen nicht immer alle ausgebildet und für den Transport größerer Bröckel mitunter zu eng sind, so bieten sie bei der Variabilität ihrer Anlage und Ausbildung doch genügend Wege, die die Ausbreitung thrombophlebitischer Prozesse und die Verschleppung infektiösen Materials ermöglichen[2]). Auf die Möglichkeit, *daß sich eine Thrombose peripherwärts im Sinus transversus ausbreitet und hier die Quelle der weiterbestehenden Allgemeininfektion bildet* — Vorgänge, die schon von JANSEN, HEINE und F. Voss gewürdigt wurden — möchte ich, *weil sie gegenüber solchen am Bulbus und in der Jugularis sich abspielenden Prozessen viel zu wenig berücksichtigt wird, ganz besonders hinweisen.* Obduktionsbefunde von Fällen, in denen nach der Jugularisunterbindung Fieber, Schüttelfröste, Metastasen weiterbestanden, zeigen nicht selten als Quelle der fortdauernden Infektion Vereiterungen anderer Felsenbeinsinus, thrombosierte Emissarien oder Zerfallserscheinungen am peripheren Thrombusende im Transversus. Wir verfügen über eine Reihe von mit und ohne Jugularisunterbindung und Bulbuseröffnung behandelten Sinusthrombosen, in denen pyämische Allgemeinerscheinungen so lange fortbestanden, bis es gelang, dem peripheren Weiterschreiten des Prozesses im Transversus Herr zu werden, um dann mit einem Schlage zu verschwinden. Ähnliche Erfahrungen sind es wohl, die F. Voss zu dem Rate veranlaßten, in Fällen, in denen nach der Unterbindung Zeichen der Allgemeininfektion fortbestehen, nicht nur das zentrale, sondern auch das periphere Thrombusende zu revidieren.

Hier sei ferner auch darauf hingewiesen, daß übrigens das Fortdauern von Fieber und Zeichen der Allgemeininfektion nach operativer Inangriffnahme von Sinus und Jugularis nicht immer *nur* von diesen Gebieten her bedingt sein muß, sondern daß es auch von einer schon angelegten Metastase oder von kleinsten Infiltrations- und Eiterkokkenherden in irgendwelchen Organen, den sog. Toxinbildungsstätten KÜMMELS stammen kann.

Die *Tatsache, daß bei Sinusthrombosen die Verschleppung infektiösen Materials nicht nur auf dem Wege der Jugularis, sondern auch auf anderen Bahnen erfolgen kann und gar nicht so selten auf ihnen erfolgt, steht also fest.* Es hat also vom Gesichtspunkt der Metastasenverhinderung keinen Zweck, unterschiedslos in allen Fällen nur die Jugularisbahn zu sperren und hier womöglich zu einem schon bestehenden Abschluß noch einen weiteren zu setzen, während der Transport des infektiösen Materials auf ganz anderen Wegen erfolgen kann.

Obwohl eine große Anzahl von Sinusthrombosen ohne Jugularisunterbindung ausheilt und obgleich die Gesamtheilungsresultate bei prinzipieller Unterbindung nicht besser sind wie bei einer nach bestimmten Indikationen vorgenommenen, obwohl die Ligatur kein absolutes Hindernis für den Übertritt infektiöser Stoffe in den Kreislauf auf anderen Bahnen ist, so könnte man trotzdem im Interesse der Vereinfachung des operativen Vorgehens und zur Verhinderung einer zu späten Venenausschaltung für eine prinzipielle Unterbindung

---

[1]) Siehe anatomische Vorbemerkungen.
[2]) Nach KÖRNER und HANSBERG können sich die Kollateralbahnen bei starker Belastung dehnen und sogar ihre Knochenkanäle erweitern.

eintreten, vorausgesetzt, *daß ihr keine Gefahren und Schädlichkeiten anhaften.* Zur Beantwortung dieser sehr wichtigen Frage können wir zwar nicht statistische Feststellungen, wohl aber klinische Erfahrungen und pathologisch-anatomische Überlegungen heranziehen.

Wenn wir von den Schädigungen absehen, die z. B. wie Verletzungen des N. vagus, des N. accessorius, der Ansa hypoglossi oder ihrer Verbindung mit dem Nerv. cervicalis descendens inferior oder wie das Entstehen einer Luftembolie mehr den durch die Erkrankung bedingten Veränderungen oder der Technik, als der Methode zur Last fallen dürften, so handelt es sich hierbei namentlich um *zwei Gefahrsmöglichkeiten,* um das Auftreten von *Stauungserscheinungen im Hirn* und um eine *weitere Ausbreitung des thrombotischen Hirnblutleiterprozesses* durch die Unterbindung.

Infolge der Ligatur können im intrakraniellen Ursprungsgebiete der Jugularis Störungen wie Ödeme, Blutungen und ischämische Erweichungsherde im Gehirn auftreten, die unter Umständen zu lebensbedrohlichen Zuständen und zum Exitus führen. Rohrbach, Linser und Stolz haben solche Fälle erlebt und zugleich den Beweis dafür erbracht, daß mit als Entwicklungsursache der tödlichen Stauung eine abnorme Enge der andersseitigen Jugularis, durch die der Abfluß des gestauten Hirnblutes nicht rasch genug bewältigt werden konnte, angesprochen werden mußte. Messungen, die daraufhin Linser an einer größeren Anzahl von Schädeln vornahm, ergaben nun, daß in etwa 3% aller Fälle, und zwar links etwa 5mal so häufig wie rechts, mit dem Vorhandensein eines abnorm engen Foramen jugulare und einer entsprechend dünnen Vene zu rechnen ist. Sehr groß scheint diese Gefahr allerdings nicht zu sein, da trotz der häufigen Unterbindung der rechten, also der weiteren Jugularis, wenig solche üble Zufälle bekannt geworden sind. Von solchen sah z. B. Ruttin nach der Unterbindung eine Neuritis optica auftreten, E. Urbantschitsch beobachtete eine beiderseitige Neuritis optica mit Blutungen im Umkreis der Papillen und kontralaterale Abducensparese, die er ebenfalls auf Blutaustritte infolge der Ligatur zurückführt; — Ereignisse, deren Abhängigkeit von der Jugularisunterbindung nach Körner aber schon deshalb mit großer Reserve zu beurteilen ist, da sie auch sonst bei Sinusthrombosen vorkommen. Alexander hingegen beobachtete unter 137 Unterbindungen nur einmal eine vorübergehende Stauung im Gesicht, Güttich berichtet aus der Berliner Universitätsohrenklinik, daß in den letzten 12 Jahren trotz häufiger Unterbindungen keine derartigen Ereignisse vorkamen und wir selbst sahen in den letzten 14 Jahren gleichfalls keine üblen Folgeerscheinungen. Immerhin aber muß mit dieser Möglichkeit gerechnet werden. Die Stauungswirkung der Unterbindung auf das Gehirn wird natürlich, abgesehen von Alter, von Konstitutionsanomalien usw. auch verschieden sein, je nachdem die Ligatur bei unbehindertem oder schon behindertem Blutabfluß ausgeführt wird. Sie wird also verschieden sein, wenn vor der Unterbindung schon ein obturierender Thrombus im Quellgebiet der Jugularis bestand und während seines langsamen Wachstums die Zirkulation auf andere Bahnen geleitet wurde — obwohl auch hier die plötzliche Verlegung des Petrosus inferior, dem in solchen Fällen unter Umständen die Rolle eines Notauslasses zukommt (F. Voss), bedenklich werden kann — und wenn bei wandständigem Thrombus und bluthaltiger Jugularis die Zirkulation durch die Ligatur plötzlich unterbrochen wird.

Vielfach zu wenig gewürdigt und doch größer als die Möglichkeit einer schädlichen Hirnblutstauung ist die Gefahr, daß durch die unter dem Einfluß der Unterbindung veränderten Strömungsverhältnisse Thrombenpartikelchen gelöst und verschleppt werden und daß eine *oberhalb der Ligatur befindliche Blutsäule rasch und ausgedehnt thrombosiert.*

Die nach der Jugularisunterbindung im Hirnblutleitersystem auftretenden Zirkulationsänderungen sind bisher im einzelnen wenig erforscht, aber man darf wohl annehmen, daß sie je nach den vorliegenden Verhältnissen und den damit zusammenhängenden Druckschwankungen verschiedenartig sich abspielen. So kann man z. B. beobachten, daß nach Ligatur und Durchtrennung der bluthaltigen Jugularis der periphere Venenstumpf sich zusammenzieht und seinen Inhalt völlig entleert, oder daß er lange Zeit prall mit flüssigem Blute gefüllt bleibt, das dann, wie auch *eigene* Versuche an Affen zeigten, später unter irgendwelchen Einwirkungen auf anderen Bahnen — bei obturierend thrombosiertem Sinus sigmoideus — völlig abfließen kann. Jedenfalls zeigen solche Beobachtungen, daß man einerseits nach der Unterbindung mit der schon von Jansen und Brieger auf Grund klinischer Erwägungen betonten Möglichkeit einer Losreißung und Verschleppung von Thrombenpartikelchen aus angrenzenden obturierenden und wandständigen Gerinnseln durch eine rückläufige Blutbewegung wohl rechnen muß, und daß andererseits im unter-

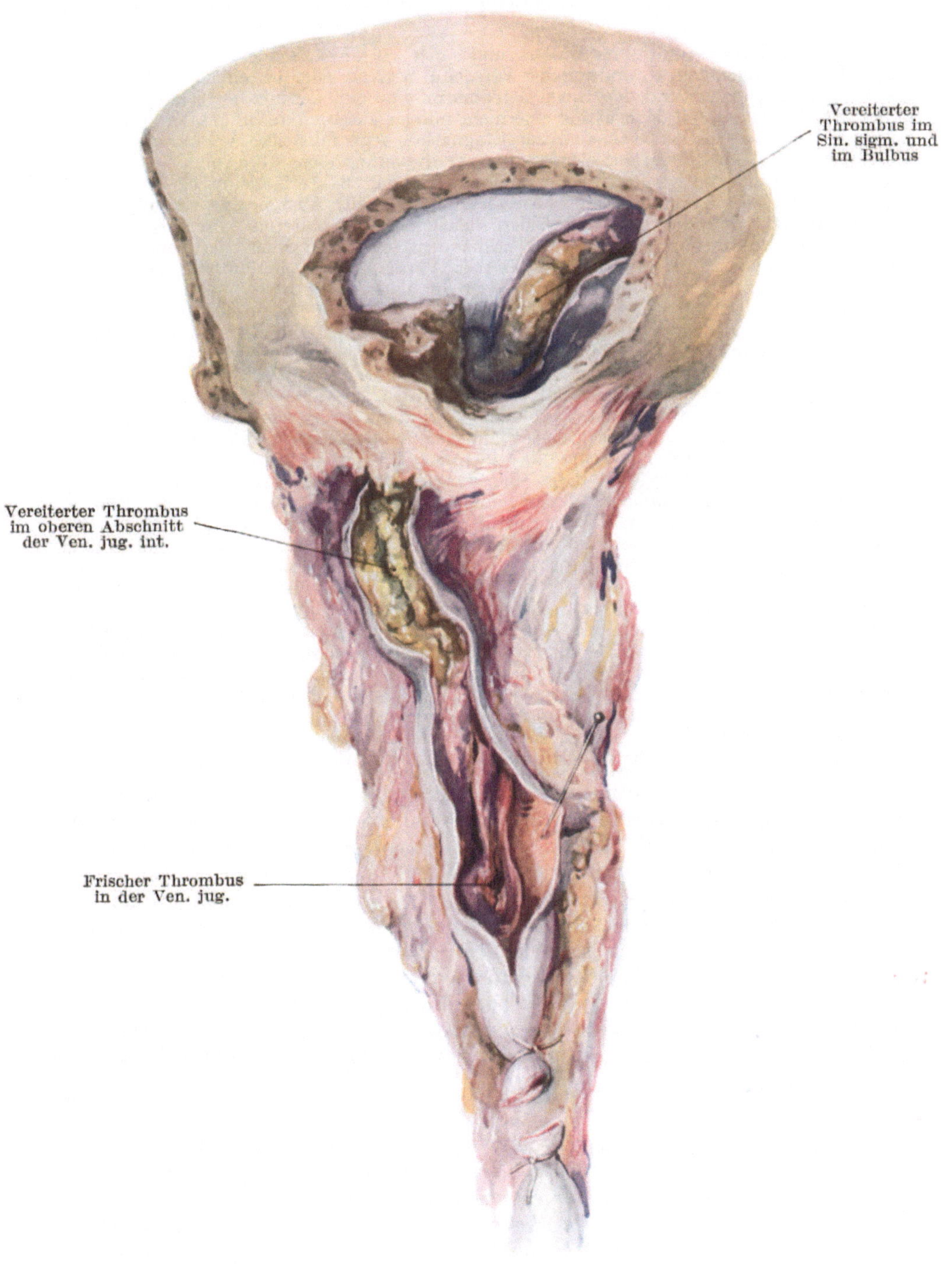

Abb. 42. Das Präparat zeigt die Ausbreitung einer zur Zeit der Jugularisunterbindung auf den Sinus sigmoideus beschränkten otogenen Thrombose 3 Tage nach Vornahme der Ligatur. (Nach einem Präparat von Prof. Dr. HEINE.)

bundenen Jugularisabschnitt, im Bulbus und auch im angrenzenden Sinusabschnitt —
selbst wenn peripher kein thrombotischer Verschluß besteht, oder bei einem solchen durch
die Venae condyloideae und den Sinus petrosus inferior eine Zirkulation ermöglicht wird
(Fieandt, Haymann) — doch häufig eine mehr minder ausgeprägte Stagnation des Blutes
zustande kommt. Gesellen sich aber zur Stagnation noch infektiöse Veränderungen der
Gefäßwand oder des Blutes, wie sie bei otogener Sinusthrombose durch phlebitische Ver-
änderungen, wandständige und obturierende Thromben, Bakteriämie in der Regel vor-
liegen, so sind alle Bedingungen zur Entwicklung und zur Ausbreitung thrombotischer
Prozesse in dem von der normalen Blutzirkulation ausgeschalteten Abschnitt gegeben.
Es ist deshalb wohl begreiflich, daß beim Vorhandensein obturierender oder wandständiger
Gerinnsel oder überhaupt von periphlebitischen Veränderungen im unteren Verlauf des
Sigmoideus, im Bulbus oder im Anfangsteil der Jugularis Thrombosen im ganzen von der
Unterbindung beeinflußten Bezirk rasch entstehen und die neugebildeten Gerinnselmassen
unter Einwirkung virulenter Erreger rasch zerfallen können. Auch bei otogener Allgemein-
infektion ohne Sinusthrombose genügt — wie man aus Versuchen von Jakowski an Venen
und von *mir* am Sinus schließen darf — bei bestehender Bakteriämie die Erzeugung lokaler
Zirkulationsstörungen zur Entwicklung von Thromben in dem betroffenen Abschnitt.
Daß man mit solchen Folgen der Jugularisunterbindung nicht nur theoretisch, sondern
praktisch zu rechnen hat, beweisen eine Reihe von Fällen kritischer Beobachter (Witte,
Jansen, Heine, Brieger, Langenbuch, Devansley), in denen sich im Anschluß an die
Unterbindung in vorerst freien Bahnen eine ausgedehnte Thrombose rasch und derartig
entwickelte, daß die Annahme eines ursächlichen Zusammenhanges fast mit der Beweiskraft eines Tierexperimentes nahegelegt wird. Jansen und Heine haben auf Grund bestimmter Erfahrungen besonders auf die Gefahr aufmerksam gemacht, daß es unter dem
Einfluß der Unterbindung zur Bildung von Bulbusthrombosen und durch Vermittlung des
Petrosus inferior zu einer Cavernosusthrombose kommen könne. Nicht jede nach der Unterbindung manifest werdende Cavernosusthrombose muß allerdings auf solche Weise zustande kommen, sie kann auch, wie eine Beobachtung von Voss zeigt, durch eine schon
vorher bestehende Erkrankung des Sinus petrosus superior entstanden sein. Aber daß die
Jugularisunterbindung solche Wirkungen auszulösen vermag, kann nach den Beobachtungen von Jansen, Brieger und einem von Heine ausführlich mitgeteilten Fall, in dem
sich an die Unterbindung der bluthaltigen Jugularis unmittelbar die Entwicklung einer
Bulbuscavernosusthrombose anschloß, kaum bezweifelt werden. Wir selbst verfügen über
eine ähnliche, wenn auch nicht so eklatante Beobachtung (Abb. 42).

Die eben erörterte schädliche Wirkung der Ligatur kann man nun allerdings
bis zu einem gewissen Grade verhindern, wenn man von dem sicher richtigen
Gesichtspunkte aus, *daß nicht nur die Unterbindung der Jugularis allein,
sondern vielmehr durch deren breite Eröffnung eine ausgiebige Drainage des
erkrankten Gefäßabschnittes anzustreben ist, die Vene nach dem Vorschlage von*
Jansen, Brieger *und* Alexander *möglichst bis zur Schädelbasis schlitzt.*
Dieses Vorgehen entspricht sicherlich unseren chirurgischen Anschauungen
am meisten, es hat aber eine durchaus nicht immer vorhandene Bedingung
zur Voraussetzung, nämlich daß der zu eröffnende Abschnitt nicht mehr voll
bluthaltig ist und keine starke Blutung von obenher erfolgt. Ist eine solche vorhanden, so wirkt die zu ihrer Stillung notwendige Tamponade wohl nicht anders
als die Unterbindung.

Fassen wir kurz zusammen: Die *Gescmtheilungsresultate otogener Sinusthrombosen sind bei prinzipieller Jugularisunterbindung nicht besser wie bei der
nach bestimmten Indikationen vorgenommenen Ligatur, die Venenausschaltung
verhindert den Übertritt infektiösen Materials in den Kreislauf nicht mit Sicherheit
und die Jugularisligatur hat schließlich doch gewisse Gefahren. Infolgedessen
erscheint unser Standpunkt, die Unterbindung der Jugularis nur nach bestimmten
Indikationen vorzunehmen, wohl gerechtfertigt.*
Da die Ansichten der Autoren, die für eine Unterbindung nach bestimmten
Indikationen eintreten, in mehr minder wichtigen Einzelheiten nicht unerheblich
auseinandergehen, eine Gegenüberstellung der verschiedenen Meinungen ohne
entsprechende Kritik zwecklos, eine solche aber zu sehr ins Detail gehen müßte,
beschränke ich mich auf die Darlegung unserer Gesichtspunkte bei der Vornahme

der Unterbindung, die sich im großen und ganzen mit den von HEINE und BRIEGER aufgestellten Richtlinien decken.

Ich halte die Unterbindung der V. jugularis interna unter folgenden Umständen für indiziert:

1. Wenn die V. jugularis selbst thrombophlebitisch erkrankt ist.

2. Wenn eine primäre oder sekundäre obturierende Bulbusthrombose vorhanden ist, von der schwere Allgemeinerscheinungen (Metastasen usw.) ausgelöst werden.

Liegen schwere Allgemeinerscheinungen nicht vor, so nur bei schwerem lokalen Befund: Gangrän der Wand, jauchiger Zerfall, peribulbärer Absceß, um eine Verschleppung von Thrombenteilchen während der Bulbusoperation zu vermeiden.

3. Wenn bei nicht gutartig erscheinendem zentralen Thrombusende oder bei Verfärbung der Sinuswand das zentrale Ende des Thrombus im Sinus sigmoideus zwar erreicht wird, seine ausgiebige Entfernung aber wegen der vom Bulbus her bestehenden Blutung nicht möglich ist.

4. Bei wandständigen Thromben oder für das Bestehen von solchen sprechenden Erscheinungen, wenn die Eliminierung des erkrankten Bezirks lokal nicht (z. B. wandständige Bulbusthrombose) oder nicht ausgiebig genug möglich ist und Zeichen einer schweren Allgemeininfektion weiter bestehen.

Zeitlich nach dem Eingriff am Sinus gruppiert wäre also die Jugularis zu unterbinden:

I. *Vor* der Sinusoperation nur dann,

1. wenn sichere Zeichen einer thrombophlebitischen Erkrankung der Jugularis selbst vorhanden sind,

2. wenn ausnahmsweise von vornherein die Diagnose einer mit schweren Allgemeinerscheinungen einhergehenden Bulbusthrombose möglich ist.

In diesen Fällen muß die Sinus- bzw. Bulbusoperation der Unterbindung und Eröffnung der Jugularis unmittelbar angeschlossen werden.

II. Unmittelbar *nach* der Sinusoperation:

1. Wenn sich dabei Anhaltspunkte ergeben, daß die Jugularis selbst ergriffen ist.

2. Wenn eine sekundäre oder primäre obturierende Bulbusthrombose aufgedeckt wird und schwere Allgemeinerscheinungen bestehen.

Ohne solche nur dann, wenn ein schwerer lokaler Befund am Bulbus: Gangrän der Wand, jauchiger Zerfall usw. vorhanden ist und die Möglichkeit sehr nahe liegt, daß bei weiteren Manipulationen am Bulbus Thrombenteilchen in den Kreislauf kommen.

3. Wenn bei nicht gutartiger Beschaffenheit des Thrombus und Verfärbung der Wand das zentrale Ende im Sinus sigmoideus zwar erreicht, seine ausgiebige Entfernung aber wegen der vom Bulbus her erfolgenden Blutung nicht möglich ist.

Ist in diesen Fällen die Bulbusoperation notwendig, so wird man die Jugularisunterbindung vorher ausführen.

III. Im *weiteren* Verlauf der Erkrankung:

1. Wenn sich der Prozeß auf die Jugularis ausbreitet.

2. Wenn die Thrombose auf den Bulbus übergreift und

a) schwere Allgemeinerscheinungen bestehen, für die nach Ausschluß eines anderen Ausgangspunktes z. B. des peripheren Thrombusendes im Transversus der Bulbus als Quelle angenommen werden muß,

b) ohne solche nur bei schwerem lokalen Befund, nach den unter II., 2. erörterten Gesichtspunkten.

3. Beim Vorhandensein wandständiger Thromben oder für solche sprechender Zeichen, wenn der Sepsisherd am Sinus nicht erreichbar ist oder lokal nicht beherrscht werden kann und die Erscheinungen der Allgemeininfektion weiter bestehen.

Ein Schema für eine Indikationsstellung zu geben, die nicht schematisch ist, hat Schwierigkeiten. Die oben angeführten Leitsätze sind daher mehr als Gesichtspunkte wie als feststehende Regeln für die Vornahme der Jugularisunterbindung zu betrachten. Solche, für alle Eventualitäten gültige, lassen sich meines Erachtens überhaupt nicht aufstellen. Das ganze klinische Bild, der Gesamtzustand des Patienten, das Vorhandensein, die Menge und Art der Metastasen, die Art der Infektion und der ursächlichen Mittelohreiterung werden uns veranlassen, in dem einen Fall die Unterbindung rasch und frühzeitig vorzunehmen, in dem anderen eine mehr abwartende Haltung einzunehmen.

Besonders betont sei noch, *daß der Jugularisunterbindung stets die Eröffnung des peripheren Venenstumpfes zu folgen hat,* denn nur so ist das durch die Ligatur letzten Endes anzustrebende Ziel, die Schaffung einer günstigen Drainage und einer ausgiebigen Ausschaltung des erkrankten, oberhalb der Unterbindungsstelle liegenden Gefäßabschnittes zu erreichen. Die schon von Jansen und Brieger nachdrücklich empfohlene Benützung des peripheren Venenstumpfes als Drainrohr für oberhalb gelegene erkrankte Partien hat Alexander durch systematische Anlegung einer Jugularishautfistel — Annähen des eröffneten peripheren Jugularisabschnittes an die Haut im oberen Teil der Halswunde — methodisch durchgeführt. Unter Umständen muß der periphere Jugularisstumpf bis zur Schädelbasis isoliert und gespalten werden. Führt die Jugularis noch reichlich Blut, so ist die Eröffnung des Lumens unmittelbar nach der Unterbindung zwecklos, da dieses wegen der Blutung doch nicht offen gehalten werden kann. Sie muß aber *so bald als möglich* nachgeholt werden.

Ein genaueres Eingehen auf die *Technik der Unterbindung* erübrigt sich, da sie in jedem chirurgischen Lehrbuch eingehend beschrieben ist. Nur einige, hier besonders interessierende Punkte seien kurz erwähnt. Als Stelle der Freilegung kommt hauptsächlich das mittlere Halsdrittel in Betracht, weil hier die Vene wegen ihrer oberflächlichen, dicht hinter dem vorderen Rand des M. sterno-cleido-mastoideus befindlichen Lage am leichtesten zu erreichen ist. Man legt sie in nicht zu geringer Ausdehnung mindestens etwa 6 cm weit frei und isoliert sie sorgfältig von der Umgebung. Die Stelle der Unterbindung richtet sich nach dem lokalen Befund unter dem Gesichtspunkte, daß die Ligatur, wenn immer möglich, unterhalb des thrombosierten oder periphlebitisch veränderten Abschnittes im Gesunden vorgenommen werden muß. Ist die Jugularis bluthaltig, beschränkt sich die Thrombose auf ihren Anfangsteil, so unterbindet man möglichst oberhalb der Einmündung der Vena

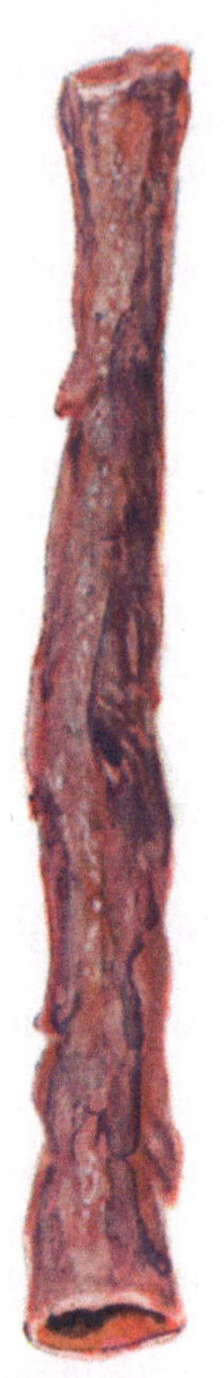

Abb. 43.
Thrombosierte
Vena jugularis
int. mit einem
Teil des Bulbus,
in toto excidiert
bis nahe zur Ein-
mündung in die
Vena anonyma.

facialis communis. Die Vene wird doppelt ligiert und, um ein Weiterschreiten der Infektion in der Wand über die Ligaturstelle hinaus sicher auszuschließen, zwischen den Ligaturen durchtrennt. Bei stärkeren Veränderungen und ausgedehnter Thrombose excidiert man zweckmäßig einen mehr minder großen Abschnitt der erkrankten Vene völlig (Abb. 43). In den Unterbindungsbezirk einmündende Venen werden natürlich gleichfalls unterbunden, abgetrennt und, soweit sie thrombosiert sind, eröffnet. Erstreckt sich die Jugularisthrombose weit herzwärts, so kann man sich die Freilegung der tieferen Partien durch starkes Rückwärtsneigen des Kopfes erleichtern, unter Umständen kann es zweckmäßig sein, die Clavicula zu resezieren. Den zentralen Venenstumpf deckt man zweckmäßig durch Nähte im unteren

Wundwinkel[1]). Sonst bleibt die Halswunde offen und wird locker tamponiert. Den peripheren Stumpf markiert man sich — wenn keine Jugularishautfistel angelegt wird — zur Erleichterung späterer Orientierung durch einen längeren Ligaturfaden.

Im allgemeinen ist die Jugularisunterbindung leicht. Bei Strumen, starken periphlebitischen Veränderungen und Verwachsungen in der Umgebung, bei weit herzwärts reichenden Thromben, bei Obliteration usw. kann sie aber schwer sein. Ebenso bei Anomalien z. B. abnormer Enge, Doppelbildung, Inselbildung usw. Hier ist es empfehlenswert, sich vom untersten Abschnitt der Vena jugularis her zu orientieren, ein Vorgehen, das sich mir in solchen Fällen recht gut bewährt hat. Auf die Möglichkeit von Nebenverletzungen wurde schon weiter oben hingewiesen.

Die Behandlung der Thrombose des Sinus cavernosus und der Sinus petrosi.

Die Thrombose der *Sinus petrosi* kann man rein klinisch nicht diagnostizieren. Zeigt sich bei der Operation, daß die Erkrankung auf den *Sinus petrosus superior* übergegriffen hat — oder daß dieser überhaupt primär ergriffen ist —, so kann man sich unter Wegnahme der hinteren Pyramidenkante besonders seinen lateralen Teil ganz gut zugänglich machen. Die Thrombose des Sinus petrosus inferior ist hingegen direkt überhaupt nicht angreifbar; nur indirekt kann man dadurch auf sie einzuwirken versuchen, daß man durch die GRUNERTsche Operation seine Einmündungsstelle in den Bulbus freilegt und so möglichst günstige Abflußbedingungen zu schaffen versucht.

Die Thrombose des *Sinus cavernosus* läßt sich in vielen Fällen klinisch diagnostizieren (siehe oben). Wenn man von der schon erörterten Hypothese einer günstigen Beeinflussung des Prozesses durch die mechanische Wirkung bei Eröffnung des Transversus — womit BRIEGER in zwei Fällen das Zurückgehen der Symptome zu erklären versucht — absieht, so kommt nur die Freilegung und Eröffnung in Betracht. Ein solches Vorgehen stößt aber auf große technische Schwierigkeiten, wie die verschiedenen, meist nur an der Leiche ausgeführten Operationsverfahren zeigen. Am besten eignet sich vielleicht die von F. Voss in einem Falle von Cavernosusthrombose ausgeführte LEXERsche Modifikation der von KRAUSE zur intrakraniellen Resektion des Ganglion Gasseri angegebenen Methode. Aber auch der auf diese Weise zu erreichende Zugang scheint nicht sehr groß zu sein — Voss konnte in seinem kurze Zeit nach der Operation an Meningitis gestorbenen Falle den Cavernosus nur in einer Ausdehnung von etwa 6—8 mm eröffnen — und die Möglichkeit, so den buchtigen und von zahlreichen Bindegewebsbalken durchzogenen Sinus genügend auszuräumen und zu drainieren, bleibt wohl immer sehr gering. Hat die Thrombose auf den Sinus cavernosus der anderen Seite übergegriffen, so sind die Chancen einer operativen Beeinflussung noch geringer. Bei der Schwierigkeit und Gefährlichkeit des Eingriffs kommt daher die operative Inangriffnahme der Cavernosusthrombose nur bei *absolut sicherer* Diagnose und in Fällen in Betracht, in denen selbst bei ungünstigem Ausgang der Operation die vorhandenen Chancen nicht wesentlich verschlechtert werden.

Behandlung der Metastasen.

Die Behandlung der Metastasen hat nach allgemeinen chirurgischen Grundsätzen zu erfolgen. Bei Schwellungen und Infiltrationen im Unterhautzellgewebe und in der Muskulatur soll man mit der Incision nicht zu lange zögern. Bei Gelenkaffektionen empfiehlt sich hingegen, wie auch GÜTTICH betont, eine gewisse Zurückhaltung. Müssen Gelenke wegen eitriger Ergüsse (Streptokokken!) eröffnet werden, so ist nach unserer Erfahrung gegenüber der KÖRNERS die Gefahr bleibender Ankylosen sehr groß. Lungenmetastasen müssen genau kontrolliert und pleuritische Exsudate bald punktiert und entleert werden.

---

[1]) Auf evtl. Verhaltung von Wundsekret ist zu achten.

Kontraindikationen.

Kontraindikationen im eigentlichen Sinne gegen die operative Inangriffnahme der otogenen Sinusthrombose bestehen nicht. Jedoch wird man von einer Operation dann absehen, wenn sie von vornherein als ganz zwecklos erscheint, z. B. wenn eine ausgeprägte diffuse eitrige Meningitis besteht, wenn ausgedehnte Lungenmetastasen vorhanden sind, wenn schwerste Erscheinungen einer foudroyant fortschreitenden Sepsis vorliegen oder der ganze Allgemeinzustand des Patienten keine Hoffnung mehr läßt. Sprechen jedoch bei kühler kritischer Überlegung nur die geringsten Chancen für den Erfolg einer Operation, so wird man wohl bei einer Erkrankung, die sich selbst überlassen mit größter Sicherheit zum Tode führt, selbst in fast aussichtslos erscheinenden Fällen noch einen operativen Eingriff wagen müssen.

Die nichtoperative Behandlung der otogenen Allgemeininfektion.

Die leitenden Gesichtspunkte sind hier im großen und ganzen die gleichen wie bei der Behandlung septischer Prozesse anderer Ätiologie: *Maßnahmen zur Stärkung des Gesamtorganismus und Mittel, die eine direkte Beeinflussung des Krankheitsprozesses selbst anstreben.*

Wie uns die Gegenüberstellung des Verlaufs otogener Allgemeininfektionen bei jugendlichen, kräftigen und alten, verbrauchten Individuen immer wieder zeigt, stellt die natürliche Widerstandskraft des Organismus für die Überwindung der Erkrankung einen nicht zu unterschätzenden Faktor dar. Deshalb dürfen über der chirurgischen Behandlung *nie allgemeine Maßnahmen zur Erhaltung und Hebung der Widerstandskraft des Körpers vernachlässigt werden.* Dazu ist sorgfältige Pflege und individuelle Allgemeinbehandlung nötig. Strenge Bettruhe ist nicht nur wegen der evtl. Möglichkeit der Mobilisierung von Thrombenteilchen, sondern auch über das fieberhafte Stadium hinaus zur Vorbeugung einer Herzschädigung geboten. Regelung des Stuhls, Mund und Hautpflege (feuchte und spirituöse Abreibungen) darf man nicht vernachlässigen. Durch zweckmäßige, roborierend diätetische Ernährung muß man dafür sorgen, daß das gesteigerte Kalorienbedürfnis des fiebernden Kranken (30—40 Kalorien pro Kilogramm) gedeckt und dem Körper durch häufige kleine, abwechslungsreiche Mahlzeiten die genügende Menge von Rohmaterialien zur Bildung der notwendigen Immunkörper in zweckmäßigster Form zugeführt wird. Die Verabreichung mäßiger Mengen von Alkohol — dem natürlich keine spezifische Wirkung gegen die Sepsis zugesprochen werden kann —, am besten in Form guter Weine, hat sich uns wegen seines hohen Brennwertes und seiner anregenden Wirkung auf das Herz gut bewährt. Besondere Aufmerksamkeit muß man der Erhaltung und Stärkung der Herzkraft durch rechtzeitige, dem einzelnen Fall angepaßte Verwendung erprobter Herzmittel widmen. Digitalis wird nach Leschke am besten in Form des Digipurat oder ähnlicher Präparate intramuskulär zugleich mit Coffein. natriosalicyl. angewendet. Bei akuter Herzschwäche empfiehlt Schottmüller Strophantin 0,3 mg mehrmals täglich intravenös, bei Zeichen von Vasomotorenlähmung Coffein und Adrenalin, evtl. in stündlichem Wechsel. Die Wirkung des Suprarenins (1 mg subcutan) wird nach Leschke nachhaltiger durch Hypophysin, Pituglandol und Pituitrin. Campher wende man in großen Dosen (5 ccm mehrmals täglich subcutan), am besten in Abwechslung mit Digipurat, Coffein und Hypophysin-Suprarenin an.

Von antipyretischen Mitteln, wie Aspirin, Pyramidon, Chinin machen wir spärlichen Gebrauch und in der Regel nicht um das Fieber herabzudrücken, sondern um schmerzstillend und beruhigend zu wirken. Erscheint einmal bei übermäßig hohen Temperaturen eine Senkung der Körperwärme erwünscht, so erreicht man dies zweckmäßiger und unschädlicher durch hydriatische Maßnahmen. Bei der manchmal nicht zu umgehenden Verordnung von Morphiumpräparaten ist Zurückhaltung angebracht.

Unter Umständen kann eine gesteigerte Flüssigkeitszufuhr erwünscht erscheinen, gewissermaßen um die Giftstoffe aus dem Körper auszuwaschen. Sie geschieht mit Rücksicht auf die Belastung des Herzens, zweckmäßiger als durch subcutane und intravenöse Kochsalzinfusionen, durch Tropfklystiere mit 5%iger Traubenzuckerlösung (Schottmüller).

In neuerer Zeit ist nun immer mehr *der Gebrauch von Mitteln in den Vordergrund getreten, durch die man chemo- oder immunotherapeutisch den Krankheitsprozeß zu beeinflussen versucht hat.* Erwähnt seien hier die intraglutäalen Einspritzungen von Hydrargyrum benzoicum (Krohl) oder cyanatum, von Formaldehyd, die von Vorschütz zur

Unterstützung der Abwehrvorgänge angegebene Alkalisierung des Körpers durch große Dosen von Natr. bicarbon. (10—20 g), die neuerdings von BUZELLO befürwortet wird, sowie die von diesem Autor empfohlene intravenöse Injektion von 10 ccm einer 40%igen Urotropin-lösung etwa 8 Tage lang.

Die weiteste Verbreitung hat seit der Einführung des Kollargols durch CREDÉ die Ver-wendung von *kolloidalen Silberpräparaten* gefunden, denen entgiftende, bakterizide, hyper-leukocytotische und wahrscheinlich auch katalytische Wirkungen zukommen sollen. Ihre Anwendung erfolgt entweder percutan (Salbe), rectal oder aber hauptsächlich intravenös. Man spritzt nach LESCHKE intravenös 1—2mal täglich soviel ein, als ohne das Auftreten zu starker Schüttelfröste vertragen wird. Von einer 2%igen Dispargenlösung 5—10 ccm, von Kollargol oder Elektrargol 10—20 ccm. Neuerdings hat man auch organische Silber-verbindungen, das Argatoxyl und das Argochrom (Methylenblausilber) verwendet. Beide Präparate werden am besten intravenös injiziert. Von letzterem täglich einmal 0,2 g, von ersteren 4—8 ccm einer 3%igen Lösung mit Wiederholung erst nach 4—5 Tagen. Ferner wurde das Trypaflavin und Silberverbindungen desselben, das Argoflavin und das Septakrol empfohlen.

Einen weiteren Fortschritt in der Chemotherapie der bakteriellen Infektionskrank-heiten bedeutet die Entdeckung *der spezifischen Desinfektionswirkung der Chinaalkaloide* durch MORGENROTH. Praktische Anwendung haben bisher namentlich die Chinaalkaloide Optochin, Eucupin und Vucin, sowie das 9-Aminoacridinderivat Rivanol gefunden. Sie besitzen nach SCHNITZER eine spezifische Wirkung auf bestimmte Erreger oder Erreger-gruppen, die sie abtöten oder in eine avirulente, durch Verlust der Hämolyse gekennzeichnete Form überführen (rivanolhaltiges Blut), eine Wirkungsweise der chemotherapeutischen Agentien, die neben der direkten bakteriziden eine sehr erhebliche Rolle spielt (SCHNITZER). *Und zwar wirkt das Optochin hauptsächlich auf Pneumokokken, auch auf den Strepto-coccus mucosus, das Eucupin auf Staphylokokken und Diphtheriebacillen, das Vucin auf die Bakterien der Gasbrandgruppe und auf die Streptokokken, das Rivanol besonders auf Strepto- und Staphylokokken.* Bei der Anwendung des Optochins ist wegen der Möglich-keit schädigender Nebenwirkungen Vorsicht geboten. Verwendbar sind nur die schwer löslichen und langsam resorbierbaren Optochinpräparate. Beim Auftreten von Neben-wirkungen, wie Sehstörungen, Schwerhörigkeit und Ohrensausen ist das Mittel auszusetzen.

Diesen Versuchen einer Beeinflussung septischer Erkrankungen durch spezifisch-che-mische Mittel stehen die einer *immuno-therapeutischen* Einwirkung entweder durch Mobili-sierung der Kampfmittel des Organismus oder durch Zuführung experimentell dargestellter spezifischer Antikörper gegenüber. Hierher gehören Einspritzungen von Jod, Nuklein-säure (Phagocytin), die Erzeugung künstlicher Fixationsabscesse durch subcutane Injektion von Terpentinöl nach FOCHIER, sowie die verschiedensten Maßnahmen der Proteinkörper-therapie (z. B. Casein, Omnadin, Aolan, Milch usw.). Nach dem Vorgange von WRIGHT wurde ferner die Vaccination, die Inokulation spezifischer Krankheitskeime angewendet, allerdings mit recht divergenten Resultaten, wobei merkwürdigerweise auch durch Hetero-vaccine günstige Beeinflussungen beobachtet wurden (KRAUS und MAZZA).

Weitaus die größten Hoffnungen und Erwartungen hat man jedoch auf die *Serum-behandlung* gesetzt. Bisher kommen aber nur Sera gegen die Infektion mit Streptokokken und gewissen Pneumokokkenstämmen in Betracht. Da die otogene Allgemeininfektion in der Hauptsache durch Streptokokken verursacht wird, beanspruchen hier vor allem erstere Interesse. Polyvalente Streptokokkensera sind von ARONSON, MEYER, RUPPEL und PALTAUF hergestellt worden. Man gibt 50—100 ccm subcutan oder wirkungsvoller intravenös. Die intravenöse Anwendung ist jedoch bei organischen Herzfehlern und früherer Injektion von Pferdeserum (Gefahr der Anaphylaxie) kontraindiziert. Erwähnt sei schließlich auch die Verwendung von Rekonvaleszenten- (LENHARTZ) und normalem Menschen-Serum.

Was nun die Resultate all dieser, namentlich in der inneren Medizin und Chirurgie verfolgten Bestrebungen betrifft, so geht aus der äußerst umfangreichen Literatur dieser Gebiete, gegen die die Untersuchungen bei otogenen Sinusthrombosen und Allgemein-infektionen (ALEXANDER, LANG, DABNEY, OHNACKER, KOBRAK, TURNER, KÖRNER, KÜMMEL, BENNEKE, WILD, HIRSCH, KAUFMANN, DURANT, LUDWIG, BRIEGER, VOSS, URBANTSCHITSCH, RUTTIN u. a.) an Zahl und Umfang ganz zurücktreten, das eine mit Sicherheit hervor, *daß die so erzielten Erfolge noch sehr umstritten sind.* Sehr günstigen, ja selbst enthusiastischen Ansichten stehen sehr skeptische, ja völlig ablehnende Urteile gegenüber. Mit *Recht* betont LESCHKE, daß die über günstige Erfolge berichtenden Unter-suchungen für ein endgültiges Urteil noch viel zu wenig umfangreich sind. Und bei der otogenen Allgemeininfektion ist, wie bei allen chirurgisch angegangenen Erkrankungen, eine sichere Beurteilung des Heilwertes all dieser Mittel schon wegen der in der Regel gleich-zeitigen operativen Inangriffnahme kaum möglich.

Bei der Verwendung von Silberpräparaten sahen wir in schweren Fällen fast nur Versager, Erfolge hingegen nur in solchen Fällen, die ihrer ganzen Beschaffenheit nach auch so heilen konnten. Ähnlich äußert sich Lang, der dem Elektrokollargol zwar eine unterstützende Wirkung zuschreibt, die aber in Fällen, in denen die Operation nichts nützt, gewöhnlich gleichfalls versagt. Von der Verwendung von Antistreptokokkensera sahen wir bisher gleichfalls keinen eklatanten Erfolg. In letzter Zeit beobachteten wir allerdings einen Fall, bei dem trotz völliger Ausschaltung des erkrankten Sinusjugularisbezirkes durch die Grunertsche Operation und trotz gut fortschreitender lokaler Heilung beim Fehlen nachweisbarer Metastasen hohe pyämische Temperaturen bis zu 40⁰ sechs Wochen lang weiterbestanden, der dann ausgiebig mit Injektionen von 40%iger Urotropinlösung behandelt wurde und zur Heilung kam. Auch hier ist jedoch eine Entscheidung, ob die Verwendung des Urotropins den Prozeß ausschlaggebend beeinflußt hat, kaum möglich.

Ohne auf das Für und Wider all der hier in Betracht kommenden, namentlich Fragen der inneren Medizin betreffenden Erörterungen einzugehen, möchte ich nur im Interesse einer allgemeinen Betrachtung all dieser Bestrebungen auf die Ausführungen Schott-müllers hinweisen, daß das Ziel der Behandlung septischer Prozesse nicht die Bekämpfung der im Blute zirkulierenden Erreger zu sein braucht, weil die Bakterizidie des Blutes selbst für ihre Abtötung sorgt, daß wir ferner noch kein Mittel haben, um die letzten Endes den Organismus tötenden Bakteriengifte im Blute zu neutralisieren und daß unsere, gegen die Quelle der Erkrankung, den Sepsisherd, in Betracht kommenden Mittel, die chemothera-peutischen fast ebenso wie die Immunheilmittel, eine rein spezifische Wirkung haben, so daß wir auf diesem Wege eine volle Wirkung *nur gegen bestimmte septische Erkrankungen,* nicht aber gegen die Sepsis im allgemeinen erhoffen können. *Auch bei der otogenen Sinusthrom-bose und Allgemeininfektion ist daher die genaue bakteriologische Untersuchung eine wichtige Voraussetzung für die zweckmäßige Verwendung dieser Mittel im einzelnen Fall.*

Mögen die angeführten Bestrebungen für die Zukunft verheißungsvoll sein — wird doch schon von sehr günstigen Erfolgen mit bestimmten, nur gegen bestimmte Pneumokokken-stämme wirksamen Sera berichtet — *in der Therapie der otogenen Allgemeininfektion spielen sie zur Zeit nur eine unterstützende Rolle, die Hauptsache bleibt die operative Eliminierung des die Sepsis vermittelnden Krankheitsherdes.*

Heilerfolge und Prognose.

Die Bewertung der operativ-therapeutischen Erfolge bei der otogenen Sinusthrombose und Allgemeininfektion hat natürlich die Möglichkeit spontaner Heilungen — wobei man allerdings nicht die bei Sinusthrombosen oft recht ausgesprochene Tendenz zu spontanen Heilungsvorgängen einer definitiven klinischen Heilung gleichsetzen darf — sowie auch die Umgrenzung des in der Hauptsache auf graduellen Unterschieden beruhenden klini-schen Begriffs der Allgemeininfektion zu berücksichtigen. Rechnet man nämlich, was durchaus berechtigt erscheint, hierher z. B. von Anfang an mit schweren Störungen des Allgemeinbefindens und mit pyämischen Temperaturen verlaufende akute Medien, bei denen mitunter auch eine Bakteriämie besteht, so ist es nicht zweifelhaft, daß solche Pro-zesse, die in allerdings sehr seltenen Fällen sogar mit Metastasenbildung einhergehen können, ohne jeden operativen Eingriff am Sinus oder Warzenfortsatz spontan auszuheilen vermögen.

Die Möglichkeit, daß nicht nur rein lokale Sinuserkrankungen, sondern auch solche mit den Erscheinungen einer mehr minder schweren Allgemeininfektion einhergehende, spontan zur Heilung kommen können, ist durch klinische Be-obachtungen und anatomische Befunde erwiesen. Ich selbst habe eine histo-logisch festgestellte Spontanheilung einer otogenen Sinusthrombose, die ich als Zufallsbefund bei einer Obduktion erhob, mitgeteilt und während des Krieges sah ich zwei in chirurgischer Behandlung stehende Fälle mit ausgedehnter Metastasenbildung an den Extremitäten, an deren Abhängigkeit von einer zur Zeit der Beobachtung schon abgeheilten akuten Mittelohreiterung kein Zweifel möglich war, ohne jede operative Inangriffnahme des Primärherdes oder des Sinus zur Heilung kommen. *Das sind und bleiben jedoch immer Ausnahmen. Für gewöhnlich führt die operativ überhaupt nicht angegangene Sinusthrombose zum Exitus.* Eine Einschränkung ist hier allerdings insofern zu machen, als, wie schon oben gezeigt, *in einem Teil der Fälle die frühzeitige Eliminierung des ursächlichen Eiterherdes im Warzenfortsatz und am Sinus allein genügen kann, um den Sinusprozeß und auch eine von ihm ausgehende Allgemeininfektion zum Stillstand und zur Heilung zu bringen.*

Wie schlecht aber im allgemeinen die Aussichten einer nicht sachgemäß und ausgiebig genug operierten Sinusthrombose im allgemeinen sind, zeigt am besten der Verlauf dieser Erkrankung in der voroperativen Ära, in der sie nach MYGIND *und* UCHERMANN *fast immer, nach* ALEXANDER *in 80—90% zum Tode führte.* Seitdem wir aber gelernt haben, den Sinusprozeß selbst zielbewußt und sachgemäß anzugreifen, hat sich dieses Bild ganz geändert. Und es ist gewiß ein stolzer Erfolg der modernen Otochirurgie, *daß heutzutage diese Erkrankung in der überwiegenden Mehrheit der Fälle geheilt wird, ja, daß nach einzelnen Statistiken Heilungsprozentzahlen erreicht werden, die den früheren Mortalitätsziffern nahekommen.*

Zur Gewinnung eines genaueren Einblickes in die Heilungsresultate der operativen Therapie habe ich in folgender Tabelle die ältere Zusammenstellung KÖRNERS, die sich auf die allein hier brauchbaren, eine ununterbrochene Reihe von Operationen umfassenden Statistiken einzelner Kliniken und Operateure stützt, durch eine weitere derartige Zusammenstellung ergänzt, so daß folgende Statistik mit unseren eigenen über 1200 Fälle umfaßt.

Autor	Zahl der Fälle	Geheilt	Gestorben	Heilungsprozent
I. Zusammenstellung KÖRNERS [1]):				
KÖRNER	38	28	10	74%
O. VOSS	30	17	13	57 ,,
F. VOSS	48	31	17	65 ,,
HEINE 1902	68	32	36	47 ,,
DEUSCH	44	34	10	77 ,,
	228	142	86	62%
II. Weitere Zusammenstellung:				
MYGIND	80	45	35	56%
GERBER	41	27	14	66 ,,
BRIEGER	26	13	13	50 ,,
UCHERMANN	19	10	9	55 ,,
ALEXANDER	96	81	15	84 ,,
BONDY	30	18	12	60 ,,
HEINE	54	47	7	87 ,,
Davon nur die obturierenden Sinusthrombosen gerechnet	21	14	7	67 ,,
E. WOLF	32	21	11	66 ,,
JANSEN	50	35	15	70 ,,
ROSENBLATT	61	30	31	47 ,,
SCHNEIDER	23	21	2	91 ,,
LUTZ	20	12	8	60 ,,
HEGENER	48	28	20	58 ,,
KNUTSON	55	43	12	78 ,,
GIESSWEIN	200	97	103	49 ,,
KÖRNER	110	75	35	68 ,,
Unsere Statistik	100	83	17	83 ,,
Davon nur die obturierenden Sinusthrombosen gerechnet	59	43	16	73 ,,
	1045	686	359	66%
I. und II. unter entsprechender Abrechnung der darin doppelt enthaltenen Fälle	1235	800	435	65%

[1]) Eine neue statistische Zusammenstellung KÖRNERS in der soeben erschienenen 5. Auflage seines bekannten Buches „Die otitischen Erkrankungen des Hirns usw." konnte nicht mehr völlig berücksichtigt werden. Die daselbst enthaltene eigene Statistik KÖRNERS (110 Fälle inklusive der schon oben erwähnten 38) wurde in meine Zusammenstellung eingereiht.

Die durchschnittliche Heilungsziffer bei operierten Sinusthrombosen beträgt demnach 65%.

Vergleicht man nun die Heilerfolge der einzelnen Autoren miteinander, so fallen die mitunter recht hohen Differenzen, die sich zwischen 49% (Giesswein) und 91% (Schneider) bewegen, auf. Das liegt zum Teil an der Beschaffenheit des Materials — die eine relativ große Mortalität aufweisende Statistik von Heine aus dem Jahre 1902 und die von Giesswein stammen aus der Berliner Ohrenklinik, der, wie Giesswein betont, besonders viele schwere und vernachlässigte Fälle zugehen —, zum Teil aber auch an der Art der Statistik. Denn die einen Autoren rechnen die Fälle mit, bei denen die Erscheinungen der Allgemeininfektion nach Freilegung oder Spaltung des Veränderungen seiner Außenwand zeigenden Sinus zurückgingen, während die anderen nur sicher nachgewiesene, d. h. zumeist obturierende Thrombosen berücksichtigen. Ferner werden einmal die an gleichzeitiger Meningitis oder Hirnabsceß gestorbenen Fälle mit-, ein andermal abgerechnet. Solche Momente beeinflussen natürlich den Durchschnittswert der erzielten Heilungen sehr erheblich. In den Statistiken, die ausdrücklich nur sicher nachgewiesene Thrombosen umfassen, beträgt dieser 56,6% gegenüber 79,6% in den anderen.

Um den Einfluß einer verschiedenen Berechnungsart zu illustrieren und um gleichzeitig einen exakteren Vergleich mit den gleichwertigen Statistiken anderer Autoren zu ermöglichen, wurden unsere Fälle nach den verschiedenen Gesichtspunkten gruppiert und die jeweilige Heilungsziffer dafür berechnet.

Der Prozentsatz der Heilungen beträgt demnach:

	Bezogen auf die Gesamtzahl der Sinusthrombosen	Unter Abrechnung der an Meningitis oder Hirnabsceß gestorbenen Fälle
I. Bei sicher nachgewiesenen Thrombosen	73%	84%
II. Bei Mitrechnung der Fälle, die bei hochgradigen Veränderungen der Sinusaußenwand sichere Zeichen der Allgemeininfektion (Bakteriämie, Metastasen) aufwiesen	77%	86%
III. Bei Mitrechnung der Fälle, die neben Veränderungen am Sinus klinische für eine Allgemeininfektion sprechende Zeichen aufwiesen	83%	90%

Die Zeit, die bis zur Heilung, d. h. bis zum endgültigen Schwinden von Fieber und anderen Allgemeinerscheinungen vergeht, ist verschieden lang. In dem einen Teil der Fälle hören nach der Operation alle Erscheinungen wie mit einem Schlage auf. In dem anderen dauern sie noch mehr minder lang, mitunter wochenlang an und können Zwischenräume mit ganz normalem Verhalten aufweisen. Ein augenfälliger Unterschied zwischen Sinusthrombosen nach akuten und chronischen Mittelohreiterungen, zwischen Fällen mit totaler und nicht totaler Thrombektomie besteht dabei nicht. Wenn der Sinusprozeß nicht völlig beherrscht werden konnte und weiter fortschreitet — ein Vorgang, der zwar meist, aber nicht immer sofort von Zeichen der Allgemeininfektion begleitet ist —, wenn eine andere endokranielle Komplikation sich entwickelt, wenn irgendwo im Körper Sekundärentzündungen bestehen, so ist der Grund für das Fortdauern oder Wiederauftreten von Fieber und Allgemeinerscheinungen klar, und die Richtlinien für das weitere therapeutische Vorgehen sind gegeben. Aber auch dort, wo solche Grundlagen nicht erkennbar sind, wo die Ausschaltung des Sepsisherdes am Sinus anscheinend völlig gelang und jedenfalls der lokale Prozeß makroskopisch weit fortgeschrittene oder komplette Heilung zeigt, können noch längere Zeit pyämische Temperaturen bestehen, kann nach vielen Tagen völligen Wohlbefindens plötzlich wieder Fieber, ja sogar eine neue Metastasenbildung auftreten. Von zwei Fällen, in denen die totale Ausschaltung des thrombosierten

Transversus-Bulbus-Jugularisbezirks nach GRUNERT vorgenommen worden war und die Sinuswunde ohne Zwischenfall rasch ausheilte, sahen wir in dem einen noch 10 Wochen lang hohe pyämische Temperaturen bestehen, in dem anderen plötzlich nach 8 Wochen fast fieberfreien Verlaufes eine Metastase im Hoden auftreten. Die Gründe für ein solches Verhalten sind verschieden. Trotz makroskopisch komplett erscheinender Heilung können infektiöse Herde im Sinus oder seiner Umgebung (Kollateralvenen) weiter fortbestehen oder es können schon früher irgendwo im Körper angelegte infektiöse Depots erneut aufflackern, von denen aus die Temperatursteigerung und die Metastasenbildung erfolgt.

Wie aus obiger Zusammenstellung deutlich hervorgeht, ist — *unter Berücksichtigung der Schwere des Leidens* — *die Prognose der otogenen Sinusthrombose heute im allgemeinen wohl nicht als ungünstig zu bezeichnen. Im einzelnen Falle allerdings muß der endgültige Ausgang zurückhaltend beurteilt werden; denn die Sinusthrombose zeigt von allen otogenen endokraniellen Komplikationen den variabelsten und launenhaftesten Verlauf.*

Die *Prognose hängt im wesentlichen ab:* von *der Schwere der Infektion, von der Widerstandskraft des Organismus,* von *Umfang und Lokalisation auftretender Metastasen,* von *der Entwicklung einer anderen Hirnkomplikation* wie Meningitis und Hirnabsceß, vom Übergreifen des thrombophlebitischen Sinusprozesses auf einmündende Dura- oder Piavenen und vom *Zeitpunkt des operativen Eingriffs.*

Die *Schwere der Infektion* wird bedingt durch Virulenz, Art und Menge der Erreger und durch die Widerstandskraft des befallenen Organismus. Gegenüber sehr schweren Infektionen, die mit von Anfang an hochgradigen bakteriellen Vergiftungserscheinungen oder mit einer immer wieder fortschreitenden Wandgangrän und Verjauchung aller thrombotischen Abschlüsse einhergehen, erweist sich oft jede Therapie als völlig machtlos. Zum Glück sind solche Fälle selten. Wie bei jeder Infektionskrankheit, *so kommt auch für das Überstehen einer otogenen Allgemeininfektion der lokalen und allgemeinen Widerstandskraft des Organismus,* seiner Fähigkeit gegenüber einer bestimmten Infektion genügend Abwehrkräfte zu mobilisieren, *eine wesentliche Bedeutung zu.*

Man darf wohl annehmen, daß diese Eigenschaften für gewöhnlich bei gesunden und kräftigen Personen mehr entwickelt sind wie bei kranken und sonst geschwächten Menschen (Nieren-, Herzleiden, Diabetes usw.), und deshalb möchte ich im Gegensatz zu MYGIND dem allgemeinen Gesundheits- und Kräftezustand doch eine gewisse prognostische Bedeutung zuschreiben. Beachtenswert ist hier eine Bemerkung KÖRNERS, der die während der Blockade im Weltkrieg und in den darauf folgenden 3—4 Jahren in seiner Klinik beobachtete ungewöhnlich hohe Sterblichkeit bei Sinusphlebitis auf die Unterernährung in dieser Zeit zurückführt. Damit steht bei der Variabilität der im einzelnen Fall wirksamen Faktoren durchaus nicht im Widerspruch, daß gelegentlich einmal gesunde, kräftige Personen einer otogenen Allgemeininfektion rasch erliegen, während Kranke z. B. an ausgesprochener Tuberkulose Leidende, wie Beobachtungen von BRIEGER und MYGIND zeigen, sie gut überstehen können.

Da zwischen körperlicher Widerstandskraft und Lebensalter eine gewisse Parallele besteht, ist auch *das Alter* prognostisch zu berücksichtigen. In unserem Material zeigen die Fälle von Sinusthrombose und Allgemeininfektion in den einzelnen Altersklassen folgende Mortalität:

Alter:		Mortalität:
0— 5	Jahre	50%
5— 30	„	15%
30— 50	„	20%
50— 60	„	28%
60—100	„	67%

Die Jahre von 5—30 haben demnach mit etwa 15% Mortalität die verhältnismäßig günstigste Prognose in Übereinstimmung mit ähnlichen Erfahrungen MYGINDS, nach denen die Mortalität in diesem Zeitraum 27% beträgt [1]. Dagegen ist das Alter über 50 Jahre

---

[1] Zu berücksichtigen ist dabei, daß die Gesamtmortalität der Sinusthrombosen bei MYGIND höher ist wie bei uns.

bedeutend mehr gefährdet, wenn auch nicht in dem Maße, daß man wie Mygind die Prognose als sehr ungünstig bezeichnen müßte. Nach Calhoun beträgt hier die Sterblichkeit etwa 80%, nach Mygind sogar 100%, in unserem Material ist sie jedoch, wie aus obiger Zusammenstellung ersichtlich, viel kleiner. Zur Klärung dieses Verhaltens sind jedoch, wie auch Körner betont, bei der geringen Zahl alter Leute, die wegen einer otogenen Sinusthrombose zur Operation kommen, noch weitere Erfahrungen nötig.

Das Fehlen von Metastasen ist im allgemeinen ein günstiges prognostisches Zeichen. Von unseren geheilten Sinusthrombosen hatten 68% keine Metastasen. Von unseren gestorbenen Sinusthrombosen aber hatten 50% und nach Abrechnung der an Meningitis und Hirnabsceß gestorbenen sogar 80% Metastasen. Jedoch berechtigt das Auftreten von Metastasen an sich *durchaus noch nicht* die *Prognose ungünstig* zu stellen, wie 70% Heilungen bei unseren Metastasenfällen beweisen. Prognostisch wichtiger als das Auftreten ist der Sitz und der Umfang der Metastasen. Ihre Lokalisation in inneren Organen ist immer bedenklich, um so bedenklicher, je lebenswichtiger das betroffene Organ, je größer der Umfang der Sekundäreiterung, je schwieriger die Diagnose und die operative Zugänglichkeit derselben ist. Abgesehen von seltenen Lokalisationen wie z. B. in Herz, Nieren, Leber, beanspruchen hier vor allem die *Lungenmetastasen* Beachtung, da sie verhältnismäßig häufig vorkommen und die Prognose sehr ungünstig gestalten. Von unseren Lungenmetastasenfällen kamen 86% zum Exitus, nur 14% zur Heilung. In den obduzierten Fällen unseres klinischen Materials fanden sich in 67%, in denen Giessweins in 45,6% Lungenmetastasen.

Im Gegensatz zu den Metastasen der Lunge haben die in Muskeln, Gelenken und in der Haut eine *weit günstigere Prognose.* Das kommt auch in unseren Fällen zum Ausdruck, in denen 86% mit einer solchen Metastasenlokalisation heilten. Immerhin starben auch von dieser Kategorie 14%. Der Anschauung Myginds, daß Fälle mit Metastasen in den Gelenken und den Bursae eine auffallend günstige Prognose und ausgezeichnete Chancen für die Heilung haben, kann ich daher nicht ganz beipflichten.

Prognostisch gleich schlecht wie das Auftreten von Lungenmetastasen ist die Entwicklung eines Hirnabscesses oder einer diffusen Meningitis. Es ist ja klar, daß durch das Hinzutreten einer Komplikation, die für sich allein eine weit höhere Mortalität als die Sinusthrombose aufweist, die Prognose verschlechtert wird. Dies kommt deutlich darin zum Ausdruck, daß unter den letal endigenden Sinusthrombosen der Prozentsatz solcher Komplikationen beträchtlich ist.

In unserer allgemeinen Obduktionsstatistik z. B. beträgt ihr Vorkommen 68%, unter unseren obduzierten klinischen Fällen 44%, unter denen Giessweins 33%, unter denen Myginds 44%.

Das Übergreifen der Thrombophlebitis vom Sinus auf *einmündende Dura- oder Piavenen* ist prognostisch gleichfalls sehr ungünstig, weil diese operativ kaum angreifbar sind und häufig eine Erkrankung des Hirns und seiner Häute zur Folge haben.

Hirnabsceß, diffuse Meningitis und Lungenmetastasen stellen somit die gefährlichsten Komplikationen der Sinusthrombose dar und sind in der überwiegenden Mehrheit der Fälle die Ursache des tödlichen Endes.

Die ungünstige Prognose der komplizierenden Meningitis gilt aber nur für die entwickelte diffus-eitrige Meningitis oder, wie Heine sagt, für die diffus fortschreitende eitrige Meningitis, also — soweit klinisch hier eine Abgrenzung möglich ist — für das entwickelte Symptomenbild dieser Erkrankung. Mehr minder ausgesprochene klinische Erscheinungen der Meningitis (Kopfschmerzen, Nackensteifigkeit, Kernig, Vermehrung des Liquors ohne oder mit geringer Zellvermehrung usw.) findet man, wie schon erwähnt, nicht selten auch bei Sinusthrombosen, die zur Heilung kommen. Wie wir aus experimentellen und gelegentlichen anatomischen Befunden am Menschen wissen, kommen umschriebene entzündliche Veränderungen der Hirnhaut in der Nähe thrombophlebitisch erkrankter Hirnsinusse vor, die spontan auszuheilen vermögen, aber zu irgendeiner Zeit ihres Bestehens klinische Erscheinungen auslösen können.

Das *Auftreten meningitischer Erscheinungen an sich* gestaltet also die Prognose nicht absolut ungünstig und *darf* deshalb, abgesehen vielleicht von ganz schweren

Fällen *keine Kontraindikation für den Eingriff am Sinus darstellen*, da selbst Fälle mit ausgesprochen klinischen Erscheinungen der Meningitis und stark getrübtem, ja bakterienhaltigem Liquor zur Heilung kommen können.

Wichtig für die Gestaltung des endgültigen Ausgangs der otogenen Sinusthrombose und Allgemeininfektion ist ferner, *ob der Prozeß frühzeitig erkannt und frühzeitig operiert wird.* Denn nach allen Erfahrungen ist es wohl sicher: *Je frühzeitiger der die Infektion vermittelnde Sepsisherd eliminiert wird, desto geringer sind die Gefahren und die Schädigungen,* die durch die Verschleppung des Infektionsstoffes im Körper entstehen, desto geringer sind ferner die Möglichkeiten der Entwicklung anderer Komplikationen, *desto besser ist die Prognose.* Diese eigentlich selbstverständliche Tatsache wird deutlich durch den im allgemeinen recht günstigen Verlauf aller jener Fälle illustriert, in denen die Ausschaltung des Infektionsherdes am Sinus, die Entfernung von Thromben zu einer Zeit gelingt, in der noch keine oder keine erhebliche Aussaat infektiösen Materials erfolgt ist. Sie kommt auch darin zum Ausdruck, daß in manchen Fällen schon die mit den ersten Zeichen der drohenden Allgemeininfektion vorgenommene Eliminierung des Eiterherdes im Warzenfortsatz und am Sinus allein genügt, um ein Weiterschreiten des Prozesses zum Stillstand und ihn zur Heilung zu bringen.

Gegenüber den genannten ist die prognostische Verwertbarkeit anderer, gleichfalls mehrfach erörterter Faktoren viel geringer.

Die Kenntnisse über den Einfluß der Art der Erreger auf die Gestaltung des Krankheitsverlaufes stützen sich weniger auf systematische Untersuchungen als auf gewisse Erfahrungen und gelegentliche Eindrücke. Nach der Ansicht verschiedener Autoren (GERMÁN, JÜRGENS u. a.) haben von den für die Entstehung otogener Sinusthrombosen in erster Linie in Betracht kommenden pyogenen Erregern die Streptokokken die ungünstigste, Pneumokokken und besonders Staphylokokken dagegen eine weit bessere Prognose. Diese Anschauung kann man jedoch nicht absolut verallgemeinern, denn ganz abgesehen davon, daß die Zahl der durch Streptokokken bedingten Sinusthrombosen eine unverhältnismäßig weit höhere ist, als die der durch andere Erreger verursachten, zeigen die einzelnen Bakterien (Arten wie Stämme) nicht selten zeitlich wie örtlich eine ganz verschiedene Virulenz. Die Beurteilung des Einflusses einer bestimmten Bakterienart wird noch dadurch erheblich erschwert, daß ihre Virulenz je nach Stamm und je nach dem betroffenen Individuum (relative Virulenz KOBRACKS) verschieden sein kann. So erklärt sich die häufig zu beobachtende Tatsache, daß dieselbe Bakterienart bei dem einen Menschen ein leichtes, bei dem anderen ein schweres Krankheitsbild auszulösen vermag. Wir sahen sowohl bei otogenen durch Streptokokken verursachten Allgemeininfektionen öfters einen recht günstigen, wie auch bei solchen durch andere Erreger bedingten einen sehr schweren Verlauf. Eine zur Klärung der Frage über den Einfluß verschiedener Erreger auf die Heilungsresultate bei Sinusthrombosen vorgenommene umfangreichere Zusammenstellung aus der Literatur ergab folgendes:

Es fanden sich bei Sinusthrombosen bedingt durch	Heilungen	Mortalität
Streptokokken	79%	21%
Streptokokkenmischinfektion	60 „	40 „
Diplokokken	70 „	30 „
Diplokokkenmischinfektion	40 „	60 „
Staphylokokken	80 „	20 „
Staphylokokkenmischinfektion	43 „	57 „
Streptococcus mucosus	68 „	32 „

Unter Berücksichtigung des Umstandes, daß die Differenzierung der Erreger in den dieser Zusammenstellung zugrunde liegenden Mitteilungen vielleicht nicht immer ganz einwandfrei erfolgte, ihre exakte Durchführung überhaupt auf gewisse Schwierigkeiten stößt (PREYSING), scheint diese Aufstellung ähnlich wie die weiter oben gemachten Ausführungen dafür zu sprechen, daß man aus dem Vorhandensein einer bestimmten Art von Erregern, auch von Streptokokken, keine weitgehenden prognostischen Schlüsse ziehen kann. Die Tatsache, daß in unserer Zusammenstellung die Mortalität bei Mischinfektionen durchschnittlich höher ist wie bei Reininfektionen, ist jedenfalls sehr bemerkenswert, darf aber gleichwohl nur mit kritischer Reserve verallgemeinert werden.

Noch weniger exakt wie bei den gewöhnlichen pathogenen Erregern ist die Frage, welchen Einfluß die Art der Bakterien auf den Ablauf der Sinusthrombose hat, bei anderen zu beantworten. Doch stimmen hier die meisten Erfahrungen darin überein, daß ein schwerer Verlauf von Sinusthrombosen nach chronischen Mittelohreiterungen vielfach durch *Anaerobier* bedingt wird, und daß Rein- oder Mischinfektionen mit gewissen, für gewöhnlich nur als Saprophyten geltenden Erregern z. B. mit Koli oder Proteus die Prognose sehr ungünstig gestalten können. So fanden Mygind und Lund bei durch Koliinfektionen bedingten Sinusthrombosen je eine Mortalität von 100%, Lang bei Proteusinfektionen von 78%.

Der Nachweis oder das Fehlen einer *Bakteriämie* bei Sinusthrombose läßt keine sicheren prognostischen Schlüsse zu. Ihr Fehlen ist nicht immer ein günstiges, ihr Vorhandensein kein absolut ungünstiges Zeichen. Von Germáns Fällen mit negativem Blutbefund starben 55%, von unseren 20%; von denen mit positivem kamen 47 bzw. 76% zur Heilung. Hingegen ist eine längere Dauer der Bakteriämie insofern ein ungünstiges Zeichen, als sie beweist, daß entweder die Entfernung des Sepsisherdes nicht oder nur ungenügend gelang, oder daß die Allgemeininfektion von anderen Herden (z. B. von Metastasen) aus unterhalten wird.

Die Betrachtung des aufgedeckten Thrombus läßt sich prognostisch kaum verwerten, abgesehen von den seltenen Fällen mit foudroyant verlaufender gangränöser Einschmelzung. Sichtbare Zerfallserscheinungen am Thrombus gestalten an sich die Prognose nicht absolut schlecht, ebenso wie andererseits ein solid aussehendes Gerinnsel nicht immer gutartig sein muß. Maßgebend ist der Gehalt und die Verteilung der Bakterien im Thrombus. Der Ansicht Myginds, daß das Vorhandensein einer Neuritis optica ein prognostisch günstiges Zeichen sei, können wir nach unseren Erfahrungen nicht zustimmen.

Hingegen scheint dem Art und Weise der Infektion und der Thrombenbildung beeinflussenden *Charakter der ursächlichen Mittelohreiterung — ob akut oder chronisch — eine gewisse Bedeutung zuzukommen.* Denn nach der übereinstimmenden Ansicht der meisten Autoren haben Sinusthrombosen nach akuten Mittelohreiterungen eine weit bessere Prognose wie nach chronischen. Dies kommt auch in den mitgeteilten Operationsstatistiken zum Ausdruck, wenn man, soweit solche Angaben vorliegen, die Heilungsziffern bei Sinusthrombosen nach akuten und chronischen Mittelohreiterungen getrennt betrachtet.

Autor	Heilungsprozentsatz der Sinusthrombosen nach	
	akuten Mittelohreiterungen	nach chronischen Mittelohreiterungen
Schneider, Lutz [1])	92%	60%
Jansen	88 ,,	73 ,,
Uchermann	100 ,,	36 ,,
Giesswein	55 ,,	43 ,,
Alexander	79 ,,	85 ,,
Eigenes Material	84 ,,	69 ,,
Im Durchschnitt	83%	61%

Demnach zeigen alle Statistiken mit Ausnahme der von Alexander bei den Sinusthrombosen nach akuten Mittelohreiterungen einen höheren Prozentsatz von Heilungen wie bei denen nach chronischen.

Der Grund dafür liegt wohl in der Art und Weise des ganzen Infektionsvorganges, der natürlich keineswegs immer voneinander verschieden sein muß, aber der doch sicherlich manche in bakteriellen und anatomischen Ursachen begründete Eigenheiten erkennen läßt: So die häufigere Invasion von nicht in Thrombenbröckelchen eingeschlossenen Erregern in die Blutbahn und das damit zusammenhängende häufigere Auftreten bakterieller Emboli bei Sinusthrombosen nach akuten, die größere Neigung der Thromben zu septischem Zerfall und feinbröckliger Aussaat bei Sinusthrombosen nach chronischen Mittelohreiterungen.

---

[1]) Schneider hat nur über Sinusthrombosen nach akuten, Lutz nur über solche nach chronischen Mittelohreiterungen aus der Erlanger Ohrenklinik berichtet.

Natürlich kann bei letzteren ebenso eine reine Bakterienaussaat erfolgen, wie bei ersteren ein feinbröckliger Zerfall des Thrombus. Nach unseren und den Erfahrungen vieler anderer Autoren kommt jedoch dieser wegen seiner Neigung zur Bildung der prognostisch sehr ungünstigen Lungenmetastasen die Heilungsaussichten herabsetzende Vorgang hauptsächlich bei Sinusthrombosen nach chronischen Mittelohreiterungen zur Beobachtung, im Gegensatz zu GIESSWEIN, der zwar auch Lungenmetastasen häufiger bei chronischen wie bei akuten Sinusthrombosen, aber in bei weitem nicht so hohen Prozentsatz wie die anderen Beobachter auftreten sah. Wie schon weiter oben auseinandergesetzt wurde, kann man jedoch in der prognostischen Verwertung des Charakters der ursächlichen Mittelohreiterung bei Sinusthrombosen keinesfalls so weit gehen, daß man daraufhin allein gewisse Eingriffe, z. B. die Jugularisunterbindung ausführt oder unterläßt.

Das Verhalten der *Körpertemperatur* als feiner Indikator des Infektionsvorganges wird natürlich auch prognostisch immer entsprechend berücksichtigt werden. Doch gibt der Temperaturverlauf *vor der* Operation keine sicheren Anhaltspunkte für die Beurteilung des Krankheitsverlaufes *nach* der Operation; abgesehen vielleicht von dem allgemeinen Hinweis, daß Sinusthrombosen, die mit hohen pyämischen oder kontinuierlichen Temperaturen verlaufen, einen schwereren Krankheitsprozeß anzeigen, als solche, die mit niederen einhergehen. Wichtig ist hingegen *das Verhalten der Temperatur nach der Operation*. Bestehen nach der Operation hohe Temperaturen weiter, so ist das jedenfalls ein Zeichen, daß die Eliminierung des Sepsisherdes nicht völlig gelang, daß evtl. von anderen, sekundär entstandenen Herden aus die Infektion unterhalten wird, oder daß sich eine andere endokranielle Komplikation entwickelt. Das Fortbestehen von hohen Temperaturen in Fällen, in denen alle in Betracht kommenden Eingriffe und Maßnahmen ausgeführt sind, ist also ein prognostisch ungünstiges, aber durchaus kein absolut ungünstiges Zeichen. Ein Fall unserer Beobachtung, in dem nach der Jugularis-, Bulbus- und Sinusausschaltung nach GRUNERT ohne nachweisbare Metastasenbildung und Erkrankung innerer Organe hohe pyämische Temperaturen zwischen 37 und 40⁰ sechs Wochen ununterbrochen fortbestanden, kam trotzdem zur Heilung. Ein allmählicher Temperaturabfall nach der Operation ist prognostisch günstig, ein plötzlicher kann zwar der Ausdruck sein, daß der Nachschub infektiösen Materials mit einem Schlag aufgehört hat, er kann aber auch — abgesehen davon, daß in solchen Fällen die Temperatur nach einigen Tagen wieder ansteigen kann — eine Kollapstemperatur darstellen. Der Übergang einer pyämischen in eine kontinuierliche Fieberkurve gilt nach ALEXANDER als das Zeichen des Auftretens einer komplizierenden Meningitis. Dies ist nach unseren Erfahrungen mitunter, jedoch durchaus nicht immer der Fall.

Pulszahl und Fieber gehen in der Regel konform. Ändert sich dieses Verhalten, ist der Puls unregelmäßig und in höherem Grade frequent als der Intensität des Fiebers entspricht, bleibt namentlich die Pulsfrequenz bei sinkender Temperatur — auch in fieberlosen Intervallen, in denen sie für gewöhnlich nur etwas höher als normal ist (KÖRNER) — hoch, so ist das evtl. als Zeichen der versagenden Herzkraft, einer Endokarditis, einer Myodegeneratio prognostisch ungünstig zu beurteilen. KÖRNER hält die Prognose der Sinusthrombose fast ausnahmslos für schlecht, wenn die Pulszahl beim Temperaturabfall nicht mehr heruntergeht, und MYGIND hat eine unter solchen Umständen eintretende Kreuzung der Temperatur- und Pulskurve drastisch als Todeskreuz bezeichnet. Umgekehrt kann auch das Fallen der Pulsfrequenz bei höherer Temperatur ein prognostisch sehr ungünstiges Zeichen sein, wenn es z. B. die Folge eines stärkeren Hirndrucks ist, der durch eine die Sinusthrombose komplizierende Hirnerkrankung bedingt wird.

Schließlich wäre noch die Frage zu erörtern, ob die *Art des operativen Vorgehens einen wesentlichen Einfluß auf den Verlauf der Erkrankung ausübt. Sicherlich, wenn indikationslos, unvollständig oder technisch schlecht operiert wird.* STENGER hat auf die unverhältnismäßig große Zahl von Nachoperationen bei otogenen Sinusthrombosen, die sich beim Studium einschlägiger Mitteilungen ergibt, hingewiesen und Alexander hat den sicherlich sehr berechtigten Grundsatz aufgestellt, möglichst alle in Betracht kommenden Eingriffe in einer Sitzung auszuführen, ausgehend von der Erfahrung, daß durch das lange Fortbestehen der Infektion irreparable Schädigungen in inneren Organen, namentlich am Herzen, auftreten können. Gewiß mag es in vielen Fällen zutreffen, daß nacheinander vorgenommene Eingriffe besser und zweckmäßiger gleich auf einmal ausgeführt worden wären. Dann liegt aber wohl vielfach ein unzweckmäßiges, ja fehlerhaftes Vorgehen vor. Andererseits sind aber, wie aus obigen Ausführungen wohl einwandfrei hervorgeht, die Verhältnisse bei der Sinusthrombose häufig doch so, daß sich, will man ein indikationsloses Vorgehen vermeiden, *die Notwendigkeit zu bestimmten Eingriffen erst im ·weiteren Verlaufe* ergibt. Das Bestreben wegen der Gefahr, daß eine Thrombose sich weiter ausbreiten und von ihr aus infektiöses Material verschleppt werden kann, von vornherein alle in Betracht kommenden Wege prinzipiell auszuschalten, steht im Widerspruch mit den Anforderungen einer strengen Indikation, kann nach der ganzen Sachlage keinen sicheren Erfolg garantieren und, abgesehen von der Vornahme vermeidbarer oder überflüssiger Eingriffe, unter Umständen sogar Schaden stiften. Unser Grundsatz, *Eingriffe nur nach strenger Indikation, aber dann radikal vorzunehmen*, bringt es mit sich, daß wir weder für eine prinzipielle Jugularisunterbindung noch für eine prinzipielle Thrombektomie eintreten vermögen, sondern *unser operatives Vorgehen ganz den jeweiligen Verhältnissen anpassen* und auch vor wiederholten Eingriffen nicht zurückschrecken. *Der Erfolg unserer operativen Therapie, die bisher mit die besten Heilungsresultate aufweist, rechtfertigt wohl dieses Verhalten.*

Literatur.

Alberti: Arch. f. Ohren-, Nasen- u. Kehlkopfheilk. Bd. 85, 92. — Alexander (1): Wien. med. Wochenschr. 1912; Österr. Ärztezeitg. 1907, 1908. — Derselbe (2): Die Ohrenkrankheiten im Kindesalter. Lehrbuch d. Kinderheilk. Pfaundler-Schlossmann. Bd. 6. 1912; Verhandl. d. dtsch. Naturforscher u. Ärzte. Sept. 1913, Kassel; Zeitschr. f. Ohrenheilk. u. f. Krankh. d. Luftwege. Bd. 45; Arch. f. Ohren-, Nasen- u. Kehlkopfheilk. Bd. 64. — Alt: Ref: Arch. f. Ohren-, Nasen- u. Kehlkopfheilk. Bd. 81; Monatsschr. f. Ohrenheilk. u. Laryngo-Rhinol. Bd. 42, 43, 44. — Alvons und Frick: Frankfurter Zeitschr. f. Pathol. Bd. 15. — Amberg: Med. Herold. Okt. 1910. Ref.: Arch. f. Ohren-, Nasen- u. Kehlkopfheilk. Bd. 84. — Arslau: Ref.: Arch. f. Ohren-, Nasen- u. Kehlkopfheilk. Bd. 52. — Askanazy: Äußere Krankheitsursachen. Pathol. Anatomie v. Aschoff. 1921. — Auerbach: Laryngoscope. 1912. — Auerbach und Alexander: Mitt. a. d. Grenzgeb. d. Med. u. Chirurg. Bd. 25. — Bach: Internat. Zentralbl. f. Ohrenheilk. Bd. 17, 18. — Bakker: Arch. f. Ohren-, Nasen- u. Kehlkopfheilk. Bd. 100. — Bar: Rev. de laryngol., d'otol. et de rhinol. 1901. — Beck, O.: Arch. f. Ohren-, Nasen u. Kehlkopfheilk. Bd. 97, 99; Zeitschr. f. Ohrenheilk. u. f. Krankh. d. Luftwege. Bd. 64; Monatsschr. f. Ohrenheilk. u. f. Laryngo-Rhinol. Bd. 51, 56; Österr. otol. Ges. Dez. 1914. Jan. 1919. 27. 4. 1914, — Beck, O. und Crowe: Monatsschr. f. Ohrenheilk. u. Laryngo-Rhinol. Bd. 46. — Behm: Zeitschr. f. Ohrenheilk. u. f. Krankheit. d. Luftwege. Bd. 4. — Beitzke: Verhandl. d. dtsch. pathol. Ges. 1912. — Benecke (1): Münch. med. Wochenschr. 1913. — Derselbe (2): Die Thrombose. Handbuch d. allg. Pathol. von Krehl-Marchand. Bd. 2, 2. 1913. — Berens: Verhandl. d. New-York. otol. Ges. 27. 5. 1902. — Beyer: Beitr. z. Anat., Physiol., Pathol. u. Therapie d. Ohres, d. Nase u. d. Halses. Bd. 3, 4, 5, 6. — Bichl: Monatsschr. f. Ohrenheilk. u. Laryngo-Rhinol. Bd. 33. — Blau: Arch. f. Ohren-, Nasen- u. Kehlkopfheilk. Bd. 74; Beitr. z. Anat., Physiol., Pathol. u. Therapie d. Ohres, d. Nase u. d. Halses Bd. 10, 12. — Blumenthal: Ref.: Arch. f. Ohren-, Nasen- u. Kehlkopfheilk. Bd. 91; Berlin. otol. Ges. 22. 3. 1911 und Juni 1913. Zeitschr. f. Ohrenheilk. u. f. Krankh. d. Luftwege. Bd. 69. — Bondy: Österr. otol. Ges. 25. 1. 1914 und 30. 10. 1911; Monatsschr. f. Ohrenheilk. u. Laryngo-Rhinol. Bd. 43, 48, 56; Arch. f. Ohren-, Nasen- u. Kehlkopfheilk. Bd. 85. — Bösch: Zeitschr. f. Ohrenheilk. u. f. Krankh. d. Luftwege. Bd. 50. — Botey: 16. internat. Ohrenkongreß 1909. Budapest. — Bourquet: Ref.: Arch. f. Ohren-, Nasen- u. Kehlkopfheilk. Bd. 88. — Bouvier: Beitr. z. Anat., Physiol., Pathol. u. Therapie d. Ohres, d. Nase u. d. Halses. Bd. 4. — Brandegée:

Ann. of otol., rhinol. a. laryngol. Vol. 16. — Braunstein: Arch. f. Ohren-, Nasen- u. Kehlkopfheilkunde. Bd. 54, 55. — Brieger: Verhandl. d. dtsch. otol. Ges. 1901, 1907, 1911; Zeitschr. f. Ohrenheilk. u. f. Krankh. d. Luftwege Bd. 29; Arch. f. Ohren-, Nasen- u. Kehlkopfheilkunde Bd. 74; Klinische Beiträge zur Ohrenheilk. S. 104. — Brunetti: Atti della clinica di Roma 1910. — Bruzzone: Arch. ital. di otol., rinol. e laringol. Vol. 18. — Buhl: Arch. f. Ohren-, Nasen- u. Kehlkopfheilk. Bd. 57. — Bungart: vgl. Fleischmann l. c. — Bürger und Strassmann: Vierteljahrsschr. d. gerichtl. Med. 1914. — Bürkner: Arch. f. Ohren-, Nasen- u. Kehlkopfheilk. Bd. 19. — Burling: Internat. Zentralbl. f. Ohrenheilk. Bd. 7. — Buzello: Dtsch. Zeitschr. f. Chirurg. Bd. 168, 175. — Caldera: Ref.: Arch. f. Ohren-, Nasen- u. Kehlkopfheilk. Bd. 88; Arch. internat. de laryngol., otol.-rhinol. et broncho-oesophagoscopie. Tome 32; Soc. ital. di laryngol. etc. Turin 1908. — Caldera e Fienzi: Arch. ital. di otol., rinol. e laringol. Vol. 24. — Caldera e Pincoroli: Arch. ital. di otol., rinol. e laringol. Vol. 22. — Calhoun: vgl. Mygind, l. c. — Canon: Die Bakteriologie der Infektionskrankheiten. Jena 1905. — Cheaten: Ref: Arch. f. Ohren-, Nasen- u. Kehlkopfheilk. Bd. 94. — Chipault: 16. internat. otol. Kongreß 1909. Budapest. — Clarke: Lancet. Vol. 22. — Clement: Beitr. z. Anat., Physiol., Pathol. u. Therapie d. Ohres, d. Nase u. d. Halses. Bd. 6. — Cozzolino: Internat. Zentralbl. f. Ohrenheilk. Bd. 5. — Crédé: Zentralbl. f. Gynäkol. 1905. — Crockett: Ref.: Arch. f. Ohren-, Nasen- u. Kehlkopfheilkunde. Bd. 40. — Dabney: Laryngoscope. Vol. 24. — Darling: Edinburgh med. journ. 1808. — Dausend: Beitr. z. Anat., Physiol., Pathol. u. Therapie d. Ohres, d. Nase u. d. Halses. Bd. 4. — Denker: Arch. f. Ohren-, Nasen- u. Kehlkopfheilk. Bd. 114. — Delseaux: Jahresversammlung d. belg. otol.-laryngol. Ges. Juni 1904. — Deusch: Reprinted from internat. clinics. Vol. 3; Journ. of the Americ. med. assoc. 1906. — Duckworth: Lancet 1889. — Engelhardt: Arch. f. Ohren-, Nasen- u. Kehlkopfheilk. Bd. 112. — English: vgl. Streit, l. c. — Esch: Zeitschr. f. Ohrenheilk. u. f. Krankh. d. Luftwege. Bd. 9. 1924. — Eschweiler: Zeitschr. f. Ohrenheilk. u. f. Krankh. d. Luftwege. Bd. 35. — Eulenstein: Zeitschr. f. Ohrenheilk. u. f. Krankh. d. Luftwege. Bd. 29, 40, 43. — Evers: Arch. f. Ohren-, Nasen- u. Kehlkopfheilk. Bd. 110. — Faltas: Verhandl. d. belg. oto-laryngol. Ges. 1909. — Ferreri: Atti della clinica di Roma 1912; Arch. internat. de laryngol., otol.-rhinol. et broncho-oesophagoscopie. Tome 35. — Fieandt: Beitr. zur Pathologie und Therapie der otogenen Sinusthrombosen. Helsinki 1924. — Fleischmann: Arch. f. Ohren-, Nasen- u. Kehlkopfheilk. Bd. 102. — Fochier, vgl. Leschke, l. c. — Forselles: Die durch eitrige Mittelohrentzündungen verursachten Lateralsinusthrombosen. Berlin: E. Hirschwald 1898; Dtsch. med. Wochenschrift 1894. — Fränkel, A.: Zentralbl. f. inn. Med. 1894. — Fremmel: Monatsschr. f. Ohrenheilk. u. Laryngo-Rhinol. 1922. — Frenck: Journ. of laryngol. a. otol. Vol. 26. — Frey: Arch. f. Ohren-, Nasen- u. Kehlkopfheilk. Bd. 58, 94. — Friedenberg: Arch. f. Ohren-, Nasen- u. Kehlkopfheilk. Bd. 74. — Friedenwald: Zeitschr. f. Ohrenheilk. u. f. Krankh. d. Luftwege. Bd. 22. — Friedrich: Inaug.-Diss. Rostock. 1910. — Gabszewicz: Warschauer ärztl. Verein. 1911; Polska gazeta lekarska. 1909. — Ganter: Zeitschr. f. Ohrenheilkunde u. f. Krankh. d. Luftwege Bd. 68. — Gatscher: Monatsschr. f. Ohrenheilk. u. Laryngo-Rhinol. Bd. 56. — Georgi: Beitr. z. pathol. Anat. u. z. allg. Pathol. Bd. 54. — Gerber: Arch. f. Ohren-, Nasen- u. Kehlkopfheilk. Bd. 76, 96. — Gerhardt: Dtsch. Klinik 1857. — Germán: Verhandl. d. dtsch. otol. Ges. 1922; Zeitschr. f. Ohrenheilk. u. f. Krankh. d. Luftwege. 1922. — Giesswein: Beitr. z. Anat., Physiol., Pathol. u. Therapie d. Ohres, d. Nase u. d. Halses. Bd. 20. — Gilbert: Ann. des maladies de l'oreille 1909. — Glogau: Monatsschr. f. Ohrenheilk. u. Laryngo-Rhinol. Bd. 48. — Gneutzer: Laryngoscope 1912. — Goerke: Arch. f. Ohren-, Nasen- u. Kehlkopfheilk. Bd. 96. — Goldsmith: Journ. of laryngol. a. otol. Vol. 27. — Gradenigo: Arch. f. Ohren-, Nasen- u. Kehlkopfheilk. Bd. 96. — Green, O.: Ref.: Arch. f. Ohren-, Nasen- u. Kehlkopfheilk. Bd. 16. — Grisinger: Arch. f. Heilk. Bd. 3. — Gross: Zeitschr. f. Ohrenheilk. u. f. Krankh. d. Luftwege. Bd. 82. — Grossmann: Arch. f. Ohren-, Nasen- u. Kehlkopfheilk. Bd. 67; Beitr. z. Anat., Physiol., Pathol. u. Therapie des Ohres, d. Nase u. d. Halses. Bd. 6. — Gruber: Monatsschr. f. Ohrenheilk. u. Laryngo-Rhinol. 1896. 1897. — Gruening: Verhandl. d. dtsch. otol. Ges. 1901; New York med. journ. a. med. record. 1918. — Grunert: Arch. f. Ohren-, Nasen- u. Kehlkopfheilk. Bd. 36, 49, 53, 57, 59, 64, 65; Die operative Ausräumung des Bulbus venae jugularis (Bulbusoperation) in Fällen otogener Pyämie. Leipzig: F. C. W. Vogel 1904; Verhandl. d. dtsch. Naturforscher u. Ärzte 1902. — Grunert und Dallmann: Arch. f. Ohren-, Nasen- u. Kehlkopfheilk. Bd. 65. — Grunert und Zeroni: Arch. f. Ohren-, Nasen- u. Kehlkopfheilk. Bd. 46, 49. — Güttich: Die endokraniellen Komplikationen der Mittelohreiterungen. Handbuch d. spez. Chirurg. d. Ohres v. Katz-Preysing-Blumenfeld. Bd. 2. — Habermann: Arch. f. Ohren-, Nasen- u. Kehlkopfheilk. Bd. 42. — Hald: Jahresbericht Comunehospital Kopenhagen 1909; Arch. f. Ohren-, Nasen- u. Kehlkopfheilk. Bd. 79. — Hallet: Medical Times 1848. — Hansberg: Zeitschr. f. Ohrenheilk. u. f. Krankh. d. Luftwege. Bd. 44, 49. — Hansen: Arch. f. Ohren-, Nasen- u. Kehlkopfheilk. Bd. 53. — Haymann, L.: Arch. f. Ohren-, Nasen- u. Kehlkopfheilk. Bd. 83, 86; Münch. med. Wochenschr. 1910, 1911; Beitr. z. Anat., Physiol., Pathol. u. Therapie

d. Ohres, d. Nase u. d. Halses. Bd. 14, 18; Verhandl. d. dtsch. otol. Ges. 1908, 1921, 1922. — Hasslauer: Internat. Zentralbl. f. Ohrenheilk. Bd. 5, I. 6. — Hauser: Thrombose und Embolie. Ergebn. d. allg. Pathol. u. pathol. Anat. Bd. 19. — Hausmann: Arch. f. Ohren-, Nasen- u. Kehlkopfheilk. Bd. 80. — Hegener: Zeitschr. f. Ohrenheilk. u. f. Krankh. d. Luftwege. Bd. 56; Beitr. z. Anat., Physiol., Pathol. u. Therapie d. Ohres, d. Nase u. d. Halses. Bd. 2. — Heilbronn: Arch. f. Ohren-, Nasen- u. Kehlkopfheilk. Bd. 81, 84, 88, 89. — Heine: Operationen am Ohr. Berlin 1913; Arch. f. klin. Chirurg. Bd. 70; Verhandl. d. Berlin. otol. Ges. 1902; Münch. med. Wochenschr. 1919; Beitr. z. Anat., Physiol., Pathol. u. Therapie d. Ohres, d. Nase u. d. Halses. Bd. 15. — Henkes: Internat. Zentralbl. f. Ohrenheilk. Bd. 16. — Henrici und Kickuchi: Arch. f. Ohren-, Nasen- u. Kehlkopfheilk. Bd. 60; Zeitschr. f. Ohrenheilk. u. f. Krankh. d. Luftwege. Bd. 42. — Henschen und Keernstierna: Zeitschr. f. Kinderheilk. Bd. 14. — Herzfeld: Arch. f. Ohren-, Nasen- u. Kehlkopfheilk. Bd. 74; Beitr. z. Anat., Physiol., Pathol. u. Therapie d. Ohres, d. Nase u. d. Halses. Bd. 2.; Zeitschr. f. Chirurg. Bd. 49. — Herzog: Münch. med. Wochenschr. 1911; Verhandl. d. dtsch. otol. Ges. 1911. — Hessler: Die otogene Pyämie. Jena 1896. — Hirsch: Arch. f. Ohren-, Nasen- u. Kehlkopfheilk. Bd. 86. — Hofer: Wien. med. Presse. 1907; Monatsschr. f. Ohrenheilk. u. Laryngo-Rhinol. Bd. 56.; Österr. otol. Ges. 30. 10. 1911. — Hoffmann: Verhandl. d. dtsch. otol. Ges. 1905; Arch. f. Ohren-, Nasen- u. Kehlkopfheilk. Bd. 61; Zeitschr. f. Ohrenheilk. u. f. Krankh. d. Luftwege. Bd. 30; Beitr. z. pathol. Anat. u. z. allg. Pathol. Bd. 54. — Hölscher: Die otitische Sinusthrombose. Halle 1902; Wien. klin. Rundschau 1902; Arch. f. Ohren-, Nasen- u. Kehlkopfheilk. Bd. 52; Internat. Zentralbl. f. Ohrenheilk. Bd. 2. — Honda: Beitr. z. Anat., Physiol., Pathol. u. Therapie d. Ohres, d. Nase u. d. Halses. Bd. 3. — von Hoogenhuyze und de Kleyen: Arch. f. Ohren-, Nasen- u. Kehlkopfheilk. Bd. 101. — Hormache: Ref.: Monatsschr. f. Ohrenheilk. u. Laryngo-Rhinol. 1920. — Hüttig: Arch. f. Ohren-, Nasen- u. Kehlkopfheilk. Bd. 68. — Jacobson: Arch. f. Ohren-, Nasen- u. Kehlkopfheilk. Bd. 21. — Jakowski: Zentralbl. f. Bakteriol., Parasitenk. u. Infektionskrankh., Abt. II. 1900; Zeitschr. f. Bakteriol. Bd. 28. — Jansen: Enzyklopädie d. Ohrenheilk. 1900.; Verhandl. d. dtsch. otol. Ges. 1901; Arch. f. Ohren-, Nasen- u. Kehlkopfheilk. Bd. 35, 36. — Jerosch: Verhandl. d. dtsch. Naturforscher u. Ärzte Königsberg 1910. — Jochmann: Septische Erkrankungen. Handbuch. d. inn. Medizin. Mohr-Stählin. Bd. 1. 1911; Zeitschr. f. klin. Med. Bd. 57. — John: Arch. f. Ohren-, Nasen- u. Kehlkopfheilk. Bd. 84. — Isemer: Arch. f. Ohren-, Nasen- u. Kehlkopfheilk. Bd. 74. — Isemer und Gmeinder: Arch. f. Ohren-, Nasen- u. Kehlkopfheilkunde. Bd. 81. — Jürgens: Arch. f. Ohren-, Nasen- u. Kehlkopfheilk. Bd. 73. — Iwanoff: Verhandl. d. dtsch. otol. Ges. 1907; Arch. f. Ohren-, Nasen- u. Kehlkopfheilk. Bd. 67. — Kanasugi: Monatsschr. f. Ohrenheilk. u. Laryngo-Rhinol. 1908. 243.— Karewski und Schwabach: Verhandl. d. Berlin. otol. Ges. Juni 1905. — Kenzie: Ref.: Arch. f. Ohren-, Nasen- u. Kehlkopfheilk. Bd. 94. — Key-Aberg: Internat. Zentralbl. f. Ohrenheilk. Bd. 19. — Kindler: Münch. med. Wochenschr. 1926. S. 1190. — Knapp: Arch. of otol., rhinol. a. laryngol. Vol. 31. — Knick: Verhandlungen d. dtsch. otol. Ges. 1913, 1914, 1922; Arch. f. Ohren-, Nasen- u. Kehlkopfheilk. Bd. 91. — Knoll: Journ. of Anat. a. physiol. Vol. 16. — Kobrak: Arch. f. Ohren-, Nasen- u. Kehlkopfheilk. Bd. 60, 74; Dtsch. med. Wochenschr. 1918; Verhandl. d. dtsch. otol. Ges. 1907; Internat. Zentralbl. f. Ohrenheilk. Bd 1; Beitr. z. Anat., Physiol., Pathol. u. Therapie d. Ohres, d. Nase u. d. Halses. Bd. 17. — Kocher-Tawel: Chirurgische Infektionskrankheiten 1909. — Körner (1): Arch. f. Ohren-, Nasen- u. Kehlkopfheilk. Bd. 27, 30, 55; Zeitschr. f. Ohrenheilk. u. f. Krankh. d. Luftwege. Bd. 29, 41. — Derselbe (2): Die otitischen Erkrankungen des Gehirns. Wiesbaden: J. F. Bergmann 1902 und Ergänzung 1908, 5. Aufl. 1925. — Krag: Monatsschr. f. Ohrenheilk. u. Laryngo-Rhinol. Bd. 52; Nordisk tideff. Vol. 1. — Kramm: Zeitschr. f. Ohrenheilk. u. f. Krankh. d. Luftwege. Bd. 53, 54; Beitr. z. Anat., Physiol., Pathol. u. Therapie d. Ohres, d. Nase u. d. Halses. Bd. 1, 2, 4. — Krampitz: Ref.: Internat. Zentralbl. f. Ohrenheilk. Bd. 11. — Kraus und Mazza: Wien. klin. Wochenschr. 1915, 1916. — Krause, F.: Chirurgie des Gehirns. Bd. 1. — Krecke: Münch. med. Wochenschr. 1923. — Kretschmann: Arch. f. Ohren-, Nasen- u. Kehlkopfheilk. Bd. 50. — Kretz: Sitzungsbericht d. physikal. Ges. Würzburg 1912; Beitr. z. pathol. Anat. u. z. allg. Pathol. Bd. 55; Zentralbl. f. allg. Pathol. u. pathol. Anat. 1913. — Krohl: Berlin. klin. Wochenschr. 1913. — Kuhn: Arch. f. Ohren-, Nasen- u. Kehlkopfheilk. Bd. 26. — Kuntson: Acta oto-laryngol. Vol. 6. — Kümmel: Grenzgebiete d. inn. Med. u. Chirurg. 3. Supplementbd. 1907.; Verhandl. d. dtsch. otol. Ges. 1900, 1907; Dtsch. med. Wochenschr. 1914. — Kumpf: Beitr. z. Anat., Physiol., Pathol. u. Therapie d. Ohres, d. Nase u. d. Halses. Bd. 23. — Kutvirt: Ref.: Arch. f. Ohren, Nasen- u. Kehlkopfheilk. Bd. 88. — Labbe: Arch. de physiol. 1883. — Lagus: Skandinav. Arch. f. Physiol. Bd. 38. — Lang: Verein tschechisch. Ärzte in Prag 3. 2. 1913; Zeitschr. f. Ohrenheilk. u. f. Krankh. d. Luftwege. Bd. 67, Arch. f. Ohren-, Nasen- u. Kehlkopfheilk. Bd. 90. — Lange: Endokranielle Komplikationen. Handbuch d. pathol. Anat. v. Manasse; Beitr. z. Anat., Physiol., Pathol. u. Therapie d. Ohres, d. Nase u. d. Halses. Bd. 4. — Langworth: Internat. Zentralbl. f. Ohrenheilk. Bd. 5. — Laurens: Das Virulenzproblem der path. Bakterien. 1910. — Laval: Arch. f. Ohren-, Nasen-

u. Kehlkopfheilk. Bd. 67, 69. — LEBERT: VIRCHOWS Arch. f. pathol. Anat. u. Physiol. Bd. 9. — LEBRAM: Zeitschr. f. Ohrenheilk. u. f. Krankh. d. Luftwege. Bd. 50. — LEICHSENRING: Zeitschr. f. Ohrenheilk. u. f. Krankh. d. Luftwege. Bd. 82. — LEICHTENSTERN: Ref.: Zeitschr. f. Ohrenheilk. u. f. Krankh. d. Luftwege. Bd. 9. — LEIDLER: Arch. f. Ohren-, Nasen- u. Kehlkopfheilkunde. Bd. 81, 84, 85. — LENHARTZ: Die septischen Erkrankungen. NOTHNAGELS Spez. Pathol. u. Therap. Bd. 3, 2. 1913. — LERMOYEZ: Ann. des maladies de l'oreille etc. 1897, 1901. — LESCHKE: Sepsis. Spez. Pathol. u. Therap. inn. Krankh. v. F. KRAUS und TH. BRUGSCH. Berlin-Wien: Urban & Schwarzenberg 1919. — LEUTERT: Arch. f. Ohren-, Nasen- u. Kehlkopfheilk. Bd. 41, 47, 56, 74; Münch. med. Wochenschr. 1897, 1909; Verhandl. d. dtsch. otol. Ges. 1900; Internat. Zentralbl. f. Ohrenheilk. Bd. 7; Internat. Otologenkongreß Budapest 1909. — LEXER: Allg. Chirurgie. Stuttgart 1921. — LIBMANN: Monatsschrift f. Ohrenheilk. u. Laryngo-Rhinol. Bd. 47. — LIBMANN und CELLER: Johns Hopkins hosp. reports Vol. 23; Americ. journ. of the med. sciences 1909; Ref.: Zeitschr. f. Ohrenheilk. u. f. Krankh. d. Luftwege. Bd. 60. — LINSER: BRUNS Beitr. z. klin. Chirurg. Bd. 28. — LOMBARD: Ann. des maladies de l'oreille. 1901. — LÖWIT: Infektion und Immunität 1921. — LUBARSCH: Allgemeine Pathologie. Wiesbaden 1905. — LUBOWSKI und STEINBERG: Dtsch. Arch. f. klin. Med. Bd. 79. — LUC: La médicine moderne. Tome 8. — LÜDERS: Beitr. z. Anat., Physiol., Pathol. u. Therapie d. Ohres, d. Nase u. d. Halses. Bd. 5; Zeitschr. f. Ohrenheilk. u. f. Krankh. d. Luftwege. Bd. 66. — LÜDKE: Münch. med. Wochenschr. 1920. — LUDWIG: Arch. f. Ohren-, Nasen- u. Kehlkopfheilk. Bd. 30; Zeitschr. f. Ohrenheilk. u. f. Krankh. d. Luftwege. Bd. 65. — MACEWEN: Die infektiöseitrigen Erkrankungen des Gehirns und Rückenmarks. Wiesbaden 1898. — MAHLER: Dänisch. otol. Ges. Februar 1912 u. 1911; Monatsschr. f. Ohrenheilk. u. Laryngo-Rhinol. Bd. 45. — MANASSE: Handbuch d. pathol. Anat. d. menschl. Ohres von MANASSE. Wiesbaden: J. F. Bergmann 1917. — MANN: Verhandl. d. dtsch. otol. Ges. 1904; Zeitschr. f. Ohrenheilk. u. f. Krankh. d. Luftwege. Bd. 40. — MARBAISE: Arch. internat. de laryngol., otol.-rhinol. et broncho-oesophagoscopie. Tome 34. — MARESCH: Zeitschr. f. Bakteriol. Bd. 77. — MARUM: Zeitschr. f. Ohrenheilk. u. f. Krankh. d. Luftwege. Bd. 77. — MATSURA: Internat. Zentralbl. f. Ohrenheilk. 1911. — MAYER, O.: Ref.: Arch. f. Ohren-, Nasen- u. Kehlkopfheilk. Bd. 97. — MAYR: Monatsschr. f. Ohrenheilk. u. Laryngo-Rhinol. Bd. 43. — MECKEL: Handbuch d. menschl. Anat. Bd. 3. 1817. — MERKENS: Dtsch. Zeitschr. f. Chirurg. Bd. 59. — MEYER, E.: Arch. f. Ohren-, Nasen- u. Kehlkopfheilk. Bd. 38, 49. — v. MEYER: Dtsch. Zeitschr. f. Chirurg. Bd. 51. — MIODOWSKI: Arch. f. Ohren-, Nasen- u. Kehlkopfheilk. Bd. 74, 82. — MISCHLICH: Inaug.-Diss. Straßburg 1894. — MÖLLER: Arch. f. Ohren-, Nasen- u. Kehlkopfheilk. Bd. 75, 77. — MOOS: Zeitschr. f. Ohrenheilk. u. f. Krankh. d. Luftwege. Bd. 11. — MORGENROTH und *Mitarbeiter*: vgl. LESCHKE, l. c. — MOSHER: Internat. Zentralbl. f. Ohrenheilk. Bd. 13. — MOST: Arch. f. Ohren-, Nasen- u. Kehlkopfheilk. Bd. 64. — MOURET: Arch. f. Ohren-, Nasen- u. Kehlkopfheilk. Bd. 65, 66. — MUCK: Münch. med. Wochenschr. 1914, 1915; Zeitschr. f. Ohrenheilk. u. f. Krankh. d. Luftwege. Bd. 37, 44, 74. — MUECKE: Ref.: Arch. f. Ohren-, Nasen- u. Kehlkopfheilk. Bd. 94. — MYGIND: Journ. of laryngol. a. otol. 1916; Klinische Beiträge zur Ohrenheilk. (Festschrift URBANTSCHITSCH). Wien 1919; Norsisk tijdschr. Vol. 1; Arch. f. klin. Chirurg. Bd. 93. — NÄGELI: Blutkrankheiten und Blutdiagnostik. Berlin 1923. — NAVRATIL: Monatsschr. f. Ohrenheilk. u. Laryngo-Rhinol. 1920. — NEFF: Zeitschr. f. Ohrenheilk. u. f. Krankh. d. Luftwege. Bd. 80. — NETTER: vgl. HASSLAUER, l. c. — NEUHAUER: Ref.: Zenrtalbl. Internat. f. Ohrenheilk. Bd. 6. — NEUMANN: Monatsschr. f. Ohrenheilk. u. Laryngo-Rhinol. 1907, 1921; Ref.: Internat. Zentralbl. f. Ohrenheilk. Bd. 2; Grenzgebiete d. Med. u. Chirurg. Bd. 31; Verhandl. d. dtsch. otol. Ges. 1907; Österr. otol. Ges. 1917; Sinusthrombose in POLITZERS Geschichte der Ohrenheilkunde. — NEUMANN und RUTTIN: Arch. f. Ohren-, Nasen- u. Kehlkopfheilkunde. Bd. 79. — NINGEP: Arch. f. Ohren-, Nasen- u. Kehlkopfheilk. Bd. 97. — NUERNBERG: Münch. med. Wochenschr. 1907; Arch. f. Ohren-, Nasen- u. Kehlkopfheilk. Bd. 81. — OKADA: Arch. f. klin. Chirurg. Bd. 50. — ONOFRIO: Internat. Zentralbl. f. Ohrenheilk. Bd. 20. — OPPENHEIMER: Zeitschr. f. Ohrenheilk. u. f. Krankh. d. Luftwege. Bd. 63. — ÖRTEL: Monatsschr. f. Ohrenheilk. u. Laryngo-Rhinol. 1920; Beitr. z. Anat., Physiol., Pathol. u. Therapie d. Ohres, d. Nase u. d. Halses. Bd. 13. — PALTAUF: vgl. LESCHKE, l. c. — PANSE: Arch. f. Ohren-, Nasen- u. Kehlkopfheilk. Bd. 33, 51, 60. — PASSOW: Beitr. z. Anat., Physiol., Pathol. u. Therapie d. Ohres, d. Nase u. d. Halses. Bd. 3. — PAUNZ: Ref.: Monatsschr. f. Ohrenheilk. u. Laryngo-Rhinol. Bd. 43. — PHILIPP: New York. otol. society 22. 1. 1907. — PIFFL: Arch. f. Ohren-, Nasen- u. Kehlkopfheilk. Bd. 51, 58. — PITT: Brit. med. journ. 1890. — POPOFF: Arch. f. Ohren-, Nasen- u. Kehlkopfheilk. Bd. 6. — POPPER: Monatsschr. f. Ohrenheilk. u. Laryngo-Rhinol. Bd. 56. 1922. — POULSON: Arch. f. klin. Chirurg. Bd. 52. — PREYSING: Verhandl. d. dtsch. otol. Ges. 1901; Zeitschr. f. Ohrenheilkunde u. f. Krankh. d. Luftwege. Bd. 32; KATZ-PREYSING-BLUMENFELD: Chirurgie des Ohres. — RAC: Ref.: Arch. f. Ohren-, Nasen u. Kehlkopfheilk. Bd. 88. — RECK: Ref.: Arch. f. Ohren-, Nasen- u. Kehlkopfheilk. Bd. 97. — RECKLINGHAUSEN: Handbuch d. Pathol. d. Kreislaufes. — REIH: New York med. journ. a. med. record 1905. — REJTO: Monatsschr.

f. Ohrenheilk. u. Laryngo-Rhinol. Bd. 45. — Rhoden und Kretschmann: Arch. f. Ohren-, Nasen- u. Kehlkopfheilk. Bd. 25. — Ribbert: Virchows Arch. f. pathol. Anat. u. Physiol. Bd. 213. — Rimini: Zeitschr. f. Ohrenheilk. u. f. Krankh. d. Luftwege. Bd. 38, 62. 63. — Rist: Zentralbl. f. Bakteriol., Parasitenk. u. Infektionskrankh., Abt. II. Bd. 30. 1906. — Ritter: Arch. f. Ohren-, Nasen- u. Kehlkopfheilk. Bd. 1; Zeitschr. f. Ohrenheilk. u. f. Krankh. d. Luftwege. Bd. 1. — Rohrbach: Bruns Beitr. z. klin. Chirurg. Bd. 17. — Ronget: Ann. des maladies de l'oreille. Tome 38. — Rostoski: Allgemeines über Infektionskrankheiten aus Mohr-Stähelin. — Rosenblatt: Ref.: Zeitschr. f. Ohrenheilk. u. f. Krankh. d. Luftwege. Bd. 69. — Ruttin: Beitr. z. Anat., Physiol., Pathol. u. Therapie d. Ohres, d. Nase u. d. Halses. Bd. 5; Monatsschr. f. Ohrenheilk. u. Laryngo-Rhinol. Bd. 52, 42. 1914.; Arch. f. Ohren-, Nasen- u. Kehlkopfheilk. Bd. 88, 97, 99; Verhandl. d. dtsch. otol. Ges. 1911; Österr. otol. Ges. 25. 4. 1910, 27. 2. 1911, 10. 1. 1911. — Sachs: Arch. f. Ohren-, Nasen- u. Kehlkopfheilk. Bd. 61. — Scheibe: Verhandl. d. dtsch. otol. Ges. 1913; Zeitschr. f. Ohrenheilk. u. f. Krankh. d. Luftwege. Bd. 75; F. Bezolds Sektionsberichte über 73 letale Fälle von Mittelohreiterung. Würzburg: C. Kabitzsch 1915; Münch. med. Wochenschr. 1922. — Schenke: Arch. f. Ohren-, Nasen- u. Kehlkopfheilk. Bd. 53. — Scherer: Jahrb. d. Kinderheilk. Bd. 39. — Schlander: Monatsschr. f. Ohrenheilk. u. Laryngo-Rhinol. 1920, 1922. — Schlatter: Die Thrombosen der intrakraniellen Blutleiter. Handbuch d. prakt. Chirurg. Bd. 1. 1900. — Schlegel Arch. f. Ohren-, Nasen- u. Kehlkopfheilk. Bd. 69, 90. — Schmidt: Monatsschr. f. Ohrenheilk. u. Laryngo-Rhinol. Bd. 48. — Schmiegelow: Nordisk med. Arch. 1902. Abt. 1. — Schmurler: Ref.: Arch. f. Ohren-, Nasen- u. Kehlkopfheilkunde. Bd. 84. — Schneider: Arch. f. Ohren-, Nasen- u. Kehlkopfheilk. Bd. 89. — Schnitzer: Verhandl. d. dtsch. otol. Ges. 1925. — Schönberg: Zentralbl. f. allg. Pathol. u. pathol. Anat. Bd. 27. — Schottmüller (1): Wesen und Behandlung der Sepsis. Wiesbaden 1914. — Derselbe (2): Das Problem der Sepsis. Festschr. Eppendorfer Krankenhaus 1914; Mitt. a. d. Grenzgeb. d. Med. u. Chirurg. Bd. 21; Beitr. z. Klinik d. Infektionskrankh. Bd. 3. — Schröder: Zeitschr. f. Ohrenheilk. u. f. Krankh. d. Luftwege. 1906. — Schulze: Arch. f. Ohren-, Nasen- u. Kehlkopfheilk. Bd. 53, 59, 61. — Schwabach: Arch. f. Ohren-, Nasen- u. Kehlkopfheilk. Bd. 52. — Schwartze: Arch. f. Ohren-, Nasen- u. Kehlkopfheilk. Bd. 6, 13. — Seliger: Ref.: Internat. Zentralbl. f. Ohrenheilk. Bd. 3. — Sessous: Beiträge zur Ohrenheilkunde. Festschr. Lucae. — Sheppard: Broklyn med. journ. 1901. — Smith: Ref.: Arch. f. Ohren-, Nasen- u. Kehlkopfheilk. Bd. 88. — Siebenmann: Zeitschr. f. Ohrenheilk. u. f. Krankh. d. Luftwege. Bd. 65, 75. — Skrowazewski: Monatsschr. f. Ohrenheilk. u. Laryngo-Rhinol. 1915. — Sondern: Ref.: Arch. f. Ohren-, Nasen- u. Kehlkopfheilk. Bd. 88, 91. — Spatz: Zeitschr. f. Psychol. u. Physiol. d. Sinnesorg. Bd. 80. — Stancukanu und Baup: Progr. med. 1899. — Stein, C.: Zeitschr. f. Ohrenheilk. u. f. Krankh. d. Luftwege. Bd. 77; Arch. f. Ohren-, Nasen- u. Kehlkopfheilk. Bd. 86. — Stenger (1): Arch. f. Ohren-, Nasen- u. Kehlkopfheilk. Bd. 54, 74; Beitr. z. Anat., Physiol., Pathol. u. Therapie d. Ohres, d. Nase u. d. Halses. Bd. 4. — Derselbe (2): Die otitischen Hirnsinusthrombosen. Königsberg 1903; Verhandl. d. dtsch. otol. Ges. 1904; Internat. Zentralbl. f. Ohrenheilk. Bd. 1; Med. Klinik 1905. — Sterling: Arch. f. Ohren-, Nasen- u. Kehlkopfheilk. Bd. 84. — Stockdale: Arch. f. Ohren-, Nasen- u. Kehlkopfheilk. Bd. 91. — Stocke: Arch. f. Ohren-, Nasen- u. Kehlkopfheilk. Bd. 20. — Stolz: Korresp.-Bl. d. Schweizer Ärzte 1918. — Storath: Arch. f. Ohren-, Nasen- u. Kehlkopfheilk. Bd. 93. — Streit: Arch. f. Ohren-, Nasen- u. Kehlkopfheilk. Bd. 55, 56, 58, 61, 83, 89. — Stütz: Beitr. z. Anat., Physiol., Pathol. u. Therapie d. Ohres, d. Nase u. d. Halses. Bd. 7. — Suckstorff: Zeitschr. f. Ohrenheilk. u. f. Krankh. d. Luftwege. Bd. 45. — Takabatake: Zeitschr. f. Ohrenheilk. u. f. Krankh. d. Luftwege. Bd. 45. — Talke: Bruns Beitr. z. klin. Chirurg. Bd. 36. — Tandler: Monatsschrift f. Ohrenheilk. u. Laryngo-Rhinol. 1907. — Tassi: Arch. ital. di otol., rinol. e laringol. Suppl.-Bd. 3. S. 45. — Tenzer: Arch. f. Ohren-, Nasen- u. Kehlkopfheilk. Bd. 63. — Tervaert: Arch. f. Ohren-, Nasen- u. Kehlkopfheilk. Bd. 74. — Tesar: Ref.: Internat. Zentralbl. f. Ohrenheilk. Bd. 2. — Theimer: Monatsschr. f. Ohrenheilk. u. Laryngo-Rhinol. Bd. 42. — Thomas: Rev. hebdom. 1902. — Tiefenthal: Arch. f. Ohren-, Nasen- u. Kehlkopfheilk. Bd. 80. — Toenissen: Zentralbl. f. Bakteriol., Parasitenk. u. Infektionskrankh., Abt. II. Bd. 1. Med. Klinik 1913. — Togany: Monatsschr. f. Ohrenheilk. u. Laryngo-Rhinol. Bd. 56. — Török: Internat. Otologenkongreß Budapest 1909. — Torrigoni: Arch. ital. di otol., rinol. e laringol. Vol. 25. — Toubert: Arch. internat. de laryngol., otol.-rhinol. et broncho-oesophagoscopie. Tome 18. — Trautmann: Arch. f. Ohren-, Nasen- u. Kehlkopfheilk. Bd. 10; Berl. otol. Ges. 11. 2. 1902. — Turner: Journ. of laryngol. a. otol. Vol. 27. — Uchermann: Monatsschr. f. Ohrenheilk. u. Laryngo-Rhinol. Bd. 55; Arch. f. Ohren-, Nasen- u. Kehlkopfheilk. Bd. 71, 72, 75, 77, 85. — Uffenorde: Zeitschr. f. Ohrenheilk. u. f. Krankh. d. Luftwege. Bd. 60; Monatsschr. f. Ohrenheilk. u. Laryngo-Rhinol. Bd. 45; Verhandl. d. dtsch. otol. Ges. 1908, 1912. — Urbantschitsch, E.: Monatsschr. f. Ohrenheilk. u. Laryngo-Rhinol. Bd. 43, 45, 46, 47, 49, 53, 56. 1920, 1922. Verhandl. d. dtsch. otol. Ges. 1911. — Vérel: Ref.: Arch. f. Ohren-, Nasen- u. Kehlkopfheilk. Bd. 91. — Viereck: Inaug.-Diss. Leipzig 1901. — Vogel: Monatsschr. f. Ohrenheilk. u.

Laryngo-Rhinol. 1922. — VORSCHÜTZ: Zeitschr. f. orthop. Chirurg. 1914. — Voss, F.:
Zeitschr. f. orthop. Chirurg. 1902; Zeitschr. f. Ohrenheilk. u. f. Krankh. d. Luftwege. Bd. 32,
45, 50, 52, 53; Dtsch. Zeitschr. f. Chirurg. Bd. 124. — Voss, O.: Charité-Ann. Bd. 29;
Veröffentl. a. d. Gebieten d. Militärsanitätswesens 1906; Zeitschr. f. Ohrenheilk. u. f.
Krankh. d. Luftwege. Bd. 40, 48, 49; Zentralbl. f. Chirurg. 1893; Verhandl. d. dtsch. otol.
Ges. 1912. — WAGENER: Beitr. z. Anat., Physiol., Pathol. u. Therapie d. Ohres, d. Nase
u. d. Halses. Bd. 4; Arch. f. Ohren-, Nasen- u. Kehlkopfheilk. Bd. 78, 88; Berlin. otol.
Ges. 16. 2. 1912; Charité-Ann. Bd. 33. — WALLER: Dän. otol. Ges. Ref.: Arch. f. Ohren-,
Nasen- u. Kehlkopfheilk. Bd. 91. — WARNECKE: Arch. f. Ohren-, Nasen- u. Kehlkopfheilk.
Bd. 48. — WEINBERG: Zeitschr. f. Ohrenheilk. u. Laryngo-Rhinol. Bd. 71. — WELTY:
Arch. internat. de laryngol., otol.-rhinol. et broncho-oesophagoscopie. Tome 36. — WERTO-
GRADOW: Arch. f. Ohren-, Nasen- u. Kehlkopfheilk. Bd. 62. — WESTENHÖFER: Berlin. otol.
Ges. 22. 3. 1911. — WHITING: Arch. f. Ohren-, Nasen- u. Kehlkopfheilk. Bd. 84; Zeitschr.
f. Ohrenheilk. u. f. Krankh. d. Luftwege. Bd. 33, 35. — WILD: Zeitschr. f. Ohrenheilk. u. f.
Krankh. d. Luftwege. Bd. 57. — WILLIAMS: American otol. soc. 1911. — WINKLER: Arch. f.
Ohren-, Nasen- u. Kehlkopfheilk. Bd. 73. — WITTE: Arch. f. Ohren-, Nasen- u. Kehlkopf-
heilkunde. Bd. 35. — WITTE und STURM: Zeitschr. f. Ohrenheilk. u. f. Krankh. d. Luftwege.
Bd. 44. — WITTMAACK: Normale und path. Pneumatisation des Schläfenbeins. Jena 1918.
— WOHDAK: Beitr. z. Anat., Physiol., Pathol. u. Therapie d. Ohres, d. Nase u. d. Halses.
Bd. 17. — WOLF, E.: Zeitschr. f. Ohrenheilk. u. f. Krankh. d. Luftwege. Bd. 64, 66, 67; Internat.
Zentralbl. f. Ohrenheilk. Bd. 11. — WOLFF: Zeitschr. f. Bakteriol. Bd. 25. — ZAALBERG:
Ref.: Arch. f. Ohren-, Nasen- u. Kehlkopfheilk. Bd. 59. — ZANGE: Zeitschr. f. Ohrenheilk.
u. f. Krankh. d. Luftwege. Bd. 82, 89; Ges. sächs. thüring. Ohrenärzte. Jena 1913. —
ZAUFAL: Arch. f. Ohren-, Nasen- u. Kehlkopfheilk. Bd. 13, 55, 58, 60; Prag. med. Wochenschrift 1880, 1884, 1891. — ZEIGER: Beitr. z. Anat., Physiol., Pathol. u. Therapie d. Ohres,
d. Nase u. d. Halses. Bd. 19. — ZEISLER: Anaerobenzüchtung. Handbuch d. mikrobio-
logischen Technik von KRAUS-UHLENHUT 1923. — ZEMANN: Arch. f. Ohren-, Nasen- u.
Kehlkopfheilk. Bd. 92. — ZIMMERMANN, W.: Über den feineren Bau der Blutcapillaren.
1923. — ZIMMERMANN: Zeitschr. f. Ohrenheilk. u. f. Krankh. d. Luftwege. Bd. 71; Verhandl.
d. dtsch. otol. Ges. 1914.

3. Hirnabsceß (Encephalitis purulenta)

mit einem Anhang: Encephalitis non purulenta.

Von

BERNHARD HEINE-München und JOSEF BECK-München.

Mit 5 Abbildungen.

I. Historisches.

HIPPOCRATES erwähnt bereits das Zusammentreffen von Hirnkrankheiten
mit Ohreiterungen. CELSUS weist auf die Gefahr hin, daß Ohreiterungen auf
das Gehirn übergreifen können. AVICENNA brachte beide Erkrankungen in
ursächlichen Zusammenhang, glaubte aber noch, daß die Ohreiterung eine
Folge der Gehirnerkrankung sei. MORGAGNI hat als erster die Ohreiterung
als das primäre, die Eiterung im Gehirn als die Folge erkannt. Trotzdem wird
in der Literatur der ersten Hälfte des neunzehnten Jahrhunderts der Hirnabsceß noch meist als die Ursache der Ohreiterung betrachtet und das umgekehrte Verhalten ist wohl bekannt, wird aber als selten angesprochen.

Erst LEBERT (1856) hat über die Pathologie der Hirnabscesse genauere
eigene und fremde Beobachtungen veröffentlicht und endgültig der Anschauung
zum Siege verholfen, daß der Hirnabsceß stets die Folge der Ohreiterung und
niemals das umgekehrte Verhalten möglich ist.

TOYNBEE hat Sitz, Symptome und Verlauf des Hirnabscesses bereits gut
gekannt und beschrieben; er hat als erster auf die Bedeutung der lokalen Druck-

empfindlichkeit in der Schläfengegend hingewiesen. An eine chirurgische Behandlung hat er wie seine Zeitgenossen noch nicht gedacht, weil die Prognose des Hirnabscesses fast ausnahmslos für letal gehalten wurde. Schede und Horsley wiesen auf die amnestische Aphasie bei linksseitigem Schläfenlappenabsceß hin.

Während Lebert glaubte, daß der otitische Hirnabsceß die Folge einer Sinusphlebitis ist, was bekanntlich nur in einer Zahl von Fällen zutrifft, weist Maceven bereits auf die Bedeutung der spontanen Dehiszenzen im Paukendach und besonders darauf hin, daß die Verwachsung der Hirnoberfläche mit der erkrankten Dura und die Fortleitung der Eiterung auf dem Wege der pialen Gefäße bei der Entstehung des Hirnabscesses von größter Wichtigkeit ist.

Nach Aufkommen der Bakteriologie wurden auch diese Untersuchungsmethoden herangezogen. Becker hat zuerst die Ansicht vertreten, daß die Art der Infektionserreger auf die Beschaffenheit des Abscesses von Einfluß ist.

Viele Autoren haben sich seit der Mitte des vorigen Jahrhunderts mit dem Krankheitsbilde und mit der Pathologie des Hirnabscesses beschäftigt und so in mühsamer Arbeit und sorgfältiger Beobachtung das zusammengetragen, was wir heute über diese Erkrankung wissen. Darunter finden sich Namen wie Griesinger, Huguenin, von Tröltsch, Schwartze und viele andere; besonders erwähnt sei auch Wernicke, der sich durch die Entdeckung des sensorischen Sprachzentrums ein ganz hervorragendes Verdienst um die Erkennung des otogenen Hirnabscesses erworben hat.

Eine neue Ära in der Geschichte des Hirnabscesses beginnt in dem Augenblick, als die moderne Chirurgie sich mit dem Problem zu befassen anfängt. Zwar fällt der älteste operativ geheilte Fall von otitischem Schläfenlappenabsceß in die Mitte des achtzehnten Jahrhunderts. Morand veröffentlichte diesen Fall in seinem in Paris 1768 erschienenen Werke „Opuscules de chirurgie." Doch hat dieser einzelne Fall keine weitere Bedeutung für die Chirurgie des Hirnabscesses erlangt. 1849 berichtet Roux über einen operativ geheilten Fall von Hirnabsceß. Der dritte Fall, welcher durch Operation geheilt wurde, stammt von Schede 1886.

Zur gleichen Zeit ungefähr, also in den achtziger Jahren des vorigen Jahrhunderts, beschäftigten sich in England Hulke, Barker, Greenfield, Maceven Ferrier und Horsley mit der Chirurgie des Hirnabscesses und haben große Erfolge errungen. In Deutschland hat v. Bergmann die Führung in der Hirnchirurgie übernommen und 1889 sein Werk „Die chirurgische Behandlung der Hirnkrankheiten" veröffentlicht. Aber während zuerst der otogene Schläfenlappen- und Kleinhirnabsceß durch Trepanation der Schläfenbein- bzw. Hinterhauptschuppe angegangen wurde, haben dann Otologen die Operation des otogenen Hirnabscesses vom kranken Ohr aus gefordert und dementsprechende Operationsmethoden angegeben.

Seitdem ist die Literatur über den otogenen Hirnabsceß bedeutend angewachsen. Viele eigene Beobachtungen wie zusammenfassende Werke wurden der Öffentlichkeit übergeben. Die weitere Entwicklung wird wie bei allen menschlichen Leistungen auch hier zeigen, was von dauerndem Wert ist und was der Vergessenheit anheim fallen wird.

Nach Körner (3) waren bis zum Jahre 1901 268 Hirnabsceßoperationen veröffentlicht worden; davon wurde in 137 Fällen Heilung erzielt. Diese Zahlen haben sich seitdem vervielfacht.

II. Statistik.

1. Häufigkeit des otogenen Hirnabscesses im allgemeinen.

Um die Häufigkeit des otogenen Hirnabscesses überhaupt einigermaßen abschätzen zu können, stehen verschiedene *Obduktionsstatistiken* zur Verfügung. Es ist klar, daß uns derartige Statistiken nur ein ungefähres Bild von der Häufigkeit einer Erkrankung geben können. Ein absolut richtiges Ergebnis werden wir also von einer derartigen Berechnung nicht erwarten dürfen. Auch die Sektionsstatistiken selbst werden je nach dem Material, das ihnen zugrunde liegt, stark voneinander abweichen. So wird die Statistik eines pathologischen Institutes, in welches Fälle einer Ohrenabteilung eingeliefert werden, ein ganz anderes Ergebnis zeigen als diejenige eines Institutes, welches mit einer Ohrenklinik nicht in Verbindung steht.

Die Sektionsstatistiken von Pitt, Treitel, Gruber und Poulson erstrecken sich zusammen auf 69 653 Sektionen; dabei ergaben sich 99 Hirnabscesse otogener Herkunft, d. i. 1,42 ‰ aller Sektionsfälle; oder abgerundet kam auf 700 Sektionsfälle ein otogener Hirnabsceß.

Neumann (2) fand unter 6085 Sektionen 14 mal den otitischen Hirnabsceß. Das wären sogar 2,3 ‰ oder ein otitischer Hirnabsceß auf 435 obduzierte Fälle.

Ungefähr das gleiche Ergebnis liefert das *Obduktionsmaterial des Breslauer Allerheiligenhospitals* [1] , welches auf unsere Bitte zu unseren Zwecken zusammengestellt wurde; hier entfielen auf 9000 Obduktionen 22 otogene Hirnabscesse, d. i. auf 409 Fälle ein Hirnabsceß. Das Breslauer Institut steht mit einer Ohrenabteilung in Verbindung.

Unsere *Münchner Obduktionsstatistik* [2] , die ebenfalls zu dem Zwecke zusammengestellt wurde, beläuft sich auf 25 870 Sektionen; davon fanden sich 33 otogene Hirnabscesse, d. i. einer auf 784 Sektionsfälle. Der Hirnabsceß ist also hier erheblich seltener als etwa in der Breslauer Statistik. Dies erklärt sich daraus, daß unserer Münchner Statistik das Material von drei pathologischen Instituten [3] zugrunde liegt, von denen nur eines, nämlich das der Universität, Fälle aus einer Ohrenklinik erhält.

2. Otogener Hirnabsceß und Hirnabsceß anderer Ätiologie.

Pitt fand unter 9000 Sektionen 56 Hirnabscesse, von denen 18, also ungefähr $^1/_3$, otogener Herkunft waren. Das gleiche Verhältnis stellte Treitel fest, der unter 6000 Sektionen 21 Hirnabscesse, davon 7 otogener Herkunft, auffand.

Noch etwas größer sind die von Neumann (2) angeführten Zahlen, der bei 6085 Sektionen 35 Hirnabscesse, davon 14 otitische = 40% feststellte. Nach der Statistik Gowers gehen 42,5% aller Hirnabscesse vom Ohr aus. v. Bergmann schätzte die Zahl der otogenen Hirnabscesse sogar auf die Hälfte aller Fälle von Hirnabsceß überhaupt.

Man wird nicht fehl gehen, wenn man etwa $^1/_3$ bis $^2/_5$ aller Hirnabscesse auf eine Ohrerkrankung zurückführt. Selbstverständlich gelten auch hier die bereits oben erwähnten Fehler, die allen derartigen Statistiken anhaften.

---

[1]) Dieses belief sich auf 16 Jahrgänge: 1901—1914 inkl. und 1919—1920 inkl.
[2]) Diese beläuft sich auf 18 Jahrgänge: 1900—1914 inkl. u. 1919—1921 inkl.
[3]) München l. Isar, München r. Isar, München-Schwabing.

3. Hirnabsceß und andere otogene endokranielle Komplikationen.

Bei dem Versuche die Häufigkeit des Hirnabscesses in ein zahlenmäßiges Verhältnis zu anderen otogenen endokraniellen Komplikationen (Meningitis, Sinusthrombose) zu bringen, springt sofort der *auffallende Unterschied zwischen Sektions- und Operationsstatistiken* in die Augen. Ältere Sektionsstatistiken ergaben, daß etwa rund $1/_3$ aller otogenen endokraniellen Komplikationen Hirnabscesse sind. In unserer Münchner Obduktionsstatistik finden sich unter 133 otogenen Todesfällen 33, also rund $1/_4$ infolge Hirnabscesses, in der Breslauer Statistik unter 57 otogenen Todesfällen 22, also rund $2/_5$ infolge Hirnabscesses. Das sind sehr hohe Zahlen.

Ganz anders die Operationsstatistiken. Körner fand unter 119 Komplikationen in 6% der Fälle Hirnabsceß, Marum unter 18 Komplikationen in 5,5% der Fälle und Gerber unter 113 Komplikationen in 10% der Fälle Hirnabsceß. Unser Münchner klinisches Material (von 1910—1923 einschließlich) weist 96 otogene Komplikationen (Sinusthrombose, Meningitis, Hirnabsceß) auf; darunter finden sich 9 Hirnabscesse, also nicht ganz 10% von sämtlichen Komplikationen.

Nach den klinischen Statistiken steht der Hirnabsceß im Vergleich zur Sinusthrombose und zur Meningitis an *dritter* Stelle. Er ist die seltenste unter diesen 3 Komplikationen. Auch nach der Münchner Obduktionsstatistik kommt er an dritter Stelle: 99 Meningitiden (davon 47 rein, die übrigen mit anderen Komplikationen kombiniert), 69 Thrombosen und 33 Hirnabscesse.

Etwas anders gestaltet sich jedoch das Bild nach der Breslauer Obduktionsstatistik: hier fanden sich 42 Meningitiden, davon jedoch nur 17 rein, die übrigen kombiniert mit anderen Komplikationen, 28 Thrombosen und 22 Hirnabscesse. Rechnen wir nun sämtliche Meningitiden, so steht auch hier der Hirnabsceß an *dritter* Stelle; betrachten wir dagegen nur die 17 Meningitiden, welche rein zur Beobachtung kamen, also eine selbständige, nicht von einer anderen Komplikation ausgehende Erkrankung darstellten, so steht in diesem Fall der Hirnabsceß an *zweiter* Stelle.

Trotz allem aber wird es den durchschnittlichen Erfahrungen der meisten Fachärzte entsprechen, daß der Hirnabsceß die *seltenste* Komplikation ist. Daß der Hirnabsceß wie die anderen otogenen Komplikationen infolge der Fortschritte der Ohrenheilkunde in den letzten Jahrzehnten abgenommen hat, dürfte kaum einem Zweifel unterliegen.

4. Hirnabsceß und Zahl der Ohreiterungen.

Hierüber finden sich leider nur sehr wenige Angaben. Nach Chauvel kamen auf 1137 Mittelohreiterungen zwei Hirnabscesse, also auf 568 Eiterungen ein Absceß. Jansen fand auf 5000 Fälle von Mittelohreiterung 7 Hirnabscesse, d. i. auf 714 Fälle ein Absceß.

Unsere klinische Statistik (1910 mit 1923) ergab auf 15 873 Mittelohreiterungen 9 Hirnabscesse, d. i. auf 1764 Eiterungen ein Absceß (gezählt wurden nur wirklich bestehende Eiterungen, keine Residuen).

5. Verhältnis der Groß- und Kleinhirnabscesse.

Gowers fand auf 186 Großhirn- 41 Kleinhirnabscesse, d. i. ein Verhältnis von 4,5 : 1; Le Fort und Lehmann auf 327 Großhirn- 113 Kleinhirnabscesse, d. i. ein Verhältnis von 2,9 : 1.

Die Statistiken von PITT, TREITEL, GRUBER und POULSON ergaben auf 69 Großhirn- 30 Kleinhirnabscesse = 2,3 : 1.

Andere Autoren stellten ähnliche Verhältnisse fest:

	Großhirn	Kleinhirn	Groß- und Kleinhirn
HEGENER	17	6	1
HEINE	24	14	2
HENKE	16	7	1
MICHAELSEN	8	8	—
MAIER	23	15	—
NÜHSMANN	18	8	—

Im ganzen: 110 Großhirn- und 62 Kleinhirnabscesse = 1,8 : 1.

KÖRNER (3) fand unter 119 Hirnabscessen 66% Großhirn- und 34% Kleinhirnabscesse, HEIMANN unter 645 Hirnabscessen 71% Großhirn- und 29% Kleinhirnabscesse.

Unter *unseren klinischen Fällen* (Münchner Klinik 1909—1923) finden sich 7 Großhirn- und 2 Kleinhirnabscesse, d. i. ein Verhältnis von 3,5 : 1.

Unsere *Münchner Obduktionsstatistik* weist unter 33 Abscessen 25 solche des Großhirns, 7 des Kleinhirns und einen des Groß- und Kleinhirns auf. In der *Breslauer Obduktionsstatistik* jedoch machen Großhirn- und Kleinhirnabscesse fast je die Hälfte aus: 11 Abscesse des Großhirns, 10 des Kleinhirns und einer des Groß- und Kleinhirns.

Wenn diese Zahlen im einzelnen auch von einander abweichen, so lassen sie doch keinen Zweifel, daß die otogenen Großhirnabscesse häufiger sind als die Kleinhirnabscesse.

Dieses Verhältnis von Groß- und Kleinhirnabsceß gilt jedoch nur für die Gesamtheit aller Fälle; bei den *einzelnen Altersklassen* gestaltet es sich etwas anders.

6. Hirnabsceß und Lebensalter.

Bei der Altersstatistik ist zu berücksichtigen, daß die Zahl der Mittelohreiterungen in den einzelnen Lebensaltern *sehr verschieden* ist. Eine Statistik, welche die relative Häufigkeit des Hirnabscesses in den einzelnen Altersklassen feststellen will, müßte deshalb die Zahl der Hirnabscesse auf die Zahl der Mittelohreiterungen berechnen. Dieser Faktor scheint *bisher nicht* berücksichtigt worden zu sein.

Die *Operationsstatistik von* HAMMERSCHLAG für Großhirnabscesse und die von OKADA für Kleinhirnabscesse ergibt folgendes:

Alter	Großhirnabscesse	Kleinhirnabscesse
0—10 Jahre	27 = 16%	17 = 11,6%
11—20 ,,	47 = 27,8%	56 = 38,4%
21—30 ,,	51 = 30,2%	45 = 30,8%
über 30 ,,	44 = 26%	28 = 19,2%
	169	146

Aus dieser Statistik ergibt sich ohne weiteres das starke Überwiegen des zweiten und dritten Lebensjahrzehntes.

Die von KÖRNER angegebene Statistik, die sich fast ausschließlich auf *Sektionsbefunde* stützt, zeigt folgendes Verhalten:

Alter	Großhirnabscesse	Kleinhirnabscesse
0—10 Jahre	18 = 22,8%	4 = 10%
11—20 ,,	17 = 21,5%	14 = 35%
21—30 ,,	23 = 29,1%	12 = 30%
über 30 ,,	21 = 26,6%	10 = 25%
	79	40

Beide Statistiken zeigen den größten Prozentsatz von Großhirnabsceß im dritten, von Kleinhirnabsceß im zweiten Lebensjahrzehnt.

Ein ähnliches Verhalten zeigen die *klinischen* Statistiken von Nühsmann und Maier:

Nühsmann	Großhirn-absceß	Kleinhirn-absceß	zusammen
1—10 Jahre	2	1	3
11—20 ,,	6	5	11
21—30 ,,	6	1	7
31—40 ,,	1	1	2
41—50 ,,	2	—	2
51—60 ,,	1	—	1
über 60 ,,	—	—	—
			26

Maier	Großhirn-absceß	Kleinhirn-absceß	zusammen
6—10 Jahre	2	2	4
11—20 ,,	8	6	14
21—30 ,,	7	4	11
über 30 ,,	6	3	9
			38

Diese beiden Statistiken bringen ein deutliches Überwiegen des Hirnabscesses im zweiten Lebensjahrzehnt zum Ausdruck.

Unsere Obduktionsstatistiken lauten folgendermaßen:

Alter	*München*	*Breslau*
1. Lebensjahrzehnt	2	4
2. ,,	4	5
3. ,,	6	6
4. ,,	8	3
5. ,,	10	1
6. ,,	3	2
7. ,,	—	—
8. ,,	—	1
	33	22

Während die *Breslauer Obduktionsstatistik* das übliche Verhalten aufweist, zeigt die *Münchner* ein auffallendes gleichmäßiges Fortschreiten in der Häufigkeit des Hirnabscesses bis zum 50. Lebensjahr.

In *unserer klinischen Statistik* haben wir zum erstenmal die Zahl der Hirnabscesse in Beziehung gesetzt zu der Zahl der Ohreiterungen in den einzelnen Altersklassen:

Alter	Zahl der Ohreiterungen	Großhirn-absceß	Kleinhirn-abscesse	zusammen
1. Jahrzehnt	5065	1	1	2
2. ,,	3353	3	1	4
3. ,,	2553	1	—	1
4. ,,	1699	1	—	1
5. ,,	1438	1	—	1
darüber	1765	—	—	—
	15873	7	2	9

Obwohl also das erste Lebensjahrzehnt weitaus die größte Zahl von Ohreiterungen aufweist, steht trotzdem das zweite Jahrzehnt in der Zahl der Hirnabscesse an erster Stelle.

Im ganzen kann aus den angeführten Statistiken etwa folgendes geschlossen werden: Trotzdem im ersten Lebensjahrzehnt die Ohreiterungen weitaus am

häufigsten sind, kommt der Hirnabsceß in diesem Alter doch *verhältnismäßig
selten* vor. Am *häufigsten* tritt er im zweiten und dritten Dezennium auf. Nach
dem ersten Jahrzehnt wird der *Kleinhirnabsceß* relativ häufiger beobachtet
als vorher.

7. Hirnabsceß und Geschlecht.

Das männliche Geschlecht erkrankt *häufiger* an Hirnabsceß als das weibliche;
dies geht aus größeren Statistiken mit Deutlichkeit hervor:

	Männer		Frauen	
	Großhirn	Kleinhirn	Großhirn	Kleinhirn
Körner	43	18	18	12
Hammerschlag	122	—	53	—
Okada	—	107	—	36

Die Statistik BLAUS beläuft sich auf 360 Hirnabscesse; davon betrafen
240 das männliche, 120 das weibliche Geschlecht. Unter 26 Hirnabscessen,
die NÜHSMANN veröffentlichte, waren 21 am männlichen, 5 am weiblichen Geschlecht beobachtet worden.

Von den 22 Fällen der *Breslauer Obduktionsstatistik* gehörten 16 dem männlichen und 6 dem weiblichen Geschlecht an; von den 33 Fällen unserer *Münchner
Obduktionsstatistik* ist das Verhältnis von männlich zu weiblich wie 24 : 9, von
den 9 Fällen *unserer klinischen Beobachtung* = 5 : 4.

8. Seite des Hirnabscesses.

Über die Seite, auf welcher der Hirnabsceß zur Beobachtung kommt, geben
folgende Statistiken Aufschluß:

	Zahl der Hirnabscesse	Rechts	Links
Körner	160	$60^0/_0$	$40^0/_0$
Hammerschlag und Okada	332	$47^0/_0$	$53^0/_0$
Heimann	534	$45^0/_0$	$55^0/_0$
Hegener	24	$54^0/_0$	$46^0/_0$
Henke	24	$29^0/_0$	$71^0/_0$
Michaelsen	16	$37,5^0/_0$	$62,5^0/_0$
Maier	38	$47^0/_0$	$53^0/_0$
Nühsmann	127	$44^0/_0$	$56^0/_0$
Obduktionsstatistik Breslau	22	$41^0/_0$	$59^0/_0$
Obduktionsstatistik München	33	$57,5^0/_0$	$42,5^0/_0$
Univ. Ohrenklinik München	9	$22^0/_0$	$78^0/_0$

KÖRNER (2) hat geglaubt, daß der Hirnabsceß auf der rechten Seite häufiger
vorkomme als auf der linken. Von den oben angeführten Statistiken zeigen
nur *drei* dieses Verhalten, während nach den übrigen *acht* Statistiken der Hirnabsceß auf der linken Seite, teilweise sogar ganz bedeutend, überwiegt.

Eine ausgedehnte Statistik, die sich über eine genügend große Zahl von Fällen
erstreckt, hätte noch festzustellen, ob sich nicht Großhirn- und Kleinhirnabscesse bezüglich der Seite ihres Auftretens *verschieden* verhalten. Nach dem
uns zur Verfügung stehenden Material hat es fast diesen Anschein; doch sind
die Zahlen noch zu klein um endgültige Schlüsse daraus ziehen zu können.

III. Ätiologie und Pathogenese.
1. Primärer Eiterherd.

Die Ursache des otogenen Hirnabscesses ist eine *Eiterung innerhalb des Schläfenbeins*, die allerdings schon geraume Zeit zurückliegen kann. Ohne einen solchen bestehenden oder abgelaufenen Prozeß ist ein otitischer Hirnabsceß unmöglich. Meist handelt es sich um eine *chronische* Eiterung, die in vielen Fällen erst nach Jahren und Jahrzehnten ihrer Dauer zur Hirnkomplikation führt. Viel seltener entsteht der Hirnabsceß im Anschluß an eine *akute* Eiterung. Immerhin wurden schon 22 Tage nach Beginn der Ohreiterung die ersten deutlichen Hirnsymptome festgestellt. Bezold beobachtete 46 Tage nach Beginn der Eiterung einen Hirnabsceß mit Sinusphlebitis und Meningitis. In verschiedenen Fällen kommen die Absceßsymptome erst zur Beobachtung, nachdem die Ohreiterung bereits abgelaufen ist. Wir selbst verfügen über einen derartigen Fall, der einen gefangenen Russen während des Krieges betraf und bei dem der Beginn der Erscheinungen erst einige Zeit nach Ablauf einer akuten Mittelohreiterung beobachtet wurde.

Das *Überwiegen der chronischen Mittelohreiterung* als Entstehungsursache des Hirnabscesses ergibt sich aus allen Statistiken, wenn auch die Zahlen der verschiedenen Autoren teilweise auseinander gehen:

	chronische Eiterung	akute Eiterung
Grunert	91%	9%
Jansen	85%	15%
Okada	81%	19%
Heimann	80%	20%
Neumann	88%	12%
Heine	94%	6%
Hegener	84%	16%
Michaelsen	75%	25%
Maier	83%	17%
Nühsmann	85%	15%
Blau	77,2%	22,8%
Ohrenklinik München	88,8%	11,1%

Bei den ursächlichen chronischen Eiterungen handelt es sich in der großen Mehrzahl der Fälle nicht um eine sog. Schleimhauteiterung, sondern um eine *Knocheneiterung, meist mit Cholesteatom*, das zu schweren Zerstörungen des Knochens geführt hat. Nach Körner war unter 40 Fällen otogener Hirnabscesse der Knochen 37 mal bis zur Dura erkrankt, einmal reichte die Knochenerkrankung nicht bis zur Dura heran und nur in 2 Fällen hatte der Knochen ein gesundes Aussehen. Über die *Häufigkeit des Cholesteatoms* gibt folgende Statistik Aufschluß:

	Hirnabsc. inf. chron. Eiterung	davon Cholesteatom
Heine	29	19 mal = 65%
Henke	19	14 „ = 74%
Michaelsen	12	9 „ = 75%
Nühsmann	22	14 „ = 64%
Ohrenklinik München	8	7 „ = 87,5%

Es ist bis jetzt in den Statistiken *nicht* berücksichtigt worden, ob etwa der Großhirnabsceß bezüglich der induzierenden Eiterung (ob akut oder chronisch) sich anders verhält als der Kleinhirnabsceß. Nach dem uns aus der Literatur und unserem Material zu Gebote stehenden Zahlen scheint ein derartiger Unterschied *nicht* zu bestehen, so daß also eine akute bzw. chronische Eiterung gleich häufig sowohl zum Großhirn- wie zum Kleinhirnabsceß führt.

2. Sitz des otitischen Hirnabscesses — Wegleitung vom primären Herd zum Schädelinneren.

Körner (3) hat zuerst darauf hingewiesen, daß die otitischen Hirnabscesse stets in *nächster Nähe des kranken Ohres bzw. Knochens* liegen. Früher wurden verschiedene Fälle aufgeführt, in denen sich angeblich fern vom kranken Schläfenbein ein Hirnabsceß entwickelt hätte. Nach Körner sind dies alles keine otitischen Hirnabscesse gewesen, sondern waren entweder auf eine *metastatische* Entwicklung infolge otogener Pyämie oder eitriger Bronchitis zurückzuführen oder es handelte sich um zerfallene *Tuberkelknoten*, die für Abscesse gehalten wurden, oder um Abscesse, die sich im Anschluß an *Tuberkulose* oder *Osteomyelitis* verschiedener Schädelknochen entwickelt hatten. Körner schreibt:

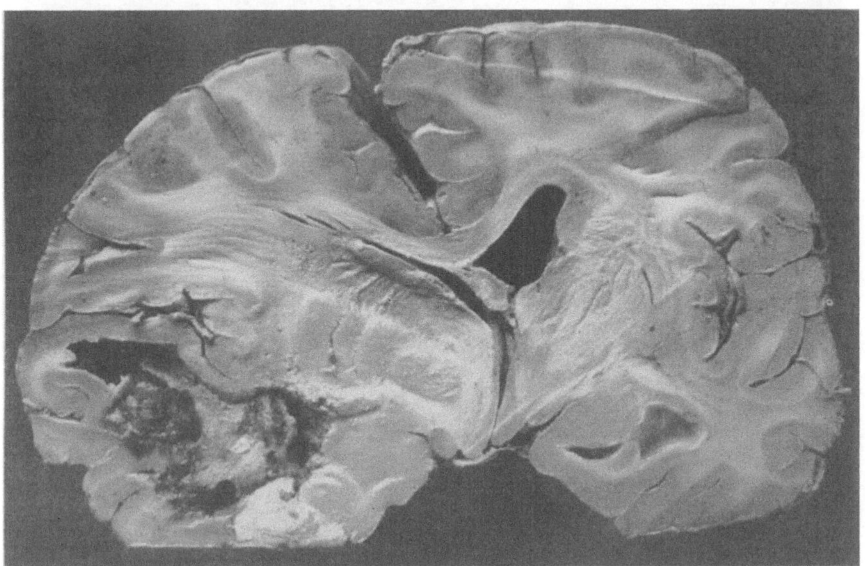

Abb. 1.   Otitischer Schläfenlappenabsceß mit starker Verdrängung des Hirns. (Präparat der Univ.-Ohrenklinik München.)

„Die von einem kranken Schläfenbein aus induzierten Hirnabscesse liegen in den demselben benachbarten Hirnteilen, also im Schläfenlappen, sehr selten im Hinterhauptslappen; oder in der Kleinhirnhälfte der gleichen Seite, sehr selten und wahrscheinlich nur durch Vermittlung einer Basalmeningitis in der Brücke oder den Kleinhirnschenkeln." Die Abscesse können allerdings einer *sehr große Ausdehnung* annehmen und mehr oder weniger die nebenanliegenden Hirnteile mit ergreifen. Besonders vergrößern sich Schläfenlappenabscesse sehr gerne nach dem Hinterhauptslappen zu.

Sollte sich wirklich einmal sehr entfernt vom Orte der Eiterung, z. B. im Stirnlappen, ein Absceß entwickeln, für den wir eine andere als otogene Ursache nicht auffinden können, so meint Lewandowsky, daß für diese sicherlich außerordentlich seltenen Fälle vielleicht eine Übertragung der Infektionserreger auf dem Wege einer klinisch nicht nachweisbaren umschriebenen *Leptomeningitis* oder durch die *Cerebrospinalflüssigkeit* zu erklären wäre. Einen Umweg durch den allgemeinen Kreislauf, also eine eigentliche pyämisch-metastatische Entstehung anzunehmen, hält Lewandowsky in diesen Fällen nicht für angängig. Daß trotzdem derartige *metastatische* Hirnabscesse im Anschluß an eine *otogene Pyämie* vorkommen, dürfte wohl kaum einem Zweifel unterliegen. Wir selbst verfügen über einen derartigen Fall aus unserer Klinik, wo die Sektion ergab, daß im Verlauf einer infektiösen Sinusthrombose nicht nur Lunge und Nieren, sondern das ganze Gehirn mit einer Anzahl teils größerer, teils kleinerer Abscesse durchsetzt waren.

Die *Überleitung* kann erfolgen nach der *mittleren* oder nach der *hinteren Schädelgrube* zu. Im ersten Fall kommt es gewöhnlich zum Schläfenlappenabsceß, im zweiten Falle entsteht ein Kleinhirnabsceß. Die Infektion des Schädelinhaltes ist auf verschiedene Weise möglich:

1. *durch Kontakt des kranken Knochens mit der Dura*; dies ist wohl der

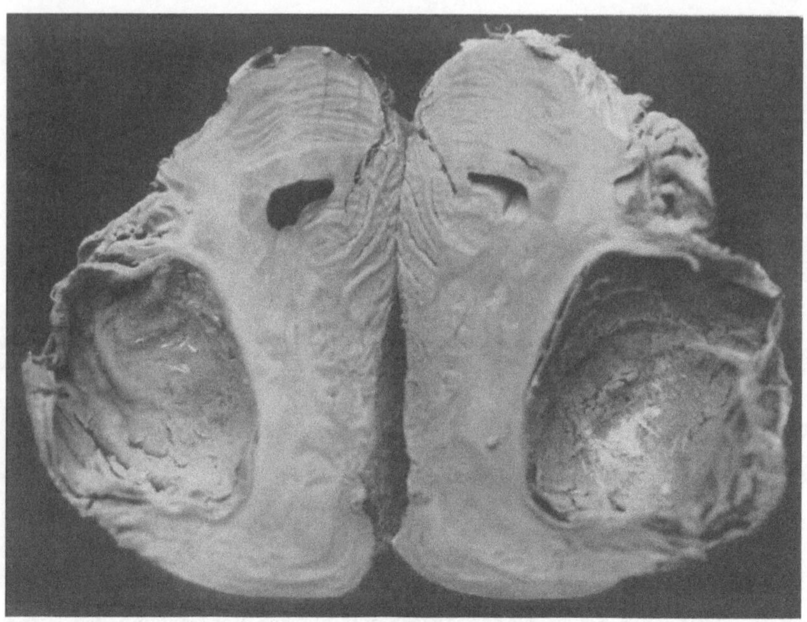

Abb. 2.   Otitischer Kleinhirnabsceß.   Hemisphäre durchschnitten und aufgeklappt.
(Präparat der Univ.-Ohrenklinik München.)

häufigste Infektionsmodus. Meist ist der Knochen bis zur Dura hin eingeschmolzen.

2. *Kann die Fortleitung auf dem Wege vorhandener Lücken erfolgen*, wohl die *seltenste* Art der Fortleitung.

3. Durch *Knochenkanäle und Knochenvenen*.

4. Durchs *Labyrinth* und dann a) *Entlang den Nerven, Gefäßen, Wasserleitungen* oder b) durch *direktes Übergreifen auf die Hirnhäute*.

5. Nach *dem von* Wittmaack *angenommenen Modus*.

Der Prozeß dringt von der Paukenhöhle aus nicht gleichmäßig nach allen Richtungen vor, sondern er bevorzugt bestimmte Stellen, durch welche das Infektionsmaterial in die Schädelhöhle gelangt; am häufigsten wird bei der Wegleitung nach der mittleren Schädelgrube hin das *Paukendach* getroffen; hier ist der Knochen sehr dünn. Neben dem Paukendach kommt vor allem das *Dach des Antrums* für die Überleitung nach der mittleren Schädelgrube in Betracht. Hin und wider geht der Prozeß durch die *Sutura petro-squamosa*;

besonders bei *Kindern* wird dieser Weg nicht allzu selten beobachtet. Auch *Knochenlücken (Dehiszenzen)* kommen in dieser Gegend vor [BEVER (1) u. a.]. GRUNERT (2) berichtet von einem Fall, wo die Fortleitung durch eine *cariöse Lücke* im seitlichsten Teile der oberen knöchernen Gehörgangswand nach der mittleren Schädelgrube bei unversehrtem Pauken- und Antrumdach erfolgt ist. Auch von Zellen, welche sich nach dem *Jochbogen* zu erstrecken, kann der Durchbruch erfolgen.

Über dem Dach der Pauken- und Warzenfortsatzhöhle liegt der vordere Teil des Gyrus fusiformis und neben diesem lateralwärts die dritte Schläfenwindung.

Verschiedene Wege führen in die hintere Schädelgrube. Sehr häufig geht die Überleitung durch die *Fossa sigmoidea* oder durch die *hintere Antrumwand*, welcher die Vorderfläche des äußeren Kleinhirnteiles entspricht.

Weiter kann die Eiterung auf das *Labyrinth* übergreifen und von hier in die hintere Schädelgrube gelangen. JANSEN hat als erster diesen Überleitungsweg häufiger beobachtet und auf die Erkrankung des Vorhofes und besonders des horizontalen Bogenganges hingewiesen; unter 14 Fällen fand er 7 mal Eiter im Vorhof und 4 mal einen Defekt des horizontalen Bogenganges. Alle späteren Statistiken heben hervor, daß die Labyrintheiterung eine der wichtigsten Ursachen des Kleinhirnabscesses ist. KOCH betont, daß die lateral gelegenen Kleinhirnabscesse gewöhnlich vom Sulcus bzw. Sinus sigmoideus ausgehen, während die im medialen Teil der Kleinhirnhemisphäre gelegenen Abscesse vom Labyrinth her induziert werden. Meist findet man bei den labyrinthär bedingten Kleinhirnabscessen einen Durchbruch durch die knöcherne Labyrinthkapsel. OKADA untersuchte 109 zur Autopsie gekommene Fälle von Kleinhirnabsceß; davon zeigten 52 (47,7%) Erkrankungen des Knochens meist mit deutlich nachweisbaren Labyrinth- bzw. Bogengangseiterungen, 43 (39,4%) Thrombophlebitis oder Perisinusitis, 9 Fälle wiesen eine Labyrintheiterung ohne nachweisbare Erkrankung des Knochens auf. NEUMANN fand unter 112 Fällen von Kleinhirnabsceß 49 (43,75%) mit Labyrintheiterung. Nach diesem letzteren Autor spielt in den akuten Fällen die Überleitung durchs Labyrinth für die Entstehung des Kleinhirnabscesses keine Rolle, wohl aber für die chronischen Fälle, worauf sich die zuletzt genannte Zahl bezieht. In den akuten Fällen entsteht der Kleinhirnabsceß nach NEUMANN (2) meist durch Vermittlung einer *Sinusphlebitis* oder eines *Extraduralabscesses* der hinteren Schädelgrube; 40% von akuten Fällen, die NEUMANN zusammengestellt hat, zeigten einen Extraduralabsceß.

In 8 Fällen von Kleinhirnabsceß, die MICHAELSEN beschreibt, ist 6 mal (75%) die Überleitung durchs Labyrinth erfolgt, 1 mal vom thrombophlebitisch veränderten Sinus sigmoideus und 1 mal von einem Extraduralabsceß aus. Dagegen führte in 8 Fällen NÜHSMANNS die Wegleitung nur 2 mal (25%) durchs Labyrinth, im übrigen direkt durch den Knochen im Bereiche des TRAUTMANNschen Dreieckes.

Vom Labyrinth aus kann die Eiterung *längs der Nerven* oder der *Wasserleitungsvenen* in die hintere Schädelgrube gelangen. Der *Aquaeductus vestibuli* mündet in die hintere Schädelgrube unterhalb des Knochenwulstes, welcher vom gemeinsamen Schenkel der vertikalen Bogengänge gebildet wird. Er enthält den *Ductus endolymphaticus*; dieser erweitert sich außerhalb des Kanals zwischen den Blättern der Dura mater zum *Saccus endolymphaticus*. Der *Aquaeductus cochleae* steht in direkter Verbindung mit dem Subarachnoidealraum und mündet unterhalb des inneren Gehörgangs zwischen diesem und dem Bulbus venae jugularis am Rande des Felsenbeins in die hintere Schädelgrube. Fortleitungen auf diesem Wege führen wohl meist zur Meningitis. JANSEN hat zuerst auf die Bedeutung des Aquaeductus vestibuli bei der Fortleitung des Krankheitsprozesses hingewiesen. Man hat besonders früher den Aquaeductus vestibuli als einen häufigen Überleitungsweg angeschuldigt (nach Bösch in einem Drittel der Fälle); Wagener (1) und Neumann (1) sind jedoch dieser Auffassung entgegen getreten und haben den Nachweis mikroskopischer Untersuchung verlangt, um die Bedeutung des Saccusempyems voll würdigen zu können. Immerhin spielt dieser Überleitungsweg eine gewisse Rolle. Von 31 in der Literatur beschriebenen Fällen hat Wagener nur in einem Fall Politzers den mikroskopischen Nachweis für erbracht erachtet. In einer Beobachtung Isemers mit mikroskopischer Untersuchung war der Aquaeductus vestibuli seiner Auskleidung vollständig beraubt, die Knochenwandungen teilweise nekrotisch. Nach Hegener erfolgt die Wegleitung vom Labyrinth nach dem Kleinhirn zu seltener durch die präformierten Wege (Scheiden des Acusticus, Facialis, der Arteria auditiva interna, der Aquädu te) als vielmehr durch direktes Übergreifen einer durch Labyrinthnekrose induzierten perilabyrinthären Eiterung auf das Kleinhirn. Ein Durchbruch aus dem Labyrinth heraus war bei seinen Fällen nicht erfolgt. Er vertritt die Ansicht, daß Ausbrüche aus dem Labyrinth sowie die Fortleitung der Infektion auf den präformierten Wegen bei chronischen Labyrintheiterungen zu den großen Seltenheiten gehören. Er fand bei all seinen Fällen von Labyrinthitis, die zum Kleinhirnabsceß geführt hatten, schwere Zerstörungen des Labyrinthes.

Andererseits hat Uffenorde darauf hingewiesen, daß es Fälle gibt, wo sich die Zellen bis in die Pyramidenspitze erstrecken — v. Tröltsch hat dieses Verhalten bereits gekannt — und das ganze Labyrinth umgeben und geradezu einhüllen können. Hier ist es möglich, daß eine Eiterung in diesen Zellen einerseits zur Labyrinthaffektion, andererseits zum Kleinhirnabsceß führt.

Gelegentlich kann eine Labyrintheiterung durch einen nach oben erfolgenden Durchbruch auch zu einem Schläfenlappenabsceß führen.

Wenn auch in der Mehrzahl der Fälle der Knochen schon makroskopisch bis zur Dura erkrankt ist und schwerste Zerstörungen zeigt, so ist andererseits hin und wieder am Knochen makroskopisch keine Veränderung festzustellen. Hier kann die Fortleitung nach dem Schädelinnern auf präformierten Bahnen (Knochenkanäle und Knochenvenen) erfolgt sein; in Betracht kommen die *Canaliculi caroticotympanici*, der *Facialiskanal*, der *Hiatus subarcuatus*, ein Kanal, welcher unter dem oberen Bogengang, nahe der Felsenbeinkante, mit einer etwa 4 mm weiten Öffnung aus der Felsenbeinpyramide in die hintere Schädelgrube mündet und der beim Kind oft deutlich ausgebildet ist; in ihm verläuft ein von der Dura stammender Bindegewebszug; besonders Hinsberg hat durch mikroskopische Untersuchung den Nachweis für diese Wegleitung geliefert. Weiterhin sind es die kleinen *Knochenvenen*, welche die Infektion nach dem Schädelinneren leiten können. In solchen Fällen kann dann die Knocheneinschmelzung sekundär von beiden Seiten, von außen und von innen her, erfolgen. Haymann hat auf diese Art der Knocheneinschmelzung hingewiesen und Manasse hat sie an einem Fall von rhinogenem Hirnabsceß festgestellt. Daß diese Art von Fortleitung gelegentlich auch für die Entstehung eines otogenen Hirnabscesses in Frage kommt, ist kaum zu bezweifeln.

Schließlich muß für jene Fälle, wo der Knochen vollständig intakt erscheint, noch der Erklärungsversuche Wittmaacks gedacht werden. Wittmaack nimmt an, daß in Fällen von *hyperplastischem Charakter der Mittelohrschleimhaut* und einer damit verbundenen *pathologischen Pneumatisation* schweren Grades häufig jene unter normalen Verhältnissen nur vorübergehend vorhandenen Gefäßverbindungen dauernd bestehen bleiben, welche von der Duraperiostschicht zu dem hohen subepithelialen Gewebspolster der Paukenhöhle bzw.

der Zellen des Warzenfortsatzes führen. Entlang diesen präformierten Gefäßbahnen, welche, wie erwähnt, normalerweise nicht vorhanden sind, kann
die Entzündung vom Krankheitsherd auf das Gehirn übergreifen ohne den
Knochen zu destruieren. Diese abnormen Gefäßbahnen, meint WITTMAACK,
dienen viel häufiger als Überleitungsweg als die Fissuren oder die normal
anatomischen Durchtrittsstellen der Nerven und Gefäße, da diese durch straffe
fibröse Scheiden gegen das Übergreifen der Entzündung besonders geschützt
sind und auch gar nicht einzusehen wäre, warum diese Art von Überleitung
nicht viel häufiger beobachtet wird. Bei akuten Prozessen, glaubt WITTMAACK,
kommt es gewöhnlich zur *Meningitis*, bei chronischen Eiterungen dagegen
meist zum *Hirnabsceß*.

3. Wegleitung von der Dura zum Gehirn — Entstehung des Hirnabscesses — Zusammenhang mit der Encephalitis haemorrhagica.

An der *Dura* kann es zu schwersten Veränderungen kommen; auch die
Sinuswand kann selbstverständlich ergriffen werden. Wir können das Bild der
Pachymeningitis externa und auch *interna* in allen Formen antreffen. Vielfach
ist die Dura dick mit Granulationen bedeckt, grünlich oder schmutzig grau
verfärbt, oft von einer Fistel durchbrochen, die in die Tiefe führt. In anderen
selteneren Fällen zeigt die Dura wenig Veränderungen, ist nur mit einigen
kleinen Granulationen besetzt oder macht ausnahmsweise sogar einen gesunden
Eindruck. Die schwersten Veränderungen der Dura wird man erwarten dürfen,
wenn die Knochenerkrankung bis zu ihr hinreicht. Ein eigentlicher extraduraler
Absceß soll dagegen nach KÖRNER (3) neben einem Hirnabsceß selten vorkommen.
Andere Autoren jedoch haben beide Erkrankungen durchaus nicht so selten
nebeneinander beobachtet; so fand NEUMANN (2) in 40% von Kleinhirnabscessen
infolge akuter Eiterung einen Extraduralabsceß. Bei akuten Eiterungen sind
nach diesem Autor Sinusphlebitis und Extraduralabsceß die häufigsten Vermittler zum Kleinhirnabsceß, während in den chronischen Fällen, wie bereits
erwähnt, nach seinen Angaben ungefähr $^1/_3$ der Kleinhirnabscesse labyrinthär
bedingt ist. Es scheint die Phlebitis und infektiöse Thrombose der dem Schläfenbein anliegenden Sinus für die Entstehung der otitischen Hirnabscesse, besonders
der Kleinhirnabscesse keine so geringe Bedeutung zu haben, wie dies KÖRNER (2,3),
JANSEN u. a. annehmen. Allerdings waren z. B. in der *Heidelberger Ohrenklinik*
48 Sinusthrombosen nicht mit Hirnabsceß kombiniert, nur 5 Fälle zeigten
eine solche Kombination und nur bei 3 war ein kausaler Zusammenhang zwischen
Hirnabsceß und Thrombose nachzuweisen. Auch entsteht der Hirnabsceß
sehr selten über der erkrankten Sinuswand. Es kann deshalb das von KÖRNER
angenommene häufigere Vorkommen von Hirnabsceß auf der rechten Seite
— was übrigens nach den meisten Statistiken gar nicht zutrifft — auch nicht
durch das tiefere Eindringen des Sinus in das rechte Felsenbein erklärt werden
(NÜHSMANN).

OPPENHEIM und andere Autoren fanden die extradurale Eiterung besonders
häufig bei solchen Hirnabscessen, die die Folge einer akuten Otitis media waren.
MIODOWSKI fand diese Ansicht bestätigt und sucht sie damit zu erklären, daß
es bei chronischen Eiterungen leichter zu *Verklebungen* zwischen Dura und
Knochen kommt, wodurch eine größere extradurale Eiteransammlung verhindert wird.

Der Hirnabsceß entsteht gewöhnlich nicht durch kontinuierliche Fortpflanzung der Entzündung von der Oberfläche der Dura auf die Hirnsubstanz.

Deshalb findet sich meist zwischen Dura und Hirnabsceß noch eine mehr oder weniger veränderte Hirnschicht, die in einem Teil der Fälle von einer *Fistel* durchbrochen ist, die vom Eiterherd im Schläfenbein bis zum Absceß führt. Die Hirnsubstanz zwischen Dura und Absceß scheint nur ausnahmsweise makroskopisch unverändert zu sein. Das Hirn ist an der erwähnten Stelle meist mit den Hirnhäuten verwachsen.

Der Hirnabsceß entwickelt sich zunächst im *Marklager* und breitet sich allmählich nach der Oberfläche zu aus; so wird die Rindenschicht immer kleiner und kann schließlich ganz verschwinden.

Die Eitererreger dringen durch die äußere Rindenschicht mehr oder weniger tief in die Hirnsubstanz ein und führen hier zur Absceßbildung. Als Wegleitung dienen hier die *perivasculären Lymphräume*; oder die Erreger gelangen von *thrombosierten Venen der Pia aus rückläufig* ins Hirngewebe. Auch aus *kleinen Arterien* der Umgebung, welche mit erkranken, kann septisches Material losgerissen werden und ins Hirngewebe geschleudert werden. In einigen ganz seltenen Fällen soll die cariöse Erkrankung auf den Carotiskanal und dann auf die Carotiswand selbst übergriffen haben, wodurch eine *Thrombose der Carotis* entstanden und ein Hirnabsceß induziert worden sein soll (Gairdner, Barr, Macewen). Körner bestreitet allerdings, daß diese Entstehungsart sicher nachgewiesen ist.

Daß der Ausgangspunkt der eitrigen Entzündung des Hirns im Gefäßapparat zu suchen ist, hat Friedmann *experimentell* dargelegt, indem er durch Kokkeninjektionen in die Gefäße derartige Entzündungen hervorgerufen hat. Es entwickelten sich dabei kleine Infarkte, bereits am 3. Tage konnte man reichliche Ansammlungen von polynucleären Leukocyten und zu gleicher Zeit ein starkes Ödem mit Erweichung und Rarefikation des Grundgewebes beobachten. Schon frühzeitig traten zur Kapselbildung führende Prozesse auf, die von den Gefäßen bzw. vom Bindegewebe ausgingen. Oft sah man weit entfernt vom Hauptherde, mitten im anscheinend normalen Gewebe, kleine circumvasculäre Zellanhäufungen und auch wirkliche Absceßbildungen, die allmählich ineinander übergingen.

Während die Vergrößerung des Abscesses im allgemeinen wohl durch direkte kontinuierliche Einschmelzung des Hirngewebes erfolgt, zeigen die experimentellen Untersuchungen Friedmanns, daß dieses Wachstum auch *diskontinuierlich* von verschiedenen getrennten Herden her möglich ist.

Von einer Thrombose des Sinus transversus aus kann die Phlebitis auf die *Venae cerebri inferiores* fortgeleitet und so ein Hirnabsceß induziert werden (Mayer). In ähnlicher Weise kann vom Sinus die Phlebitis auf die Trolardsche *Vene* und weiter zur *Vena fossae Sylvii* fortgeleitet und so das infektiöse Material vom Sinus nach dem Schläfenlappen transportiert werden (Miodowski, Hegener). Die Trolardsche Vene bildet eine Anastomose zwischen Sinus und Vena fossae Sylvii. Umgekehrt ist es möglich, daß ein in der Tiefe bestehender Hirnabsceß zur Erkrankung und Thrombose der Trolardschen Vene führt (Miodowski).

Es ist ein merkwürdiges Verhalten, daß die eitrige Entzündung des Hirns in erster Linie die weiße Substanz ergreift; es hängt dies wohl mit der verschiedenen Gefäßversorgung zusammen, die einerseits der Rinde und andererseits dem Mark zuteil wird. Man nimmt an, daß die Marksubstanz gegen die eitrige Einschmelzung weniger widerstandsfähig ist als die Rinde, da sie nicht so viele Gefäße enthält (Miodowski). Trotzdem kommt es hin und wieder vor, daß von einem leptomeningitischen Herd aus sich ein Rindenabsceß entwickelt, der allmählich per continuitatem in die Tiefe fortschreitet, die Rinde durchbricht und auf die weiße Substanz übergeht.

Die Frage, welche Beziehungen zwischen der Encephalitis non purulenta und dem Hirnabsceß, der Encephalitis purulenta, bestehen, hat die Autoren viel beschäftigt, aber bis heute keine restlose Klärung gefunden. Geht der Abscedierung *eine Encephalitis haemorrhagica* voraus? Die Ansichten stehen sich hier teilweise noch schroff gegenüber.

Huegenin spricht von Abscessen, denen kein Stadium der roten Erweichung vorhergeht. Nach Wernicke geht nur in den seltensten Fällen der Absceßbildung eine Entzündung von der genannten Art voraus. Andere Autoren wie Gowers, Ziegler sehen in der roten Erweichung das erste Stadium des Abscesses.

Oppenheim vertritt die Ansicht, daß die Abscedierung auf dem direkten Wege der eitrigen Einschmelzung erfolge, ganz analog anderen eitrigen Entzündungen. Nach ihm geht dem Hirnabsceß kein Erweichungsstadium voraus, wenn auch im weitern Verlaufe encephalomalacische Prozesse vom Typus der roten Erweichung in der nächsten Umgebung des Abscesses eine wichtige, jedoch immer sekundäre Rolle spielen.

Dagegen steht Uffenorde auf dem Standpunkt, daß die rote Erweichung das Vorstadium des Abscesses ist. Die Piavenen, auf welche sich die Erkrankung von der Dura her fortpflanzt, thrombosieren; die Thrombose, die zunächst keine eitrige zu sein braucht, schreitet rückläufig in die Tiefe fort, bis in das Quellgebiet der Vene in der weißen Substanz, wo es infolge der Zirkulationsstörung zur roten Erweichung kommt; aus dieser entwickelt sich dann durch Infektion der Absceß. Auch Hegener hat diese Genese des Hirnabscesses angenommen. Tatsächlich spricht manches für diese Ansicht. So berichtet Maier über einen Fall, wo die klinischen Erscheinungen auf einen rechtseitigen Hirnabsceß deuteten; trotz ausgiebigster Punktion wurde nirgends Eiter gefunden. Drei Wochen später ergab die Punktion einen Schläfenlappenabsceß. Man kann mit Maier der Ansicht sein, daß bei der ersten Punktion nur eine Encephalitis bestand und der Hirnabsceß sich erst später daraus entwickelte. Der histologische und experimentelle Nachweis für diese Art der Entstehung des Hirnabscesses ist indes noch nicht gelungen.

Wir glauben, daß der Abscedierung eine Encephalitis haemorrhagica vorausgehen *kann,* aus der sich durch sekundäre Infektion der Hirnabsceß entwickelt. Es besteht nicht der geringste Grund eine derartige Genese für unmöglich zu halten; aber wir glauben nicht, daß die rote Erweichung das *notwendige* Vorstadium des Hirnabscesses ist, ja daß vielleicht in der Mehrzahl der Fälle dieser durch direkte eitrige Einschmelzung des Hirngewebes entsteht.

4. Trauma und Hirnabsceß.

Daß das *Trauma* für die Entstehung bzw. für den Verlauf eines Hirnabscesses unter Umständen eine gewisse Rolle spielen kann, dafür finden sich einige Belege in der Literatur und dies ist auch nach der Bedeutung, die dem Trauma sonst in der Auslösung pathologischer Zustände zukommt, durchaus verständlich; so ist es möglich, daß schon lange vor dem Auftreten der Ohreiterung oder während derselben infolge eines Traumas eine Fissur entstanden ist und so der Fortleitung nach der Schädelhöhle hin Vorschub geleistet wird; oder es kann ein bereits bestehender Absceß aus seiner Latenz heraustreten oder in einen Ventrikel bzw. in den Subarachnoidealraum durchbrechen.

IV. Pathologische Anatomie.

1. Veränderungen an den Hirnhäuten. — Dura-Hirnfistel.

Auf den *Sitz* des otitischen Hirnabscesses wurde bereits im vorausgehenden Kapitel näher eingegangen; er liegt fast regelmäßig in der nächsten Nähe des

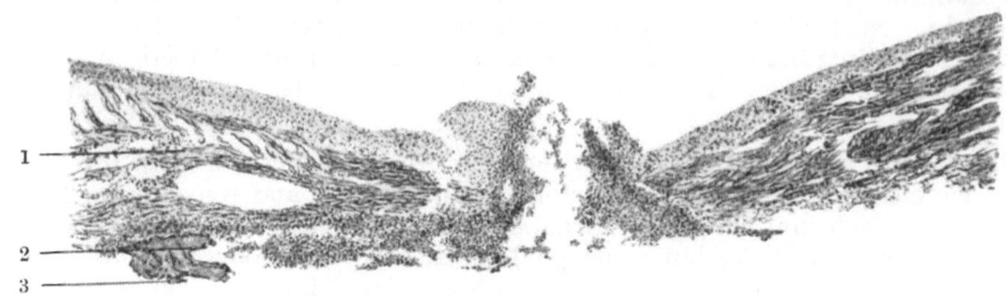

Abb. 3. Durafistel.
1 Duragewebe, kleinzellig infiltriert. 2 Extradurales Granulationsgewebe, darauf ein
3 Knochensequester vom Tegmen. (Leitz Obj. o. Oc. I. Vergr. 26.)
(Nach Miodowski.)

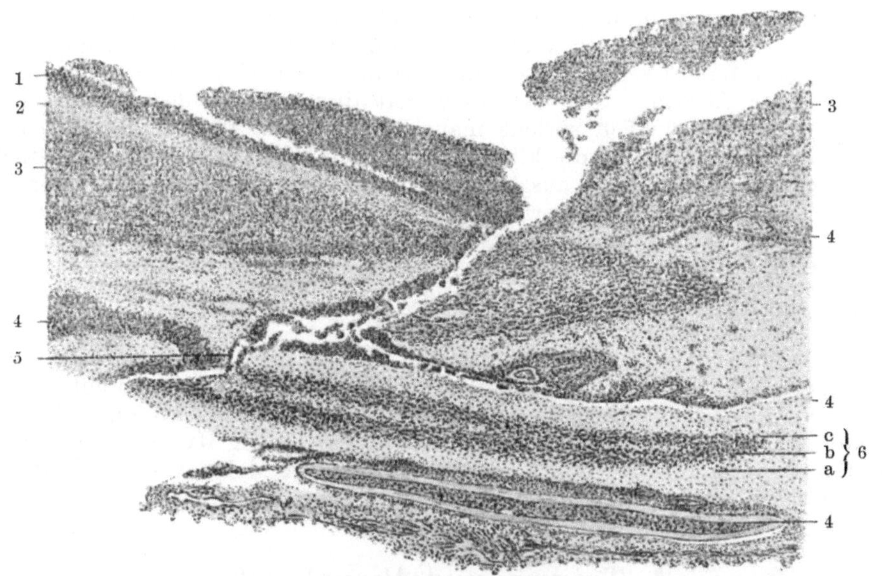

Abb. 4. Hirnfistel.

1 Eiterschicht der Absceßmembran. 2 Nekrotische Schicht der Absceßmembran. 3 Bindegewebsreiche Schicht (im Bereiche der Körnerschicht) der Absceßmembran. 4 Die verdickten, vascularisierten und stark infiltrierten weichen Hirnhäute. 5 Die schräg den Hirnsaum passierende Hirnfistel, mit Eiter von der Absceßhöhle aufgefüllt.
6 Kleinhirn: a Rindenschicht, b Körnerschicht, c Markschicht. (Vergr. wie oben.)
(Nach Miodowski.)

primären Eiterherdes im Schläfenbein, also auch gewöhnlich in der Hemisphäre der betreffenden Seite.

Wie bereits erwähnt, führt in einem Teil der Fälle eine Fistel durch Dura und Hirngewebe (s. Abb. 3 u. 4) bis zum Absceß. Die pathologisch-anatomischen Verhältnisse einer solchen *Dura-Hirnfistel* sind in mancher Beziehung charakteristisch. Die Dura ist, wenn es sich nicht um eine ausgedehnte Pachymeningitis handelt, an circumscripter Stelle mit Granulationen besetzt oder verfärbt. Auch die mikroskopischen Veränderungen sind hier ganz umschrieben und merkwürdig gering. Es zeigen sich leichte Venen- und Lymphgefäßerweiterungen sowie einzelne kleinzellige Infiltrate. Das extradurale die Öffnung umgebende Granulationsgewebe schiebt sich rüsselartig in die Durafistel vor. Die zum Subduralraum gerichtete Seite kann ganz glatt sein. In und um die Fistel finden sich nur in ganz geringem Maße Bakterien (MIODOWSKI und PREYSING). Nur auf dem extraduralem Granulationsgewebe, welches die Fistel umgibt, konnte MIODOWSKI einzelne Kokkenhaufen nachweisen, im Duragewebe selbst waren keine Bakterien zu finden.

Ähnlich wie an der Dura sind auch die Veränderungen an der Hirnoberfläche in der Umgebung der Fistel ganz umschriebene. Pia und Arachnoidea sind fest miteinander verklebt, so daß ein Arachnoidealraum in der Umgebung der Fistel nicht mehr besteht. Es ist hierin wohl eine *Schutzmaßnahme* des Körpers zu erblicken, welche die Meningen vor einer Infektion bewahren soll.

Die Verklebungen zwischen Dura und Arachnoidea sind nicht so innig, da die Dura nur über eine geringe plastische Leistungsfähigkeit verfügt. Der Subduralraum wird lediglich dadurch geschützt, daß das erwähnte extradurale Granulationspolster sich zapfenförmig in die Dura-Hirnfistel hineinlegt.

Anders liegen die histologischen Verhältnisse, wenn keine Dura-Hirnfistel besteht. In einem von MIODOWSKI untersuchten Fall lag (außer dem Hirnabsceß) ein großer extraduraler Absceß vor; die Dura war mit einem ausgedehnten Granulationspolster belegt, aber nur in einem viel kleineren, etwa zehnpfennigstückgroßen Bezirk wirklich alteriert, ohne daß es jedoch zu einem völligen Duradefekt gekommen wäre. Breite Stränge von Neugewebe durchzogen hier die Dura; an der subduralen Seite hatte sich ein Granulationspolster gebildet, welches sich in die Maschen der Pia versenkte und so eine starke Verlötung zwischen Dura und Pia bewirkte.

2. Größe und Gestalt des Abscesses.

Die *Größe* des otitischen Hirnabscesses schwankt außerordentlich; vom eben beginnenden, stecknadelkopf- oder linsengroßen Absceß bis zur Faustgröße und darüber; ja es sind Abscesse beschrieben, die fast die ganze Hemisphäre ausgefüllt haben sollen, so daß von der umgebenden Hirnschicht nur noch ein ein bis einige cm dicker Streifen übrig blieb. Im Durchschnitt schwankt die Größe des Großhirnabscesses etwa zwischen der einer Walnuß und eines Hühnereies. Entsprechend der Größe ist auch die *Menge des entleerten Eiters* verschieden. Sie kann einige Tropfen betragen, andererseits hat SCHWARTZE 400 g Eiter aus einem Absceß entleert.

Während Abscesse des Großhirns einen sehr großen Umfang erreichen können, bevor sie das Leben unmittelbar gefährden oder zum Durchbruch führen, liegen beim Kleinhirnabsceß die Verhältnisse anders. Im Durchschnitt wird er kaum größer als eine Kastanie, da es bei weiterer Ausdehnung gewöhnlich zur Perforation kommt oder schon vorher der Tod durch Druck auf die lebenswichtigen Zentren der Medulla oblongata eintritt. Gelegentlich kann aber auch hier der Krankheitsherd eine größere Ausdehnung erreichen; so berichtet KÜMMEL von einem faustgroßen Kleinhirnabsceß.

Angaben über genauere Messungen des Hirnabscesses finden sich in der Literatur nur vereinzelt. Es werden folgende Maße angegeben: 6 cm lang, 3 cm breit, 3 cm hoch (MÜLLER); 8 cm lang, 6 cm hoch (KNAPP); 7 cm lang, 3 cm Querdurchmesser (KALMUS); MANASSE erwähnt eine Länge von 12 cm;

einer unserer Fälle maß in seiner größten Ausdehnung von vorne nach hinten 4 cm.

Die *Form* der Hirnabscesse ist verschieden, abgekapselte Abscesse sind gewöhnlich rund oder ovoid; die freien Abscesse dagegen können ganz unregelmäßig gestaltet sein. Vielfach zeigen die Hirnabscesse Ausbuchtungen oder sie sind gekammert. Auch Abscesse, die durch einen schmalen Gang miteinander verbunden sind, wurden beobachtet (Hantel- oder Hemdenknopfform).

3. Inhalt des Abscesses.

Farbe, Konsistenz und *Geruch* des Absceßeiters können sehr verschieden sein; er kann gelblich, grünlich, bei Blutbeimengungen bräunlich sein, dick oder dünnflüssig, von schmieriger oder breiiger Beschaffenheit. Seltener ist er von schleimig-milchigem Charakter. Zuweilen zeigt er jauchige Beschaffenheit, ist dann von mißfarbigem grau-schwärzlichen Aussehen, oft von starkem Fötor, mit nekrotischen Gehirntrümmern durchsetzt. Die Fäulnisgase, die hin und wieder vorkommen, sind jedenfalls auf die Anwesenheit anaerober Bakterien zurückzuführen. Meist zeigt der Absceßeiter dieselbe Beschaffenheit wie der Ohreiter. Doch kommen auch Ausnahmen vor; so kann der Ohreiter Fötor zeigen, der Absceßeiter nicht.

Die *histologische* Untersuchung weist als wesentlichen Bestandteil des Absceßinhaltes polynucleäre Rundzellen auf; daneben finden sich größere mononucleäre Lymphocyten, rote Blutkörperchen, freie Kerne in verschiedenen Stadien der Regression. In den Eiterzellen sind vielfach Spuren fettiger Infiltration nachweisbar. Zwischen den zelligen Bestandteilen sieht man ein amorphes Exsudat, Gewebstrümmer, Zerfallsprodukte des Nervenmarkes, Hämatoidin-, Margarin- und Cholestearin-Kristalle.

In der Literatur finden sich Mitteilungen über eine angebliche Eindickung des Eiters zu fester Konsistenz oder eine teilweise Verkalkung des Inhaltes; derartige Angaben sind mit äußerster Vorsicht aufzunehmen.

4. Solitäre und multiple Hirnabscesse.

Die otitischen Hirnabscesse sind in der großen Mehrzahl *solitär*. Dabei ist es möglich, wie wir oben gesehen haben, daß ursprünglich mehrere Abscesse in einen zusammenfließen. Immerhin werden *multiple* Hirnabscesse otitischen Ursprungs beobachtet, sei es, daß es im Großhirn und Kleinhirn gleichzeitig zur Absceßbildung kommt oder daß mehrere Großhirn- oder mehrere Kleinhirnabscesse neben einander auftreten. Über die Häufigkeit der multiplen Abscesse erfahren wir aus der Statistik folgendes:

	Zahl der Abscesse	davon multiple	
Heimann	645	11	1,7%
Maceven			13%
Körner	100	15	15%
Heine	40	2	5%
Hegener	24	1	4%
Henke	24	1	4%
Maier	38	3	8%
Michaelsen	16	0	0%
Nühsmann	26	1	4%
Obduktionsstatistik Breslau . .	22	1	4,5%
Obduktionsstatistik München .	33	1	3%
Ohrenklinik München	9	0	0%

5. Absceßkapsel.

Es gibt Hirnabscesse ohne und mit sog. Membran oder Kapsel. Ein Absceß ohne Membran ist nach der Umgebung hin überhaupt nicht abgegrenzt, zerfetzte Hirnmassen ragen in die Höhle hinein. Besteht eine Kapsel, so ist die Innenfläche der Absceßhöhle glatt. Freilich um eine Membran im eigentlichen Sinne, die man mit der Pinzette fassen und abheben kann, handelt es sich dabei

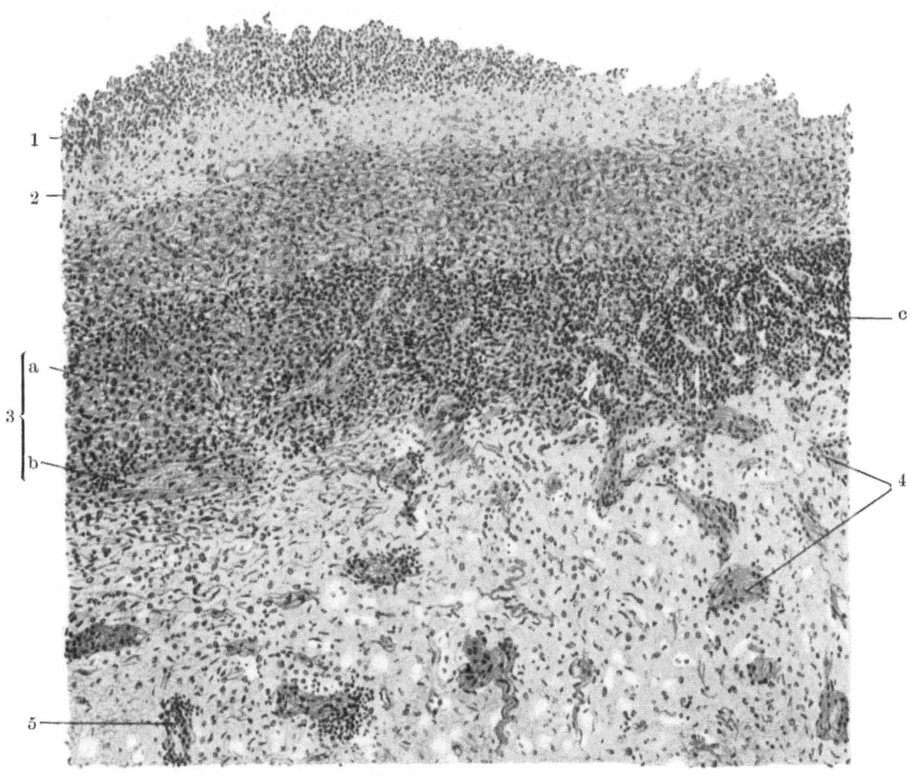

Abb. 5. Absceßmembran.

1 Eiterschicht. 2 Nekrotische Schicht. 3 Bindegewebsreiche Schicht: a) mit mehr netzartig angeordneten Bindegewebsfasern, b) mit parallelfaserig, zirkulär verlaufenden Bindegewebsfasern, c) demarkierende Zone kleinzelliger Infiltration. 4 Bindegewebige Ausläufer in das anstoßende Hirngewebe, gewöhnlich um ein Gefäß angeordnet. 5 Entzündliche Infiltrate im anstoßenden Hirngewebe. (Leitz Obj. 5. Oc. I. Etwa 200fache Vergr. Schichten auf $^1/_2$ reduziert.) (Nach MIODOWSKI.)

nicht, sondern die Kapsel besteht in einer gegenüber der umgebenden Hirnsubstanz deutlich differenzierten Grenzschicht, die sich erstens durch eine etwas *größere* Festigkeit und zweitens durch eine schon makroskopisch erkennbare farbige Schichtung von dem anderen Gewebe unterscheidet; die innere Zone zeigt gewöhnlich eine graugelbe, die äußere eine mehr grau-rötliche Abtönung.

Histologisch setzt sich die Absceßmembran (s. Abb. 5) nach MIODOWSKI folgendermaßen zusammen: Die *innerste, sehr kernreiche* Schicht ist die Eiterschicht; sie besteht vorwiegend aus gelapptkörnigen Leukocyten; mononucleäre Elemente finden sich nur in viel geringerem Grade. Dann folgt die *kernarme nekrotische* Zone; die Grundsubstanz derselben ist teils feinkrümelig, teils grobkörnig; es finden sich in ihr spärliche Lympho- und Leukocytenkerne.[1] Die *dritte und äußerste Schicht*, die sich von der vorausgehenden scharf abgrenzt, ist die bindegewebige Schicht. Sie ist reich an Bindegewebsfasern. An der letztgenannten Schicht können *drei Kernarten* unterschieden werden: 1. schlanke Fibroblastenkerne; 2. runde, scharf konturierte Kerne mit leicht körnigem Chromatin und schmalem Protoplasma, vielleicht lymphocytäre Elemente; 3. bläschenförmige, runde und längliche Kerne mit undeutlich konfluierendem Protoplasma, welche als von Gefäßen abstammende Bindegewebsbildner aufzufassen sind. Zwischen der zweiten und dritten Schicht finden sich außerdem Körner und Stücke, welche von zugrunde gegangenen Markfasern stammen.

Nach Miodowski sind also die bindegewebigen Elemente der Absceßmembran im wesentlichen Gefäßabkömmlinge; auch piale Elemente beteiligen sich bei der bindegewebigen Abgrenzung, während die Glia an der Absceßdemarkierung nicht teilnimmt.

Kümmel und andere Autoren konnten an der Absceßmembran eine ähnliche Schichtung feststellen. In der innersten Zone eines durch Operation nicht entleerten Abscesses fand Kümmel zahlreiche lange Streptokokkenketten; bei einem entleerten Absceß waren diese spärlicher und öfter in Rundzellen eingeschlossen. In den beiden anderen Zonen konnten keine Bakterien nachgewiesen werden. Mehrfach konnten an der Absceßwand starke Vorbuchtungen festgestellt werden, die in gewissen Fällen vielleicht den Beginn einer *Septumbildung* darstellen.

Die *Dicke* der Kapsel beträgt im Durchschnitt 1—2 mm, sie wird aber auch mit 5—6—8 mm angegeben. Bei alten Abscessen kann sie derber sein und in seltenen Fällen soll sie sogar Verkalkung gezeigt haben. Wie bei dem Absceßinhalt, so ist auch hier diese Angabe sehr vorsichtig zu werten.

Die Bildung einer Absceßkapsel ist sicherlich nicht nur vom *Alter* des Abscesses abhängig, sondern sie ist auch der morphologische Ausdruck einer bestimmten *Entzündungsform*: solange die Entzündung vorwiegend alterativen Charakter hat, wird sich der Absceß nicht mit einer Kapsel abgrenzen, sondern er wird eben begrenzt von der umgebenden nekrotischen und einschmelzenden Hirnmasse. Hat die Entzündung produktiven Charakter, so entwickelt sich ein von den Gefäßen ausgehendes Granulationsgewebe an der Einschmelzungszone, das bei geringer Einschmelzungstendenz stationär bleiben, das Wachstum des Abscesses einige Zeit aufhalten und sich schließlich in eine Bindegewebsschicht verwandeln kann.

Da die Bildung einer Kapsel von der Art der Entzündung abhängt, so liegt es nahe. die Ursache für die Art der Entzündung nicht nur in der Reaktionsfähigkeit des Gewebes, sondern auch in der Art *und Virulenz der Erreger* zu suchen. Genauere und ausgedehntere Untersuchungen fehlen noch nach dieser Richtung. Weniger virulente Bakterien werden dem Organismus mehr Zeit zur Entwicklung von Abwehrmaßnahmen lassen als stärker virulente. Man wird deshalb mit einiger Wahrscheinlichkeit sagen können, daß die Bildung einer Absceßkapsel abhängt: erstens von der Fähigkeit des Organismus mit Bindegewebsbildung um den Absceß zu reagieren und zweitens von der Virulenz der Erreger.

Wenn auch die Absceßmembran bis zu einem gewissen Grade eine Schutzschicht darstellt, so gelingt es ihr doch meistens nicht die Entzündung aufzuhalten. Es finden sich vielmehr außerhalb derselben im histologischen Bild *encephalitische* Veränderungen mit Alteration der spezifischen Elemente und Exsudation von Zellen und Serum. Ja die Absceßmembran kann selbst in den Einschmelzungsprozeß mit einbezogen werden, worauf die Kapselbildung von neuem möglich ist.

Von den otitischen Hirnabscessen zeigt die Mehrzahl eine mehr oder weniger deutliche Kapselbildung. HESSLER fand unter 49 Hirnabscessen infolge chronischer Eiterung 32 abgekapselt, unter 13 Abscessen infolge akuter Eiterung 5 abgekapselt; 44 Kleinhirnabscesse waren nach OKADA sämtlich abgekapselt; demgegenüber fand UCHERMANN unter 11 Hirnabscessen nur 3 mal eine Kapselbildung, MICHAELSEN konnte unter 7 obduzierten Fällen überhaupt keine deutliche Membran nachweisen.

Wann die Kapselbildung einsetzt, ist nicht endgültig geklärt; sie kann jedenfalls schon ziemlich bald eintreten. FRIEDMANN hat bei experimentellen Studien am Tierhirn die erste Andeutung einer Kapselbildung schon am 5. bis 6. Tage beobachtet. Wenn also aus der Membranentwicklung nicht ohne weiteres auf das Alter des Abscesses geschlossen werden darf, so zeigen doch im allgemeinen ältere Abscesse häufiger eine Balgbildung als jüngere. Zur Bildung einer derben Kapsel bedarf es wohl längerer Zeit, nach WESTPHAL 7—10 Wochen.

6. Alter des Hirnabscesses.

Einwandfreie Anhaltspunkte zur *Beurteilung des Alters* eines Hirnabscesses gibt es nicht. Traumatische Abscesse kann man bezüglich ihres Alters beurteilen, da hier der Beginn des Abscesses ungefähr festzustellen ist. Der Beginn eines otogenen Hirnabscesses läßt sich jedoch meist nicht eruieren, wenigstens nicht bei chronischen Eiterungen.

Leichter läßt sich bei akuten Ohreiterungen das Alter des Hirnabscesses wenigstens annähernd feststellen. So hat z. B. BEZOLD einen Fall beschrieben, wo sich 46 Tage nach Beginn der Ohrerkrankung ein scharf abgegrenzter Hirnabsceß fand; von einer Membran erwähnt er nichts. MERKENS stellte 31 Tage nach Beginn der Ohreiterung einen bohnengroßen Absceß mit deutlicher Membranbildung fest. Die Entwicklung des Hirnabscesses kann also unter Umständen schon ziemlich bald nach der primären Erkrankung im Schläfenbein einsetzen. Wie bereits oben erwähnt, kann bei der Beurteilung des Alters des Hirnabscesses das Vorhandensein einer Kapsel nur bis zu einem gewissen Grade verwertet werden. Dies zeigen der eben erwähnte Fall von MERKENS, die Beobachtungen FRIEDMANNS, der bereits nach dem 8. und 12. Tage nach der Infektion des Hirns, und diejenigen WESTPHALS, welcher 17 Tage nach Einsetzen der Hirnsymptome eine deutliche, wenn auch zarte Membranbildung nachweisen konnte.

Am *histologischen* Bilde glaubt MIDOWSKI gewisse Anhaltspunkte zur Beurteilung des Alters des nicht abgekapselten Abscesses gefunden zu haben, indem bei geringerem Alter sich in der Wand des Abscesses nur spärliche, extracelluläre osmierte Körnchen zeigten, während bei größerem Alter des Abscesses diese Körnchenzellen ganze Rasen bilden, die oft viel reichlicher sein können als selbst bei abgekapselten Herden.

Die *Latenz* des otitischen Hirnabscesses kann sehr verschieden sein; jedoch sind in dieser Beziehung vielfach *übertriebene* Angaben gemacht worden. Nach KÖRNER beträgt die längste bewiesene Latenzdauer $1^1/_4$ Jahre.

7. Folgezustände und Komplikationen — Ventrikelfistel.

Die schwere Erkrankung, welche der Hirnabsceß darstellt, übt selbstverständlich auch auf die *Umgebung* desselben bestimmte Wirkungen aus. Es wurde bereits auf die *encephalitischen* Veränderungen im angrenzenden Hirngewebe hingewiesen. PREYSING beobachtete bei einem rechtseitigen Schläfenlappenabsceß eine Erweichung im rechten Hirnschenkel. Es ist klar, daß besonders durch ausgedehnte Abscesse ein starker Druck auf die Umgebung ausgeübt wird. Das anliegende Hirn kann stärkste *Verdrängungserscheinungen* (s. Abb. 1) zeigen, die einzelnen Hirnteile und Windungen können hochgradig abgeplattet werden. *Hydrocephalus internus* und, wenn auch nicht so häufig, *Hydrocephalus externus* werden beobachtet. Infolge des hochgradigen Druckes kann es über dem Absceß zur *Verdünnung, Usurierung* und selbst zur *Defektbildung* des *Schädelknochens* kommen, auch wenn zwischen Knochen und Absceß noch erhaltene Hirnsubstanz liegt.

Häufige Komplikationen des Hirnabscesses sind *eitrige Meningitis, Pachymeningitis externa* und *interna* mit oder ohne *extraduralem* (bzw. sehr selten *subduralem*) *Absceß, Sinusthrombose, Labyrinthitis.*

Die Meningitis kann circumscript oder allgemein sein, bei Schläfenlappenabscessen kann sie auf die mittlere, bei solchen des Kleinhirns auf die hintere Schädelgrube beschränkt bleiben. Die eitrige Meningitis kann ausnahmsweise selbständig neben dem Hirnabsceß sich entwickeln. Jedoch ist sie fast immer die Folge eines Absceßdurchbruches nach der Rinde oder nach den Ventrikeln zu. Der Schläfenlappenabsceß perforiert gewöhnlich nach dem Unterhorn zu, der Kleinhirnabsceß nach dem 4. Ventrikel.

Eine leichte Meningitis- bzw. Meningo-encephalitis serosa begleitet wohl die meisten Hirnabscesse, die dann in gesteigerter Form zum Hydrocephalus führt.

Die Hirnerkrankung kann auch zur Arrodierung anliegender Gefäßwände führen und so zu schweren *Blutungen* Anlaß geben.

Der Kleinhirnabsceß ist häufiger mit Sinusphlebitis kompliziert als der Großhirnabsceß. Nicht immer aber kann das gleichzeitige Vorkommen von Hirnabsceß und Sinusphlebitis in einen ursächlichen Zusammenhang zueinander gebracht werden.

Die Labyrintheiterung ist eine seltene Komplikation des Schläfenlappenabscesses, findet sich aber sehr häufig zusammen mit dem Kleinhirnabsceß, besonders solchen, die in Anschluß an chronische Ohreiterungen entstanden sind. So fanden sich unter 132 Fällen von Kleinhirnabsceß infolge chronischer Eiterung 55 mit Labyrintheiterung kompliziert (Neumann).

Die Angaben in der Literatur über die *Häufigkeit der Komplikationen* sind nicht gleichmäßig. So fand Hessler unter 106 Großhirnabscessen 67 unkompliziert; bei 13 bestand Sinusphlebitis, bei 26 Meningitis. Von 59 Kleinhirnabscessen waren 43 unkompliziert, bei 10 bestand Sinusphlebitis, bei 6 Meningitis. Nach dieser Statistik blieben im ganzen ungefähr $2/_3$ aller Fälle bis zum Tode unkompliziert (die extradurale Eiterung ist hier nicht eingerechnet). Nach unseren und anderen Statistiken erscheint uns diese Zahl der Komplikationen zu gering.

Heimann fand unter 519 otogenen Hirnabscessen

Pachymeningitis	30mal
Extraduralabsceß	68 ,,
Sinusthrombose	84 ,,
Meningitis	136 ,,

(gezählt wurde jede Komplikation für sich, wenn mehrere zu gleicher Zeit bestanden).

Maier fand unter 38 Fällen

Eitrige Meningitis	19mal $= 50^0/_0$
Sinusthrombose	7 ,, $= 18^0/_0$
Extraduralabsceß	7 ,, $= 18^0/_0$

5 von den 7 Sinusthrombosen betrafen Kleinhirnabscesse, welche im ganzen 15 Fälle ausmachten. Es war also in $1/_3$ der Fälle der Kleinhirnabsceß mit Sinusthrombose kompliziert.

Der Extraduralabsceß, der nach Körner und Pitt eine seltene Komplikation ist, fand sich nach den genannten Statistiken ziemlich häufig. Michaelsen konnte ihn bei dem Material der Göttinger Klinik in der Hälfte der Fälle feststellen.

Die *Breslauer Obduktionstatistik* zeigt unter 22 Fällen folgende Verhältnisse: (11 Schläfenlappen-, 10 Kleinhirn-, 1 Schläfenlappen- und Kleinhirnabsceß):

	Schläfenlappen-	Kleinhirnabsceß
Meningitis	7mal	2mal
Sinusthrombose	1 ,,	3 ,,
Meningitis + Thrombose . . .	1 ,,	2 ,,

ein Schläfenlappen- und Kleinhirnabsceß war mit *Meningitis* kompliziert.

Die *Münchner Obduktionsstatistik* (25 Großhirn-, 7 Kleinhirn-, 1 Großhirn- und Kleinhirnabsceß) weist folgende Zahlen auf:

	Großhirn- absceß	Kleinhirn- absceß	Groß- u. Kleinhirn- absceß
Meningitis	10mal	1mal	
Sinusthrombose	1 ,,	2 ,,	1mal
Meningitis + Thrombose .	10 ,,	1 ,,	

Unter unseren 9 *klinischen* Fällen war ein Kleinhirnabsceß mit Meningitis und Thrombose kompliziert, ein Schläfenlappenabsceß zeigte bei der Obduktion eine ausgeheilte Sinusthrombose und eine ausgeheilte Labyrinthitis.

Aus den angeführten Zahlen kann ungefähr folgendes geschlossen werden: Die häufigste Komplikation des Hirnabscesses im allgemeinen ist die Meningitis. Die Sinusthrombose ist eine viel häufigere Komplikation des Kleinhirnabscesses als des Großhirnabscesses. Der Extraduralabsceß scheint keine so seltene Komplikation des Hirnabscesses zu sein, wie dies von einigen Autoren angenommen wurde.

Wie erwähnt, ist die Meningitis fast immer eine Folge des Absceßdurchbruches nach den Meningen oder nach dem Ventrikel zu. An der nach dem Ventrikel zu entstehenden Fistel hat Miodowski folgende *histologische* Verhältnisse feststellen können: Der Plexus chorioideus war außerordentlich verdickt; es war zu ausgiebiger Fibrin- und Exsudatausscheidung gekommen. Die dem Plexus zunächst liegenden Schichten zeigten eine ausgedehnte Organisation; die den Plexus bedeckenden Exsudatmassen waren von Bakterien im höchsten Maße überschwemmt. Der Plexus hatte es übernommen das Loch in der Ventrikelwand zu verschließen, was ihm aber nur eine gewisse Zeit gelang, bis die Bakterien auch dieses neue Hindernis überwunden und in den Ventrikel eingedrungen waren. Der Plexus hat also hier eine abwehrende und schützende Tätigkeit entfaltet, die mit der Tätigkeit des Netzes in der Bauchhöhle verglichen werden kann, wenn etwa ein Darmgeschwür vor dem Durchbruch steht.

Selbst nach Einbruch in den Ventrikel ist noch eine Abgrenzung des Prozesses möglich. So berichtet E. Urbantschitsch über einen Schläfenlappenabsceß, der nach Einbruch in den linken Seitenventrikel zu einem *abgesackten Empyem des Hinterhorns* geführt hat. Die übrigen Teile des Seitenventrikels waren vollkommen normal. Jedenfalls infolge Verklebung der Wände und dadurch bewirkter Abkapselung ist eine weitere Ausbreitung des Eiters verhindert worden.

8. Ausheilungsvorgänge und Residuen.

Die Möglichkeit der *Spontanheilung* eines Hirnabscesses muß zugegeben werden; gewöhnlich handelt es sich bei solchen in der Literatur beschriebenen Fällen um *Spontanentleerungen*, was ja gerade bei otitischen Hirnabscessen am ersten möglich ist, da hier vielfach durch Fistelbildung eine Kommunikation zwischen Absceßhöhle und Außenwelt bzw. den Mittelohrräumen hergestellt werden kann. Immerhin sind Spontanentleerungen und damit eine Spontanheilung ein so außerordentlich seltenes und zufälliges Ereignis, daß praktisch damit nicht gerechnet werden kann.

Dagegen sind Fälle von *Absceßresorption* bisher nicht bewiesen worden. In einigen Fällen, wo Cysten als Residuen spontan ausgeheilter Abscesse angesprochen wurden, konnte dieser Zusammenhang nicht mit entsprechenden Beweisen belegt werden. Im übrigen resultiert nach spontan oder operativ entleerten Abscessen im Hirngewebe eine *Narbe*.

V. Bakteriologie.

Die *Bakteriologie* des Hirnabscesses befindet sich noch sehr im Anfangsstadium. Zwar ist eine sehr große Zahl von allen möglichen Bakterien im Absceßeiter gefunden und nachgewiesen worden; welche Rolle aber die einzelne Bakterienart beim Zustandekommen, den pathologisch-anatomischen Veränderungen und beim klinischen Verlauf des Hirnabscesses spielt, darüber wissen wir noch sehr wenig.

Nach dem Sammelreferat Hasslauers aus dem Jahre 1907, das sich über 61 Fälle erstreckt, fällt vor allem die starke Beteiligung der *Streptokokken* auf, die bei den 11 akuten Fällen 6 mal, also in ungefähr der Hälfte der Fälle in Reinkultur gezüchtet werden konnten. Ebenso waren bei den 34 chronischen Fällen 10 mal Streptokokken in Reinkultur und unter den 16 Fällen, bei denen sich keine Angabe fand, ob der Hirnabsceß infolge einer akuten oder chronischen Eiterung entstanden war, 5 mal Streptokokken in Reinkultur nachzuweisen.

Von den 61 Fällen war der Streptokokkus im ganzen 27 mal, also fast in der Hälfte aller Fälle nachzuweisen; davon konnte er 21 mal, also in ungefähr $^1/_3$ der Fälle, rein gezüchtet werden.

Den Streptokokken folgten an Häufigkeit die *Staphylokokken*, die 14 mal, davon 3 mal in Reinkultur nachgewiesen werden konnten.

Diplokokken fanden sich 9 mal, davon 3 mal in Reinkultur.

Anaerobe Bakterien fanden sich unter den 11 akuten Fällen überhaupt nicht; unter den 34 Fällen, in denen der Hirnabsceß im Anschluß an eine chronische Eiterung entstanden war, konnten sie 7 mal, davon 2 mal in Reinkultur nachgewiesen werden. In den 16 Fällen ohne Angabe wurden Anaerobier 1 mal gefunden. Während diese also bei akuten Eiterungen für die Entstehung des Hirnabscesses anscheinend keine Rolle spielen, konnten sie in den chronischen Fällen ziemlich häufig nachgewiesen werden, nämlich in $^1/_5$ der Fälle.

Ebenso wurde *Bacterium coli commune* bei den akuten Fällen nicht gefunden, jedoch unter den 34 chronischen Fällen und den 16 Fällen ohne Angabe, ob akut oder chronisch, im ganzen 4 mal, davon 2 mal rein.

Unter den 11 akuten Fällen fanden sich nur *Streptokokken, Diplokokken* und *Staphylokokken* im Absceßeiter; 8 mal war nur eine dieser drei Kokkenarten nachzuweisen und nur in drei Fällen fanden sie sich untereinander gemischt. Im Eiter der nach chronischer Ohreiterung entstandenen Hirnabscesse überwogen dagegen die *Mischformen*. Außer den anaeroben Bakterien und dem Bacterium coli commune fanden sich noch verschiedene *Stäbchenarten*, der *Bacillus pyocyaneus, grampositive* und *gramnegative* Bacillen, *Typhusbacillen, Tuberkulosebacillen, Pseudodiphtheriebacillen, Proteus, Bacillus pyogenes foetidus.* In einem unserer Fälle, entstanden nach einer chronischen Eiterung, fand sich der *Pseudoinfluenzabacillus*; im übrigen wiesen unsere Fälle ähnliche bakteriologische Verhältnisse auf wie die eben geschilderten.

Von der grampositiven Kokkenflora findet sich nach NEUMANN außer den gewöhnlichen Eiterkokken der *Meningokokkus Weichselbaum*, der *Diplokokkus Fränkel-Weichselbaum* und der *Friedländer*sche *Pneumokokkus*. NEUMANN hat der fibrinausscheidenden Eigenschaft der Diplokokken eine große Bedeutung für die Bildung der Absceßkapsel zugeschrieben. In dieser Form ist diese Ansicht wohl nicht richtig, da die Fibrinausscheidung mit der Kapselbildung nichts zu tun hat; die Kapselbildung bei einer Diplokokkeninfektion beruht wahrscheinlich auf der geringen Virulenz der Diplokokken, worauf bereits oben hingewiesen wurde.

Bei den durch *gramnegative anaerobe* Bakterien hervorgerufenen Abscessen findet sich gewöhnlich keine Membran; der Absceß hat nekrotische Ränder und geht unscharf in die umgebende Hirnsubstanz über. Diese pathologisch-anatomischen Verhältnisse lassen sich wohl aus der starken Virulenz dieser Bakterien erklären. Der fötide Geruch dieser Abscesse hat seine Ursache in der Fähigkeit dieser Bakterien Schwefelwasserstoff zu bilden. Wenn ein fötider Hirnabsceß eine noch so reichliche Bakterienflora ergibt, so kann man doch stets diese Anaerobier kulturell nachweisen. Die Kulturen der Anaerobier zeigen einen ähnlichen Fötor wie der Absceß selbst. Die *Heiltendenz* bei solchen Abscessen ist gewöhnlich eine schlechte; es besteht eine reichliche Absonderung von dünnflüssigem, schmutziggrau verfärbtem Eiter, der reichlich mit Gewebstrümmern durchsetzt ist. Diese anaeroben Bakterien kommen als harmlose Saprophyten in der Mundhöhle vor und gelangen durch die Tube ins Mittelohr. Wodurch diese Bakterien pathogen werden, ist noch nicht festgestellt. Vielleicht spielt das Cholesteatom bei ihrer Aktivierung eine Rolle (NEUMANN).

In älteren Hirnabscessen fand LEUTERT die Vitalität der Eitererreger stark herabgesetzt; sie wachsen dann vielfach nicht mehr und werden von Fäulnisbakterien überwuchert. Dieser Autor glaubt, daß in der Herabsetzung der Virulenz mit ein ursächlicher Faktor zu suchen ist, warum es überhaupt zur Bildung eines Hirnabscesses kommt. Virulentere Bakterien, meint LEUTERT, führen, wenn sie die Dura durchwandert haben und mit der Pia in Be ührung kommen, sofort zur diffusen Meningitis, während weniger virulente Bakterien nur eine circumscripte Meningitis hervorrufen, deren Bereich durch Verklebung der Hirnhäute von einem Schutzwall umgeben wird, so daß die Bakterien in die Tiefe wandern und die Absceßbildung bewirken können. LEUTERT leitet diesen Gedankengang vor allem davon ab, daß im Anschluß an akute Medien, wo gerade virulentere Bakterien wirksam sind, viel häufiger eine diffuse Meningitis entsteht als ein Hirnabsceß.

Nach Eröffnung des Hirnabscesses besteht die Möglichkeit des Luftzutrittes. MÜLLER meint, daß dadurch für bestimmte Bakterien vielfach bessere Lebensbedingungen geschaffen werden, woraus sich das öfters beobachtete rasche Fortschreiten des eitrigen Zerfalls der Hirnsubstanz erklären ließe. Demgegenüber ist zu betonen, daß gerade die äußerst virulenten Anaerobier durch den Luftzutritt am leichtesten unwirksam gemacht werden.

VI. Klinischer Verlauf und Symptomatologie.

1. Die verschiedenen Stadien des Hirnabscesses — Einteilung der Symptome.

Im Verlauf des Hirnabscesses können 4 *zeitliche Abschnitte* unterschieden werden: Das *initiale*, das *latente*, das *manifeste* und das *terminale* Stadium. Es braucht nicht weiter betont zu werden, daß diese einzelnen Abschnitte nur in den selteneren Fällen schulmäßig zur Beobachtung kommen; meistens gehen sie mehr oder weniger verwischt ineinander über oder es fällt das eine oder andere Stadium überhaupt aus.

Das *initiale* Stadium, das nach Körner meist deutlich ausgeprägt ist, wird trotzdem leicht übersehen, weil es nichts Charakteristisches bietet. Zumeist besteht Fieber, Kopfschmerz und Erbrechen. Gewöhnlich dauert dieses Stadium nur einige Tage und geht dann ins latente oder unter Überspringung dieses gleich ins manifeste Stadium über.

Im Stadium der *Latenz* finden sich, auch wenn es wie in den meisten Fällen nicht absolut ausgesprochen ist, ebenfalls gar keine charakteristischen Erscheinungen. Zumeist zeigen sich leichte Kopfschmerzen, allgemeines Unbehagen, auch Depressionszustände kommen vor. Die Körpertemperatur ist abends vielfach leicht gesteigert.

Im *manifestem* Stadium kommen die Symptome des Hirnabscesses deutlich zum Ausdruck.

Das *terminale* Stadium ist, wenn es überhaupt deutlich ausgesprochen ist, gewöhnlich durch die Erscheinungen des erfolgten Durchbruches in den Ventrikel oder in den Subarachnoidealraum charakterisiert.

Die Unterscheidung in die 4 genannten Stadien ist meist nur möglich beim chronischen Verlauf des Hirnabscesses. Die otitischen Hirnabscesse zeigen einen solchen Verlauf nur in der Minderzahl der Fälle, viel häufiger verlaufen sie akut oder subakut. Für diese Fälle unterscheiden Oppenheim und Cassirer folgende Verlaufstypen:

1. *Akuter progressiver Verlauf ohne Intermissionen und Remissionen.* Das Latenzstadium kann fehlen oder es kann ein solches von unbestimmter Dauer vorausgehen. Die längste bisher bewiesene Latenz eines otogenen Hirnabscesses ist nach Körner $1^1/_4$ Jahre. Der Krankheitsverlauf ist hier meist ein kurzer; einige Tage bis 8 Wochen (abgesehen von dem unter Umständen vorhandenen Latenzstadium).

2. *Akuter progressiver Verlauf mit Remissionen,* wobei aber die Remissionen nicht so vollständig und anhaltend sind, daß man bei dem akuten Beginn von einem Initialstadium und im weiteren Verlauf von einem Latenzstadium sprechen könnte. Die Dauer des Abscesses beträgt in diesen Fällen gewöhnlich einige Wochen bis zu 2—3 Monaten, selten länger.

Die verschiedenen *Symptome,* die während des Verlaufs des Hirnabscesses zur Beobachtung kommen, hat v. Bergmann in *drei Gruppen* eingeteilt:

I. *Allgemeinsymptome.*

II. *Allgemeine Hirn- und Hirndrucksymptome.*

III. *Lokale Hirnsymptome,* welche sich ausdrücken sowohl in den eigentlichen *Herdsymptomen* als weiterhin in den Wirkungen des Abscesses auf die umgebenden Hirnpartien (*Fern-* oder *Nachbarschaftssymptome*).

2. Allgemeinsymptome.

Die *Allgemeinsymptome* werden hervorgerufen durch die Eiterung an sich, wie sie eben auch durch Eiterungen an anderen Körperstellen bedingt sein können.

Das Allgemeinbefinden ist meist stark gestört; die Patienten empfinden, daß sie schwer krank sind, sie fühlen sich matt und hinfällig. Die Hautfarbe ist meist fahlgelblich, der Blick müde.

Der Ernährungszustand wird oft in kurzer Zeit sehr stark beeinträchtigt und es zeigt sich eine rasch fortschreitende Abmagerung, was nicht nur durch das schwere Leiden an sich veranlaßt wird, sondern auch eine Folge der meist stark gestörten gastrischen Funktionen ist. Der Appetit ist gering, vielfach besteht geradezu ein Widerwille gegen die Nahrungsaufnahme; ausnahmsweise kommt auch das Gegenteil vor. Die Zunge ist meist trocken und belegt, es besteht Fœtor ex ore und hartnäckige Stuhlverstopfung.

Einige Male wurde Herpes labialis beschrieben; POULSON beobachtete einen roseolaartigen Ausschlag auf der Brust.

Ganz ausnahmsweise soll auch anscheinend subjektives Wohlbefinden bis einige Tage vor dem Tode bestanden haben.

Sehr wesentlich ist das Verhalten der *Körpertemperatur*. Das ursächliche Ohrleiden macht im allgemeinen bei Erwachsenen, zumal wenn es sich um eine chronische Eiterung handelt, keine Temperaturen. Besteht bei einem Erwachsenen infolge akuter Mastoiditis Fieber, so handelt es sich doch meist nur um einen mäßigen Anstieg. Anders bei kleinen Kindern, wo die Sekretverhaltung im Mittelohr oft zu sehr hohen Temperaturen führen kann, die jedoch meist abfallen, sobald durch Parazentese oder Spontandurchbruch freier Abfluß geschaffen ist.

Im Initialstadium macht der Hirnabsceß gewöhnlich Temperaturerhöhungen mäßigen Grades. Nicht selten gehört zu den ersten Erscheinungen des otogenen Hirnabscesses ein Frösteln, das später ganz zurücktritt. Im Latenzstadium und oft selbst im manifesten, wenn keine Komplikation besteht, finden sich normale, zuweilen sogar subnormale Temperaturen, zwischen die sich allerdings hin und wieder ein Fieberanstieg einschieben kann. Bei subnormalen Temperaturen kommt es vor, daß diese abends noch niedriger sind als morgens. Zeigen sich während des Verlaufes des Hirnabscesses Temperaturen, so sind sie jedenfalls nie hoch; nur gleich zu Beginn kann die Temperatur 39—40⁰ erreichen, fällt aber dann sehr rasch ab.

Einer unserer Fälle bot folgendes Verhalten: Es handelte sich um einen Hirnabsceß nach chronischer Eiterung, der einen Temperaturanstieg auf 40,2⁰ zeigte; die Hirnsymptome waren vollständig unbestimmt; deshalb wurde zunächst nur die einfache Aufmeißlung des Warzenfortsatzes vorgenommen. Die Temperatur fiel daraufhin allmählich ab, hielt sich aber 9 Tage fast auf 38⁰ und ging erst jetzt nach Entleerung des Abscesses allmählich zur Norm zurück. Der hohe Temperaturanstieg hatte anscheinend den Eintritt ins manifeste Stadium gekennzeichnet.

Gegen das Schlußstadium zu kann es vorkommen, daß die Temperatur, unter Umständen sogar plötzlich, wesentlich ansteigt. Meist drückt sich hierin jene Katastrophe aus, die zum Exitus führt, nämlich der Durchbruch in die Ventrikel oder nach den Meningen.

Worin die *Ursache* für das nicht immer gleichmäßige Verhalten der Körpertemperatur zu suchen ist, steht noch nicht fest. Sicherlich sind hier verschiedene Faktoren wirksam, so die Schnelligkeit des Wachstums, die Größe des Abscesses, die Beschaffenheit des Eiters, vor allem wohl die Art der Erreger und die individuelle Reaktion. Beim rasch wachsenden Absceß wird häufiger Fieber beobachtet als bei dem sich langsam entwickelnden; auch beim freien Absceß soll öfters Fieber vorkommen als beim abgekapselten. KÖRNER weist allerdings darauf hin, daß chronische sowie abgekapselte Abscesse mit Fieber und akute sowie freie Abscesse ohne Fieber vorkommen. LEUTERT sowohl wie HOFFMANN betrachten als Ursache des Fiebers eine Komplikation mit leichter Meningitis.

3. Allgemeine Hirn- und Hirndrucksymptome.

Die *allgemeinen Hirn- und Hirndrucksymptome* werden hervorgerufen durch die *schwere Alteration des Gehirns* einerseits und durch den zuweilen stark gesteigerten *Hirndruck* andererseits.

15*

Unter allen Hirnsymptomen ist der *Kopfschmerz* das früheste und konstanteste. Es sind nur ganz seltene Fälle, in denen er während der ganzen Krankheitsdauer fehlt oder nur geringfügig ist. Meist ist er von großer Heftigkeit, bald andauernd, bald mehr wechselnd. Besonders während der Entwicklung des Abscesses ist er oft von außerordentlicher Stärke; im Stadium der Latenz dagegen wird er meist geringer oder zeigt ein mehr periodisches Auftreten.

Bei höherer Temperatur wird auch der Kopfschmerz gewöhnlich heftiger; auch wird er durch jene Momente verstärkt, welche eine größere Blutfülle des Gehirns bedingen wie Husten, Pressen, Genuß von Alkohol und Kaffee usw. Jede Veränderung der Körperlage, jede Bewegung wird schmerzhaft empfunden; beim Gehen, soweit dies noch möglich ist, wird deshalb der Kopf vom Patienten möglichst *unbeweglich* gehalten.

Die Art des Kopfschmerzes wird nicht immer ganz gleich angegeben: Bohren, Klopfen, Zucken, meist aber ein dumpfer, starker Druck.

Oft wird der Kopfschmerz, besonders von Erwachsenen, genau lokalisiert; bei Kindern ist dies weniger der Fall. Doch entspricht in vielen Fällen der Sitz des Schmerzes nicht auch der Lage des Abscesses. So fand Körner unter 21 Fällen von Kleinhirnabsceß nur 8mal den Schmerz im Hinterkopf; gerade bei Kleinhirnabscessen werden oft starke Schmerzen in der Stirngegend beobachtet, auch in der Parietalgegend sowie in der Schläfengegend kommen sie ausnahmsweise vor. Andererseits kann beim Schläfenlappenabsceß der Schmerz auch in der Stirn- oder Hinterhauptsgegend lokalisiert sein.

Bei der *Perkussion des Schädels* findet sich zuweilen über dem Absceß eine lokale Schmerzempfindlichkeit. Auch Schalldifferenzen kommen vor.

Die heftigen Kopfschmerzen sind in erster Linie bedingt durch die *Steigerung des Hirndrucks*. Der Grad der Drucksteigerung ist von verschiedenen Faktoren abhängig, zu einem Teil wohl von der Größe und der Spannung des Eitersherdes und weiterhin auch von seinem Sitz: die oberflächlichen, nach der Rinde zu gelegenen Abscesse erzeugen im allgemeinen keinen so starken Hirndruck wie die tiefer im Mark sitzenden. Anscheinend führen diese zu einer stärkeren Liquorstauung. Besonders Kleinhirnabscesse führen wegen des von ihnen oft bewirkten Hydrocephalus zu sehr starken Hirndruckerscheinungen.

Ein weiteres Symptom des vermehrten Hirndruckes ist *Übelkeit* und *Erbrechen*. Nur das initiale Erbrechen ist nicht immer als eine Folge zunehmenden Hirndruckes aufzufassen, sondern auf die Erkrankung des Hirns als solche zurückzuführen; Erbrechen kann ja im Beginne jeder otogenen intrakraniellen Komplikation gelegentlich zur Beobachtung kommen. Nur in der Minderzahl der Fälle von Hirnabsceß wird es während des ganzen Krankheitsverlaufes vermißt. Meist tritt es zugleich mit der Steigerung des Kopfschmerzes auf, oft wird es durch Bewegungen oder Lageveränderungen des Körpers hervorgerufen; es ist nicht an die Nahrungsaufnahme gebunden. Beim Kleinhirnabsceß findet es sich noch regelmäßiger als bei dem des Großhirns; trotzdem ist es auch dort schon vermißt worden (Jansen).

Schwindelgefühl kommt bei allen Arten von Hirnabsceß vor, ist aber besonders häufig beim Kleinhirnabsceß. Es ist aber trotzdem kein ganz regelmäßiges Symptom und außerdem gerade beim otogenen Hirnabsceß aus bekannten Gründen schwer zu deuten.

Auch der sog. *Schwindelgang* wird bei vielen Hirnabscessen beobachtet, besonders häufig wieder beim Kleinhirnabsceß, soweit dieses Symptom bei der allgemeinen Hinfälligkeit der Patienten überhaupt geprüft werden kann.

Ebenso kommt *Nackensteifigkeit* bei allen Hirnabscessen vor, findet sich aber öfters bei Abscessen in der hinteren Schädelgrube.

Kernig soll hin und wieder vorkommen, ist aber dann wohl der Ausdruck einer leichten komplizierenden Meningitis.

Ein weiteres hervorragendes Symptom des erhöhten Druckes in der Schädelhöhle ist die *Pulsverlangsamung*. Allerdings ist auch sie kein konstantes Symptom des Hirnabscesses. Es wurden verschiedentlich Fälle beobachtet, wo die Pulsverlangsamung während der ganzen Dauer der Erkrankung fehlte, obwohl es sich nach dem Ergebnis der Sektion um große Eiterherde handelte und als Folge des Hirndruckes sich eine starke Abflachung der Hirnwindungen zeigte (JANSEN).

Auf der Höhe der Erkrankung sinkt die Pulszahl gewöhnlich unter die Norm. Dabei ist zu bedenken, daß die Pulsfrequenz ausgesprochenen individuellen Schwankungen unterworfen ist. So berichtet OPPENHEIM von einem Fall, wo eine habituelle Pulszahl von 54 zur Fehldiagnose „Hirnabsceß" führte. Im Durchschnitt handelt es sich um eine Verlangsamung des Pulses auf 50 bis 56 Schläge in der Minute. Die Frequenz kann aber auch auf 40 und 30 Schläge heruntergehen, sogar eine Pulszahl von 10—16 in der Minute soll beobachtet worden sein. Doch ist dermaßen starke Pulsverlangsamung eine große Seltenheit.

Im übrigen zeigt der Puls während des Verlaufes der Erkrankung kein gleichmäßiges Verhalten. Gleich zu Beginn ist er sogar meist beschleunigt, erst später setzt die Verlangsamung ein. Gegen das Ende zu wird er dann wieder rascher, klein und unregelmäßig. Auch auf der Höhe der Erkrankung ist eine unregelmäßige Schlagfolge häufig festzustellen.

Nach der Entleerung des Abscesses geht der Puls oft rapide in die Höhe, um dann nach längerer oder kürzerer Zeit zur Norm zurückzukehren.

Es ist klar, daß die Pulsfrequenz auch von den Komplikationen des Abscesses beeinflußt wird und so kann durch hohes Fieber, toxische Einflüsse, meningitische Reizerscheinungen usw. auch ein Druckpuls mehr oder weniger in die Höhe getrieben werden, je nachdem das retardierende oder das accelerierende Moment überwiegt.

Verlangsamung und Unregelmäßigkeit der *Respiration* sowie das CHEYNE-STOCKES*sche Phänomen* werden beim Hirnabsceß namentlich gegen das Ende zu häufig beobachtet. Bei Prozessen in der hinteren Schädelgrube sind diese Erscheinungen von seiten des Atemzentrums besonders deutlich ausgesprochen. So kommt es gerade bei Kleinhirnabscessen vor, daß *Atemlähmung* eintritt, während das Herz noch eine Zeitlang fortschlägt. Gegen das Ende zu wird auch beschleunigte Atmung beobachtet.

Der raumbeengende Prozeß dokumentiert sich fernerhin in *Veränderungen am Augenhintergrund*. Auch dieses Symptom aber findet sich sowohl bei Großhirn- wie bei Kleinhirnabscessen durchaus nicht konstant. Nach einer Statistik, die BLAU aus der Literatur zusammengestellt hat, war unter 153 Fällen von Großhirnabsceß der Augenhintergrund in $46^0/_0$ unverändert, also in ungefähr der Hälfte der Fälle; unter 57 Kleinhirnabscessen zeigten sich in $66^0/_0$, also in $^2/_3$ der Fälle, keine Veränderungen. NEUMANN konnte unter 77 Kleinhirnabscessen 40mal, also in etwa der Hälfte der Fälle Veränderungen am Augenhintergrund feststellen.

Die Erscheinungen können sehr verschieden sein: von *leichten Gefäßveränderungen* bis zur ausgesprochenen *Stauungspapille*. Gefäßveränderungen fanden sich nach der Statistik von BLAU beim Großhirnabsceß in $17^0/_0$, beim Kleinhirnabsceß in $7^0/_0$; Neuritis optica beim Großhirnabsceß in $23^0/_0$, beim Kleinhirnabsceß in $11^0/_0$; Stauungspapille beim Großhirnabsceß in $14^0/_0$, beim Kleinhirnabsceß in $16^0/_0$ der Fälle. Es scheint, daß gerade die ausgesprocheneren Veränderungen am Augenhintergrund (Stauungspapille) beim Kleinhirnabsceß etwas *häufiger* zur Beobachtung kommen als beim Großhirnabsceß, was auf den nicht selten sehr erheblichen Hydrocephalus bei Prozessen in der hinteren Schädelgrube zurückzuführen ist.

Die Veränderungen des Augenhintergrundes finden sich gewöhnlich auf beiden Seiten, sind aber meist auf der Seite des Herdes etwas stärker ausgebildet. Sehr selten zeigt sich das umgekehrte Verhalten. Auch sind die Veränderungen ausnahmsweise nur auf der Seite des Abscesses festzustellen.

Gewöhnlich treten die Augenhintergrunderscheinungen erst in den späteren Stadien des Krankheitsverlaufes auf und bilden sich nach glücklicher Operation meist wieder zurück. Doch kommt es vor, daß sie gleich nach der Entleerung des Abscesses noch eine Zeitlang weiterbestehen oder sogar noch etwas fortschreiten. Ausnahmsweise werden sie überhaupt erst nach der Entleerung des Abscesses beobachtet, ohne daß es sich um Eiterverhaltung, Entwicklung eines zweiten Abscesses usw. handeln würde. Auch hier bilden sie sich gewöhnlich wieder zurück. Es ist möglich, daß es sich in diesen Fällen um Auswirkungen eines serös-meningitischen Prozesses handelt, der keine weiteren klinischen Erscheinungen macht.

Die *Sehkraft* ist in den meisten Fällen nicht wesentlich herabgesetzt. Doch kommt es gelegentlich auch zu erheblichen Schädigungen des Sehvermögens oder selbst zu doppelseitiger *Amaurose*. Gewöhnlich stellt sich das Sehvermögen in normaler Weise wieder her; Spuren der ehemaligen Schädigung sind zuweilen noch nach Monaten nachzuweisen. Selbst die Amaurose kann sich wieder vollständig zurückbilden. Andererseits hat Heine einen Schläfenlappenabsceß beschrieben, wo die Erblindung schon mehrere Monate vor der Operation erfolgt war und auch nach der Operation nicht mehr zurückging.

Bei einer so schweren Alteration des Gehirns, wie sie ein Absceß in der Hirnsubstanz darstellt, werden selbstverständlich auch *Sensorium und Psyche* schon bald in Mitleidenschaft gezogen. Im Stadium der ausgeprägten Erscheinungen fehlen derartige Störungen wohl nie. Sie finden sich von leichter bis zu schwerster Form und können sehr stark wechseln, so daß der Kranke zuerst noch ziemlich klar und orientiert erscheint und einige Stunden später einen vollständig verwirrten Eindruck macht. Gewöhnlich sind die psychischen Störungen anfangs leichterer Natur und nehmen im Verlaufe der Erkrankung immer mehr zu. Oft steigern sie sich zugleich mit dem Kopfschmerz und mit der Temperatur.

Meist besteht *geistige Trägheit*, die Denkfunktionen sind gehemmt. Der Kranke ist schläfrig und indolent und nicht imstande auch einer einfacheren Unterhaltung zu folgen, die Antworten kommen, auch wenn sie richtig sind, zögernd. Der Blick ist leer und ausdruckslos. Gelegentlich wird auch große Schwatzhaftigkeit beobachtet. In einem unserer Fälle trat nach Entleerung eines linksseitigen Schläfenlappenabscesses dieses Symptom mit ausgesprochener Euphorie und Witzelsucht deutlich hervor. In der Mehrzahl der Fälle aber ist die Grundstimmung mehr eine depressive. Auch Gedächtnisschwäche kommt vor. Heine hat Gehörshalluzinationen beobachtet. Ganz ausnahmsweise soll Psyche und Sensorium fast bis zum Ende mehr oder weniger frei geblieben sein.

Entsprechend der allgemeinen geistigen Hemmung und Trägheit findet sich häufig *Schlafsucht*. Anfangs kann der Kranke noch leicht geweckt werden, später reagiert er auf äußere Reize immer weniger und schließlich stellt sich vollständiges Koma ein, welches das terminale Stadium kennzeichnet.

Unruhe und *Erregtheit* werden besonders zu Beginn des akut einsetzenden Leidens beobachtet. Auch *Konvulsionen* kommen vor, besonders bei Kindern. Sie können lokalisiert sein oder sich über den ganzen Körper erstrecken. Beim Kleinhirnabsceß scheinen allgemeine Krämpfe öfters aufzutreten als lokalisierte. Das Bewußtsein ist während der Krämpfe mehr oder weniger beeinträchtigt.

4. Lokale Hirnsymptome.

Die *lokalen Hirnsymptome* entstehen einerseits durch direkten Funktionsausfall der durch den Absceß *zerstörten Hirnteile* und andererseits durch Wirkung
des Krankheitsherdes auf die *umgebende Hirnsubstanz* sowie auf die innerhalb
der Schädelhöhle verlaufenden *Hirnnerven.*

A. Schläfenlappenabsceß.

Die *lokalen* Symptome des *Schläfenlappens* sind von großer Wichtigkeit,
da es sich hier um ganz besonders typische Erscheinungen handelt, welche die
Diagnose in hervorragendem Maße stützen können. Im hinteren Bereich der
ersten linken Schläfenwindung und der in der Fossa Sylvii gelegenen Quer-
windung des Schläfenlappens (nach FLECHSIG) liegt nämlich das *sensorische
Sprachzentrum*; in seltenen Ausnahmen findet sich dieses Zentrum im rechten
Schläfenlappen. Außerdem liegt im Schläfenlappen das *Zentrum des Gehörs
für das gekreuzte Ohr.* Näheres über Sprachbahnen siehe im Kapitel „Sprachstörungen".

Bei Zerstörung oder Beeinträchtigung des sensorischen Sprachzentrums
kommt es zu verschiedenen aphasischen Störungen, so daß die *Aphasie* das
wichtigste und auffälligste Symptom des Schläfenlappenabscesses ist. Die
Störungen zeigen sich in partieller oder, in seltenen Fällen, ausgesprochener
Worttaubheit, amnestischer Aphasie, Paraphasie, Alexie mit oder ohne *Agraphie,
optischer Aphasie.* Die häufigste Form der Sprachstörung ist die amnestische
Aphasie und die Paraphasie.

Die Sprachstörungen kommen auf verschiedene Weise zustande: entweder
durch irgendwelche Schädigung des Sprachzentrums selbst oder durch Unterbrechung der Bahnen, welche zu ihm hin-, bzw. von ihm wegführen. Häufiger
handelt es sich um die letztere Art; doch können beide Schädigungsarten nebeneinander vorkommen.

Zerstörung des sensorischen Sprachzentrums selbst führt zur sensorischen
Aphasie oder Worttaubheit. Sie findet sich aus einem Grunde, auf den schon
WERNICKE hingewiesen hat, relativ selten: weil nämlich die Schläfenlappenabscesse gewöhnlich in den abhängigen, dem Felsenbein zugekehrten Partien
des Marklagers sich entwickeln, während das Mark der ersten Schläfenwindung
sehr lange erhalten bleibt und die Rindensubstanz desselben meist überhaupt
nicht ergriffen wird.

Meist verbindet sich die Worttaubheit mit Paraphasie und amnestischer
Aphasie. Diese letztere besteht in dem Unvermögen die Klangbilder für die
Sprache zu verwerten. Dem Kranken fehlen die Worte; er spricht deshalb
oft sehr wenig und macht dann geradezu den Eindruck des motorisch Apha-
sischen. Die motorische Aphasie ist tatsächlich möglich, wenn das entzündliche
Ödem und die Erweichungsvorgänge in der Umgebung des Abscesses sich
gelegentlich nach der motorischen Sprachzone in der Insel und der dritten
Stirnwindung zu erstrecken.

Eine merkwürdige Art von amnestischer Aphasie bei linksseitigem Schläfenlappenabsceß hat PREYSING beobachtet: sie bestand darin, daß die betreffende Kranke alle Namen für topographische Bezeichnungen (Länder-, Städte-,
Straßennamen) vergessen hatte.

Eine weitere Form der Aphasie ist die optische Aphasie, auf die ZAUFAL
und PICK zuerst die Aufmerksamkeit lenkten. OPPENHEIM erklärt sie mit einer
Unterbrechung der Assoziationsbahnen zwischen Klangbildzentrum und den
visuellen Zentren. Wahrscheinlich handelt es sich hier um eine Lokalisation

des Abscesses in den basalen und hinteren Abschnitten des Schläfenlappens. Die Störung beruht darauf, daß der Patient einen Gegenstand mit den Augen erkennt und dafür das richtige Wort nicht findet; dieses fällt ihm aber sofort ein, wenn er von dem vorgehaltenen Gegenstand durch andere Sinnesorgane einen Eindruck gewinnt, so z. B. durch einen akustischen Eindruck, wenn es sich etwa um eine Uhr oder um eine Glocke handelt.

van Gehuchten und Goris haben folgende seltene Beobachtung gemacht, wobei es sich jedenfalls um eine Leitungsaphasie handelte: der Patient, der an einem linksseitigen Schläfenlappenabsceß litt, verfügte über ein ausreichendes Gehör, verstand aber kein Wort von dem, was gesprochen wurde, auch Nachsprechen war vollständig unmöglich; dagegen waren Spontansprache und Lesen völlig intakt. Die Sprachstörungen müssen hier als typisch für eine subcorticale sensorische Aphasie aufgefaßt werden.

Alexie und Agraphie finden sich häufig; auch das Zahlenverständnis kann getrübt sein.

Die Lage des Patienten soll unter Umständen auf die Aphasie einwirken. Heimann beobachtete einen Kranken, der im Liegen die Erscheinungen der Paraphasie bot und in aufrechter Körperhaltung das Sprachvermögen vollständig verlor.

Die aphasischen Störungen können sich sehr rasch nach der operativen Entleerung zurückbilden, evtl. schon nach 6 Stunden [Heine (1, 2)]. Manchmal nimmt der Rückbildungsprozeß auch längere Zeit in Anspruch und hin und wieder können noch nach Monaten leichte Rückstände der ehemals schweren Störung nachgewiesen werden. Gelegentlich tritt die Aphasie auch erst nach der Operation auf.

In einigen seltenen Fällen wurden aphasische Störungen auch bei Abscessen im rechten Schläfenlappen sowohl bei Rechtshändern (Heine, Wittmaack) wie auch bei Linkshändern gefunden. Andererseits sind einige linksseitige Schläfenlappenabscesse beobachtet worden, die *ohne jegliche Sprachstörung* verlaufen sind; auch bei Linkshändern kann dies vorkommen.

Wie erwähnt, befindet sich im Schläfenlappen auch das *Zentrum des Gehörs für das gekreuzte Ohr* und so soll bisweilen durch einen hier lokalisierten Absceß die Hörfähigkeit auf der anderen Seite herabgesetzt werden; eine völlige Taubheit auf dem gekreuzten Ohr könnte auf diesem Wege nicht erklärt werden, da ja der Acusticus, ähnlich wie der Opticus, nur eine partielle Kreuzung erfährt und mit jeder der beiden Hörsphären in Beziehung steht. Ein Fall von Habermann besonders wird von ihm wie von Körner als Beweis für das Vorkommen einer gekreuzten Hörstörung angesehen. Diese Störung könnte nach Habermann durch *zwei* Möglichkeiten erklärt werden: Entweder durch Schädigung der akustischen Leitungsbahnen in der inneren Kapsel, eine Auffassung, die von Oppenheim abgelehnt wird, oder durch eine meningitische Reizung des Acusticus an der Basis. Daß ein Zusammenhang zwischen Absceß und Hörstörung in dem Habermannschen Falle bestand, wurde aus der späteren Rückbildung derselben geschlossen. Wir möchten uns der Auffassung anschließen, daß derartige gekreuzte Hörstörungen doch höchst wahrscheinlich durch eine komplizierende Basalmeningitis hervorgerufen werden. In diesem Sinne spricht auch ein von Uffenorde beobachteter Fall von Kleinhirnabsceß, der von einem perilabyrinthären Herde aus entstanden war. Hier trat Taubheit auf der kontralateralen Seite auf, die sicher durch keine Schädigung des Hörzentrums verursacht wurde.

Störungen des *Geruchs-* und *Geschmackssinnes* sind sehr selten. Henschen beschrieb eine vollständige Amnesie für Geruchs- und Geschmacksreize in einem Fall, wo Geruchs- und Geschmackssinn erhalten war; der Patient roch und schmeckte alles, erkannte aber z. B. nicht den Geruch des Schnupftabaks, obgleich er selbst Schnupfer war.

Gekreuzte Anosmie hat HABERMANN beobachtet; sie wird von KÖRNER auf eine Schädigung der inneren Kapsel zurückgeführt. Viel wahrscheinlicher aber handelt es sich auch hier, wie bei den gekreuzten Hörstörungen, um basale Schädigungen.

Neben diesen eigentlichen Herdsymptomen kommt es, wie bei allen Hirnabscessen, zu sog. *Fernwirkungen oder Nachbarschaftssymptomen*, welche durch das Übergreifen der Entzündung oder des Ödems auf die umliegenden Hirnpartien oder durch Verdrängung und Kompression derselben zu erklären sind. Doch verhindert z. B. das Tentorium cerebelli, daß von einem Großhirnabsceß Fernwirkungen auf das Kleinhirn ausgeübt werden und umgekehrt. Nur ein Fall ist bekannt, wo das Tentorium zerstört war und Hirnsubstanz aus der mittleren in die hintere Schädelgrube hineingedrängt wurde. Die SYLVISCHE Spalte soll nach KÖRNER ein direktes Fortschreiten des entzündlichen Ödems vom Schläfenlappen nach den Zentral- und Frontalwindungen wie nach der Insel zu verhindern. Diese Grenze, meint er, könnte nur durch Miterkrankung der Pia, also auf dem Umwege einer Meningitis, überschritten werden. Dagegen ist das Fortschreiten der Entzündung und des Ödems nach der inneren Kapsel zu unbehindert.

Bei sehr tiefgelegenen oder sehr umfangreichen Abscessen findet sich häufig eine *homonyme bilaterale Hemianopsie*; sie kommt wohl zustande durch eine Schädigung der optischen Leitungsbahn, welche das tiefe Mark des Schläfenlappens durchschneidet. Sie wird meist vermißt, wenn der Absceß ganz oberflächlich oder im vorderen Bereich des Schläfenlappens liegt. Auch eine Schädigung des Thalamus opticus oder der inneren Kapsel kann die Ursache der Hemianopsie sein.

Eine Reihe anderer Symptome lassen sich ebenfalls am zwanglosesten durch eine *Läsion der inneren Kapsel* erklären: Hemiparesen auf der gekreuzten Seite oder Monoparesen des Facialis, Hypoglossus, des Armes, des Beines oder Kombinationen dieser Lähmungen auf der gekreuzten Seite. Besonders häufig wird die Monoplegia facio-brachialis beobachtet.

Aber nicht nur Lähmungserscheinungen, auch *motorische Reizerscheinungen* kommen vor: am häufigsten die einfache Rigidität in den Muskeln der gelähmten Körperseite, als deren frühestes Symptom oft eine Erhöhung der Sehnenphänomene, die Abschwächung oder Aufhebung des Bauchdeckenreflexes, das Auftreten des BABINSKISCHEN, OPPENHEIMSCHEN und MENDEL-BECHTEREWSCHEN Phänomens zur Beobachtung kommt. *Selten* kommt es zu Contracturen; dagegen treten halbseitige Konvulsionen sowie klonische, seltener tonische Krämpfe hin und wieder in Erscheinung; gewöhnlich erstrecken sich diese auf das Gebiet des Facialis, des Armes oder des Beines.

Es muß die Möglichkeit zugegeben werden, daß die Erscheinungen von seiten der motorischen Sphäre auch von der motorischen Region der Rinde ausgelöst werden können, welche durch encephalitische Veränderungen in der weiteren Umgebung des Abscesses oder durch ein entzündliches Ödem der Meningen oder der Hirnsubstanz in Mitleidenschaft gezogen werden kann.

Auch *Hemian- bzw. Hemihypästhesie*, welche bisweilen beim Schläfenlappenabsceß zur Beobachtung kommt, wird von den meisten Autoren auf eine Schädigung der inneren Kapsel bezogen. Es kann die Empfindung für Berührung, Schmerz und Lagegefühl getroffen sein. Wir beobachteten bei einem linksseitigen Schläfenlappenabsceß Anästhesie in beiden Armen.

Auch *vasomotorische* Störungen kommen vor; *Areflexie der Cornea* ist beschrieben.

Von seiten der *Hirnnerven* kann es zu den verschiedensten Störungen kommen. Am häufigsten wird eine gleichseitige Schädigung des *Oculomotorius* beobachtet. Doch handelt es sich selten um eine vollständige Lähmung, sondern meist nur um eine partielle derjenigen Fasern, welche die Pupille und den Heber des oberen Lides versorgen; es besteht dann Mydriasis und Ptosis auf der Seite des Herdes. Auch Trägheit der Reaktion auf Lichteinfall und selbst Pupillenstarre wird erwähnt, auch eine abwechselnde Verengung und Erweiterung der Pupillen soll vorkommen. Beim Durchbruch eines Abscesses in den Seitenventrikel kommt gleichseitige und doppelseitige Pupillenerweiterung zur Beobachtung.

Zur Erklärung der partiellen Oculomotoriuslähmung macht Körner auf die Möglichkeit aufmerksam, daß im Stamm des Oculomotorius bestimmte Fasern zuerst geschädigt werden, ähnlich wie beim Recurrens, in diesem Falle die Fasern der Pupillenbewegung und der Lidhebung. Viele Neurologen und Ophthalmologen stehen zwar auf dem Standpunkt, daß eine Läsion des Stammes eine vollständige Lähmung des Oculomotorius bewirke und eine partielle Lähmung desselben nukleärer Natur sein müsse. Körner hält dem entgegen, daß eine solche doch eine partielle Lähmung auf beiden Seiten hervorrufen müsse und daß es sich außerdem schwer erklären ließe, wieso beim Schläfenlappenabsceß so häufig eine Schädigung des Oculomotoriuskernes zustande kommen soll.

Gleichseitige *Abducenslähmung* kommt vor, wird aber doch sehr selten beobachtet.

Beteiligung des *Trigeminus* wird, wenn auch nur ausnahmsweise, erwähnt; gewöhnlich handelt es sich um neuralgische Schmerzen der betreffenden Gesichtshälfte. Die Ursache kann in einem Druck des Abscesses auf den Nerven gesucht werden.

Auch gleichseitige und gekreuzte *Hypoglossuslähmung* ist schon beobachtet worden; nach Merkens handelt es sich auch hier um eine Meningitis der Basis.

Konjugierte Deviation der Augen und des Kopfes nach der Seite des Krankheitsherdes werden einige Male beschrieben.

Gelegentlich kann der Schläfenlappenabsceß auch auf den *Hinterhauptslappen* übergreifen. Über diesbezügliche spezifische Herdsymptome ist wenig bekannt. Die homonyme Hemianopsie läßt darauf schließen, daß der Prozeß auf den Hinterhauptslappen übergreift; sie fehlt, wenn der Absceß im Hinterhauptslappen sehr oberflächlich liegt. Auch optische Aphasie und Seelenblindheit kann der Ausdruck dafür sein, daß die Erkrankung nach dem Hinterhauptslappen zu fortschreitet.

Meist gehen die Fernwirkungen des Schläfenlappenabscesses nach der Entleerung desselben sehr rasch zurück. Nur in einzelnen Fällen bleiben sie noch längere Zeit bestehen.

B. Kleinhirnabsceß.

a) **Klinisch-physiologische Vorbemerkungen.** *Das Kleinhirn ist als der Sitz eines koordinatorischen Systems aufzufassen, welches die Körperbewegungen und die Spannungsinnervation der Muskeln reguliert.* Es empfängt sensible erregende Reize sowohl von den Muskeln und Gelenken wie ganz besonders und in der Hauptsache vom vestibulären Endorgan im Labyrinth. Seinen tonus- und koordinationsregelnden Einfluß übt es aus einerseits auf die Augenmuskeln, andererseits durch das Rückenmark auf die gesamte Skelettmuskulatur. Daraus ergeben sich sowohl die *Reiz-* wie die *Ausfallserscheinungen*, welche vom Kleinhirn ausgehen können.

Bárány (2) nimmt an, daß in der Kleinhirnrinde eine Vertretung der Muskulatur, geordnet nach Gelenken und nach Bewegungsrichtungen, vorhanden ist.

Jede Bewegungsrichtung (nach außen, nach innen, nach oben, nach unten) soll einmal, jedes Gelenk und jeder Muskel aber mindestens viermal in einer Hemisphäre vertreten sein. Die Zentren für die Extremitäten befinden sich in der gleichseitigen Hemisphäre des Kleinhirns, während die Rumpfmuskulatur im Wurm lokalisiert sein soll. Auch im Wurm werden getrennte Zentren für die Fallrichtungen nach rechts, links, vorne und hinten angenommen. Von der Rindenschädigung der Hemisphären gehen deshalb Störungen in den *Zeigebewegungen* aus, von der Schädigung des Wurms Störungen in der Erhaltung des *Körpergleichgewichts* (Fallneigung und veränderte bzw. erloschene Fallreaktion).

Klinisch gibt es zwei Formen der vestibulären Zeigereaktion: 1. Das *spontane Vorbeizeigen*; dieses kann entweder durch *Reizung* des einen oder durch Ausfall des anderen Zentrums bedingt sein; 2. die *experimentell erzeugte Reaktionsbewegung* der Glieder bzw. deren Fehlen.

Wenn ein solches Vorbeizeigezentrum ausgeschaltet ist (z. B. durch Zerstörung desselben oder infolge starken Hirndruckes), so besteht nicht nur spontanes Vorbeizeigen, sondern es fehlt auch die normale Zeigereaktion nach der entgegengesetzten Richtung. Einige Zeit nach Zerstörung eines Zentrums kann das spontane Vorbeizeigen verschwinden. Und selbst die fehlende experimentelle Zeigereaktion kann sich, anscheinend durch kompensatorische Leistungen des Gehirns, evtl. wieder herstellen.

Folgende *Zentren im Kleinhirn* scheinen sichergestellt zu sein:

1. Zentrum für den Einwärtstonus des Armes im Schultergelenk: Lobus biventer, am Übergang der vorderen in die seitliche Fläche.

2. Zentrum für den Auswärtstonus des Armes im Schultergelenk: Lobus semilunaris superior und inferior, äußere Kante.

3. Zentrum für den Abwärtstonus des Armes im Schultergelenk: hinterer Pol der Hemisphäre am medialen hinteren Ende des Lobus semilunaris superior und inferior.

4. Zentrum für den Aufwärtstonus des Armes: Hemisphäre; der genauere Sitz ist nicht bekannt.

5. Zentrum für den Einwärtstonus des Handgelenkes (Vola abwärts): Lobus biventer; vorderes unteres Ende.

Dem spontanen Vorbeizeigen und dem Fehlen der experimentellen Zeigereaktion an den Extremitäten würden bei *Erkrankungen des Kleinhirnwurmes* folgende Symptome entsprechen:

1. *Spontanes Fallen* nach einer Richtung, wahrscheinlich nach der Seite der Erkrankung; 2. *Fehlen der experimentellen Fallreaktion.*

Doch wissen wir über die Funktionen des Kleinhirnwurms noch nichts Endgültiges. Beim Tier spielen sich die Reaktionsbewegungen des Körpers sehr wahrscheinlich in den zentralen Kleinhirnkernen ab, z. B. im Nucleus tecti. BÁRÁNY (2) hält dies auch beim Menschen für möglich.

Schließlich muß darauf hingewiesen werden, daß eine Reihe von Fällen bekannt ist, wo größere oder kleinere Defekte einer oder selbst beider Hemisphären, ja sogar mit Einschluß des Wurmes minimale oder gar keine klinischen Störungen machten bzw. hinterließen. Chirurgische Erfahrungen haben gezeigt, daß z. B. Incisionen, welche die Kleinhirnhemisphären von oben nach unten durchtrennen, keine wesentlichen Störungen hervorzurufen brauchen, ja daß die Spaltung des Wurmes in der Mitte nur geringe oder rasch vorübergehende Ausfallserscheinungen bedingt. Diese Tatsachen sind zu berücksichtigen um zu verstehen, daß auch ein Kleinhirnabsceß ohne oder doch ohne wesentliche Herdsymptome verlaufen kann. Nach einer Zusammenstellung NEUMANNS fand sich in 9,4% der Fälle ein *symptomloser Verlauf*, also weitaus häufiger als dies bei allen Hirnabscessen anderer Lokalisation beobachtet werden kann.

b) **Symptome.** Da das *Kleinhirn* das Zentrum der Koordination ist, so stehen auch Störungen dieser Art beim Kleinhirnabsceß wie bei allen Erkrankungen dieses Hirnteiles im Vordergrund. Die koordinierten Bewegungen der erkrankten Seite sind meist stark beeinträchtigt; es fehlt das zweckmäßige Zusammenarbeiten der einzelnen Muskeln und Muskelgruppen auf der kranken Seite. Wir fassen diese Symptome unter dem Begriff der *Ataxie* und der *Adiadochokinese* zusammen. Die *Ataxie* zeigt sich in unsicheren, ungleichmäßigen und ausfahrenden Bewegungen beim Gehen oder wenn man sonst den Patienten veranlaßt, eine etwas kompliziertere Bewegung mit den Beinen auszuführen; zu letzterem Zwecke benützt man gewöhnlich den Kniehakenversuch, wobei der Kranke aufgefordert wird zuerst mit geöffneten, dann mit geschlossenen Augen die Ferse des einen Beines zum Knie des anderen zu bringen.

Nicht nur allgemeine Ataxie, auch *Hemiataxie* kommt vor, die dann meist die erkrankte Seite betrifft; mit ihr kann auch eine *Hemiparese* auf der kranken Seite verbunden sein. Einige Autoren halten die gleichseitige Hemiparese für ein Herdsymptom des Kleinhirns, andere betrachten sie als Ausdruck der Fernwirkung auf die Pyramidenbahn. Paresen auf der entgegengesetzten Seite werden allgemein in diesem Sinne aufgefaßt.

Die Ataxie soll besonders stark ausgeprägt sein, wenn der Wurm irgendwie in Mitleidenschaft gezogen ist. Vielleicht ist in diesem Sinne auch die hin und wieder beobachtete Schwäche der Rumpfmuskulatur zu deuten.

Beim Stehen (Rombergscher *Versuch*) wie beim Gehen zeigt sich gewöhnlich eine *Fallneigung bzw. ein Abweichen* nach der kranken Seite. Erstreckt sich die Erkrankung nur auf die Hemisphären, so sollen die Störungen des Gehens und Stehens mehr in den Hintergrund treten.

Bei Kleinhirnerkrankungen ist der sog. *Flankengang*, d. h. das Seitwärtsgehen gestört, wenn dieser mit geschlossenen Augen nach der kranken Seite hin ausgeführt wird (Alexander). Zwar liegen für den Absceß noch keine genügenden Beobachtungen vor, aber es ist anzunehmen, daß sich auch bei ihm dieses Symptom das eine oder andere Mal zeigen wird.

Die *Adiadochokinese* zeigt sich in einer Ungeschicklichkeit bestimmter Bewegungen, vor allem bei der raschen Pronation und Supination der Hände; auf der kranken Seite ist diese Bewegung meist gestört. Man benützt ferner den Versuch des Fingerzählens sowie des Rückwärtszählens derselben, weiter den sog. Finger-Nasenversuch. Hierbei fordert man den Patienten auf zuerst mit geöffneten, dann mit geschlossenen Augen den Zeigefinger beider Hände nacheinander zur Nasenspitze hin und dann von ihr wegzuführen und diese Bewegung mehrmals rasch hintereinander mit geschlossenen Augen zu wiederholen.

Die Muskelspannung ist gewöhnlich verringert; es besteht *Hypotonie*.

Um den Muskeltonus zu prüfen, benützen wir den sog. *Zeigeversuch*, d. h. wir fordern den Patienten auf, den nach vorne ausgestreckten Arm und Zeigefinger von einem festen Punkte aus, etwa von der Unterfläche des vorgehaltenen Fingers des Untersuchers nach unten zum Knie zu senken und dann wieder den Finger des Untersuchers zu berühren; Arm und Finger müssen dabei vollständig gestreckt, die Augen geschlossen bleiben. Bei Kleinhirnerkrankungen und so auch beim Absceß gelingt dieser Versuch meist nicht; der Patient zeigt spontan nach außen oder seltener nach innen vorbei und dieses Vorbeizeigen wird auch durch experimentell ausgelösten Nystagmus — soweit dies möglich ist — nicht beeinflußt. Dieser Versuch kann selbstverständlich in allen Gelenken der Extremitäten und in allen Bewegungsrichtungen ausgeführt werden, wenn auch die wichtigste und im allgemeinen genügende Prüfung diejenige im Schultergelenk ist. Während durch das Zeigen in vertikaler Richtung der Aus- und Einwärtstonus untersucht wird, prüft man den Auf- und Abwärtstonus durch Zeigenlassen in horizontaler Richtung.

Nehmen wir als Beispiel an, es handle sich um einen Absceß in der rechten Kleinhirnhemisphäre, welcher das Zentrum für die Innenbewegung des rechten Armes im Schultergelenk zerstört hat, so muß, weil dieses Zentrum zerstört ist und infolgedessen das Zentrum für die Außenbewegung das Übergewicht hat, der Patient mit dem rechten Arm nach außen vorbei zeigen; im linken Arm zeigt er richtig, da dieser mit der linken Hemisphäre in Verbindung steht, die ja gesund ist. Wird nun das linke Ohr kalt ausgespült, so zeigt er mit dem linken Arm nach links vorbei, während der rechte Arm unbeeinflußt bleibt, weil das Zentrum für die Innenbewegung des rechten Armes nicht erregbar ist. Der Patient kann aber auch spontan nach außen vorbei zeigen, nicht weil das Innenzentrum zerstört, sondern weil das Außenzentrum gereizt ist; wird nun das linke Labyrinth kalt gespült, so tritt auch rechts Vorbeizeigen nach links auf, vorausgesetzt, daß die Kaltspülung einen stärkeren Reiz auf das Innenzentrum ausübt, als der bereits spontan bestehende Reiz des Außenzentrums ist.

Das spontane Vorbeizeigen kann gelegentlich auch erst nach der operativen Eröffnung des Abscesses auftreten.

Ein weiteres sehr wichtiges Herdsymptom ist der *cerebellare Nystagmus*; wenn er auch nicht ganz regelmäßig angetroffen wird, so ist er doch meist ein sehr frühes und eines der beständigsten Zeichen des Kleinhirnabscesses. Der cerebellare Nystagmus ist zumeist zur kranken Seite gerichtet, gewöhnlich horizontal und sehr intensiv. Relativ selten ist der cerebellare Nystagmus nach der gesunden Seite gerichtet und dann nur von geringer Stärke. Ist er aber doppelschlägig, also nach beiden Seiten gerichtet, so schlägt er gewöhnlich nach der kranken Seite langsam und grobschlägig, während er nach der gesunden raschen und feinschlägigen Charakter zeigt. Der cerebellare Nystagmus ist konstant, nimmt im Laufe der Erkrankung oft noch zu im Gegensatz zum labyrinthär bedingten, der nach einigen Tagen verschwindet. Über den Unterschied zwischen labyrinthären und cerebellaren Nystagmus noch Näheres im Kapitel Diagnose.

Die Lage, die die Kranken im Bett einnehmen, ist oft charakteristisch. Da nämlich Blick in der Richtung des Nystagmus gewöhnlich starken Schwindel und Übelkeit hervorruft, so legen sich die Patienten gerne auf die Seite, nach welcher der Nystagmus schlägt, um dadurch die Möglichkeit zu haben in der entgegengesetzten Richtung nach ihrer Umgebung zu blicken. Da der Nystagmus meist nach der kranken Seite schlägt, so liegen die Patienten gewöhnlich auch auf dieser.

LUZIANI hat nachgewiesen, daß bei Tieren, denen die eine Kleinhirnhälfte zerstört war, die *Abwehrbewegungen* von seiten der Extremitäten der operierten Seite fehlen. MANN hat hierauf als ein Symptom des Kleinhirnabscesses hingewiesen, das selbst bei benommenen Kranken als wichtiges Hilfsmittel zur Diagnose des Abscesses dienen kann: der Abwehrreflex auf der erkrankten Seite ist erloschen.

Zwangsbewegungen lassen sich beim Tiere durch Verletzung des Kleinhirns regelmäßig und leicht hervorrufen; dagegen sind solche Zwangsbewegungen beim Menschen infolge Kleinhirnabscesses nur ausnahmsweise beobachtet worden. Immerhin sind einige Fälle beschrieben, wo der Kranke sich stets auf eine bestimmte Seite warf oder sich nach einer bestimmten Seite zu rollen suchte.

Schwindel und Erbrechen können ausnahmsweise auch beim Kleinhirnabsceß bis zum Schlusse fehlen; im allgemeinen aber sind diese beiden Erscheinungen gerade beim Kleinhirnabsceß sehr häufig und besonders quälend. Schon geringfügige Lageveränderungen des Körpers oder des Kopfes können heftigste Anfälle hervorrufen. Der Schwindel kann sich bis zum heftigsten Drehschwindel steigern. Das starke Erbrechen ist, zum Teil wenigstens, auf eine Reizung des Deitersschen Kernes, ferner der Vaguszentren bzw. -bahnen zurückzuführen; es ist vom Füllungszustande des Magens völlig unabhängig.

Die *Fernsymptome des Kleinhirnabscesses* hängen davon ab, welche Wirkungen dieser auf seine Umgebung, also auf *Brücke, verlängertes Mark und die Hirnnerven* ausübt. Nach Macewen kann sich die Druckwirkung sogar weiter in den Wirbelkanal fortpflanzen und der *oberste Rückenmarksabschnitt* dadurch eine Kompression erleiden.

Sehr oft besteht *Blicklähmung* nach der kranken Seite, was die Folge einer Schädigung des Kernzentrums für die konjugierte Seitwärtswendung der Augen ist; dieses hat in der Brücke neben dem Abducenskern seinen Sitz. Auch doppelseitige Blicklähmung kommt ausnahmsweise vor; doch ist sie auch dann stärker nach der kranken Seite ausgesprochen.

Sehr häufig findet sich auch eine *Deviation der Augen*, welche jedoch fast ausnahmslos nach der gesunden Seite gerichtet ist. Sowohl Blicklähmung wie Deviation der Augen ist schon mehrfach zusammen beobachtet worden; Oppenheim glaubt, daß es sich in beiden Fällen um ein und dieselbe Schädigung handelt, nämlich um eine Läsion des oben genannten Zentrums in der Brücke.

In den Extremitäten können gleichseitige oder gekreuzte *Paresen oder Lähmungen* auftreten. Ebenso können die *Sehnenreflexe* auf der gleichen oder gekreuzten Seite entweder gesteigert oder erloschen sein. *Krämpfe* allgemeiner Art wie auch solche einzelner Muskelgruppen kommen vor. Die Lähmungserscheinungen wechseln oft stark oder sind nur vorübergehender Natur.

Störungen der *Sensibilität* im Gesicht wie an den Extremitäten werden beobachtet, und zwar Hypästhesien, Parästhesien und Hyperästhesien der gleichen und der gekreuzten Seite.

Artikulatorische Sprachstörungen (Dysarthrie, Anarthrie) sowie *Schluckbeschwerden* sind die Folge einer Druckwirkung auf die Medulla oblongata, ebenso wie die gerade beim Kleinhirnabsceß häufig beobachteten schweren *Störungen der Respiration.*

Die Schädigungen der *Hirnnerven* betreffen meist, wenn auch nicht ausnahmslos, die kranke Seite. Gewöhnlich handelt es sich um Mitbeteiligung des Oculomotorius, des Trigeminus, des Abducens, des Facialis und des Hypoglossus; auch eine solche des Accessorius ist beobachtet. Ob eine Hirnnervenbeteiligung auf der kranken oder auf der gesunden Seite, also homolateral oder kontralateral sich auswirkt, hängt davon ab, an welcher Stelle des Nervenverlaufes sich die Schädigung geltend macht, ob vor oder nach der Kreuzung.

Die Beteiligung des *Oculomotorius* zeigt sich an durch Mydriasis, Ptosis und Lähmungen des Rectus superior und internus (Konvergenzstörung).

Trigeminusschädigung macht sich bemerkbar durch Hypo- oder Areflexie der Cornea sowie durch Neuralgien im Bereiche dieses Nerven. Auch Trismus (wie übrigens auch beim Schläfenlappenabsceß) kann vorkommen; er soll durch Reizung des Ganglion Gasseri bedingt sein. Jansen beobachtete eine Schwäche des Musculus pterygoideus, so daß der Unterkiefer nach der kranken Seite hin abwich.

Außer den oben beschriebenen Störungen der Augenbewegungen (konjugierte Deviation, Blicklähmung) tritt auch einfache *Abducenslähmung* auf. Strabismus wurde mehrmals beobachtet.

Der *Facialis* kann an seiner Eintrittsstelle in den Porus acusticus internus durch Druck des Abscesses geschädigt werden; es kommt dann zur peripheren, gleichseitigen, kompletten Lähmung. Durch Fernwirkung auf die Brücke wird eine zentrale gleichseitige, gekreuzte oder beiderseitige Lähmung hervorgerufen. Beim Ponsabsceß tritt die letztere Erscheinung als Herdsymptom auf. Auch Krämpfe im Facialisgebiet kommen vor.

Atrophie des Sternocleido-mastoideus sowie Krämpfe im Gebiet des *Accessorius* (Nickkrämpfe), ferner *Hypoglossus*lähmungen sind beobachtet worden.

Hin und wieder findet man, wie bei allen raumbeengenden Prozessen der hinteren Schädelgrube, eine merkwürdige *Kopfhaltung* des betreffenden Kranken. Sie besteht darin, daß das Kinn nach der gesunden Seite gedreht und zugleich der Kopf leicht nach der kranken Seite geneigt wird. Es ist möglich, daß es sich hier um eine Schonungsstellung des Kopfes handelt, wodurch die Blutzufuhr nach der kranken Seite und damit Kopfschmerzen, Schwindel, Erbrechen geringer werden. OPPENHEIM dagegen sieht hierin den Ausdruck einer Affektion des hinteren Längsbündels.

Nackensteifigkeit wird bei Erkrankungen in der hinteren Schädelgrube, so auch beim Absceß recht oft gefunden; auch Druckempfindlichkeit des Nackens kann man beobachten und einige Male werden Hyperästhesie der Kopfschwarte erwähnt.

Der hin und wieder auftretende *Exophthalmus* ist wohl die Folge eines gerade beim Kleinhirnabsceß besonders häufigen Hydrocephalus.

Auffallend häufig kann man bei Kleinhirnabsceß — wieder wie bei allen Prozessen in der hinteren Schädelgrube — den *Stirnkopfschmerz* feststellen. Nach KRAUSE ließe sich das dadurch erklären, daß eine Reizung der aus dem Trigeminus stammenden sensiblen Nerven des Tentorium cerebelli stattfindet und der Reiz auf jene Zweige des gleichen Nerven überspringt, welche die Dura mater der vorderen Schädelgrube und des Stirngebietes versorgen.

Bei Erkrankungen des Kleinhirns verschiedener Art und so auch beim Kleinhirnabsceß fällt vielfach eine besonders rasche und hochgradige Abmagerung der Patienten auf. LUZIANI hat diese Erscheinung als *trophische Störungen* infolge Ausfalles der Kleinhirnfunktion aufgefaßt. Doch fehlen uns hierüber noch genügende Kenntnisse. Bei Kleinhirnabscessen infolge akuter Eiterung soll dieses Symptom nach NEUMANN (2) fast nie auftreten, während er es sonst in 6,5% seiner Fälle gefunden hat. OKADA will es unter 40 Fällen 37mal festgestellt haben.

Störungen der *Blasenfunktion* sind keine seltenen Erscheinungen; im *Urin* wurde Eiweiß, Pepton und Zucker festgestellt.

Abscesse der *Brücke und der Kleinhirnschenkel* sind sehr selten. Die hierüber bestehenden Beobachtungen sind sehr spärlich; gewöhnlich machen die in diesen Gebieten sitzenden Abscesse Symptome, welche auch sonst bei Herderkrankungen dieser Gehirnpartien, besonders bei Tumoren, beobachtet werden.

VII. Diagnose und Differentialdiagnose.

1. Allgemeines über die Diagnose des otogenen Hirnabscesses.

Die Diagnose des Hirnabscesses kann von ganz verschiedener Schwierigkeit sein. Wir haben bereits erwähnt, daß Hirnabscesse bis zum Tode latent bleiben können ohne charakteristische Symptome auszulösen. Demgegenüber gibt es solche, die zwar schwere Allgemeinerscheinungen und ausgesprochene Hirndrucksymptome zeigen, aber trotzdem deutliche Herdsymptome vermissen lassen, wie dies gar nicht selten bei rechtseitigen Schläfenlappen- oder bei Kleinhirnabscessen beobachtet wird.

Im *initialen* Stadium sowie während des *latenten* ist die Diagnose des Hirnabscesses im allgemeinen unmöglich. Aber auch im *manifesten* Stadium kann sie auf Schwierigkeiten stoßen, weil auch hier nicht immer die Herdsymptome in der erwünschten Deutlichkeit zum Ausdruck kommen. Im *terminalen* Stadium ist die Diagnose wieder sehr erschwert, weil hier meist die Erscheinungen der Durchbruchsmeningitis im Vordergrund stehen, welche die Absceßsymptome vollständig verdecken können; außerdem befindet sich der Patient in diesem späten Stadium gewöhnlich in einem so schlechten körperlichen und psychischen Zustand, daß schon aus diesem Grunde eine genauere Untersuchung und damit auch eine Diagnose unmöglich gemacht wird.

Leicht ist die Diagnose des Hirnabscesses nur, wenn bei ausgesprochenen Allgemeinerscheinungen die Herdsymptome sich deutlich ausprägen; dieses Zusammentreffen findet sich leider nicht allzu häufig. In diesen Fällen ergibt sich die Diagnose ohne besondere Schwierigkeiten aus den besprochenen Symptomen. Das Kapitel Diagnose wird sich ganz besonders mit der Differentialdiagnose zu befassen haben.

Als eine Selbstverständlichkeit muß vorausgesetzt werden, daß bei jedem Verdacht auf Hirnabsceß *eine genaue Ohruntersuchung* unerläßlich ist. Dazu gehört, abgesehen von einem genauen Spiegelbefund, eine Prüfung des Hörvermögens mittels Sprache und Stimmgabeln ebenso wie eine *Untersuchung des Vestibularapparates*, soweit der Zustand des Kranken dies möglich macht. Dabei ist nicht nur nach Spontanerscheinungen von seiten des Gleichgewichtsapparates zu fahnden, sondern auch seine experimentelle, speziell kalorische Erregbarkeit festzustellen.

Besonderes Augenmerk ist einer genauen *Anamnese* zuzuwenden; sie ist, wie überall in der Medizin, auch hier immer noch ein wertvolles Hilfsmittel auf dem Wege zur Diagnose. Wir wissen, daß Mittelohr und Warzenfortsatz ausgeheilt sein können, so daß das Trommelfell nichts oder nichts wesentlich Krankhaftes mehr zeigt, von seiten des Warzenfortsatzes keinerlei Erscheinungen mehr bestehen und daß trotzdem der scheinbar ausgeheilte Prozeß auf das Schädelinnere übergegriffen haben kann. Nur ein eingehendes Befragen des Patienten bzw. seiner Umgebung kann uns hier die Feststellung ermöglichen, daß sich trotz allem vor kürzerer oder längerer Zeit ein Mittelohrprozeß abgespielt hat. Dies gilt besonders für die akuten Entzündungen. Bei den chronischen Eiterungen können wir auf diese Weise über ein etwaiges akutes Rezidiv Aufklärung erhalten. Man wird sich auch nach Erkrankungen der Nase sowie nach Allgemeinerkrankungen erkundigen, die erfahrungsgemäß leicht zu einer Otitis media führen, so nach etwa überstandenem akuten Schnupfen, Influenza, bei Kindern besonders nach Masern, Scharlach usw. Oft war die Otitis media von so geringen subjektiven Erscheinungen begleitet, besonders bei widerstandsfähigen oder indolenten Menschen, daß der Patient oder seine Umgebung erst auf eingehendes Befragen hin sich an die Erscheinungen von seiten des Ohres erinnern.

Besteht Verdacht auf Hirnabsceß, ohne daß eine genaue Diagnose möglich wäre, so ist es unbedingt erforderlich zur Sicherung derselben die Lumbalpunktion mit anschließender *Untersuchung des Liquor cerebrospinalis* heranzuziehen. Es wäre eine schwere Unterlassung in solchen zweifelhaften Fällen auf die Liquoruntersuchung zu verzichten, da sie imstande ist uns die wichtigsten Aufschlüsse gerade in differentialdiagnostischer Beziehung zu erteilen. Im übrigen sei auf das einschlägige Kapitel über Lumbalpunktion in diesem Handbuch verwiesen.

Auch die *serologischen* Untersuchungsmethoden sind zur Diagnose der endokraniellen otogenen Komplikationen herangezogen worden. Besonders wurde auch versucht die ABDERHALDENsche *Fermentreaktion* in diesem Sinne zu verwenden. Auch hier sei auf das betreffende Kapitel in diesem Handbuch hingewiesen.

Selbst die *Röntgenstrahlen* hat man in neuester Zeit für die Diagnose des Hirnabscesses in Anwendung zu bringen versucht. Die Zukunft muß lehren, inwiefern die Röntgendiagnostik imstande sein wird auch auf diesem Gebiete praktisch brauchbare Resultate zu liefern.

Weisen nun die verschiedenen Symptome auf einen Hirnabsceß hin und ist eine abgelaufene oder bestehende Mittelohraffektion festgestellt, so kann ein unmittelbarer *causaler Zusammenhang* zwischen ihr und dem Hirnabsceß nur angenommen werden, wenn dieser auf der Seite der Ohrerkrankung liegt und nach den bestehenden Erscheinungen seinen Sitz in solchen Teilen des Gehirns hat, welche erfahrungsgemäß von otogenen Hirnabscessen fast ausnahmslos betroffen werden. Es sind das der Schläfenlappen, von dem aus der Prozeß nicht selten auf den Hinterhauptslappen übergreift, und das Kleinhirn. Abscesse in der Brücke und den Kleinhirnschenkeln sind, wie schon erwähnt, sehr selten und wahrscheinlich durch eine Basalmeningitis vermittelt. Handelt es sich um Abscesse in entfernteren Hirnteilen, also z. B. im Stirnhirn oder in der anderen Hemisphäre, so kann ein *direkter Zusammenhang* mit dem erkrankten Ohr nicht angenommen werden. Nur auf dem Umwege über eine otogene Pyämie oder eine otogene Meningitis können in sehr seltenen Fällen solche Abscesse mittelbar mit dem erkrankten Ohr in Verbindung stehen.

2. Differentialdiagnose.

A. Großhirn- und Kleinhirnabsceß.

Sind ausgeprägte Lokalerscheinungen und Herdsymptome vorhanden, so bedeutet die Differentialdiagnose zwischen Großhirn- und Kleinhirnabsceß keine besondere Schwierigkeit. Ist dies, wie häufig, nicht zutreffend, so kann die Unterscheidung außerordentlich schwer, ja unmöglich werden. Ein lehrreiches Beispiel hierfür bietet ein Fall unserer Klinik, der bereits früher veröffentlicht wurde; es bestand eine rechtseitige Sinusthrombose, eine Labyrinthitis und der Verdacht auf Kleinhirnabsceß, der jedoch durch Punktion und Incision des Kleinhirns nicht bestätigt wurde; der zugezogene Neurologe hielt einen Hirnabsceß überhaupt für sehr unwahrscheinlich; die Obduktion ergab einen alten Absceß im rechten Schläfenlappen.

Die *perkutorische* und *palpatorische* Empfindlichkeit des Schädels kann eine gewisse Unterstützung für die Lokalisation des Abscesses bieten. Der *spontane Schmerz* wird beim Kleinhirnabsceß vielfach in das Hinterhaupt, aber auch in die Stirne verlegt. Beim Schläfenlappenabsceß finden sich die Schmerzen mehr in der Schläfen- und Scheitelgegend, aber auch hier kommt Stirn- und Hinterkopfschmerz vor. *Nackenstarre* findet sich öfters und vor allem viel deutlicher ausgesprochen beim Kleinhirnabsceß; auch *Druckempfindlichkeit des Nackens* und die beschriebene merkwürdige *Kopfstellung* spricht für Lokalisation in der hinteren Schädelgrube.

Die akute Eiterung spielt nach JANSEN für den Kleinhirnabsceß eine noch geringere Rolle als für den Großhirnabsceß; unter weitgehendster Wertung aller Symptome kann also eine akute Eiterung evtl. zugunsten eines Schläfenlappenabscesses sprechen. Auch frühes Kindesalter entscheidet nach KÖRNER (3) mehr im Sinne des Schläfenlappenabscesses.

Für Schläfenlappenabsceß spricht selbstverständlich die *Aphasie* in all ihren Formen und Parallelerscheinungen (Agraphie, Alexie usw.), weiterhin

alle Erscheinungen von seiten der *inneren Kapsel* (Hemianästhesie und Hemiparese der gekreuzten Seite). Nur muß man hier berücksichtigen, daß durch
einen Kleinhirnabsceß infolge Kompression der Brücke ähnliche Erscheinungen
ausgelöst werden können. *Hemianopsie* ist ein fast sicheres Symptom für
Schläfenlappenabsceß; auch *konjugierte Deviation* der Augen und des Kopfes
nach der Seite des Krankheitsherdes ist in diesem Sinne zu werten.

Augenhintergrundsveränderungen kommen beim Großhirn- und beim Kleinhirnabsceß vor; ausgesprochene Stauungspapille und Amaurose entscheiden
eher für Kleinhirnabsceß. Es muß betont werden, daß gelegentlich auch eine
scheinbar unkomplizierte Otitis media mit Neuritis optica bzw. mit Stauungspapille einhergehen kann; wahrscheinlich handelt es sich in solchen Fällen um
eine sonst symptomlos verlaufende Meningitis serosa, wie sie besonders bei
Kindern im Anschluß an eine akute Mittelohreiterung nicht allzu selten zur
Beobachtung kommt und die nach freiem Abfluß des Eiters sich meistens sehr
rasch zurückbildet.

Schwindel sowohl wie *schwindeliger Gang* kommt bei allen Hirnabscessen
vor, sind aber doch beim Kleinhirnabsceß besonders häufig und besonders
stark. Auch das *Erbrechen* tritt hier noch mehr in den Vordergrund. Ausgesprochene *Ataxie*, besonders *Hemiataxie* und *Adiadochokinese* sind als ein
sicheres Lokalsymptom einer cerebellaren Erkrankung anzusprechen.

Erscheinungen von seiten der *Brücke* und des *verlängerten Markes* sind im
Sinne eines Kleinhirnabscesses zu deuten, so besonders das Abweichen der
Augen nach der gesunden Seite.

Labyrinthitis deutet ebenfalls auf eine Fortleitung nach dem Kleinhirn,
wenn auch hier Ausnahmen zum wiederholten Male beobachtet wurden.

Der *Nystagmus* gilt als eines der allerwichtigsten Herdsymptome des Kleinhirnabscesses; in der Mehrzahl der Fälle schlägt er nach der kranken Seite.
Trotzdem ist auch dieses Symptom kein absolut sicheres Zeichen für Kleinhirnabsceß; denn es wurde schon einige Male in gleicher Weise beim Großhirnabsceß festgestellt (Wagener, Lange, Ruttin, Henke). Vertikaler Nystagmus
kommt beim Schläfenlappenabsceß vor, wenn er in den Ventrikel durchgebrochen
ist. Bei Kleinhirnabsceß kann er auch ohne Ventrikeleinbruch vorhanden sein.
Ist er ein Ausdruck des Kleinhirnabscesses, so kann er anfallsweise auftreten
und wieder verschwinden. Ist der vertikale Nystagmus aber die Folge eines
durchgebrochenen Schläfenlappenabscesses, so zeigt er dieses anfallsweise
Auftreten nicht, sondern bleibt z. B. auch bei eingetretener Bewußtlosigkeit
bestehen. Für Kleinhirnabsceß sprechen weiterhin alle jene Erscheinungen
von seiten des *Körpergleichgewichtes*, die bereits ausführlich besprochen wurden.

Hirnnervenschädigungen sind beim Kleinhirnabsceß im allgemeinen häufiger
als beim Großhirnabsceß, aber doch meist geringen Grades.

Lähmungen der Gliedmaßen und Störungen der *Sehnenreflexe* spielen beim Kleinhirnabsceß eine viel geringere Rolle als beim Absceß des Schläfenlappens; auch
betrifft die beim Kleinhirnabsceß auftretende Hemiparese meist die gleiche Seite.

Die *Zwangsstellung der Bulbi* kann nur im Beginn zur Diagnose sicher verwertet werden, weil sie später auch durch die Meningitis verursacht sein kann.

Herdsymptome fehlen beim Kleinhirnabsceß noch häufiger als beim Großhirnabsceß. Sind in solchen Fällen die Hirndrucksymptome besonders stark
ausgebildet, so läßt dies eher an einen Kleinhirnabsceß denken.

B. Hirnabsceß und eitrige Meningitis.

Die *Differentialdiagnose* zwischen Hirnabsceß und eitriger Meningitis begegnet
in vielen Fällen keinen besonderen Schwierigkeiten. Unter Umständen aber

kann sie außerordentlich schwer, ja unmöglich werden. Am unangenehmsten liegen jene Fälle, wo außer dem Hirnabsceß noch eine Meningitis besteht.

Die *Meningitis* entwickelt sich im allgemeinen viel rascher, akuter und stürmischer als der Hirnabsceß; ebenso ist ihr Verlauf meist ein viel stürmischer. Freilich kommen gelegentlich auch bei der Meningitis Remissionen und Intermissionen vor, welche dem Krankheitsbild einen protrahierten Verlauf geben.

Ein wichtiges Unterscheidungsmerkmal ist das *Fieber*. Während der Hirnabsceß gewöhnlich normale Temperaturen oder nur leichte Fieberbewegungen zeigt, ist die Meningitis fast immer gekennzeichnet durch eine hohe Kontinua; nur ausnahmsweise hält sich hier die Temperatur in mäßiger Höhe oder zeigt nur einige Fieberschübe oder läßt in ganz seltenen Fällen eine Erhöhung vermissen.

Der *Puls* ist bei der Meningitis, namentlich im etwas vorgeschrittenem Stadium, gewöhnlich beschleunigt.

Das *psychische Verhalten* ist bei der Meningitis gewöhnlich ein ganz anderes als beim Hirnabsceß; während hier zumeist eine mehr oder weniger tiefe Benommenheit besteht, stehen dort viel öfter Unruhe, Gereiztheit, Verwirrtheit und Delirien im Vordergrund; erst im weiteren Verlauf tritt ausgesprochene Benommenheit auf.

Allgemeine Konvulsionen, klonische und tonische Krämpfe sind beim Hirnabsceß selten, bei der Meningitis sehr häufig.

Der Befund am *Augenhintergrund* ist bei der Meningitis viel häufiger negativ als beim Hirnabsceß.

Es ist klar, daß andererseits die eigentlich *meningitischen* Symptome (Nackenstarre, Kernig, Einziehung des Leibes, Hyperästhesie usw.) bei der Meningitis fast konstant und gewöhnlich sehr stark ausgesprochen zur Beobachtung kommen, beim Hirnabsceß aber sich viel seltener und dann auch weniger deutlich finden. Nur beim Kleinhirnabsceß kommt öfters die Nackensteifigkeit sehr auffällig zum Ausdruck.

Herdsymptome finden sich bei der Meningitis selten rein und isoliert und zeigen einen viel flüchtigeren Charakter als beim Hirnabsceß. Immerhin kann es zur Reizung einzelner Rindenfelder kommen und so z. B. Aphasie hervorgerufen werden. Hemianopsie, Hemiataxie, Hemianästhesie gehören nicht in das Bild der Meningitis.

Spinalsymptome sind beim Hirnabsceß selten, bei der Meningitis fast regelmäßig vorhanden: Rücken- und allgemeine Muskelsteifigkeit, Erhöhung der Sehnenphänomene (Fußzittern), Kernig, Schmerzen im Rücken und in den Extremitäten, Parästhesien in Händen und Füßen usw.; später findet sich vielfach Paraplegie.

Ausnahmsweise kann es vorkommen, daß eine den Absceß komplizierende eitrige Meningitis sich überhaupt nicht deutlich dokumentiert.

Das *Lumbalpunktat* wird uns häufig wichtigste Aufschlüsse über die Art der Erkrankung und schließlich die Möglichkeit geben endgültig zwischen Hirnabsceß und eitriger Meningitis zu unterscheiden.

C. Tuberkulöse Meningitis.

Auch eine tuberkulöse Meningitis ist gelegentlich schon als Hirnabsceß diagnostiziert worden. Hier kann die Ähnlichkeit mit dem Bilde des Hirnabscesses viel größer sein als dies bei der eitrigen Meningitis zutrifft. Das Fieber bewegt sich oft in mäßigen Grenzen; Pulsverlangsamung wird namentlich am Anfang der tuberkulösen Meningitis recht häufig beobachtet. Die *Herdsymptome* können deutlich ausgesprochen sein, unterscheiden sich aber von denen des Hirnabscesses dadurch, daß sie oft großen Schwankungen unterliegen oder sogar freien Intervallen Platz machen. Die Untersuchung des Liquor ist selbstverständlich auch hier von größter Wichtigkeit. Im übrigen ist es notwendig im Verdachtsfalle mit allen zu Gebote stehenden Mitteln nach einem *tuberkulösen Herd im Organismus* zu suchen. Freilich ist auch beim Auffinden eines solchen die tuberkulöse Natur des Hirnleidens noch nicht ohne weiteres klar gestellt, kann aber unter Umständen bei Berücksichtigung aller übrigen Momente sehr wahrscheinlich gemacht werden.

D. Meningitis bzw. Meningo-Encephalitis serosa und Encephalitis haemorrhagica.

Die Differentialdiagnose zwischen Hirnabsceß und Meningitis bzw. Meningoencephalitis serosa kann evtl. sehr schwer sein. Zwar fehlen bei dieser Erkrankung wie beim Tumor jene schweren Erscheinungen, die auf eine *infektiöseitrige* Erkrankung deuten, die aber gelegentlich auch beim Hirnabsceß recht gering sein können. Die Meningitis serosa zeigt deshalb gewöhnlich auch keinen Kräfteverfall, wie er beim Hirnabsceß fast immer zur Beobachtung kommt.

Ausgesprochener als beim Absceß sind hier die *Hirndrucksymptome* (Kopfschmerz, Erbrechen, Schwindel, Benommenheit, Pulsverlangsamung, Stauungspapille); besonders die Veränderungen am Augenhintergrund sind bei der Meningitis serosa häufiger und viel stärker ausgebildet als beim Absceß; oft zeigt sich eine rasch eintretende Herabsetzung der Sehschärfe, die bis zur Erblindung führen kann.

Herdsymptome können besonders bei der Meningoencephalitis in Erscheinung treten; so z. B. hat Heine einen Fall mit Aphasie beschrieben und einen anderen, der alle Symptome des Kleinhirnabscesses zeigte. Ebenso beobachteten wir vor einigen Jahren an unserer Klinik einen Fall, wo die endgültige Diagnose zwischen Kleinhirntumor, Kleinhirnabsceß und Meningoencephalitis serosa erst bei der Operation gestellt werden konnte. Bei der reinen Meningitis serosa, wenn sich also die seröse Erkrankung auf die Hirnhäute allein erstreckt, treten ja allerdings ausgesprochene Herdsymptome in den Hintergrund. Immerhin werden sie nicht gänzlich vermißt; so treten oft leichte Paresen der Extremitäten mit spastischen Symptomen auf; häufig macht sich Schwäche in den Beinen bemerkbar, ebenso Schmerzen in den Beinen sowie Interkostalschmerzen; in dem von *uns* beobachteten Fall zeigten sich heftige Schmerzen in der Nierengegend. Ein frühzeitiges Verschwinden des Kniephänomens kann, wenn keine anderen spinalen Symptome vorausgegangen sind, im Sinne einer Meningitis serosa entscheiden. Schädigungen der basalen Hirnnerven sind sehr häufig.

Der *Verlauf* des ganzen Leidens ist im Gegensatz zum Hirnabsceß vielfach durch starke Remissionen gekennzeichnet. Das Fieber gehört im allgemeinen nicht zu den eigentlichen Symptomen der Erkrankung, ähnlich wie beim Hirnabsceß; immerhin haben wir in unserem Fall einen Temperaturanstieg auf fast 40° beobachtet.

Das *Lumbalpunktat* wird uns hier häufig im Stiche lassen. Oft wird erst die *Operation* die endgültige Diagnose gestatten. Nicht selten gehen die Erscheinungen zurück, nachdem der primäre Herd im Schläfenbein *entfernt* ist oder, wie das besonders häufig bei Kindern beobachtet wird, schon nach Paracentese oder Spontandurchbruch durchs Trommelfell.

Die *Encephalitis haemorrhagica* kann in allem und jedem dem Hirnabsceß gleichen; es ist deshalb fast ganz unmöglich beide Erkrankungen *differentialdiagnostisch* voneinander zu scheiden. Zwar macht im allgemeinen der Hirnabsceß wohl deutlichere Hirndruckerscheinungen; aber sie können auch fehlen.

Einen gewissen Anhaltspunkt kann die *Harnuntersuchung* geben, da die eitrigen Affektionen mit *Peptonurie* einhergehen, die nichteitrigen gewöhnlich nicht. Trotzdem ist auch in Fällen von hämorrhagischer Encephalitis Pepton im Harn festgestellt worden. Auch die *Blutuntersuchung* kann herangezogen werden, insofern eine sehr ausgesprochene Steigerung der Zahl der weißen Blutkörperchen auf einen Eiterungsprozeß hindeutet. Dagegen bietet die *Liquoruntersuchung* nichts für die Encephalitis haemorrhagica Typisches.

E. Pachymeningitis-Extraduralabsceß-Subduralabsceß-Sinusthrombose.

Der *extradurale Absceß* kann Symptome machen, die denen des Hirnabscesses sehr ähnlich sind. Nur sind sie meist viel schwächer und weniger deutlich ausgesprochen.

Noch schwieriger können die Verhältnisse beim *subduralen Absceß* liegen; hier findet man meist nur Erscheinungen, die auf eine schwere Hirnkomplikation hindeuten, wobei die Symptome bald denen des Hirnabscesses, bald denen der Meningitis ähneln. Praktisch spielt die Abgrenzung gegen den extraduralen und den subduralen Absceß keine so wichtige Rolle, da beide Erkrankungen die Operation ohne weiteres notwendig machen und so die Klärung gewöhnlich herbeigeführt wird.

Auch Verwechslungen zwischen Hirnabsceß und *luetischen* Erkrankungen der Dura sind schon vorgekommen. Man wird also auch an diese Möglichkeit denken müssen.

Die Abgrenzung des Hirnabscesses gegen die *Sinusthrombose* ist im allgemeinen leicht. Schon das hohe remittierende, seltener kontinuierliche Fieber mit den wiederholten Schüttelfrösten und Schweißausbrüchen läßt gewöhnlich an der Diagnose keinen Zweifel. Gegen Hirnabsceß spricht der meist beschleunigte Puls; Veränderungen am Augenhintergrund sind bei der Sinusthrombose doch seltener und vor allem viel weniger ausgesprochen. Herdsymptome von seiten des Gehirns sind bei der Sinusthrombose sehr selten, aber immerhin möglich. So wurde z. B. bei einer linksseitigen Thrombose sensorische Aphasie beobachtet, die nach einem Tag wieder zurückging. Die Obduktion deckte eine Pialvenenthrombose des linken Schläfenlappens auf, die von einer Thrombose des Sinus transversus ausgehend zu einem Verschluß der Pialvene, dadurch zur Blutstauung und Ernährungsstörung in dem betreffenden Hirnabschnitt geführt und so die Ausfallserscheinungen bedingt hatte.

Die Liquoruntersuchung wird uns bei den genannten Erkrankungen in der Abgrenzung gegenüber dem Hirnabsceß oft nicht weiter helfen.

F. Hirntumor (namentlich auch Kleinhirnbrückenwinkeltumor)-Hirntuberkel.

Die Symptome des *Hirntumors* gehen mit denen des Hirnabscesses vielfach parallel. Immerhin gibt es einige sehr wichtige differentialdiagnostische Merkmale Vor allem fehlen beim Tumor jene Zeichen, die auf eine schwere *infektiös-eitrige* Erkrankung hindeuten. Deshalb ist das Krankheitsbild des Tumors in den meisten Fällen, zumal im Beginne der Erkrankung, kein so schweres wie beim Absceß. Das Allgemeinbefinden leidet beim Tumor viel weniger; viel später tritt Entkräftung und körperlicher Verfall auf, welche beim Hirnabsceß meist schon sehr früh in Erscheinung treten. Abgesehen von der Cyste und einigen sonstigen Ausnahmefällen ist im allgemeinen die *Entwicklung* des Hirntumors eine viel langsamere und allmählichere. *Fieber* wird beim Tumor gewöhnlich überhaupt nicht beobachtet, ebensowenig *subnormale* Temperaturen.

Dagegen sind die *Hirndruckerscheinungen* beim Tumor meist viel ausgesprochener; trotzdem kann sich aber beim Tumor die Krankheitsdauer noch über sehr lange Zeit, ja über Jahre erstrecken, während der Hirnabsceß bei sehr starken Hirndruckerscheinungen meist sehr rasch zum Tode führt. Besonders die Neuritis optica und die Stauungspapille sind beim Tumor noch ein viel regelmäßigeres und deutlicher ausgeprägtes Symptom als beim Absceß.

Symptome, welche von solchen Hirnteilen ausgehen, in welchen der otogene Hirnabsceß gewöhnlich nicht vorkommt, sprechen bei der Differentialdiagnose zwischen Tumor und Absceß gegen letzteren.

Was speziell die Differentialdiagnose zwischen *Kleinhirnabsceß und Kleinhirnbrückenwinkeltumor* betrifft, so ist auch hier zu bedenken, daß die *Entwicklung* des letzteren, ausgenommen die Cyste, eine viel langsamere ist als die des Abscesses; meist liegt der Beginn der Erkrankung beim Tumor schon längere Zeit, oft ein bis zwei Jahre zurück. Schon frühzeitig kommt es hier zur völligen *Lähmung des Nervus octavus* in seinem cochlearen und vestibulären Teil und oft auch des *Facialis*. Nur bei Cystenbildung kann etwas Gehör erhalten bleiben. Viel ausgesprochener als beim Absceß sind beim Kleinhirnbrückenwinkeltumor zumeist die Erscheinungen von seiten der *Hirnnerven* und vielfach auch die *Stauungspapille* und die *Sehschwäche*. Der *Nystagmus* schlägt beim Kleinhirnbrückenwinkeltumor meist nach beiden Seiten, und zwar nach der kranken Seite langsamer und seltener, beim Blick nach der gesunden Seite aber sehr rasch, stürmisch und in feinen Zuckungen. Selten ist es umgekehrt.

Geringer sind beim Kleinhirnbrückenwinkeltumor gewöhnlich die *Nackenstarre* und die *Kopfschmerzen*, zu Beginn oft auch die *Gleichgewichtsstörungen* und die *Pulsverlangsamung*, solange der Tumor noch keine bedeutendere Raumbeengung hervorgerufen hat. Bei fortschreitendem Wachstum des Tumors ändern sich allerdings diese Verhältnisse.

Das *Lumbalpunktat* zeigt beim Tumor außer einem erhöhtem Druck keine besonderen Veränderungen; wir wissen, daß dies auch beim Absceß vorkommen kann. Die Liquoruntersuchung wird deshalb nur unter Berücksichtigung aller übrigen Faktoren die Diagnose in dem einen oder anderen Sinne stützen können.

Besonders bei Kindern muß man, wenn Zeichen von Hirndruck bestehen, auch an das Vorhandensein eines oder mehrerer *Hirntuberkel* denken, die sowohl vom tuberkulös erkrankten Schläfenbein wie von einem anderen tuberkulösen Herd im Körper ihren Ausgang nehmen können. Es ist deshalb erforderlich nach *Tuberkulose im übrigen Organismus* zu fahnden. In der *Chorioidea* lassen sich bisweilen Tuberkel nachweisen, was von differentialdiagnostischer Bedeutung ist. Von Wichtigkeit ist ferner der Umstand, daß Hirntuberkel häufig *multipel* sind, während der otitische Hirnabsceß meist *solitär* auftritt. Multiple Hirntuberkel machen dann gewöhnlich Erscheinungen, welche nicht aus einem einzigen Krankheitsherd abgeleitet werden können. Wissen muß man, daß auch Tuberkel vereitern und dann mehr oder weniger die Symptome des Hirnabscesses bedingen können. Im übrigen gilt über die Differentialdiagnose zwischen Absceß und Tuberkel fast alles auch über den Hirntumor Gesagte.

G. Kleinhirnabsceß und Labyrinthitis.

Um zwischen diesen beiden Erkrankungen unterscheiden zu können, ist eine *genaue Hör- und Vestibularisprüfung* selbstverständliche Voraussetzung.

Eine rasche und merkliche Abnahme des Hörvermögens oder gar eine schnell einsetzende Taubheit, Lateralisieren der auf den Scheitel aufgesetzten schwingenden Stimmgabel ins gesunde Ohr deuten in allen Fällen auf eine *Beteiligung des Labyrinthes*. Nicht so einfach liegen freilich die Verhältnisse, wenn das betreffende Ohr schon vor Auftreten der verdachterregenden Erscheinungen keinen oder nur einen geringen Hörrest aufwies. Hier kann uns eine Vestibularisprüfung weiter helfen.

Symptome, welche der Labyrintheiterung und dem Kleinhirnabsceß *gemeinsam* zukommen, sind Gleichgewichtsstörungen, Schwindelgefühl, Übelkeit und Erbrechen, Kopfschmerzen, Nystagmus.

Von größter Wichtigkeit ist der *Nystagmus*. Der *labyrinthäre Nystagmus* ist meist nach der gesunden Seite gerichtet und tritt gewöhnlich auch beim Blick nach dieser Seite besonders deutlich auf. Besteht Nystagmus nach beiden Seiten, so pflegt er beim Blick nach der gesunden Seite stärker zu sein als beim Blick nach der kranken. Der labyrinthäre Nystagmus ist am stärksten bei Beginn der Erkrankung und verschwindet allmählich ganz.

Ganz anders der *cerebellare Nystagmus*. Er ist häufiger nach der kranken Seite gerichtet, oder wenn er nach beiden Seiten schlägt, so gewöhnlich deutlicher nach der kranken Seite. Ist das Labyrinth der kranken Seite unerregbar und besteht zu gleicher Zeit Nystagmus nach dieser Seite, so kann der Nystagmus — vorausgesetzt, daß das andere Ohr gesund ist — nur intrakraniell ausgelöst sein. In diesem Falle ist die Diagnose einfach. Der cerebellare Nystagmus wird mit fortschreitender Erkrankung immer stärker und kann schließlich einen so außerordentlich starken Grad erreichen, wie er bei Labyrintherkrankung nie beobachtet wird.

Wenn bei Labyrintheiterung Nystagmus im Anfang nach der kranken Seite bestand, so verschwindet er meist später und es bleibt nur der Nystagmus nach der gesunden Seite bestehen; bei Kleinhirnabsceß dagegen wird beobachtet, daß der eventuell anfangs zur gesunden Seite bestehende Nystagmus verschwindet und plötzlich nach der kranken Seite *umschlägt*; dieses Verhalten soll nach NEUMANN und BÁRÁNY stets auf Kleinhirnabsceß deuten und die Auslösung des Nystagmus vom Labyrinth ausschließen.

Ferner nimmt der vom Labyrinth ausgelöste Nystagmus nach einer eventuellen *Labyrinthoperation rasch ab*, während der cerebellare Nystagmus von diesem Eingriff gar nicht beeinflußt wird.

Neuritis optica kommt bei Labyrintheiterung nur ausnahmsweise vor; ebenso fehlt in den meisten Fällen das *Fieber*. *Nackensteifigkeit* und *Nackenschmerzen* finden sich bei Labyrinthitis nur, wenn eine begleitende meningitische Reizung vorhanden ist. *Kopfschmerzen* sind beim Kleinhirnabsceß viel ausgesprochener als bei Labyrintheiterung.

Die *Gleichgewichtsstörungen* sind für die Differentialdiagnose zwischen beiden Erkrankungen nur sehr vorsichtig zu gebrauchen.

Für Kleinhirnabsceß und gegen Labyrinthitis sprechen ferner die *Schwere des Krankheitsbildes, psychische Veränderungen, Strabismus, Zwangsstellung der Bulbi, motorische oder sensible Reiz- oder Ausfallserscheinungen, Pulsverlangsamung*.

In vielen Fällen handelt es sich überhaupt nicht um die Differentialdiagnose der beiden Krankheitsbilder, sondern um die Feststellung, ob der Kleinhirnabsceß durch eine Labyrinthitis kompliziert wird bzw. ob das umgekehrte Verhalten der Fall ist. Diese Entscheidung kann unter Umständen äußerst schwer sein.

Zum Schlusse sei auf die großen Schwierigkeiten hingewiesen, welche die *Differentialdiagnose* zwischen Hirnabsceß und einer der besprochenen anderen endokraniellen Erkrankungen bei *Kindern* bietet. Zunächst muß man bedenken, daß bei Kindern, namentlich ganz kleinen, viele Symptome wie Sprach-, Schreib-

und Lesestörungen überhaupt nicht gefunden werden können. Auch sonst stehen der Untersuchung des Kindes wegen der oft nicht möglichen Verständigung viel größere Hindernisse entgegen als der des Erwachsenen. Die Erscheinungen des Hirnabscesses verlaufen beim Kinde zumeist viel stürmischer als beim Erwachsenen und gleichen viel mehr denen der Meningitis. Bekanntlich kann ja schon eine einfache akute Otitis media höchste Temperaturen und meningitische Symptome hervorrufen, die dann meist rasch abklingen, nachdem für freien Sekretabfluß gesorgt ist. An und für sich ist der Hirnabsceß beim Kinde viel seltener als beim Erwachsenen.

VIII. Therapie.

Die Behandlung des Hirnabscesses kann selbstverständlich nur eine operative sein.

Die *absolute Indikation* zur Operation ist gegeben, wenn die Diagnose feststeht. Dies wird aber verhältnismäßig nur selten der Fall sein. Andererseits auf die Sicherung der Diagnose zu warten, geht auch nicht an. Dann würde in den meisten Fällen der richtige Augenblick zum Eingreifen verpaßt und der Kranke rettungslos dem Tode preisgegeben werden. Deswegen müssen wir schon auf den *Verdacht eines Hirnabscesses* hin operativ bzw. explorativ vorgehen. Welche Symptome im einzelnen uns die Möglichkeit eines solchen annehmen lassen, ist in den Kapiteln über die Diagnose und Symptomatologie mitgeteilt.

Die *Aufdeckung und Entleerung* des otitischen Hirnabscesses kann auf zwei Wegen erfolgen, entweder *von außen, von der Schädeloberfläche* her, oder *von innen, vom Warzenfortsatz, von der Pauke, vom Labyrinth aus.* Den ersteren geht der Chirurg, den anderen bevorzugt der Ohrenarzt. Auch bei der chirurgischen Methode, wenn ich sie so nennen darf, kann vor der Operation zur Sicherung der Diagnose und Feststellung der Lage des Abscesses eine Hirnpunktion nach Neisser-Pollak durch die Schädeldecke hindurch gemacht werden. Von diesen Autoren sind sowohl für den Absceß im Schläfenlappen wie für den im Kleinhirn bestimmte Punkte an der Außenfläche des Schädels angegeben worden, von denen aus der Bohrer und die Kanüle den Herd am schnellsten findet. Da aber diese Art der Punktion mit gewissen Gefahren (Blutung, Infektion) verbunden ist, so pflegt Krause im allgemeinen das Hirn bei Abscessen erst zu punktieren, nachdem die Dura freigelegt und in Lappenform eröffnet ist. Dazu umschneidet man nach v. Bergmann die auf der Schuppe gelegenen Weichteile. Der Schnitt beginnt in der Höhe des Tragus, umkreist nach oben die Ohrmuschel und endigt hinten am hinteren Rande der Spitze des Warzenfortsatzes. Die Weichteile mit der Ohrmuschel werden heruntergeklappt, bis die Wurzel des Jochbogens, die obere und hintere knöcherne Gehörgangswand und die Linea temporalis sichtbar sind. Aus den Knochen der Schuppe wird ein Parallelogramm von $2—2^1/_2$ cm Höhe und 4 cm Länge herausgenommen, dessen unterer Rand sich in gleicher Höhe mit dem Boden der mittleren Schädelgrube befindet. Von der Knochenlücke aus läßt sich der Schläfenlappen in die Höhe heben und die obere Fläche der Pyramide mit Tegmen antri et tympani übersehen. Es kann also der Absceß incidiert und der erkrankte Warzenfortsatz und die Paukenhöhle eröffnet und ausgeräumt werden. Besser noch operiert man mit Bildung eines großen osteoplastischen Lappens nach Wagner, dessen Basis Krause nach oben verlegt. Dieser Autor empfiehlt auch eine Schutztamponade des subarachnoidealen Raums rings um die von der Dura entblößte Hirnpartie, um eine Infektion desselben hintanzuhalten.

Das Kleinhirn kann man sich in gleicher Weise durch einen Haut-Periost-Knochenlappen, der unterhalb des Verlaufes des Sinus transversus gelegen ist, aufdecken und zugänglich machen.

Rationeller ist, wie es der Ohrenarzt tut, *den Hirnabsceß vom Ohr aus* aufzusuchen. Denn dadurch beseitigt man einerseits die ursächliche Erkrankung, andererseits ist man in der Lage ohne besondere eingreifende Operation explorativ vorzugehen. Letzter Umstand ist gerade deswegen von Wichtigkeit, weil wir nur in einer verhältnismäßig geringen Zahl von Fällen eine sichere Diagnose stellen können. Schließlich werden wir auch in vielen Fällen eine Wegleitung finden, die uns in Gestalt des erkrankten Knochens, von Granulations- und Eiterherden zu dem Ausgangspunkt des Abscesses führt, der zumeist in seiner unmittelbaren Nähe gelegen ist. Auch ist dadurch, daß wir bei dem Schläfenlappenabsceß die Eröffnung an seinem tiefsten Punkte vornehmen können, für gute Abflußbedingung besorgt.

Unser Vorgehen wird sich im einzelnen folgendermaßen gestalten:

Haben wir die Diagnose auf einen Schläfenlappenabsceß gestellt oder besteht wenigstens der Verdacht auf einen solchen, so ist zunächst unsere Aufgabe die mittlere Schädelgrube vom Warzenfortsatz und von der Pauke zu eröffnen bzw. den bereits bestehenden Defekt in ihrem Boden zu erweitern, nachdem die Antrotomie oder die Radikaloperation in dem gleichen Operationsakt oder schon vorher ausgeführt worden ist. Liegt die kranke Dura schon frei und ist sie fistulös durchbrochen, so wird das Messer den Absceß ohne weiteres finden und eröffnen. Das ist aber nur sehr selten der Fall. Meist finden wir die Dura zwar vom Knochen entblößt und pathologisch verändert — hyperämisch, verdickt, granulierend, verfärbt — aber intakt; in anderen Fällen müssen wir sie uns überhaupt erst freilegen. Das geschieht am schnellsten und einfachsten dadurch, daß man sich ein Stück Knochen aus dem Tegmen herausmeißelt und die Lücke mittels der Knochenzange erweitert. Ebenso wird man bei bestehendem Defekt vorgehen. Es empfiehlt sich bei unsicherer Diagnose die Dura zunächst nur in beschränktem Umfange frei zu legen, selbstversьändlich soweit sie erkrankt ist, die ausgiebige Eröffnung der mittleren Schädelgrube aber erst anzuschließen, wenn der Absceß gefunden ist. Man kann ja von der Lücke im Tegmen aus mit der Punktionsnadel leicht nach allen Richtungen hin gelangen. PREYSING nimmt den Knochen vom Tubenostium der Pauke bis zur Pyramidenkante und nach innen bis zur medialen Antrum- und Paukenhöhlenwand fort, NÜHSMANN soweit Zellen an die Dura heranreichen, also evtl. bis in den Processus zygomaticus.

Wölbt sich die Dura im Knochendefekt vor, ist keine *Pulsation* wahrzunehmen, so ist ein Absceß wahrscheinlich. Ein sicheres Zeichen ist das Fehlen der Pulsation nicht, ebensowenig wie Pulsation gegen einen Absceß spricht. *Fluktuation* wird nur in den wenigsten Fällen nachzuweisen sein, höchstens dann, wenn der Absceß dicht unter der Dura gelegen ist. Jedenfalls empfiehlt sich, in allen Fällen, in denen nicht bereits eine Fistel zum Absceß führt, den freiliegenden Hirnteil zu explorieren, falls man sich überhaupt nicht zunächst dazu entschließt den Erfolg der Knochenoperation abzuwarten. Wie wir bereits oben gesehen haben, kann z. B. eine Encephalitis serosa lokale Ausfallserscheinungen machen und einen Absceß vortäuschen. Wir sind also in gewissen Fällen fraglos dazu berechtigt zunächst bei der Entfernung des kranken Knochens Halt zu machen, und sollen d s au h tun, da eine Exploration des Hirns, wie wir gleich sehen werden, ein nicht absolut gleichgültiger Eingriff ist.

Die *Exploration* kann mit dem *Messer* oder mit der *Punktionsnadel* vorgenommen werden; beide Methoden haben ihre Anhänger; gegen jede von ihnen lassen sich Gründe ins Feld führen. v. Bergmann, Körner u. a. ziehen das Eingehen mit dem Messer vor, weil der dicke Absceßeiter oder Gehirnbröckelchen die Kanülen verstopfen können. Dieser Möglichkeit kann man durch den Gebrauch von Kanülen mit weiter Lichtung begegnen. Wir haben, seitdem wir solche anwenden, keinen Mißerfolg mehr gehabt. Gegen ihn schützt andererseits auch das Messer nicht immer, wie wir in einem Fall beobachtet haben, in dem zwar die Punktionsspritze Eiter ansaugte, auf die erste Incision hin aber bis in dieselbe Tiefe kein Eiter kam. Erst eine zweite tiefere förderte ihn zutage. Nühsmann führt aus der Hallenser Ohrenklinik zum Beweise, daß die Punktion als das weniger eingreifende und schädigendere Verfahren anzusehen ist, einen Fall an, in dem 17 Punktionen ausgeführt wurden, ehe man den Absceß fand. Er bemerkt dazu, daß man die gleiche Anzahl von Incisionen wohl kaum wegen der großen Zerstörungen gemacht hätte. Die Göttinger Klinik punktiert ebenfalls nach energischer Reinigung der Dura mit Hydrogeniumlösung und Betupfen mit Jodtinktur.

Während bei diesen Verfahren nichts Nachteiliges beobachtet wurde, führte eine Incision zur Bildung eines Abscesses. Nühsmann hält für einen Vorteil der Punktion mit weiter Kanüle, daß durch das Ausstanzen von Hirnsubstanz Material gewonnen wird, an dem man die Entwicklung des pathologischen Prozesses beobachten könne.

Gewisse *Gefahren* sind mit beiden Explorationsmethoden verbunden. Sie sind von Reinking (2) zusammengestellt worden. Die *Verletzung der Seitenventrikel*, die oft durch Infektion gefährlich wird (Meningitis), kann nach v. Bergmann, Körner, Hansberg dadurch vermieden werden, daß man nicht weiter wie 3—4 cm in das Hirn eindringt. Wir sind bei einem Schläfen-Hinterhauptslappenabsceß mit der Punktionsnadel bis 7 cm vorgedrungen und würden uns gegebenenfalls nicht scheuen über das obige Maß hinauszugehen, natürlich nicht gerade in der direkten Richtung auf die Seitenventrikel zu. *Verletzungen größerer Gefäße* werden sich nicht immer vermeiden lassen. Durch die darauf folgenden Blutergüsse in die Substanz des Gehirns, an seine Oberfläche und in die Ventrikel kann eine Respirationslähmung herbeigeführt werden. Sehr interessant ist ein aus der Erlanger Klinik von Bever veröffentlichter Fall, in dem Hirnpunktion, durch die höchstwahrscheinlich ein Gefäß in der Fossa Sylvii angestochen wurde, kombiniert mit folgender Lumbalpunktion den plötzlichen Tod herbeiführte. Reinking (2) empfiehlt nicht allzu scharfe Nadeln, durch die im Wege liegende Gefäße beiseite geschoben werden, Pfeiffer eine Platin-Iridiumnadel, die vor jedesmaligem Gebrauch ausgeglüht wird.

Weiter liegt die Möglichkeit vor, *daß virulente Keime von der kranken Dura aus verschleppt werden*, teils in die weichen Hirnhäute, teils in die Hirnsubstanz. In ersterem Falle kommt es zur Meningitis, was verhältnismäßig selten zu sein scheint, im anderen zur Bildung von Erweichungsherden und Abscessen im Hirn selbst. Mehr noch wie durch Exploration fürchtet man das Entstehen einer Meningitis durch das *Eindringen des Eiters in die Maschen der Arachnoides* bei der Entleerung des Abscesses. Das suchen einzelne Autoren z. B. Dench durch zweizeitiges Operieren zu verhüten. Er incidiert die Dura und dichtet durch Tamponade den Subduralraum ab; erst nach 6—24 Stunden punktiert und entleert er den Absceß. Er nimmt an, daß in dieser Zeit ein Abschluß des Operationsterrains eingetreten ist, ähnlich geht Krause einzeitig vor.

Gegen die *Verschleppung von Keimen in die Hirnsubstanz* sucht man sich durch Säubern und Spalten der Dura zu schützen. Neumann empfiehlt einen Kreuzschnitt in die Dura zu machen und zu warten, bis sich das Hirn mit einem Pol eingestellt hat. Durch Andrängen des Hirns gegen den Knochen würde der Subduralraum abgeschlossen.

Die *Punktion durch die intakte Dura* hindurch ist im allgemeinen verpönt. Wir führen sie trotzdem aus und haben nie etwas Nachteiliges gesehen. Die Gefahr besteht natürlich; aber man kann sie unserer Ansicht nach auch weder durch Reinigung des Operationsterrains noch durch Spaltung der Dura beseitigen. Denn abgesehen von einem Angehen des Abscesses von außen können wir bei unseren Operationen trotz aller Reinigung nicht in einem aseptischen Terrain arbeiten. Ja wir halten es sogar für möglich, daß beim Einstechen der Punktionsnadel an ihr haftende Keime abgestreift werden und zurückbleiben.

Die Spaltung der Dura birgt aber andererseits eine andere Gefahr in sich: die des *Hirnprolapses*. Dies Ereignis, den Chirurgen besonders aus der Kriegschirurgie längst bekannt, spielt auch bei den oto-rhinologischen Hirnoperationen eine gewisse Rolle. REINKING (1) hat bis zum Jahre 1909 auf 800 operativ behandelte intrakranielle Komplikationen — außer unkomplizierten Extraduralabscessen und Sinusphlebitiden — 200 Fälle von Hirnprolaps zusammengestellt. Es kommt also auf 7 Fälle ein Hirnvorfall. Die Breslauer Klinik, aus der REINKINGS Arbeit stammt, hat in 2 Jahren bei 11 Kranken, in denen die Dura gespalten wurde, 5mal dies Ereignis beobachtet. Bei unseren 8 operierten Fällen in München sahen wir es einmal.

Für die *Entstehung eines Hirnprolapses* genügt nicht, daß sich eine Lücke im Knochen und in der Dura befindet, sondern es muß auch der intrakranielle Druck erhöht sein, wie es beim Hirnabsceß infolge der entzündlichen Exsudation, dem Ödem, der vermehrten Absonderung und größeren Spannung des Liquor (Hydrocephalus internus) der Fall ist. Von dem Grade der den Absceß begleitenden *Meningoencephalitis* ist es abhängig, ob das Hirn herausgedrängt wird. Selbstverständlich kann dazu eine solche schon allein ohne Absceß genügen. So sieht man nach Spaltung der Dura zuweilen sofort das Hirn vorfallen, ohne daß ein Absceß vorhanden ist, manchmal begleitet von stärkerem Liquorabfluß *(Frühprolaps)*. In der Regel entwickelt sich der Vorfall erst einige Zeit nach der Operation *(Spätprolaps)*. Die Größe des Prolapses ist nicht abhängig von dem Umfang des Defektes im Schädel. Auch aus kleinen Lücken kann die Hirnmasse in großem Umfange hervorquellen. Der Prolaps ist dann pilzförmig und hat einen dünnen Stiel, während er bei großen Defekten breitbasig aufsitzt. Er kann sich verkleinern oder vollständig wieder zurückbilden, wenn der intrakranielle Druck nachläßt und zur Norm zurückkehrt. In anderen Fällen bleibt er erhalten. Seine Oberfläche bedeckt sich mit Granulationen, von den Seiten schiebt sich die Epidermis hinüber, schließlich bleibt ein mit dieser überkleideter Tumor von wechselnder Größe übrig. Dieser kann die ganze Operationshöhle, falls vom Warzenfortsatz aus operiert ist, ausfüllen oder aus ihr hervorragen.

Wird der *Prolaps infiziert*, so kommt es zu einem Zerfall der Oberfläche, die spezifischen Elemente des Hirns gehen zugrunde. Im Prolaps können sich auch nach erfolgter Heilung, wie wir dies einmal gesehen haben, Abscesse entwickeln. Zirkulationsstörungen bewirken Gangrän und Zerfall bis zur Eröffnung der Seitenventrikel. Es ist auch Eintrocknung der Oberfläche beobachtet worden.

Die *Prognose des Prolapses* ist verhältnismäßig günstig. Der Tod durch Meningitis ist nicht häufig und dann meist durch diese als bereits bestehende Begleiterkrankung verursacht. Andererseits kann ein Prolaps eine Dekompression herbeiführen, also zur Heilung beitragen (KNAPP, MÜLLER). Bei der *Behandlung des Prolapses* ist die Hauptsache: Nil nocere! Man vermeide alle unnötigen Manipulationen und Eingriffe, die reizend wirken und die Exsudation befördern. Ist der Prolaps groß, so bedeckt man ihn mit feuchten oder Salbenverbänden. Zuweilen bildet er sich noch nach Monaten zurück; deswegen warnt PREYSING vor seiner frühzeitigen Abtragung. Zur *Resektion* des vorgefallenen Hirns schreitet man am besten erst nach vollkommener Heilung, auch der Ohreiterung. Die Lücke in der Schädelkapsel kann durch ein osteoplastisches Verfahren geschlossen werden. Ist der Defekt nicht sehr groß, so genügt oft schon die feste und straffe Narbe zum Verschluß.

Ich will nun zunächst die *Operation eines Schläfenlappenabscesses* schildern, wie sie an unserer Klinik üblich ist. Wie ich oben schon gesagt habe, erweitern wir die Knochenlücke mit der Knochenzange über die kranke Durapartie hinaus oder legen diese bei normalem Aussehen in weiterem Umfange erst frei, wenn ein Absceß durch Punktion gefunden ist. Das Abtragen des Knochens geschieht evtl. auch noch nach der Incision des Abscesses, wenn wir den Eindruck haben, daß die Dura noch nicht seiner Längsausdehnung entsprechend freigelegt ist. Wir richten uns also ganz nach den Verhältnissen und der Größe des Eiterherdes und legen nicht prinzipiell und in jedem Fall eine Knochenlücke an, die von der Gegend des tympanalen Tubenostiums und der Jochbogenwurzel bis zum lateralen Ende der oberen Pyramidenkante reicht und darüber hinaus auf die laterale Fläche des Schläfenlappens übergreift. Wir halten diese weitgehende Entblößung des Hirns nur bei großen Abscessen für nötig. Durch die ganze Längsausdehnung der freigelegten Dura und zugleich durch das Hirn selbst wird dann mit einem schmalen Hirnmesser der Schnitt geführt. Andere incidieren zuerst nur die Dura. Passow macht einen Kreuzschnitt in dieselbe und schlägt die vier so gebildeten Lappen zurück. Preysing hat für die Schnittführung ein rechtwinklig nach oben abgebogenes Messer angegeben, mit dem er auch Probeincision macht. Damit man den durch die Punktionsnadel festgestellten Absceß nicht verfehlt, empfiehlt es sich sie stecken zu lassen und an ihr entlang das Messer in die Tiefe vorzuführen. Der Eiter wird neben dem Messer unter mehr oder weniger hohen Druck hervorquellen. Um ihm vollkommenen Abfluß zu verschaffen, führen wir eine ziemlich dicke, leicht abgebogene Kornzange ein und drängen durch Spreizen ihrer Branchen die Ränder der Hirnwunde und die Wände des Abscesses auseinander. Es ist erstaunlich, in welchen Mengen jetzt zuweilen der oft sehr fötide, manchmal auch jauchige Eiter hervorstürzt. Mit einem stumpfen Haken halten wir den oberen Rand der Hirnwunde zurück, besichtigen das Innere des Abscesses und tupfen ihn vorsichtig aus. Entweder füllen wir ihn dann locker mit Jodoformgaze aus — aber nicht länger als auf 24 Stunden! — oder legen sofort 1—2 dicke Gummidrains ein. Diese sollen möglichst nicht die gegenüberliegende Wand des Abscesses berühren, werden daher erst vorsichtig bis an dieselbe herangeführt und dann wieder etwas zurückgezogen. Durch Einführen einer dicken Sonde in den Drain überzeugen wir uns, daß er nicht abgeknickt ist und der Eiter gut abfließen kann. Von einer längeren Tamponade sehen wir deswegen ab, weil die Gaze nicht genügend ableitet. Wir haben immer wieder die Beobachtung gemacht, daß sie an den Rändern der Hirnwunde anklebt. Ziehen wir sie heraus, so kommt oft ein Strom Eiter hinterher. Die Drainage mit dem Gummirohr hat gewiß ihre Nachteile und garantiert uns auch nicht, daß das neu angesammelte Sekret vollständig entleert wird. Die in den Wänden befindlichen Löcher verstopfen sich durch geronnenes Blut und zerfallende Hirnsubstanz. Wir haben deswegen den Versuch mit unperforierten Drains gemacht. Auch Glasdrains haben wir angewandt, wie sie neuerdings wieder aus der Hallenser Klinik (Nühsmann) empfohlen werden. Wir hatten den Eindruck, daß sie durch ihre Starrheit und Härte reizend wirkten. Das von Bárány (1) bei traumatischen Hirnabscessen zuerst besonders warm empfohlene Einlegen von Guttaperchastreifen haben wir ebenso wie die Einführung von sog. Zigarettendrains (Streifen einer antiseptischen Gaze, die mit Protektivsilk umwickelt sind) wieder verlassen. Der Verband wird täglich, bei starker Sekretion sogar zweimal, gewechselt.

In der ersten Zeit nach der Operation wird vorsichtig bei jedem neuen Verbande die Kornzange eingeführt und gespreizt, auch wenn keine Retentionserscheinungen da sind. Sollten sich solche im späteren Verlauf der Nachbehandlung einstellen, so wird ebenso verfahren. Findet sich keine Eiterverhaltung und gehen die Erscheinungen nicht zurück, so muß auf einen zweiten Absceß gefahndet werden.

Das Bestreben, den *Zugang zum Absceß zu erweitern*, hat BOENNINGHAUS dazu geführt überhängende Hirnteile mit einem Conchotom abzutragen. Noch radikaler geht BRÜNINGS vor. Er reseziert die laterale Wand des Abscesses mit dem Messer, macht also aus einer Höhle eine mehr oder weniger flache offene Grube. Um eine Vorstülpung derselben bei encephalitischer Schwellung zu befördern, legt er die Knochenöffnung möglichst groß an.

Die meisten Autoren begnügen sich nicht damit, sich den Absceß möglichst zugänglich zu machen, sondern suchen sich durch Einlegen eines KILLIANschen oder VOLTOLINIschen Speculums *sein Inneres zu Gesicht zu bringen*. Für letztes Instrument tritt LINCK besonders warm ein. Nachdem an der steckengelassenen Punktionsnadel entlang eine LUCAEsche bajonettförmig abgebogene Pinzette eingeführt und durch Spreizen derselben der Zugang erweitert ist, wird das Speculum eingelegt und langsam aufgeschraubt. Mittels künstlicher Beleuchtung wird die Absceßhöhle auf Buchten abgesucht und vorsichtig ausgetupft. Dann wird sie mit kurzen gesäumten Jodoformgazestreifen durch das Speculum vollkommen unter Berücksichtigung jeder Absackung ausgefüllt. Diese Tamponade wird fortgesetzt, bis sich die „buchtige Höhle zu einem einheitlichen röhrenförmigen Sack mit festen, versteiften Wänden umgewandelt hat". Dann wird ein Gummidrain eingelegt zur Anregung der Granulationsbildung. HENKE benützt zur Ableuchtung des Absceßinneren das *Bronchoskop* mit kurzen Rohren, welches ohne Obturator unter dauernder Kontrolle des Auges in die Höhle vorgeschoben wird. Zur Drainage nimmt er dicke Gummirohre. PASSOW stopft nicht die ganze Höhle mit Gaze aus, sondern hält nur ihre Öffnung nach außen durch einen Gazebausch möglichst weit offen. Von Gummi- oder Glasdrains ist er abgekommen.

Das *Eingehen mit dem Finger*, um die Absceßhöhle auf ihre Ausdehnung und auf Absackungen abzutasten, wird von den meisten Autoren unterlassen. NEUMANN empfiehlt dieses Verfahren. Er scheut auch in gewissen Fällen vor dem Abkratzen der nekrotischen Fetzen von den Wänden mit dem scharfen Löffel nicht zurück. Er spült die Höhle aus bzw. durch, nachdem er beim Kleinhirnabsceß eine Gegenöffnung angelegt hat. Als Spülflüssigkeit benützt er bei Anwesenheit von Anaeroben im Eiter Wasserstoffsuperoxydlösung, die schnell den Gestank fortnehmen soll. Im allgemeinen sind Spülungen nicht üblich. Nur aus der Erlanger Klinik werden sie warm empfohlen. NÜHSMANN hält Spülungen unter geringem Druck nur im späteren Verlauf der Nachbehandlung für angezeigt, wenn sich der Krankheitsherd abgegrenzt hat.

Der *Verbandwechsel* wird jetzt vielfach *im Sitzen* vorgenommen, weil bei aufrechter Kopfhaltung der Eiter am besten abfließt und die Wände der Höhle voneinander weichen. MARSCHIK macht in dieser Stellung zugleich die Lumbalpunktion, eine Methode, die von DEMMER zur Hirnentfaltung angegeben ist. Er rühmt ihr nach, daß die Höhle durch Zurücksinken und Auseinanderfallen der Hirnsubstanz viel übersichtlicher werde. Der Verband wird anfangs täglich oder bei starker Sekretion mehrmals gewechselt. Erst wenn die Absonderung fast sistiert, lassen wir gern das Drain länger liegen, um unnötige Reizung des Hirns zu vermeiden.

Die *Lagerung des Kranken* im Bett geschieht am besten so, daß der Kopf und der Oberkörper erhöht ist, um für den Eiter möglichst günstige Abflußbedingungen zu schaffen.

Die Operation eines Abscesses im Kleinhirn geht von demselben Prinzip aus wie die des Schläfenlappenabscesses, d. h. also: vor seiner Eröffnung ist der erkrankte Knochen zu beseitigen. Je nach ihrem Sitz und der Art der Eiterung — ob akut, ob chronisch — wird man sich mit der Aufmeißelung bzw. Radikaloperation begnügen oder die Labyrinthoperation vornehmen. Wir suchen uns in jedem Falle nach Abtragen des unteren Teiles des Warzenfortsatzes zunächst den Sinus sigmoideus unterhalb des oberen Knies auf und legen ihn soweit frei, daß er sich deutlich von der median gelegenen Kleinhirndura abhebt. Dann wird unter Vermeidung des unteren Bogenganges der Knochen der hinteren Felsenbeinfläche soweit abgetragen, bis eine genügend große Partie der Dura zutage liegt. Bei intaktem Labyrinth begnügen wir uns damit. Müssen wir aber annehmen, daß von ihm aus der Absceß induciert ist, so führen wir erst die Labyrinthoperation aus, ehe wir den Absceß in Angriff nehmen. Ebenso wie beim Schläfenlappenabsceß punktieren wir mit der Spritze in verschiedenen Richtungen, incidieren und spreizen mit der Kornzange. Das Terrain, in dem sich die Operation abspielt, wird als Trautmann*sches Dreieck* bezeichnet. Es wird begrenzt durch den Sinus sigmoideus, den hinteren Bogengang und die obere Pyramidenkante. Die Spitze des Dreiecks liegt in der Gegend des Saccus endolymphaticus. Die Größe und Höhe des Dreiecks variiert natürlich sehr. Letzte ist vor allem durch die Lage des Sinus bestimmt. Liegt dieser sehr tief und ist er vorgelagert, so muß das Dreieck entsprechend flach sein. Blumenthal (1) hat es dadurch vergrößert, daß er andere Begrenzungslinien annimmt. Sein „hinteres Pyramidendreieck“ wird begrenzt „lateral vom Sulcus sigmoideus, oben von einer Verbindung zwischen Porus acusticus internus und Kreuzungspunkt zwischen Sulcus sigmoideus und oberer Pyramidenkante und unten von einer Verbindung zwischen tiefstem Punkt des Sulcus sigmoideus und Porus acusticus internus“. Durch zahlreiche Messungen hat er festgestellt, daß Seitengröße und Form des Dreiecks ebenso wie die Entfernung zwischen Sinus und Saccus und zwischen diesem und Porus internus sehr differieren. Die Operation wird erschwert, wenn der Bulbus der Vena jugularis hochhinaufragt. Wir haben Präparate gesehen, bei denen er bis in die Gegend des Porus reichte. Seine Verletzung kann infolge der starken, nur durch Tamponade zu stillende Blutung den Fortgang der Operation in Frage stellen. Entfernt man den Knochen an der hinteren Felsenbeinfläche in der Ausdehnung des hinteren Pyramidendreiecks nach Blumenthal (1), so ist zum mindesten eine Eröffnung der Bogengänge nicht zu vermeiden. Ob man bei gesundem Labyrinth dazu berechtigt ist, erscheint mir zweifelhaft. Denn die Gefahr, daß dieses infiziert wird, ist doch groß. Allerdings wird diese Gefahr nicht so ernstlich in Frage kommen, weil ja so tief liegende Abscesse meist von dem erkrankten Labyrinth ausgehen. Die Hallenser Klinik (Nühsmann) nimmt in jedem Fall vom tiefliegenden Kleinhirnabsceß das Labyrinth möglichst gründlich fort, auch wenn es noch funktioniert.

Liegt der Absceß in der *Nachbarschaft des Sinus* und ist dieser thrombosiert, so wird man von einer weit in die Tiefe gehenden Freilegung der Kleinhirndura Abstand nehmen können und den Absceß durch die Wand des Sinus incidieren. Ist dagegen der Blutleiter bluthaltig und kann angenommen werden, daß der Absceß mehr lateral gelegen ist, so wird nach dem Vorgang der Chirurgen (Krause, Borchardt u. a.) bei Entfernung von Geschwülsten die *doppelte Unterbindung und Durchschneidung des Blutleiters* empfohlen (Passow). Blumenthal (1) führt einen Fall von Bourguet an, in dem durch diese Hilfsoperation reichlich Platz für Operation und Drainage geschaffen wurde. Wir haben die Ligatur des Sinus auch schon mehrfach in Erwägung gezogen, allerdings weniger bei Kleinhirnabscessen als bei Thrombosen, haben aber immer davon Abstand genommen, da sich der Blutleiter ja nicht wie ein Gefäß isolieren läßt, also eine Eröffnung des Subarachnoidealraums und eine Schädigung der Hirnsubstanz unvermeidlich ist. Dies spielt ja bei chirurgischen Operationen in aseptischem Terrain nur eine geringe Rolle, ist aber bei unseren infizierten Wunden von großer Bedeutung.

Genügt die Öffnung in der hinteren Pyramidenfläche zur ausgiebigen Incision und Drainage nicht, so ist unserer Ansicht nach eine *Gegenincision* von außen in dem Winkel zwischen horizontalem und absteigendem Verlauf des Sinus vorzuziehen, ein Verfahren, wie es auch an der MANASSEschen Klinik üblich ist. Aber diese Gegenincision kann meiner Ansicht nach auch nur in Frage kommen, wenn sich der Absceß weit lateralwärts erstreckt. Ist er klein, vielleicht nur haselnußgroß, so wird es nicht immer gelingen ihn von außen zu finden, da eine dicke Hirnschicht zwischen ihm und der Oberfläche gelegen ist. Dann wird auch die Methode nicht zuverlässig sein, die TRAMPAU aus der STENGERschen Klinik mitteilt. Dort wurde erst der Absceß durch Punktion von der Warzenfortsatzwunde aus ermittelt. Darauf wurde die Hinterhauptsschuppe in dem Winkel zwischen Sinus transversus und sigmoideus in der Länge von 4 cm und Breite von $2^1/_2$ cm abgemeißelt und eine zweite Punktionsnadel eingestochen, bis sie die erste, die stecken geblieben war, berührte. Der Absceß war taubeneigroß.

Voss-Riga führte in einem Fall von großem Absceß den kleinen Finger in ihn ein und machte auf der Kuppe desselben occipitalwärts vom Sinus eine Gegenincision durch die nur ein paar Millimeter dicke Hirnschicht.

Die *Nachbehandlung des Kleinhirnabscesses* geht in derselben Weise vor sich, wie bei dem im Schläfenlappen. Nur bezüglich der *Lagerung* ist zu bemerken, daß man dabei Rücksicht auf den Nystagmus und den Schwindel zu nehmen hat. Der Kranke legt sich meist von selbst schon so, daß ihn letzterer möglichst wenig belästigt, also auf die Seite, nach der der Nystagmus gerichtet ist. Das ist beim Kleinhirnabsceß meist die kranke. NEUMANN (2) empfiehlt daher ausdrücklich diese Lagerung. Sie ist nur nicht immer wegen des starken Druck- und Wundschmerzes durchzuführen, wenn man nicht durch einen Gummiring oder dergleichen dafür sorgt, daß die Wunde nicht gedrückt wird. Eines unglücklichen Zufalls beim Verbandwechsel muß ich noch gedenken; das ist der plötzliche Stillstand der Atmung, die nicht mehr in Gang zu bringen ist (MACEWEN, HENKE); die Ursache kann mangelhafter Eiterabfluß oder fortschreitende Encephalitis sein.

IX. Prognose.

Die *Prognose* des otitischen Hirnabscesses an und für sich ist infaust. Der Ausgang ist, wie schon v. BERGMANN hervorgehoben hat, der Tod, wenn der Absceß nicht operativ angegangen wird. Es sind zwar einige Fälle von Spontanentleerung bekannt, die der Heilung zugeführt worden zu sein scheinen (siehe KÖRNER); aber praktisch kann man mit diesem Ausgang nicht rechnen.

Nachdem man unternommen hatte die Hirnabscesse zu operieren, besserte sich die Voraussage um ein Bedeutendes. Nach den ersten statistischen Veröffentlichungen aus der Gesamtliteratur schien es sogar, daß etwa $50^0/_0$ durch Operation geheilt wurden. KÖRNER machte darauf aufmerksam, daß diese Art von Statistik wertlos sei, weil naturgemäß lieber Heilungen als Todesfälle publiziert würden. Er hielt nur diejenige Statistik über den Heilwert der Operation für brauchbar, die die Fälle *einer* Klinik oder *eines* Operateurs in fortlaufender Reihe zur Grundlage hätte. NÜHSMANN hat eine obigen Anforderungen entsprechende Zusammenstellung von Statistiken gegeben, die ich hier wiederhole, ergänzt durch die Fälle, die ich 1906—1909 in Königsberg und von da bis Ende 1923 in München gesehen habe.

In Königsberg waren es 3 Fälle von Kleinhirnabsceß, die sämtlich starben;
in München 7 Schläfenlappenabscesse, von denen der eine erst bei der Obduktion
gefunden wurde. Von den 6 operierten wurden 5 geheilt. Die 2 operierten Kleinhirnabscesse starben. Es kommen also zu den 40 Abscessen meiner Berliner
Zusammenstellung noch 12, so daß ich im ganzen über 52 verfüge.

A. Sämtliche Abscesse [1]).

Autor bzw. Klinik	Gesamtzahl der Fälle	Heilungen
1. Körner (Fälle Schmiegelow und Körner) . . .	30	$8 = 26{,}60 \%$
2. Heine (Berlin, Königsberg, München)	52	$11 = 21{,}15 \%$
3. Hegener (Heidelberger Ohrenklinik)	24	$5 = 21 \%$
4. Henke (Fälle von Hinsberg und Walliczeks) .	24	$5 = 21 \%$
5. Michaelsen (Göttinger Ohrenklinik)	16	$8 = 50 \%$
6. Maier (Straßburger Ohrenklinik)	37	$11 = 29{,}7 \%$
7. Nühsmann (Hallenser Ohrenklinik)	26	$6 = 23{,}1 \%$
	209	$54 = 25{,}83 \%$

B. Großhirnabscesse [2]).

Autor bzw. Klinik	Aufgefunden und entleert		Nicht aufgefund. bzw. aufgesucht Tod
	Heilung	Tod	
Schmiegelow	5	3	5
Körner	2	3	2
Hegener	5	8	4
Henke	5	6	5
Heine	10	14	7
Michaelsen	5	3	0
Maier	9	13	1
Nühsmann	6	11	1
Zusammen	47	61	25
		86	

Auf 133 Fälle 47 Heilungen = 35,33%.

C. Kleinhirnabscesse [2]).

Autor bzw. Klinik	Aufgefunden und entleert		Nicht aufgefunden bzw. aufgesucht Tod
	Heilung	Tod	
Schmiegelow . . .	0	1	4
Körner	1	1	3
Hegener	0	1	5
Henke	0	6	1
Heine	1	12	6
Michaelsen	3	3	2
Maier	2	6	6
			(1 metastatischer nicht mitgerechnet)
Nühsmann	0	5	3
Zusammen	7	35	30
		65	

Auf 72 Fälle 7 Heilungen = 9,72%.

[1]) Gemischte Abscesse eingerechnet.
[2]) Gemischte Abscesse nicht eingerechnet.

Um den *eigentlichen Heilwert* der Operation festzustellen, darf man nur die operierten Fälle zur Berechnung heranziehen. Ich verfüge im ganzen über 39 operierte Fälle, von denen 11 = 28,2% geheilt worden sind. Fassen wir die obigen Statistiken nach diesem Grundsatz zusammen, so haben wir auf 108 Großhirnabscesse 47 Heilungen = 43,52%, auf 42 Kleinhirnabscesse 7 = 16,66%, zusammen auf 150 Fälle 54 Heilungen = 36%. Diese Zahl mag sich vielleicht durch Hinzukommen neuer, den Körnerschen Anforderungen entsprechenden Statistiken etwas nach oben oder nach unten verschieben, aber im großen und ganzen wird sie den Heilwert der Operationen, wie wir sie jetzt ausführen, wohl richtig angeben.

Ob die von Linck so gerühmte *Speculumtamponade* den Heilungsprozentsatz wesentlich erhöhen wird, müssen weitere Erfahrungen lehren. Wir haben bis jetzt keine Gelegenheit gehabt sie zu versuchen. Vorläufig will uns noch nicht recht einleuchten, daß andauernde Jodoformgazetamponade bei *fortschreitender Encephalitis* das neu sich bildende Sekret ableitet. Das widerspricht gänzlich unseren Erfahrungen. Vielleicht bestanden bei Lincks geheilten Fällen mehr oder weniger abgeschlossene oder nur wenig progrediente Prozesse. Unter den 2 Todesfällen von 6 Abscessen findet sich ein Schläfenlappenabsceß, in dem „es sich um eine unbeherrschbare, progrediente Encephalitis handelte, die in wenigen Tagen zum Tode führte". Das sind aber gerade die Fälle, die all unser Mühen umsonst machen. Gewiß ist eine der ersten Bedingungen für die Ausheilung, daß wir guten Abfluß schaffen und daß wir eine Schädigung der Hirnsubstanz bei der Nachbehandlung möglichst vermeiden. Aber wir werden wenig oder nichts erreichen, wenn die Encephalitis aktiv mit mehr oder weniger großer Schnelligkeit fortschreitet. Deswegen geben Abscesse im Anschluß an akute Mittelohreiterung eine bessere Prognose, weil sie häufig abgeschlossen oder gar abgekapselt sind und weil bei ihnen meist die den rapiden Zerfall beschleunigenden Anaeroben fehlen. Linck hat von den 6 Fällen mit seiner Methode 4 geheilt, wir mit der Gummirohrbehandlung hier in München von 8 Fällen 5. Also es lassen sich aus diesen kleinen Zahlen keine Schlüsse auf den Vorzug der einen oder der anderen Methode ziehen.

Die *Symptome* gehen nach Entleerung *nicht immer prompt zurück*, z. B. die Sprachstörungen können noch nach Wochen oder länger nachzuweisen sein. Nuernberg berichtet über einen Fall, in dem sich noch nach 3 Jahren Restsymptome der Schädigung des sensorischen Sprachzentrums feststellen ließen. Andere Störungen, wie Kopfschmerzen, Bewußtlosigkeit, Schwindelanfälle, Krämpfe, Trigeminusneuralgie sind noch Jahre nach der Operation beobachtet worden.

Über die Frage, ob die Heilungen auch *Dauerheilungen* sind, d. h. ob der Patient nicht noch nach Jahren den Folgen seines ursprünglichen Hirnleidens erliegt, ist in der Literatur wenig zu finden. Röpke hat sich der Mühe unterzogen bei den einzelnen Autoren seiner Statistik Erkundigungen einzuziehen, was aus ihren Kranken geworden ist. Danach waren im Jahre 1899 von 59 nach Großhirnabscessen geheilten Patienten sicher noch am Leben 42, außerdem wahrscheinlich noch 8. Aus der ersten Zahl war ein Patient, dessen Operation am weitesten zurücklag, 1885 operiert worden. Die anderen verteilen sich auf die dazwischen liegenden Jahre. Ein Fall starb mehrere Jahre nach der Operation an Lungentuberkulose. Über die restierenden Fälle konnte Röpke nichts erfahren.

Von den *Berliner* Fällen unserer Statistik ist der eine (ausgedehnter Schläfenlappenabsceß mit doppelseitiger Amaurose) nach mehreren Jahren in einer Irrenanstalt, in die er aus der Blindenanstalt wegen Paranoia hallucinatoria verlegt wurde, gestorben. Aus dem Obduktionsprotokoll war nicht ersichtlich, wie der Hirnabsceß ausgeheilt war. Ein zweiter Fall (großer rechtsseitiger Schläfen- und Hinterhauptslappenabsceß), von dem ich in gewissen Zwischenräumen Bericht bekam, fühlte sich in der ersten Zeit nach der Operation wohl und hatte, abgesehen von zuweilen auftretenden Kopfschmerzen, keine Beschwerden. Später stellten sich Krämpfe ein, zuerst in großen Pausen, dann häufiger, die nach der Beschreibung einen epileptiformen Eindruck machten; einem solchen Anfall ist der Kranke nach etwa 5 Jahren erlegen. Eine Autopsie ist nicht gemacht worden. Wir glauben nicht fehl zu gehen, wenn wir den Tod beider Kranker auf den seiner Zeit geheilten Absceß zurückführen.

Von den übrigen Berliner Fällen können wir nichts berichten.

Von den 5 *Münchner* Fällen ist der eine, der 1919 operiert wurde, 1921 an „Hirnhautentzündung" gestorben. Näheres war nicht zu erfahren. Aber der Gedanke liegt nahe, daß die Todeskrankheit im Zusammenhang mit dem einstigen Absceß stand. Der eine Kranke (operiert 1912) war 1917 noch am Leben. Nachher war er nicht mehr ausfindig zu machen. Von einem Patienten haben wir keine Nachricht bekommen. Die übrigen zwei (1915 und 1919 operiert) leben. Nach unserer Erfahrung muß also mit der Möglichkeit gerechnet werden, daß noch nach Jahren durch die Folgen des einst geheilten Abscesses der Tod herbeigeführt wird.

Während der Nachbehandlung kann der Tod durch den *Absceß selbst* verursacht werden (Hirndruck, Atemlähmung, fortschreitende Encephalitis, Durchbruch in die Ventrikel, Meningitis) oder durch einen *zweiten nicht aufgefundenen Absceß*, ferner durch eine *Hirnerkrankung*, die *unabhängig* von dem Absceß besteht, Meningitis oder Sinusthrombose mit ihren Folgekrankheiten. Schließlich kann der Kranke auch einer *interkurrenten Erkrankung* erliegen.

Bestehen die genannten schweren Komplikationen, wenn der Kranke in unsere Behandlung tritt, so ist die Prognose natürlich sehr trübe. Es wird ganz davon abhängen, ob es uns gelingt, neben dem Absceß auch ihrer Herr zu werden. Wie gering die Aussichten bei eitriger Meningitis und den schweren Septicopyämien sind, brauche ich nicht hervorzuheben.

Anhang: Encephalitis non purulenta.

Sind unsere Kenntnisse über die Encephalitis non purulenta schon im allgemeinen noch äußerst mangelhaft, so gilt dies ganz besonders von jenen Formen der Encephalitis, welche im Anschluß und verursacht durch eine Mittelohreiterung auftreten können. Der Grund für unsere lückenhaften Kenntnisse auf diesem Gebiet ist zum Teil darin zu suchen, daß die Erkrankung in diesem Stadium gewöhnlich nicht zum Tode führt und dadurch genauere pathologisch-anatomische Untersuchungen unmöglich sind. Immerhin können wir heute zwei Haupttypen der nichteitrigen otogenen Encephalitis unterscheiden:

1. Die *Encephalitis bzw. Meningo-Encephalitis serosa* und
2. die *Encephalitis haemorrhagica*.

Auf die erste Form, die *Encephalitis serosa* haben zuerst Körner (3) und Merkens hingewiesen, nachdem das Krankheitsbild der reinen Meningitis serosa bereits bekannt war. Später sind dann von mehreren Autoren entsprechende Krankheitsbilder beobachtet und veröffentlicht worden. Merkens glaubt, daß es sich bei der Encephalitis- bzw. Meningoencephalitis serosa um eine *Toxinwirkung der Bakterien* handelt, die sich im Infektionsherd, also im Mittelohr befinden. Ähnlich wie sich beim Furunkel in der Umgebung ein kollaterales Ödem entwickelt, wobei die Ödemflüssigkeit stets keimfrei bleibt, so sollen sich auch die Vorgänge an den Meningen bzw. am Hirn abspielen. Das kollaterale Ödem entwickelt sich gleichmäßig um den Herd, wo die Bakterien angesiedelt sind. Fallen seröse Häute in den Bereich dieses Ödems, so entsteht ein *seröser Erguß*; so sehen wir Pleuraergüsse bei Rippencaries, Gelenkergüsse bei Osteomyelitis usw. Es wäre also die seröse Meningoencephalitis als reine Toxinwirkung aufzufassen. Tatsächlich steht fest, daß die weichen Hirnhäute auf *verschiedenartige Toxine* äußerst leicht reagieren; so sehen wir eine seröse Meningitis auftreten im Anschluß an verschiedene Infektionskrankheiten, wie Typhus, Pneumonie usw. Die Toxine können an die Dura gelangen einerseits dadurch, daß der Knochen bis dahin zerstört ist, andererseits durch die zahlreichen Gefäßkanäle. Und auch die Dura selbst scheint dem Durchdringen der Toxine kein absolutes Hindernis entgegenzusetzen.

Im Verlaufe der serös-toxischen Entzündung der Hirnhäute mit der oft *außerordentlich gesteigerten Produktion von Liquor* kann es zum *Hydrocephalus internus* kommen. Wahrscheinlich spielen Ventrikelverschlüsse dabei eine wesentliche Rolle. Durch den Hydrocephalus oder die ödematöse Volumzunahme des Gehirns kann der intrakranielle Druck derart gesteigert werden, daß dadurch evtl. die Ansammlung seröser Flüssigkeit in den Arachnoidealräumen verhindert wird; als makroskopischen Ausdruck der Entzündung in den Hirnhäuten finden wir dann lediglich eine Hyperämie derselben. MERKENS glaubt, daß auch in diesen Fällen die *Meningen primär*, das *Gehirn sekundär* ergriffen wird.

Die toxische otogene Encephalitis erstreckt sich nicht immer über die ganze Hirnoberfläche, sondern ergreift gewöhnlich nur mehr oder weniger denjenigen Hirnteil, welcher *dem Eiterherd am nächsten* liegt, das ist in unseren Fällen Schläfenlappen und Kleinhirn. Es ist kein Zweifel, daß es derartige *isolierte nichteitrige Encephalitiden* gibt. Namentlich kann auch das Kleinhirn ganz isoliert erkranken. Dazu gehört z. B. ein in unserer Klinik zur Beobachtung gekommener Fall, der bereits weiter oben genannt wurde, ferner ein von HEINE beschriebener, ebenfalls schon erwähnter Fall.

Leider kennen wir diese Fälle nur nach ihrem klinischen Verlauf und evtl. auch nach dem bei der Operation erhobenen Befund, aber nicht nach ihrem pathologisch-anatomischen Verhalten.

Die toxische Meningoencephalitis betrifft mit Vorliebe *jugendliche* Personen. Besonders Kinder reagieren sehr gerne in der beschriebenen Art. Es wurde bereits früher auf die oft schweren Hirnerscheinungen bei Eiterverhaltung im Kindesalter hingewiesen, die nach Paracentese oder Spontandurchbruch ohne weiteres zurückgehen. Derartige Fälle können nur im Sinne einer Meningoencephalitis gedeutet werden. Einige Male trat die Erkrankung erst im Anschluß an die Operation auf, während vorher die Ohrerkrankung ganz unkompliziert erschien. Gewöhnlich gingen in diesen Fällen die Erscheinungen ohne weiteren Eingriff wieder zurück. Folgende *Statistik* KÖRNERS gibt einen Überblick über die einzelnen *Lebensalter*, in welchen die Erkrankung zur Beobachtung kam:

$$\left.\begin{array}{l} \text{Mit } 4,\ 7, \\ \text{,,}\quad 10,\ 10^1/_2,\ 12,\ 12,\ 12,\ 13,\ 14,\ 14,\ 15, \\ \text{,,}\quad 20,\ 23,\ 24,\ 25, \\ \text{,,}\quad 31,\ 32,\ 35,\ 38 \\ \text{,,}\quad 51 \end{array}\right\}\ \text{Jahren.}$$

Nach dieser Zusammenstellung ist die *erste Hälfte des zweiten Lebensjahrzehnts* weitaus am häufigsten betroffen; fast die Hälfte aller Fälle fällt auf diese Altersperiode. $^3/_4$ der Fälle kamen in den *ersten 25 Lebensjahren* zur Beobachtung. Der von HEINE beschriebene Fall betraf ein 17jähriges Mädchen, der Fall aus unserer Klinik eine 36jährige Zahnärztin.

Nach MERKENS besteht pathologisch-anatomisch zwischen einer serösen und eitrigen Entzündung ein allmählicher Übergang; die seröse Entzündung kann das Vorstadium der eitrigen bilden. Durch Beimischung von Leukocyten soll der seröse Erguß getrübt und eitrig werden können. Ob dieser Gedankengang ohne weiteres richtig ist, muß *bezweifelt* werden; es ist demgegenüber doch im Auge zu behalten, daß nach Merkens eigenen Ansichten die seröse Meningo-encephalitis lediglich durch *Toxine* bedingt ist, während aber die eitrige Meningitis durch die *Bakterien selbst* hervorgerufen wird.

Erstaunlich sind oft die *ganz enormen Mengen von Liquor*, die bei dieser Erkrankung produziert werden können. Sie waren in unserem Fall so groß, daß schon einige Stunden nach Anlegen eines frischen Verbandes dieser sowohl wie Bettwäsche und Kopfkissen vollständig durchnäßt waren; und dieser Zustand dauerte mehrere Tage.

Auf die *Diagnose* wurde bereits oben eingegangen gelegentlich der Differentialdiagnose gegenüber dem Hirnabsceß. Erwähnt sei nur noch, daß in unserem Fall teils die Erscheinungen eines Kleinhirnabscesses, teils die einer eitrigen Meningitis bestanden, und daß die Diagnose noch dadurch besonders erschwert wurde, daß zu den ausgedehnten Symptomen einer organischen Erkrankung noch schwere funktionelle Störungen (Hysterie) traten. Sehr ausgesprochen sind meist die Hirndrucksymptome, ganz besonders soweit sie sich am Augenhintergrund dokumentieren. (Stauungspapille, Netzhautblutungen, Herabsetzung der Sehschärfe und schließlich Erblindung.) Der Puls ist oft merklich verlangsamt. Der Liquor steht unter hohem Druck, ist vermehrt, absolut klar und bakterienfrei. Die Temperatur kann ausnahmsweise sehr hohe Grade erreichen. Je nachdem mehr die Meningen oder die Hirnsubstanz selbst ergriffen ist, treten die meningitischen oder die Herdsymptome in den Vordergrund.

Oppenheim schließt sich der Ansicht von Merkens, Körner und anderen Otiatern *nicht* an, daß bei der Meningoencephalitis serosa eine *stärkere Beteiligung des Gehirns* vorliege. Allerdings gibt er zu, daß eine stärkere seröse Durchtränkung der Oberfläche möglich ist und gelegentlich die Ursache für das Auftreten vorübergehender Herdsymptome werden kann. Gerade ein von Merkens angeführter Fall, der von diesem selbst, von Körner und anderen Autoren als Beweis für das Vorkommen einer Meningoencephalitis serosa herangezogen wird, kann nach Oppenheim ohne weiteres durch Annahme einer akuten *Encephalitis haemorrhagica* erklärt werden. Nach einer Influenzaotitis plötzlich klonische Krämpfe, Neuritis optica, rechtseitige Parese und partielle sensorische Aphasie; Puls 84—96; außer Eiter im Antrum negativer Operationsbefund. Wiederholte Punktion und Incision des Schläfenlappens ebenfalls negativ. Später trat Heilung ein.

Daß eine *hämorrhagische Encephalitis* von einer Mittelohrentzündung aus entstehen kann, muß zugegeben werden. Dafür sprechen einige Fälle aus der Literatur. Allerdings wissen wir über das Wesen der otogenen Encephalitis haemorrhagica sowie über die Art und Weise ihrer Entstehung noch weniger als über die Encephalitis serosa. Es wurde aber schon im Kapitel Pathogenese darauf hingewiesen, daß z. B. einer eitrigen Einschmelzung eine hämorrhagische Erweichung vorausgehen kann, wenn das auch nur für eine Minderzahl von Fällen angenommen werden kann. Oppenheim meint, daß es in den Fällen, wo im Anschluß an eine Mittelohreiterung eine nichteitrige hämorrhagische Encephalitis auftritt, möglich sei, daß aus dem primären Eiterherd im Mittelohr Mikroorganismen in die Blutbahn und mit dieser ins Gehirn gelangen, die jedoch nicht als Eitererreger wirken, sondern einfache Entzündungsvorgänge hervorrufen. Dies letztere ist durchaus plausibel; nur glauben wir nicht, daß hier der Umweg durch den allgemeinen Kreislauf genommen wird, sondern daß die Erreger auf *präformierten* Bahnen ins Gehirn gelangen.

Auf die *Diagnose* der hämorrhagischen Encephalitis wurde ebenfalls bei der Differentialdiagnose gegenüber dem Hirnabsceß eingegangen. Sie kann gewöhnlich nur mit *Wahrscheinlichkeit* gestellt werden, da die Encephalitis haemorrhagica keine Symptome macht, die lediglich nur durch sie hervorgerufen werden können. Die Temperaturen sind kontinuierlich oder ganz unregelmäßig remittierend; im letzten Stadium können sie eine enorme Höhe erreichen (41 und darüber).

Auch das *Lumbalpunktat* bietet keine gerade für diese Erkrankung typischen Anhaltspunkte.

Die *Therapie* besteht bei der *serösen wie bei der hämorrhagischen Encephalitis* in der Ausschaltung des primären Eiterherdes im Mittelohr und Warzenfortsatz und in Freilegung der erkrankten Hirnpartien. Dann kann zunächst der Erfolg der Operation abgewartet werden. Oft gehen die Erscheinungen, besonders bei der serösen Encephalitis, daraufhin zurück. Ist die Ursache der serösen Encephalitis, wie häufig, eine Labyrintheiterung, so muß selbstverständlich diese in Angriff genommen werden. Abfluß des Liquors wird erreicht durch Incision der Hirnhäute, durch Lumbal- und Ventrikelpunktion. Bei der hämorrhagischen Encephalitis muß man sich mit der Entfernung alles krankhaften Knochens begnügen.

Die *seröse* Meningoencephalitis führt in den meisten Fällen zur Heilung; bei der *hämorrhagischen* Encephalitis ist die Prognose etwas ungünstiger zu stellen. Die hämorrhagisch-encephalitischen Herde können mit einer *Narbe* ausheilen, wie histologisch festgestellt ist.

Literatur.

ALEXANDER (1): Die Ohrenkrankheiten im Kindesalter. Handb. d. Kinderheilk. von PFAUNDLER. — DERSELBE (2): Differentialdiagnose zwischen otogenem Schläfenlappenabsceß und Hypophysentumor. Arch. f. Ohren-, Nasen- u. Kehlkopfheilk. Bd. 100, S. 70. — ALT (1): Das Cholesteatom des Mittelohres als Ursache intrakranieller Erkrankungen. Wien. med. Presse 1905. S. 221. — DERSELBE (2): Beiträge zur Pathologie und Therapie der otitischen Hirnabscesse. Zeitschr. f. Ohrenheilk. u. f. Krankh. d. Luftwege. Bd. 57, S. 113. — BÁRÁNY (1): Die Drainage des Hirnbscesses mit Guttapercha. Arch. f. Ohren-, Nasen- u. Kehlkopfheilk. Bd. 97, S. 283. — DERSELBE (2): Lokalisation in der Rinde der Kleinhirnhemisphären. Wien. klin. Wochenschr. 1912. S. 2033. — DERSELBE (3): Funktionelle Prüfung des Vestibularapparates. Verhandl. d. dtsch. otol. Ges. 1911. — BARR: Über die Behandlung von intrakraniellen Abscessen, welche sich an Ohreiterungen anschließen. Zeitschr. f. Ohrenheilk. u. f. Krankh. d. Luftwege. Bd. 28, S. 305. — BECK, KARL: Zur Entstehung und Ausheilung von otitischen Kleinhirnabscessen. Zeitschr. f. Ohrenheilk. u. f. Krankh. d. Luftwege. Bd. 64, S. 262. — BECK, O.: Linksseitiger symptomloser Schläfenlappenabsceß. Arch. f. Ohren-, Nasen- u. Kehlkopfheilk. Bd. 88, S. 260. — v. BERGMANN: Chirurgische Behandlung der Hirnkrankheiten. Berlin 1899. — BEVER (1): Die Fortleitungswege von Mittelohreiterungen in das Gehirn bei der Entstehung von Großhirnabscessen. Inaug.-Diss. Erlangen 1907. — DERSELBE (2): Plötzlicher Exitus nach Hirnpunktion und Lumbalpunktion. Arch. f. Ohren-, Nasen- u. Kehlkopfheilk. Bd. 81, S. 136. — BINSWANGER: Zur Pathogenese des Hirnabscesses. Breslauer ärztl. Zeitschr. Nr. 9, S. 1879. — BLAU: Zur Lehre von den otogenen intrakraniellen Erkrankungen. Beitr. z. Anat., Physiol., Pathol. u. Therapie d. Ohres, d. Nase u. d. Halses. Bd. 10, S. 86. — BLOCH: Anosmie bei Schläfenlappenabsceß. Arch. f. Ohren-, Nasen- u. Kehlkopfheilk. Bd. 76, S. 32. — BLUMENTHAL (1): Zur Chirurgie der otogenen Kleinhirnabscesse. Monatsschr. f. Ohrenheilk. u. Laryngo-Rhinol. 1914. S. 1233. — DERSELBE (2): Über otogene Hirnabscesse. Monatsschr. f. Ohrenheilkunde u. Laryngo-Rhinol. 1921. S. 302. — BONDI: Über reflektorische Bewegungen bei Kopfwendung in cerebralen Affektionen. Wien. klin. Wochenschr. 1912. S. 41 u. 1529. — BORRIES (1): Lumbalpunktat bei Hirn- und Subduralabscessen. Arch. f. Ohren-, Nasen- u. Kehlkopfheilk. Bd. 104, S. 66. — DERSLEBE (2): Otogene Encephalitis. Zeitschr. f. d. ges. Neurol. u. Psychiatr. Bd. 70. — BRAUN: Die Erfolge der Trepanation beim otitischen Hirnabsceß. Arch. f. Ohren-, Nasen- u. Kehlkopfheilk. Bd. 29, S. 161. — BRODMANN: Physiologie des Gehirns. Neue dtsch. Chirurg. Bd. 11, 1. Teil. Stuttgart 1914. — BRAUNSTEIN: Die Bedeutung der Lumbalpunktion für die Diagnose intrakranieller Komplikationen der Otitis. Arch. f. Ohren-, Nasen- u. Kehlkopfheilk. Bd. 54, S. 7. — BRÜHL: Lehrb. u.

Atlas d. Ohrenheilk. München 1923. — v. Bruns: Die chirurgischen Erkrankungen des Hirns und seiner Umhüllungen. Tübingen 1895. S. 4. — Büller: Die Nachbehandlung des Hirnabscesses mit besonderer Berücksichtigung des Kleinhirnabscesses. Arch. f. Ohren-, Nasen- u. Kehlkopfheilk. Bd. 98, S. 58. — Caboche: Vom Gehirnvorfall nach intrakraniellen Eingriffen bei chronischer Mittelohreiterung. Ann. des maladies de l'oreille. 1902. p. 278. — Claus: Die Heilerfolge der modernen Otochirurgie bei intrakraniellen Komplikationen von Mittelohreiterung. Therap. Monatsh. Bd. 26, S. 225. — Dench (1): Die Behandlung der intrakraniellen Komplikationen der Mittelohreiterung. Journ. of the Americ. med. assoc. 20. Oct. 1906. — Derselbe (2): Infektionsweg und Symptomatologie des Hirnabscesses. Transact. of the Americ. otol. soc. Mai 1907. — Denker: Zur operativen Behandlung der intrakraniellen Komplikationen nach akuter und chronischer Mittelohreiterung. Zeitschr. f. Ohrenheilk. u. f. Krankh. d. Luftwege. Bd. 43, S. 13. — Denker-Brünings: Lehrb. d. Krankh. d. Ohres u. d. Luftwege. Jena 1921. — Dergane: Zur Behandlung des Gehirnprolapses und die Streifendrainage der Gehirnwunden. Wien. klin. Wochenschr. 1917. S. 688. — Döderlein: Zur Diagnose des otitischen Hirnabscesses. Zeitschr. f. Ohrenheilkunde u. f. Krankh. d. Luftwege. Bd. 77, S. 14. — Eskuchen: Die Lumbalpunktion. Berlin-Wien 1919. — Eisinger: Der diagnostische Wert des Zeigeversuches beim Kleinhirnabsceß. Monatsschr. f. Ohrenheilk. u. Laryngo-Rhinol. Bd. 57, H. 11. — Fallar: Neuer Beitrag zum Studium der hämatologischen Formel bei den endokraniellen Komplikationen. Jahresvers. d. belg. otol.-laryngol. Ges. Juni 1909. — Ferreri: Über die diagnostische Schwierigkeit latenter Hirnabscesse otitischen Ursprungs. Atti 1909. — Fleischmann: Zur Frage des diagnostischen Wertes der Lumbalpunktion bei den cerebralen Komplikationen der Mittelohreiterung. Arch. f. Ohren-, Nasen- u. Kehlkopfheilkunde. Bd. 102, S. 42. — Fremel: Der Nystagmus als Symptom bei otogenen intrakraniellen Erkrankungen. Monatsschr. f. Ohrenheilk. u. Laryngo-Rhinol. Bd. 57, H. 11. — Fremel und Schilder: Zur Klinik der Kleinhirnwurmerkrankungen. Wien. klin. Wochenschr. 1920. S. 47. — Frey: Die Diagnose und Chirurgie des otitischen Hirnabscesses. Wien. med. Presse Bd. 27, S. 1329. — Friedenberg: Augenerscheinungen bei intrakraniellen Komplikationen von Ohrerkrankungen. Ann. of otol., rhinol. a. laryngol. März 1908. — Friedmann: Encephalitis und Hirnabsceß. Handb. d. pathol. Anat. d. Nervensystems. Bd. 1, S. 494. — Gatscher: Über die Beziehungen des Status thymico-lymph. zur Pathogenese von otitischen intrakraniellen Prozessen. Wien. med. Wochenschr. 1919. Nr. 17. — Gerber (1): Encephalitis et Otitis grippalis acuta. Arch. f. Ohren-, Nasen- u. Kehlkopfheilk. Bd. 66, S. 31. — Derselbe (2): 1100 Operationen am Warzenfortsatz. Arch. f. Ohren-, Nasen- u. Kehlkopfheilk. Bd. 96, S. 49. — Goerdt: Ein Fall von Heilung eines Schläfenlappenabscesses mit Durchbruch in den Seitenventrikel. Arch. f. Ohren-, Nasen- u. Kehlkopfheilk. Bd. 98, S. 101. — Gowers: Handb. d. Nervenkrankh.; übersetzt von Grube. II. — Gradenigo: Über die Operationstechnik bei otitischen Hirnabscessen. Arch. ital. di otol., rinol. e laringol. Vol. 5, p. 127. — Grahe: Ein bisher noch wenig gewürdigter Überleitungsweg zwischen Warzenfortsatz und Schädelinnerem. Arch. f. Ohren-, Nasen- u. Kehlkopfheilk. Bd. 106, S. 253. — Grunert (1): Ein Beitrag zur operativen Behandlung des otogenen Hirnabscesses. Berlin. klin. Wochenschr. 1896. Nr. 52. — Derselbe (2): Anatomische und klinische Beiträge zur Lehre von den intrakraniellen Komplikationen bei der Otitis. Münch. med. Wochenschr. 1897. Nr. 49/50. — Derselbe (3): Bedeutung der Lumbalpunktion für die Ohrenheilkunde. Münch. med. Wochenschr. 1905. — Hammerschlag: Zur Kenntnis des otitischen Hirnabscesses. Monatsschr. f. Ohrenheilk. u. Laryngo-Rhinol. 1901. Nr. 1. — Hansberg: Zur Technik der Trepanation des Schädels beim otitischen Hirnabsceß. Zeitschr. f. Ohrenheilk. u. f. Krankh. d. Luftwege. Bd. 25, S. 19. — Hansen: Über das Verhalten des Augenhintergrundes bei den otitischen intrakraniellen Erkrankungen. Arch. f. Ohren-, Nasen- u. Kehlkopfheilk. Bd. 53, S. 196. — Hasslauer: Die Mikroorganismen bei den endokraniellen Komplikationen. Sammelref. Internat. Zentralbl. f. Ohrenheilk. Bd. 5, H. 1. — Haymann: Zur Pathologie und Klinik der otogenen Hirnabscesse. Münch. med. Wochenschr. 1913. H. 2 u. 3. — Hegener (1): Statistik der Ohreiterungen und Hirnkomplikationen usw. Zeitschr. f. Ohrenheilk. u. f. Krankh. d. Luftwege. Bd. 56, S. 3. — Derselbe (2): Labyrinthitis und Hirnabsceß. Beitr. z. Anat., Physiol., Pathol. u. Therapie d. Ohres, d. Nase u. d. Halses. Bd. 2, S. 359. — Heimann: Diagnose des otitischen Hirnabscesses. Arch. f. Ohren-, Nasen- u. Kehlkopfheilk. Bd. 73, S. 256. — Heine (1): Operationen am Ohr. Berlin 1913. — Derselbe (2): Kasuistisches über den otitischen Hirnabsceß. Arch. f. Ohren-, Nasen- u. Kehlkopfheilk. Bd. 45, S. 269. — Derselbe (3): Die Prognose der otitischen Hirnabscesse. Beitr. z. Anat., Physiol., Pathol. u. Therapie d. Ohres, d. Nase u. d. Halses. Bd. 2. — Henke (1): Beitrag zur Prognose und Kasuistik der otitischen Hirnabscesse. Zeitschr. f. Ohrenheilk. u. f. Krankh. d. Luftwege. Bd. 62, S. 346. — Derselbe (2): Zur Diagnose und Therapie des Hirnabscesses. Arch. f. Ohren-, Nasen- u. Kehlkopfheilk. Bd. 86, S. 113. — Henschen: Zur Aphasie bei den otitischen Temporalabscessen. Arch. f. Ohren-, Nasen- u. Kehlkopfheilk. Bd. 104, S. 39. — Heyde: Zur bakteriellen Ätiologie und Klinik des Hirnabscesses. Dtsch. med. Wochenschr.

1904. S. 1425. — HINSBERG: Zur Entstehung der otitischen Kleinhirnabscesse und Infektion durch den Hiatus subarcuatus. Dtsch. med. Wochenschr. 1904. Nr. 39. — HIRSCHMANN: Otitis media und Hirntumor. Zeitschr. f. Ohrenheilk. u. f. Krankh. d. Luftwege. Bd. 71, S. 230. — HOFFMANN: Zur Kenntnis des Fiebers und seiner Ursachen beim Hirnabsceß. Verhandl. d. otol. Ges. 1906. — HOFMANN: Zur Frage der Überleitung des otogenen Schläfenlappenabscesses. Monatsschr. f. Ohrenheilk. u. Laryngo-Rhinol. Bd. 57, H. 11. — HUGUENIN: Encephalitis und Hirnabsceß. ZIEMSSENS Handb. Bd. 11, S. 1. — JANSEN: Zur Kenntnis der durch Labyrintheiterung induzierten tiefen extraduralen Abscesse in der hinteren Schädelgrube. Arch. f. Ohren-, Nasen- u. Kehlkopfheilk. Bd. 35, S. 290. — JANSEN-KOBRACK: Praktische Ohrenheilkunde für Ärzte. Berlin 1918. — JAFHA: Zur Diagnostik der Herderkrankungen des Gehirns. Zeitschr. f. prakt. Ärzte. 1898. S. 701. — IMHOFER: Zur Kasuistik der otogenen Schläfenlappenabscesse hinsichtlich der Nachbehandlung. Monatsschr. f. Ohrenheilk. u. Laryngo-Rhinol. 1917. S. 448. — ISEMER: Zur Ätiologie des otitischen Kleinhirnabscesses. Arch. f. Ohren-, Nasen- u. Kehlkopfheilk. Bd. 74, S. 244. — IOBSON: Augensymptome bei otogenem Hirnabsceß und Sinusthrombose. Laryngoscope. St. Louis Jan. 1915. S. 7. — KAHN: Die lokale Ursache, die Pathologie und Behandlung von Hirnaffektionen. Laryngoscope 1920. S. 809. — KERNON: Die operative Behandlung des otitischen Hirnabscesses. Journ. of the Americ. med. assoc. 21. 9. 1912. — KLAPP: Die Behandlung der Hirnabscesse mit besonderer Berücksichtigung des Hirnödems. Münch. med. Wochenschr. 1916. S. 94. — KNAPP: Über Gehirnerkrankung infolge von Erkrankung des Gehörorgans. Zeitschr. f. Ohrenheilk. u. f. Krankh. d. Luftwege. Bd. 25, S. 68. — KNICK: Die Pathologie des Liquor cerebrospinalis bei otitischen Komplikationen. Verhandl. d. dtsch. otol. Ges. 1913. — KOCH: Der otitische Kleinhirnabsceß. Berlin 1897. — KÖRNER (1): Zur Kenntnis der bei Felsenbeincaries auftretenden letalen intrakraniellen Erkrankungen. Arch. f. Ohren-, Nasen- u. Kehlkopfheilk. Bd. 27, S. 126. — DERSELBE (2): Statistische Beiträge zur Kenntnis des otitischen Hirnabscesses. Arch. f. Ohren-, Nasen- u Kehlkopfheilk. Bd. 29, S. 15. — DERSELBE (3): Die otitischen Erkrankungen des Hirns, der Hirnhäute und der Blutleiter. Wiesbaden 1908 und Nachtrag zur 3. Aufl. 1908. — DERSELBE (4): Die Ohrenheilkunde des Hippokrates. Wiesbaden 1896. — KRAUSE: Zur Frage der Hirnpunktion. Berlin. klin. Wochenschr. 1908. S. 1351. — KÜMMEL: Beitrag zur Pathologie der intrakraniellen Komplikationen von Ohrerkrankungen. Zeitschr. f. Ohrenheilk. u. f. Krankh. d. Luftwege. Bd. 28, S. 254. — LAMOIS: Diagnose des Kleinhirnabscesses und der Pyolabyrinthitis. Ann. des maladies de l'oreille. Tome 37. — LANGE: MANASSES Handb. d. pathol. Anat. d. menschl. Ohres. Wiesbaden 1917. — LASAGNA: Zur Diagnose der endokraniellen Eiterungen. Arch. ital. di otol., rinol. e laringol. 1913. — LEUTERT: Bakteriologisch-klinische Studien über Komplikationen akuter und chronischer Mittelohreiterungen. Arch. f. Ohren-, Nasen- u. Kehlkopfheilk. Bd. 47, S. 1. — LEVI: Über Meningitis serosa im Gefolge chronischer Ohrenentzündung. Zeitschr. f. Ohrenheilk. u. f. Krankh. d. Luftwege. Bd. 26, S. 116. — LEWANDOWSKY: Handb. d. Neurol. Bd. 3. Spezielle Neurologie II. — LINCK (1): Beitrag zur Klinik und Pathologie der Hirnabscesse. Dtsch. Zeitschr. f. Chirurg. Bd. 166, S. 65. — DERSELBE (2): Beitrag zur Therapie der Hirnabscesse. Verhandl. d. Ges. dtsch. Hals-Nasen-Ohrenärzte 1921. — LOSSEN: Beiträge zur Diagnose und Therapie der Kleinhirnabscesse. BRUNS Beitr. z. klin. Chirurg. Bd. 39, H. 3. 1903. — MACEWEN: Pyogenie infective diseases of the brain and spinal cord. Glasgow 1893. — MAIER: Erfahrungen über den otitischen Hirnabsceß Arch. f. Ohren-, Nasen- u. Kehlkopfheilk. Bd. 95, S. 173 und Nachtrag zu dieser Arbeit. Arch. f. Ohren-, Nasen- u. Kehlkopfheilk. Bd. 96, S. 158. — MANASSE: Zur Therapie des Hirnabscesses. Münch. med. Wochenschr. 1915. S. 1475. — MANN: Über ein neues Symptom bei Kleinhirnabsceß. Münch. med. Wochenschr. 1914. Nr. 16. — MERKENS (1): Über intrakranielle Komplikationen bei Mittelohreiterung. Zeitschr. f. klin. Chirurg. Bd. 59, S. 70. 1901. — DERSELBE (2): Über die bei otitischem Absceß des linken Schläfenlappens auftretende Störung der Sprache. Dtsch. Zeitschr. f. Chirurg. Bd. 60, S. 417. — MEYER: Zur Pathologie des Hirnabscesses. Inaug.-Diss. Zürich 1867. — MICHAELSEN: Zur Klinik der otitischen Hirnabscesse. Zeitschr. f. Ohrenheilk. u. f. Krankh. d. Luftwege. Bd. 67, S. 262. — MIODOWSKI (1): Zur pathologischen Anatomie des otogenen Schläfenlappenabscesses. Dtsch. med. Wochenschr. 1904. S. 1704. — DERSELBE (2): Beiträge zur Pathogenese und pathologischen Histologie des Hirnabscesses. Arch. f. Ohren-, Nasen- u. Kehlkopfheilk. Bd. 77, S. 239. — MOURET: Die Verbreitungswege der Infektion vom Mittelohr nach dem Schädelinneren. Internat. med. Kongr. 1909. — MUCK (1): Wie soll der Hirnabsceßkranke nach der Operation gelagert werden. Zeitschr. f. Ohrenheilk. u. f. Krankh. d. Luftwege. Bd. 79, S. 86. — DERSELBE (2): Weswegen der Hirnabsceß am sitzenden Patienten geöffnet werden soll. Zeitschr. f. Ohrenheilk. u. f. Krankh. d. Luftwege. Bd. 80, S. 308. — MÜLLER: Zur Lehre vom otitischen Hirnabsceß. Arch. f. Ohren-, Nasen- u. Kehlkopfheilk. Bd. 50, S. 1. — MYGIND: Otogene multiple endokranielle Erkrankungen. Zeitschr. f. Ohrenheilk. u. f. Krankh. d. Luftwege. Bd. 81, S. 307. — NEISSER und POLLACK (1): Die Hirnpunktion. Mitt. a. d. Grenzgeb. d. Med. u. Chirurg. Bd. 13, S. 807. — DIESELBEN (2): Weitere Beiträge zur Hirnpunktion. Ebenda Nr. 18.

S. 1. — NEUMANN (1): Pathologie und Therapie der intrakraniellen Komplikationen labyrinthären Ursprungs. Vers. d. Naturforscher u. Ärzte 25. 9. 1905. — DERSELBE (2): Der otitische Kleinhirnabsceß. Wien 1907. — DERSELBE (3): Prognose und Heilungsvorgänge der otitischen Hirnabscesse. 8. internat. otol. Kongr. 1909. — DERSELBE (4): Zur Differentialdiagnose von Kleinhirnabsceß und Labyrintheiterung. Arch. f. Ohren-, Nasen- u. Kehlkopfheilk. Bd. 67, S. 191. — NÜHSMANN: Erfahrungen über den otitischen Hirnabsceß. Arch. f. Ohren-, Nasen- u. Kehlkopfheilk. Bd. 106, S. 83. — NUERNBERG (1): Otogener Schläfenlappenabsceß mit gekreuzter Hörstörung. Arch. f. Ohren-, Nasen- u. Kehlkopfheilk. Bd. 83, S. 140. — DERSELBE (2): Über Restsymptome nach Ausheilung von operiertem Schläfenlappenabsceß. Arch. f. Ohren-, Nasen- u. Kehlkopfheilk. Bd. 83, S. 152. — OBERNDÖRFFER: Zur Differentialdiagnose otitischer und metastatischer Hirnabscesse. Dtsch. med. Wochenschr. 1906. H. 40. — OKADA: Diagnose und Chirurgie des otogenen Kleinhirnabscesses. Jena 1900. — OPPENHEIM und CASSIRER (1): Encephalitis. Wien 1907. — DIESELBEN (2): Hirnabsceß. Wien 1909. — PARMENTIER: Differentialdiagnose der endokraniellen Komplikationen eitriger Otitiden. Progr. méd. belge. 15. 10. 1903. — PASSOW: Zur Heilung der Hirnabscesse. Zeitschr. f. Ohrenheilk. u. f. Krankh. d. Luftwege. Bd. 37, S. 111. — PAYR: Holundermarkröhrchen zur Drainage von Hirnabscessen. Dtsch. med. Wochenschr. 1917. Nr. 16. — POLITZER: Geschichte der Ohrenheilkunde. Stuttgart 1907. — POGÁNY: Beiträge zur Diagnose der komplizierten otogenen Gehirnabscesse. Budapest. Orvosi Uiság. Bd. 3. 1916. — PONTOPPIDAN: Die otogenen Abscesse im Kleinhirn und ihre operative Behandlung. Ref.: Arch. f. Ohren-, Nasen- u. Kehlkopfheilk. Bd. 72, S. 305. — POULSON: Über cerebrale Erkrankung bei Otitis media. Arch. f. klin. Chirurg. Bd. 52, S. 415. — PREYSING: Otitischer Schläfenlappenabsceß. Zeitschr. f. Ohrenheilk. u. f. Krankh. d. Luftwege. Bd. 35, S. 108. — PREYSING: 9 Gehirnabscesse im Gefolge von Ohr- und Nasenerkrankungen. Arch. f. Ohren-, Nasen- u. Kehlkopfheilk. Bd. 51, S. 262. — RANZI: Die operative Behandlung der hirndrucksteigernden Prozesse. Wien. klin. Wochenschr. 1921. Nr. 35/36. — REDLICH: Über Encephalitis. Zentralbl. f. allg. Pathol. u. pathol. Anat. Bd. 11, S. 513. — REINKING (1): Der Hirnprolaps in der Oto- und Rhinochirurgie. Zeitschr. f. Ohrenheilk. u. f. Krankh. d. Luftwege. Bd. 58, S. 1. — DERSELBE (2): Über die Gefahren der Hirnpunktion. Zeitschr. f. Ohrenheilk. u. f. Krankh. d. Luftwege. Bd. 60, S. 37. — RÖPKE: Zur Operation der otitischen Großhirnabscesse mit besonderer Berücksichtigung des Heilwertes der Operation. Zeitschr. f. Ohrenheilk. u. f. Krankh. d. Luftwege. Bd. 34, S. 95. — RUTTIN (1): Klinische Studien zur Differentialdiagnose der Labyrinthitis, der Meningitis und des Kleinhirnabscesses. Monatsschr. f. Ohrenheilk. u. Laryngo-Rhinol. Bd. 45, S. 593. — DERSELBE (2): Akute hämorrhagische Encephalitis als Todesursache nach Entleerung eines Schläfenlappenabscesses. Arch. f. Ohren-, Nasen- u. Kehlkopfheilk. Bd. 84, S. 16. — DERSELBE (3): Über die Stauungspapille bei otogenen Komplikationen. Verhandl. d. dtsch. otol. Ges. 1911. — SAENGER: Zur Diagnose der Schläfenlappenabscesse. Zentralbl. f. Nervenheilk. 1905. S. 910. — SCHAFFER: Otogener Hirnabsceß. Neurol. Zentralbl. 1907. S. 1042. — SHARPE: Betrachtungen über die Behandlung des Hirnabscesses. Laryngoscope 1920. p. 376. — SCHMIEGELOW (1): Beiträge zur Diagnose und Behandlung der otitischen Hirnabscesse. Zeitschr. f. Ohrenheilk. u. f. Krankh. d. Luftwege. Bd. 26, S. 286. — DERSELBE (2): Beiträge zur Pathologie der otogenen Hirnabscesse. Nord. medisk. Arch. Vol. 37, H. 4, Nr. 17. 1904. — DE STELLA: Differentialdiagnose zwischen Pyolabyrinthitis und dem Kleinhirnabsceß. Ref.: 21. Jahresvers. d. belg. oto-rhinol. Ges. Internat. Zentralbl. f. Ohrenheilk. Bd. 10, S. 17. — STENGER (1): Zum otitischen Hirnabsceß. Berlin. klin. Wochenschr. 1901. S. 292. — DERSELBE (2): Meningoencephalitis serosa otitischen Ursprungs. Arch. f. Ohren-, Nasen- u. Kehlkopfheilk. Bd. 66, S. 144. — TAKABATAKE (1): Beiträge zur Statistik der otogenen Hirn-, Hirnhaut- und Blutleitererkrankungen. Zeitschr. f. Ohrenheilk. u. f. Krankh. d. Luftwege. Bd. 45, H. 2. — DERSELBE (2): Die Veränderungen an der Sehnervenscheibe bei den otogenen Erkrankungen des Hirn-, der Hirnhäute und der Blutleiter. Zeitschrift f. Ohrenheilk. u. f. Krankh. d. Luftwege. Bd. 45, H. 3. — DERSELBE (3): Über Vorkommen und Fehlen von gekreuzten Lähmungen und Sprachstörungen bei den otogenen Eiterungen des Hirns und der Hirnhäute. Zeitschr. f. Ohrenheilk. u. f. Krankh. d. Luftwege. Bd. 46, S. 236. — TENZER: Über das Verhalten des Augenhintergrundes bei Erkrankungen des Gehörorganes. Arch. f. Ohren-, Nasen- u. Kehlkopfheilk. Bd. 63, S. 23. — THOMPSON: Zur Operation des otitischen Hirnabscesses. Laryngoscope. Juli 1908. — TREITEL: Ein Fall von multiplen otitischen Hirnabscessen nebst einer Statistik. Zeitschr. f. Ohrenheilk. u. f. Krankh. d. Luftwege. Bd. 27, S. 26. — UCHERMANN: Otitische Gehirnleiden. Zeitschr. f. Ohrenheilk. u. f. Krankh. d. Luftwege. Bd. 46, S. 303. — UDVARHELYI: Die Genese, Symptomatologie und operative Behandlung der durch Mittelohreiterung entstandenen Gehirnabscesse. BRUNS Beitr. z. klin. Chirurg. Bd. 84, S. 163. — UFFENORDE: Zur Klinik der Fälle von Mittelohreiterung mit tiefen perilabyrinthären Herden. Arch. f. Ohren-, Nasen- u. Kehlkopfheilk. Bd. 105. — URBANTSCHITSCH: Schläfenlappenabsceß mit abgesacktem Empyem des Hinterhorns des linken Seitenventrikels. Arch. f. Ohren-, Nasen- u. Kehlkopfheilk. Bd. 84, S. 11. — VOSS (1): 3 Fälle von Encephalitis im Anschluß an Otitis media. Zeitschr. f. Ohren-, Nasen- u. Kehlkopfheilk. Bd. 41, S. 223. — Voss (2): Encephalitis haemorrhagica und Schläfenlappenabsceß. Zeitschr. f. Ohrenheilk. u. f. Krankh. d. Luftwege. Bd. 61, S. 323. — Derselbe (3): Multiple Hirnabscesse bei gleichzeitig bestehender Mittelohreiterung und Bronchitis. Arch. f. Ohren-, Nasen- u. Kehlkopfheilk. Bd. 97, S. 173. — Wagener (1): Kritische Bemerkungen über das Empyem des Saccus endolymphaticus und die Bedeutung des Aquaeductus vestibuli als Infektionsweg. Arch. f. Ohren-Nasen- u. Kehlkopfheilk. Bd. 68, S. 273. — Derselbe (2): Zwangsstellung des Kopfes bei Ohrerkrankungen. Verhandl. d. dtsch. otol. Ges. 1911. — Waldvogel: Über Gehirnkomplikationen bei Otitis media. Dtsch. med. Wochenschr. Bd. 35, S. 549. 1898. — Weintraud: Zur Kasuistik der Hirnpunktion. Therap. d. Gegenw. Bd. 46, H. 8. — Westphal: Über Gehirnabscesse. Arch. f. Psychiatrie u. Nervenkrankh. Bd. 33, S. 206. — Whithing (1): Das Encephaloscop und seine Verwendung beim akuten und chronischen Hirnabsceß. Internat. journ. of surg. September 1903. — Derselbe (2): Die Drainage in der Hirnchirurgie. Med. Record 23. 1. 1909. — Willebrand: Die part. Oculomotoriuslähmung als entscheidendes Symptom bei der Diagnose des otitischen Schläfenlappenabscesses. Inaug.-Diss. Rostock 1919. — Wittmaack (1): Über die normale und pathologische Pneumatisation des Schläfenbeins. Jena 1918. — Derselbe (2): Rechtseitiger Schläfenlappenabsceß mit Aphasie. Arch. f. Ohren-, Nasen- u. Kehlkopfheilk. Bd. 73, S. 305. — Derselbe (3): Über die Beziehungen der pneumatischen Störungen zur Entwicklung endokranieller Komplikationen. Arch. f. Ohren-, Nasen- u. Kehlkopfheilk. Bd. 97, S. 7. — Wolf: Beitrag zur Lehre vom otogenen Hirnabsceß. Inaug.-Diss. 1897. — Wolff: Zur Pathologie der Schläfenlappenabscesse. Beitr. z. Anat., Physiol., Pathol. u. Therapie d. Ohres, d. Nase u. d. Halses. Bd. 3, S. 268. — Zange: Über die Verwertung des Abderhaldenschen Dialysierverfahrens bei intrakraniellen Komplikationen entzündlicher Ohr- und Nasenerkrankungen. Arch. f. Ohren-, Nasen- u. Kehlkopfheilk. Bd. 93, S. 171. — Zebrowski: Zur Kasuistik der otitischen Hirnabscesse. Monatsschr. f. Ohrenheilk. u. Laryngo-Rhinol. Bd. 40, H. 8. — Zimmermann: Die Verwendbarkeit des Dialysierverfahrens nach Abderhalden in der Klinik der otogenen intrakraniellen Komplikationen usw. Zeitschr. f. Ohrenheilkunde u. f. Krankh. d. Luftwege. Bd. 71, S. 133.

IX. Gewerbekrankheiten des Ohres und akustisches Trauma. Forensische Otiatrie.

Von

Alfred Peyser-Berlin.

Mit 7 Abbildungen.

I. Gewerbekrankheiten und akustisches Trauma.

1. Bedeutung, Begriffsbestimmung, Historisches, Literatur, Untersuchungsmethoden.

Eine wirksame Bekämpfung und was noch wichtiger ist, eine erfolgreiche Verhütung vieler, vielleicht der meisten Ohrenleiden, ist nur möglich, wenn man die physikalisch-biologische Anschauungsweise durch die soziale ergänzt. Welche zahlenmäßige Rolle neben Erblichkeit, Alkoholismus und Geschlechtskrankheiten neben mangelnder Säuglings- und Jugendfürsorge einschließlich der Schulgesundheitspflege, neben dem Wohnungselend, das erfolgreiche Seuchenbekämpfung, insbesondere Tuberkuloseverhütung so sehr erschwert, für das Ohr die besonderen Verhältnisse spielen, unter denen *Berufsarbeit* geleistet wird, wissen wir nicht, denn es fehlt an einwandsfreien statistischen Grundlagen. Doch lassen die Untersuchungen aus lärmenden Betrieben den Schluß zu, daß gewerbliche Ohrschädigungen viel zahlreicher sind als bisher bekannt ist, und daß besonders die wichtigen Anfangsstadien, die noch therapeutisch beeinflußbar wären, sowohl Befallenen als auch Ärzten größtenteils unbekannt bleiben.

Eine Beschäftigung Sachverständiger mit diesem Gebiet wird deshalb immer dringenderes Erfordernis.

Natürlich darf nicht jedes zufällig im Berufsbetrieb erworbene Ohrenleiden als gewerbliches angesprochen werden, wir verstehen vielmehr unter *Gewerbekrankheit* ausschließlich eine solche, die durch allmähliche Einwirkung der Einflüsse eines geordneten Betriebes entstanden ist. Damit scheidet auch der gewerbliche *Unfall*, gekennzeichnet durch Plötzlichkeit der Entstehung oder auffallende Überwertigkeit des schädigenden Agens, aus dieser Betrachtung aus. Von ihm soll nur insoweit die Rede sein, als es sich um Abgrenzung von Gewerbekrankheit und Gewerbeunfall handelt (siehe unten). An der gegebenen Definition ändern auch die wenigen Ausnahmen nichts, bei denen man über das Erfordernis der Allmählichkeit oder Plötzlichkeit im Zweifel sein kann. Ich erwähne zwei Beispiele:

1. *Eigene Beobachtung.* Kanonier V., 20 J., Zivilberuf Schneider, stets ohrgesund, mit Nachersatz bei 5/19. bayr. Feldart.-R. eingerückt, war noch niemals beim Scharfschießen. 21. 4. 1918 morgens $3^{1}/_{2}$—$5^{1}/_{2}$ Uhr ununterbrochen zwei Stunden Gasschießen. Danach so hochgradig schwerhörig, daß er nur Geschrienes hört. Trommelfelle stark retrahiert, rechts gerötet. Zustand blieb tagelang unverändert, Patient wurde später infolge seiner Schwerhörigkeit überfahren und schwer verletzt.

2. *Beobachtung* Roepke. 32 Jahre alter Gußputzer, der erst einige Tage diese Arbeit übernommen hat. Akute Taubheit mit Schwindel und starken Ohrgeräuschen. Besserung nach einigen Wochen, Schwerhörigkeit mittleren Grades, Summen und Schwindelgefühl blieben zurück.

In solchen Grenzfällen handelt es sich meist um Konstitutionsminderwertigkeit. Die Alternative: Berufskrankheit *oder* Unfall wird hier zum scholastischen Streit um Worte, der in Zukunft vermieden werden könnte, wenn nachgewiesene gewerbliche Gesundheitsstörungen beider Art in gleicher Weise als entschädigungspflichtig anerkannt würden.

Von der Forderung, das Studium der gewerblichen Ohrenleiden zu erweitern und zu vertiefen, darf uns auch die im Munde von Ärzten eigenartig klingende Anschauung nicht abhalten, die spärlichen Fälle lohnten solchen Aufwand nicht, denn für die Ohrenheilkunde als *Wissenschaft* ist jeder Fall wichtig, der Zusammenhänge klarlegt, und der *praktische* Ohrenarzt, besonders der in Arbeiterkreisen tätige, darf an dem ursächlichen Moment der Berufsschädigung als gewissenhafter Berater nicht vorbeigehen. Schließlich kommen auch die meisten in die Lage, sich gutachtlich zu äußern, und Schwierigkeiten entstehen hier gerade bei den seltenen Fällen aus entlegenen Gebieten. Man denke z. B. an die gewerblichen *Vergiftungen* bei trockenen Perforationen. Ganz etwas anderes ist es, wenn man die Ohrenleiden des Berufes unter dem Gesichtspunkt gewerbehygienischer Maßnahmen des Staates betrachtet. Hier ist allerdings zu fordern, daß eine *Häufung* nachgewiesen wird, die Einführung kostspieliger Schutzmaßnahmen lohnt. Auf § 3b der Dienstanweisung für die Gewerbemedizinalräte in Preußen gehe ich deswegen später noch ein.

Historisch ist zu bemerken, daß Mitteilungen über Gewerbekrankheiten des Ohres seit Jahrzehnten in der Fachliteratur erschienen sind, insbesondere über die fast sprichwörtlich gewordene *Kesselschmiedetaubheit* (Habermann u. a.), doch wurde lange Zeit das Interesse der Fachkollegen mehr von der Frage der Caissonarbeiterkrankheit in Anspruch genommen (Alt, v. Schrötter u. a.). Schließlich fanden seit Mitte des vorigen Jahrhunderts die Ohrenleiden des Lokomotivpersonals, zuerst in Frankreich, Beachtung (siehe unten). Lehr- und Handbücher der Gewerbehygiene enthielten auf Grund der verstreuten Literatur nur knappe Hinweise auf unser Gebiet. Zusammenfassend behandelte *Kahn* und besonders gründlich Friedrich Roepke 1902 auf Anregung Körners, die Gewerbekrankheiten des Ohres und der oberen Luftwege in seinem grundlegend gewordenen Werk (Wiesbaden: J. F. Bergmann), das als erstes auf systematischen eigenen Untersuchungen beruht und lückenlos die bis dahin erschienene Literatur enthält. Mich selbst hat dieses vortreffliche Werk angeregt, mich in den vergangenen 20 Jahren eingehender mit der Materie zu beschäftigen, und zwar außer vom Standpunkte des ohrenärztlichen Praktikers auch von dem des Sozialhygienikers. 1910 erstattete ich dem 2. internationalen Kongreß für Gewerbekrankheiten in Brüssel das damals einzige Referat über Gewerbekrankheiten des Ohres (abgedruckt aus den Kongreßverhandlungen im Archiv für soziale Hygiene Bd. 4, Leipzig: F. C. W. Vogel. 1910), das zur Folge hatte, daß der Gegenstand als ein Hauptthema auf die Tagesordnung des nächsten Kongresses gesetzt wurde. 1912 bestimmte die Deutsche otolog. Gesellschaft infolgedessen auf ihrer Tagung in Hannover WITTMAACK, VOSS, A. PEYSER als Berichterstatter und es erging von diesen eine Umfrage über Gewerbekrankheiten des Ohres bei den deutschen Ohrenärzten. Obwohl nun der 3. Internationale Kongreß für Gewerbekrankheiten 1914 in Wien des Krieges wegen ausfiel, sind doch die drei Berichte später erschienen und mit ihnen weitere Bearbeitungen (SIEBENMANN, GLOGAU, MAUTHNER, ALT). Die Literatur seit ROEPKE habe ich 1914 (Intern. Zentralbl. f. Ohrenheilk.) kritisch besprochen. VOSS hat seiner Arbeit ein sehr ausführliches Literaturverzeichnis hinzugefügt. Aus diesem Grunde wird in *dieser* Abhandlung nur auf die Literatur seit 1914 ausdrücklich hingewiesen; im übrigen auf die genannten Verzeichnisse Bezug genommen werden. Eine besonders wichtige Anregung erfolgte ferner durch WITTMAACKS 1907 zuerst veröffentlichten Experimente über Schallschädigungen, die eine Klärung in Fragen des praktischen Schallschutzes erhoffen ließen und denen zahlreiche Arbeiten desselben Verfassers und seiner Gegner, besonders aus der SIEBENMANNschen Schule folgten (s. u.). Man darf sagen, daß die Frage der Gewerbekrankheiten des Ohres nunmehr erfreulich in Fluß gekommen ist und ersieht das auch aus dem größeren Raum, den sie neuerdings in ohrenärztlichen und sozialhygienischen Werken einnimmt.

Soll jedoch Durchgreifendes geschehen, so müssen, sei es in Deutschland nach Wiederherstellung geordneter Wirtschaftsverhältnisse, sei es schon jetzt in geeigneten anderen Ländern, Mittel und Wege gefunden werden, um ein großes Material zu gewinnen, das auch die Anfangsstadien umfaßt. Hierzu sind Betriebsuntersuchungen erforderlich. Nach meinen Erfahrungen lassen sich bei uns diese nur durch persönliche Einwirkung auf Industrielle und Arbeiterschaft ermöglichen, werden also kaum jemals Gesamtüberblicke liefern. Nur bei der *Eisenbahn* wäre schon jetzt die Gelegenheit geboten, das gesamte Personal gelegentlich der vorgeschriebenen Kontrolluntersuchungen ohrenärztlich zu überwachen. Allerdings wäre hier eine gründliche Änderung der Methoden von nöten. Von vornherein muß auf die (auch von mir früher befürwortete) sog. „grobe Auslese" durch den Allgemeinarzt und „feinere" durch den Ohrenarzt, wie sie bei Schuluntersuchungen angebracht ist, verzichtet werden, denn sonst werden eben die Anfangserscheinungen, auf die es ankommt, übersehen. Anamnese, besonders Vorkrankheiten, Anzahl der Dienstjahre, Art der jetzigen und früheren Tätigkeit (z. B. wie lange vorher Werkstättendienst?) sind — evtl. schon mit vorbereitender Hilfe der vorgesetzten Dienststellen — festzulegen. Es folgt otoskopischer Befund, in geeigneten Fällen auch genauerer rhinopharyngoskopischer, Hörleistung für Sprache, Bestimmung der oberen und unteren Tongrenze, schließlich Vergleichung von Luft- und Knochenleitung. Da eine Wiederholung erst nach Jahren nötig ist, kann so das Gesamtpersonal in kleinen Trupps und allmählich, aber lückenlos durchuntersucht werden. *Industrielle* Betriebe bieten, wie gesagt, größere Schwierigkeiten. Einmal ist kein Arbeiter verpflichtet, sich ohrenärztlich untersuchen zu lassen, dann spielt gerade heutzutage Zeitversäumnis eine besondere Rolle und schließlich stellen sich der funktionellen Ohruntersuchung an Ort und Stelle räumliche Hindernisse sowie der störende Betriebslärm entgegen. Aufklärung in Wort und Schrift kann hier bessernd wirken, und so sind solche Untersuchungen auch schon hier und dort gelungen (siehe unten). Es ist aber nötig, daß sich der ohrenärztliche Untersucher vorher genau mit *Berufskunde* beschäftigt, sei es praktisch durch Befragung einzelner Arbeiterkategorien im Betriebe, sei es theoretisch durch Studium der Literatur. Denn die Eigenart der Beschäftigung führt zu einer durchaus verschiedenen Bewertung von Tätigkeiten, die gemeinhin unter dem gleichen Sammelnamen gehen, z. B. Nieterei, und es kommt oft sehr darauf an, welche physikalische Hauptkomponente die Vermittlerin der Lärmgefährdung ist.

Unsere großen Universitätspolikliniken sollten schließlich nach festgelegtem Plane vorgehen, d. h. etwa *ein Jahr* hindurch alle *Weber*, ein *zweites* alle *Metallarbeiter*, wie F. Alt das in vorbildlicher Weise mit Hilfe Telekys und der Arbeiterorganisation in Wien durchgeführt hat (Monatsschr. f. Ohrenheilk. u. Laryngo-Rhinol. 1911, S. 500), ein *drittes* alle *Bahnbeamten* usf. auf Gewerbekrankheiten des Ohres untersuchen, mögen sie auch wegen ganz anders gearteter Leiden oder selbst nur als Begleiter erkrankter Familienangehöriger erscheinen. Das müßte nach bestimmtem und einheitlichem Schema geschehen. Ein solches Material würde, zentral gesammelt, bessere Ergebnisse liefern als das dürftige Resultat unserer Umfrage von 1913/14.

Nach diesen allgemeinen Bemerkungen wenden wir uns nun den einzelnen Gewerbekrankheiten des Ohres selber zu.

2. Symptomatologie und Verlauf.

a) Äußeres Ohr.

Ohrmuschel. Charakteristische *Verfärbungen* durch eingesprengte feinste Teilchen des bearbeiteten Materials zeigen Kohlenbergleute (blaue Flecken) und Metallarbeiter. Auch Silber soll nach Lewin hell- bis dunkelblaue Verfärbungen verursachen. *Ekzeme* können durch thermische, mechanische und chemische Reize entstehen und durch Reiben, Kratzen, Verunreinigung verschlimmert werden. Die betreffenden Erwerbsgruppen und schädigenden Agentia siehe Tabelle S. 304—309. Freiluftarbeiter sind *Erfrierungen* ausgesetzt, doch pflegen sie, wie die Angestellten in Kühlräumen, durch Tragen von Ohrenklappen oder Mützen die Ohrmuschel zu schützen. Das gleiche gilt von Heizern *Verbrennungen* durch strahlende Hitze gegenüber. *Othämatom* und *Perichondritis* können das Endstadium von solchen Ekzemen, Erfrierungen, Verbrennungen sein, als Berufskrankheit infolge Stoßes oder Schlages sind sie von Alters her bei Faustkämpfern bekannt (Mauthner), die mit verstümmelten Ohren abgebildet zu werden pflegten. Akrobaten, Ringer, Boxer, Fußballspieler unserer Tage zeigen diese Erscheinungen nicht selten. Bei Maurern und Schlächtern habe ich langsam entstandene *Quetschungen* durch Tragen von Mulden, halben Tieren usw. festgestellt, Körner bei Paketpostboten, Kronenberg bei einem Heizer durch Schultertragen der Schaufel bei einem Pflasterer durch Tragen der Ramme, Voss bei einem Landarbeiter durch unzweckmäßiges Entleeren von Kartoffelsäcken, Mauthner bei Zimmerleuten, Möbelpackern. *Hyperästhesie* sahen Roepke und Blegvad bei Telephonistinnen infolge Druckes des Bügelhörers, Voss bei Schwestern und Nonnen infolge Haubentragens.

Äußerer Gehörgang. Für diesen trifft zum Teil das bisher Gesagte gleichfalls zu *(Verfärbungen, Ekzeme, Hyperästhesien)*. Hinzu kommen *Furunkulose,* *diffuse Gehörgangsentzündungen, Fremdkörper*, aus Partikeln des Arbeitsmaterials bestehende *Konkremente, Mykosen*, z. B. nach SIEBENMANN bei Landbewohnern und Gärtnern zu 29% Schimmelmykosen. Als Erreger kommen (zitiert nach VOSS) in der Literatur außer den Aspergillus- und Penizilliumarten nach GRAZZIS Untersuchungen Ustilago carbo (Getreidemilzbrand) und Tilletia levis bei Schnittern vor. Im übrigen siehe Tabelle III, S. 309. Von einer Häufung der Gewerbekrankheiten des äußeren Ohres, die sie zu einer gewerbehygienisch wichtigen Gruppe machte, kann man im allgemeinen nicht sprechen, ebenso wenig von einer klinischen Bedeutsamkeit. Trotzdem der Verlauf bei verständigem Verhalten ein harmloser ist, muß aber gelegentlicher Komplikationen wegen für Aufklärung, Reinlichkeit, rechtzeitige fachärztliche Behandlung gesorgt werden. Tödliche *Sepsis* im Anschluß an gewerblich entstandene Furunkel hat auch schon zu Ersatzansprüchen seitens der Hinterbliebenen geführt. Schwindelerscheinungen bei Konkrementen, Ekzemen und Mykosen gehören hier wie auch sonst zu den Seltenheiten (Fälle von CASTANEDA, BRONNER, LACOVARRET bei Voss, S. 12 und 14). Die Äußerungen von Allgemeininfektionen gerade an Ohrmuschel und Gehörgang, wie z. B. der Glasbläser-*Lues* (BARATOUX), der Staub*tuberkulose* dürften ebenso vereinzelt sein wie primärer *Aktinomyces* (ZAUFAL), *Anthrax* (HAUG).

b) Mittelohr.

Trommelfell. Nach WANNER sollen *Atrophien* bei Glasbläsern infolge Dehnung durch Überdruck entstehen. Direkte Schädigungen des Trommelfells durch Auftreffen kleiner und kleinster Partikel, wie sie im Weltkriege mehrfach bei Soldaten und sonst bei Metallarbeitern (ROCKENBACH), insbesondere in Drahtziehereien, Walz- und Hammerwerken (ROEPKE) beschrieben sind, *Perforationen* durch Getreidegrannen usw. gehören nicht zu den Gewerbekrankheiten des Ohres, sondern wie Verbrennungen, Verbrühungen zu den *Verletzungen*, ebenso *indirekte Trommelfellperforationen* durch *plötzliche* Luftdruckschwankungen, Explosionen, Erschütterungen und Verwundungen. Diese enthält der Abschnitt „*Mechanisches Trauma*" von MUCK in diesem Handbuchband. *Rötung* des Trommelfells, *Blutaustritte, Zerreißungen* können im geordneten Betriebe des Brücken- und Tunnelbaues beim *Einschleusen* der Caissonarbeiter unter Retraktion, beim *Ausschleusen* unter Hervorwölbung auftreten. NADOLECZNY erwähnt auch Schwammfischer in diesem Zusammenhang. Beim Ein- und Ausfahren der Tunnelarbeiter sollen diese Zustände seltener sein, bei dem Maschinenpersonal von Bergbahnen infolge der Luftdrucksdifferenzen vorkommen (CIAMPOLINI). Flieger, Luftschiffer und Kraftfahrer zeigen bei Untersuchungen gleich nach der Fahrt meist *Injektionen* der zuführenden Gefäße, manchmal *diffuse Rötung* (Feldbeobachtungen). TEFFT und STARK haben deswegen für Flieger Ohrstopfer aus Baumwollstoff, Paraffin und Bienenwachs in besonderer Zusammensetzung konstruiert. Bei Kraftfahrern sah WINCKLER Schädigung des Trommelfells durch die vorbeistreichende Luft, die geradezu an Mittelohrentzündung denken ließ. Diese Erscheinungen verschwinden gewöhnlich bald wieder.

Tube, Paukenhöhle und Adnexe. Eine *unmittelbare* mechanische, chemische, bakterielle Schädigung der Paukenhöhlenschleimhaut ist nur bei bestehender Perforation festzustellen. Durchwanderung gewerblicher Staubpartikel durch die unverletzte Membran, etwa das atrophische Trommelfell trotz V. URBANTSCHITSCHS Nachweis seiner Luftdurchlässigkeit (Monatsschr. f. Ohrenheilk. u. Laryngo-Rhinol. 1910) nicht bewiesen. Bei Durchlöcherung sind Wasserarbeiter, wie Taucher, Bademeister, Schwimmlehrer durch Eindringen infizierten Wassers und Arbeiter in Staubbetrieben durch das von infizierten

Partikeln der *Mittelohrentzündung* ausgesetzt. Beim Arbeiten in komprimierter Luft sowie beim Tauchen kommt es zur Verlegung der Tube, Schleimhautschwellungen, Transsudaten, später auch zu gelegentlichen Entzündungen, zu denen vielleicht der von den Arbeitern oft wiederholte „Valsalva" beiträgt. *Ätzungen* der freiliegenden Paukenhöhlenschleimhaut durch Säuren, Dämpfe und Ähnliches sind denkbar. In chemischen Fabriken hat Curschmann bei Arbeitern mit Trommelfelldefekten das Ohr als Einfallspforte bei *Vergiftungen* mit aromatischen Nitro- und Amidoverbindungen festgestellt. Über Trommelfellperforationen und *Reizgas* liegen Mitteilungen vor (Steurer). Danach drang das als Reizgas verwendete Bromacetat bei 19 unter 30 Soldaten durch das perforierte Trommelfell in das Mittelohr, trockene Perforation schuf ungünstigere Bedingungen (von 12 nur 3 beschwerdefrei), Eiterung günstigere (von 18 beschwerdefrei 8), chronisch entzündliche Rachenerscheinungen und Adenoide boten dem Gas ein Hindernis weiteren Eindringens. Die Nutzanwendung auf gewerbliche Beschäftigung liegt nahe. Die *mittelbare Schädigung* der *Paukenhöhle* erfolgt in bekannter Weise von den oberen Luftwegen her über die Ohrtrompete und bildet den überwiegenden und bedeutungsvollsten Befund, denn gerade hier tritt die Berufsarbeit als sozialpathologisches Moment prägnant zutage. Ein idealnormaler Mittelohrapparat etwa bei einem jahrelang Staub und Temperaturwechsel ausgesetzten Industriearbeiter dürfte kein allzu häufiger Befund sein. Damit sind die Hauptschädlichkeiten bereits angedeutet. Genauer habe ich die dabei in Frage kommenden Verhältnisse, insbesondere Analyse der Staubwirkung im Abschnitt „Gewerbekrankheiten der oberen Luftwege" dieses Handbuches dargelegt, verweise auf diese Ausführungen, um Wiederholungen zu vermeiden, und will hier nur allgemeine Grundzüge festlegen.

Als ursächlich müssen wir *Staub-, Witterungs-, Temperatureinflüsse* ansehen. Es ist bewiesen, daß Arbeitsstaub durch die Tube bis in das Mittelohr dringen, sich dort ablagern und durch das unverletzte Trommelfell sichtbar sein kann, z. B. Ruß (Schwartze), Ultramarin (Roepke). — Was die *Abkühlung* betrifft, so darf man, obwohl seit Urvätertagen, wo man z. B. noch das Puerperalfieber als Erkältung im Wochenbett ansah, und seit Schönlein, der noch 80 „Erkältungskrankheiten" in seinem Lehrbuch anführte, dieser Begriff mit Recht immer mehr eingeengt wurde, doch nicht soweit gehen, wie W. Kümmel, der „sich entschlossen hat, an Erkältungen als Krankheitsursache überhaupt nicht mehr zu glauben", und Winkler, der sich ihm anschloß. Richtig bemerkt Lüthje, daß „heute der größere Teil der Internisten den sog. refrigenatorischen Schädigungen eine erhebliche pathogenetische Bedeutung zuschreibt, selbstverständlich nicht der lokalen Abkühlung allein". — Aus der Wassermannschen Schule ist eine wichtige Arbeit von Keysser hervorgegangen, die den schlüssigen experimentellen Beweis für die Resistenzherabsetzung unter Kälteeinflüssen erbringt. „Die Leukocytenzahl wird um 50 bis 75%/₀ herabgesetzt", „ihre Beweglichkeit wird stark verringert, ja aufgehoben", „es ist eine sehr bedeutende Abnahme der bacterisiden Kräfte nachweisbar in dem Gemisch von Serum und Leukocyten". Die Abkühlung allein ist allerdings bedeutungslos, wenn ein gut ansprechbares Hautcapillarensystem vorhanden, also der Mensch „abgehärtet" ist oder wenn, wie am Nordpol (Erfahrungen der Nansen-Expedition), auf hoher See, im Hochgebirge Erreger in allzu geringer Menge oder Virulenz vorhanden sind. So wies ich auch am Material einiger Universitätspolikliniken die geringe Zahl von akuten Mittelohrentzündungen bei Freiluftarbeitern nach, d. h. solchen, die *andauernd* im Freien tätig sind. Damit stimmen auch die Angaben von Opitz, gewonnen aus Krankenkassenmaterial, überein. Hierher gehören Straßenkehrer, Straßenbahnführer, Kutscher, landwirtschaftliche Arbeiter. Stellt aber *schneller Wechsel zwischen Freiluft- und Gebäudeaufenthalt* an die „Abhärtung" erhöhte Anforderungen — und wie verbreitet Verweichlichung durch mangelnde Hautpflege, dicke unporöse Kleidung ist, dürfte bekannt sein —, kommt dazu noch wie beim Treppensteigen unserer Großstadtpostboten, Steintragen bei der Maurerarbeit usw. schweißerregende Tätigkeit im jähen Wechsel mit Verdunstungskälte durch Wind oder Zugluft, so entstehen günstige Bedingungen für das Wirksamwerden der stets vorhandenen Erreger. Den Superlativ jedoch stellt die Kombination von Schweißausbruch und nachfolgender starker Abkühlung mit Stauboder Rußwirkung dar, z. B. bei Heizern, Hochofenarbeitern, denn die eingeatmeten Partikel schädigen mechanisch, chemisch oder auf beide Arten zugleich den lokalen Abwehrapparat in den oberen Luftwegen und der Tube und sind bakteriologisch die bekannten Träger von Krankheitskeimen und Vermittler einer massiven Infektion. So kann es nicht wundernehmen, daß die Zahl der mittelohrschädigenden Berufe gerade in der Industrie, insbesondere der Metallindustrie sehr groß ist (s. Tabelle II, Gruppe A), und zwar findet man alle Grade, Tubenkatarrh mit und ohne Transsudat, akute Mittelohrentzündung mit und ohne Komplikationen, Residuen und chronische Katarrhe. Systematische, großzügige statistische Untersuchungen gerade bezüglich dieser Art von *Mittelohr*affektionen fehlen bisher, wir müssen uns vorläufig mit ärztlichen Einzelbeobachtungen an Kranken aus den betreffenden Betrieben begnügen, das Krankheitsbild jedoch ist, wie gesagt, ein allbekanntes. Ebenso steht fest, daß Schwerarbeit in Staub und Hitze auch die Abheilung anderweitig entstandener Mittelohrleiden verzögert, Rückfälle begünstigt und daß sich hier gerade Unterlassungssünden mangelhafter ärztlicher Berufsberatung rächen, da Konstitutionsschwache, insbesondere solche mit örtlicher Minderwertigkeit an oberen Luftwegen und Ohr vorzugsweise befallen werden. Bemerkt sei schließlich, daß Schiffer und Fischer, obwohl in frischer Luft tätig, augenscheinlich weil in engen Kabinen kleiner Fahrzeuge Feuchtigkeit der Wände, Niederschlag durchnäßter Kleider usw., mangelnde Trocknung des durchnäßten Körpers noch in der Ruhezeit als Schädlichkeit nachwirken und unter den beschränkten Unterkunftsverhältnissen auch spärlichere Erreger eine relativ größere Rolle spielen, häufigen *Mittelohrkatarrhen* ausgesetzt sind.

Binnenmuskulatur. Über die Funktionen der Binnenmuskulatur enthält der physiologische Teil dieses Handbuches Näheres. Für unsere Zwecke kommen folgende Tatsachen in Betracht: HENSEN entdeckte 1878 die reaktiven Zuckungen des Tensormuskels auf Schallreize, BOCKENDAHL 1880 seine Dauerkontraktion bei anhaltenden Tönen. OSTMANN fand, daß diese Reaktion am leichtesten bei intensiven, durch ihre Eigenart verletzenden Geräusche eintrat. BRUNNER stellte Reflex*krämpfe* bei starken Schalleinflüssen fest und V. URBANTSCHITSCH konnte diese Tatsache bei Überanstrengung des Gehörs infolge berufsmäßigen Telephonierens durch Beobachtung eines tonischen Krampfes des M. tensor tympani klinisch bestätigen und nimmt auch bei einem akut professionell ertaubten Kesselschmied neben Labyrintherschütterung einen Akkomodationskrampf der Binnenmuskeln an, da auf Trommelfellmassage Besserung eingetreten sei. BLEGVAD sah bei der systematischen Betriebsuntersuchung von Telephonistinnen in 26,4% der Fälle Retraktion des Trommelfelles auf der zum Fernsprechen benutzten Seite, was HABERMANNS gleichartigen Sektionsbefund bei seinem ertaubten Kesselschmied als vielleicht nicht zufällig erscheinen läßt. Sehr eingehend haben sich KÖHLER, T. KATO und neuerdings MICHIE ONO experimentell mit dem Einfluß von akustischen Reizen auf die Binnenmuskulatur beschäftigt. Übereinstimmend ist das Resultat in dem Punkte, der uns hier hauptsächlich interessiert, nämlich in der Feststellung der tetanischen Natur der Tensorkontraktion bei sehr starken Schallreizen, auch wenn diese

Ta-
Untersuchung von 4 jugendlichen
5. Batt. 19. bayr.
15. IV.
Waffe: 10,5 cm Haubitze. *Aufstellung:* Frei

Nr.	Name und Alter	Eingeteilt als Kanonier Nr.	Vor Abgabe der Schüsse					Anzahl der Schüsse
			Trommelfell rechts	Trommelfell links	Galtonpf. B. E.		Schwabach	
					r.	l.		
1	Wl., 22 J.	1.	Cerumen	regelrecht	g^7	g^7	14″/20″	10
2	Rs., 19 J.	2.	regelrecht	regelrecht	g^7	g^7	15″/15″	10
3	Plr., 20 J.	2.	regelrecht	regelrecht	g^7	g^7	20″/22″	10
4	Mr., 20 J.	1.	regelrecht	regelrecht	g^7	g^7	20″/20″	10

nur kurze Zeit andauern. Als wichtig sei erwähnt, daß nach Kato nicht allein sehr hohe, sondern auch sehr starke Töne dieses Resultat herbeiführen, daß bei allmählicher und steigender Reizzuführung zuerst der Stapedius, dann erst der Tensor in Aktion tritt, daß bei stärkstem Reiz die Wirkung beider Muskeln sich summiert, so daß beide wie *ein* Muskel wirken, daß der Tensorreflex an Stärke weitaus überwiegt und sein Muskelzug zu starker Einwärtsziehung des Trommelfells und Feststellung der Gehörknöchelchenkette führt. Kato hält beide Muskeln für Synergisten, sie stellen einen automatisch wirkenden Dämpfungsapparat dar, *Schädigung des Labyrinthes durch Einwirkung langdauernder oder starker Schallreize tritt früher ein, wenn die Mittelohrmuskeln vorher außer Funktion gesetzt sind.*

Ich habe versucht, am schallgefährdeten Menschen selbst *praktische* Beobachtungen zu machen. Systematische Untersuchungen an neu eingestellten Schmieden und Pontonbootnietern, die häufige *Retraktionen* ergaben, wurden durch den Krieg unterbrochen und konnten noch nicht wieder aufgenommen werden, in der Front aber gelang es mir, einiges Material zu sammeln. Als Regimentsarzt eines Feldartillerieregiments habe ich die Wirkungen eigenen Feuers auf Bedienungsmannschaften, besonders den frischen Nachersatz, bei dem ich das normale Spiegelbild des Trommelfells vorher festgestellt hatte, während des Schießens bei der Batterie selbst untersucht.

Tabelle 1 zeigt 4 junge kräftige voruntersuchte Leute. (Den Ceruminalpropf bei Nr. 1 habe ich nicht entfernt, weil ich evtl. Schallschutz auf diesem Ohr studieren wollte.) Es bleiben also 7 beobachtete Trommelfelle, von diesen waren 5 bei 3 Leuten nach Abgabe von 10 Schüssen aus 10,5 cm-Haubitzen deutlich retrahiert und blieben es auch mindestens 4—12 Minuten, doch konnte ich bei einigen dieser Leute noch nach Tagen das weitere Bestehen der Einwärtsziehung beobachten. — Tabelle 2, S. 274 zeigt die Untersuchung von 11 Artilleristen, bei denen in einem Falle (Nr. 3) nach Abgabe von nur 2 Schuß regelrechtes Trommelfell gefunden wurde. Von den übrigen 20 Trommelfellen fallen 2 durch Residuen, 1 durch Ceruminalpropf für die Beobachtung aus, bleiben 17, deren Träger 1—3 Stunden belle 1.

Kanonieren in Feuerstellung.

Feldartillerie-Regiment.

1918.

im Gelände. *Art des Feuers:* Feuerüberfall.

Unter-sucht nach Einstellung des Feuers	Nach Abgabe der Schüsse		Galt. Bz. E.		SCHWABACH (c vom Scheitel)	Welches Ohr dem Geschütz zuge-wendet	Gehörschutz durch
	Trommelfell rechts	Trommelfell links	r.	l.			
1 Minute	Cerumen	regelrecht	d^7	e^7	14″/21″	links	0
4 Minuten	*Retraktion,* Injektion der zuführenden Gefäße	Keine Retrak-tion, doch In-jektion der zuführenden Gefäße	g^7	g^7	11″/15″	rechts	Mund geöffnet, keine Watte im Ohr
8 Minuten	*Starke Retraktion*	*Starke Retraktion*	f^7	f^7	16″/22″	rechts	Mund geschlossen, Watte in beid. Ohren
12 Minut.	*Starke Retraktion*	*Retraktion* und starke Rötung der zuführenden Gefäße	f^7	f^7	15″/20″	links	Mund geöffnet, keine Watte in den Ohren

in ununterbrochenem eigenen Geschützfeuer tätig waren: nur 2 zeigen keine, die übrigen 15 ausnahmslos erhebliche Retraktionen. Es mag zugegeben werden, daß ein Teil vielleicht schon vorher bestand, doch fällt die Häufung unbedingt auf. Auch hier konnte ich bei 2 im Regiment verbleibenden Leuten die tagelange Fortdauer des tonischen Tensorkrampfes und sein allmähliches Abklingen beobachten.

MÜLLER hat schon im Frieden bei allen von ihm untersuchten dauernd geschädigten Offizieren und Unteroffizieren der Fußartillerie „auffallender-weise" Retraktion des Trommelfelles gefunden, kommt jedoch zu der wohl als überholt anzusehenden Meinung, diese müsse vorher bestanden haben und das so geschädigte Mittelohr habe deswegen von vornherein günstigere Bedingungen für den Eintritt der Artillerieschwerhörigkeit geboten, RHESE dagegen, der schon vor Jahren Retraktionen nach Ohrtraumen beschrieb, macht (S. 69 und 90) darauf aufmerksam, daß solche häufig seien und eine Tubenaffektion nur „vortäuschen". Ich vermute, daß das oft beobachtete schwer zu erklärende Heraufrücken der unteren Tongrenze bei Schallschädigung auf die gleichzeitige Fixierung der Kette durch Tensorzug zurückzuführen ist und befinde mich damit im Gegensatz zu BRÜGGEMANN, der in solchen Fällen an vorübergehende Lockerung der Gehörknöchelchenkette denkt. — *Subjektiv* äußert sich nun ein solcher Zustand, wie schon BRUNNER und V. URBANTSCHITSCH angaben, durch das Gefühl der Völle und Benommenheit im Ohr nach Art des Tubenkatarrhs. Durch *Selbstbeobachtung* bei akustischem Trauma, das ich durch Einschlag einer Granate in meiner unmittelbaren Nähe erlitt, konnte ich feststellen, daß Lufteinblasung in den ersten Stunden unwirksam ist. Die Luft passiert die Tube deutlich, aber der kleine Muskel beharrt ihrem Druck gegenüber hart-näckig in seinem Kontraktionszustande, der an mir durch Ohrspiegelung noch nach 24 Stunden festgestellt wurde. Bei langsamer Entstehung durch berufliches Telephonieren hat V. URBANTSCHITSCH von Lufteinblasung gute Einwirkung gesehen.

Tabelle 2.

Untersuchung der Trommelfelle von 11 Artilleristen während mehrstündiger Feuervorbereitung am Chemin des Dames. 27. V. 1918.

Nr.	Name, Truppenteil	Einteilung	Trommelfell		Feuertätigkeit	Ohrschutz
			rechts	links		
1	Br., 1. 19. b. F.A.R.	Kanonier 2, r. Ohr am Geschütz	Starke *Retraktion*, lebhafte Rötung d. Hammergriffgefäße	Starke *Retraktion*	1 Stunde ununterbrochen ca. 60—80 Schuß	Beiderseits Watte
2	W., 1. 19. b. F.A.R.	Lt. u. Zugführer	Starke *Retraktion*, geringe Rötung der Hammergriffgefäße	Starke *Retraktion* geringe Rötung der Hammergriffgefäße	Desgl.	—
3	H., 8. 19. b. F.A.R.	Kanonier 2, r. Ohr am Geschütz	Cerumen, dahinter Residuen	regelrecht	2 Schuß	—
4	H., 7. 10. R. F.A.R.	Uoffz. und Geschützführer	*Retraktion* und Rötung des Trommelfelles	*Retraktion* und Rötung d. Trommelfelles	150 Schuß Blaukreuz	—
5	H., 7. 10. R.F.A.R.	Gefr. u. Kanonier 2, r. Ohr am Geschütz	*Retraktion* und schwache Rötung der Hammergriffgefäße	*Retraktion* ohne jede Rötung	150 Schuß Blaukreuz	Beiderseits Watte
6	Sch., 7.10. R. F.A.R.	Munitionskanonier	*Retraktion*	*Retraktion*	Desgl.	Desgl.
7	P., 9. 276. b. F.A.R.	Kanonier 1, l. Ohr zum Geschütz	*Retraktion*, leichte Rötung	*Retraktion*, stärk. Rötung	2 Stunden = 120—150 Schuß	Desgl.
8	S., 7. 10. R.F.A.R.	Kanonier 2, r. Ohr am Geschütz	Vernarbung, Verkalkung, Rötung h. o., Blutaustritt von unten.	Rötung d. Hammergriffgefäße, keine Retraktion	3 Stunden	Sehr feste Wattepfröpfe
9	W., 5. 19. b. F.A.R.	Kanonier 1, l. Ohr zum Geschütz	*Starke Retraktion* und Rötung	Ceruminalpropf	350—400 Schuß und Rohrkrepierer	Beiderseits Watte
10	Schw., 5. 19. b. F.A.R.	Kanonier 2, r. Ohr am Geschütz	*Starke Retraktion* gleichmäßige Rötung	Rötung der Hammergriff gefäße	350—400 Schuß	?
11	K., 5. 19. b. F.A.R.	Kanonier 4	Narben, keine Retraktion	Retraktion und gerötet	350—400 Schuß	—

Gewerbehygienisch wäre folgendes ins Auge zu fassen:

Tonischer Krampf der Binnenmuskulatur entsteht bei allmählichem Einfluß langdauernden, aber dynamisch nicht zu starken Lärms in einem gewissen, bei jäher Einwirkung akustisch überwertiger Reize in einem bemerkenswert hohen Prozentsatz. Über seine Dauer wissen wir bisher noch nichts Genaues. Daß er nicht ausnahmslos entsteht, dürfte auf Unterschieden in der allgemeinen und örtlichen Konstitution beruhen. Abgesehen davon, daß es sich wegen allenfallsiger subjektiver Störungen um ein Leiden sui generis handelt, das

Beachtung verdient, ist auch das exakte Funktionieren des Schalldämpfungs-apparates bei Fortdauer des Berufslärms wahrscheinlich sehr wichtig. Der normale Tonus muß vorhanden sein, damit das Ohr wie z. B. beim sog. Gegen-halter in der Kesselnieterei, der von seinem Mitarbeiter durch die Kesselwand getrennt ist, sich auf den erwarteten überlauten Nietschlag einstellen kann. Starke kurzdauernde Schallreize schädigen erfahrungsgemäß das Labyrinth am meisten, wenn sie das Ohr *unvorbereitet* treffen. Ferner erscheint eine Art *Mittelstellung* der Binnenmuskulatur auch dem *üblichen* Berufslärm gegenüber als das Gegebene. Zwar wird hier kontinuierlicher Lärm mäßigen Grades, wie Maschinengeräusche, Schwungradsurren keine wesentliche Rolle spielen, man könnte sogar daran denken, daß die Versteifung der Kette das Ansprechen erschwert, also einen gewissen Schutz bildet. Nun aber setzt sich Betriebslärm oft aus einer Summe dynamisch überwertiger kurzdauernder Schallreize zu-sammen (Hämmern, Pfeifen usw.), und wir wissen, daß die schlimmsten und am schnellsten eintretenden experimentellen Schädigungen auf die letztere Art entstehen. Solchen Betriebslärm gegenüber muß man aus theoretischen Erwägungen ein *exaktes Funktionieren der Binnenmuskulatur* für wichtig halten. Auch starkem *Luftdruck* gegenüber muß eine zu erhebliche Trommelfellspannung vom Übel sein (V. URBANTSCHITSCH). Darum ist der Gedanke nicht von der Hand zu weisen, daß man den Versuch macht, nach dem Vorgang von V. URBAN-TSCHITSCH in seinem Einzelfalle bei gewissen Kategorien Lärmgefährdeter durch regelmäßige Lufteinblasungen die annähernd normale Reflexbereitschaft der Binnenmuskulatur wieder herzustellen. In hochgradigen Fällen, besonders solchen von plötzlicher Vertäubung, wie sie auch innerhalb des gewöhnlichen Betriebslärms durch besonders intensive, schrille, unerwartete Schallreize ent-stehen und auf Disponierte wirken kann, wäre bei erwiesenem Tensorspasmus therapeutisch an Trommelfellmassage und Atropin zu denken.

Klonische Krämpfe der Binnenmuskulatur sind beschrieben und auch bei Lärmarbeitern beobachtet, sie äußern sich in rhythmischem, störendem Knacken, doch liegen nur geringe und hier nicht weiter verwertbare Angaben vor.

c) Inneres Ohr.

Akustisches Trauma. Nach ALT sollen etwa $10^0/_0$ aller Erkrankungen des inneren Ohres professionellen Ursprungs sein, doch beruhen seine Angaben mehr auf Schätzung als auf nachprüfbarer Zählung. POGÁNY (Budapest) machte mir 1918 die Mitteilung, unter 191 Erkrankungen des N. acusticus bei 137 Männern, 54 Frauen (Material des Rochus- und Judenspitals) hätten $55 = 26^0/_0$ aus Lärmbetrieben gestammt. Wie bereits mitgeteilt, fehlen größere Statistiken auf Grund einheitlicher Untersuchungsmethoden. — Lange Zeit nahm man an, daß Hörstörungen infolge übermäßiger beruflicher Inanspruchnahme des Organs auf feinen Gewebstrennungen, Entzündungen, Blutaustritten beruhen. Auch über den Sitz bestanden Zweifel, man war geneigt, den Angriffspunkt in das Mittelohr zu verlegen. Obwohl mit Alter, Arteriosklerose, Tabes kombiniert, wiesen doch die zuerst von HABERMANN am Ohr professionell Schwerhöriger erhobenen pathologisch-anatomischen Befunde, verbunden mit seinen aus-gedehnten Funktionsuntersuchungen an Lärmarbeitern den Sitz im inneren Ohre bei unverändertem Mittelohr nach (6 Fälle): hochgradige Atrophie des CORTIschen Organs, Schwund der Nerven in der Lamina spiralis und auffallende Verminderung der Ganglienzellen des ROSENTHALschen Kanals, welche Ver-änderungen im untersten Teil der Schnecke am stärksten und je weiter nach oben zu um so weniger ausgeprägt waren. BRÜHL bestätigte das an einem aller-dings auch nicht unkomplizierten Fall. ZANGE hat den ersten reinen Fall, und zwar am jugendlichen Individuum, einem seit 6 Jahren beruflich schwer-

18*

hörigen 29jährigen Schiffskesselschmied untersucht und fand, intra vitam typische Schwerhörigkeit vom sog. nervösen Charakter, post mortem Atrophie im ganzen peripheren Neuron des N. cochlearis beiderseits. (Abb. 1.) Experimentell hat Wittmaack als erster sichergestellt, daß der angepaßte Reiz eine Degeneration der Sinneszellen mit Regelmäßigkeit zur Folge habe,

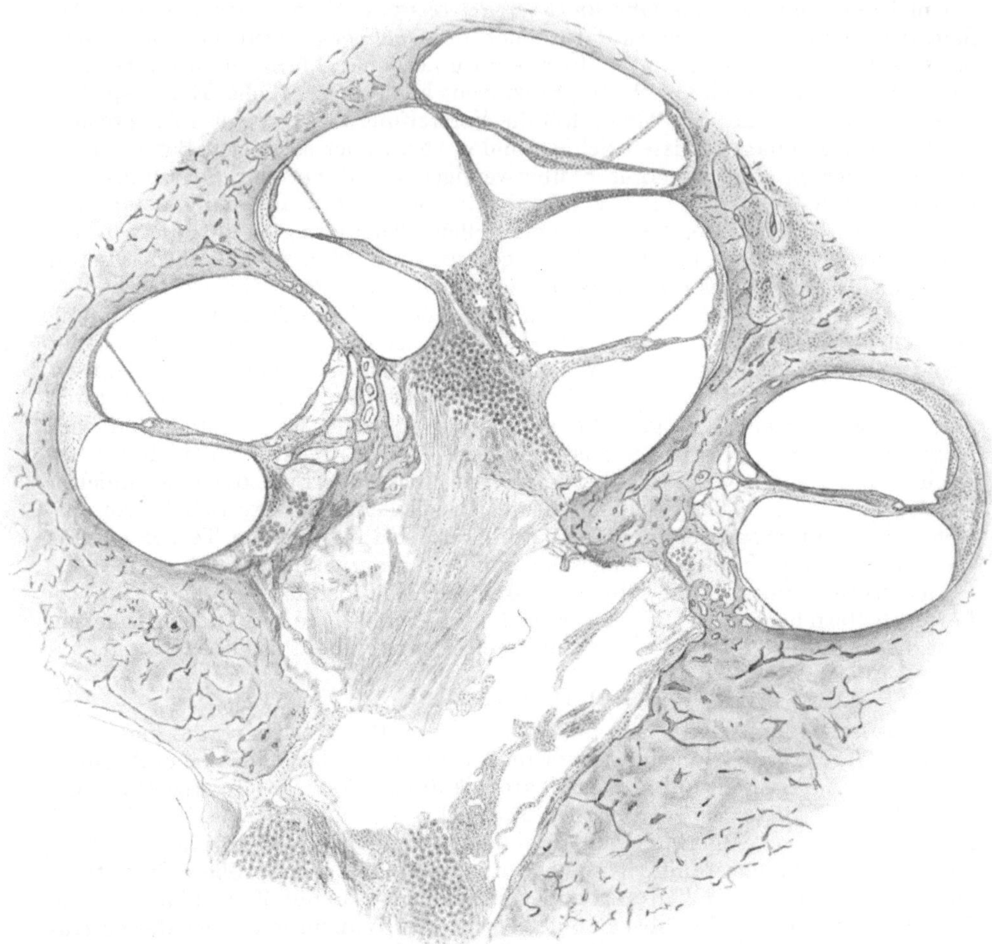

Abb. 1. Durchschnitt durch die Schnecke.
Atrophie im gesamten peripheren Neuron des N. cochlearis, fast gänzliches Fehlen des Cortischen Organs. 29 jähr. Schiffszimmermann mit unkomplizierter professioneller Schwerhörigkeit. [Nach Zange [1]).]

und ihm sowie zahlreichen Nachuntersuchern gelang auch der Nachweis, daß erregender Ton und erregter Bezirk Zusammenhänge im Sinne der Helmholtz-schen Theorie zeigten. Wittmaack suchte neben rein wissenschaftlichen auch gewerbehygienische Fragen des Schallschutzes zu erforschen. Seine geist-reichen und bedeutungsvollen Versuche am Meerschweinchen, im Laufe von

[1]) Den Herren Wittmaack und Zange bin ich für die Überlassung der Abbildungen, die zum Zwecke des Vergleichs nebeneinandergestellt sind, zu Dank verpflichtet.

mehr als 12 Jahren in einigen Punkten revidiert und modifiziert, in wichtigen ausgebaut und vertieft, bedürfen darum an dieser Stelle näherer Betrachtung nach dem Stande seiner neuesten Veröffentlichungen. Er stellte bei einmaliger kurzdauernder Einwirkung von Pfiff und Knall, also übermäßig lautem

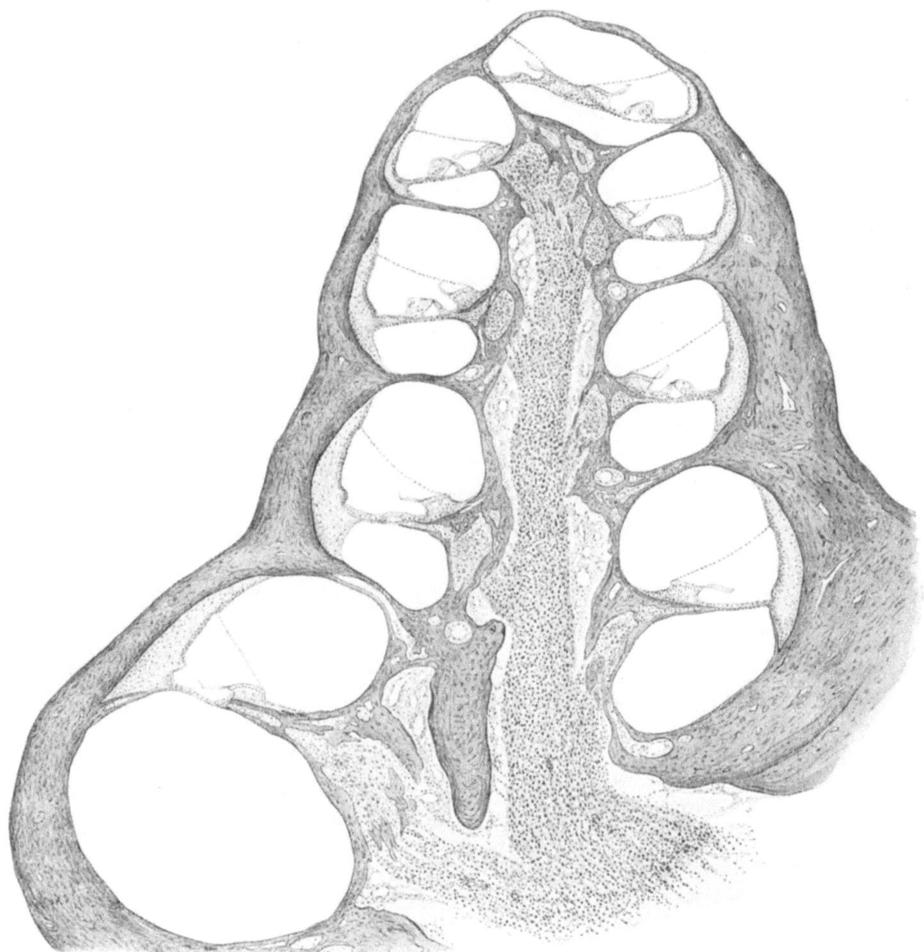

Abb. 2. Durchschnitt durch die Schnecke eines Meerschweinchens mit Schallschädigung durch etwa 10wöchentliche Einwirkung eines *übermäßig lauten Luftgeräusches*, mit Klappermaschine erzeugt. Die unteren Windungen sind am stärksten befallen, die obersten noch annähernd normal. Dementsprechend zeigen Ganglienzellen und Nervenfasern in den korrespondierenden Bezirken des ROSENTHALschen Kanales und der Lamina spiralis die stärkste Lichtung. (Nach WITTMAACK.)

Luftton im höchsten Intensitätsgrad, fest, daß „schon unmittelbar nach der Einwirkung der gesamte Zellkomplex des CORTIschen Organs in dem betroffenen Bezirk völlig durcheinandergewirbelt erscheint". Bei gleichartiger Einwirkung, jedoch von geringerer Intensität, sieht man „eine Verschiebung der hochdifferenzierten Zelltypen, ohne daß sie hierbei völlig zerfallen. Nur von den Sinneszellen geht eine Anzahl zugrunde, während der Stützapparat sonst in seiner groben Form stehen bleiben kann" Die Übergänge sind natürlich fließend.

Die wiederholte und kurzdauernde bzw. die kontinuierlich fortgesetzte Schalleinwirkung mit übermäßig lautem Luftton ergibt eine Erkrankung des schall-
percipierenden Neurons derart, daß zunächst die Sinneszellen zerfallen und sich
ein fortschreitender Zerfall der peripheren Nervenfasern und Ganglienzellen

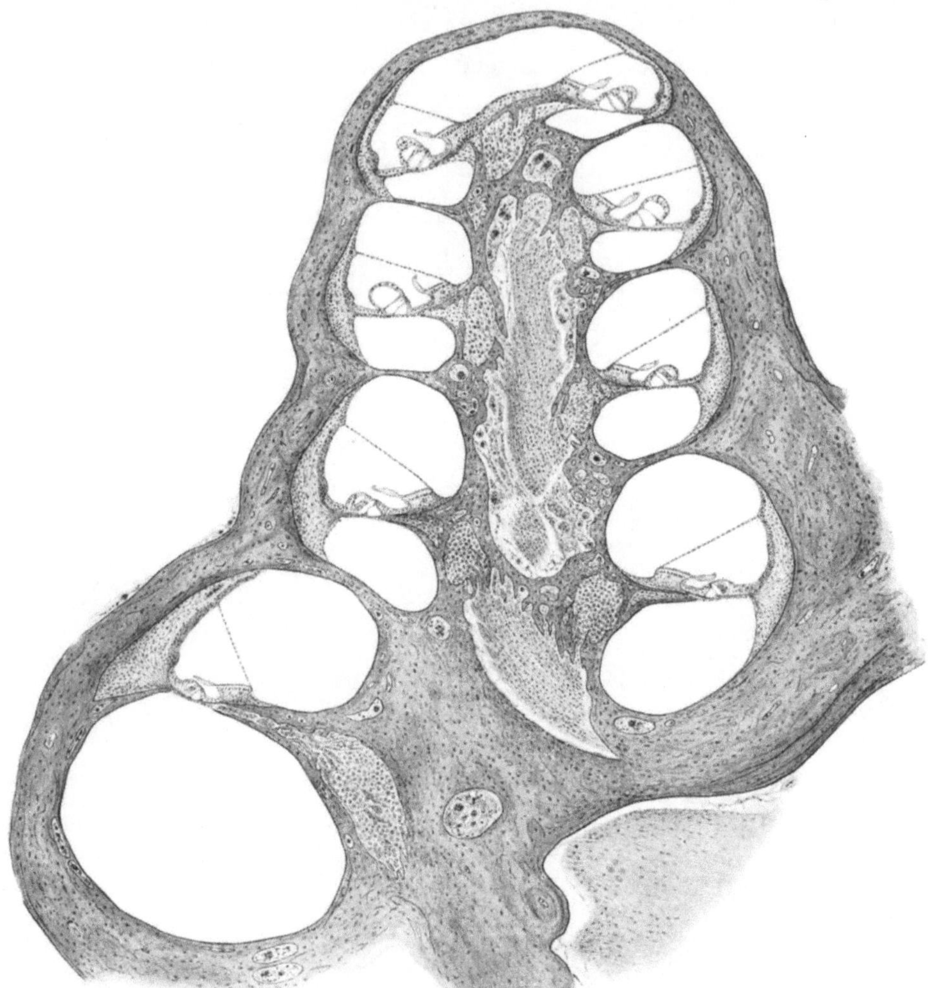

Abb. 3.   Durchschnitt durch die Schnecke eines Meerschweinchens mit Schallschädigung
durch etwa 10 wöchentliche Einwirkung der tiefen D₁-Stimmgabel (36 v. d.) *ausschließlich
durch Körperleitung* (bei ganz leisem Luftton). Die oberen Windungen sind ausschließlich
befallen, die untersten noch völlig normal. Dementsprechend zeigen Ganglionzellen und
Nervenfasern in den korrespondierenden Bezirken des Rosenthalschen Kanals und der
Lamina spiralis eine starke Lichtung.   (Nach Wittmaack.)

im Ganglion cochleare anschließt. Am Ende kommt es auch zu einem Rückbildungsprozeß im Stützapparat des Cortischen Organs. Die Schädigungen
betreffen regelmäßig die unteren Windungen (Abb. 2). Bei nicht über-
lautem bzw. *leisem Luftston* kommt durch Luftleitung allein eine solche nicht
zustande, bei einer Versuchsanordnung jedoch, die zugleich die Überleitung
durch Knochen auf dem Wege der *Bodenerschütterung* vermittelt, werden nach

entsprechend längerer Einwirkung (etwa 100—150 Tagen) ebenfalls die typischen degenerativen Veränderungen beobachtet, und zwar fällt auf, daß der Prozeß mehr in den oberen Windungen lokalisiert ist. Er charakterisiert sich als „isolierter Ausfall einer Reihe von Sinneszellen bei erhaltenem Stützapparat, verbunden mit erheblicher Lichtung der Nervenzellen und Ganglienlager in den zugehörigen Bezirken". Neuerdings hat WITTMAACK *überwiegende Bodenerschütterung* verwendet, derart daß gleichzeitiger Luftton nicht in Frage kommt. Zuerst experimentierte er mit Übertragung tiefer Schwingungen einer Stimmgabel, dann mit dem kontinuierlichen Aufschlagen eines filzgedämpften Hammers auf ein Messingbrett, das als Käfigboden dient, und bei verlängerter Versuchszeit von 6—8 Monaten wurden im Gegensatz zu den normalen Befunden an seinen Kontrolltieren, die nur dem unvermeidlichen sekundären leisen Luftschall auf einem Nebenbrett ausgesetzt waren, bei den *Versuchstieren* charakteristische Veränderungen gefunden. Diese waren „eine ganz unverkennbar deutliche Reduktion der Nervenzellen und Nervenfasern in den oberen Windungen, und zwar am stärksten am Übergang der zweitobersten in die oberste Windung und gleichzeitig ein unverkennbar deutlicher Sinneszellenausfall in dem befallenen Bezirk des CORTIschen Organes bei gut erhaltenem und unverändertem Stützapparat" (Abb. 3). — Zwei Einwände erhoben sich gleich anfangs gegen WITTMAACKS Anschauungen und zeitigten eine umfangreiche Literatur, aus der hier nur das für den vorliegenden Zweck notwendige entnommen sei. YOSHII wies einige von WITTMAACKS ersten Befunden an Nervenzellen und -fasern als postmortale Veränderungen nach und WITTMAACK hielt infolgedessen seine ursprüngliche Ansicht einer *gleichzeitigen* Schädigung des ganzen peripheren Neurons in allen seinen Teilen durch Luftschall nicht aufrecht. SIEBENMANN und seine Schule, YOSHII, HOESSLI sowie v. EICKEN bezweifelten, daß Übertragung des Bodenschalls durch Knochenleitung nachweisbare Veränderungen hervorrufe, und suchten dies durch Vergleich beider Seiten bei einseitig entamboßten Tieren zu erhärten, bei denen sich auf dem Ohre mit unterbrochener Kette keine Veränderungen fanden, während das mit ungeschädigtem Mittelohr sie aufwies. WITTMAACK legt diesen Versuchsausfall, aus dem SIEBENMANN gewerbehygienisch bereits die praktische Nutzlosigkeit einer Dämpfungsisolierung durch Filzunterlagen usw. gefolgert hatte, keine Beweiskraft bei. Einmal habe er nie behauptet, daß bei *überwiegendem* Luftschall der gleichzeitige Bodenschall besondere Bedeutung besitze, sondern im Gegenteil, wo so tiefe Töne wirkten, daß die physiologische Leitung erfahrungsgemäß nicht mehr wirksam sein könne, sei immer noch der Leitung durch feste Körper die Möglichkeit schädigenden Einflusses auf das innere Ohr gegeben, wenn nur die Zeitdauer lang genug bemessen würde. Der „experimentellen Kesselschmiede" HÖSSLIS, gußeisernen Röhren, in denen die Tiere gehalten wurden, macht er den Vorwurf nicht genügender Abschwächung des Luftschalls, dessen physiologische Übertragung er nie geleugnet habe, sie wirkten geradezu als Resonatoren, auch sei die Schallquelle dem Ohre zu sehr genähert. Die Entambossung will er nicht auf gleiche Stufe mit einem festen Verschluß des Gehörganges gestellt wissen, welch letzterer bei Versuchstieren ohne schädliche Nebenwirkung noch nicht gelungen sei, die Unterbrechung der Kette könne auch für Übertragung vom erschütterten Knochen auf das Labyrinth störend sein (kraniotympanaler Weg), obwohl er bei seinen Erschütterungsversuchen in der reinen ossalen (kranialen) Leitung die Hauptkomponente zu erblicken geneigt ist. Im Gegensatz zu der SIEBENMANNschen Schule hält WITTMAACK die sich aus diesen Experimenten ergebenden Fragen der professionellen Schwerhörigkeit, weder · was Entstehung noch was Prophylaxe betrifft, für geklärt und darin muß man ihm beipflichten. Es bedarf in der Tat erst einer weiteren physikalisch-physiologischen Erforschung der schädigenden Komponenten. Grade-nigo hat vor Jahren Versuche von Klanganalyse des Gewerbelärms in primitiverer Weise unternommen, ich habe bereits 1912 einen ausführlichen Organisationsplan für solche Zwecke ausgearbeitet (für Deutschland in absehbarer Zeit infolge der augenblicklichen Verhältnisse wohl ohne Aussicht auf Erfolg), Glibert, belgischer Reichsgewerbearzt, empfiehlt dringend exakte Forschungen in dieser Hinsicht. Vertieft man sich in die Arbeiten unserer Gesundheitsingenieure, so muß man den Weg, dieser Frage mit modernen, exakten technischphysikalischen Methoden beizukommen, für durchaus gangbar und, wenn er durch akustisch-physiologische Betriebsuntersuchungen am Lärmarbeiter ergänzt wird, für äußerst aussichtsreich halten. Daß man den *schädigenden Einfluß des maschinellen Bodenschalls* auf Menschen leugnet, weil man im Cortischen Organe angetrommelter Meerschweinchen keine ausreichenden Veränderungen fand, mutet den Praktiker einigermaßen befremdend an, der aus dem Munde der Arbeiter hört, wie sie unter der Körpererschütterung leiden [Alt, Peyser, (siehe hierzu Tafel II), Glibert u. a.]. Dr. ing. Rudolf Ottenstein, der die Frage des Schalles und der Erschütterungen auf Grund exakter Stärkemessungen sehr genau studiert hat, sagt S. 27:

„Man kann sagen, daß der Luftschall in seinen störenden Einflüssen harmlos ist im Vergleich zu den Wirkungen, die der Bodenschall verursacht. Während es dort verhältnismäßig kleine Massen waren, die den Schall erzeugten und dementsprechend geringe Kräfte, haben wir es hier mit den Schwingungen bedeutender Massen zu tun. Wer einmal in einem Büro gearbeitet hat, das in leitender Verbindung mit einem Maschinenraum stand, der wird das Dröhnen, das durch das Schwingen der Wände und Decken verursacht ist, als bedeutenden Schmerz empfunden haben, diesen steten Druck auf die Gehörnerven, das weitaus störender ist als die klappernden und surrenden Töne im Maschinenraum selbst". Und er fährt fort: „Wenn wir im folgenden von Bodenschall sprechen, so denken wir in erster Linie, daß ein Fall vorliege, wo
 1. der primäre Luftschall unbedeutend sei,
 2. der eigentliche Bodenschall vom Ohre nicht wahrgenommen werde,
 3. der sekundäre Luftschall das Kennzeichen als Bodenschalleitung darstelle."

Diese Fälle interessieren gewerbehygienisch ganz besonders, man denke an die Erzeugung von Stößen infolge Unebenheiten auf Pflaster und Schienen (Verkehrslärm), an die, „welche von Maschinen jeder Art infolge von unausgeglichenen Massen, Unebenheiten im Betriebe usw. auf das Fundament, die Decke usw. ausgeübt werden" (Industrielärm). Sollte das alles otologisch nebensächlich sein, wenn das schwere Knochengerüst eines Mannes, das trotz seiner Gelenkverbindungen schalleitend ist und doch schließlich auch einen Eigenton besitzt, jahrelang mit Regelmäßigkeit auf schwingendem Boden lastet? (Siehe dazu die verschiedenen Stellungen in den Abbildungen S. 294—296.)

Aber wir müssen außerdem den Lärm akustisch (Tonhöhe), dynamisch (Tonstärke) und schließlich insoweit analysieren lernen, ob es sich um eine Aufeinanderfolge von einzelnen überwertigen Reizen handelt, deren jeder schon schädigend wirken kann (schwere Hämmer) oder um Summation schwächerer Reize oder endlich um kontinuierlichen mittellauten Schall. Sozialhygienisch spielt dann noch, da eine elektive Wirkung nur auf bestimmte Konstitutionen vorzuliegen scheint, die entscheidende Rolle die Konstitutionsprüfung, für die ich (S. 135) nach dem Vorgang von Gerhard Simon die Pignetsche Formel: x = H — (B + K), wobei H = Körpergröße, B = Brustumfang beim Ausatmen in Zentimeter, K = Körpergewicht in Kilogramm, mit ihrer Klasseneinteilung der Arbeiter, in Vorschlag gebracht habe, die durch eine gleichzeitige Aufnahme und Sichtung des Befundes an Ohr und oberen Luftwegen zweckmäßig ergänzt würde. Bei den soeben von der Betriebskrankenkasse der Firma Krupp, A.-G., Essen, Gußstahlfabrik, als erster getroffenen Einrichtung „Freiwilliger, wiederkehrender Untersuchungen anscheinend Gesunder", über die C. Weiss berichtet, wäre eine erwünschte Gelegenheit zu solchen Forschungen gegeben. Nachdem wir nun dank Habermann und Wittmaack wissen, *wo* gewerbliches akustisches Trauma entsteht, könnten wir (oder könnten Industrieländer, die zur Zeit wohlhabender sind als Deutschland) auf solche Weise das „*wie?*" besser klären als es das Tierexperiment vermag, das ja, wie Wittmaack ausdrücklich betont, nur Anregung und Hinweis darstellt.

Pathologisch-anatomisch und *klinisch* brachte uns nämlich der Krieg trotz seiner Überfülle von Schädigungen des Gehörorgans und einer geradezu verwirrend großen Literatur hierüber, die Haymann kritisch zusammengefaßt hat, gerade in diesem Punkte nicht viel weiter. In ihm spielten natürlich mechanisches und psychisches Trauma die Hauptrolle (vgl. den betreffenden Abschnitt dieses Handbuches von Muck). Zunächst bedarf es, da gewisse Schwierigkeiten vorliegen, einer Abgrenzung zwischen den Begriffen mechanisches und akustisches Trauma. Die Schallübertragung auf das Ohr, bei der Luftverdünnung und -verdichtung wirksam sind, stellt an sich eigentlich einen mechanischen Vorgang dar. Deshalb wird einer Unterscheidung vielfach etwas Gezwungenes anhaften. Gleichwohl wissen wir, daß der Einschlag einer Mine, ein in der Nähe des Ohres abgefeuerter Schuß durch reinen Druckstoß Trommelfell und Mittelohrgebilde vorwiegend grob mechanisch schädigen können (Perforation, Gewebstrennungen, Dislozierung, Herausschlagen der Gehörknöchelchen, ja sogar Absprengung der knöchernen Trommelfellumrandung (Biehl). Durch gewaltsames Hineintreiben der Stapesplatte oder der Fenstermembran können die feinen Teile des inneren Ohres roh aus ihrem Zusammenhang gerissen werden, der labyrinthäre Raum wird verkleinert, der Druck geht auf die Perilymphe der kochlearen Seite über. Mögliche Fälle: Zerreißung des Canalis reun. (Haymann), allfällige Dehnung oder gar Zerreißung der Membran des runden Fensters und schließlich auch der Reissnerschen Membran (Biehl, l. c.). Wir wissen ferner, daß die gleichen Einflüsse, aus etwas weiterer Entfernung wirkend, imstande sind, ohne solche groben Verletzungen ganz bestimmte Bezirke der Schneckenwindungen so zur Degeneration zu bringen, wie es — abgesehen etwa von Vergiftung und Kongestion — nur der adäquate Reiz vermag. Wo also, wie im ersten Falle, die Gewebstrennung im Vordergrunde steht, werden wir theoretisch das Trauma als ein mechanisches rubrizieren, wo der typische Funktionsausfall ohne eine solche nachweisbar ist, als ein akustisches, wir werden uns aber *praktisch* des Vorkommens äußerst zahlreicher mechanisch-akustischer Mischformen mit Summation beider Reize stets bewußt bleiben. Körpererschütterungen durch Schlag, Stoß, Fall, Verschüttung gelten natürlich als mechanisch, wenn auch die Ursache, Einschlag von Granaten, Minen usw. gleichzeitig akustisch wirkt.

Von vornherein war zu erwarten, daß der Eigenart *professioneller* Verhältnisse, unter denen Schwerhörigkeit entsteht, der Einfluß der eigenen Waffe auf ihren Träger resp. auf die Bedienung, monate- oder jahrelang fortgesetzt, entsprechen würde und ich habe selbst in einer der ersten Kriegsveröffentlichungen aus der Front die Einteilung in Abschuß- und Einschlagsbeschädigungen getroffen. Wenn die letzteren in Publikationen aus den rückwärts gelegenen Lazaretten weitaus überwogen, so liegt das erstens an der Eigenart dieses *Verwundeten*materials, zweitens an dem auch beim *Kranken*material verständlichen Wunsch, sich lieber als ehrenvolles Opfer feindlicher Feuerwirkung hinzustellen als für zu ohrenempfindlich im eigenen Dienst zu bezeichnen, ferner darin, daß Einschläge feindlicher Geschosse fast nie auszuschließen waren und eine konkrete entschädigungspflichtige Krankheitsursache darstellten, schließlich an mangelnder Selbstbeobachtung. Auf die anamnestischen Angaben ist also nicht immer etwas zu geben. In der Tat war ein gewisser Prozentsatz von Soldaten schon durch eigenes Feuer ohrgeschädigt, ehe er es durch fremdes wurde. Ich habe bereits 1917/18 durch batterienweise Stichproben festgestellt, daß mindestens 20% der Artilleristen Hördefekte zeigten, aber nur die Hälfte etwas davon wußte. Friedrich, Jähne, Rhese haben für das Friedensheer weit höhere statistische Zahlen errechnet, doch erklärt sich dieser Unterschied durch die Konstanz der alten Armee mit ihren langgedienten Kapitulanten und Berufsoffizieren im Gegensatz zu der ständigen Fluktuation im Feldheer mit dauerndem Wechsel zwischen Abgang und Ersatz. Nun darf man sich aber die sog. *Schießschwerhörigkeit* nicht ausnahmslos als eine *allmählich* und *unmerklich* einsetzende, der durch gewerblichen Betriebslärm ähnliche, vorstellen. Als Gegenbeispiel führe ich das Ergebnis einer meiner neun Inspektionen ohrenärztlicher Art von Batterien in Feuerstellung an, die ich bei einer Gruppe schwerer Artillerie November-Dezember 1917 unternahm.

20. 11. 1917. Stellung 79: Zwei 21 cm Broncemörser, Betonunterstand, gedeckt. Je 8 Mann Bedienung bei jedem Geschütz. Luftdruck wird als enorm geschildert, entferntere etwa offene Türen fliegen zu, zerbrechen sogar manchmal, ebenso Fenster. Nach Angabe des Kommandeurs entsteht im gedeckten Geschützstand zuerst negativer Luftdruck, der Raum wird gewissermaßen leergesaugt, dann erst positiver. — Knall gleichfalls sehr stark. — Bodenerschütterung nicht störend, es treten zwei Wellen auf, die letztere ist die stärkere. Schutz: Watte im Ohr oder Fingerverstopfung, Mund auf. Die Geschütze geben gemeinhin nur vereinzelte Schüsse ab, die Bedienung steht beim Abschuß im Unterstand selbst und klagt fast ausnahmslos über *jedesmalige* Ohrbeschwerden durch den Luftdruck. Leutnant P. dauernde Hörstörungen, Vizefeldwebel W. Ohrenstechen, Sausen, Gedächtnisschwäche, die meisten Mannschaften klagen über Nachlaß des Gehörs und Beschwerden der verschiedensten Art in den Ohren. Befindet man sich in dem gut geschlossenen Telephonunterstand, so wirkt zwar der Knall sehr laut, Luftdruck fällt aber fort und es treten keine Abschußbeschwerden ein.

Man sieht, daß hier Verhältnisse vorliegen, wie sie im geordneten gewerblichen Betrieb höchstens bei Sprengungen (Tunnelbau usw.) vorkommen könnten, und daß es sich um einzelne, jedesmal außerordentlich starke Einwirkungen handelt, ähnlich denen, die Hofer und Mauthner bei katastrophalen Explosionen als ,,Druckimpuls" schildern, wobei hier mangels exakter Funktionsprüfung offen bleibt, welche Rolle die rein akustische Komponente spielt.

Im Gegensatz dazu waren bei freier Aufstellung schwerer Geschütze, langer Abzugsschnur (bis zu 6 m), Wegtreten der Mannschaft hinter Erdwand, Abschußunannehmlichkeiten und Hörstörungen weit seltener.

Einen völlig anderen Typus stellen aber die Verhältnisse bei *kleinkalibrigen* Geschützen der Feldartillerie und beim *Maschinengewehr* dar. Hier spielt der *Luftdruck* keine Rolle, dagegen die lange Dauer der *akustischen* Einwirkung (Gasschießen, Trommelfeuer) und besonders der Toncharakter des Knalles. Übereinstimmend wurde angegeben, der Knall wirke auf das Ohr um so unangenehmer, je kleiner das Kaliber sei, was mit der Tonhöhe zusammen hängen würde und sich durch die intensivere physiologische Einwirkung höherer Töne zwanglos erklärt. Auch Jähne stellte 1910 fest, daß im Friedensdienst bei den Artilleristen vielfach Karabinerschießen oder dessen Beaufsichtigung mehr Hörbeschwerden auslöste als Geschützschießen. Das Rattern der Maschinengewehre im Felde war — im Gegensatz zu Jähnes Friedenserfahrungen — für die Schützen besonders störend und kann, natürlich in dynamischer Verstärkung bei zeitlicher Verminderung, am ehesten mit der Einwirkung von Preßlufthämmern des Gewerbebetriebes verglichen werden.

Daß für *allmähliche* Einwirkung kontinuierlichen mäßigen Geräusches unterhalb der Schädigungsgrenze im Kriege kein Analogon zu finden ist, versteht sich ebenso wie daß die Anfangsstadien hier noch weniger berücksichtigt werden konnten als im Friedensbetrieb.

Traumatische *Einschlagsneurosen* rein akustischer Art sind deswegen fast nie mit Sicherheit festzustellen, weil mechanische und psychische Komponente kaum jemals fehlen (Luftdruck, Stoß, Fall, Schlag, Schreck).

Die Art, in der die einzelnen *Industrie*zweige und *Gewerbe* im geordneten Betriebe zu akustischem Trauma führen können, wolle man aus den betreffenden Rubriken der Tabelle II und aus den Angaben bei Besprechung der Lärmberufe S. 289 ff. ersehen.

Wir kommen nun zu den *klinischen Erscheinungen.* Subjektive Beschwerden richten sich nach der Art des akustischen Traumas. Bei *akuten* Fällen (Explosion, schriller Pfiff dicht am Ohr, unvermuteter Hohlschlag oder Knall) ist plötzliche Hörbeeinträchtigung die Regel. Nach Selbstbeobachtung (siehe S. 273) scheint es mir, als ob nicht echte Autophonie vorliege, d. h. Verstärkthören der eigenen Stimme wie beim Tubenverschluß, sie klingt vielmehr andersartig, leer, fremd. Befragung intelligenter frisch Schallverletzter ergab das gleiche Resultat. Mitklingen und -klirren bestimmter Töne tritt sofort nach dem Trauma auf und macht sich vielfach noch lange bemerkbar. Hyperaesthesia acustica in Form von Abneigung gegen und Schmerzgefühl bei Lärm überhaupt, besonders auch gegen Erschütterungen, Wagenrasseln usw., wie auch Geräusche von bestimmtem Klangcharakter ist sehr häufig. Subjektive Geräusche sind fast stets sofort vorhanden. Im Moment der Einwirkung ein Sausen, Pfeifen, später, teilweise als lang andauernde, evtl. unheilbare Folge, subjektive Ohrgeräusche. ALBRECHT hat die letzteren in 54% seiner Fälle gefunden und ihrem Charakter nach in 13 Gruppen geteilt, BIEHL ein als Klatschen bezeichnetes Geräusch im Ohr gelegentlich als pathognomonisch für Läsion der runden Fenstermembran angesehen. Die Tonhöhe stellte ich an mir selbst als e^4, ALBRECHT zweimal als c^3, einmal als c^1 fest, kurzum, sie ist nicht einmal annähernd einheitlich. Ohrschmerz, Kopfschmerzen, Stechen in der Tiefe des Gehörganges, Hyper-, Hyp- oder Anästhesie der Ohrumgebung kommen um so häufiger vor, je weniger „rein akustisch“ das akute Trauma ist; bei starker physikalischer Komponente, Luftdruck und Erschütterung sind derartige Befunde einzeln oder kombiniert die Regel. Das gleiche gilt von momentaner Bewußtseinsstörung, Benommenheit. Bei Kriegsverletzungen und unerwartetem akustischem Gewerbetrauma (Sprengung, Hohlschlag) spielen psychische Faktoren, Schreck, Chok hier die Hauptrolle. Es sei an den Standpunkt erinnert, den RHESE und MAUTHNER einnehmen, daß nämlich akutes Schalltrauma nicht allein auf das innere Ohr, sondern zugleich auf das Hirn einwirkt.

Otoskopisch zeigt das akute akustische Trauma fast regelmäßig bei sofortiger Untersuchung ein positives Bild: Rötung der zuführenden, der Hammergriffgefäße, Retraktion, von deren Entstehung durch Spasmus der Binnenmuskulatur bereits die Rede war.

Die *Funktionsprüfung* ergibt in schwersten Fällen völlige Taubheit für Sprache, Stimmgabel, Pfeifen, bei stark verkürzter bis aufgehobener Kopfknochenleitung, in mittelschweren sehr wechselnde Bilder. VOGEL stellte bei 20 Explosionsschwerhörigen einen isolierten Ausfall für die c^5-Stimmgabel fest. Im Vordergrunde steht die Verkürzung der Kopfknochenleitung und Herabsetzung der oberen Tongrenze oder Verkürzung hoher Töne bei entsprechend vermindertem Sprachgehör. Früher überstandene oder gleichzeitig entstandene Affektionen des Mittelohrapparates ändern das Bild derart, daß z. B. bei nur gering herabgesetzter oberer ein starkes Hinaufrücken der unteren Tongrenze vorhanden ist, eine Erscheinung, die aber auch sonst beobachtet wird. BRÜGGEMANN, der nach Gründen für die letzere sucht, erwähnt fünf Möglichkeiten:

1. Es handelt sich um eine gleichzeitig bestehende Mittelohrschwerhörigkeit, vielleicht infolge der Wirkung des M. tensor tympani.

2. Die tiefen Töne werden durch die subjektiven Geräusche (Rauschen und Brausen) übertönt.

3. Die tiefen Töne werden infolge des zuweilen recht großen Trommelfelldefektes schlechter auf die Gehörknöchelchenkette und damit auf das innere Ohr übertragen.

4. Es ist durch die starke Erschütterung zu einer Lockerung und deshalb schlechteren Leistungsfähigkeit der Gehörknöchelchenkette gekommen.

5. Es liegt eine Erschütterung bzw. Schädigung des Labyrinths auch an den Stellen vor, wo die tiefen Töne perzipiert werden.

Die beiden letzten dünken ihn die wahrscheinlichsten.

Albrecht macht mit Recht auf die manchmal beobachtete auffallende Divergenz zwischen Ton und Sprachgehör aufmerksam, z. B. Flüstern 5 m bei Verkürzung der oberen Tongrenze um eine volle Oktave, der unteren um ein bis zwei Oktaven. Auch Tonlücken sind oft vorhanden, z. B. in drei Fällen Brüggemanns h^{1}—^{2}, f^{1}—a^{2}, d^{5}—a^{5}.

Beim *chronischen akustischen Trauma* sind Entstehungsart und Verlauf völlig anders. Wie bereits erwähnt,, bleibt es im Anfang den Befallenen entweder unbekannt oder sie halten die Benommenheit des Ohres, die sie in den Arbeitsstunden während des Betriebslärms als unvermeidlich hinnehmen und die sich in der Ruhezeit aufhellt, für so konsequenzenlos, daß sie sich nicht weiter darum kümmern. Die oft gehörte Behauptung, subjektive Geräusche kämen hier selten vor, ist unrichtig. Roepke (S. 22) sah sie in der Großeisenfabrikation in der Hälfte der Fälle. Eisenbahnpersonal, Maschinenarbeiter der verschiedensten Branchen gaben sie bei Betriebsuntersuchungen oft an, so die Arbeiter einer großen Schuhfabrik, die ich systematisch danach fragte; sie kommen aber meist nur in der Ruhezeit zum Bewußtsein. Daß auch beträchtlich vermindertes Sprachgehör manchen Geschädigten nicht auffällt, liegt daran, daß regelmäßiges Arbeiten in Lärm die Arbeitskollegen zu lautem Sprechen nötigt. Die Parakusis Willisii, auf die es manchmal zurückzuführen sein dürfte, daß Mittelohrschwerhörige sich im Arbeitslärm wohler fühlen (Schorsch, Peyser) kann bei diesen reinen Cochlearaffektionen keine Rolle spielen. Sehr interessant ist folgende Angabe des belgischen Reichsgewerbearztes Glibert (S. 33): Manche Arbeiter in Lärmbetrieben haben die Fähigkeit, sich mit fast normaler Stimme miteinander zu unterhalten, während man selbst vor dem Lärm ihre Worte nicht hört. Ob es sich dabei um eine ganz besondere Anpassung der Stimme an die Eigenart des Lärms, an eine Gewöhnung des Ohres oder um beides handelt, läßt er offen. — Als Regel kann gelten, daß bis auf einzelne vermutlich Konstitutionsschwache, bei denen die Lärmschwerhörigkeit verhältnismäßig bald, oft geradezu rapid einsetzt (Gradenigo, Roepke, Kayser, E. Urbantschitsch) die Lärmarbeiter langsam und allmählich schwerhörig werden (s. z. B. Abschnitt „*Weber*" S. 297), von ihrer Schwerhörigkeit entweder selbst nichts wissen oder sie als unausbleiblich hinnehmen. Das eben ist der Grund, aus dem die Anfangsstadien, wie bereits mehrfach erwähnt, so selten zur Kenntnis der Gewerbe- und Ohrenärzte gelangen. — Der *otoskopische* Befund ist bis auf oft beobachtete Retraktion (siehe oben) meist negativ. Das Resultat der Funktionsprüfung ergibt in der Regel, aber durchaus nicht immer, Beiderseitigkeit des Prozesses (A. Peyser, S. 344) und das typische Bild der Schädigung des Sinnesapparates. Mit Recht macht Ostmann auf die Wichtigkeit der Höranalyse in allen Fällen trotz dieser unserer Kenntnis aufmerksam, denn Arbeiter, die ihrer Schwerhörigkeit wegen zum Arzt gehen und sie ohne weiteres auf Lärmwirkung beziehen, zeigen nicht selten ausschließlich oder vorwiegend Schalleitungsstörungen, professioneller oder anderer Art, die dann wieder auf solche in den oberen Luftwegen zurückgehen und durch zweckmäßige Behandlung *günstig* beeinflußt werden können. Ausgeschlossen ist das natürlich in Fällen, wie sie F. ALT erwähnt, wo bei ausgesprochenen Mittelohrerscheinungen verkürzter Schwabach und positiver Rinne bestehen.

Was den *vestibularen* Anteil betrifft, so bleibt der exakten Forschung noch vieles aufzuklären. Daß *akutes* akustisches Trauma zu den bekannten Reiz- und Ausfallerscheinungen führen kann, darf klinisch als sicher gelten. Schon früh machte GRADENIGO auf Fälle von „gewerblichem Menière" durch Lärm- arbeit aufmerksam. ALT fand unter 120 Schallgeschädigten sechsmal Klagen über Schwindel und Brechreiz während ungewöhnlich starken Hämmerns im Kessel. Explosionen, kurze Wirkung stark überwertigen Schalles sind oft als Ursache von Schwindelanfällen beschrieben worden, besonders im Kriege. Hinsichtlich des *chronischen* Traumas ist eine Vestibularaffektion durch all- mähliche Geräuscheinflüsse allein schwer vorstellbar. Neuerdings stellte FISCHER (Wien) einen 49jährigen Glasschleifer vor, der seit dem 10. Lebensjahr im Beruf stand, seit dem 15. unter intensiven subjektiven Geräuschen und starker Abnahme der Hörfähigkeit, dann 3 Jahre unter Schwindelanfällen und Er- brechen litt, die schließlich völlig verschwanden. Zu konstatieren war: calo- rische Unerregbarkeit links, Untererregbarkeit rechts; 10mal Rechtsdrehung Ny. 10″, 10mal Linksdrehung nur einige nystaktische Zuckungen. — Immer- hin dürften solche Fälle bei chronischem akustischem Trauma erheblich in der Minderzahl bleiben. Ich selbst hatte einen durch berufsmäßiges Telephonieren Schwerhöriggewordenen (Kriegsdienstbeschädigung) mit typischem Vestibular- schwindel in Behandlung, habe aber durch intensives Befragen allmählich und nachträglich in Erfahrung gebracht, daß gelegentlich schon *vor* seiner Ein- stellung als Fernsprecher leichte Schwindelanfälle bestanden. Heredität, In- fektionen, Intoxikationen sowie Neurosen, Angiospasmen, Arteriosklerose oder geringe, oft unbemerkte Commotio cerebri dürften in solchen Fällen eine größere Rolle spielen als der angepaßte Reiz mäßigen Betriebslärms, der ja allerdings gelegentlich mit akut überwertigem Schall und Luftdruck kombiniert sein kann.

3. Störungen in der Blutzufuhr.

Anämie. Steinkohlenbergleute, Tunnelarbeiter, Ziegler leiden an Ankylo- stomiasis als Berufskrankheit. Die hierbei auftretende Anämie führt zu sub- jektiven Ohrgeräuschen und akustischer Überempfindlichkeit.

Kongestionen. In einigen Berufen entstehen durch forzierte Expirationen Kongestionen zum Kopf, z. B. bei Glasbläsern, Blasmusikanten (GRADENIGO, ROEPKE, BÜRKNER). Klinisch wurden dabei subjektive Ohrgeräusche, auch wohl leichtere Grade von Schwerhörigkeit sowie Stechen und akustische Hyper- ästhesie festgestellt. Es ist anzunehmen, daß auch allgemein körperliche An- strengungen diese lokale Hyperämie zur Folge haben können. und daß sie bei Schwerarbeit in Hitze eine besonders große Rolle spielt. Schiffsheizer klagen häufig über Ohrensausen. Die vasomotorischen Störungen im inneren Ohre bedürfen noch einer genaueren klinischen Durchforschung. Die transitorische Hyperämie des Labyrinths geht meist ohne dauernde Folgen vorüber. Experi- mentell wies MATSUI (Mukden) jedoch nach, daß Kongestionen auch dauernde Schädigungen des Sinnesapparates verursachen können; die Veränderungen sind den durch Gift- oder Schallwirkung hervorgerufenen ähnlich.

Gasembolie liegt der sog. Caissonkrankheit zugrunde. Die Bläschen be- stehen fast ausschließlich aus Stickstoff (F. ALT). Es kann zu *vorübergehenden* Erscheinungen und *dauernden* Störungen im Bereiche der zentralen Hörbahn, des Hörnerven und Sinnesapparates kommen.

4. Berufliche Gifte.

Über die Schädigungen der Ganglien und Nervenfasern des Hörnerven durch Arzneimittel und Gifte, von denen ein Teil in ihrer Wirkung pathologisch-anatomisch und experimentell genügend erforscht ist, (Schädigung des Zentralorgans, elektive Wirkung auf das Labyrinth), bei einem anderen ohne derartig gesicherte Grundlagen aus analogen Erscheinungen bisher der Schluß auf ähnliche Wirkungen gezogen wurde, enthält der Abschnitt „Intoxikationen" K. Beck dieses Handbuches das Nähere. Gelegenheit zu gewerblichen Vergiftungen mit Schädigung des inneren Ohres ist nicht zu selten (siehe Tabelle S. 305—309). Ostmann und Voss vermuten wohl mit Recht, daß sie häufiger vorkommen als bisher bekannt ist. Die klinischen Erscheinungen (vgl. hierzu Thielemann) sind subjektive Ohrgeräusche und allmählich einsetzende Hörstörungen vom Charakter der Schädigung des Hörnerven bzw. nervösen Endapparates, auf die von dem Betroffenen meist ebenso wenig geachtet wird wie auf die ersten Anzeichen von Lärmschäden. Auch Schwindelerscheinungen wiesen öfters auf gewerbliche Ohrintoxikationen hin. In einem Falle von Bleikolik sah Popp Gehörs*halluzinationen*, in einem anderen L. Hofmann Blicklähmung mit Ausfall der schnellen Nystagmuskomponente nach vestibulärer Reizung.

Eine Liste der Ohrgifte, „die nachweislich zur Erkrankung des Ohres Anlaß gaben", stellte Voss, gestützt auf Roepke und das Resultat unserer erwähnten Umfrage, zusammen.

Es sind: *Blei, Quecksilber, Benzol, Benzin, Petroleum, Cyankali, Phosphor, Anilin, Arsenwasserstoff, Phosphorwasserstoff, Nitrobenzol, Schwefelsäure, Kohlensäure, Kohlenoxyd, Terpentindämpfe, Schwefelkohlenstoff, Pyridin, Naphthagase, Alkohol, Methylalkohol, Tabak. —* Das Hauptkontingent stellen *Blei*, das nach Teleky etwa 99⁰/₀ der gewerblichen Vergiftungen mit Mineralsalzen macht, und *Quecksilber*. Da gerade hier die Gewerbeaufsicht namhafte Erfolge aufzuweisen hat, ist es auch gelungen, diese Gifte in Betrieben aufzuspüren, in denen man sie als Ohrenarzt nicht ohne weiteres vermutet, z. B. Blei in Diamantschleifereien, in denen eine 75⁰/₀ige Legierung zum Einkitten des Steines dient, Jacquardwebereien (Bleigewichte), Quecksilber in der Zylinderhutfabrikation (Hasenhaarschneiderei). Die *Aufnahme* geschieht durch Atmungs- und Verdauungstrakt (unfiltrierte Luft, unsaubere Finger) sowie durch die Haut, besonders die durch Schweiß oder Gewebstrennungen geschädigte — von der Rolle der Trommelfelldefekte bei aromatischen Nitro- und Amidoverbindungen in manchen Fällen war schon die Rede —, die *Verbreitung* durch die Blutbahn. Daß *Alkohol* und *Nikotin* die Disposition zu gewerblichen Ohrerkrankungen steigern und ihre Wirkungen auf das Innenohr sowohl mit Lärmschäden kombiniert vorkommen als auch für sich bestehen und die letzteren vortäuschen können, bedarf keiner weiteren Ausführung. Im allgemeinen treten, wie gesagt, die Ohrsymptome vor den charakteristischen sonstigen Vergiftungssymptomen zurück, doch wäre es gerade in Rücksicht auf die im Anfang noch lohnende Therapie geraten, in verdächtigen Fällen sorgfältige Höranalysen vorzunehmen. Erwähnt sei, daß man der Kohlenoxydgasvergiftung neuerdings auch für die Entstehung des *Bergmannsnystagmus*, den man für labyrinthär zu halten geneigt ist, eine Rolle zuschreibt.

5. Die Bedeutung von Mittelohrleiden für das akustische Trauma.

Die Frage nach der Bedeutung einer gleichzeitigen Trommelfellzerreißung für akute Labyrinthschädigung durch überwertigen Schall scheidet für die Betrachtung der Gewerbekrankheiten des Ohres aus, gehört vielmehr in die Besprechung der gewerblichen Unfälle. Ob jedoch ein geschädigtes Mittelohr vor akustischem Berufstrauma schützt, oder zu ihm disponiert, ist eine recht wichtige Frage sowohl für die Berufs*beratung* als auch die rein ärztlich praktische Ratserteilung. Leider sind wir von ihrer einwandfreien Beantwortung noch recht weit entfernt. Voss hat sich der Mühe unterzogen, aus den Antworten auf unsere Umfrage die diesbezüglichen Erfahrungen unserer Fachkollegen auszuziehen und zu gruppieren. Die Meinungen sind geteilt: Einige leugnen, einige bejahen eine Prädisposition, andere halten Mittelohrentzündungen in dieser Hinsicht für bedeutungslos. Die Erklärung für diese Meinungsverschiedenheit ist nicht schwer. Einmal müssen wir zwischen Mittelohraffektionen unterscheiden, die bereits *vor* dem Eintritt in den Lärmberuf bestanden haben, solchen, die allmählich und zugleich mit dem Schalltrauma auftraten und schließlich interkurrenten akuten während der fortdauernden Lärmeinwirkung.

Die *erste* Kategorie wiederum bedarf einer besonderen Analyse. Die mehrfach zitierten experimentellen Untersuchungen der SIEBENMANNschen Schule haben dargetan, daß die Cochlea entamboßter Tiere dem Luftschall gegenüber widerstandsfähiger war als die, zu der ihn ein normales Mittelohr leitete, daß Unterbrechung der Kette also als Schallschutz wirkt. Über den gewissermaßen polaren Gegensatz, die Versteifung der Kette, liegen aus begreiflichen Gründen analoge Experimente nicht vor. Theoretisch müßte man annehmen, daß auch sie die Ansprechbarkeit herabsetzt. Klinisch könnten wir jedoch Folgerungen aus beiden Bildern nur ziehen, wenn wir jedesmal nachweisen könnten, daß eine reine, komplikationslose Form vorliegt, und das dürfte nicht immer der Fall sein. Die ursächlichen Krankheitsprozesse hinterlassen daneben meist noch anderweitige Folgen, Veränderungen der Paukenschleimhaut, die nach Natur und Lokalisation verschiedenartig zu bewerten sind, Strangbildungen, Verwachsungen usw., über deren Rolle wir nichts wissen, ganz abgesehen von den Pneumatisationsverhältnissen im Warzenfortsatz, auf Grund deren sie vielleicht erst in dieser oder jener Weise entstanden sind und deren Wertigkeit für die Zuleitung der verschiedenen Arten gewerblichen Schalles zwar noch unerforscht, sicher aber nicht bedeutungslos ist. Wir müssen uns also zunächst von Fall zu Fall mit Beobachtung und Kontrolle begnügen, was durch periodische Untersuchungen zu erzielen sein müßte. Deswegen übergehe ich die zahlreichen Einzelangaben der Literatur sowie meine eigenen Beobachtungen, besonders auch die aus dem Kriege, denn ob in dem einen Falle einmal eine einseitige Narbe als Schutz, in dem anderen eine chronische Otitis des einen Ohres als disponierend für die gleiche Seite angesehen wurde, ist für die Gewinnung eines festen Standpunktes um so bedeutungsloser, als nicht einmal schwerwiegende Irrtümer hier auszuschließen sind, z. B. Vernachlässigung der Frage, *von welcher Seite* der regelmäßige Arbeitslärm vorzugsweise kam, ob nicht der vorgängige entzündliche Prozeß das *Labyrinth bereits mitgeschädigt* hatte, ob *Allgemeinleiden* vorausgegangen waren usw. Nur ein großes eindeutiges Material kann hier allmählich Klarheit bringen. RHESE untersuchte 15 Fußartilleristen am Schlusse des zweiten Dienstjahres mit bei der Einstellung *normalen* und 15 mit schon *vorher geschädigten* Trommelfellen, wie Narben, größeren Atrophien, Verkalkungen, Perforationen, starken Einziehungen und zieht aus den Ergebnissen den Schluß, „daß bei Menschen das Bestehen von Mittelohrentzündungen eine Prädisposition schafft für die Entstehung von Schallschädigungen". Bezüglich der Kette aber ist er in seinem Urteil sehr zurückhaltend, da auch an eine nach der Entzündung zurückgebliebene größere Vulnerabilität des peripheren Neurons zu denken sei. Eine unausgeheilte Mittelohrentzündung mit gut durchblutetem Schleimhautpolster bietet für Schallschäden schon deswegen eine größere Gelegenheit, weil, worauf noch neuerdings BLAU mit Recht hingewiesen hat, die Schalleitungs- und Elastizitätsverhältnisse hier günstigere sind; das tun wohl auch dicke Granulationen der Innenwand, die geradezu als künstliches Trommelfell wirken. Müssen wir also bisher bei den sog. *Residuen* klinisch ein „non liquet" aussprechen, so können wir *derartige Entzündungen* mit Wahrscheinlichkeit als *schallgefährdendes* Moment einschätzen. Was nun die *zweite* Gruppe betrifft, so hat Gradenigo darauf hingewiesen, daß die schwersten Fälle gewerblicher Schwerhörigkeit da festzustellen sind, wo Mittel- und Innenohr sich zugleich geschädigt finden. Hierzu ist im Gewerbebetriebe genügend Gelegenheit. Arbeitsstaub, der die oberen Luftwege und die Tube angreift, Witterungseinflüsse, labyrinthäre Hyperämie durch Kongestionen, Lärm mit seiner spezifischen Wirkung auf das Sinnesorgan wirken wahrscheinlich jeweils zusammen und in potenzierter Form. Hier kommt es dann zu Fällen, wie sie Ciampolini aus dem Bergbahndienst erwähnt; auch der eines Lokomotivführers mit Trommelfellschwellung, Schmerz, Schwindel und positivem Rinne, den Uchermann als „kombiniertes Mittelohr-Nervenleiden" bezeichnet, gehört hierher, wie man denn aus solcher Ätiologie manche der geradezu apoplektiform einsetzenden gewerblichen Ohrenleiden erklären muß. In anderen, chronischen, werden zugleich mit degenerativer Neuritis cochlearis Mittelohrveränderungen festgestellt, die früher nicht vorhanden gewesen sind. In der *dritten* Gruppe findet man Patienten, die angeben, daß sie jahrelang unbelästigt im Betriebslärm gearbeitet haben, bis sie eines Tages — gleichgültig, ob innerhalb oder außerhalb des Berufes — eine Verlegung des Ohres bemerkten oder unter Schmerzen erkrankten. Von da an habe ihr Gehör abgenommen. Hier trifft das besonders zu, was oben über leichtere Verletzbarkeit des akut erkrankten Ohres gesagt wurde. Die meisten Beobachter stehen mit Passow auf dem Standpunkt, daß eine gut durchgängige Tube Erfordernis für das Arbeiten im Berufslärm sei, diese Ansicht muß uns als die natürliche erscheinen sowohl im Hinblick auf das physiologische Funktionieren der Membran und der Binnenmuskulatur als auch auf die Vermeidung der nicht unbedenklichen interkurrenten Mittelohrleiden.

6. Klinischer Ablauf, individuelle Therapie.

Von einer Beeinflussung der beruflichen Schwerhörigkeit durch sozialhygienische Maßregeln soll später die Rede sein, doch sei gleich hier betont, auch wo der Arzt gewissermaßen privatim dem Einzelindividuum gegenübersteht, ist das wichtigste Heilmittel ein soziales, nämlich Ermöglichung zeitweiliger Entfernung des Betroffenen aus der schädigenden Tätigkeit, unter Umständen sogar Rat zum dauernden Aufgeben des Berufes. Das gilt auch von dem so nötigen verständigen Wechsel zwischen Ruhe und Arbeit und der Ausschaltung von Schädlichkeiten, von denen erfahrungsgemäß viele vermeidbar sind. So wissen wir, daß strenge Handhabung der Gewerbeaufsicht zur besseren Reinigung der Luft von Arbeitsstaub, zum Verbot der Anwendung gewisser giftiger Substanzen (Blei!) zur Bereitstellung von Gelegenheit zur Körperreinigung, zur Unterdrückung des Entstehens gefährlicher Gase usw. geführt hat und daß dadurch der allgemeine Gesundheitszustand nach den Berichten der Gewerberäte gehoben wurde, zugleich sind dadurch auch nach speziellen Berichten von Ärzten aus dem Industrierevier Ohrbeschwerden seltener geworden.

Vom Arzte wird jedoch außerdem auch eine persönliche „Behandlung" verlangt und diese stößt, so einfach sie in manchen Fällen von Leiden des äußeren Ohres und des Mittelohres ist, bei solchen des inneren auf recht große Schwierigkeiten, darum hat sich geradezu die These von der Unheilbarkeit professioneller Schwerhörigkeit herausgebildet. So richtig diese auch bezüglich der vorgeschrittenen Fälle ist, so aussichtsvoll ist jedoch die Therapie der Anfangsstadien (ALT: *Kesselklopfer*, MANCIOLI: *Telephonist*, PEYSER: *Schmied*), was sich ja auch aus den Ergebnissen der experimentellen Forschung ohne weiteres erklärt (Anfangsstadium etwa = erhöhter Färbbarkeit der Nisslkörperchen; vorgeschrittenes = leichter Formveränderung von Sinneszellen; spätes = ihrem Zerfall).

Bei akutem Schalltrauma genügt, wie uns die Erfahrungen des Krieges gezeigt haben, oft Ruhe, Fernhaltung von Schädlichkeiten, Alkohol- und Tabakverbot; überraschende Spätheilungen kommen hier nicht zu selten vor und tragen zu den bekannten Schwierigkeiten der Rentenbegutachtung bei. Daß trotz Vorherrschens der Symptome von seiten des schall*empfindenden* Apparates auf Störungen im schall*leitenden* stets geachtet werden muß, z. B. Erkrankungen der oberen Luftwege und Tube der Behandlung bedürfen, versteht sich von selbst, ebenso erfordern aufgepfropfte psychische Affekte die betreffenden Maßnahmen. Bei *Anfangs*stadien chronischer Berufsschwerhörigkeit haben die obengenannten Maßnahmen mehr sozialer Natur sowie Alkohol- und Tabaksverbot in erster Reihe Bedeutung. Medikamentös je nach Befund die üblichen Mittel teils symptomatisch, teils mit der Absicht ätiologischer Beeinflussung. Bei subjektiven Geräuschen, etwa Brom, Atropin, Amylnitrit, Nitroglycerin, unterstützt durch physikalische Therapie (Heißluft, heiße Fußbäder, milde Galvanisation nach V. URBANTSCHITSCH). Die Schwerhörigkeit hat man durch mancherlei Methoden zu beeinflussen versucht. Pilocarpin, rechtzeitig angewandt, bewährt sich manchmal, versagt jedoch regelmäßig in späteren Stadien. Panitrin haben SCHWERDTFEGER, LEDERER, BLAU mittels subperiostaler Injektionen auf den Warzenfortsatz angewendet, bei gewerblichen Fällen BLAU 5mal, LEDERER einmal mit Erfolg. Ich habe neben einem zuerst überraschenden Erfolge bei mehrerer Jahre alter Fernsprechschwerhörigkeit, die aber in Monaten wiederum Verschlechterung zeigte, zwei bisher nicht beeinflußte Fälle gesehen. Die wechselwarme Ausspülung der Ohren nach M. ALFELT wandte BERGH aus ähnlichen theoretischen Erwägungen wie das Panitrin bei einem Offizier an, der an der Schießschule schwerhörig geworden war und an Ohrensausen litt, und erzielte Heilung, doch fehlen genauere Unterlagen (wochenlang fortgesetzt täglich 6—8 Injektionen von je 100 ccm Wasser von 42—43° abwechselnd mit 10 ccm kaltem Wasser, jedesmal mit warmer Spülung schließend).

Bei Labyrinthotoxien empfiehlt MARTIN CALDERIN auf Grund der theoretischen Überlegung, daß dem Lipoidabbau begegnet werden müsse, Cholesterin-Lecithininjektionen in Kombination mit Pilocarpin und ableitender Behandlung.

Professionelle Schwerhörigkeit kann alle Grade bis zur völligen Taubheit durchlaufen, aber auch in jedem Stadium trotz Fortdauer der Berufstätigkeit stationär bleiben. Sie stellt einen vorzeitigen Aufbrauch dar wie das Alter einen späteren und ist bei alten Leuten nur durch verwendbare anamnestische Angaben von der echten Altersschwerhörigkeit zu unterscheiden.

7. Ohrschädigende Berufe.

Den Sozialhygieniker interessieren Berufserkrankungen des Ohres nur, insoweit eine Häufung derselben festgestellt ist, den Ohrenarzt ohne Rücksicht auf eine solche die Zusammenhänge zwischen Arbeit und Ohrschädigung in jedem Einzelfall. Daraus ergibt sich eine Zweiteilung: Die sozialhygienisch wichtigen Gruppen müssen für sich betrachtet, über die vorwiegend klinisch in Frage kommenden soll ein knapper berufskundlicher tabellarischer Überblick gegeben werden. Es steht zu erwarten, daß Ausbau und Vertiefung der gewerbeotologischen Forschung zunächst ein allmähliches Anwachsen der ersten auf Kosten der zweiten Gruppe, eine noch in weiter Ferne befindliche praktische Gewerbehygiene des Ohres, später einmal das Umgekehrte zur Folge haben wird. Zu den ersteren, den sog. Lärmberufen, gehören vorzugsweise Eisenbahnwesen, Metallarbeit, Textilindustrie, doch bedarf Maschinenlärm im allgemeinen gleichfalls einer Betrachtung.

a) Maschinenlärm im allgemeinen [1]).

Die Konstruktion schwerer, schnellaufender Maschinen für alle möglichen Zwecke der Industrie und ihre Aufstellung in modernen Eisenbetonbauten, von denen manche in vielen Etagen Maschinen der verschiedensten Art beherbergen, so daß nicht allein der Lärm des eigenen Betriebes, sondern auch der von benachbarten auf das Gehörorgan des Personals einwirkt, hat dazu geführt, daß in vielen Berufen über Lärmschäden geklagt wird, die früher hierfür nicht in Betracht kamen. Von Dynamos, Motoren, Umformern, Spinn-, Web-, Buchdruckmaschinen, besonders Schnellpressen, von Transmissionsträgern an den Wänden usw., gehen Schallwellen und besonders Vibrationen des Bodens und der Wände in störender Weise aus. Auf die Untersuchungen Ottensteins über das Verhältnis von Luft- und Bodenschall wurde bereits hingewiesen. Glibert, ein sehr erfahrener Béobachter, sagt darüber folgendes:

„Quoi quil en soit de l'influence des deux modes de transmission du son, il est absolument certain qu'au point de vue de la fatigue générale, les trépidations du sol constituent un facteur nocif important. Dès lors l'usage de chaussures ou de paillassons antitrépidants est hautement recommandable en toutes circonstances".

In der Tat zeigt eine Befragung von Arbeitern aller möglichen Berufszweige, daß sie unbedingt auf Dämpfung der Maschinen durch Unterlagen dringen und vielfach schon von sich aus dazu übergegangen sind, auf Stroh- oder Filzmatten gehend, stehend, knieend, liegend zu arbeiten oder zur Arbeit auf dem erschütterten Boden weiche Schuhe anzuziehen. Zum Zwecke der Isolierung wird Korkstein, Filz, Rohpappe, Eisenfilz sowohl als Zwischenlage zwischen Träger und Decke, Gebälk und Diele als auch zur Maschinenunterlage verwendet. Für Bodenhallformen muß das isolierende Material aus leichten Stoffen mit geringer Schallgeschwindigkeit bestehen, bei Lufthall aus solchen, dessen spezifisches Gewicht und Schallgeschwindigkeit möglichst groß sind, also schwere Eisentüren statt leichter Holztüren (Dr. ing. Berger, Bonn). Bei Motoren muß für möglichst guten Massenausgleich gesorgt werden. Man wendet Rohhautzähne an, bringt an Explosionsmotoren wirksam Auspufftöpfe an usw.

Der Ersatz der Handarbeit durch Maschinen zieht sich durch Industrie und Handwerk, deshalb ist es kaum möglich, alle Tätigkeiten zu erwähnen, in denen Maschinenlärm belästigend oder schädigend wirkt. Ich habe in einer österreichischen Schuhfabrik, in der ein furchtbarer Lärm herrschte, die Arbeiter befragt und fast ausnahmslos Klagen über Ohrensausen und Schwerhörigkeit festgestellt. Von Maschinen, die dabei besonders gefürchtet waren, wurde mir die sog. Aufschlagmaschine vorgeführt, mit der Absätze und Sohlen aufgenagelt werden, Lärm und Erschütterung sind ungeheuer. In manchen Hutfabriken soll es ähnlich sein, der Maschinenmeister einer solchen, den ich behandelte, litt an typischer Lärmschwerhörigkeit und gab an, daß diese nicht allein von der

---

[1]) *Anmerkung bei der Korrektur:* Die Arbeit von Mauthner: „Zur Kenntnis der Lärmschädigungen des Ohres (Zeitschr. f. Hals-, Nasen- u. Ohrenheilk. Bd. 14. 1926), die sich mit Hörbeeinträchtigung bei Maschinenschreiberinnen befaßt, konnte nicht mehr berücksichtigt werden.

von ihm bedienten Maschine, sondern von dem „Wiederhall" der verschiedenen von ihr gespeisten lärmenden Einzelapparate käme. GLIBERT erwähnt, daß die Herstellung von Gummispielzeugen, Kautschukbijouterien ungeheures Getöse verursache und zu Schwerhörigkeit führe, einer meiner Patienten, daß er sein Gehör an einer Maschine verloren habe, die zum Herstellen von Briefumschlägen diene und so zieht sich wie gesagt die Möglichkeit professioneller Lärmerkrankung in unserem maschinellen Zeitalter durch alle Berufe.

b) Eisenbahnwesen.

Bereits Mitte des 19. Jahrhunderts machten französische Ärzte (DUCHESNE, DE MARTINET) auf die Schwerhörigkeit durch Eisenbahndienst aufmerksam. LENT stellte in 5 Jahren, 1873—1878, ihre Häufung in erster Reihe bei Lokomotivführern und Heizern, erst in zweiter bei Schaffnern, Zugführern und Bremsern fest, von mancher Seite wurde allerdings noch bis vor kurzem geleugnet, daß Eisenbahndienst besonders ohrgefährlich sei. Man berücksichtige, daß nach OPITZ als „Ausdruck der scharfen Berufsauslese durch die bahnärztliche Anstellungsuntersuchung" das Eisenbahnpersonal bei der militärischen Musterung (also Jugendliche!) am zweitgünstigsten steht, bei einem allgemeinen Durchschnitt von $2,3\%$ fanden sich nur $1,4\%$ Ohrenleiden, und vergleiche damit die Häufung, die sich nach längerem Dienste zeigt. Es würde zu weit führen, die mancherlei statistischen Angaben hierüber aus der Literatur zu wiederholen, ihr Wert ist auch nur ein bedingter, da zu ihrer Gewinnung allzu verschiedene Methoden, meist ein zu kleines Material verwendet wurde und schließlich niemals die Anfangsstadien mit berücksichtigt werden konnten. Unter letzterem Mangel leiden auch die Zahlen, die ich 1912 aus behördlichem Material auszog, doch bieten sie, die nur Krank*meldungen* umfassen, den Vorteil nachstehender Vergleichsmöglichkeit mit gemischtem Krankenmaterial einer allgemeinen Ortskrankenkasse, wobei das berücksichtigte Lokomotivpersonal 48 023 Mann betrug.

Auf 10 000 *Männer kamen:*

	Ohrenleiden	Durchschnittskrankheitsdauer in Tagen
Lokomotivpersonal	38,0	37,0
Leipziger Ortskrankenkasse	19,5	20,6

Ist es bei diesen eklatanten Fällen schon so, daß Lokomotivpersonal annähernd doppelt so häufig erkrankt wie die übrige Bevölkerung, welches Bild würde man erst gewinnen, wenn alle unbehandelten Affektionen des schallleitenden und schallvernehmenden Apparates mit einbezogen werden könnten, denn auf beide wirken die im klinischen Teil dieser Abhandlung (s. oben) analysierten Schäden, und zwar so kombiniert, wie kaum bei einer anderen Berufsart. Nach LENT kommen bei Eisenbahnbeamten 25% Krankheiten der Atmungsorgane vor, NECK fand unter 401 Beamten $49,6\%$. Letzterer Autor, ROTH, RIEGLER, GROENEWOLD, CIAMPOLINI u. a. untersuchten die schädigenden Einflüsse. Diese sind: a) Von seiten des *Materials*: Lärm der verschiedensten Art, besonders das Aneinanderschlagen der gegeneinander verschieblichen, sich auch oft allmählich lockernden Teile, verstärkt durch Resonanz bei gedecktem Führerstand; überwertiger Schallreiz durch Pfeifen, Dampfentweichen; Erschütterung des Bodens, nach VOSS' Informationen vermehrt bei ungünstiger Konstruktion der Achsen, vermindert bei günstiger an modernen D-Zugmaschinen; b) von seiten des *Betriebes*: Witterungseinflüsse, scharfe Gegenströmung der Luft bei schnellem Fahren, Druckdifferenzen (Tunnel, Bergbahnen), strahlende Wärme, Staub, Einatmen giftiger Gase; c) von seiten des *eigenen Körpers*:

Schon vorher bestehende Schädigungen der oberen Luftwege oder des Ohres (das Lokomotivpersonal geht aus den Betriebswerkstätten hervor), somit Mängel der Auslese, ständige Konzentrierung der Aufmerksamkeit, Ermüdung, Nachtarbeit (W. Sternberg), Alter, Arteriosklerose. — Passow gibt an, er habe bei Lokomotivführern und Heizern nach mehr als 15jähriger Dienstzeit kaum *einen* ohne Zeichen nervöser Schwerhörigkeit gefunden, Stein fand unter 82 dänischen 48,3% Labyrinthschwerhörige. Den Einfluß des Dienstalters zeigt folgende Tabelle über das Gehörorgan von Lokomotivpersonal.

Dienstalter	Anzahl der Untersuchten nach		Ermittelte Schwerhörigkeit in Prozenten nach	
	Hedinger	Schwabach	Hedinger	Schwabach
1—5	24	59	25,0	8,4
6—14	81	68	42,5	20,5
16—25	35	28	55,0	35,7
über 25	6	5	75,0	80,0

In wissenschaftlich einwandsfreier Weise hat Dr. Tia Rohrer an ihren 50 Untersuchten ein stetiges Herabsinken der oberen Tongrenze proportional den Dienstjahren und auf beiden Ohren ziemlich gleichmäßig gefunden und in folgenden übersichtlichen Kurven dargestellt, die ich mit Erlaubnis der Verfasserin abdrucke.

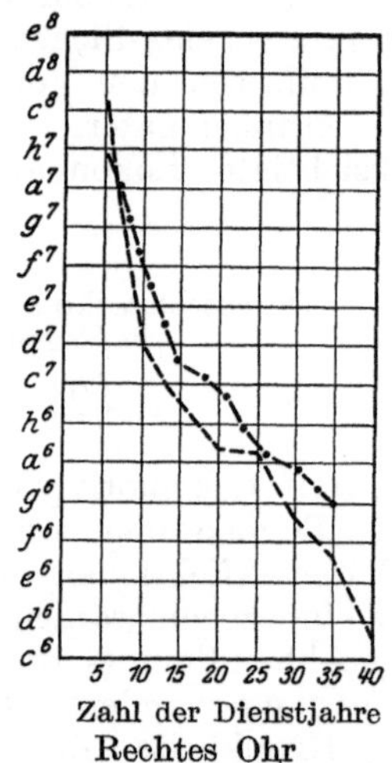

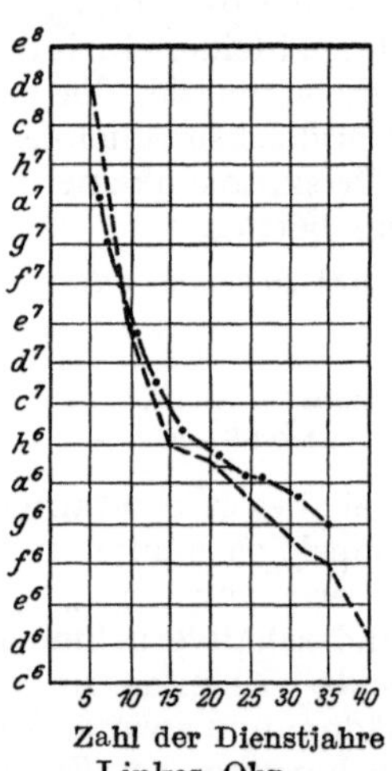

Abb. 4.   Verlauf der oberen Tongrenze im Vergleich zur Zahl der Dienstjahre.
(Bestimmung mit der Galtonpfeife.)
——— Normale obere Tongrenze, – – – – Lokomotivführer, Heizer,
–·–·– Übriges Fahrpersonal.

Die Debatte darüber, ob mittleres oder inneres Ohr den *Hauptangriffs*punkt bilden, darf, wenigstens soweit man glaubt auf solche Weise *allgemeine* Gesichtspunkte zu gewinnen, als müßig bezeichnet werden; bei der geschilderten Fülle von schädigenden Möglichkeiten sind beide Formen einzeln und in Kombinationen anzunehmen, doch wird man, auch wo Erscheinungen von seiten des Mittelohres im Vordergrunde stehen, immer auf das innere Ohr achten müssen.

Als gewerbehygienische Maßnahme wäre zunächst eine *noch* sorgfältigere Auslese als bisher mit moderner ohrenärztlichen Mitteln vorzunehmen, sodann ist, wie erwähnt, periodische ohrenärztliche Betriebsuntersuchung Erfordernis, ferner sachgemäße Diensteinteilung, schließlich kommen auch technische Verbesserungen in Frage, die allerdings von nachgeordneter Bedeutung und augenblicklich schwer durchführbar sind. Ob die Erschütterungsdämpfung durch Körperisolierung mittels Matten aus Kokosfasern nach dem Erlaß vom 24. 5. 1911 sich bei Lokomotivpersonal bewährt hat, ist nicht bekannt geworden.

Schließlich sei erwähnt, daß eine Zeitlang die Befürchtung laut wurde, unter der Schwerhörigkeit des Personals könne die Betriebssicherheit leiden, zumal da festgestellt wurde, daß gerade Pfeifensignale infolge des Ausfalls des Gehörs für hohe Töne nicht vernommen wurden. Das scheint sich jedoch nicht bewahrheitet zu haben, außerdem ist man immer mehr dazu übergegangen, akustische Signale durch optische zu ersetzen. Seitdem wir aber wissen, daß ohrgeschädigte Lokomotivführer an plötzlichen Schwindelanfällen leiden können, ja auch zugleich mit Ohrensausen und Gehörshalluzinationen Geistesstörung auftreten kann (Lokomotivführer bei IMHOFER), gewinnt auch die Frage des Zusammenhanges von Ohrenleiden des Lokomotivpersonals und der Betriebssicherheit Bedeutung.

c) Metallindustrie.

Während die in Eisenhütten, Hochöfen, Gußstahlwerken Tätigen bis zur Fertigstellung des Gußes hauptsächlich den Wirkungen der Hitze, des Staubes und der Gase ausgesetzt sind, beginnt daneben bereits in der Gießerei und Formerei Betriebslärm durch mechanische Stampfer, leichte Hand-, Bankund bis 150 kg schwere Kranstampfer. Bei dem Gußputz, d. h. dem Reinigen des Gußstückes von Formresten, das mechanisch geschieht, wächst die Lärmgefährdung des Ohres. Hier kommen außer Handwerkzeugen aller Art und Sandstrahlgebläsen pneumatische Meißelhämmer und Druckluftabklopfer zur Anwendung. Die Stücke liegen meist hohl auf.

Das Walzen, Schmieden, Recken usw. von Eisen bzw. Stahl geschieht unter äußerst großem Lärm durch Dampf-, Feder-, Luftdruckhämmer usw. Besonders das in *ungleichen Perioden auftretende* Geräusch schwerer Hämmer wird als störend bezeichnet.

Nach OPITZ Statistik an Rekrutierungsmaterial wurden bei der militärischen Musterungsuntersuchung als mit Krankheiten der Ohren behaftet gefunden bei einem Durchschnitt von 2,3% : 4,6% Schmiede (höchste Prozentzahl aller Berufe), 2,4% Schlosser, wegen Schwerhörigkeit untauglich oder mindertauglich waren bei einem Durchschnitt von 1,1% : 0,6% Klempner, 0,6% Schlosser, 0,5% Hufschmiede. Es handelt sich also um eine Häufung von leichten und mittleren Ohrenleiden in diesen Berufen, und zwar schon bei Jugendlichen, die hier in Frage kommen. OPITZ sieht diese Ohrenleiden, die „vorwiegend in Schwerhörigkeit" bestanden, als berufliche an. Nach diesem Autor scheinen die Ohrenkrankheiten der Schmiede erst im dritten Lebensjahrzehnt den Höhepunkt zu erreichen, „wenn sie auch schon bei Rekruten festzustellen sind". Nach GOTTSTEIN und KAYSERS Untersuchungen an Schmieden ergaben sich folgende Ziffern:

Lebensalter	Schwerhörigkeit leichten Grades	Schwerhörigkeit hohen Grades
20—40	27,0%	7,5%
40—60	14,3 ,,	87,5 ,,

An Versuchen, die gröbsten Schäden zu mindern, fehlt es nicht. Nach SAEGERS Ausführungen in WEYLS „Gewerbehygiene" soll die Erschütterung manchmal bei Dampfhammerbetrieb durch verstärkte Holzunterlagen gedämpft werden können, besser sei es jedoch, „das ganze Hammerfundament durch einen dasselbe umgebenden hohlen Raum, der durch Spundwände gesichert ist, zu isolieren." Seit 1894 tritt Ralph Hartwedel (Stahl und Eisen 1894, S. 900) dafür ein, die Dampfhämmer durch Dampfschmiedepressen, die ruhig und stoßlos arbeiten, zu ersetzen und erhofft eine Ausdehnung dieses „Druckschmiedens" auf die Formgebung des Eisens in den Walzwerken.

Die berufliche Schwerhörigkeit führte bis vor kurzem schlechtweg den Namen „Kesselschmiedtaubheit", eine Bezeichnung, die noch aus den Zeiten des Handbetriebes stammt. Die Kesselschmiede wurden fast ausnahmslos nach längerer Zeit schwerhörig. Nun ist der Handbetrieb bekanntlich jetzt

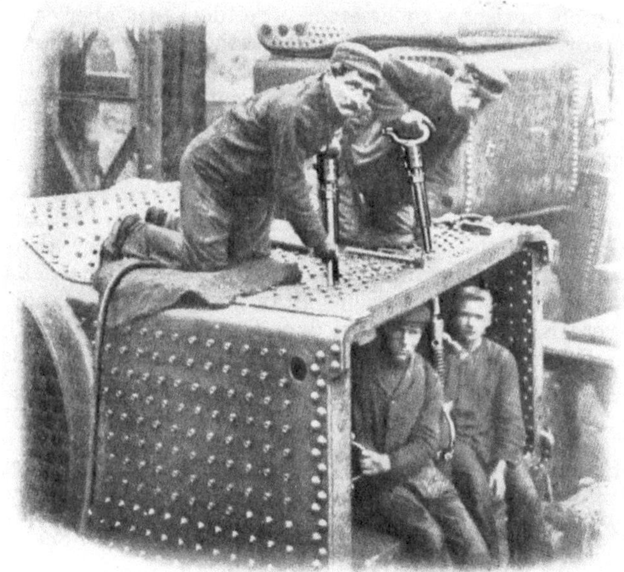

Abb. 5. Stehbolzenhämmer bei der Herstellung einer Feuerbuchse.

überwiegend durch maschinellen ersetzt und die Methoden dieses letzteren sind mit dem stärksten Betriebslärm verknüpft, der existiert.

Unter Erweiterung von Roepkes Zusammenstellung fasse ich die in der Metallindustrie beschäftigten und besonderem Lärm ausgesetzten Arbeiter in folgende Kategorien zusammen: Kessel-, Kupfer- und Hammerschmiede, Nagelschmiede, Nieter, Gußputzer, Walzer, Metallschleifer, Wellblecharbeiter, Schraubendreher, Schlosser, Blattmetallklopfer; Arbeiter des Alteisengewerbes, die Maschinen auseinanderschlagen, Schiffe abmontieren und Kesselabklopfer. Alt erwähnt noch besonders Sensenschmiede, Blechspanner und Schmiedhelfer, die Platten vorhalten.

Der wesentlichste und schädigendste Betriebslärm herrscht aber beim mechanischen, insbesondere beim Preßluftnieten. Die Mitteilung, daß über Gehörleiden da besonders geklagt wird, wo die pneumatischen Hämmer eingeführt sind, kehrt stereotyp wieder. Dies ist den Inhabern, Ohrenärzten und auch der Öffentlichkeit bekannt. So heißt es in der Publikation einer der größten Fabriken von Preßluftwerkzeugen, daß anfangs die Arbeiter sich überhaupt weigerten, mit Preßluftwerkzeugen zu arbeiten, wobei sie vielfach gesundheitliche Bedenken ins Feld führten. In einem Bericht über das Jubiläum der Borsigwerke in Berlin sagt der damalige Direktor der Urania in Berlin, Herr ARTUR FÜRST: „Fast noch stärker aber wird das Ohr in Anspruch genommen, wenn man die Kesselschmiede betritt. Hier verursacht die Arbeit der Niethämmer auf dem Resonanzboden der gebogenen Kesselbleche ein fürchterliches Getöse. Früher, als die Nieten noch mit den großen Handhämmern geschlagen wurden, hörte man nur ein dumpfes Rollen, jetzt aber, wo die kleinen intensiven Luftdruckhämmerchen in Tätigkeit sind, die in jeder Minute 600mal auf das Eisen niederfahren, ist der prasselnde hohe Ton fast unerträglich." Dabei hat sich die Schallintensität nicht vermehrt, sondern sie hat eher abgenommen. Nur die Schlagfolge ist schneller und somit die Erschütterung fühlbarer geworden. Unverstärkter und durch Resonanz verstärkter Schall durch Luftleitung, Erschütterung des ganzen Körpers oder einzelner Teile desselben kommt beim Nieten als ohrschädigend einzeln, meist aber in Kombinationen in Betracht. Wenn es nun auch nicht gelingen wird, in jedem Fall von Nieterschwerhörigkeit herauszufinden, welcher physikalische Weg gerade im gegebenen Falle der wesentliche war, so wird man sich doch wiederum auch nicht mehr damit begnügen können, das Nieten als eine im großen und ganzen gleichartige Beschäftigung anzusehen, sondern man wird sich klar machen müssen, daß gerade auf diesem Gebiete ganz erhebliche Verschiedenheiten herrschen: von der annähernden Lautlosigkeit der Pressionswirkung einer Kniehebelnietmaschine bis zum unerträglichen, durch Resonanz eines Behälters verstärkten, dem Körper des Gegenhalters durch Erschütterung

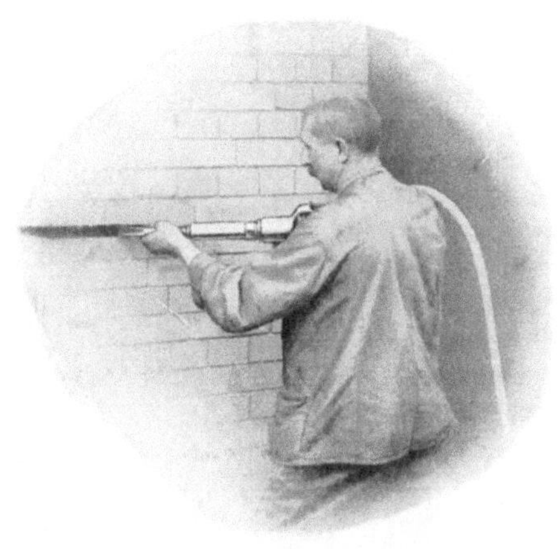

Abb. 6. Preßlufthämmer bei der Herstellung von Rillen und Kanälen im Mauerwerk.

mitgeteilten Nietlärm des Preßlufthammers[1]). Wenn ferner auch innerhalb des Maschinenbaugewerbes ein Übergang von der einen Beschäftigungsart zur anderen nicht selten ist, so hat doch die Arbeitsteilung des modernen Betriebes in großen Unternehmen Stämme von Arbeitern geschaffen, die sich jahraus jahrein immer nur mit der einen Betriebsart beschäftigen, auf die sie eingearbeitet sind. Es wird also, wenn auch nicht ausnahmslos, so doch vielfach gelingen, die Wirkungen spezieller Nietbetriebe auf das Arbeiterohr durch lang fortgesetzte Beobachtungen allmählich kennen zu lernen und so auch ein Urteil darüber zu gewinnen, welche physikalische Hauptkomponente die Trägerin der Lärmgefährdung ist. Unter diesem Gesichtspunkt zähle ich schematisch die wichtigsten Arten des Nietens, und zwar des Schlagnietens auf.

1. Handnietung.
2. Mechanische Nietung.
   A. Feststehende mechanische Hämmer.
   B. Transportable.

---

[1]) Die Abbildungen auf S. 294—296, mir von den Deutschen Niles-Werken freundlichst zur Verfügung gestellt, zeigen einige Arbeiter bei ihrer äußerst geräuschvollen Tätigkeit. Man beachte die verschiedenen Körperhaltungen, besonders unter dem Gesichtspunkte des Bodenschalls und der Körpererschütterung.

a) Solche, die von Flaschenzügen, Kranen usw. herabhängen.
b) Solche, die ausschließlich mit der Hand gehalten werden.

Der Antrieb kann durch Dampf, Preßluft und hydraulisch erfolgen. Die elektrische Nietung scheint sich noch im Versuchsstadium zu befinden. Die Preßluft hat den weitesten Eingang gefunden. Niet*maschinen* machen die Gegenhaltung entbehrlich. Wo dies nicht der Fall ist, wird außer dem Nieter auch der sog. Gegenhalter von Lärm und Erschütterung betroffen. Letzterer besonders da, wo er innerhalb der nach mehreren Seiten abgeschlossenen schwingenden Materie steht und so der Bodenerschütterung, dem Lärm und der Schallverstärkung durch Resonanz zu gleicher Zeit ausgesetzt ist. Hierhin gehören vorzugsweise alle Arten des Behälterbaues, Kessel, Tanks, Gasometer, Reservoirs für explosible Gase, sowie Walzen, landwirtschaftliche Maschinen, Plättmaschinen, Anschlagsäulen. Wichtig ist, ob diese Behälternietung in geschlossenen Werkstätten oder im Freien erfolgt.

Die *Stellung* der Gegenhalter oder auch der Nieter selbst ist eine mannigfaltige. Zwar werden bei ganz großen Objekten Gerüste gebaut, so daß der Arbeiter nicht direkt auf dem Metall steht, doch gibt es noch Gelegenheiten genug, wo sie direkt auf der erschütterten Materie stehen, knien oder liegen. (Siehe Abbildung S. 294.)

Die Schallverstärkung durch Resonanz tritt zurück, die Erschütterung wirkt jedoch neben dem Nietlärm da, wo es sich um Eisenkonstruktion bei Brückenbau, Überführungen usw. handelt, während neben dem Nietlärm die Resonanz bestehen bleibt, die Körpererschütterung ganz fortfällt, da, wo wie beim Pontonbootnieten der Gegenhalter in das kielaufwärts gerichtete Boot hineinkriecht, mit den Füßen aber auf dem Erdboden stehen bleibt. Bemerkt sei, daß die Gegenhalter die Erschütterungsvermehrung, die durch Anpressen ihres Körpers herbeigeführt wird, dadurch zu vermeiden suchen, daß sie sich, wo das angeht, an Stelle der reinen Handgegenhalter solche konstruieren, die sich durch Anwendung eines Gewindes selbst halten und daß außerdem pneumatische Gegenhalter von verschiedener Konstruktion im Gebrauch sind.

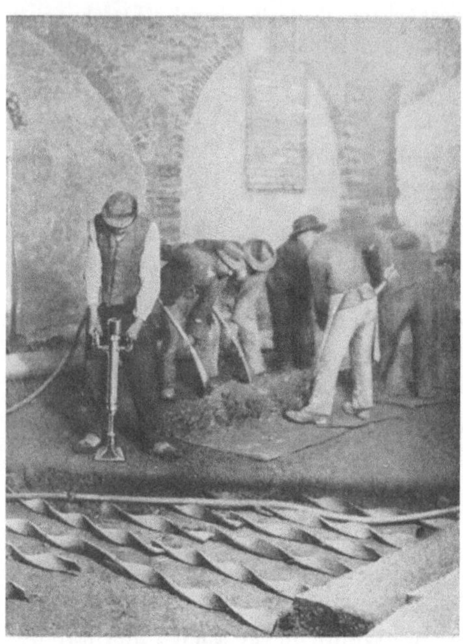

Abb. 7.
Schwere Betonstampfer bei der Arbeit.

Im Gegensatz zum Schlagnieten steht das geräuschlose Drucknieten, bei dem mit allmählich zunehmendem Druck gearbeitet wird und besonders der verstärkte Enddruck wirkt. Ein Nieter an der Drucknietmaschine ist also keinem Schallschaden ausgesetzt.

Neben dem Nieten ist mir noch als besonders für das Ohr gefährlich Eisenschneiden, das Bohren, Fräsen und Hobeln von Metall mittels schnellaufender Maschinen geschildert worden. Ebenso das Geräusch veralteter Transmissionen mit Winkelradantrieben, bei denen die Winkelzahnräder, da Eisen auf Eisen, ein sehr störendes Geräusch verursachen sollen.

Schließlich möchte ich noch kurz auf die Bedeutung des für unsere Industrie so wesentlichen *Schweißverfahrens* eingehen. Das elektrische *Lichtbogenschweißverfahren* mit Magnetgebläse soll manchmal einen hohen, pfeifenden, krankmachenden Ton haben. Beim *Gasschweißverfahren* mit Wasserstoffsauerstoffgemisch, Acetylen- oder Benzoldampf soll gleichfalls ein kreischender Ton entstehen. Bei diesem Schweißverfahren sollen die Arbeiter auch durch die Hitze und Kohlenpartikelchenverstaubung der Luft an den Atmungsorganen leiden und durch eine Maske, die mehr auf Augenschutz berechnet ist, nur unvollkommen gesichert sein.

Schließlich wird die *Kesselreinigung* meist nicht mehr nach der alten Methode durch Abschaben und -Hämmern mit Hammer und Meißel vorgenommen, sondern durch hydraulische, elektrische oder Druckluftapparate, von denen z. B. ein „Preßluftabklopfer" 6000 Schläge in der Minute macht. Unter den Antworten auf unsere Rundfrage bei Ohrenärzten befindet sich die Mitteilung eines Falles von dauernder, fast völliger Taubheit auf einem Ohr nach einem einmaligen Abklopfen eines Maschinenkessels (mit welchem Instrument nicht angegeben), das allerdings einen ganzen Tag gedauert hatte.

Was die Schutzmittel betrifft, so hilft man sich vielfach durch Verstopfen des Ohres mit Watte, Offenhalten des Mundes, ein Werkführer teilte ALT mit, daß man auch Holz zwischen die Zähne klemme. Von der Maschinen- und Körperisolierung war bereits früher die Rede. Es bleibt noch übrig, darauf hinzuweisen, daß auch Auswahl und Instandhaltung der mechanischen Handhämmer wichtig ist, somit also eine *Werkzeugkontrolle*, und daß, da lärmende Arbeiten dieser Art im Freien weniger Schaden stiften als in geschlossenen Räumen, in manchen Fabriken aber der Nachbarschaft wegen nicht einmal die Fenster geöffnet werden dürfen, eine Hinausverlegung lärmender Betriebe dieser Art aus Wohngegenden anzustreben ist. Große Eisenkonstruktionen werden ohnedies, wie auch große Reservoirs im Freien gemietet. Die Hauptsache bleibt aber die zweckentsprechende Auslese widerstandsfähiger Leute und bei besonderer Gefährdung Schichtwechsel, wie er von Arbeiterausschüssen vielfach gefordert worden ist.

d) Weberei.

Die schädigenden Einflüsse der verschiedenen Zweige der Textilindustrie zeigt die Tabelle S. 308. Innerhalb dieses Berufes ist es besonders Weberei, in zweiter Reihe Spinnerei, die schädigend auf das Gehörorgan wirken. Der amerikanische Gewerbearzt SAFFORD hat im Staate Massachusetts 679 Jugendliche, von denen 220 weniger, die anderen mehr als 6 Monate in der Baumwollindustrie arbeiteten, untersucht. Bei einer mittleren Temperatur von 25° C, 70% Feuchtigkeitsgehalt, sehr starkem Staub und ungeheurem Lärm fand er Ceruminalpfröpfe, meist Konkremente von Staub und Baumwollfäden 79, Schwerhörigkeit 60 (einseitig 25, doppelseitig 35), Mittelohrentzündungen 83. Er hält diese Zahlen für gering, ich bin in Anbetracht des jugendlichen Alters und der relativ kurzen Beschäftigungsdauer eines Teiles der Untersuchten entgegengesetzter Ansicht.

Was Erwachsene betrifft, so ist die Schwerhörigkeit der Weber genauer studiert. Ich verweise auf die Bemerkung bei ROEPKE: „Im allgemeinen kann man wohl als Regel aufstellen, daß die Arbeiter, die länger als 2 Jahre in der Fabrik gewebt haben, nicht mehr normal hören. Eine genauere Prüfung des Gehörs bei einer größeren Anzahl von Webern ergab, daß diejenigen (im ganzen 14), die länger als 8 Jahre gewebt hatten, Flüstersprache nur auf 2 m oder auf geringere Entfernung hörten." Antwort 65 auf unsere Rundfrage enthält die Angabe eines im Webereigebiet tätigen Ohrenarztes, daß sehr zahlreiche Schädigungen durch Lärm vorkämen, Klagen über schlechtes Gehör, Sausen, Brausen im Ohr, vereinzelt Schwindel und Kopfschmerz; objektiv unter anderem Herabsetzung der Hörweite für Flüstersprache, manchmal sehr auffallende Verkürzung der Knochenleitung, Herabsetzung für hohe Töne. Die Hörfähigkeit aller Leute, die über 8 Jahre im Webereibetriebe tätig waren, betrüge nur $12^0/_0$ des Durchschnittsmaßstabes. Antwort 4 konstatiert, daß die Patienten in Webereien häufig über subjektive Ohrgeräusche recht quälender Natur klagten, daß sie dadurch meist sehr nervös und oft direkt arbeitsunfähig würden. Das Gehör selbst sei abgeschwächt, doch leidlich gut. Herr Regierungs- und Gewerbemedizinalrat Dr. Burguburu früher Straßburg, hatte die Güte, auf meinen Wusch in einer mechanischen Weberei 62 Arbeiter und Arbeiterinnen zu untersuchen. Das Resultat ergeben folgende Tabellen, wobei die Vorsicht gebraucht wurde, durch Stichproben zu konstatieren, ob die sofort nach Verlassen der Fabrikräume bestehende Übertäubung sich bei Untersuchung nach der Essenspause besserte. Eine wesentliche Besserung war nur bei einer Untersuchten, und zwar nur auf einem Ohr zu konstatieren. Bei dem anderen waren sie unbeträchtlich. Die Resultate sind folgende:

Tabelle 1. Gehör für Flüsterstimme, geordnet nach dem Alter der untersuchten Weber.

Alter der Untersuchten	Zahl	7 m	6—5 m	4—3 m	2 m	1 m	$^1/_2$ m
18—30	32	20	5	5	1	1	—
31—40	14	6	—	2	5	1	—
41—50	10	2	—	—	4	2	2
51—60	5	—	1	1	2	2	—
61—65	1	—	—	—	—	1	—
	62	28	5	8	12	7	2

Tabelle 2. Gehör für Flüsterstimme, geordnet nach der Beschäftigungsdauer in der Weberei.

Als Weber beschäftigt seit Jahren	Zahl	7 m	6—5 m	4—3 m	2 m	1 m	$^1/_2$ m
4—10	18	15	1	1	—	1	—
10—15	14	6	3	4	1	—	—
15—20	7	4	—	2	—	1	—
20—25	9	—	1	—	6	1	1
25—30	10	2	—	—	4	3	1
31—40	3	1	—	1	1	—	—
41—45	1	—	—	—	—	1	—
	62	28	5	8	12	7	2

Tabelle 3. Vergleich beider Ohren
(über 7 m hinaus wurde Flüsterstimme nicht geprüft).

<table>
<tr><td>7 und 7 m : 21</td><td rowspan="5">28</td><td>4 und 3 m : 1</td><td rowspan="5">8</td></tr>
<tr><td>7 „ 6 „ : 2</td><td>4 „ 2 „ : 1</td></tr>
<tr><td>7 „ 3 „ : 2</td><td>4 „ 1 „ : 2</td></tr>
<tr><td>7 „ 2 „ : 2</td><td>3 „ 3 „ : 1</td></tr>
<tr><td>7 „ 1 „ : 1</td><td>3 „ 2 „ : 3</td></tr>
<tr><td>6 und 6 m : 3</td><td rowspan="3">5</td><td>2 und 2 m : 9</td><td rowspan="3">12</td></tr>
<tr><td>6 „ 3 „ : 1</td><td>2 „ 1 „ : 2</td></tr>
<tr><td>5 „ 3 „ : 1</td><td>2 „ — „ : 1</td></tr>
</table>

$$1 \text{ und } 1 \text{ m} : 7$$
$$^1/_2 \text{ „ } ^1/_2 \text{ „ } : 2$$

Es zeigte sich also u. a., daß von 62 Arbeitern nur 28 Flüsterstimme auf 7 m hörten, von denen 21 unter 15 Jahren in der Weberei beschäftigt waren. Sehr schlechtes Gehör bis zu 2 m Flüsterstimme war bei 21 zu konstatieren. Ärztliche Hilfe wird nach Angaben von Fachkollegen aus Webergegenden nur in wenigen Fällen aufgesucht, das Leiden also als unvermeidlich angesehen.

Nach übereinstimmender Ansicht von Industriellen, Technikern und Ohrenärzten ist eine Häufung der nervösen und Hörstörungen erst seit Einführung der modernen Webstühle mit schneller Gangart zu konstatieren. An der Verwendung dieser lauten schnellaufenden Maschinen wird sich natürlich nichts ändern lassen. Dagegen sind Einzelheiten zu berücksichtigen, die sehr wohl ins Gewicht fallen können. Eine Tuchweberei, die ich besuchte, hat 200 Webstühle mit Transmissionsantrieb in der ersten Etage ihres Fabrikgebäudes in einem einzigen Raume aufgestellt, dessen Fußböden mit Ziegeln belegt, die von hölzernen Gängen durchbrochen, auf eisernen Trägern ruht und die mit Wellblech ausgelegte Decke der unteren Etage bildet. Der Lärm und die Erschütterung sind äußerst stark. Die Arbeiter und Arbeiterinnen stehen noch dazu auf hölzernen, hohlaufliegenden Trittbänken. Die Fenster der eisengefaßten Oberlichtglasdecke waren geschlossen. Die Webstühle waren durch keinerlei Unterlagen gedämpft. Von diesen 200 Webstühlen sind mindestens 160 gleichzeitig im Betrieb. Die Arbeitszahl betrug damals wöchentlich 58 Stunden, täglich 10, am Sonnabend 8; morgens eine halbstündige Frühstückspause, mittags einstündige Mittagspause, während deren die Maschinen standen. Es wird nun behauptet, was ja auch ohne weiteres einleuchtend ist, daß die Aufstellung von Webstühlen in so großer Anzahl in Etagenräumen viel lärmgefährdender wirkt als parterre. Ferner hat der Einzelantrieb, bei dem jeder Webstuhl für sich ein- und ausgeschaltet werden kann, dem Transmissionsantrieb gegenüber, bei dem alle gleichzeitig eingeschaltet werden, den Vorteil, daß nicht immer eine so große Anzahl von Webstühlen gleichzeitig im Gange ist, wodurch der Lärm gemindert würde. Sodann wäre gerade bei den Webstühlen eine Dämpfung durch Unterlagen von Eisenfilz, Kork oder dergleichen besonders nötig, und schließlich liegt die Erschütterung hier so klar, daß unbeschadet aller theoretischen Streitigkeiten eine erschütterungsdämpfende Unterlage für die Füße der Bedienung eingeführt werden müßte.

Was die Staubplage in Webereien betrifft, die die Affektionen der Atmungsorgane und des Mittelohres herbeiführen soll, so konstatierte ROEPKE dieselbe mehr oder weniger bei allen in Webereien vorgenommenen Arbeiten. Bei der Tuchweberei wird, wie ich mich überzeugen konnte, diese Staubplage durch Einfettung des Spinngutes augenscheinlich sehr vermindert. Es wird also wesentlich sein, bei der ohrenärztlichen Untersuchung und Kontrolle von Webern darauf zu achten, 1. ob es sich um Webstühle zu ebener Erde oder in Etagen handelt, 2. ob die Webstühle, die Stände der Bedienung oder beide durch schalldämpfende Unterlagen geschützt sind, 3. ob es sich um Transmission oder Einzelantrieb handelt.

Auf die Schwerhörigkeit der an den sog. Beetlemaschinen, die nach ROEPKE das stärkste Geräusch erzeugen, das er in Betrieben gehört hat, tätigen Fadenglätter ((Beetler) hat dieser Autor und vor ihm COOSEMANNS hingewiesen.

c) Vom Ohr ausgehende Berufsstörungen im Fernsprechbetriebe.

Die Überschrift dieses Abschnittes ist absichtlich in der vorliegenden Form gewählt, denn wir haben zwar bei der Eigenart des telephonischen Betriebes das Ohr als Eingangspforte der Betriebsschädlichkeiten, nicht immer aber als Sitz der schädlichen Folgen zu betrachten. Die Telephonistinnen arbeiten überwiegend mit dem sog. Kopftelephon, ein gepolsterter Bügel hält dasselbe an der dem hörenden Ohre gegenüberliegenden Seite fest und drückt gegen das hörende Ohr eine Ebonitkapsel. Das Handtelephon wird nur vereinzelt, vorzugsweise von dem männlichen und Aufsichtspersonal, verwendet. Was die normale Schallübertragung betrifft, so scheint wohl die Luftleitung die Hauptrolle zu spielen, die Kopfknochenleitung kommt in Frage, die Dämpfung des Bügels aber und die physikalischen Eigenschaften des Ebonits scheinen abschwächend auf sie zu wirken. Die Membran des Hörers, die eigentliche Ursache der knackenden Geräusche, von denen noch zu sprechen sein wird, besteht aus weichem Eisen. Telegraphendirektor Bähr schlägt zur Milderung des Knackens Glimmer mit aufgelegter kleiner Eisenplatte vor, Förster stellt die akustische Kurve der Eisenmembran als eine mit jäh sich erhebenden hochansteigenden Spitzen, der Glimmermembran mit weniger hohen und sanft verlaufenden Bergen dar.

Die Schädigungen sollen auf folgende Arten zustande kommen können: 1. Durch elektrischen Schlag, d. h. durch Übergang des elektrischen Stromes auf den Körper, also auch auf das Ohr der Telephonistin. Diese Entstehung kann durch Gewitter, atmosphärische Entladung zustande kommen, oder es kann sich um ein Berühren der Drähte mit einer benachbarten evtl. auch einer Starkstromleitung handeln. Als erwiesen kann jedoch gelten, daß ein direkter Übergang elektrischen Stromes auf den Körper der Telephonistin zu den allergrößten Seltenheiten gehört, was besonders M. Bernhardt nachgewiesen hat; niemals sind z. B. Spuren äußerer Verletzungen wie bei Blitzschlag oder Starkstromverletzungen gefunden worden. 2. Kann es sich um einen *akustischen Reiz* handeln, und zwar durch das Knacken, besonders das unerwartete, der Membran. Auch die als elektrische Schläge gedeuteten Schädigungen scheinen nichts weiter zu sein als ein besonders lautes durch Stromverstärkung hervorgerufenes, zum Knall gesteigertes Knacken der Membran. Sonst kann der akustische Reiz das Ohr der Telephonisten bei dem sog. Läuten und Prüfen treffen, d. h. entweder wenn der Teilnehmer, wie das noch vielerorts geschieht, durch Kurbeldrehung anruft, oder wenn die Beamtin zur Herstellung der Verbindung prüft, ob gesprochen wird. 3. Schließlich scheint es sich auch um Schädigungen durch Luftverdünnung im Gehörgang durch jähes Anziehen der Membran handeln zu können, worauf die Fälle von Trommelfellzerreißung bei Telephonistinnen (Robinson, Veis und Kesser) hinweisen.

Diesen mehr in begrenzter Zeiteinheit erfolgenden Wirkungen auf das Ohr steht der *allgemeine* Einfluß des beruflichen Telephonierens gegenüber (chronisches Trauma). Trotz vieler vorliegender Arbeiten wissen wir über diesen noch wenig. Sozialhygienisch weniger wichtige Reizungen des Gehörorgans durch dessen Erwärmung infolge langdauernden Verschlusses durch den Kopfhörer sind beobachtet, ebenso Druckwirkung auf die Ohrmuschel und Kopfschmerz infolge Tragens des Apparates. Welche Wirkungen jedoch auf die *Hörfähigkeit* erfolgen, ist noch zweifelhaft. Von der einen Seite wurde eine allmähliche Verfeinerung der Hörfähigkeit behauptet, ähnlich den Wirkungen der Hörübungen; von anderer Seite gewisse Einschränkungen des Gehörs. In letzterer Beziehung hat Blegvad in seiner grundlegenden Arbeit, der nicht wie die Braunsteinsche eine Untersuchung freiwillig sich meldender, sondern eine regelrechte Betriebsuntersuchung von 450 Telephonistinnen zugrunde gelegen hat, in 66 Fällen die Herabsetzung des Perceptionsvermögens für tiefe Töne an dem Ohr gefunden, welches zum Telephonieren benutzt wird. Er zieht den Schluß daraus, daß es sich um eine Angewöhnung handle; dasjenige Ohr, das dauernd und beruflich Sprachtöne zwischen 200 und 4000 Schwingungen auffasse, akkommodiere sich den tieferen Tönen allmählich immer weniger.

Die obere Grenze fand er nicht nachweisbar vom Telephonieren beeinflußt, im Gegensatz zu GELLÉ, der hier eine Analogie mit der Kesselschmiedtaubheit finden wollte. Wichtig ist, daß bei 26,4% der Untersuchten an dem beim Telephonieren tätigen Ohre eine Retraktion des Trommelfelles gefunden wurde. Wieweit es sich hier um eine chronische Beeinflussung der Binnenmuskulatur handelt, muß Gegenstand weiterer Untersuchungen sein (siehe oben). MANCIOLI sah als Folge beruflichen Telephonierens bei Fehlen subjektiver Beschwerden eine Verkürzung der Knochenleitung und verringerte Hörweite, und zwar nur in Ämtern mit anstrengendem Dienst, die Erscheinungen gingen nach Dienstunterbrechung allmählich zurück, er bezieht sie auf leichte Labyrinthhyperämie, TOMMASI bei 9 Telephonistinnen aus Lucca eine Verminderung des Hörvermögens, von der die Beamtinnen selbst nichts wußten. Subjektive Beschwerden, Kopfschmerz, Ohrenstechen, Ohrensausen werden häufiger angegeben. In den Antworten auf unsere Umfrage findet sich ein nachgewiesener Fall einseitiger hochgradiger Schwerhörigkeit durch jahrelanges Telephonieren auf diesem Ohr.

Zahlreicher als die lokalen sind die allgemeinen Erscheinungen, von denen wir hier die übergehen können, die streng genommen in das Gebiet des Unfalls gehören. Hierüber liegt eine ausführliche Monographie von M. BERNHARDT vor.

Darüber aber sind sich die Autoren sämtlich einig, daß Anämische, Nervöse, Belastete sowohl den Anforderungen des normalen Telephondienstes nicht gewachsen sind, als auch das größte Kontingent derjenigen stellen, welche durch die Unfälle selbst geringfügiger Natur schwere allgemeine Störungen davontragen, wozu noch kommt, daß Suggestion, Angst vor Schädigungen und Unglücksfällen gerade bei dieser Kategorie besonders schädliche Folgen haben. Allgemein wird anerkannt, daß die dauernde Anspannung der Aufmerksamkeit auch bei Gesunden disponierend für nervöse Folgen akuter oder chronischer Betriebsschäden wirkt.

BLEGVAD hat seine Untersuchungen auch auf 47 Telephonistinnen ausgedehnt, deren Trommelfelle pathologisch verändert waren und kommt zu dem Schluß, das berufsmäßige Telephonieren wirke bei pathologischen Veränderungen des Trommelfells nicht schädlich. Dies stimmt mit meinen Beobachtungen überein, nach denen von mir aufgemeißelte Patientinnen nach erfolgter Ausheilung ohne Störung ihren Beruf wieder aufgenommen haben. Ob es aber, wie BLEGVAD behauptet, allgemein gültig ist, wage ich vorerst nicht zu entscheiden. Die Klärung jedoch gerade dieser Frage ist wichtig, weil sie für die Grundsätze der Aufnahmeuntersuchung eine besondere Bedeutung hat.

Was nun die Vorbeugung betrifft, so haben wir zu unterscheiden: 1. technische Verbesserungen der Betriebsart, 2. Auslese, 3. Diensteinteilung. Über den ersten Punkt können wir kurz hinweggehen, denn das Bestreben der deutschen Verwaltung, den Betrieb gefahrloser zu gestalten, ist wohl allgemein anerkannt. Ersatz der Oberleitung durch unterirdische Kabel vermindert die atmosphärischen Einflüsse, Fortfall des Kurbeldrehens beim Anruf, Einführung des optischen Systems die des unvermuteten überwertigen akustischen Reizes. Das frühere „Knacken" beim „Prüfen" wird seit geraumer Zeit durch Einschalten von Besetzzeichenvorrichtungen in ein weniger gefährliches Geräusch, in ein Summen verwandelt. Durch Seidenhandschuhe sind besondere Isolationsmöglichkeiten geschaffen; ob sie Wert haben, steht dahin. Auch ist der sinnreiche Gewitterschutz von STEIDLE im Fernverkehr eingeführt, durch den bei plötzlich eintretender erheblicher Spannungsdifferenz Stromlosigkeit eintritt.

2. Für die Aufnahmeuntersuchung ist eine besonders sorgfältige Fernhaltung allgemein geschwächter Individuen zu fordern. Die von M. BERNHARDT erwähnte Forderung eines Postarztes, zu prüfen, ob die Bewerberinnen gegen Induktions-

oder galvanischen Strom besonders empfindlich seien, erscheint wenig begründet, zumal ja der Strom nur in den allerseltensten Fällen auf den Körper übergeht. Försters Vorschlag, die Bewerberinnen während der Menstruationsperiode zu untersuchen, da viele dann besonders empfindlich seien, wäre erst zu diskutieren, wenn in der Tat statistisch nachgewiesen wäre, daß Betriebsschädigungen gerade intra menses sich häuften. Es bleibt also von allgemeinen Gesichtspunkten in bezug auf die Konstitution übrig, Anämische, Chlorotische, Neurasthenische, Hysterische fernzuhalten.

Was den Ohrbefund betrifft, so sollten, trotz Blegvads Befunden und meinen Erfahrungen, pathologische Trommelfellveränderungen, wie trockene Perforationen Adhäsivprozesse besser vom Telephondienst ausschließen, denn es ist nicht einzusehen, weshalb man gerade in einem solchen Betriebe Personen einstellen will, bei denen das Ohr einen Locus minoris resistentiae bildet. Bei eitrigen Prozessen, chronischen Nasen- und Nebenhöhlenkatarrhen und -Eiterungen, sowie besonders bei Verdacht auf Otosklerose, über deren Vorhandensein in der Ascendenz Erhebungen notwendig sind, versteht sich das von selbst. 3. Bei einem anstrengenden Berufe, wie dem vorliegenden, ist natürlich die tägliche Diensteinstellung und die Sorge für den nötigen Urlaub als Vorbeugungsmittel besonders wichtig.

f) Ohrbeschwerden der Berufsmusiker.

Tubenkatarrhe sind bei Bläsern beobachtet, von denen auch manche Schmerz und Völle in den Ohren infolge merklichen Lufteindringens in die Paukenhöhle beim Blasen angeben. Es handelt sich hier um fehlerhafte Technik, die auch zu Kongestionen und *Labyrinthhyperämie* führen kann.

Subjektive Ohrgeräusche sind bei manchen Orchestermusikern als unmittelbare Folge stundenlangen Zusammenspielens eine häufige Erscheinung, gehen aber meist in Stunden vorüber, doch kommen auch chronische und hartnäckige Fälle vor. Solisten werden seltener befallen, Geiger haben manchmal nur auf dem linken Ohr Geräusche.

Hyperaesthesia acustica in Form von Überempfindlichkeit gegen akustische Eindrücke überhaupt oder nur gewisse Töne und Geräusche ist eine bekannte Ermüdungserscheinung. Den beiden letzteren Erscheinungen gegenüber bewährt sich, da das Musizieren aus sozialen Gründen meist nicht unterbrochen werden kann, auffallend gut strenges Alkohol- und Tabakverbot. Frauen werden fast nie, Syphilitiker anscheinend recht häufig betroffen.

Funktionelle Erkrankungen lassen sich gerade bei Musikern gut analysieren, da diese in der Lage sind, genauere Angaben zu machen, als man sie sonst erhält.

Beobachtet sind Fälle von *Diplacusis disharmonica*, wobei genau die Differenz angegeben wird (in 2 Fällen meiner Beobachtung $\frac{1}{2}$ Ton tiefer auf dem kranken Ohr). Sodann Störungen in der Wahrnehmung der *Klangfarbe* bei sonst erhaltenem Hörvermögen (V. Urbantschitsch, Haike). Das gespielte Instrument oder auch das des Nachbars klingt „leer“, ein Cellist glaubt „auf Bindfaden zu streichen“.

Verlust des musikalischen Gedächtnisses und Melodientaubheit sind vereinzelt ebenfalls beobachtet.

Schließlich hat Stumpf auf Grund der Untersuchung eines Militärmusikers unter dem Namen „*musikalische Anhedonie*“ ein neues hierhergehöriges Krankheitsbild beschrieben, in dem es sich nicht um „Anästhesie für die Töne selbst“, sondern um eine „Anästhesie für die daran geknüpften Gefühlsempfindungen“ handelt, so daß für den Musiker das Wohlgefallen an der Musik aufhört.

Im großen und ganzen sind Berufsbeschwerden der Musiker seltener als man bei der dynamischen Wertigkeit moderner Musik glauben sollte, was wohl an der allmählichen Gewöhnung liegt.

g) Arbeiten unter Wasser und in komprimierter Luft.

Nackttaucher, Schwimmlehrer usw. mit Trommelfellperforationen sind für ihren Beruf ungeeignet, erstere z. B. *Schwamm-* und *Perlen*fischer primitiver Art erleiden Perforationen und Eiterungen durch Wasserdruck.

Taucher, die Apparate benutzen, geben an, daß sie in 2—4 m Tiefe Druck, Schmerz, Sausen in den Ohren empfinden, auf dem Grunde hörten diese Beschwerden auf (ALTSCHUL, KOCH, bei ROEPKE). F. ALT führt dies auf zu raschem Druckanstieg zurück. Nach KOCH sollten Taucher für je 2 m Sinken oder Steigen mindestens 1 Minute Zeit gebrauchen; sie müssen aber unter Umständen imstande sein, sehr schnell an die Oberfläche zu kommen, dies wird systematisch geübt, und „so werden meist 30—40 Sekunden gebraucht, um aus 10 m Tiefe an die Oberfläche zu gelangen". Von den Wirkungen der Kompression und Dekompression auf Trommelfell und Mittelohr war bereits im klinischen Teil kurz die Rede (s. S. 269).

Die Arbeiten im Senkkasten (Caisson) bei einem Überdruck bis zu 2,5 Atmosphären, haben eine reichhaltige Literatur gezeitigt, die man bei ROEPKE und F. ALT findet. Nach letzterem Autor kann man sich bei freien Tuben unter Druck und in normalem Luftdruck zurückbegeben, ohne daß sich Sensationen im Ohre bemerkbar machen, wenn die Druckverschiebung für je $^1/_{10}$ Atmosphäre die Zeit von $1^1/_2$ Minuten beträgt. Bei rascherer Zunahme erfolgt Druckgefühl auf das Trommelfell. Schwere, Sausen, Rauschen, knisterndes Geräusch. Man sucht sich dann durch Valsalva zu helfen. Bei Stationärbleiben des Druckes sollen die Beschwerden aufhören, Hörverschlechterung nicht bestehen, beim Ausschleusen bleibt eine leichte Benommenheit des Ohres, doch tritt Erleichterungsgefühl ein. Gewerbehygienisch wichtig sind nun weniger die durch Schleimhauthyperämie im *Mittelohr* gesetzten Veränderungen als die schweren Affektionen des *Innenohres*, die man als „*Caissonkrankheit*" bezeichnet und die bei Arbeitern auftreten, die anscheinend bei bestem Wohlbefinden entschleust sind. Minuten bis Stunden nachher tritt unter Schwindel, Ohrensausen und Erbrechen mit oder ohne Bewußtseinsstörung, Kollaps ein, der, wie bei Besprechung der Gewerbekrankheiten des Ohres im klinischen Teil (siehe S. 285) geschildert, auf Wirkungen der Gasembolie beruht oder nach ALT auf Läsionen des Labyrinthes durch Transsudation oder Blutung. — Bei Tunnelarbeitern sind ähnliche Erscheinungen beobachtet, bei Zugpersonal der Bergbahnen, Fliegern, Luftschiffern ebenfalls (siehe Tabelle I S. 304).

Tabellarische Darstellung von Berufseinflüssen auf das Ohr.

In nachstehender Tabelle sind zu praktischen Zwecken im Anschluß an ROEPKES Forschungen auf Grund *eigener* Erhebungen und unter Benutzung der otologischen und berufskundlichen *Literatur* nicht nur die sozialhygienisch wichtigen, sondern auch individual-medizinisch wissenswerten Zusammenhänge zwischen Berufseinflüssen und Ohr verzeichnet. Natürlich war es nicht möglich, alle Abarten und Untergruppen zu berücksichtigen.

Tabellarische Darstellung von Berufseinflüssen auf das Ohr.

I. Verkehrs- und Sicherheitswesen.

Berufsart	Einflüsse	Festgestellte Ohrenleiden			Bemerkungen
		Äußeres Ohr	Mittelohr	Inneres Ohr	
1. *Eisenbahn* . . .	Vgl. S. 291 ff.	Erfrierungen, Ekzeme, Konkremente	Katarrhe der Pauke, Entzündungen des Mittelohrs	Ohrensausen, Schwerhörigkeit, gelegentlich auch Schwindelanfälle	Kombinationen von Affektionen des mittleren und inneren Ohres häufig. Zur akuten Entstehung vgl. Fall Uchermann S. 288, zum Ausgang in Geisteskrankheit Fall Imhofer S. 293
2. Omnibus . . . Straßenbahn, *Kraftwagen*	*Witterungseinflüsse, Staub Saugwirkung vorbeistreichender Luft. Motorlärm, Erschütterung*	Vereinzelte Erfrierungen (Ohrmuschel wird meist geschützt)	Wie bei 1., dazu direkte Trommelfellreizungen durch Luftverdünnung im Gehörgang	Subjekt. Geräusche	— — —
3. *Schiffspersonal* . Kahnschiffe, Dampfschiffe, Unterseeboote .	*Witterung, Feuchtigkeit* Dunst in engen Kajüten Strahlende Wärme, Kohlenstaub bei Heizern. Kohlensäureüberladene Luft, Druckdifferenzen. Lärm	— Ekzeme —	wie bei 1.	— — — Ohrensausen, Hörstörungen, Schwindel	— — — Akute Hörtraumen beobachtet (Dampfsirene), auch apoplektiforme Anfälle (Heizerkrämpfe)
4. *Flugwesen* . . .	Witterungseinflüsse, Luftdruckschwankungen, Propellerlärm, Saugwirkung bei rascher Fahrt	—	Ekchymosen, Blutungen, Myringitis, Tubenschwellung	Subjektiv. Geräusche, Taubheitsgefühl, Labyrinthschwindel	Bei schnellem Aufstieg oder Absturz (Sturzflug) ähnliche Erscheinungen wie bei Caissonarbeitern (F. Alt)
5. *Fernsprechwesen*	Vgl. S. 299 ff.	Sensibilitätsstörungen	Tensorspasmus	Subj. Geräusche, leichtere Formen der Gehörsverminderung, Akustische Überempfindlichkeit.	Ohr als Ausgangspunkt allgemeiner Erscheinungen

6. *Feuerwehr* . . .	Witterungseinflüsse, Hitze, Einatmen von Verbrennungsprodukten (Gifte), Rauch (Kohlenoxydgas)	Erfrierungen, Verbrennungen, gelegentlich Othämatome	Katarrhe, Entzündungen	Subj. Geräusche als Teilerscheinungen bei Vergiftungen	Ohrenleiden sehr selten, in *Berlin* nach Leu und Chajes an letzter Stelle, in München 1879—1903 0,6%, 1912 bis 1920 1,74%

II. Industrie.

A. *Metalle.*

1. *Edelmetalle* . . (Gold, Silber)	Mechanische und chemische Staubwirkung, Benzindämpfe, Hitze	Verfärbungen (Argyrie)	—	Ohrensausen	Bei Gold- und Metall*schlägerei* Aufschlagen bis zu 12 kg schwerer Hämmer 80—100-mal in der Minute (Horst und Křiž)
2. *Eisenhütten* . .	Abnorm hohe Hitze, Temperaturwechsel, strahlende Wärme, Metall-, Kohlen-, Chamottestaub, giftige Gase, Kohlenoxyd, Schwefelwasserstoff, Explosionsgefahr, Lärm	Ekzeme, Konkremente, Verletzungen (kleine Splitter),Perichondritis	Katarrhe, Entzündungen	Lärmschwerhörigkeit, subj. Ohrgeräusche durch Giftwirkung	—
3. *Eisenfabrikation* (Hämmern, Walzen, Schmieden, Nieten, Schleifen, Polieren)	Wie bei 2., dazu intensivster Lärm. Quecksilber (Feuervergolden), Blei (Emaillieren, Feilenhauen). Genaueres s. S. 293.		Desgl., auch Tensorspasmus	Progressive Schwerhörigkeit, auch akute Taubheit, subj. Geräusche, auch Gehörshalluzinationen (Blei)	Näheres über die Unterschiede in der Nieterei s. S. 294 ff. In einigen Betrieben trotz intensivsten Lärms nur verhältnismäßig wenig Schwerhörigkeit z. B. nach Mitteilung des bad. Landesgewerbearztes 1914 in Drahtstiftfabriken. — Zu berücksichtigen ist hier auch häufige Kombination v. Mittelohr- u.Innenohraffektionen
4. *Bleiindustrie* . . (einschl. Akkumulatorenfabrikation)	Gase, Staub, Bleidämpfe, auch arsenhaltiger Staub und Dämpfe (z. B. bei Schrotfabrikation), Schwefelsäure (Akkumulatorenfabriken)	Gelegentlich wie bei 2 und 3	Katarrhe, Entzündungen, auch Mitbeteiligung d.Tube und Pauke bei Stomatitis saturnina (Rohrer)	Ohrensausen, Gehörshalluzinationen, Hörstörungen	—

Berufsart	Einflüsse	Festgestellte Ohrenleiden			Bemerkungen
		Äußeres Ohr	Mittelohr	Inneres Ohr	
5. Zink	Im allgem. ähnlich 1. Schweflige Säure, Arsen, Blei, Zink, Chlorzinkdämpfe	Gelegentlich wie 2., 3., 4.	Katarrhe, Entzündungen	—	S. auchVerletzungen d. oberen Luftwege (Zinkverätzungen!)
6. Kupfer	Wie bei 1., dazu: Schwefel- und Salzsäure beim Auslaugen. Intensiver Lärm des Blattmetallklopfens, Messing-Bronzewalzens, *Kupferschmiedens*	—	Desgl.	Lärmschäden	Betr. die Metallschlägerei s. Bemerkung 1
7. Arsen, Quecksilber	Spezifische Giftwirkung	Geschwüre	Reizzustände	Intoxikationen	LEWIN stellte bei Arsenvergiftung Otitis interna fest

B. Chemische Industrie.

Berufsart	Einflüsse	Äußeres Ohr	Mittelohr	Inneres Ohr	Bemerkungen
1. Kochsalz. . . .	Hitze, Salzdunst	Ekzeme	Entzündungen	—	—
2. Chlor	Dämpfe	Reizungen	Reizungen	—	Über Ohr und Reizgas siehe STEURER
3. Schwefelwasserstoff	Spezif. Giftwirkung	—	Mittelohrkatarrhe	—	—
4. Schwefelkohlenstoff	Desgl.	—	—	Ohrensausen, Hörstörungen (GOLDSCHMIDT)	—
5. Blausäure . . .	Giftige Dämpfe	Ekzeme	—	Ohrensausen	—
6. Flußsäure . . .	Dämpfe	—	Tubenkatarrhe	—	—
7. Aromatische Nitro- u. Amidoverbindungen. .	Spezif. Giftwirkung	—	—	—	Bei Trommelfellperforation leichtere Möglichkeit der Intoxikation angenommen (CURSCHMANN)

C. Steine und Erden.

1. Diamantschleiferei	Sandsteinstaub, Blei (s. S. 286)	—	—	Ohrensausen	Durch Modernisierung der Betriebe früher beobachtete Schädlichkeiten abgestellt. ROEPKE (S. 99, 45)
2. Steinbruch, Steinmetzerei	Witterung, Durchnässung, Staub, Detonationen	—	Entzündungen Mittelohrschwerhörigkeit	Gelegentlich Lärmschäden [1]	Mühlsteinstaub besonders gefährlich
3. Schmirgelfabrikation	Staub, Lärm der Kugelmühlen	Konkremente	Desgl.	Desgl.	Nach ROEPKE bei „Traßmüllern" ähnliche Verhältnisse
4. Zementwerke	Staub, intensives Geräusch der Mahlapparate	Konkremente, „Inkrustationen" (ARENS nach Angabe v. Fabrikärzten)	Desgl.	Lärmschwerhörigkeit der Zementmüller	—
5. Kalkbrennerei	Staub, Temperaturwechsel	Ekzeme, Konkremente	Tubenkatarrhe, Entzündungen	—	—
6. Ziegeleien, Chamotte	Wie 5., dazu Nässe, Lärm von Mahlapparaten, Ankylostomum	Desgl.	Desgl.	Labyrinthanämie (Ankylostomum)	—
7. Ton-, Porzellanfabriken	Stehen in Nässe, Hantieren mit feuchtem Material, kieselsäurehaltiger Staub, bleihaltige Glasur, auch Salzsäuredämpfe	—	Desgl.	Gelegentl. Schwerhörigkeit durch Lärm beim Zerkleinern	—
8. Glasfabrikation	Temperaturwechsel, Hitze, Staub. Kieselsäure, Blei, schwefl. Säure, auch Arsen. Beim Blasen lokaler Luftdruck, Kongestionen	Ekzeme	Mittelohraffektion. aller Art, beim Blasen auch Trommelfellatrophie (WANNER)	Ohrensausen durch Kongestion, Hörstörungen beim Schleifen, vereinzelt Schwindel (FISCHER)	—

[1]) In der Steinindustrie oft trotz großen Lärmes keine Hörstörungen.

20*

Berufsart	Einflüsse	Festgestellte Ohrenleiden			Bemerkungen
		Äußeres Ohr	Mittelohr	Inneres Ohr	
D. Holz.					
1. *Sägewerke, Holzverarbeitung* . .	Holz- und anderer Staub. Chemikalien, Öle ausländisch. Hölzer, Pyridinbasen (?), denatur. Spiritus, auch Blei, Lärm der Sägen	Ekzeme	Katarrhe	Ohrensausen (Intoxikation (LEWY),Lärmschwerhörigkeit (RAYMUND)	Bei Holzarbeitern Lärmschäden selten
2. *Böttcherei, Faßbinderei*	Lärm, Hohlschlag	—	—	Lärmschwerhörigkeit	—
E. Textilwaren.					
1. *Spinnerei* . . .	Maschinenlärm, Luftschall u. Bodenerschütterung. Jute, Flachs, Hanfstaub, Teer, Tran	Konkremente mit Faserbeimengungen	Katarrhe, Entzündungen	Subj. Geräusche, progress. Schwerhörigkeit, akustische Hyperästhesie	—
2. *Weberei*	Vgl. S. 286, vereinzelt Blei, Quecksilber	Ekzeme, Mykosen, Konkremente	Desgl.	Desgl.	—
3. *Bleicherei, Färberei, Druckerei*	Chemikalien (Chlor, schwefl. Säure, Beizen, essigs. Tonerde.) (Intensivstes Geräusch der Beetlemaschinen Fadenglätten)	—	Desgl.	Subjekt. Geräusche, Schwindel [1]), Schwerhörigkeit, Beetlertaubheit (COOSEMANS)	
F. Leder.					
1. *Gerberei*	Nässe, Chemikalien, Fäulnisgase	—	Katarrhe, Entzündungen	—	In großen Schuhfabriken vollzieht sich der Arbeitsprozeß von der frischen Tierhaut bis zum fertigen Stiefel vielfach in dem gleichen Betriebe
2. *Schuhfabriken* .	Maschinenlärm (besond. sog. Aufschlagmaschinen)	—	—	Ohrensausen, Hörstörungen	

(Randbemerkung zu E. Textilwaren 1.–3.: Abnorm heiße, feuchte staubige Luft mit Faserbeimengungen.)

[1]) Bei Verwendung essigsaurer Dämpfe durch ROEPKE festgestellt.

III. Bodenbearbeitung und Bergbau.

1. *Landwirtschaft, Viehzucht* . . .	Witterungseinflüsse. Schimmelpilze. Actinomyces, Maul- und Klauenseuche	Fremdkörper (Getreidepartikel), Mykosen, Herpesart. Ausschlag bei Maul- und Klauenseuche (SIEGEL)	Katarrhe, Entzündung., Herpesbläschen auf d. Trommelfell bei Maul- und Klauenseuche (SIEGEL)	—	—
2. *Bergbau*	Hohe Temperaturen, Nässe, Zugluft, Kohlensäureüberladung der Luft, Staub, bes. auch chemisch wirkender, je nach Art des geförderten Materials u. a. Kohlenoxyd. Lärm der Preßluftbohrer. Detonationen. Ankylostom	Verfärbungen, Konkremente, Ekzeme, Geschwüre (Arsen)	Reizungen, Katarrhe, Entzündungen	Subjekt. Geräusche, Schwerhörigkeit [1] Labyrinthanämie, Hyperaesthes. acust. (Ankylostomiasis) Vestibularstörung. (Quecksilber, WOLF)	—

IV. Bauwesen.

1. *Hausbau* . . .	Witterung, schweißerregende Arbeit in Zugluft, Schultertragen von Lasten, Koksfeuer, Lärm von Preßluftmeißeln (s. Abb. 6)	Erfrierungen, Ekzeme, Othämatom	Katarrhe, Entzündungen	Subj. Ohrgeräusche	Nach Ministerialerlaß 4. VII. 1913 (Preußen) offene Koksfeuer in Neubauten verboten, geeignete Unterkunftsräume angeordnet
2. *Tiefbau, Brücken Schleusenbau* . .	s. S. 303	—	Ekchymosen, Tubenkatarrh, Transsudate, Blutungen, Entzündungen	Gasembolie, Blutung	—

V. Nahrungsmittelfach.

1. *Getreidemüller* . .	Staub, Lärm	Konkremente, Entzündungen	Katarrhe, Entzündungen	Schwerhörigkeit	—
2. *Bäcker*	Temperaturwechsel, Mehlstaub	Konkremente, Ekzeme, Furunkel	Katarrhe, Entzündungen	—	—
3. *Zuckerfabrikation*	Hohe Temperaturen, Zuckerstaub	Furunkel	—	—	—
4. *Brauerei*	Staub, heiße, feuchte Luft Temperaturwechsel	—	Katarrhe, Entzündungen	—	—

Über *Berufsmusiker* s. S. 302, *Jäger, Schützen, Soldaten* Abschnitt: Akustisches Trauma S. 275 ff., *Wasserarbeiter, Taucher* S. 303.

[1]) Durch Preßluftbohrer (MARX-WITTEN).

Sozialgesetzgebung und Gewerbekrankheiten des Ohres.

Nach § 139 b der deutschen *Reichsgewerbeordnung* sind die Gewerbemedizinalräte als Gewerbeaufsichtsbeamte anzusehen und haben als solche das Recht der jederzeitigen Besichtigung aller der staatlichen Gewerbeaufsicht unterstellten Betriebe. Nach § 3 der *Dienstanweisung für die Gewerbemedizinalräte* in Preußen umfaßt ihr Wirkungskreis u. a. „die Vertiefung der Kenntnisse von krankhaften Veränderungen im Organismus der Arbeiter, die durch die gewerbliche Berufsarbeit bedingt sind, und deren Vorbeugung und Beseitigung". Unter den Aufgaben, an denen sie beteiligt werden können, sind ausdrücklich angeführt „Geräuschbelästigungen durch gewerbliche Betriebe" (Erlaß des Ministers für Volkswohlfahrt vom 17. Juni 1922). Es steht zu hoffen, daß die ohrenärztlichen Aufgaben nunmehr größere Beachtung finden werden als vor Erlaß dieser Dienstanweisung. Entschädigungspflichtig sind Gewerbekrankheiten des Ohres nicht. Die *Verordnung des Reichsarbeitsministeriums über Ausdehnung der Unfallversicherung auf Berufskrankheiten* vom 22. 5. 1925 ist für die Otologie fast bedeutungslos. Liste I enthält die Gewerbekrankheiten, auf welche die Entschädigungspflicht ausgedehnt werden kann. Es sind im wesentlichen Vergiftungen (Blei, Quecksilber, Arsen, Phosphor, Schwefelkohlenstoff, Benzol, Nitro- und Amidoverbindungen, s. S. 286 dieser Abhandlung) und Ankylostomiasis (s. S. 285), doch fehlen auffallenderweise die *Drucklufterkrankungen*. Von sonstigen Gehörleiden ist natürlich gar keine Rede, was bei dem derzeitigen Stande der gewerblichen Ohrenheilkunde nicht wundernehmen kann. Deshalb spielt, wie bereits einleitend erwähnt, die Abgrenzung gewerblicher Ohrenleiden gegen die entschädigungspflichtigen gewerblichen *Unfälle* nach wie vor eine im Begutachtungswesen wichtige Rolle (siehe hierüber den Abschnitt über Begutachtung von Muck). Als äußerst lehrreiche Paradigmata können die von Passow (bei Thiem) veröffentlichten Fälle Richard L. und A. H. für die Auffassung des Reichsversicherungsamtes, dessen Entscheidungen wiedergegeben sind, gelten. Danach wird auch innerhalb des Betriebslärms ein entschädigungspflichtiger Unfall durch akustischen Reiz dann anerkannt, wenn z. B. das Ohr kurze Zeit den Einwirkungen einer starken Schallquelle ganz besonders ausgesetzt war, überhaupt wenn das schädigende Ereignis als „innerhalb eines engbegrenzten Zeitraumes eingeschlossenes" nachgewiesen werden kann. Nun hat man versucht, die Entschädigung bei Ohrunfällen und die in den betreffenden Berufen als notwendig zu erachtende Hörschärfe in Beziehung zueinander zu bringen. Zwaardemaker regte an, in Rücksicht auf Unfälle die erforderlichen Hörgrenzen für die verschiedenen Berufe festzustellen und danach die Entschädigungen zu begutachten. Zwaardemaker will einen Anpassungsfaktor aufstellen, der im Alter von 20 Jahren = 1, von 55 Jahren = 0 ist „und zwischen diesen Limiten graduell sinkt". Dieser Vorschlag erfuhr sofortigen Widerspruch u. a. von Burger, der mit Recht die Bedeutung individueller Charaktereigenschaften betonte. In der Tat muß gerade auf diesem Gebiet vor einem Schematisieren gewarnt werden. Außerdem besteht ein großer Unterschied zwischen der Wirkung allmählicher Hörbeschränkung durch berufliche Einflüsse und einer plötzlichen durch den Unfall (s. Abschnitt: Forensische Otiatrie).

Seitdem die *Berufsberatung* Gegenstand von Verwaltungsmaßnahmen geworden ist, haben auch die Ohrenleiden in ihrer Bedeutung für die Berufstüchtigkeit größere Beachtung gefunden. Hier liegt eine der wichtigsten Aufgaben des sozialhygienisch tätigen Ohrenarztes. Man unterscheidet *Beratung der Schulentlassenen* und *Umleitung der Hörgeschädigten*. Die erstere ist sowohl Sache der Schulärzte, insbesondere der Schulohrenärzte, als auch der ohrenärztlichen Gutachter bei Berufsämtern (Koelsch und Nadoleczny, A. Peyser,

MAUTHNER u. a.). Über Berufserfahrungen an solchen, die aus Schwerhörigenschulen hervorgehen, liegen gleichfalls Erfahrungen, zum Teil persönliche Angaben über den Berufserfolg vor (SCHORSCH). Leider fehlt es bisher noch an der notwendigen Überwachung der Lehrlinge und jugendlichen Arbeiter. In Berichten der Schulärzte an Fortbildungsschulen habe ich vergebens Angaben über Ohrenleiden durch den Beruf gesucht, obwohl die erwähnte Arbeit von SAFFORD es als sehr wahrscheinlich erscheinen läßt, daß schon früh Störungen bemerkbar sein werden und man auch aus den Rekrutierungsuntersuchungen von OPITZ diesen Schluß ziehen darf. GLIBERT stellt nach seiner reichen Erfahrung die gleiche Forderung auf. Die *Berufsumleitung* Schwerhöriger ist durch den Krieg mit seinen zahlreichen Fällen von Ohrverletzung in Fluß gekommen. In übersichtlicher Weise findet man bei KRAIS bei jedem Beruf angegeben, ob und inwiefern Schwerhörige und Ertaubte in ihm verwendbar sind.

Da ich hier die Unfälle ausschalten muß, habe ich mich von den drei großen Zweigen der Sozialversicherung nur mit *Kranken- und Invalidenversicherung* zu beschäftigen. In der Krankenversicherung wird manchmal die Frage eine Rolle spielen, ob das Leiden, wegen dessen der Versicherte Kassenleistungen in Anspruch nimmt, bereits *vor* Eintritt in das Versicherungsverhältnis bestand. Ob das bei Berufskrankheiten der Fall ist, darüber wird der Arzt unter Berücksichtigung des Befundes, der Berufseigenart und der Dienstjahre von Fall zu Fall zu entscheiden haben. Allgemeine Regeln gibt es hier nicht. — Nach § 182 der Reichsversicherungsordnung steht den Betroffenen *Krankenhilfe* zu, und zwar in ihren beiden Formen:

1. Krankenpflege, bestehend in ärztlicher Behandlung und Versorgung mit Arznei usw.

2. Krankengeld, wenn die Krankheit den Versicherten arbeitsunfähig macht.

Daß die Anfangsstadien professioneller Lärmschädigung bei zweckentsprechender Behandlung und geeignetem Verhalten heilbar sind, wurde bereits im klinischen Teil ausgeführt, doch stößt die Durchführung auf sehr große, vielfach unüberwindliche Schwierigkeiten. Es fehlt bisher an einer eindeutigen Definition des Begriffes „Arbeitsunfähigkeit" und kann zweifelhaft erscheinen, ob ein Ohrenarzt, der einem Versicherten mit beginnender professioneller Lärmschädigung die Erwerbsunfähigkeit bescheinigt, damit durchdringen wird, zumal immer entgegengehalten werden kann, daß Rückkehr in die schädigende Umgebung mit Wahrscheinlichkeit zu den gleichen Beschwerden führen würde. Doch gibt es Fälle, in denen Lärmarbeiter zeitweise mit besonders geräuschvollen Verrichtungen beschäftigt waren, hier könnte die Begutachtung von Erwerbsunfähigkeit mit stichhaltigen Gründen belegt werden. Zu den Leistungen der Krankenkassen gehört es auch, bei vorgeschrittenen Fällen Kosten für Ermöglichung besserer Verständigung zu übernehmen. So werden Hörrohre bewilligt und wird von sozial einsichtigen Kassen die Teilnahme an Absehkursen ermöglicht. Nach § 363, Absatz 1 dürfen „Mittel der Kasse für allgemeine Krankheitsverhütung verwendet werden". Es hat aber keinen Zweck, Kassenmitgliedern z. B. Antiphone zu verordnen, denn erfahrungsgemäß werden sie doch nicht benutzt.

In der *Invalidenversicherung* standen nach der 1911 veröffentlichten Reichsstatistik Ohrenleiden mit 0,3% der Invaliditätsursachen an vorletzter Stelle. Meine aus 9jährigem Durchschnitt am Material der Landesversicherungsanstalt Berlin gewonnenen Zahlen ergaben folgendes Resultat:

Auf 278 000 Hauptursachen kamen 163 Ohrenleiden = 0,58%, 485 Ohrenleiden als Nebenursachen = 1,7%; wieviel davon professionell waren, entzieht sich der Beurteilung. Bei diesen geringen Zahlen haben die *Landesversicherungsanstalten* kein besonderes Interesse daran, dieser Leiden wegen das *vorbeugende* Heilverfahren eintreten zu lassen.

II. Forensische Otiatrie.

Es liegt nicht in der Absicht dieser Bearbeitung, ausführlich, wie dies Imhofer unternommen hat, das ganze Gebiet der Ohrenheilkunde unter dem Gesichtspunkte zu betrachten, ob und in welcher Weise krankhafte Veränderungen gerichtlich wichtig werden können. Dazu würde der zur Verfügung stehende Raum nicht ausreichen, deshalb muß auf diese vorzügliche Monographie und außerdem auf die entsprechenden Abschnitte des vorliegenden Handbuches verwiesen werden, besonders auf „Mißbildungen" (Marx) wegen der Vererbung und des polizeilichen Erkenntnisdienstes, „Angewandte Anatomie" (Körner) wegen gefährlicher Schläfenbeine und angeblicher Kunstfehler, „Sektionstechnik" (Beneke) wegen gerichtlicher Autopsie, den gesamten klinischen Teil, Untersuchungsmethoden, Röntgendiagnostik wegen der Basisfrakturen, „Taubstummheit" wegen der rechtlichen Stellung der Taubstummen, „Simulation". Mit den „Verletzungen mechanischer Art", die eine Hauptrolle in der gerichtlichen Otiatrie spielen, sowie der Begutachtung für die Unfallversicherung, die derjenigen für gerichtliche Zwecke, besonders im Zivilprozeß sehr ähnlich ist, beschäftigt sich Muck. Einzelne Wiederholungen werden allerdings kaum zu vermeiden sein. Je vertrauter der Ohrenarzt mit den gesetzlichen Bestimmungen ist, desto mehr wird sich sein Blick für das Wesentliche in der gerichtlichen Sachverständigentätigkeit schärfen.

Ich beginne mit dem äußeren Hergang des gerichtlichen Verfahrens. §§ 188, 189 des deutschen *Gerichtsverfassungsgesetzes* sagen:

„Zur Verhandlung mit tauben oder stummen Personen ist, sofern nicht eine schriftliche Verständigung erfolgt, eine Person als Dolmetscher zuzuziehen, mit deren Hilfe die Verständigung in anderer Weise erfolgen kann.

Ob einer Partei, welche taub ist, bei der mündlichen Verhandlung der Vortrag zu gestatten sei, bleibt dem Ermessen des Gerichts überlassen."

Hier können zwei Fälle eintreten. Die betreffende Person erklärt sich selbst für „taub im Sinne des Gesetzes" und beantragt die Zuziehung eines Dolmetschers oder aber sie wünscht unbedingt ihre Interessen selber wahrzunehmen und wehrt sich dagegen, einen Mittelsmann zugeteilt zu erhalten. Mit ein für allemal festgelegten Definition der Taubheit kommen wir in solchen Fällen nicht immer weiter, weder mit der bei Imhofer erwähnten Hasslauerschen, nach der ein Ohr als taub zu bezeichnen ist, wenn weder Flüstern noch lautes Sprechen in das Ohr hinein gehört wird, wenn jegliche Tonempfindung durch Luft- und Knochenleitung erloschen ist und auch das allgemeine Schallgehör für Geräusche, selbst für die schrillsten Töne aufgehoben erscheint, noch der von Kutvirt, der solange keine Taubheit anerkennen will, als der Betreffende noch starke Geräusche (Warnungssignale) wahrzunehmen imstande ist. Passow sagt: „Doppelseitige Taubheit wird angenommen, wenn der Verletzte artikulierte Laute nicht zu unterscheiden vermag". Diese klare Begriffsbestimmung kann als Grundlage dienen. Im *ersten* Fall, also wo wegen Taubheit ein Dolmetscher beantragt wird, dürfte ein hoher Grad von Schwerhörigkeit von dem Gutachter der Taubheit gleichzusetzen sein, von der § 188 spricht, sonst könnte der Zweck dieser Bestimmung illusorisch werden, in Zweifelsfällen, besonders wenn jemand etwa ein unlauteres Interesse daran haben könnte, durch angebliche Taubheit die Verhandlung zu komplizieren oder hinzuziehen, ist eine genaue funktionelle Untersuchung mit Anwendung der Methoden zur Aufdeckung von Simulation oder Übertreibung vonnöten. Im *zweiten* Fall, nämlich der Ablehnung eines Dolmetschers, ist zu bedenken, daß eine Anzahl hochgradig Schwerhöriger eine staunenswerte Fertigkeit im Ablesen vom Munde erreicht haben und manche auch mit gutem Erfolg moderne Hörapparate gebrauchen. Es können also Fälle eintreten, wo der Ohrenarzt als Gutachter eine solche Person als geeignet erklären kann, eine Verhandlung ohne Hilfe eines Dolmetschers selber wahrzunehmen, trotzdem sie durch den *Gehör*sinn artikulierte Laute nicht zu unterscheiden vermag. Das ist wichtig, zumal solche Leute manchmal angeben, daß die Übermittlung durch einen Dritten sie stört, nervös macht und in der Wahrnehmung ihrer Interessen hindert. Das Kriterium muß sein, ob eine *geordnete Verhandlung* nach Ansicht des Gutachters auf Grund des Gehörs allein, der erworbenen Absehübung, der Intelligenz usw. gesichert erscheint, und hierzu wird manchmal nicht die ohrenärztliche Untersuchung genügen, sondern das Zeugnis von Lehreren, Vorgesetzten, Arbeitskollegen von Gewicht sein.

Daß den *Berufsrichter* unter anderen Defekten auch Schwerhörigkeit und Taubheit zur Führung seines Amtes untauglich machen, sei hier nur nebenbei erwähnt, da die Anstellung und Entlassungsverhältnisse generell geregelt sind, ebenso, daß *Schöffen* und *Geschworene* aus diesem Grunde abgelehnt werden können. Ein nicht zu seltener Fall ist es, daß letztere sich der zeitraubenden Tätigkeit auf Grund behaupteter Schwerhörigkeit zu *entziehen* versuchen. In diesem Falle wird ein amtsärztliches Attest erfordert, das in manchen Fällen durch ein fachohrenärztliches ergänzt werden muß. § 1032 der Zivilprozeßordnung betont außerdem ausdrücklich, daß ein Tauber als *Schiedsrichter* abgelehnt werden kann. Da nun aber bei technischen, nationalökonomischen usw Schiedsgerichten einer der Parteien gerade an einer schwerhörigen Persönlichkeit gelegen sein kann, die als hervorragender, vielleicht einziger Sachkenner auf besonderem Gebiete gilt, liegen Konfliktsmöglichkeiten vor. Rein formal dürfen nur *Taube*, also nicht hochgradig *Schwerhörige* ausgeschlossen werden. Der begutachtende Ohrenarzt wird sich bei letzteren von Fall zu Fall zu vergewissern haben, ob der Gegenstand des schiedsgerichtlichen Verfahrens (vorzugsweise Beanspruchung des Gesichtssinnes durch Studium von Plänen, Zeichnungen, Tabellen, Erfordernis mündlicher Zeugenaussagen oder nicht usw.) es rechtfertigen, einen gutabsehfähigen Schwerhörigen auszuschließen. Es wäre aber zu wünschen, daß künftig in der Gesetzgebung neben dem Begriff der Taubheit auch der der Schwerhörigkeit klar herausgearbeitet wird.

Im *Zivilprozeß* spielen Ohrenleiden eine mannigfache Rolle. § 1910 sieht vor, daß ein Volljähriger, der nicht unter Vormundschaft steht, für seine Person und sein Vermögen einen Pfleger erhalten kann, wenn er seine Angelegenheiten nicht zu besorgen vermag, u. a., weil er *taub* ist und wenn dies nur auf „einen bestimmten Kreis seiner Angelegenheiten" zutrifft, nur für diese. Da Einwilligung des Gebrechlichen notwendig ist, werden sich deswegen Konflikte kaum ereignen. Aber mit der Pflegschaft ist nach § 832 eine hohe Verantwortlichkeit verbunden. Der Pfleger haftet nämlich für etwaigen Schaden, den der Pflegling wegen seines Gebrechens einem Dritten zugefügt hat, falls er nicht nachweisen kann, daß er seiner Aufsichtspflicht genügt hat. Im geschäftlichen Leben spielen hier Mißverständnisse bei Bestellungen, Geschäftsabschlüssen usw. durch Hörfehler eine Rolle. Darum kann ein Gutachten darüber erfordert werden, ob nach dem Grade des Ohrenleidens dem Pflegling eine bestimmt geartete selbständige Handlung überlassen werden durfte, ohne daß der Pfleger seine Aufsichtspflicht verletzte. So kann durch das Ergebnis der Funktionsprüfung festgestellt werden, daß der Pflegling infolge sehr guter Knochenleitung für selbständige *telephonische* Unterhandlungen, nicht aber für persönliche geeignet war. — *Schadensersatzansprüche* spielen überhaupt die wesentlichste Rolle, sei es, daß Hauseigentümer für die Folgen eines Sturzes für das Gehör haftbar gemacht werden, daß es sich um die von Prügeleien und Überfällen, Unfällen im Verkehrswesen oder schließlich von angeblichen Kunstfehlern handelt. Festzustellen ist dabei der *Zusammenhang* des Ohrenleidens mit der angegebenen Ursache, der *gegenwärtige* Zustand, die *Erwerbsfähigkeit* und in gewissen Fällen voraussichtlicher *weiterer Verlauf* und *Vermehrung der Bedürfnisse*. Die erste Frage, die oft in das Strafrecht mit hineinspielt, kann hier aus den eingangs genannten Erwägungen nicht in voller Breite behandelt werden. Die klinischen Erfahrungen des geübten

Ohrenarztes werden ihn davor bewahren, eine vorher bestandene Entzündung als Verletzungsfolge, eine Schalleitungserkrankung für Lärm- oder Salvarsanschaden anzusehen, allerdings stellen solche Gutachten oft beträchtliche Anforderungen und nötigen zur Heranziehung aller Hilfsmittel, klinischer Beobachtung, Röntgenverfahren usw. V. Urbantschitsch und Imhofer sind dem Röntgennachweis der Felsenbeinfraktur gegenüber skeptisch. Meine Erfahrungen in einem forensischen Falle sind entgegengesetzt.

Ich demonstrierte 1908 die Röntgenplatte der Schädelbasis eines Offiziers, dessen Verletzung (Basisfraktur) unglaubwürdig erschienen war, weil er nach einem Eisenbahnzusammenstoß noch eine Fahrt sitzend im Hilfszuge zurückgelegt, sich selbst am Bahnhof einen Wagen besorgt hatte.

Der Befund wurde für die Bewilligung einer Rente entscheidend. — Daß der *gegenwärtige* Zustand im Gutachten zu würdigen ist, versteht sich von selbst. — Nach § 842 BGB. erstreckt sich die Verpflichtung zum Schadenersatz „auf die Nachteile, welche die Handlung für den Erwerb und das Fortkommen des Verletzten herbeiführt". Hier sei auf den Abschnitt „Unfallversicherung" verwiesen, in dem die Erwerbsbeschränkungen ihre genauere Besprechung finden. Nur soviel sei bemerkt: Man ist als Sachverständiger nicht berechtigt, einen schwerhörig Gewordenen für einen Beruf als geeignet zu erklären, weil in diesem bekanntermaßen Schwerhörige arbeiten oder, wie im Lärmbetrieb, Vollhörende schwerhörig werden, denn zwischen dem *jähen Hörverlust* und allmählicher Gewöhnung an abnehmendes Gehör ist ein gewaltiger Unterschied. Deshalb dürfen zwar die empirischen Prozentzahlen der Sozialversicherung auch hier zugrunde gelegt, darf auch auf die berufskundlichen Erwerbsmöglichkeiten (Schorsch, Krais, Horst und Kriz) Rücksicht genommen werden, man hat aber § 249 BGB. sinngemäß zu beachten, der bestimmt: „Wer zum Schadenersatz verpflichtet ist, hat den Zustand herzustellen, der bestehen würde, wenn der zum Ersatze verpflichtende Umstand nicht eingetreten wäre. Ist wegen Verletzung einer Person . . . . Schadenersatz zu leisten, so kann der Gläubiger statt der Herstellung den dazu erforderlichen Geldbetrag verlangen." Es sind also in erster Reihe Tätigkeit, Stellung, Aussichten in Betracht zu ziehen, die *bis* zur Schädigung bestanden, mit ihnen sind die *nach* der Schädigung verbleibenden Möglichkeiten in Vergleich zu setzen, wobei auch der sonstige körperliche und seelische Zustand zu würdigen ist. Denn richtig sagt Passow: „Glatte Schäden sind selten". Danach erst kann man einen Anhaltspunkt für die %-Schätzung gewinnen. Zwischen der Haftung im Sinne des Gewerbeunfallgesetzes und der zivilrechtlichen Schadensersatzpflicht werden sich oft erhebliche Unterschiede ergeben. Ich beobachte z. B. einen Musiker, der von einem betrunkenen Fahrgast beim Aussteigen aus der Untergrundbahn einen Faustschlag auf dem Kopf erhielt. Folge: Rechtsseitige Schwerhörigkeit (fl. 0,1), Einschränkung der oberen Tongrenze (Galton c^7), *Diplakusis disharmonica*. Während das Reichsversicherungsamt einseitige Schwerhörigkeit nur bei schwersten Komplikationen mit mehr als 50% bewertet, würde ich für diesen 55jährigen Mann 100% als gerechtfertigt ansehen.

§ 843 BGB. sagt: „Wird infolge einer Verletzung des Körpers oder der Gesundheit die Erwerbsfähigkeit des Verletzten aufgehoben oder gemindert oder tritt eine *Vermehrung seiner Bedürfnisse* ein, so ist dem Verletzten durch Entrichtung einer Geldrente Schadensersatz zu leisten."

Es unterliegt keinem Zweifel, daß eine solche Vermehrung der Bedürfnisse vorliegt, wenn (auch ohne Erwerbsbeschränkung) Versorgung des eiternden Ohres nötig wird oder wenn Schwerhörigkeit, weitere Behandlung, Teilnahme an Absehkursen, Anschaffung von Hörapparaten erfordert. Absatz 3 bestimmt: „Statt der Rente kann der Verletzte eine Abfindung in Kapital verlangen, wenn ein wichtiger Grund vorliegt". Als solcher dürfte Berufswechsel bzw. Einstellung auf denselben anzusehen sein. Passow macht darauf aufmerksam, daß Eltern von Kindern, die ihr Gehör verloren haben, Entschädigung für die erhöhten Erziehungskosten zusteht. Schließlich sieht § 847 noch ein Schmerzensgeld vor. Alle diese Punkte sind in gerichtlichen Gutachten, die ja im Zivilprozeß häufig vom Kläger beigestellt werden, von vornherein zu berücksichtigen.

Das *Strafgesetz* unterscheidet vorsätzliche und fahrlässige Körperverletzungen und bei ersteren leichte, gefährliche und schwere. Ich beginne mit den vorsätzlichen schweren:

§ 224 des Strafgesetzbuches ist in mehrfacher Beziehung wichtig:

„Hat die Körperverletzung zur Folge, daß der Verletzte ein wichtiges Glied des Körpers, das Sehvermögen auf einem oder beiden Augen, das Gehör, die Sprache oder die Zeugungsfähigkeit verliert, oder in erheblicher Weise dauernd entstellt wird, oder in Siechtum, Lähmung oder Geisteskrankheit verfällt, so ist auf Zuchthaus bis zu fünf Jahren oder Gefängnis nicht unter einem Jahre zu erkennen."

Zu betrachten sind hierbei die Begriffe *Gehörsverlust*, erhebliche dauernde *Entstellung*, *Siechtum und Lähmung*. *Gehörsverlust* liegt nur vor, wenn das Gehör auf *beiden* Ohren erloschen ist. Der Verlust der Ohrmuschel fällt nicht unter dem Begriff der Verstümmlung, da die Ohrmuschel nicht als wichtiges Glied, sondern nur als Teil eines Gliedes, des Gehörorganes, angesehen wird, vielmehr unter den der Entstellung. Nach Reichsgerichtsentscheidung liegt eine Verunstaltung der äußeren Gesamterscheinung auch dann vor, wenn eine künstliche Verdeckung den Blicken anderer gegenüber möglich ist, wie z. B. bei Frauen durch darüber gekämmtes Haar Größere Schwierigkeiten macht die Feststellung, ob und wann *Siechtum* vorliegt. Dies wird definiert als: „Langdauernde Krankheit, welche, den ganzen Organismus ergreifend, erhebliche Beeinträchtigung des Allgemeinbefindens bewirkt." Siechtum ist jedoch nicht identisch mit unheilbarer Krankheit, wie sie beispielsweise im österreichischen Strafgesetzbuch der § 156 *neben* dem immerwährenden Siechtum mit dem Zusatz „ohne Wahrscheinlichkeit der Wiederherstellung" besonders aufführt. Es ist zuzugeben, daß die österreichische Fassung eine Begutachtung vereinfacht. Nach deutschem Gesetz gilt eine chronische Mittelohreiterung als Folge schwerer Körperverletzung nicht ohne weiteres als Siechtum, es müßte denn sein, daß sie zu Komplikationen geführt hat, die den ganzen Körper in Mitleidenschaft gezogen haben. Sind also am Tage der Begutachtung etwa mehrere voraufgegangene Erysipelanfälle, durch den Ohreiter veranlaßt, festgestellt worden und somit auch in Zukunft zu erwarten, liegen rezidivierende Verschwellungen des Gehörganges, etwa mit Fieber und Schmerzhaftigkeit, vor, so ist ebenso Siechtum anzuerkennen, als wenn etwa der Patient infolge Mitbeteiligung der Labyrinthwände unter zeitweise auftretenden Schwindelanfällen leidet, *ohne* Rücksicht darauf ob Aussicht auf *späteren* Ausgleich oder endliche Wiederherstellung möglich ist. Hierhin gehören auch Belästigungen durch Narben auf Grund vom Ohr ausgegangener pyämischer Metastasen. Ein schwieriges Kapitel sind dabei die subjektiven Ohrgeräusche, an die sich bekanntlich manche Patienten ohne weiteres gewöhnen, während andere durch sie von konzentrierter Tätigkeit abgelenkt werden, in Schlaflosigkeit verfallen, ja ihretwegen auf Selbstmordgedanken kommen. Der Allgemeineindruck des Patienten, die Vervollständigung des ohrenärztlichen durch einen neurologischen und psychiatrischen Befund muß hier von Fall zu Fall das Richtige zu finden suchen.

Was die *Lähmung* betrifft, so kommentiert das Reichsgericht in einer Entscheidung sie als „eine Affektion, welche den Organismus des Menschen in einer *umfassenden* (nicht; vollständigen!) Weise ergreift; die mit *ausgedehnter* Wirkung Organe des Körpers der freien Äußerung ihrer naturgemäßen Tätigkeit beraubt." Ein solcher Zustand liegt z. B. vor, wenn infolge einer Facialislähmung, sei sie nun durch direkte Gewalteinwirkung entstanden oder eine Folge der sekundären Eiterung, das Auge nicht geschlossen werden kann und tränt, aus dem herabhängenden Mundwinkel Speichel fließt usw. Leichtere Grade von Parese gehören natürlich nicht hierher. Im übrigen kommen Lähmungen nicht nur als Folge von schweren Komplikationen sekundärer eitriger Mittelohrentzündung mechanisch zustande, sondern auch, wie wir seit V. Urbantschitschs Beobachtungen wissen, auch ausgelöst von den sensiblen Nerven des Mittelohres durch Fernwirkung z. B. als Paresen der oberen und unteren Extremitäten. — Bei der leichten Körperverletzung, von der § 223 handelt und bei der Strafverfolgung nur auf Antrag eintritt, muß „der Täter das Bewußtsein haben, die Handlung werde den Erfolg einer körperlichen Mißhandlung oder Gesundheitsschädigung haben". Ferner setzt das Gesetz voraus, „eine nicht unerhebliche Störung des körperlichen Befindens" und berücksichtigt auch die Verursachung einer Verschlimmerung bei bestehender Krankheit. Von der viel erörterten Streitfrage, ob nach diesen Paragraphen „der operative Eingriff des Arztes, soweit er ohne Einwilligung des Patienten vorgenommen wird, als Körperverletzung, auch wenn er im Interesse des Kranken liegt" anzusehen ist, soll in diesem Zusammenhange nicht gesprochen werden, dagegen fallen unter ihn Risse der Ohrmuschel, Trommelfellverletzungen als Folgen von Ohrfeigen der Lehrer und Erzieher, wegen deren der Ohrenarzt bekanntlich häufig zu gutachtlicher Äußerung herangezogen wird. Die Trommelfellruptur muß durch sichere Kennzeichen als frisch festgestellt werden können, bei Fehlen von Blut, Blutschorf oder blutiger Verfärbung muß mit der Ohrlupe abgesucht werden. Erfolgt die erste Untersuchung nicht sofort, sondern etwa bei schon geschehener Vernarbung, so sind aus Sitz und Form die entsprechenden Schlüsse zu ziehen, Schwierigkeiten ergeben sich, wenn inzwischen eine Eiterung eingetreten ist. Daß man sich auf die Angaben des Verletzten nicht immer verlassen kann, zeigt der Fall eines Posener Schmiedegesellen, der von mehreren Seiten als Verletzung begutachtet worden war, während es sich später herausstellte, daß eine Erkältungsotitis vorlag, und die Angaben betreffend die Verletzung laut Geständnis frei erfunden waren. Bekannt ist, daß indirekte Trommelfellrupturen sich selbst überlassen in der Mehrzahl der Fälle gut abzuheilen pflegen; werden, was von ärztlicher Seite manchmal geschehen sein soll, unzweckmäßige Behandlungsmaßnahmen, wie Ausspülungen vorgenommen, so fällt dies unter die fahrlässigen Körperverletzungen, von denen noch die Rede sein soll. Ob eine „nicht unerhebliche Störung" vorliegt, richtet sich nach Befund und Verlauf und kann unter Umständen erst nach längerer Beobachtung entschieden werden. Bei Trommelfellverletzungen sind die Folgen als *schwere* zu bezeichnen, wenn ausgedehnter Substanzverlust, sekundäre Entzündung oder Gehörsbeschränkung, besonders mit verkürzter Knochenleitung festgestellt sind.

§ 223a, der von der *gefährlichen* Körperverletzung handelt, hat zu ohrenärztlichen Kontroversen Anlaß gegeben. Er betrifft nämlich u. a. den Fall, daß ein „gefährliches Werkzeug" verwendet worden sei, und die Gefährlichkeit wird dahin kommentiert, daß sie im Einzelfalle gegeben sein müsse. Das Reichsgericht bestimmt „die Gefährlichkeit nach der objektiven Eignung und nach der Art der Anwendung". Nun gilt nach der herrschenden Meinung ein Bleistift, ein Zahnstocher, ein Stück Draht nicht als gefährliches Werkzeug und doch sind diese Gegenstände objektiv als gefährliche Werkzeuge zu betrachten, da sie geeignet sind, in den Gehörgang hineingestoßen, das mittlere, ja das innere Ohr zu verletzen.

Was den *Todeserfolg* betrifft, so kann nach § 226, der von Körperverletzung mit tödlichem Ausgang handelt, der Ohrenarzt in die Lage kommen, begutachten zu müssen, ob der Tod im Zusammenhang mit der Ohrverletzung stand. Da hierfür Vorsatz nicht erforderlich ist, kann auch eine das Leben gefährdende Behandlung des Ohres, etwa durch einen Kurpfuscher, Gegenstand des Gutachtens sein. — Bei § 211 der von *Mord* und § 212 der von *Todschlag* handelt, wird der Ohrenarzt kaum jemals in die Lage kommen, gehört zu werden, denn hier würde das Gesetz verlangen, daß sich der Vorsatz gerade auf das Ohr beziehe. In der *schönen* Literatur gibt es dafür zwar ein Beispiel, denn der Geist von Hamlets Vater gibt an, er sei von seinem Bruder durch Einträufeln von Bilsenkrautsaft in den Gehörgang vorsätzlich getötet worden und fügt eine genaue pharmakodynamische Erläuterung der angeblichen Wirkungsweise hinzu; aus der *wissenschaftlichen* Literatur sind jedoch Fälle von Totschlag oder Mord durch das Ohr nicht bekannt. Ein von OSTMANN als denkbar angeführter Fall von absichtlicher vorheriger Verunreinigung eines Instrumentes, mit dem eine Ohrverletzung herbeigeführt würde, um Sepsis und Tod zu erzielen, ist nur zu Verdeutlichungszwecken konstruiert. Es wird auch bei Straftaten mit Todeserfolg von dem Sachverständigen ein Gutachten darüber verlangt, ob der Tod als eine unmittelbare, mittelbare, oder eine notwendige Folge der Ohrverletzung anzusehen ist. Ersteres würde bei sofortige Verblutung aus dem Ohre, letzteres bei sekundären Komplikationen der Fall sein. Als eine *notwendige* Folge der Verletzung des Ohres wird der Tod wohl kaum je begutachtet werden können.

§ 230 schließlich behandelt die *fahrlässige* Körperverletzung und sieht eine Erhöhung der Strafe vor, wenn der Täter zu der Aufmerksamkeit, welche er aus den Augen setzte, vermöge seines Berufes besonders verpflichtet war. Hier kommen Kunstfehler in der Ohrenbehandlung in Betracht. Mit Recht weist IMHOFER darauf hin, zu welchen Folgen es führen kann, wenn der Sachverständige statt sich auf die allgemeinen Grundsätze der Wissenschaft zu stützen, seine individuellen Ansichten in den Vordergrund stellt, und erläutert das an einem Beispiel, in dem auf Grund ohrenärztlichen Gutachtens der Trommelfellschnitt (Paracentese) nach den Fortschritten der Ohrenheilkunde als unerläßlich, seine Unterlassung generell als strafbare Fahrlässigkeit hingestellt wird, während doch anerkannte otologische Forscher seinen Wert weit geringer einschätzen. — Kommt der angeklagte Arzt auf Grund von wissenschaftlichen Überlegungen zu der Handlung oder Unterlassung, um die es sich handelt, so dürfen diese zwar unrichtig sein, sind sie aber in sich logisch begründet, so liegt niemals der Begriff der Fahrlässigkeit vor. Ganz etwas anderes ist es, wenn der Arzt aus Bequemlichkeit notwendige Maßnahmen aufgeschoben oder unterlassen (Verbandwechsel, Herbeischaffen notwendiger und erreichbarer Instrumente), wenn er in der Eile nicht die nötige Sorgfalt angewendet hat oder auch wenn ihm nachgewiesen werden kann, daß er in völliger Unkenntnis anerkannter Ergebnisse der Forschung gehandelt hat (Ausspritzung der Ohren bei frischen Verletzungen, unzweckmäßiges instrumentelles Manipulieren an Fremdkörpern, Unterlassung der erforderlichen Antisepsis, Übertragung von Lues durch Katheter usw.). Ein bekanntes Kapitel bildet die Beschuldigung, ein Facharzt sei zu spät hinzugezogen, ein Eingriff zu spät vorgenommen worden. Seitdem die Ohrenheilkunde Prüfungsfach geworden ist, muß allerdings verlangt werden, daß der praktische Arzt die gefahrdrohenden Symptome von Ohraffektionen richtig einschätzt und sein Gebiet und das des Facharztes abgrenzt. Verstöße hiergegen sind als Fahrlässigkeit zu betrachten. — Dem Ohrenarzt selbst können aus Mißerfolgen bei der Behandlung, insbesondere bei Operationen, Anklagen erwachsen. Verletzung des Trommelfells durch Abspringen des Spritzenansatzes werden strafrechtlich ohne Ahndung bleiben, wenn nachgewiesen werden kann, daß die Kontrolle über das Instrumentarium regelrecht ausgeübt worden ist, Verletzungen des Facialis von Fall zu Fall beurteilt werden müssen; sie sind zwar seltener geworden, kommen aber dann und wann vor, und es macht einen Unterschied, ob sie einem Arzt ohne genügende Vorbildung bei einer einfachen Aufmeißlung oder einem geübten Operateur etwa bei einer Labyrinthoperation passieren. Das gleiche gilt von Verletzungen des Sinus, der Dura, der Bogengänge. Dabei kommt es im wesentlichen darauf an, ob, falls sie nun einmal passiert sind, auch sofort die zweckmäßigen Maßnahmen getroffen wurden sind, um üble Folgen zu vermeiden.

Ein für den ohrenärztlichen Sachverständigen wichtiges, bisher noch wenig bearbeitetes Gebiet, bildet die Beurteilung der *Haftfähigkeit*. Zu unterscheiden ist *Untersuchungshaft* und *Strafhaft*, bei letzterer *Aufschub* und *Unterbrechung*. Gesetzliche Bestimmungen bezüglich der *Untersuchungshaft* bestehen in gesundheitlicher Beziehung nicht, hier herrscht das freie Ermessen. Entzündliche Prozesse werden mit Erfolg als Befreiungsgrund begutachtet. Bei Ablehnung besteht, falls gesundheitliche Schäden eintreten, für den Häftling die Möglichkeit des Regreßanspruches, was der entscheidende Richter zu berücksichtigen pflegt. Über die *Strafhaft* enthält die Strafprozeßordnung einige Bestimmungen. Nach § 487 ist „die Vollstreckung einer Freiheitsstrafe aufzuschieben . . . . .; wenn von der Vollstreckung eine nahe Lebensgefahr für den Verurteilten besteht". Hier kann es sich nur um eine schwere Komplikation von Mittelohrentzündungen, allenfalls einmal um hochgradige Gefäßveränderungen mit Ohrerscheinungen handeln. Absatz 3 sagt „die Strafvollstreckung kann auch dann aufgeschoben werden, wenn sich der Verurteilte in einem körperlichen Zustand befindet, bei welchem eine sofortige Vollstreckung mit der Einrichtung der Strafanstalt unverträglich ist" und § 488: „Auf Antrag des Verurteilten kann die Vollstreckung aufgeschoben werden, sofern durch die sofortige Vollstreckung dem Verurteilten oder der Familie desselben erhebliche außerhalb des Strafzweckes liegende Nachteile erwachsen." Der begutachtende Ohrenarzt hat sich also darüber auszusprechen, ob die betreffende Strafanstalt von seinem Standpunkt aus geeignet ist, ob für ohrenärztliche Behandlung gewisse Vorkehrungen oder Maßnahmen unerläßlich sind, zumal ja der Gesetzgeber nicht will, daß erhebliche außerhalb des Strafzweckes liegende Nachteile entstehen, wie z. B. fortschreitende Schwerhörigkeit, Störungen im Ablauf einer Entzündung oder Wundheilung. — Über die Unterbrechung der bereits angetretenen *Strafhaft* handelt nur § 493, der von der Anrechnung des Aufenthalts in einer Krankenanstalt auf die Strafzeit spricht. Der Gefängnisarzt hat hier sachdienliche Vorschläge zu machen. Bei akut fieberhaften Erkrankungen wird das leicht, bei schleichenden Funktionsstörungen nicht ohne ohrenärztliche Mithilfe ratsam sein. Nach Fr. Leppmanns Mitteilung neigen Sträflinge in Einzelhaft, die an Ohrensausen leiden, auffallend zu Gehörhalluzinationen.

Auf die Bedeutung des Zusammenhanges von Ohrenkrankheiten mit *nervösen und seelischen Leiden* sei der gerichtliche Gutachter noch besonders aufmerksam gemacht; Näheres enthalten die Abschnitte von O. Beck und E. Urbantschitsch im VI. Bande dieses Handbuches. So kann eine bestehende Neurasthenie ein an sich harmloses Ohrenleiden quälend gestalten. Ist sie zugleich mit ihm entstanden, z. B. als Folge der gleichen Verletzung, so rechtfertigt sie natürlich höhere zivilrechtliche Bewertung. Ein interessantes Beispiel, wie auch Berufskrankheiten gleichzeitig zu Ohrenleiden und Geisteskrankheit führen können, zeigt der Fall des Lokomotivführers bei Imhofer (S. 217), der an Kombination beiderseitigen chronischen Mittelohrkatarrhs mit einseitiger Labyrintherkrankung, wie sie in diesem Beruf nicht selten ist, unter quälendem Ohrensausen litt, das sich unter Aufregungszuständen zu Gehörshalluzinationen steigerte. Schließlich *Paranoia*, in der er seine Kinder erschlug. — Daß Ohraffektionen vom Ohrschmalzpfropf bis zum schweren Operationseingriff psychisch alterierend wirken, zu *Affekthandlungen* führen können, ist bekannt, ebenso sind es die charakteristischen Züge im Seelenleben Schwerhöriger, wie Mißtrauen, Beeinträchtigungsideen, Reizbarkeit, Schwermut, auch Verfolgungswahn. Darum kann die Frage zeitweise *verminderter oder aufgehobener Zurechnungsfähigkeit* Ergänzung des psychiatrischen durch das ohrenärztliche Gutachten nötig machen, außerdem unrichtige Behandlung solcher Patienten an Gerichtsstelle zur Verhängung nicht gerechtfertigter *Ungebührstrafen* führen. Das Material hat V. URBANTSCHITSCH gesammelt, und aus eigener Beobachtung unter 50 Fällen von Mittelohrkatarrh 13, 100 Fällen von eitriger Mittelohrentzündung 35 Erregungszustände meist schnell vorübergehender Art festgestellt. Bemerkenswert erscheinen die parallel mit der Krankheitsintensität einhergehenden Schwankungen im psychischen Verhalten, sowie die früher schon von MOOS veröffentlichte Beobachtung, daß manche derartige Patienten im Vorgefühl herannahender Aufregungszustände ihre Kinder entfernen usw. Die forensische Bedeutung liegt auf der Hand. V. URBANTSCHITSCH hat auch die vom Ohr ausgehenden Schrift- und Sprachstörungen bearbeitet. Er und IMHOFER berichten schließlich über zeitweiligen Gedächtnisverlust bei geringfügigen Ohraffektionen, z. B. Nichtauffinden der eigenen und einer längst bekannten Wohnung. Für Zeugenaussagen kann dies gelegentlich von Bedeutung sein.

Literatur.

Vorbemerkung: Die Literatur über *Gewerbekrankheiten des Ohres* und *akustisches Trauma* bis 1914 ist enthalten in den Monographien:

ROEPKE, F.: Die Berufskrankheiten des Ohres und der oberen Luftwege. Wiesbaden: J. F. Bergmann. 1902. — PEYSER, A.: Die Literatur der gewerblichen Ohrenleiden. Internat. Zentralbl. f. Ohrenheilk. Bd. 12. 1914. — VOSS, O.: Berufs- (Gewerbe-) Krankheiten des Gehörorgans. Schriften des 3. internat. Kongresses für Gewerbekrankheiten. H. 2. Wien: Alfred Hölder. 1917. Außerdem abgedruckt: Beitr. z. Anat., Physiol., Pathol. u. Therapie d. Ohres, d. Nase u. d. Halses.

Die Literatur über *forensische Otiatrie* bis 1920 ist enthalten in:

IMHOFER: Gerichtliche Ohrenheilkunde. Leipzig: Curt Kabitzsch. 1920.

Die über *Kriegsverletzungen* bis 1918 in:

RHESE: Die Kriegsverletzungen und Kriegserkrankungen von Ohr, Nase und Hals. Wiesbaden: J. F. Bergmann. 1918.

ALBRECHT: Schallschädigungen im Felde. Zeitschr. f. Laryngol., Rhinol. u. ihre Grenzgebiete. 1915. S. 117. — ALFELT: Wechselwarme Ausspülungen der Ohren, eine neue Behandlungsmethode. Dänische otol. Ges. 23. Sept. 1917. Internat. Zentralbl. f. Ohrenheilkunde. 1919. S. 177. — ALT: Die Erkrankungen des Gehörorgans bei Caissonarbeitern, Tauchern und Luftschiffer. In TELEKY: Schriften des 3. internat. Kongresses für Gewerbekrankheiten. H. 2: Schädigungen des Gehörs durch den Beruf. Wien: Alfred Hölder. 1917. — BERGH: Diskussionsbemerkungen zu M. ALFELT: Wechselwarme Ausspülungen der Ohren, eine neue Behandlungsmethode. Siehe oben. — BIEHL: Schädigungen des Labyrinths durch Explosionswirkung. Arch. f. Ohren-, Nasen- u. Kehlkopfheilk. Bd. 107, S. 37. 1921. — BLAU: Versuche zur Behandlung der Schwerhörigkeit mit lokal den Blutdruck regelnden Mitteln. Kongreßbericht Bd. 3, S. 316 ff. Zeitschr. f. Hals-, Nasen- u. Ohrenheilkunde. 1922. — BRÜGGEMANN: Schädigungen des Gehörorgans bei einer großen Artillerie- und Minenschlacht. Zeitschr. f. Ohrenheilk. u. f. Krankh. d. Luftwege. Bd. 76. 1918. — CALDERIN, MARTIN: Labyrinthotoxien. Siglo med. Vol. 69, Nr. 3555. 1922. Ref.: Zeitschr. f. Hals-, Nasen- u. Ohrenheilk. Bd. 1, H. 2, S. 92/93. — FISCHER: Professionelle Schwerhörigkeit beiderseits mit Unerregbarkeit des linken und Untererregbarkeit des rechten

Vestibularapparates. Internat. Zentralbl. f. Ohrenheilk. 1920. S. 299. — Giampolini: Die Otopathie beim Maschinenpersonal der Bergbahnen. Boll. d. malatt. dell' orecchio, della gola e del naso Vol. 34, p. 9. 1918. — Glibert: L'influence des bruits industriels. Bull. du service med. du travail. Jan. 1920. Nr. 1, S. 30 ff. Bruxelles: Imprimerie med. et scientifique. 34 Rue Botanique. — Glogau: Die Schädigungen des Gehörs und der Atmung in amerikanischen Fabriksbetrieben. In Teleky: Schriften des 3. internat. Kongresses für Gewerbekrankheiten. H. 2: Schädigungen des Gehörs durch den Beruf. Wien: Alfred Hölder. 1917. — Haymann: Über Schußverletzungen des Ohres. Internat. Zentralbl. f. Ohrenheilk. Bd. 13—16 (mit ausführlichem Literaturverzeichnis). — Hofmann L.: Bleiintoxikation, Blicklähmung, Ausfall der schnellen Ny-Komponente. Monatsschr. f. Ohrenheilkunde. 1924. S. 759. — Horst und Kríz: K. u. K. Ministerium f. öffentl. Arbeiten: „Führer bei Beurteilung der Berufswahl". Wien-Berlin: Urban & Schwarzenberg. — Imhofer: Gerichtliche Ohrenheilkunde. Leipzig: C. Kabitzsch 1920. — Kato, T.: Zur Physiologie der Binnenmuskeln des Ohres. Pflügers Arch. f. d. ges. Physiol. Bd. 150, H. 9—12. — Keysser, Fr.: Das Wesen der Resistenzherabsetzung bei Erkältung. Inaug.-Diss. 1910. Gustav Schade. — Koelsch: Berufswahl und körperliche Anlagen. München: R. Oldenbourg. Hierin: Nadoleczny, „Gehörorgan und Berufswahl". — Krais, Felix: Die Verwendungsmöglichkeiten der Kriegsbeschädigten. Stuttgart: Krais 1916. — Kümmel: Diskussionsbemerkungen zu A. Peyser: „Morbiditätsstatistik, Sozialhygiene und Sozialversicherung bei gewerblichen Ohrenleiden". Verhandl. d. dtsch. otol. Ges. Kiel 1914. Jena: Gust. Fischer. — Lederer: Klinische Erfahrungen über die Verwendung des Panitrins in der Ohrenheilkunde. Arch. f. Ohren-, Nasen- u. Kehlkopfheilk. Bd. 110, S. 64 ff. — Lüthje: Diskussionsbemerkungen zu A. Peyser: „Morbiditätsstatistik, Sozialhygiene und Sozialversicherung bei gewerblichen Ohrenleiden". Siehe A. Peyser. — Matsui (Mukden): Experimentelle Untersuchungen über die Schädigung des Gehörorgans durch Kongestion zum Kopf. Mitt. aus der med. Fakultät d. Kais. Universität Kyushu zu Fukuoka in Japan. 1921. — Mauthner (1): Gehörorgan und Beruf. Würzburger Abhandl. a. d. Gesamtgeb. d. prakt. Med. Bd. 14, S. 8. 1914. — Derselbe (2): Gehörorgan und Explosionsunfall. In Teleky: Schriften des 3. internat. Kongresses für Gewerbekrankheiten. H. 2: „Schädigungen des Gehörs durch den Beruf". Wien: Alfr. Hölder. 1917. — Michie, Ono (Fukuoka, Japan): Vom Einfluß der Intensität und der Tonalität des Reizes auf die reflektorische Wirksamkeit des M. tensor tympani. Internat. Zentralbl. f. Ohrenheilk. 1917. S. 230. — Nadoleczny (1): Bericht über die otorhinolaryngologische Literatur in ihren Beziehungen zur Sachverständigentätigkeit. Ärtzl. Sachverständigenzeitung 1912. Nr. 5. — Derselbe (2): Siehe Koelsch. — Nürnberg: Verletzungen des Trommelfells durch kleine Fremdkörper. Arch. f. Ohren-, Nasen- u. Kehlkopfheilk. Bd. 106. S. 167. — Ostmann: Die Begutachtung Ohrenkranker. Lehrbuch d. Ohrenheilk. Leipzig: F. C. W. Vogel 1909. S. 509 ff. — Ottenstein, Rudolf, Dr. ing.: Über den Schutz gegen Schall und Erschütterungen. Beihefte zur Zeitschrift: Der Gesundheitsingenieur. Reihe 2. März 1916. H. 1. München und Berlin: R. Oldenbourg. — Opitz, Carl: Die Gesundheitsverhältnisse einiger Berufe mit besonderer Berücksichtigung der ärztlichen Berufsberatung. Veröffentl. aus dem Gebiet der Medizinalverwaltung. 9. 3. 1919. Berlin: Richard Schötz. — Passow: Die Verletzungen des Gehörorgans. Wiesbaden: J. F. Bergmann. — Peyser, A. (1): Die Literatur der gewerblichen Ohrenleiden. Internat. Zentralbl. f. Ohrenheilk. Bd. 12. 1914. — Derselbe (2): Bauarbeit und Baulichkeit in ihrem Einfluß auf das menschliche Gehörorgan. Medizinisch. Reform. Jg. 21. Nr. 17. — Derselbe (3): Morbiditätsstatistik, Sozialhygiene und Sozialversicherung bei gewerblichen Ohrenleiden. Verhandl. d. dtsch. otol. Ges. Kiel 1914. Jena: Gustav Fischer. — Derselbe (4): Über Berufskrankheiten des Gehörorgans in Sozialhygiene und Sozialversicherung. Schriften des 3. Internat. Kongresses für Gewerbekrankheiten. Wien: Alfred Hölder. 1918. — Derselbe (5): Arzt und Berufsberatung. Berlin: L. Simion Nachfolg. 1922. Hierin Derselbe: „Die Bedeutung des Ohres und der oberen Luftwege für die Berufsberatung". — Derselbe (6): Gehörverletzungen im Stellungskriege und ihre Behandlung beim Truppenteil. Dtsch. med. Wochenschr. 1916. Nr. 2. — Derselbe (7): Zum Nachweis der Basisfraktur. V. M. W. 1908. Nr. 18. — Rhese: Die Kriegsverletzungen und Kriegserkrankungen von Ohr, Nase und Hals. Wiesbaden: J. F. Bergmann 1918. (Enthält ausführliches Literaturverzeichnis.) — Roepke, F.: Die Berufskrankheiten des Ohres und der oberen Luftwege. Wiesbaden: J. F. Bergmann. 1902. — Safford, Victor: Einfluß der Beschäftigung auf die Gesundheit Jugendlicher. Public health Bull. August 1916. Nr. 78. Washington. — Schäfer: Untersuchungsmethode der akustischen Funktion des Ohres in Tigerstedt: Handbuch d. physiologischen Methode. Bd. 3, Abt. 3 b, S. 218 ff. — Schorsch, Ernst: Berufswahl und Berufsberatung der Schwerhörigen. Berlin: Wilh. Pilz. 1920. — Schwerdtfeger: Die Erkrankungen des Gehörganges durch Zirkulationsstörungen und deren Behebung durch Panitrin. Arch. f. Ohren-, Nasen- u. Kehlkopfheilk. Bd. 109. 1922. — Siebenmann (1): Akustisches Trauma und persönlicher Schutz gegen professionelle Schwerhörigkeit. Korrespondenzbl. f. Schweiz. Ärzte 1915. S. 381. — Derselbe (2): Über das gleiche Thema in TELEKY: Schriften des 3. internat. Kongresses für Gewerbekrankheiten. Wien: Alfred Hölder. 1918. — STEURER: Trommelfellperforation und Reizgas. Arch. f. Ohren-, Nasen- u. Kehlkopfheilk. Bd. 106, S. 196. 1920. — STUMPF: Verlust der Gefühlsempfindungen im Tongebiet. (Musikalische Anhedonie.) Zeitschr. f. Psychol. u. Physiol. d. Sinnesorg. Bd. 75. — TEFFT und STARK: The use of ear plugs in aviation. Ann. of otol., rhinol. a laryngol. Vol. 31, Nr. 2, p. 329. — THIELEMANN: Schädigungen des Innenohres bei chronischer Bleivergiftung. Beitr. z. Anat., Physiol., Pathol. u. Therapie d. Ohres, d. Nase u. d. Halses. Bd. 22. 1925. (Enthält die Literatur ausführlich.) — THIEM: Handbuch d. Unfallerkrankungen. Bd. 2, 1. Teil. Hierin PASSOW: Verletzungen und Erkrankungen des Gehörorgans. — TIGERSTEDT: Handbuch d. physiologischen Methoden. Bd. 3, Abt. 3 b. — UCHERMANN: Akut rheumatisches Ohrleiden bei einem Lokomotivführer. Internat. Zentralbl. f. Ohrenheilk. 1920. S. 167. — URBANTSCHITSCH (1): Über otogene psychische Erregungszustände. Zeitschr. f. Ohrenheilk. u. f. Krankh. d. Luftwege. Bd. 75, S. 114. — DERSELBE (2): Über die von den sensiblen Nerven des Mittelohres ausgelösten Sprach- und Schriftstörungen sowie Paresen der oberen und unteren Extremitäten. Monatsschr. f. Ohrenheilk. u. Laryngo-Rhinol. 1907. S. 365. — VOGEL: Über die Verkürzung der c⁵-Stimmgabel bei Nervenschwerhörigkeit infolge Detonationsschädigung. Beitr. z. Anat., Physiol., Pathol. u. Therapie d. Ohres, d. Nase u. d. Halses. Bd. 18, Jg. 3/4. — VOSS, O.: Berufs- (Gewerbe-) Krankheiten des Gehörorgans. Schriften des 3. internat. Kongresses f. Gewerbekrankheiten. H. 2. 1917. Wien: Alfred Hölder. — WEISS, CARL: Freiwillige wiederkehrende Untersuchungen anscheinend Gesunder in ihrer Bedeutung für die soziale Fürsorge. Klin. Wochenschr. 1923. Nr. 9/10. — WINCKLER: Diskussionsbemerkungen zu A. PEYSER: „Morbititätsstatistik, Sozialhygiene und Sozialversicherung bei gewerblichen Ohrenleiden. Siehe PEYSER. — WITTMAACK (1): Vergleichende Untersuchungen über Luftschall, Luftleitung und Bodenschwingung, Körperleitungsschädigungen des akustischen Apparates. Arch. f. Ohren-, Nasen- u. Kehlkopfheilk. Bd. 102, H. 1/2. — DERSELBE (2): Über experimentelle Schallschädigung mit besonderer Berücksichtigung der Körperleitungsschädigung. Beitr. z. Anat., Physiol., Pathol. u. Therapie d. Ohres, d. Nase u. d. Halses. Bd. 9, H. 1/2. 1916. — DERSELBE (3): Pathologische Anatomie und experimentelle Pathologie der Schallschädigungen. Schriften des 3. Internat. Kongresses für Gewerbekrankheiten. Wien: Alfred Hölder 1918. — ZWAARDEMAKER: Beruf und Hörschärfe. Monatsschr. f. Ohrenheilk. u. Laryngo-Rhinol. 1900. S. 305.

X. Mechanisches und psychisches Trauma, Hysterie, Unfallversicherung.

Von

O. MUCK-Essen.

Mit 7 Abbildungen.

Einleitung. Von den menschlichen Sinnesorganen, welche die Reize und Eindrücke der Außenwelt vermitteln, sind die *höheren*, das Auge und das Ohr am häufigsten Veränderungen unterworfen, und zwar solchen, die im Körperinneren entstehen und solchen, die von außen her einwirken — Krankheiten, Aufbrauch und Verletzungen. Wohl gleichmäßig werden Auge und Ohr von Krankheiten befallen als Teilerscheinungen allgemeiner somatischer Veränderungen. Mechanische Insulte treffen das Auge häufiger, weil das Ohr in seinem schalleitenden und -empfindenden Apparat, was die Geborgenheit im Schädel angeht, topographisch-anatomisch günstigere Verhältnisse aufweist als das Auge.

Im folgenden werden wir aber sehen, daß bei Betrachtung der mechanischen und *psychischen* Traumen das Ohr, mit Einschluß seines Gehirnteils häufiger als es beim Auge der Fall ist, in seiner Funktion gestört werden kann, und daß in psychogener Hinsicht posttraumatisch der Gehörsinn unter allen Sinnen der vulnerabelste ist. Da der Schmerzsinn sich noch nicht Bürgerrecht neben den

5 Sinnen allgemein erworben hat, soll seiner im Kapitel IV eingehend Erwähnung getan werden, und zwar bei den psychogenen Störungen des Gehörsinns, mit denen Schmerzsinnsstörungen psychogen außerordentlich häufig, fast regelmäßig, nach psychischen Traumen besonderer Art auftreten.

I. Mechanisches Trauma.

1. Die Verletzungen des äußeren Ohres.

Ohrmuschel. Kleinere Verletzungen der Ohrmuschel kommen selten zur ärztlichen Behandlung, weil der Verletzte eine solche nicht für notwendig hält und die Heilung, wenn solche Wunden nicht infiziert werden, schnell erfolgt. Es handelt sich dann in der Regel um Verletzungen der äußeren Haut. Größere Wunden, die durch scharfe Instrumente, wie Messer, Säbel und Mensurschläger entstanden sind, sucht man zweckmäßig sofort durch Naht zu vereinigen, um Ernährungsstörungen (Gangrän) der abgeteilten Lappen zu vermeiden, wie Passow dies mit Recht fordert, und Voss weist darauf hin, daß nach den Erfahrungen des Weltkrieges die Infektionsgefahr bei Ohrmuschelverletzungen nicht allzu groß ist. Bewiesen wird dies auch durch die Erfahrungen der Mensurpraxis der Kandidaten der Medizin aus früherer Zeit, welche die Infektionsmöglichkeit außer acht lassend, gute Erfolge erzielten mit der sofortigen Naht. Auch abgetrennte Teile der Ohrmuschel, ja sogar die vollständig losgelöste Muschel, sofort angenäht, ist oft so erhalten geblieben. Es ist dies ein großer Gewinn, denn abgesehen von dem entstellenden Verlust, kommt die Ohrmuschel in Frage für die Reflexion von Schallwellen und für die Feststellung der Schallrichtung, besonders wenn, wie bei den modernen Kriegsverletzungen eine, wenn auch geringfügige Einbuße der Hörfähigkeit besteht. Eine nennenswerte Schädigung des Gehörs bedingt jedoch der Verlust der Ohrmuschel nicht. (Passow, Voss, Franke). Nicht gleichgültig für den Ohrmuschelverletzten ist es dabei auch, daß die Gestalt der Muschel annähernd erhalten bleibt, wie dies bei der primären Naht der Fall ist. Wichtig bei der Nachbehandlung ist ein häufiger Wechsel des Verbandes oder ihn nur Nachts liegen zu lassen, wegen der bekannten Neigung der Ohrmuschel zu Ekzemen. Die austrocknende Wirkung der Luft und der Sonne, richtig angewandt, beschleunigen die Heilung. In einzelnen Fällen, besonders bei unregelmäßigen, nicht geradlinigen Wunden durch Quetschung, Riß oder Biß durch Mensch oder Tier, kann Gangrän eintreten. Der Ersatz der so verloren gegangenen Ohrmuschel ist plastisch möglich oder durch eine künstliche. Unter den Prothesen verdient nach Voss die von Hennig angegebene den Vorzug, wegen des ausgezeichneten kosmetischen Effektes und der Billigkeit. Die Methoden des plastischen Ersatzes von Körte, Lexer, Eitner, Schmieden und Joseph haben den Nachteil, daß auch das erhaltene Ohr kleiner wird, aus dem zur Plastik Teile entnommen werden. Nur für solche kosmetischen Operationen geschickte Hände sollen sich an diese Eingriffe wagen und schließlich soll nicht nur der Operateur, sondern vor allem der Patient mit dem Resultat der „Wiederherstellung" zufrieden sein. Ist das Ohrläppchen erhalten, so verzichten die Patienten auf diesen oder jenen Ersatz und verdecken durch die Haartracht das Fehlende.

Außerordentlich bedeutungsvoll ist die Behandlung, wenn bei Loslösung der Ohrmuschel an der Ansatzstelle der Gehörgang mit verletzt ist. Sofortige Naht der Wunde des Gehörgangs im vorderen Teil ist eine wichtige Forderung, denn bei Außerachtlassung dieser Pflicht sind Stenose und Atresie des Gehörgangs die Folge. Man stelle deshalb in solchen Fällen immer fest, ob der Gehörgangsschlauch im vorderen Abschnitt unversehrt geblieben ist, und vermeide die unnötige und unzweckmäßige Tamponade hier nach vorausgegangener exakter Naht (Schwartze und Passow). Der vergangene Krieg brachte eine große Zahl von Verletzungen der Ohrmuschel, die durch Infanteriegeschoß, Granatsplitter usw. herbeigeführt waren. Die Durchtrennungen der Ohrmuschel durch das spitze Infanteriegeschoß heilten in kurzer Zeit, wenn die kleinen Lochwunden in Ruhe gelassen wurden. Größere und kleinere Substanzverluste der Ohrmuschel heilten ebenso günstig, wenn nicht eine Perichondritis den Wundverlauf beeinträchtigte und zu einer späteren Entstellung führte. Letzteres Ereignis hatte seine Ursache oft darin, daß ärztlicherseits mit zu strenger Antisepsis vorgegangen war. An dieser Stelle sei der *Perichondritis auriculae* (Abb. 1) gedacht, die nach der Gehörgangsplastik sich gelegentlich einstellt. Der Erreger ist bekanntlich der Bacillus pyocyaneus in erster Linie, manchmal der Pneumococcus Fränkel. Die Entzündung wird sicherlich oft herbeigeführt durch die „peinlichste Asepsis" des Gehörgangschlauches und durch zu lang dauernde Manipulation bei der Schnittführung der Plastik und Reizung der Hautknorpelschnittstellen bei der Nachbehandlung durch Tamponieren. Beruhigt man sich mit einem einmaligen sanften Bestreichen des Gehörgangschlauches zu Beginn der Totalaufmeißlung mit Jodtinktur und führt die Plastik schnell aus, so bleibt auch die postoperative Perichondritis, die durch den mechanischen Reiz und durch Einimpfen der Entzündungserreger entsteht, in der Regel aus. Ausgedehnte Incisionen und auch rücksichtslose Spaltung des Knorpels bei eingetretener eitriger Perichondritis zeitigen ein günstigeres kosmetisches Resultat als langes Warten oder wiederholte kleine Einschnitte.

Auch ohne daß die Haut der Ohrmuschel oder des Gehörganges verletzt und infiziert ist, kann es zu einer Entstellung der Ohrmuschel nach einem Trauma

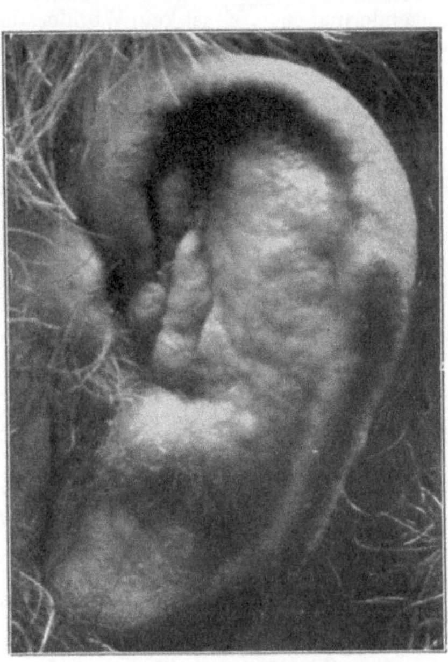

Abb. 1. Perichondritis der Ohrmuschel.
(Aus Körner: Lehrbuch.)

kommen, nämlich dann, wenn ein sog. *Othämatom* (Abb. 2) sekundär infiziert wird. Diese Geschwulstbildung an der Ohrmuschel ist eine durch einmalige oder wiederholte Verletzung entstandene Ansammlung seröser oder blutig gefärbter Flüssigkeit in den Weichteilen der Ohrmuschel nach der Definition von Passow. Ohne daß die Haut eine Verletzung aufzuweisen braucht, kann nämlich durch eine stumpfe Gewalteinwirkung in *tangentialer* Richtung auf die Ohrmuschel die Haut von dem Perichondrium oder dies von dem Knorpel gelöst werden, so daß ein Lymphflüssigkeitserguß, dem etwas Blut aus mitgerissenen Blutgefäßen beigemengt ist, eintreten (Voss). Die fluktuierende Geschwulst, die in der Regel von der Größe einer halbierten Kirsche hinter dem Helix ascendens ihren Sitz hat, aber auch den größten Teil der Innenfläche der Ohrmuschel einnehmen kann, ist von rötlicher oder blauroter Farbe. Sie entsteht schmerzlos innerhalb weniger Stunden. Es ist immer ein Trauma vorausgegangen. Letztere Tatsache sei besonders hervorgehoben, weil über die Entstehungsgeschichte des Othämatoms ein langer Streit entstand, nämlich, ob es immer traumatisch entstehe oder auch spontan. In Irrenanstalten wurde es häufig gesehen und der Psychiater GUDDEN trat 1860 in München für die Ansicht ein, daß es immer durch Schlag aufs Ohr entstehe. Dem wurde begreiflicherweise von Irrenärzten widersprochen und angeführt, daß ein entarteter Knorpel hyaline Umwandlung und Höhlenbildung des Netzknorpels, wie er bei Geisteskranken und alten Leuten vorkommt, zum spontanen Entstehen führen kann. Die Streitfrage ist nunmehr in dem Sinn entschieden, daß der Entwicklung eines Othämatoms stets ein Trauma vorausgegangen sein muß. Voss wies darauf hin, daß der Entstehungsmechanismus immer der gleiche ist. Er führt das häufige Vorkommen der Ohrverletzung bei Ringkämpfern, Boxern, Fußballspielern an, deren Ohren beim Spiel der tangentialen Gewalteinwirkung durch Faust oder Ball besonders ausgesetzt sind.

KÖRNER macht auf geheilte Hämatome im Altertum aufmerksam und berichtet darüber folgendermaßen: „Es ist kein Wunder, daß in einem Zeitalter, in dem gymnastische Übungen und Spiele, namentlich aber Faustkämpfe vielfach geübt wurden, die Ärzte über eine reiche Erfahrung auf diesem Gebiete verfügten. Haben doch auch die Künstler jener Zeit die Mißgestaltungen der Ohrmuschel, welche nach Kontusionen derselben entstehen, sehr wohl gekannt und damit die Portraitstatuen von Faustkämpfern sowie die Bilder des Herakles und des Pollux, die ja auch den Faustkampf liebten, versehen. Ebenso wie die antiken Künstler kannte von den neueren *Canova* diese Mißgestaltungen und versah damit seine Faustkämpfer im Cortile del Belvedere des Vatikans."

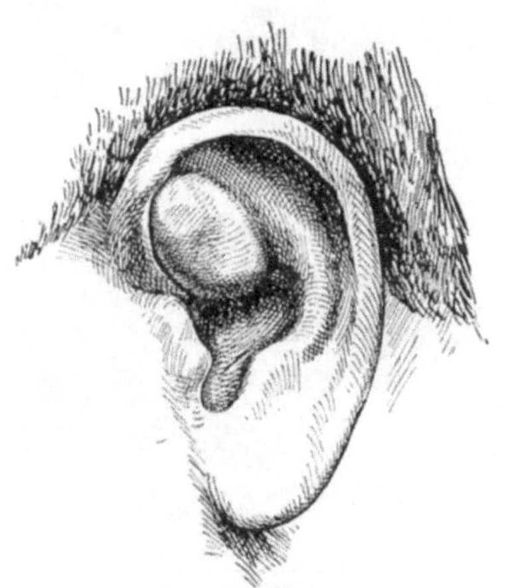

Abb. 2. Othämatom. (Nach Voss. Aus KATZ-PREYSING-BLUMENFELD.)

Als berufliche Schädigung ist die Ohrblutgeschwulst auch sonst gelegentlich beobachtet. So bei Metzgern, die durch das Aufladen der Mulde die Ohrmuschel streiften, ohne sie zu verletzen (LAUBINGER); ferner bei Soldaten, bei einem Erntearbeiter, der den Kartoffelsack über die linke Schulter regelmäßig entleerte; bei schweizerischen Kampfspielern, den Schwingern. Ein tangential auf die rechte Ohrmuschel wirkender Druck gegen den Oberkörper des Gegners kann hier das Othämatom erzeugen (VALENTIN). Häufig sah ich das Hämatom bei Bergleuten. Ein Trauma wurde manchmal angegeben, manchmal verneint, aber zugegeben, daß man sich an den „Stempel" die das „Hangende" stützen, oft seitlich am Kopf stoße.

Durch Tierexperimente hat schließlich Voss die Entstehung durch tangentiale Gewalteinwirkung, auch durch ganz geringfügige Reibung der Muschel bewiesen. Durch senkrechte, noch so heftige, entstand es nicht. Es handelt sich danach um ein „decollement traumatic". Die Behandlung kann bei kleinen Ergüssen abwartend sein. Es tritt Resorption ein. Die größeren lassen sich durch Absaugen der Flüssigkeit und Druckverband heilen. Bei erweitertem Hämatom habe ich zweimal die ganze abgehobene Haut mit der Schere abgetragen; in 3 Wochen war die Epidermisierung vollendet und keine Entstellung der Ohrmuschel zurückgeblieben.

Der Grund, weswegen auch nach ausgiebiger Spaltung der häutigen Hämatomwandung die Heilung nur langsam und durch die Tamponade unter Schmerzen vor sich geht, liegt meines Erachtens darin, daß an die Innenseite der losgelösten Haut der Ohrmuschel Granulationen gebildet werden, die Eiter produzieren, während der freiliegende Knorpel noch nicht granuliert. Die Granulationsbildung an der Knorpelfläche setzt schneller ein, nach der Excision der durch die Eiterung vorgetriebenen Ohrmuschelhaut und die Epidermisierung geht gut von statten. Nach erschöpfenden Krankheiten sind ausnahmsweise auch spontane Hämatome beobachtet worden, wenigstens konnte man mit großer Wahrscheinlichkeit ein Trauma ausschließen.

Die Entstellung nach spontan ausgeheilten Hämatomen oder nach Incision und Tamponade behandelter Absceßsäcke, ist auf folgendes zurückzuführen. Die Decke des Othämatoms enthält meist Knorpel in Stücke getrennt im Untergang begriffen. Diese sind untauglich, die Form der Concha bilden zu helfen. Die höckerige Gestalt geheilter Hämatome ist dadurch erklärt, daß nach den histologischen Untersuchungen von SELIGMANN und LANGE Knorpelstücke voneinander getrennt, an der Haut haften und nach Narbenbildung sich regelmäßig abheben. Nach erheblicher Kontusion der Ohrgegend sind Knorpelbrüche beobachtet, wahrscheinlich handelte es sich um Ossifikationsvorgänge im Ohrknorpel, der als elastischer Knorpel im Gegensatz zum hyalinen nur selten später verknöchert.

Verletzungen des häutigen Gehörgangsschlauches sind im allgemeinen bedeutungslos, das beweisen die kleinen Hautverletzungen, die bei instrumenteller Entfernung von Fremdkörpern durch das Instrument gelegentlich vorkommen können, besonders bei ungebärdigen Kindern. Gewohnheitsmäßige Schädigungen der Gehörgangshaut durch spitze Gegenstände von seiten der Patienten haben oft Entzündungserscheinungen, Otitis externa diffusa und Ohrfurunkel zur Folge, besonders beim weiblichen Geschlecht, das die Haarnadel stets zur Hand hat. Zufällige Verletzungen sind seltener, meist harmlos, wenn der knöcherne Gehörgang dabei unbeteiligt ist.

Am Lobulus der Ohrmuschel kamen in früheren Jahren häufig Verletzungen vor und zwar, durch das Ausreißen von Ohrringen oder die Last derselben. Die Entstellung kann plastisch leicht behoben werden durch die gegebene Plastik (KNAPP). Der Ohrring ist in den letzten Jahren geschwunden. Er verdankt seine Anbringung einem Volksaberglauben, daß Augenentzündungen dadurch abgeleitet werden oder der Eitelkeit des weiblichen Geschlechtes. Da neuerdings in Frankreich die Wiederherstellung der Ohrgehänge sich meldet, und zwar in beträchtlicher Größe, so muß hier des Unfugs mit seinen Auswirkungen wieder Erwähnung getan werden, weil er bei uns bald Nachahmung finden wird. Durch den Unfug des Ohrringstechens sind häufig auch Infektionen zustande gekommen, Erysipel und ausgedehnte Ekzeme. Die Knotentuberkulose ist von HAUG früher schon beobachtet, auf die diagnostische Schwierigkeit weist BRÜGGEMANN hin. Wiederholt wurde Inokulationstuberkulose beobachtet (EBSTEIN). An dieser Stelle sei eines Falles von Tetanus erwähnt, der seine Eintrittspforte im Gehörgang hatte. Der Kranke hatte mit dem Reiser eines Besens, der zum Beseitigen von Pferdemist in der Grube benutzt wurde, gebohrt. Tetanusbacillen wurden im Gehörgang nachgewiesen (RACINE und BRUNS).

Ist nach Verletzung des Gehörgangs eine erhebliche *Gehörgangsverengerung* oder gar ein vollständiger Verschluß des Gehörgangseingangs eingetreten, so soll man die Atresie zu beseitigen versuchen aus begreiflichen Gründen. KOBERT berichtet, daß der alte CELSUS die Atresie und die Operation des häutigen Verschlusses zum ersten Male beschrieben hat. Auch bei erheblichen Stenosen soll man durch Plastik das Trommelfell wieder sichtbar zu machen versuchen. Ist der knorplige Teil des Gehörgangs mitergriffen, so kommt es oft zu einer Ostitis des Gehörgangs, die schließlich zur Atresie führt. Je nach Lage des Falles verfährt man folgendermaßen: Entweder sucht man nach Excision des Narbenverschlusses und nach gehöriger Erweiterung des knöchernen Gehörgangs — die Ohrmuschel ist vorher abgelöst — mit einem tief in die Cavitas conchae geschnittenen KÖRNERschen Lappenrest die Öffnung zu erhalten oder man verfährt nach RUTTIN und excidiert nach vorausgegangener Ablösung der Ohrmuschel die hintere Hälfte des narbig veränderten Gehörgangschlauches und bringt an die Stelle einen gestielten, retroaurikulären Lappen. Die Operation des verengten Gehörgangs ist unbedingt vorzunehmen, wenn dahinter eine Eiterung besteht, denn von ihr weiß man nicht, wie, wo und wann sie endet. Die Mittelohrerkrankung verlangt besondere Beachtung. Von Dehnungsversuchen in früherer Zeit hat man keine Erfolge gesehen. Die Kasuistik der absichtlichen oder zufälligen Verletzungen des Gehörgangschlauches ist ziemlich umfangreich. Von klinischem Interesse sind nur obengenannte Folgeerscheinungen.

Der *knöcherne Gehörgang* wird nicht so häufig verletzt wie der häutige, es geschieht dies unmittelbar und mittelbar durch Eindringen von Geschossen; durch Schlag, Stoß und Fall kann es zu der relativ seltenen Fraktur der knöchernen Gehörgangswand kommen. Unter 2000 Erkrankungen des Gehörgangs fand sie Bezold nur zweimal. Es handelte sich um frische Fälle. Manchmal bildet sich eine Exostose an der Bruchstelle.

Im Gehörgangsschlauch steckengebliebene Geschosse müssen auf jeden Fall und bald entfernt werden, und zwar durch Ablösen der Ohrmuschel. Die letzten Kriegserfahrungen haben die Notwendigkeit des Eingreifens wieder bestätigt, und zwar wegen der Mittelohr- bzw. Labyrintherkrankung und der Narbenstenosengefahr.

Wird mittelbar durch einen heftigen Schlag, Stoß oder Sturz auf den Unterkiefer die *vordere knöcherne Gehörgangswand* verletzt, so kann die *Fraktur* hier otoskopisch gestellt werden. Man sieht eine auffällig vorgewölbte Stelle an der vorderen Gehörgangswand, die beim Mundöffnen seine Stellung zum Trommelfell ändert (Denker). Die Tragusgegend ist geschwollen und stark druckempfindlich; das Mundöffnen und das Kauen ist schmerzhaft oder unmöglich. Über den Entstehungsmechanismus der Gehörgangsfraktur berichtet Passow ausführlich. Die Behandlung ergibt sich von selbst. Frisches oder geronnenes Blut läßt man unberührt. Durch einen Wattetampon nach Zurückdrängen des Bruchstückes und Stillstellen des Unterkiefers durch Gips- oder Stärkeverband (Ernährung durch Saugröhrchen) schwinden die Schmerzen bald und der Bruch heilt günstig. Es scheint, daß die Gehörgangsfrakturen nur dann zustande kommen, wenn die Kraft auf den geöffneten Unterkiefer stark einwirkt, seltener oder gar nicht bei zusammengebissenen Zähnen.

Brüche des knöchernen Trommelfellrandes mit fortlaufendem Riß in das Trommelfell am Rand sind, ohne daß sie die otoskopisch sichtbare Fortsetzung von Schädelbasisbrüchen darstellen, bei Sektionen beobachtet und klinisch sind sie dann zu *vermuten*, wenn eine Labyrinthverletzung *sicher* auszuschließen ist (Walb).

2. Verletzungen des Mittelohrs.

Da das **Trommelfell** als die den Gehörgang abschließende Membran nach außen die Cutisbildung wie der Gehörgang aufweist, so kann es füglich zum äußeren Ohr, weil es andererseits paukenhöhlenwärts von Schleimhaut überzogen ist zum Mittelohr gehörig aufgefaßt werden. Verletzungen also, die den Gehörgang treffen, können, wenn spitze Gegenstände ihre Ursache sind, unter Umständen das Trommelfell mitverletzen. Die Lage des Risses in der Membran ist durch die Krümmung des Gehörgangs und die Richtung des eingedrungenen Fremdkörpers gegeben. Die Öffnungen liegen in den verschiedenen Teilen des Trommelfells gleichmäßig verteilt (Passow) im Gegensatz zu den Trommelfellzerreißungen, die ohne jede äußere Verletzung zustande kommen, den traumatischen Rupturen, die durch Luftdruckeinwirkung ihre Entstehung haben.

Bei diesen fanden sich unter 67 Fällen 49mal die Risse in den unteren Abschnitten (PEYSER: Dtsch. med. Wochenschr. 1916. Nr. 2). Das Wesentliche der Trommelfellrupturen durch äußere Einwirkung ist im frischen Zustand die unregelmäßige Kontur mit ausgetretenem Blut am Rand in Form von Gerinnsel oder Extravasat in nächster Umgebung. Die Perforationen des Trommelfells traumatischer Herkunft beanspruchen ein besonderes Interesse. In der forensischen Medizin können sie bedeutungsvoll werden für den behandelnden Arzt und den Patienten wegen der möglichen sekundären Mittelohreiterung und gelegentlich auch wegen einer Labyrinthverletzung, wenn ein spitzer Gegenstand in das Ohr eingedrungen war. Wenn ein Trauma als sicher anzunehmen ist, ist auch die Kontinuitätstrennung des Trommelfells, wenn überhaupt eine solche vorliegt, sicher zu stellen. In jedem derartigen Fall soll man sich genaue Aufzeichnungen machen. In einigen Fällen ist die Ruptur der Membran auf den ersten Blick

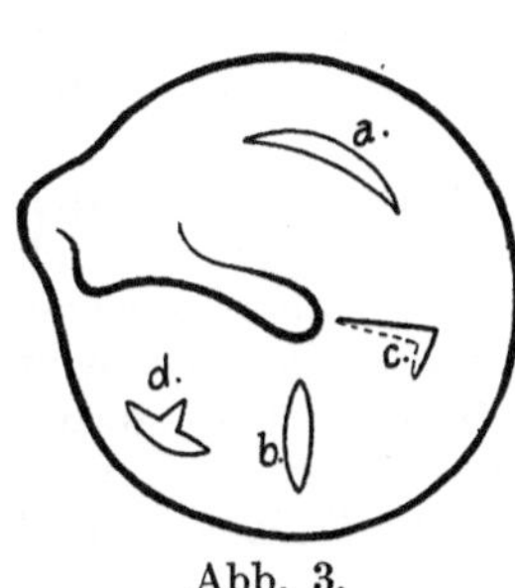

Abb. 3.

Typische Formen der indirekt entstandenen Trommelfellrisse. a. zirkulär, b. radiär, c. winkelförmig mit einem radiär und einem zirkulär verlaufenden Schenkel (d).

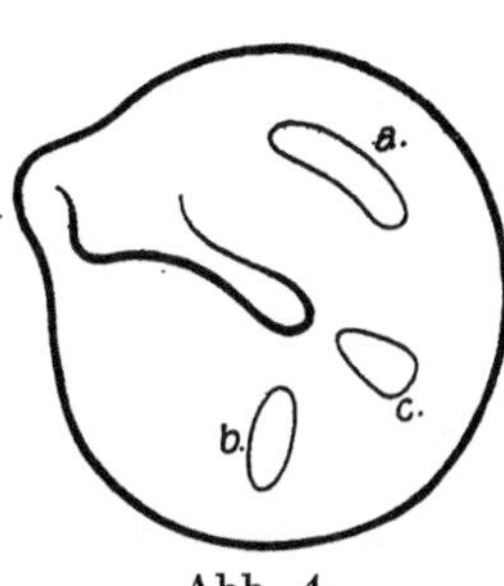

Abb. 4.

Nachträgliche Veränderung der indirekt entstandenen Trommelfellrisse; die radiären zeigen spindelförmige die zirkulären mondsichelähnliche Gestalten, die sich durch Abstumpfung der Ecken zur Ellipse bzw. Wurstform abrunden (a. und b.). Bei den Winkelrissen entsteht ein dreieckiges Loch (c.).

(Aus KÖRNER: Lehrbuch.)

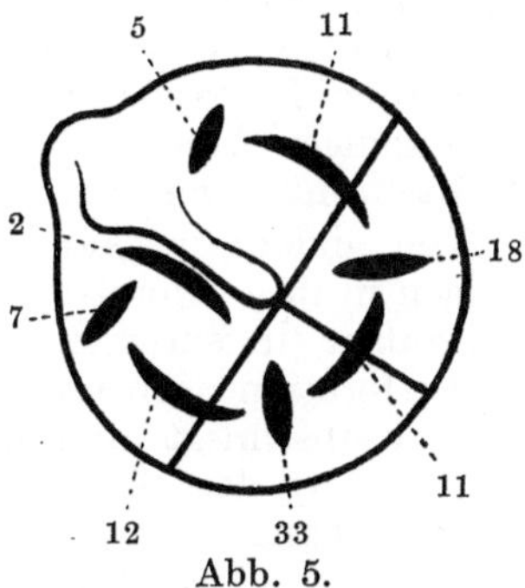

Abb. 5.

Verteilung der indirekt entstandenen Trommelfellrisse auf die einzelnen Quadranten. (Kombiniert aus 2 Bildern von PASSOW.) Die Lokalisation der radiären und zirkulären Risse sind nach der Häufigkeit des Vorkommens an den verschiedenen Stellen in Prozentzahlen angegeben.

leicht zu ermitteln; wenn sie aber klein ist und am Ende des Lichtkegels sitzt, ist sie unter Umständen nur auffindbar bei starkem Aufziehen der Ohrmuschel und auch für den Emmetropen nur mit Hilfe der BOENNINGHAUSschen Ohrlupe zu erkennen. Die Verlaufsrichtung der Risse ist, wenn sie Schlitz-, Bogen- oder Winkelform haben, durch die radiäre bzw. zirkuläre Anordnung der Bindegewebsfasern der Membran gegeben (Abb. 3—5). Die Öffnungen können winzig klein sein oder auch fast einen Totaldefekt aufweisen, wie letzteres die Kriegsverletzungen mit sich bringen. In frischen Fällen wird eine Schleimhautschwellung der Paukenhöhle vermißt, sie hat ihre natürliche blaßgelbe Farbe, selten finden sich stärkere Gefäßinjektionen oder Ekchymosen.

Die Widerstandskraft des Trommelfells bei seinen unelastischen Fasern im Verhältnis zu der Dünnheit der Membran kann eine relativ große genannt werden. So fand man in Friedenszeiten in 0,5—2% der Fälle von Ohrerkrankungen die traumatische Ruptur (BEZOLD u. a.), als Kriegsverletzung in 6,4% (PEYSER). Die Widerstandsfähigkeit des Trommelfells ist experimentell geprüft. ZALEWSKY fand, daß das normale Trommelfell in 65,76% der Fälle bei einer Druckhöhe von 77—152 ccm Quecksilber oder 1—2 Atmosphären reißt. Beim Tubenverschluß, ebenso bei atrophischen Narben tritt leichter ein Riß ein.

In friedlichen Zeiten werden die Trommelfellzerreißungen verursacht durch Ohrfeigen, gelegentlich durch einen Gummi- oder Schneeball oder auch durch den Kuß eines stürmischen Liebhabers auf das Ohr, wie berichtet ist.

Wenn ein Lehr- oder Schuljunge einen Trommelfellriß als Folge der energischen Erziehung davongetragen hat, ist es ärztlich wohl richtig gehandelt, wenn der Befund unterschlagen wird im Interesse der drei Beteiligten. Denn wenn die Sekundärinfektion der Pauke vermieden wird durch Schneuzverbot und Trockenhalten des Ohres, schließt sich der Riß fast immer ohne Gehörschädigung. Der Zuchtmeister wird wegen Körperverletzung nicht belangt und der Arzt wird durch einen langweiligen Gerichtstermin nicht belästigt. Ein belehrendes Schreiben an den Pädagogen macht den Schlußakt.

Nach einem Schlag auf das Ohr mit folgendem Trommelfellriß verspürt der Getroffene Dröhnen im Kopf, im Augenblick Schmerzen im Ohr; danach Schwerhörigkeit und subjektive Geräusche. Letztere beeinträchtigen das feinere Hören. Weiß er von den Unfallsfolgen, so wird sich bald psychogen die Schwerhörigkeit einstellen nach dem Typ der Mittelohr- oder auch der Labyrinthschwerhörigkeit nach dem Stimmgabelbefund. Dabei kann man aber unter Umständen Hörweite von 5 m und darüber ermitteln. Die Labyrinthschädigungen sind sicherlich selten; die Kriegserfahrungen bestätigen die Beobachtungen aus der Friedenszeit.

Von andern mechanisch wirkenden Insulten, die das Trommelfell treffen können in ihrer unmittelbaren Wirkung, sind zu nennen außer den gelegentlich von außen eingedrungenen spitzen Fremdkörpern wie Nadeln, Halme, Zweige, die Perforation nach ungeschicktem Bougieren der Ohrtrompete, die vom Arzt nicht beabsichtigt und die Selbstdurchstechungen bei Hysterischen, ferner die Wirkung des Blitzes, die sicher beobachtet, aber nicht erklärt ist. Auch durch Erhängen sind Rupturen der Membran gesehen von Tröltsch und Schwartze. Auch hier fehlt die Erklärung noch.

Die Neigung der Trommelfellrisse, sich zu schließen, ist eine große, sogar wenn Lappen am Rande umgeklappt sind. Werden sie angefrischt, so schließen sich die unregelmäßigen Öffnungen auch wenn sie sehr groß sind, mit wenigen Ausnahmen, manchmal überraschend schnell. Will man die Heilung unterstützen, so hyperämisiert man die Membran durch Anfrischen und Saugwirkung vom Gehörgang aus; die bei trockener Perforation nach Mittelohreiterung übliche Anätzung mit Trichloressigsäure versagt. Es bildet sich bald an dem geröteten Rand eine ringförmige, etwas gewulstete Zone von gelblicher Farbe. Wichtig ist die frühzeitige Feststellung der Trommelfellverletzung, weil zerrissene Trommelfelle bei sekundärer Paukenhöhleneiterung Perforationsränder zeigen können, wie sie die Otitis media aufweist.

Die Infektion der Mittelohrräume kann nach dem Membranriß eintreten, einmal, wenn Fremdkörper, wie bei Kriegsverletzungen (Wasser, Erde) in die Pauke gelangen oder aber durch Ausspülen mit irgendwelchen Flüssigkeiten. Diese sekundären Infektionen müssen besonders beachtet werden, weil sie nach den Kriegserfahrungen häufig zu Warzenfortsatzeiterungen führen. Auch nach der operativen Beseitigung der letzteren bleibt oft eine rezidivierende Paukenhöhleneiterung.

Bei Schußverletzungen im Krieg in der Umgebung des Ohres kann es zu Trommelfellrupturen kommen, ohne daß das Geschoß durch den Gehörgang seinen Weg nahm. Es sind auch Fälle beobachtet worden, daß nicht das getroffene Ohr den Trommelfellriß aufwies, sondern das andere.

Wenn, wie erwiesen ist, das Labyrinth bei Trommelfellrupturen durch Luftdruckveränderung selten geschädigt wird, so werden die Träger des „zerrissenen Trommelfells" sehr häufig von psychogen bedingten Hörstörungen geplagt, von denen weiter unten die Rede sein wird.

Als Teilerscheinung einer Verletzung des Gehörgangs tritt nach einer Kontinuitätstrennung des Trommelfells eine *Verletzung der Paukenhöhle* ein und hier spielen scharfe und spitze Gegenstände eine Rolle, die in den Gehörgang eingedrungen sind und ihn mitverletzt haben. Nach Ruptur des Trommelfells wird gelegentlich beobachtet, daß Blut in der Pauke sich ansammelt, besonders bei kleinen Einrissen, die schnell verkleben. Wenn sich keine Infektion der Paukenhöhle an dies Vorkommnis anschließt, werden solche Extravasaten, wenn auch manchmal sehr spät resorbiert, ohne dem Verletzten erhebliche Störungen seines Gehörvermögens zu machen.

Durch unmittelbare Gewalteinwirkung können weiterhin die übrigen Paukenhöhlenwandungen und die **Gehörknöchelchen** verletzt werden. Hier kommen vor allem die Kriegsverletzungen in Betracht. Es sind nämlich nach Durchschüssen und Tangentialschüssen häufig die Mittelohrräume durch Schußfraktur zerstört worden, auch ohne nachweisbare Labyrinthschädigung. Die harmlos aussehenden Ein- und Ausschußöffnungen in der Umgebung der Ohrmuschel und die später fehlende Weichteilschwellung an dieser Stelle dürfen den Operateur von einer Freilegung des Schußkanals nicht abhalten, weil dadurch ein großes Knochentrümmerfeld im Mittelohr und Warzenfortsatz aufgedeckt werden kann. Der gute Nährboden für die sekundäre Eiterung von der Tube und von außen mit ihren Gefahren wird damit beseitigt. Bei Verunglückten mit Kopftraumen kommt es häufig vor, daß der Schuppenteil und die Gehörgangswand oben frakturiert wird. Dieser Befund ist aber nicht als ein Zeichen einer Basisfraktur im Sinn einer Querfraktur zu deuten. In diesen Fällen ist die Widerstandsfähigkeit der kompakten Pyramide genügend, um die Entstehung einer Fissur derselben zu verhindern. STENGER wies dies an Schädelverunglückten aus dem anatomischen Institut in Königsberg nach und erzielte analoge Befunde bei Versuchen an der Leiche. Klinisch ist aber die Basis- und Labyrinthfraktur durch sorgfältige Untersuchung auszuschließen.

Die Kriegsverletzungen der Mittelohrräume im engeren Sinn und des Warzenfortsatzes stellten die direkten und indirekten Schußverletzungen dar. Steckschüsse in den eigentlichen Mittelohrräumen sind sehr selten, im Warzenfortsatz jedoch nicht. Bei letzteren ist die Hörfähigkeit selten gestört gefunden. Bei Durchschüssen durch das Mittelohr kommt es naturgemäß oft zu Nebenverletzungen der Nachbarschaft der Wandungen des Sinus sigmoideus der Carotis, des Facialis. Das Trommelfell kann zerreißen, auch unversehrt bleiben. Seltener findet sich bei direkten Schußverletzungen des Ohres, als nach indirekten das Hämatotympanum (s. u.). Im Mittelohr steckengebliebene Geschosse sollen auf jeden Fall entfernt werden. Denn wie die Friedenspraxis bewies, bedingten scheinbar im Mittelohr eingeheilte Revolverkugeln nach Jahr und Tag noch eine tödlich endende Eiterung, weil Geschosse niemals nach den neueren Untersuchungen WITZELS (1917) steril sind. Die Lageveränderung oder Zerstörung der Gehörknöchelchen spielen bei den Schußverletzungen des Mittelohres im Krieg natürlich eine untergeordnete Rolle. Die Kasuistik findet sich bei PASSOW. Bei direkten Verletzungen vom Gehörgang aus ist der Hammer mitsamt dem Trommelfell am meisten in Gefahr.

Wiederholt sind *Hammerbrüche* beobachtet worden. Zuerst von MENIÈRE 1894. Die Frakturstelle befindet sich entweder am Hammerhals oder oberhalb der verbreiterten Stelle am Umbo, also an der dünnsten Stelle des Knöchelchens. Dabei ist stets das untere Ende disloziert, und zwar nach hinten oder nach innen. Die knöcherne Vereinigung tritt nicht immer ein, denn bei den nach Jahr und Tag untersuchten Fällen konnte man bei geschlossenem Trommelfell mit Hilfe des SIEGLEschen Trichters oder mit der Sonde den abgesprengten Knöchelchenteil bewegen. In der Regel aber tritt Heilung durch Callusbildung ein.

Ich sah kürzlich eine bindegewebig ausgeheilte Hammerhalsfraktur bei einer Lehrerin. Vor 5 Jahren war ihr ein Ohrspritzenansatz in den Gehörgang eingedrungen, das Ohr hat danach lange geeitert. Man sah eine Trommelfellnarbe in der Umgebung des Proc. brevis und mit dem Siegleschen Trichter und mit der Sonde konnte festgestellt werden, daß eine Verheilung der Bruchenden nicht eingetreten war.

In der vorotoskopischen Zeit ereigneten sich gelegentlich in der ärztlichen Praxis Fälle von unbeabsichtigten Extraktionen bei dem blinden Suchen eines angeblich in das Ohr eingebrachten Fremdkörpers. Anstatt eines Fremdkörpers ist in einem Fall der Hammer zutage befördert worden. Der Amboß, sowie der Steigbügel sind durch ihre geschützte Lage seltener bei eindringenden Fremdkörpern gefährdet, frakturiert oder luxiert zu werden. Als bei chronischen Mittelohreiterungen die Knöchelchenextraktion in früheren Jahren öfter als heute geübt wurde, kam es vor, daß der zu entfernende Amboß im Antrum mastoideum verschwand und bei unvorsichtigem Ausschaben von Granulationen in der Paukenhöhle brechen die Steigbügelschenkel ab, ohne daß der Patient einen Nachteil dadurch erfährt. Ein Fall von Amboßluxation wird von Beyer mitgeteilt, infolge von Basisfraktur nach Sturz und sekundärer Mittelohreiterung. Nach Abklingen der Eiterung konnte der Amboß in der Pauke otoskopisch mit der Sonde festgestellt werden. Nach Extraktion desselben schwand unerträgliches Summen im kranken Ohr.

Bei sachgemäß ausgeführter Paracentese kann kaum eine Knöchelchenverletzung eintreten und die Bedenken, die gegen die Schnittführung im hintersten Abschnitt des Trommelfells erhoben wurden, weil dadurch das Amboßsteigbügelgelenk verletzt werden könnte, sind nicht begründet (Jansen).

Dringt ein spitzer Fremdkörper in das Ohr ein, und zwar in den hinteren Abschnitt, so kann eine Eröffnung des Falloppischen Kanals eintreten, was sich durch Facialislähmung kund geben kann. Dies Ereignis gehört zu den Seltenheiten, wenn der unglückliche Zufall einen Gegenstand so tief in die Paukenhöhle eintreten läßt. Gelegentlich kommt dies vor bei dem verantwortungsvollen Eingriff, der Freilegung der Mittelohrräume zur Beseitigung einer chronischen Mittelohreiterung. Man schützt sich und die Patienten vor dem unangenehmen Ereignis durch die Bekanntschaft mit der topographischen Anatomie des Ohres und durch vorsichtiges Operieren an der kritischen Stelle.

Bei Verletzung der Paukenhöhlenwandung mit der Auskleidung kann es zu einer reichlichen Ansammlung von Blut in den Hohlraum kommen. Man spricht dann von einem **Hämatotympanum**. Für die Entstehung desselben kommen mehrfache Gelegenheitsursachen in Betracht. Es kann eine Begleiterscheinung einer Schädelbasisfraktur sein. Es kann aber auch ganz indirekt entstehen; so berichtet Haug über die Duplizität von Hämatotympanum durch Sturz auf das Gesäß. Es ist ferner gesehen worden nach heftigem Husten und nach Erhängen und Erdrosseln. Otoskopisch zeigt sich das Trommelfell blauschwarz, abgeflacht oder vorgedrängt durch den endotympanalen Bluterguß. Die Folge ist eine schnell einsetzende Gehörverminderung. Beim Vergleich mit dem anderen Trommelfell fällt das auffällige Kolorit besonders deutlich auf, auch wenn eine Trübung der Membran vorliegt. Durch Resorption schwindet der Erguß allmählich, er soll zuweilen auch, wenn er nicht eitrig infiziert wird, durch die Tube abfließen. Nicht zu verwechseln mit diesem Bluterguß in die Paukenhöhle, der diese meist ganz ausfüllt, ist das sog. *blaue Trommelfell*. Es hat seine Benennung ebenfalls nach der Farbe des (venösen) Blutes, das aber im Gefäßrohr eingeschlossen ist, und zwar im Bulbus der Vena jugularis. Er kann durch eine spontane Dehiscenz im Boden sich aus dem Keller der Pauke hervorwölben.

Die konvexe Kontur gibt die Silhouette des Bulbus, nicht einen Flüssigkeitsmeniscus zu erkennen. Durch den Trommelfellschnitt ist bei dieser regelwidrigen Lage das Gebilde wiederholt verletzt worden. Die Verletzung hat eine starke Blutung im Gefolge, die auf rücksichtslose Tamponade steht. Von den 6 in der Literatur beschriebenen Fällen von Bulbusverletzungen kam es nur in einem Fall zur tödlichen Jugularisphlebitis.

Die geschützte Lage der **Tuba Eustachii** bedingt die Seltenheit der Verletzungen dieses Teils des Mittelohres. Bei schweren Schädeltraumen treten sie so in den Hintergrund, daß nach Schwinden der schweren Krankheitserscheinungen gelegentlich Klagen von dem Verletzten vorgebracht werden, die als Ursache die Verletzung der Ohrtrompete erkennen lassen. Sektionsbefunde aus dieser Gegend sind selten, und spät bekannt geworden. Die Tuba wurde von dem Anatomen Eustachius im 15. Jahrhundert erst gefunden. Aus der anatomischen Beschaffenheit der Ohrtrompete ergibt sich, daß erhebliche Verletzungen des engen, Mittelohr und Nasenrachenraum verbindenden Ganges Verengerungen oder vollständigen Verschluß zur Folge haben können. In diesem Fall kommt es zuweilen zur Bildung eines Transsudates, das meist keimfrei ist. Es kann aber auch bei undurchgängigem Tubenkanal die Paukenhöhle lufthaltig bleiben. Urbantschitsch erklärt diese Erscheinung mit der Permeabilität des Trommelfells zur Luft.

Verletzungen der Ohrtrompete können dadurch zustande kommen, daß Fremdkörper durch den Gehörgang in die Ohrtrompete geraten und dort stecken bleiben oder in den Nasenrachenraum wandern und schließlich ausgeworfen werden; ferner dadurch, daß sie in das Ostium tubae phar. eindringen, hier liegen bleiben oder in den Gehörgang bewegt und schließlich herausgezogen werden. Häufiger sind die Fälle der ersteren Art. Ist der Fremdkörper stecken geblieben, so treten durch Kontraktion des Bewegungsapparates der Tube, Schmerzen im Ohr bei jedesmaligem Schluckakt ein, ferner beim Saugen und tiefen Einatmen, ist der Fremdkörper nicht bis zum Isthmus vorgedrungen und hier nicht eingekeilt, so wird er in der Regel durch Muskelbewegungen, Würgen und Erbrechen wieder herausbefördert.

Fremdkörper, die in der Tube von Kindern stecken geblieben sind und wandern, kommen eher im Gehörgang wieder zum Vorschein, wenn die Größe es zuläßt, als wie bei Erwachsenen, denn bei diesen hat der Isthmus eine Weite von nur 1 mm, während beim Kinde die Weite bis 3 mm beträgt. Getreidegrannen, die durch einen unglücklichen Zufall vom Munde aus in die Ohrtrompete gelangen — solche Fälle haben sich ereignet — können zu schweren Folgeerscheinungen führen.

Ein grashalmartiger Fremdkörper, der in die Tube per os bei einem 52jährigen Mann geraten war, führte einerseits zu einer Otitis media purulenta, andererseits zu einer eitrigen Entzündung der Ohrtrompete mit Absceß an der Schädelbasis, daneben fand sich eine Eiterung im Atlantooccipitalgelenk und ein Arrosionsaneurysma der Art. vertebralis (Piffl). Ein ähnlicher Fall wurde von Zaufal berichtet 1894.

In solchen Fällen ist die Diagnose nur durch die Sektion möglich, oder günstigstenfalls durch die postrhinoskopische Untersuchung der Tubengegend.

Selten sind Schußverletzungen der Ohrtrompete festgestellt worden. Sie lassen sich vermuten aus der Schußrichtung, also bei Basis- und Rachenschüssen im Kriege. Zu dem Unicum, dem Unteroffizier aus der Schlacht bei Sedan nach dem Sanitätsbericht von 1870 — diesem saß eine Chassepotkugel in der Ohrtrompete — kommen klinisch beobachtete, postrhinoskopisch untersuchte 3 Tubenschüsse aus dem vergangenen Krieg. In einem Fall wurde narbige Verziehung des Tubenostiums später festgestellt. Die Folge solcher Verletzungen muß in jedem derartigen Fall eine Verengerung oder narbigen Verschluß der Ohrtrompete zeitigen.

In der ärztlichen Praxis sind zuweilen Verletzungen der Ohrtrompete beobachtet worden. Nussbaum berichtet 1889 „über Unglücke in der Chirurgie" und erzählt, daß beim Katheterismus der Tuba Eustachii schon oft die Luft in das Zellgewebe des Halses geblasen wurde; eine tödliche Phlegmone war die Folge. Wenn sich dies gelegentlich ereignete, lag dieser verhängnisvolle Fall an der ungeübten Hand oder an einem rauh gewordenen Katheterschnabel, der eine Schleimhautverletzung in der Tubengegend machen kann. Wenn Luft unter die Schleimhaut bei Katheterisieren durch einen unglücklichen Zufall gelangen sollte, verkündet der Patient den heftigen Schmerz und der Arzt hört sofort mit weiterer Lufteinblasung auf, um das entstandene Emphysem nicht zu vergrößern. Bei stärkerem Emphysem treten durch Uvulaschwellung Schlingbeschwerden auf und bei einer weiteren Verbreitung der Luftgeschulst, bei der man außen am Hals Knistern fühlt, kann Atemnot eintreten durch Larynxödem mit seinen Folgen. Die meisten Fälle verlaufen günstig.

Bei Behandlung der Tubenenge kann es sich ereignen, daß Celluloidbougies am Knöpfchen abbrechen, wenn hier Bruchstellen sich zeigen. Bleibt das Fragment in dem Isthmus liegen, so kann der unglückliche Fall gefahrvoll werden. Bis jetzt ist jedoch von einem derartigen Fall nicht berichtet. Lupenbetrachtung auf rissige Stellen vor dem Gebrauch verhütet die Gefahr.

3. Das mechanische Trauma des Labyrinths.

Eine Verletzung des Labyrinths kann unmittelbar oder mittelbar erfolgen. Die **unmittelbaren Labyrinthverletzungen** gehen so vor sich, daß spitze Gegenstände, meistens kommt die Stricknadel, Hutnadel, Zahnstocher u. dgl. in Betracht, durch einen unglücklichen Zufall, durch den Gehörgang, durch das Trommelfell in eins der beiden Labyrinthfenster eindringen, oder daß ein Geschoß das Labyrinth verletzt und hier stecken bleibt, oder aber bei operativen Eingriffen ein Instrument das Labyrinth schädigt (horizontaler Bogengang, Steigbügelgegend). Bei den Fällen von Stichverletzungen setzen apoplektiform, aber ohne Bewußtseinsverlust, hochgradiger Schwindel, Erbrechen oder Brechneigung, Nystagmus ein. Es wird unmittelbar über starkes Ohrensausen und Taubheit geklagt. Es kann zum Abfluß von Liquor cerebrospinalis kommen, er kann auch ausbleiben. Der reichliche Liquorabfluß ist, wenn eine Duraverletzung in der Gegend des Tegmen tympani auszuschließen ist, ein sicheres Symptom der Labyrintheröffnung. Die Labyrinthreizsymptome schwinden nach Tagen und Wochen, wenn nicht ausnahmsweise eine Meningitis einsetzt. Zurückbleibt in der Regel dauernde Labyrinthtaubheit.

In der dänischen Literatur wird neuerdings über 2 Fälle von Labyrinthverletzung berichtet von Kragh und von Mygind durch Eindringen von Draht bzw. einer Nadel in das Labyrinth mit den typischen klinischen Erscheinungen.

Die Schußverletzungen verlaufen nicht, man möchte sagen, so experimentell wie die Nadeldrahtverletzungen, wegen der durch die Geschoßwirkung bedingten schwereren Nebenverletzungen, die die Diagnose, inwieweit das Labyrinth für sich mitbeteiligt ist, erschweren. Dies gilt besonders für die Kriegsverletzungen des inneren Ohres. Die vorliegenden statistischen Angaben sollen unerwähnt bleiben wegen ihrer Unzulänglichkeit. Jedenfalls treten die Labyrinthschußverletzungen erheblich zurück gegen die übrigen Ohrverletzungen. Die indirekten Labyrinthschädigungen durch Schuß sind die bei weitem häufigsten und Teilerscheinungen von Zersplitterungen des Schädeldaches, des Gesichtsschädels, vor allem aber der Warzenfortsatzgegend. Zersplitterungen des Processus mastoideus durch Tangentialschüsse können mit, wenn auch feinsten, Fissuren im Labyrinth enden. Solche mikroskopisch feinste Fissuren, wie sie

Voss nach Schädelschußwunden fand, sind, als Brüche en miniature des knöchernen Labyrinths zu bewerten und die Blutungen in den perilymphatischen Raum, z. B. und im hinteren Bogengang als Blutungen durch Fissuren bedingt, aufzufassen und nicht in das klinische Bild der hypothetischen Labyrinthcommotion einzufügen (s. u.).

Zu den unmittelbaren Verletzungen und „Erschütterungen" des inneren Ohres werden neben den Fällen von Durchschießung und Zerstörung des Labyrinths die Tangentialschüsse des Ohrschädels (Schüsse durch das Schläfenbein, den äußeren Gehörgang) gerechnet mit ihren Folgeerscheinungen, starker Schwindel und verschieden stark ausgeprägter Taubheit (ZANGE). Die klinischen Erscheinungen nach Schußverletzungen des inneren Ohres treten naturgemäß neben den schweren allgemeinen Hirnsymptomen in der Regel in den Hintergrund, wenn das Leben überhaupt erhalten bleibt.

Die Labyrinthkapsel kann ferner durch operative Eingriffe verletzt werden durch den Meißel. Es können sich Labyrinthentzündungen einstellen, wenn Bogengangfisteln mit Granulationen durch Ätzen und Schaben gereizt werden.

Unbeabsichtigte Bogengangsverletzungen sind verhältnismäßig harmloser Natur und machen in der Narkose keine Erscheinungen. Berührungen mit der Sonde an schadhaften Stellen lösen hier Fallen des Kopfes jäh nach der nicht operierten Seite im wachen Zustand aus. Ist die Bogenganggegend mit Jod gründlich betupft, so ist die Infektionsgefahr gering.

Wenn Granulationen und Cholesteatommassen sich in Fisteln finden, kann sich ein seröser Erguß in den Bogengangsapparat einstellen ohne schwerere klinische Erscheinungen. Die vestibulären Symptome nach Bogengangsverletzungen sind nicht bedingt durch die traumatische Entzündung, sondern durch das Trauma selbst.

Unsere Kenntnisse über die pathologische Anatomie der Taubheit nach Kopfschüssen, insbesondere derjenigen nach Labyrinthverletzungen sind zur Zeit noch gering. Die histologischen Befunde decken sich mit denen, wie sie nach Basisfrakturen gefunden wurden im allgemeinen. Es erübrigt sich noch die Klärung der Frage, ob überhaupt eine Labyrintherschütterung bzw. ihre Folgen einen anatomischen Begriff darstellen und diejenige, ob eine Labyrinthkapselfissur so heilen kann, daß sie nicht mehr sichtbar ist. Diese Frage wirft HELLMANN auf, der einen interessanten mikroskopischen Befund nach einer Felsenbeinschußfraktur aus der Straßburger bzw. Würzburger Ohrenklinik (Prof. MANASSE) bringt.

Die mittelbaren Verletzungen des inneren Ohres. Durch ein mechanisches Trauma, das der Schädel erleidet, sei es, daß ein wuchtiger Schlag oder ein heftiger Stoß ihn trifft, oder daß er auf eine feste Unterlage aufschlägt, ferner dadurch, daß der Kopf zwischen zwei festen Widerständen, beispielsweise zwischen einem fahrenden Wagen und einer Mauer stark eingepreßt wird, kann das in der Felsenbeinpyramide zwar gut geschützte Labyrinth eine organische Änderung erfahren. Genannte Einwirkungen können zur Folge haben, daß neben einer Commotio oder gar Compressio cerebri Blutungen in die die nervösen Elemente bergende knöcherne Labyrinthkapsel eintreten oder daß als Teilerscheinung einer Schädelbasisfraktur eine Kontinuitätstrennung der knöchernen Schneckenkapsel erfolgt.

Seltener sind Labyrinthverletzungen, wenn durch Fallen auf das Gesäß oder die unteren Extremitäten die Fallwirkung im Schädel sich erschöpft. In Kriegszeiten werden solche mittelbaren Labyrinthverletzungen nach Schädelschüssen beobachtet, wenn am Schädelknochen Fissuren sich bis in das knöcherne

Labyrinth fortsetzen. Die gefürchteten Schädelbasisbrüche treffen zum vierten Teil das Labyrinth ein- oder beiderseitig.

Wenn auch bei schweren Gewalteinwirkungen auf den Schädel das Labyrinth selten unbeteiligt bleibt, so muß erwähnt werden, daß unter Umständen ein erhebliches Schädeltrauma, das beispielsweise eine tiefe Impression des Schädeldaches zur Folge hatte, das innere Ohr in keiner Weise zu gefährden braucht. In Bergwerksbetrieben sind wiederholt nach solchen schweren Schädeltraumen überhaupt keine Hörstörungen, vor allem keine Labyrinthverletzungen beobachtet worden. Es sind dies Fälle von Einwirkung von erheblicher Kraft durch Stoß und Schlag, wobei der Schädel nicht gleichzeitig auf eine Unterlage aufgestoßen war, also im Augenblick der Gewalteinwirkung frei schwebte. Anders liegen die Verhältnisse, wenn der Schädel zwischen zwei Widerständen eingezwängt wird, und zwar mit erheblicher Gewalt, plötzlich oder langsam, so daß der Druck die Kohäsionskraft bzw. die Elastizitätsgrenze der Knochenteile des Schädels überschreitet. Der Schädel ändert in einem solchen Fall seine Gestalt. Es kommt zu einem Berstungsbruch entweder in der Längs- oder Querachse des Schädels. Die Bruchlinie muß also dieselbe Richtung haben wie die Richtung des Druckes. Diese beiden Brucharten haben ihre Verlaufsrichtung, wie die Abb. 6 zeigt, häufig durch das Gebiet der Felsenbeinpyramide. Dabei hat sich herausgestellt, daß eine gewisse Gleichmäßigkeit im Verlauf der Felsenbeinfrakturen sowohl für die Brüche, die in der Längsrichtung wie in der Querrichtung der Pyramide ihren Weg nahmen.

Stenger hat nach Autopsiebefunden folgendes darüber zusammengestellt: „Die Längsfissur geht durch den Canalis musculotubarius hindurch zur Paukenhöhle. Sie zersplittert das Dach derselben, Hammer und Amboß werden mehr oder weniger

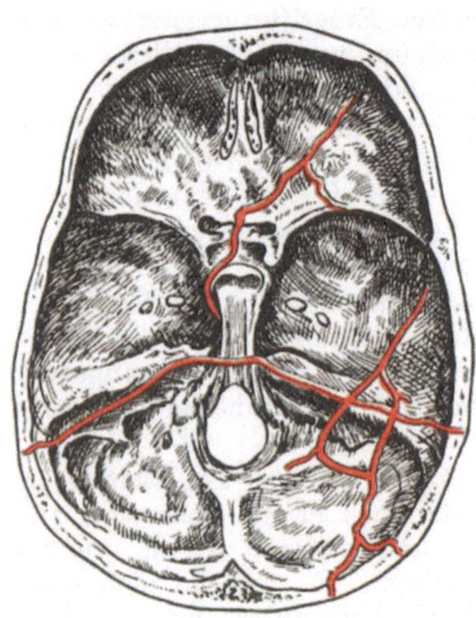

Abb. 6. Verlaufrichtung der Bruchlinien.
(Aus Wilms-Wullstein: Lehrbuch.)

aus ihrer Lage herausgezerrt, der Steigbügel wird beschädigt, entweder brechen die Schenkel ab oder werden luxiert. Das ovale Fenster wird gezerrt. Durch die Mobilisation des Hammers wird das Trommelfell zerrissen. Die Fissur zieht weiter in den äußeren Gehörgang oder führt zu einer queren Absprengung der Pyramide von der Schuppe und bedingt hierdurch eine starke Zerrung am Acusticus. Ebenso typisch ist der Verlauf der Querfissur. Die Richtung wird bedingt durch den gegebenen Widerstand: Senkrecht zur Längsachse der Pyramide geht die Fissur durch Paukenhöhle und Facialiskanal zum inneren Gehörgang, durchsetzt das Vestibulum als schwächsten Teil, indem sie der kompakteren Schnecke ausweicht. Ist die Gewalteinwirkung sehr stark, so wird auch der starke Widerstand überwunden und die Schnecke quer durchtrennt. Bemerkenswert ist, daß bei dieser Art der Verletzung die funktionswichtigsten Organe des Felsenbeins unmittelbar betroffen werden. Selbst wenn eine völlige Fissur nicht zustande kommt, so ist es doch erklärlich, daß bei dem Richtungsverlauf diese Teile, die bis zur Grenze der Elastizität gelangen, mehr oder weniger durch Zerrungen beschädigt werden."

Es kann sich auch gelegentlich zutragen, daß bei verhältnismäßig geringer Gewalteinwirkung auf die Schädelkapsel makroskopisch nicht erkennbare

Fissuren, die klinisch bedeutungsvoll werden können, gesetzt werden, z. B. in der Schnecke, wie dies SCHEIBE mikroskopisch nachwies.

Die Längsbrüche des Felsenbeins werden hauptsächlich hervorgerufen durch Fall oder Schlag auf die Stirn bzw. auf das Hinterhaupt, ebenso auch bei Gewalteinwirkung auf die Seite und die Höhe des Kopfes, wie dies STENGER bei Versuchen an Anatomieleichen feststellte. Kommt ein Verletzter mit Basisfraktur und gleichzeitiger Verletzung der knöchernen Labyrinthkapsel mit dem Leben davon, so ist durch die Verletzung der Schnecke die Beeinträchtigung des Gehörvermögens von vornherein erklärt.

Wenn, wie dies bei Gewalteinwirkungen, die einen Längsbruch (parallel der Pyramidenlängsachse) durch das Felsenbein setzen, der Fall sein kann, das knöcherne Labyrinth unbeschädigt bleibt, so wird die Funktion des verletzten Gehörorgans nicht so beeinträchtigt, wie beim Querbruch, denn durch die *indirekte* Einwirkung des Schädeltrauma kommt es in der Regel nur zu Zerrungen an den Labyrinthfenstern mit nachfolgenden Blutungen in das innere Ohr, die nach Resorption die Hörfähigkeit hochgradig beeinträchtigen.

In 25% der Fälle ist bei Felsenbeinfrakturen der Acusticus und Facialis beteiligt. Vergleicht man beide Arten der Felsenbeinfissuren miteinander in ihrer unmittelbaren Einwirkung auf die Funktion des Gehörorgans, so läßt sich ohne weiteres der Schluß ziehen, daß die Querfrakturen sehr viel schwerere Schädigungen der Funktion bedingen, als die Längsfissuren (STENGER). *Die Längsfissur der Schädelbasis verschont also in der Regel die eigentliche knöcherne Labyrinthkapsel*, die Querfraktur muß in irgendeiner Form dieselbe verletzen durch Blutung in das Labyrinth oder durch Kontinuitätstrennung.

Von den Fällen der ersten Art liegen seit 1897 nur wenige Autopsiebefunde vor. *Die frischen Veränderungen am beschädigten Felsenbein zeigten bei unversehrter Labyrinthkapsel* regelmäßig Blutaustritte in die engen Knochenkanäle, durch die der Nerv. vestibularis seine Ästchen zum Otolithenapparat und den Hörnerven der Cristae acusticae entsendet, ferner zwischen den Fasern des Nervenstammes selbst oder auch Blutungen im Bereich des runden Fensters, oft Zerrungen des Nerv. cochlearis, seltener des Nerv. vestibularis, fast regelmäßig Blutungen in das Vestibulum, den Sacculus und Utriculus.

Bei den *frischen Labyrinthkapselfrakturen* finden naturgemäß direkte Zerreißungen der membranösen Teile, der nervösen Elemente statt und Blutergüsse in die Hohlräume des Labyrinths sind die Folge.

Von Veränderungen im Labyrinth bei Personen, die *längere* Zeit *post fracturam baseos cranii* verbunden *mit Labyrinthschädigung* zugrunde gingen, wissen wir, daß manchmal auffällig schnell die Knochensprünge der Schädelbasis und der Labyrinthkapsel, vor allem in der Bogengangsgegend sich knöchern schließen; andererseits tritt manchmal nach längerer Zeit nur bindegewebige Vernarbung an Labyrinthfissuren ein. Endlich findet man bei Labyrinthunfallsverletzten bei der Autopsie, wenn makroskopisch und scheinbar histologisch die Labyrinthkapsel unverändert ist, die *Periostitis interna ossificans* des Labyrinths, d. h. es kommt zu einer Knochenneubildung, ausgehend vom inneren Periost der Labyrinthräume, neben der degenerativen Atrophie der nervösen Elemente des Labyrinths (MANASSE). Es handelt sich um eine *metaplastische Knochenneubildung* in ihrer Stufenfolge, *Bindegewebe, Osteoid und Knochen* (MANASSE). Solche Osteoidbildung in der Kapsel deutet darauf, daß hier eine „Knochennarbe" vorliegt, daß also eine Labyrinthkapselfraktur einmal vorgelegen haben *muß*, auch wenn sie makroskopisch nicht nachweisbar mehr ist. Ob eine Labyrinthkapselfissur ohne eine Spur zu hinterlassen heilen kann, ist noch unentschieden. Damit bleibt auch zur Zeit die Frage unbeantwortet, ob der klinische Begriff der „Commotio labyrinthi" überhaupt noch eine Berechtigung hat.

Wenn bei einer Schädelbasisfraktur und gleichzeitiger Kapselfissur eine Mittelohreiterung besteht, oder hinzutritt, so besteht die große Gefahr des Weiterfortschreitens der Eiterung in die Labyrinthräume, früh oder spät.

Man teilt dementsprechend die pathologisch-anatomischen Veränderungen im Labyrinth durch ein Trauma ein in 1. solche, die unmittelbar mit dem Trauma zusammenhängenden Veränderungen, wie Blutergüsse in die Labyrinthräume und Labyrinthweichteile und Zerreißung derselben, 2. die reaktiv entzündlichen Veränderungen, hervorgerufen durch eine produktive Labyrinthitis, Tumor ossificans in den Bogengängen und in einem Teile des Vorhofs und einer einfachen serösen Entzündung in der Schnecke, ferner die Zerstörung des Labyrinthepithels, 3. die degenerativen Veränderungen an den Nerven, 4. diejenigen Prozesse, die mit einer etwaigen sekundären Infektion des Labyrinths zusammenhängen (R. Hoffmann).

Aus den histologischen Befunden geht also hervor, daß auch ohne Verletzung der Labyrinthkapsel selbst das Labyrinth durch Blutung in seine Hohlräume hinein geschädigt werden kann, die Funktionsschädigung des Nerv. acusticus erklären, ferner daß, wenn die Resorption von Extravasaten vollständig wird und der Betroffene mit dem Leben davon kommt, eine vollkommene, labyrinthäre Taubheit nicht einzutreten braucht, andererseits aber auch die degenerativen Veränderungen an den Endausbreitungen des Acusticus so stark sein können, daß eine erhebliche Herabsetzung des Hörvermögens die Folge ist.

Die Zeichen der Labyrinthverletzung nach einem Trauma bestehen 1. in solchen, die durch die Schneckenschädigung bedingt sind: subjektiven Geräuschen, oftmals als Singen und Klingen bezeichnet als Reizerscheinung, Schwerhörigkeit oder Taubheit als Ausfallserscheinungen; 2. in solchen, die durch die Vestibularisschädigung veranlaßt sind: subjektiven Klagen über unsicheren Gang und Schwindel, objektiv Nystagmus (in einzelnen Fällen), der aber nach kurzer Zeit verschwindet. Stehen die Zeichen der Commotio cerebri, Kopfschmerz, Erbrechen, Pulsverlangsamung und Benommenheit noch im Vordergrund der Erscheinungen, so wird die Aufmerksamkeit auf eine Labyrinthverletzung erst gelenkt, wenn stärkere Blutungen aus dem Ohr auftreten, die nicht von einem Trommelfellriß herrühren können oder gar Liquor cerebrospinalis abfließt bei einer Facialislähmung und schließlich Nystagmus. Eine Trommelfellverletzung ist manchmal nachweisbar.

Eine sichtbare Bruchlinie in der oberen Gehörgangswand ist trügerisch, sie kann nur dem Schuppenteil angehören und spricht nicht unbedingt für einen Pyramidenlängsbruch (vgl. Walb).

Es läßt sich eine Herabsetzung der Hörfähigkeit für Flüstersprache feststellen, hohe und tiefe Stimmgabeltöne werden verkürzt gehört, die obere Tongrenze ist eingeschränkt, der Rinnesche Versuch fällt positiv aus.

Ein sehr wichtiges Symptom ist die **Ohrblutung**, die Blutung *aus* dem Gehörgang. Es muß jedoch festgestellt werden, daß bei bestehender Labyrinthschwerhörigkeit die Blutung aus einer etwaigen Fissur der oberen Gehörgangswand stammt und nicht von einem zerrissenen Trommelfellgefäß; ebenso daß das Blut nicht von außen von einer Kopfwunde in den Gehörgang hineingeflossen ist. Ein weiteres wichtiges Symptom ist der Abfluß von *Hirnwasser*. Dies kann von einer Basisfraktur ohne Labyrinthverletzung herrühren, oder aber aus einer Fissur stammen, die durch das Labyrinth und die geöffnete Paukenhöhle zieht. Das Ausfließen von geringeren Mengen von Serum ist ohne diagnostische Bedeutung, in Betracht kommt nur ein *reichlicher* Abgang von Gehirnflüssigkeit. Die funktionelle Prüfung der Schneckenfunktion und des Vorhofbogengangapparates ist von Bedeutung; sie ist gesondert behandelt im

3. Teil im 3. Abschnitt dieses Teils. Das gleiche gilt von der Röntgendiagnostik und dem Lumbalpunktionsbefund.

Was die Folgezustände der Verletzungen des Schläfenbeins unter Beteiligung des Labyrinths angeht, so ergibt sich eine Einteilung der Fälle nach folgenden Gesichtspunkten, wie sie MANASSE 1910 aufstellte. Er unterscheidet: 1. Fälle, die direkt durch das Trauma zugrunde gehen; 2. Fälle, die indirekt, also an den weiteren Folgen des Traumas das Leben einbüßen und 3. Fälle, die mit dem Leben davonkommen. Von Interesse für den Praktiker und den Ohrpathologen ist die zweite Gruppe. Hier spielt die Infektionsmöglichkeit des Schädelinnern eine wichtige Rolle. Sie ist gegeben durch eine Mittelohrentzündung, die zufällig vor dem Trauma schon bestand, häufiger durch eine sekundäre Mittelohrentzündung nach traumatischer Trommelfellruptur mit nachfolgender Otitis interna purulenta oder auch ohne sie. Infektionen von der Tube bei intaktem Trommelfell können den vorgezeichneten Weg von Fissuren am Labyrinth nehmen und in der Regel die Meningitis früher oder später als Todesursache nach sich ziehen.

Für den begutachtenden Arzt sind von allergrößtem Interesse diejenigen Labyrinthverletzten nach Schädelbruch, die mit dem Leben davon kommen und entweder keine wesentliche Störung im Hörvermögen aufweisen oder mit einer erheblichen Schwerhörigkeit oder Taubheit nach dem Unfall behaftet sind. Nach Jahr und Tag lassen sich in den Fällen erster Art bei guter Hörfähigkeit (Flüstersprache) Nystagmus nach der gesunden Seite, Gleichgewichtsstörungen, objektiv und subjektiv nachweisen und Hyperämie in der Tiefe des Gehörgangs (in 85%, RHESE), bei denen also das Gehör relativ normal war.

Die Labyrinthverletzten, die als Unfallsfolge eine erhebliche Beeinträchtigung des Hörvermögens davontrugen, und zwar in der Dauer, klagen über den Gehörausfall, über Gleichgewichtsstörungen, die sich objektiv nachweisen lassen (sie sind besonders stark beim Bücken) und über Ohrgeräusche. Eine Besserung des Hörvermögens tritt nicht ein, vielmehr nimmt die Schwerhörigkeit zu entsprechend dem degenerativen Charakter der anatomischen Veränderung, der Atrophie des häutigen Labyrinths.

Über die Verletzung der zentralen Bahnen des Nerv. acusticus wissen wir zur Zeit noch wenig. Es ist bekannt, daß der Nerv. vestibularis auch gegen Traumen widerstandsfähiger ist, wie der Nerv. cochlearis. Deshalb ist bei normalem Gehör und Untererregbarkeit des Nerv. vestibularis die Verletzung des Ohres als zentral gelegen anzunehmen (RHESE). Als pathologisch-anatomische Grundlage für die Schädigung der zentralen Bahnen sind wertvoll 1. die experimentellen Untersuchungen von JAKOB, der an Tieren, die unmittelbar nach einem Schädeltrauma verendet sind, an Pons und Medulla oblongata kleine *punktförmige* Blutungen fand und die analogen Befunde von ZANGE, der an Katzen experimentierte; 2. die Gehirnbefunde bei schweren Schädelverletzungen, die BERGER erhob. Dieser Autor fand neben anderen Schädigungen des Gehirns symmetrische Blutungen in der Höhe der Striae acusticae und er zieht aus diesen Befunden den Schluß, daß auch bei leichten Schädelverletzungen des Menschen, die mit dem Leben davonkommen, an dieser Stelle der Medulla oblongata genannte Änderungen sich finden können. RHESE berichtet in einem Sammelreferat über die traumatische Vestibularisläsion und unterscheidet in der Hauptsache zwischen Fällen mit kalorischer und galvanischer Un- oder Untererregbarkeit, aber normalem oder nur wenig beeinträchtigtem Sprachgehör und Fällen mit kalorischer Un- und Untererregbarkeit, normaler, galvanischer Erregbarkeit und Taubheit oder erheblicher Schwerhörigkeit. Bei den Fällen der ersten Art ist der Sitz als zentral, bei denen der zweiten als labyrinthär anzunehmen. Der Krieg bot nun die willkommene Gelegenheit, um in größerem Maßstabe als das bisher möglich war, an der Hand entsprechender Fälle diese Anschauungen auf ihre Richtigkeit nachzuprüfen und Voss ist der Ansicht, daß die dabei gesammelten Erfahrungen zu dem Schluß berechtigen, daß diese differential-diagnostische Entscheidung wohl begründet ist.

Zu dem mechanischen Trauma des Gehörorgans sind auch die **Explosions- und Detonationsschädigungen des Ohres** zu rechnen, die moderne Kriege mit sich bringen. Beim Abschießen der Geschütze spielt als mechanische Wirkung die plötzliche starke Luftverdichtung eine Rolle, die Schallwirkung scheint jedoch praktisch nicht in Frage zu kommen. Die Detonationswirkung ist um so größer, wenn beispielsweise eine Granate in einem geschlossenem Raume explodiert, ferner, wenn der Nerv. cochlearis bereits geschädigt ist. Inwieweit der starke akustische Reiz eine Rolle spielt im Sinne der experimentellen Versuche von Wittmaack Siebenmann u. a., ist zur Zeit noch nicht entschieden. Die Symptome der Labyrinthschädigung ergeben sich nach der Schädigung des cochlearen und vestibularen Anteils. Die physikalische Untersuchung, die erst nach Abklingen der Erregungszustände des Betroffenen vorzunehmen ist, haben nur einen relativen Wert, da in jedem derartigen Fall mit einer posttraumatischen psychogenen Hörstörung zu rechnen ist. Schwierig wird die Beurteilung, wenn eine Trommelfellruptur vorliegt und der Träger der Ruptur von dem Vorhandensein derselben weiß. In solchen Fällen ergibt die Funktionsprüfung häufig die gleichen Resultate, wie bei einer *sicher* nachgewiesenen Labyrinthschädigung. Weiß der davon Betroffene von dem „zerrissenen Trommelfell", so ergibt der Stimmgabelbefund ebenfalls den Befund einer Labyrinthschwerhörigkeit, aber in vielen Fällen beweist die Prüfung mit der Flüstersprache, geschickt angestellt, daß bei einer Hörweite von 5 m und darüber unmöglich eine cochleare Labyrinthschädigung, wenigstens eine hochgradige anzunehmen ist. Zu diesem Urteil muß man vor allen Dingen gelangen, da in der Nachkriegszeit bei der Rentenfestsetzung die durch Explosionswirkung labyrinthär Geschädigten nicht in den Massen in Erscheinung getreten sind, wie bei der Summation der Einwirkungen von Explosionen auf das Gehör der Kriegsteilnehmer zu erwarten war. Viel häufiger ist· die psychogene, posttraumatische Schwerhörigkeit (s. u.) nach solchen angeblich schädigenden Einflüssen auf das Labyrinth, die uns post bellum massenweise begegnen und die Annahme auch einer erheblichen Regenerationsfähigkeit des Cortischen Organs nicht rechtfertigen. Damit soll jedoch nicht bestritten werden, daß wirklich durch erhebliche Luftdruckschwankungen Labyrinthschädigungen vorkommen können. Pathologisch-anatomische Untersuchungen liegen zur Zeit noch nicht vor.

Ob die *Gehörverschlechterungen* bei *schon vorhandener labyrinthärer Schwerhörigkeit* bei *Detonationswirkungen* auf diese zurückzuführen sind, oder ob die Verschlechterung auch ohne sie eingetreten wäre, ist in vielen Fällen schwer zu entscheiden, so daß man in seinem Urteil zu dem gutachterlichen Entscheid kommen muß, daß eine Verschlimmerung durch den Kriegsdienst (Explosionsschädigung) *annehmbar* ist.

Ähnlich wie diese mechanischen Störungen durch plötzlich veränderten Luftdruck mit gewaltigem akustischen Reiz, verhalten sich die *Schädigungen des Gehörorgans durch den elektrischen Starkstrom beim Telephonieren*. Nach den Untersuchungen von Blegvad aus der Kopenhagener Ohrenklinik (Mygind), kommen solche Schädigungen wohl kaum vor. Danach ist die Tatsache wichtig, daß keine Herabsetzung des Hörvermögens bei Individuen mit gesundem Gehörorgan durch berufsmäßiges Telephonieren eintritt, daß die subjektiven Symptome von seiten des Ohres auf allgemeiner Nervosität beruhen, die sich durch den Beruf bei disponierten Beamtinnen entwickeln kann.

Ich sah jüngst einen Fall von angeblicher vollständiger Taubheit durch Starkstrom unter dem Bild einer *hysterischen halbseitigen Taubheit;* durch den STENGERschen Versuch konnte dies bewiesen werden, wobei Simulation auszuschließen war.

Auch in Fällen von *Blitzschlag,* besonders wenn einseitige Hörstörung beobachtet wird, muß man, abgesehen von den nervösen Zufällen, welche unmittelbar durch den elektrischen Chok bedingt wurden, darauf gefaßt sein, daß die Hörstörung manchmal erst nach einem längeren Zwischenraum auftritt, und daß also eine anatomische Schädigung nicht annehmbar ist, sondern die „Psychogenie" das klinische Bild kennzeichnet.

Zu den mechanischen, mittelbar wirkenden Traumen des Labyrinths ist die *Preßlufterkrankung,* die eine Unfallserkrankung darstellt, zu rechnen. Sie kommt dadurch zustande, daß komprimierte Luft in großer Menge in den Blutkreislauf gerät. Dadurch kommt es zur Zirkulationsstörung im Labyrinth, die sich in Taubheit, Schwindel, Erbrechen, Ohrensausen kundtut. Die klinischen Erscheinungen sind ausführlich behandelt neuerdings von THOST, der die Caissonerkrankungen beim Bau der Elbtunnels an der Hand von 25 Fällen ausführlich bespricht.

Die Behandlung der Labyrinthverletzten ergibt sich nach Lage des Falles. Schwerere Nebenverletzungen bestimmen das Handeln. Natürlich darf das Ohr nicht ausgespritzt werden wegen der Infektionsgefahr. Ob an das verletzte Felsenbein operativ heranzugehen ist, oder nicht, ist noch eine Streitfrage. Voss ist der Vorkämpfer für Eingreifen bei Schädelbasisfrakturen überhaupt bei Mitbeteiligung des Ohres. KÖRNER u. a. vertreten die Auffassung, daß die von Voss vorgeschlagene Bruchlinienfreilegung und Radikaloperation mit eventueller Labyrinthoperation nur dann vorgenommen werden soll, wenn bereits eine Infektion eingetreten ist und KÖRNER beruft sich auf den statistischen Nachweis von VALENTIN, daß die Gefahr einer Infektion des Schädelinnern bei den durch das Felsenbein gehenden Brüchen nur gering ist. „Bei der Indikationsstellung wird wohl der Umstand maßgebend bleiben, daß persönliche Veranlagung, Temperament und operative Erfahrung in der Entscheidung darüber, ob ein chirurgischer Eingriff vorzunehmen ist oder nicht, öfter den Ausschlag geben wird, als strikte der Sachlage entsprechende Indikationen" um eigene Worte von Voss zu gebrauchen. Ihm ist beizustimmen, daß, wenn die Notwendigkeit operativen Vorgehens gegeben ist, *der* Chirurg es unternimmt, der ein vertrautes Operationsgebiet vorfindet, nämlich der Otochirurg.

II. Das psychische Trauma.

Wir haben im vorhergehenden gesehen, wie das Gehörorgan durch mechanische Einflüsse in seinem schalleitendem und schallperzipierenden Teil verletzt werden kann, so daß es zu mehr oder weniger hochgradigen, meist einseitigen Hörstörungen und zu Störungen des statischen Apparates kommen kann. Wir sahen, daß es selten durch ein mechanisches Trauma zu einer *vollständigen* beiderseitigen Taubheit kommt. Im folgenden soll von Hörstörungen die Rede sein, die ebenfalls durch eine mechanische Beeinflussung des Körpers herbeigeführt werden, jedoch ohne wesentliche organische Schädigung des Gehörorgans. Ihre Ursache ist aber nicht der mechanische Insult, sondern das mechanische Trauma löst ein psychisches Trauma aus. Es kommt zu einer seelischen Erschütterung und deshalb werden die Störungen, von denen im folgenden die Rede sein soll, neuzeitlich als **psychogene Hörstörungen** bezeichnet. Sie bedingen sehr häufig Störungen in der Gehörsphäre, die einerseits eine vollkommene beiderseitige Ertaubung vortäuschen, andererseits ziehen sie Hörstörungen nach sich, die eine auffallende Ähnlichkeit mit einer labyrinthär bedingten Schwerhörigkeit haben: die psychogen bedingte vollkommene Taubheit und die posttraumatisch psychogene Schwerhörigkeit, neurologische Störungen, wie sie der vergangene Krieg massenweise mit sich brachte. Da sie in ihrer Wesensart anfänglich schwer gedeutet und, nachdem der psychogene Charakter erkannt war, einfach als hysterisch aufgefaßt wurden, so soll ausführlicher auf sie eingegangen werden.

Unsere Kenntnisse über psychische Schädigungen des Gehörorgans, hervorgerufen durch Unglücksfälle waren vor dem Krieg 1914 noch nicht so umgrenzt, wie dies, wenigstens bis zu einem gewissen Grad durch unsere Kriegserfahrung heute der Fall ist. Wenn Passow (l. c.) schreibt, daß bei sehr schweren Gewalteinwirkungen auf den Schädel das innere Ohr nie ganz intakt zu bleiben pflegt, so besteht diese Auffassung heute nur noch bis zu einem gewissen Grad. Man hat nämlich, besonders im Krieg die Beobachtung gemacht, daß trotz erheblicher körperlicher Beeinflussungen auch bei schweren Gewalteinwirkungen auf den Schädel allgemein gesprochen, das Hörvermögen nicht unbedingt geschädigt zu werden braucht. Dies trifft zu bei Massenunglücksfällen wie Erdbeben, bei Eisenbahnunfällen, gewaltigen Explosionen in industriellen Betrieben. Bei solchen Massenunglücken sind, wenn auch selten, Hörstörungen beobachtet worden; sie fehlten aber beispielsweise vollständig bei der Explosionskatastrophe in Oppau im September 1921 nach einer brieflichen Mitteilung von Geheimrat Kümmel.

Im vorigen Kapitel war schon die Rede davon, daß der Begriff Labyrintherschütterung von vielen Autoren als klinisch nicht zu Recht bestehend erkannt ist und daß man geneigt ist, derartige Fälle in das Gebiet der funktionellen bzw. psychogenen Hörstörungen einzureihen. Wir wissen, daß bei normaler Vestibularreaktion posttraumatische Gleichgewichtsstörungen und Schwindel als sicher psychogen aufzufassen sind. Was die Hörstörungen angeht, so betrachtet Passow vor 1905 die beobachteten indirekten Verletzungen des Labyrinths kritisch und kommt in vielen Fällen zu dem Urteil, daß es sich um hysterische Schwerhörigkeit und Taubheit handle, weil in vielen Fällen ein Zusammenhang zwischen Trauma und Hörstörung unwahrscheinlich war und sonstige hysterische Symptome gefunden wurden. Die Beurteilung in der Vorkriegszeit hinsichtlich der Hörstörung bei der sog. traumatischen Neurose hatte nur einen relativen Wert einmal, weil in vielen Fällen eine genaue otologische Untersuchung fehlte und auf der anderen Seite, weil eine solche erst sehr spät nach dem Unfall vorgenommen war. Durch die Einrichtung, die im Krieg getroffen war, nämlich durch die Anlage der „Krankenblätter“ und durch die Begutachtung in besonderen Ohrenstationen in der Etappe und in der Heimat ist es möglich geworden, die Begutachtung unmittelbar nach der Verletzung aufzunehmen und fortzuführen und auf eine feste Grundlage zu stellen. Auf diese Weise wurde schließlich die Entscheidung in vielen Fällen leicht, ob überhaupt eine organische Hörstörung posttraumatisch vorlag oder auch inwieweit bei einer schon vorhandenen Schwerhörigkeit eine funktionelle Komponente (Zange) oder psychogene Aufpfropfung (Kümmel) posttraumatisch bestand. Im folgenden wollen wir die Hörstörungen, die nach psychogenen Traumen, wie sie der vergangene Krieg massenweise brachte, gesondert betrachten nach der oben angegebenen Einteilung.

1. Die psychogene vollkommene Taubheit als seelische Ausschaltung des Gehörsinns.

Wenn es sich im Schützengrabenkrieg wiederholt ereignete, daß nach einer Verschüttung, die durch eine Granatexplosion hervorgerufen war, der davon

Betroffene, wie sich sofort und bald nach der Katastrophe herausstellte, mit heiler Haut davon gekommen war, aber den Eindruck eines völlig taub gewordenen Menschen machte, so wußte man ärztlicherseits anfänglich nicht, wie dieses Krankheitsbild otologisch zu deuten war. Ausgehend von der alten Auffassung, daß nach einem erheblichen Kopftrauma eine Commotio cerebri auch eine Commotio labyrinthi zur Folge haben könne, nahm man das Bestehen der letzteren an. Es stellte sich aber heraus, daß bei derartigen Vorgängen z. B. bei einem Granateinschlag in einen Unterstand in *gleicher Weise* eine hier zusammengedrängte Anzahl Menschen körperlich schwer beeinflußt wurden, zum Teil örtlich verwundet, zum Teil leicht verletzt oder auch mit heiler Haut davon kamen. Gerade die letzteren zeigten auffälligerweise häufig eine eigenartige seelische Störung, d. h. unmittelbar nach dem Unfall, nach kurz dauerndem Bewußtseinsverlust machten sie den Eindruck vollständig taub gewordener Menschen.

Nachdem man zu der Erkenntnis gekommen war, daß durch die außergewöhnliche körperliche Beeinträchtigung, wie sie für den Menschen eine durch Explosionswirkung herbeigeführte Verschüttung darstellt, das Ohr, welches keine nachweisbare Veränderung zeigte (Trommelfellruptur) unmöglich durch die Verschüttung allein so schwer geschädigt sein könnte, stellte es sich bei Erhebung der Anamnese heraus, daß in 99$^0/_0$ der Fälle nach einer Explosions*verschüttung* der „Gehörverlust" eintrat (PFLUG). Ferner zeigte es sich, daß nicht nur Menschen mit psychopathischer Veranlagung, sondern auch ganz robuste, nervengesunde Menschen auf eine derartige Katastrophe mit einer scheinbar vollständigen Ertaubung reagierten. Es wurde ferner von Truppenärzten die Beobachtung gemacht, daß oft die sog. Taubheit in kurzer Zeit, nach Stunden und Tagen einer Schwerhörigkeit wich, und so sich das normale Hörvermögen allmählich wieder einstellte.

In vielen Fällen jedoch wurden, da eine ernste Gehirn- oder Ohrschädigung angenommen wurde, die Verletzten einem Heimatlazarett überwiesen. In Stationen, in welchen die einschlägigen Fälle gesammelt wurden, machten sie anfänglich diagnostische Schwierigkeit. Man konnte dies ersehen, aus den Krankheitsbezeichnungen in der ersten Zeit ihres Auftretens. Irrtümliche Bezeichnungen wie „Labyrinthcommotion", Acusticustaubheit", „Blutung in das Labyrinth", „Zerstörung des CORTISCHEN Organs" deuteten darauf hin. Als eine körperliche Störung, die sonst bei der Hysterie vorzukommen pflegt, nämlich die Analgesie an der Ohrgegend und auch auf der gesamten Körperhaut festgestellt wurde, glaubte man in diesem Phänomen einen stummen Zeugen gefunden zu haben, ein Symptom einer nicht organischen, sondern ein Zeichen einer psychischen Veränderung. Zur Gewißheit wurde die Vermutung, daß keine organische Schädigung des Ohres, sondern daß eine *funktionelle* Hörstörung vorlag, als diese durch irgendeine starke Sinneserregung, sei es durch einen Schreck oder durch eine erfreuliche Begebenheit oder auch durch einen schrecklichen Traum plötzlich verschwand und der mit einem Schlag seelisch umgewandelte Mensch überhaupt keinen hörgestörten Eindruck mehr machte, wie sich dies auch durch unsere Hörprüfungsmethode in solchen Fällen mit Sicherheit bestätigen ließ. Da man eine wichtige Sensibilitätsstörung, das Stigma der Hysterischen bei den „ertaubten" Soldaten festgestellt hatte, glaubte, man den Charakter der Erkrankung gefunden zu haben. Man hielt die von den *Detonationsneurosen* seelisch Geschädigten für *Hysteriker,* aber aus den Reihen der Psychiater und Neurologen erhoben sich Stimmen, die sich gegen diese Auffassung wandten.

Man wies darauf hin, daß es sich, wie schon oben angedeutet, durchaus nicht immer um neuropathische, sondern um ganz nervengesunde Menschen handelte, die durch den Schreck, der mit der Explosion einer Granate und der darauf oft erfolgten Verschüttung seelisch so verändert waren, daß man von einer *Schreckneurose* sprach und führte diese Hörstörung, die eine organische Taubheit vortäuschte, auch als Emotionstaubheit in die Krankheitsbezeichnung ein. Es wurde nunmehr klar, daß eine ungewöhnlich starke Erschütterung, wie sie eine Explosion einer Granate oder Mine mit darauffolgendem Fortgeschleudert- und Verschüttetwerden rein als *psychisches Trauma* wirkte, denn wie sich herausstellte, hatte der gewaltige akustische Reiz das Ohr überhaupt nicht geschädigt. Es handelte sich also um *eine seelische Ausschaltung des Hörsinns* durch eine Chokwirkung.

Wir sahen, daß diese seelische Zustandsveränderung *flüchtig* sein kann. Nach kurzer Zeit, nach einigen Tagen ist der scheinbar vollkommen Ertaubte wieder normalhörig. Es ereignete sich auf der anderen Seite aber auch, daß der durch die Katastrophe seelisch, nicht körperlich Geschädigte nach kurzem oder längerem Bewußtseinsverlust wieder erwachte, den Ausfall der wichtigen Sinnesfunktion, den Ausfall des Hörvermögens bemerkte, ihn fixierte und so zu einem Dauerzustand werden ließ. Man sprach jetzt wieder von einer *psychogenen vollkommenen Taubheit* und der Leitsatz von Passow war maßgebend: „Plötzlich entstandene absolute Taubheit ohne Basisfraktur beruht immer auf Hysterie. Ist die Ursache derselben Schreck, so ist die Diagnose nicht zweifelhaft." Mit dieser praktisch wichtigen Erkenntnis war also differentialdiagnostisch im wesentlichen die organische Natur der Erkrankung ausgeschieden und die Bezeichnung der Hysterie, jener rätselhaften seelischen Zustandsveränderung kehrte wieder. Und in der Tat hat diese *seelische Ausschaltung des Hörsinns* — bei diesem Ausdruck wollen wir einmal bleiben — eine große Ähnlichkeit mit der hysterischen Taubheit, oder deckt sich scheinbar mit ihr.

Im Vorhergehenden habe ich die Fälle von scheinbarer vollständiger Taubheit zu skizzieren versucht, bei denen also kein Hörrest vorhanden war. Welche weiteren Merkmale charakterisieren solche Menschen mit vollständigem seelischen Ausfall des Hörsinns nach einem psychischen Trauma? Vor allem fällt auf, daß sie die Fähigkeit besitzen, auffällig rasch Gesprochenes vom Munde abzulesen. Dies gelingt ihnen in so kurzer Zeit, daß sie, auch wenn sie keinen Ablesekurs mitgemacht hatten, gar nicht als taub imponierten. Sie sehen nach den Lippen, bilden das Vorgesprochene mit ihren Lippen schnell und stumm nach, sprechen das Stichwort oder das Sinnwichtige laut nach und geben dann sinngemäße Antwort. Diese Fähigkeit des Ablesens schwindet jedoch bei vielen Gehörneurotikern sofort, wenn beide Gehörgänge fest verschlossen werden und leise mit guter Lippenbewegung geflüstert wird. Andererseits gibt es Personen mit vollständiger seelischer Ausschaltung des Hörsinns, die in der Tat das Vorgesprochene schnell und richtig in kurzer Zeit *abzulesen* imstande sind. Der Grund, weswegen solche Taube die schwere Kunst des Ablesens vom Munde so meisterhaft erlernten, liegt darin, daß sie „unbewußt" hören und so die Laut- und Konsonantenbildung mit dem, wenn auch „unbewußt" Gehörtem verglichen.

Eine organisch bedingte, vollständige Ertaubung kann sicher ausgeschlossen werden, wenn man sich des Vorgehens von Barth bedient, durch welches das unbewußt erhaltene musikalische Gehör festgestellt werden kann: „Fordert man einen Ertaubten (unter schriftlicher Verständigung) auf, ein ihm früher geläufiges Lied zu singen, so ist der psychogene Charakter in hohem Maße wahrscheinlich. Läßt man nun dasselbe Lied wiederholen, gibt kurz ehe er zu singen anfängt, auf dem Klavier den entsprechenden Ton an, mit welchem er einsetzen soll — der Ton muß natürlich in der bequemen Lage liegen — und er setzt mit diesem Ton ein, so ist es fast bewiesen, daß er unbewußt hört. Um auch hier noch den Zufall auszuschließen, läßt man ihn das Lied wiederholen und gibt den Einsatzton eine Stufe höher oder tiefer an. Setzt nun der Taube mit dem vorgeschlagenen Ton ein, so ist der Beweis unwiderleglich gebracht, daß das unbewußte Gehör erhalten ist und eine organische Taubheit ausgeschlossen werden kann." Schließlich haben wir durch Auslösung acustico-motorischer Reflexe ein Mittel, die psychogene Schädigung des Gehörorgans festzustellen, und zwar durch den Sommerschen Zitterapparat. Erwähnt sei noch der psycho-galvanische Reflex, den Albrecht feststellte. Wir erhalten aber durch Auslösen desselben keinen sicheren Aufschluß, ob nicht etwa Simulation vorliegt. Der positive Ausfall acustico-motorischer Reflexe, plötzlicher Lidschlag, Zusammenzucken des Körpers durch starke akustische unerwartete Reize können bei der Differentialdiagnose verwertet werden, ferner der Stimmbandreflex, den ich feststellte.

Wir sahen, daß eine regelmäßige Begleiterscheinung der seelischen vollständigen Ausschaltung des Hörsinns die des Schmerzsinns ist, die Analgesie der Ohrgegend und oft auch der gesamten Körperoberfläche. Es zeigte sich aber bei der Sensibilitätsprüfung, daß *neben der Ausschaltung des Schmerzsinns der Tastsinn in seiner Funktion wohl erhalten blieb* (Muck).

Die seelisch bedingte vollständige Ausschaltung des Schmerzsinns war neben der des Hörsinns eine fast regelmäßige Erscheinung und entwickelte sich nicht allmählich, sondern entstand unmittelbar nach der Chokwirkung.

Beweisend für diese Tatsache ist unter anderem eine Kriegsbeobachtung, daß unmittelbar nach einer Schlacht von 16 Fällen psychogener Taubstummheit berichtet wurde (Seigle) und eine Beobachtung bei einem Eisenbahnunglück, nach welchem gleich nach dem Vorfall schmerzhafteste Operationen ohne Narkose vorgenommen werden konnten; u. a. gab eine Patientin an, daß sie wohl *die Manipulation selbst fühle, aber keinen Schmerz spüre* (Voelker).

Daß die genannten Sinne, der Gehörsinn und der Schmerzsinn im Gegensatz zu den übrigen Sinnesempfindungen so gestört wurden, war eine so auffällige Erscheinung, daß man auf den Gedanken kommen mußte, experimentell durch wiederholte Tierversuche die gleichen sensorischen Ausfallserscheinungen zu erzeugen bei dem bekannten Experiment der Kataplexie der Tiere, vulgo tierische Hypnose. Daraus wurde der Schluß gezogen, daß die phylogenetisch jüngsten Sinne durch eine Chokwirkung funktionell ausgeschaltet werden können, während die phylogenetisch älteren, Tastsinn, Geschmackssinn, Geruchssinn, Gesichtssinn, durch das psychische Trauma unbehelligt bleiben (Muck).

Neben der sensorischen Störung des Ausgeschaltetsein des Hörsinns und des Schmerzsinns wurde häufig vergesellschaftet eine Störung in der *Motilität* beobachtet, nämlich das Unvermögen der Ton- und der Sprachbildung, Aphonie Mutismus. Auch bei diesen handelt es sich um phylogenetisch jüngere Bewegungsarten. (Auch Tiere, Hühner und Kaninchen verhalten sich im kataplegischen Zustand vollständig stumm!)

Es fragt sich nun, ob es angängig ist, das Tierexperiment der Kataplexie mit der Granatexplosionseinwirkung auf die menschliche Psyche auf eine Stufe zu stellen, oder als Parallelvorgänge aufzufassen. Insofern, als wir die Reaktionsweise auf die mechanische körperliche Beeinflussung betrachten, müssen wir die Frage bejahen, denn wir beobachten hier und dort die vollständige seelische Ausschaltung des Gehörsinns und des Schmerzsinns *unmittelbar* nach dem psychischen Trauma. Der Unterschied zwischen dem Tierexperiment und der Granatexplosionsneurose, dem Experiment im Großen, das der Krieg beim Menschen anstellte, kann jedoch in der *Dauer* der seelischen Zustandsveränderung bestehen. Beim Tier ist der Zustand flüchtig. Beim Menschen dagegen kann der seelische Ausschaltungszustand durch affektbetonte Vorstellungen befestigt, d. h. hysterisiert werden (Lazarettzüchtung, Kümmel), vor allem der

Zustand des Nichthörenkönnens. Es taucht der Wunsch und Wille krank zu sein, vereint mit Rentenvorstellungen auf.

Über das spontane Abklingen der psychogenen „Ertaubung" war oben die Rede. Hat sich ein Dauerzustand entwickelt, so ist die Behandlung manchmal

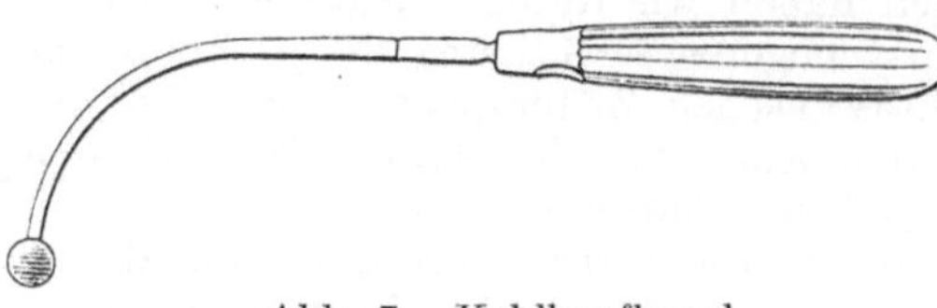

Abb. 7.   Kehlkopfkugel.

sehr schwierig, besonders dann, wenn die Hörstörung (einschließlich der Schmerzempfindungsstörung) für sich allein besteht, d. h. wenn der Mutismus fehlt. Ist dieser vorhanden, so gelingt die Heilung leicht, denn mit Beseitigung des Mutismus verschwindet auch unmittelbar die psychogene Ertaubung.

Durch psychotherapeutische Maßnahmen vor allem durch die Verbalhypnose, wurden schöne Erfolge erzielt, aber nur bei frischen Fällen, durch Nonne u. a. Weiter durch Stimmübungen nach Gutzmann. Ferner durch aktives Vorgehen, bei welchem der faradische Strom Triumphe feierte (Urbantschitsch u. a.). Mit anderen psychotherapeutischen Maßnahmen, durch Wach- und durch Schlafsuggestion (Hypnose und Äthernarkose) hat man gute Erfolge erzielt (Mauthner) oder durch *Stimmreflexauslösung* mit dem Kugelverfahren (Muck) (Abb. 7). Aber auch bei der monosymptomatischen Neurose kann die „Ertaubung" auch nach längerem Bestehen plötzlich von selbst schwinden, und zwar durch Affekte irgendwelcher Art.

2. Die psychogen-traumatische Schwerhörigkeit.

Neben der Hörstörung, die wir im vorigen Abschnitt in einem Bilde zusammengedrängt, als vollständige seelische Ausschaltung des Gehörsinns kennen gelernt haben, machte uns die Erfahrung im vergangenen Krieg, noch mehr die Beobachtung bei den Rentennachprüfungen mit Störungen in der Hörsphäre bekannt, die anfänglich als Veränderungen im schallwahrnehmenden Teil imponierten, die aber, wie sich allmählich herausstellte, ebenso wie viele scheinbare posttraumatischen Ertaubungsfälle, neurotischer Natur waren, d. h. sie glichen einer labyrinthär bedingten Schwerhörigkeit auffällig. Man war geneigt, in solchen Fällen von vornherein dann Commotio labyrinthi anzunehmen. Im Verlauf des Krieges erkannte man aber, daß nach irgendwelchen Kriegstraumen, Explosionen, Verschüttung, Sturz, bei plötzlich aufgetretener Schwerhörigkeit zu prüfen sei, ob wirklich eine organisch bedingte Schwerhörigkeit vorliege, oder ob nicht mit der Möglichkeit zu rechnen sei, daß eine Neurose das Symptom der Schwerhörigkeit erkläre. Die Differentialdiagnose machte manchmal Schwierigkeiten, weil eine solche psychogene Schwerhörigkeit bei einmaliger Untersuchung die gleichen Stimmgabelprüfungsresultate hatte, wie eine wirkliche, labyrinthäre. Es stellte sich bei *wiederholten* Prüfungen aber heraus, daß die Ergebnisse nicht gleichlautend waren und dieser Wechsel wurde zu einem wesentlichen diagnostischen Merkmal. Passow betonte 1918, daß auffallender Wechsel des Hörbefundes die Diagnose „neurotische Störung" sichert. Die Untersuchung des statischen Apparates gibt keine einheitlichen Resultate und ist deswegen noch nicht verwertbar. Es zeigte sich weiterhin, „daß Menschen, die schon vor dem Kriege eine organisch verursachte Schwerhörigkeit darboten, durch ein Kriegstrauma, ohne daß eine organische Hörschädigung annehmbar war, eine erhebliche Verschlimmerung des Hörvermögens angaben. Bei diesen Fällen kommt es darauf an, festzustellen, „daß man stets an die Möglichkeit einer psychogenen Aufpfropfung denkt, auch da, wo organische und scheinbar schwere Veränderungen klar vorliegen, sich nicht einfach damit beruhigt, daß sie zur Erklärung der Hörstörung ausreichen. Allerdings müssen wir uns bisher damit begnügen, festzustellen, daß eine „psychogene Komponente" vorliegt. Gegenwärtig sind wir in dieser Hinsicht meist auf Vermutungen und Mindestschätzungen nach längerer, sorgsamer Beobachtung und öfters wiederholter Prüfung mit verschiedenen Methoden angewiesen und können höchstens durch den Erfolg der Therapie mehr erfahren" (KÜMMEL).

Wenn KÜMMEL weiterhin die Äußerung tut: „Ich muß gestehen, daß ich, wenn ich vor Gericht meine Meinung über einen nicht ganz klaren Fall, inwieweit Hysterie oder Simulation vorliegt, abgeben soll, ich lieber meine Unfähigkeit zu diesem Urteil abgeben will, als daß ich fälschlich Unterschiebung unlauterer Beweggründe riskiere" und PASSOW sich dahin äußert, „daß die Diagnose bei neurotischen Störungen, die nicht ähnliche charakteristische Merkmale wie andere funktionelle Störungen haben, auch jetzt noch keineswegs einfach ist, aber bei hinreichender Erfahrung sich fast immer stellen läßt, und zwar vom Ohrenarzt", so ist jedes Erkennungsmal wichtig, das uns die organische Schädigung des Gehörorgans ausschalten oder den funktionellen Charakter, die „funktionelle Komponente" dabei feststellen läßt.

Neben der Anamnese und der Prüfung mit der Stimmgabel besteht ein wertvolles Symptom in dem Verhalten psychogen Hörgestörter bei der Prüfung mit der flüsternden und auch der lauten Sprache. Bei Untersuchungen an gebildeten und intelligenten kriegsneurotischen Personen, die über Hörstörungen klagten im Sinn der Schwerhörigkeit, fiel mir auf, daß sie vorgesprochene Flüsterzahlen entweder auffällig langsam, aber richtig oder aber *erst richtig nachsprachen, wenn mehrere Male, zwei- bis viermal die gleiche Zahl in Pausen von 4—5 Sekunden auf gleicher Entfernung geflüstert wurde.* Darauf aufmerksam gemacht und aufgefordert, das Gehörte sofort nachzusprechen, erfolgte von seiten des Geschädigten trotz vorhandener Aufmerksamkeit und trotz des guten Willens das richtige Nachsprechen immer erst nach mehrmaligem Vorsprechen. Es sei bemerkt, daß die betreffenden Personen nicht von Rentensucht geplagt waren und gar kein Interesse daran hatten, falsche Angaben zu machen.

Dies eigenartige Verhalten läßt sich natürlich nur feststellen, wenn mehrmals hintereinander mit kurzen Pausen die *gleiche* Zahl geflüstert wird. Beim Flüstern verschiedener Zahlen hintereinander wird man diese Reaktion des Prüflings nicht feststellen können, weil er ja immer eine auffällig lange Zeit braucht, bis er das betreffende Wort richtig versteht, d. h. auffaßt. Prüft man mit Umgangssprache, so kann man oft das gleiche Verhalten feststellen. Hieraus folgt, daß wenn der Hörgestörte einzelne Worte, geflüstert oder laut gesprochen, erst nach Wiederholung richtig versteht, er Mühe hat, ein Satzgefüge als Anrede oder Frage sofort sinngemäß zu erfassen und so wird es erklärlich, daß er sich und seiner Umgebung schwerhörig *vorkommt.*

Interessant ist, daß man bei psychogen Hörgestörten manchmal eine „Perzeptionsgrenze" ermitteln kann, innerhalb welcher *sofort* und richtig nachgesprochen wird. Diese Perzeptionsgrenze ist jedoch, wenigstens bei den von mir wiederholt untersuchten Fällen nicht größer als 25—30 cm, natürlich bei verschlossenen Augen des Prüflings. Hier spielt der Tastsinn oder vielmehr der Wärmesinn eine unterstützende Rolle insofern, als der zu Untersuchende an seinem Ohr und an der Wange die Berührung des Flüsternden auf genannte Entfernung spürt. Er hängt jetzt mit seinem Ohr gleichsam an den Lippen des Untersuchers, wie er sich oft scheinbar ablesend auf seinen Gesichtssinn unterstützend verläßt. So ist auch die Beobachtung zu erklären, daß bei allmählicher Entfernung über die taktile oder thermische Grenze er mit dem Kopf folgt. Die Richtigkeit dieser Erklärung konnte ich in einem Fall von hochgradig ausgesprochener posttraumatischer Hörstörung, bei welchen von zwei Seiten der rein psychogene Charakter erkannt war, durch wiederholte Untersuchungen beweisen.

Bei psychogen bedingten Hörstörungen kann man gelegentlich auch feststellen, daß hohe und tiefe Stimmgabeln normal perzipiert werden und eine Hörweite bis zu 30 cm besteht und ferner das richtige Nachsprechen von Flüsterzahlen erst nach mehrmaligem Vorsprechen erfolgt, und zwar *jenseits* der sog. Perzeptionsgrenze; dies beweist, daß es sich um eine *Apperzeptionsstörung* handelt. ,,Die Empfindung ist gewissermaßen das brachliegende Rohmaterial, die Wahrnehmung dasselbe, aber in Verarbeitung begriffene‘‘, wie sich ZIEHEN ausdrückt.

Also, wie sich durch die Flüstersprachenprüfung und mitunter auch durch laute Sprache feststellen läßt, das *Verstehen* ist gestört, d. h. die Fähigkeit, den Sinn des gehörten Wortes *sofort* und *richtig* aufzufassen; danach ist leicht verständlich, daß, wenn sich dies bei einzelnen Worten nachweisen läßt, dies erst recht der Fall sein muß beim Verstehen von Sätzen, Anreden und Fragen.

Nach den Untersuchungen von FLECHSIG entwickeln sich ontogenetisch im Gehirn des Kindes zuerst die Leitungen, welche die Tasteindrücke übermitteln, dann schreitet ungefähr gleichzeitig mit den Körpergefühlsnerven die Reifung der Geruchsleitung bis zur Hirnrinde vor, darauf folgt die Sehleitung und zuletzt die Hörleitung. Die Sinnesempfindung des Hörens bildet sich also ontogenetisch am spätesten im menschlichen Gehirn aus.

Wir hören bei der Untersuchung häufig die Äußerung der neurotisch hörgestörten Patienten: ,,Ich höre wohl, daß gesprochen wird, ich verstehe es aber nicht.‘‘ So charakterisiert also der Kranke selbst kurz und richtig diese seelische Störung.

Aus meinen Untersuchungen und Darlegungen geht hervor, daß bei psychogentraumatischer Hörstörung die *Erkennungsreaktionszeit* für das Gehörte auffällig verlängert ist. Vor einem diagnostischen Irrtum schützt die Erfahrung welche plumpe Aggravationsversuche und alberne Simulationsabsichten ausscheiden läßt.

Wir sehen also, daß die phylogenetisch spät entwickelten Sinne, der Gehörsinn und der Schmerzsinn, auf psychische Traumen mit einer Vulnerabilität antworten, einmal mit einer Ausschaltung der Empfindung und weiterhin mit einer Herabsetzung ihrer Funktion. Im letzteren Fall ist die Erkennungsreaktionszeit verlängert. Dies Verhalten der durch Kriegsschäden psychogen scheinbar Schwerhöriger, hatte ich in einigen Fällen von sog. traumatischer Neurose durch Unfall im Bergwerk in gleicher Weise zu beobachten Gelegenheit und deshalb empfiehlt es sich meines Erachtens auf den Seelenzustand des Geschädigten, der so bei Flüstersprachenprüfung reagiert, zu achten und nicht allein die Umgangssprache ausschlaggebend sein zu lassen. Für ein wirkliches Trauma des Labyrinths sind charakteristisch die physikalischen Untersuchungsergebnisse in ihrer Gleichmäßigkeit; fallen sie aber verschieden aus, so ist an eine psychogene Störung zu denken, ferner dann, wenn die Störungen sich erst längere Zeit nach dem Trauma entwickelt haben. Die kalorische Prüfung gibt ein weiteres wichtiges Unterscheidungsmittel; ist der Bogengangsapparat funktionell vollkommen ausgeschaltet, so liegt eine organisch bedingte Schädigung vor. Bei normaler Erregbarkeit kann sowohl eine organische wie eine psychogene Hörstörung vorliegen.

III. Hysterie.

Auf den Begriff ,,Hysterie‘‘ soll hier nicht näher eingegangen werden, da dies an einer anderen Stelle (Abteilung III dieses Handbuches) geschehen ist. Zur Beurteilung der Störungen im Bereich des Gehörsinns bei Hysterischen wollen wir feststellen, daß die Grundlage der Hysterie, allgemein gesprochen, einen abnormen Seelenzustand vorstellt, sie bezeichnet eine abnorme Charakter-eigenschaft des Gehirns (FOREL). Deswegen sollte man eigentlich von einer hysterischen Schwerhörigkeit oder Taubheit nicht sprechen, sondern bei diesen krankhaften Erscheinungen auf die eigentümliche Wesensart der betreffenden Menschen vor allem achten. Diese Kranken führen Ärzte und Laien oft irre, indem sie eine Störung im Sinnesleben *vorführen*, die mit einer organisch bedingten eine gewisse Ähnlichkeit hat. Wir sahen im vorigen Abschnitt, daß nach einem körperlichen Trauma ohne Verletzung des Gehörorgans *unmittelbar*, durch seelische Erschütterung bedingt, eine scheinbare vollständige Taubheit auch bei nicht hysterischen Menschen unmittelbar nach dem Trauma einsetzen kann und daß diese seelische Ausschaltung von ganz kurzer Dauer, aber auch durch ungehörige Vorstellung hysterisierbar ist.

Diese posttraumatischen seelischen Ausschaltungserscheinungen sollen uns hier nicht weiter beschäftigen, sondern die Äußerungen bzw. Störungen, die hysterische Menschen in ihrer regelwidrigen Charakterveranlagung an den Tag legen, und sich, Laien und Ärzten hörgestört vorkommen. Auch für letztere ist die Einschätzung oft schwer, ob eine Erkrankung des Gehörorgans vorliegt oder nicht.

Bei einer Hörprüfung, die man bei einer scheinbar schwerhörigen hysterischen Person vornimmt, deren regelwidriger Zustand (die Hysterie) vorläufig noch nicht erkannt ist, kann man einen Einblick in den launenhaften Charakter dieser Art von Menschenseelen tun. Man schwankt unter Umständen, ob hier Übertreibung, bewußte Heuchelei oder wirkliche Organerkrankung vorliegt. Der Kranke kommt sich schwerhörig vor und will so gewertet werden; er verlangt die ärztliche Bestätigung; er will sich mit dem Arzt über das verloren gegangene Gehör unterhalten und wünscht von ihm, daß er ihm Gehör schenkt, nicht so sehr, daß er ihm das Gehör wieder gibt. So wird die Hysterie, die manchmal plumpe, manchmal geschickte Nachahmerin von Hörstörungen, die organische Veränderungen zur Grundlage zu haben scheinen, ohne daß Simulation dabei eine Rolle spielt, ein Rätsel für den Otologen.

Die Äußerungen der Hysterie am Gehörorgan sind häufiger als man früher annahm (GRADENIGO). Bemerkt sei, daß im Gegensatz zu den vorhin besprochenen posttraumatischen, psychogenen Störungen der Sinne — Gehör- und Schmerzsinn — bei der Hysterie in buntem Wechsel alle Sinne, vom Tastsinn bis zum Gehör- und Schmerzsinn in Mitleidenschaft gezogen werden können. Bei der Hysterie sehen wir, daß neben einer scheinbaren Schwerhörigkeit oder Taubheit, auch eine *Erhöhung*, durch irgendwelche Einflüsse hervorgerufen, der Hörschärfe, Empfindungen von Beschwerden, Widerwillen oder Schmerz auch durch geringfügige akustische Einwirkung entstehen kann. Es können weiterhin Störungen auftreten im Bereich der Ohrmuschel, des Gehörganges und des Trommelfells, die den *Hautsinn* betreffen, aber nicht wie bei der posttraumatischen Neurose als Analgesie oder Hypalgesie bei *wohl erhaltenem Tastsinn*, sondern in Form der Anästhesie, Hypästhesie, Hyperästhesie, Analgesie, Hypalgesie und ebenso als Thermanästhesie; des weiteren in spontanen Schmerzen, die in das Ohr oder in die Ohrgegend verlegt werden ohne auffindbare Ursache hier oder in der Nachbarschaft. Häufig treten genannte Erscheinungen auf, wenn irgendwelche Störungen im schalleitenden Teil des Ohres beseitigt sind, und zwar nicht nur bei Menschen, die als hysterisch bekannt sind, sondern auch bei scheinbar seelisch gesunden. GRADENIGO (l. c.) bemerkt schon, daß es wenige Personen gibt, die unter gewissen Umständen und unter dem Einfluß mehr oder weniger energischer Gelegenheitsursachen der Macht der Hysterie nicht unterliegen. Diese Auffassung deckt sich mit der neuesten Auffassung der Neurologen, daß alle Menschen hysteriefähig sind (1915—1918).

Es sei an ein alltägliches Vorkommnis in der ohrenärztlichen Sprechstunde erinnert, daß schon normalerweise bei Personen, denen plötzlich durch Badewasser ein Cerumenpfropf aufgeweicht ist, bei denen plötzlich die Tube verlegt ist, oder bei akuter einseitiger Mittelohrentzündung und angelegtem einseitigem Ohrverband hysterieähnliche Zustände auftreten, indem solche Kranke sich wie beiderseits taub benehmen, trotzdem sie auf dem gesunden Ohr normale Hörweite haben.

Ein wichtiges Erkennungsmerkmal der Hörstörungen bei hysterischen Personen ist der *sprunghafte Wechsel der Erscheinungen,* der bei den Ohrsymptomen der traumatischen Neurose vermißt wird (Passow). Ebenso plötzlich wie die Störung einsetzte, kann sie von selbst verschwinden. Es treten plötzlich Verbesserungen. oder Verschlechterungen auf. Auch durch Maßnahmen ohne physikalische Wirksamkeit, z. B. durch sog. Transfert, d. h. durch Auflegen von Metall auf das kranke Ohr wurde die Schwerhörigkeit auf das gesunde übertragen. Die Stimmgabelprüfung stellt eine Abnahme für hohe und tiefe Töne in der Regel fest, manchmal auch einen Ausfall für hohe Töne; die Knochenleitung ist verkürzt, der Webersche Versuch fällt meist unbestimmt aus. Wenn man bedenkt, daß man bei der Stimmgabeluntersuchung von den Angaben der mehr oder weniger intelligenten und aufmerksamen Kranken abhängig ist, wird man sich bei hysterischen Personen mit Untersuchungen dieser Art nicht lange aufhalten. Wichtiger ist die Untersuchung mit der Uhr, die auf verhältnismäßig weitere Entfernung gehört wird, wie die Flüstersprache (Gradenigo). Die Prüfung des statischen Apparates ergibt bei fehlendem spontanen Nystagmus vestibuläre (?) Nausea, die experimentell hervorgerufen wird (Drehstuhl und kalorisch). Hysteriker fallen mit aufwärts gedrehten Augen um und reagieren auf Anrufen nicht (Mygind). Es tritt Tremor auf oder es wird ein hysterischer Anfall ausgelöst.

Das „*Schlechthören*" bei hysterischen Menschen, die *vor* einer Mittelohreiterung z. B. normalhörig waren, entwickelt sich oft allmählich, wenn die kurz dauernden Entzündungserscheinungen längst abgeklungen sind bei *offenem* Tubenkanal und wechselt auch hier. Das „*Überhauptnichthörenkönnen*" tritt in der Regel plötzlich auf, z. B. nach irgendeinem leichten Kopftrauma, das unmöglich eine schwere Schädigung des Gehörorgans bewirken kann, so bei einem Backenstreich, auch als Hysteria infantilis. Die Dauer solcher Zustände ist aber sehr verschieden, stunden-, tage-, monate-, manchmal jahrelang, zuweilen zeitlebens.

Bei der Feststellung des Wesens der Gehörstörung darf aber Hysterie als Ursache erst dann angenommen werden, wenn diese auch wirklich als alleinige in Frage kommt.

In der Hypnose wurde bei Hysterischen manchmal eine zufällige und auffällige Gehörverbesserung beobachtet, wenn die Suggestivbehandlung aus einem anderen Grunde vorgenommen wurde.

Danach ist also wichtig, daß man mit dem Wesen der hysterisch Kranken sich vertraut macht und nicht otologische Untersuchungsmethoden *allein* ausschlaggebend sein läßt.

Das absonderliche Verhalten einer hysterischen, 40jährigen Lehrerin mag als ein Beispiel dienen: Sie gibt an schwerhörig zu sein. Bei der Untersuchung scheint dies auch anfänglich; bei der Unterhaltung stellt sich weiterhin heraus, daß sie auffällig zerstreut ist, auch unaufmerksam, in ihren Zügen sieht man, daß sie mit ihren Gedanken wo anders ist. Stimmgabeltöne werden „soeben" gehört. Sie hört Flüstersprache angeblich nur auf 1 m. Sie ist aber imstande, ihren Unterricht vor 50 Kindern regelrecht abzuhalten, versteht gewöhnliche Umgangssprache auf 4 m gut. Ihre begleitende Schwester erzählt, daß sie bei Unterhaltungen absichtlich nicht *hinhöre,* um ihr *schwaches Gehör* zu schonen. Sie war kürzlich im Theater in der vordersten Reihe, hörte deutlich das Sprechen der Schauspieler, verstand aber kein Wort.

Neben diesem Ausgeschaltetsein und Abgeschwächtsein der Gehörempfindung findet sich häufig als Begleiterscheinung eine entsprechende Erscheinung in der *Tast- und Schmerzempfindung*, eine An- oder Hypästhesie, oder eine An- und Hypalgesie in der Ohrgegend. Die Anästhesie (Hypästhesie) ist häufig wie die Hörstörung einseitig und diese Hemianästhesie entspricht dem Grad des Schwerhörens, die nach französischen Untersuchern häufiger links als rechts anzutreffen ist.

Daneben werden von Hysterikern die merkwürdigsten *Mißempfindungen* geschildert, die ihr Gegenstück finden in den Parästhesien im Schlund. „Es löst sich etwas im Ohr", „es schiebt sich was vor", „es fließt was heraus", „es kribbelt" usw. Und all diese Empfindungen haben keine pathologisch-anatomisch vorhandene Unterlage.

Seltener als die Parästhesien in und am Ohr bei Hysterischen oder hysterisch veranlagten Personen sind die Empfindungsstörungen, die als spontane *Ohrschmerzen* angegeben werden. Bei der Würdigung dieser Otalgien muß man behutsam sein, d. h. ausstrahlende Schmerzen von einem erkrankten Backzahn, von einer geschwollenen Lymphdrüse unter der Ohrmuschel oder gar von einer schweren Kehlkopferkrankung (Carcinom), muß klinisch ausgeschieden werden, wenn man zu der Überzeugung kommen will, daß die Schmerzen echt hysterisch sind. Die Diagnose stellt in solchen Fällen nicht derjenige Arzt, welcher der Suggestion von seiten der Kranken unterliegt.

Hier kommt vor allem in Frage *die sog. Knochenneuralgie des Warzenfortsatzes* der Hysterischen. Von solchen Kranken, meist weiblichen, werden nach gut ausgeheilter Mittelohrentzündung Schmerzen im Ohr und in „dem Knochen hinter dem Ohr" angegeben, die Tag und Nacht anhalten. Sie halten so lang an, bis der Furor operativus subjectivus der Kranken — denn sie will operiert werden — auf den ahnungs- und indikationslosen Operateur übergeht. Solche Fälle wiederholen sich sogar manchmal am selben Individuum.

„Der Schmerz ist ein eingebildetes Nichts, das zum Etwas wird, wenn man es sich es vorstellt", äußert irgend ein Philosoph aus dem Altertum, ohne daß er an die Hysterie dachte.

Störungen im Sensorium bei der Hysterie können unter Umständen neben einer Ohr- und Schläfenbeineiterung einen Hirnabsceß vortäuschen (KÖRNER) und OPPENHEIM bemerkt: „Eine genaue Kenntnis der Hysterie (und KÖRNER setzt hinzu: eine genaue Kenntnis des Hirnabscesses) und eine reiche Erfahrung auf diesem Gebiet gewährt den sichersten Schutz vor diagnostischen Mißgriffen."

Nach einer Totalaufmeißlung der Mittelohrräume wegen Caries beobachtete ich hysterische Anfälle, die einen Kleinhirnabsceß vortäuschten. Es traten homolaterale Krämpfe auf in den Extremitäten und in dem Facialis, wie sie bei Kleinhirnabscessen beobachtet sind, sich aber in diesem Fall als hysterischer Natur erwiesen.

Absichtliche Vortäuschungen von sichtbaren Anzeichen einer organischen Ohrerkrankung sind bei Hysterischen beobachtet worden. Die Kranken wollen sich interessant machen und suchen oft Arzt und Angehörige zu täuschen.

Von einem Mädchen berichtet SIEBENMANN, das sich fein zerkauten Brotbrei ins Ohr brachte, um Eiterausfluß aus dem Ohr darzustellen und GRADENIGO von einer Kranken, die Faeces ins Ohr einführte, um den stinkenden Ausfluß vorzuführen.

Auch *Blutungen aus dem Ohr* werden von hysterischen Personen manchmal durch Anritzen der Gehörgangshaut künstlich gemacht und die geheimnisvollen Spontanblutungen aus dem Ohr der älteren Literatur sind außerordentlich selten; sie sind auf vasomotorische Störungen des Nervensystems durch psychische Erregung zurückzuführen, wenn eine Verletzung auszuschließen ist (STEURER).

Wenn die Erkennung der sensorischen Störungen von seiten des Ohres bei Hysterikern manchmal schwierig ist, so gilt das in höherem Maße für die

Behandlung derselben. Diese Frage ist nicht so einfach zu beantworten. Die Ansichten darüber gehen auseinander. Der Kranke, der schon in nervenärztlicher Behandlung ist, sucht den Ohrenarzt auf, weil das Ohr mit den „Nerven" nach seiner Ansicht nichts zu tun hat, der Ohrenarzt schickt ihn, weil er die Hörstörung nicht beseitigen kann, zum Nervenarzt. Da dieser mit dem „Fall" nicht viel anfangen kann, so bleibt meist alles beim alten, denn die Hysterie bleibt als krankhafte Charakteranlage sich immer selbst getreu.

IV. Unfallversicherung.

Bei Betrachtung der Verletzungen des Gehörorgans, die in den vorigen Kapiteln nur in Umrissen durch den gebotenen Raum erfolgen konnten, sahen wir, daß die Diagnose, ob überhaupt eine organische Schädigung des Ohres vorliegt oder nicht, unter Umständen außerordentlich schwierig sein kann.

Bei Unfallskranken, die einen Anspruch auf Entschädigung haben, wachsen die Schwierigkeiten, wenn ein ärztliches Gutachten eingeholt wird dann, wenn die ärztliche Untersuchung des durch einen Unfall angeblich geschädigten Ohres nicht so früh wie möglich erfolgt. Diesen *Frühbefund* zu erheben ist aber in der Regel, und auf dem Lande fast immer, nur der Allgemeinpraktiker in der Lage; bis der Spezialist hinzukommt, kann jeder Anhalt für die richtige Beurteilung verwischt sein (Körner).

Dies gilt beispielsweise für Trommelfellzerreißungen, wenn sich eine Mittelohreiterung hinzugesellt. Die Form der Durchlöcherung des Trommelfells, das im frisch verletzten Zustand ein charakterisches Bild bietet, ist bei eingetretener Eiterung späterhin mit Sicherheit von der gemeinen Mittelohreiterungsperforation nicht unterscheidbar, auch nicht für den Facharzt.

Der Arzt in der Jetztzeit, der durch die neue ärztliche Prüfungsordnung genügend Kenntnisse in der Ohrenheilkunde sich erwerben muß, bringt den otologischen Untersuchungsmethoden ein größeres Verständnis entgegen, kennt die Schwierigkeiten, weiß sein Unvermögen eher einzugestehen, und wird frühzeitig den Ohrenarzt zuziehen und sich hüten, ein fahrlässiges Gutachten abzugeben, denn nach § 276 des B.G.B. ist der Arzt haftbar und muß den Schaden, welcher seinem Auftraggeber aus seiner Fahrlässigkeit entsteht, ersetzen, ja der beamtete Arzt kann wegen fahrlässigen Falscheides durch ein fahrlässiges Gutachten verurteilt werden (Oppenheim-Körner). Deswegen wird von ohrenärztlicher Seite immer wieder betont und gefordert, daß bei jedem erheblichen Kopftrauma eine sachgemäße Ohruntersuchung frühzeitig vorgenommen wird. Würde dieser Rat durchgehend befolgt, so würden die diagnostischen Unklarheiten und damit unrechtmäßige Belastung der versicherungspflichtigen Gesellschaften seltener werden. Andererseits würde mancher Kranke nicht in den unbegründeten Verdacht der Simulation gebracht.

Ein Zusammenhang zwischen Unfall und Hörstörung kann überhaupt nur angenommen werden, wenn die Art des Unfallmechanismus die Schädigung des Gehörorgans möglich erscheinen läßt. Wichtig für die Beurteilung ist die Unterscheidung, ob ein Betriebsunfall vorliegt oder eine durch den Beruf bedingte Erkrankung.

Würde beispielsweise das Gehör eines Bergarbeiters durch wiederholte Gesteinssprengungen akustisch geschädigt, so läge eine Berufskrankheit vor, kommt es im gleichen Betrieb durch vorzeitiges Platzen einer Roboritpatrone zu einer Trommelfellruptur bei einem Arbeiter, so handelt es sich um einen Unfall.

Aber nicht immer ist die Entscheidung, ob Gewerbekrankheit oder Unfall anzunehmen ist, leicht. Für die Diagnose wichtige Anhaltspunkte wie Dauer der Beschäftigung, Doppelseitigkeit der Hörstörung, Schädigung des statischen Apparates, sind nicht immer ausschlaggebend für die gewerbliche Erkrankung

(PEYSER). Schließlich können schon vor dem Unfall Veränderungen am Gehörorgan bestanden haben, auf deren Folge der Verletzte erst durch den Unfall aufmerksam wird und sie als Unfallsfolge auffaßt und angibt. Eine frühzeitig nach dem Unfall vorgenommene fachärztliche Ohruntersuchung erleichtert die Diagnosenstellung schon deshalb, weil der Verletzte in diesem Frühstadium noch nicht zu Übertreibungen und Vorspiegelungen neigt. An den Arzt tritt jetzt die Aufgabe heran, ein Urteil über stattgehabte *Unfallsfolgen* abzugeben, d. h. ein *Gutachten* zu erstatten. „Wer ein Gutachten verlangt — sei es der Kranke selbst, oder eine Berufsgenossenschaft, oder ein Richter — will nicht einfach die unverbindliche persönliche Meinung des befragten Arztes, sondern ein dem gegenwärtigen Stand der Wissenschaft entsprechendes Urteil hören", wie KÖRNER in seinem Lehrbuch richtig betont. Bei allem redlichen Streben nach Objektivität, das den Gutachter bei seiner Aufgabe leiten soll, ist eine subjektive Färbung in der Beurteilung nicht immer zu vermeiden und THOST hat recht mit seiner Äußerung: „Zum Gutachter muß der Untersucher eben nicht nur ein großes Fachwissen, eine große praktische Erfahrung mitbringen, er muß auch ein gereifter Charakter sein, der wie der Richter ohne Rücksicht auf Menschenfurcht und Menschengunst unabhängig und selbstbewußt sein Urteil abgibt. Objektiv wird aber jeder Mensch nur bis zu einem gewissen Grad sein können, das Subjektive läßt sich nicht ganz ausschließen, man kann eben nicht aus seiner Haut heraus. Als Arzt stellt man sich unwillkürlich leichter auf seiten des Patienten; der Arzt ist der Anwalt des Patienten, der imstande ist, auf Grund seiner sorgfältigen Untersuchung dessen Sache zu führen und zu entscheiden, soweit das möglich, aber auch für den Mediziner gilt wie für den Juristen das „in dubio pro reo".

Das Gutachten soll knapp, dabei erschöpfend sein und nicht dazu benutzt werden, frühere Gutachten anderer zu bekritteln; es soll eben eine wissenschaftlich begründete Auffassung von der Sachlage abgeben.

Auf die Untersuchungsmethoden rein otologischer Natur soll hier nicht näher eingegangen werden, da sie an anderer Stelle ausführlich behandelt sind. Im allgemeinen soll gesagt werden, daß die vorgebrachten Klagen immer unter dem Gesichtspunkt zu betrachten sind, daß der Unfallverletzte seine Klagen über Schwerhörigkeit, Ohrgeräusche, Schwindel und Kopfschmerz von vornherein auf den Unfall bezieht und mit der Rentenbegehrung begreiflicherweise die vorgebrachten Klagen übertrieben schildert (traumatische Neurose). Die *Beurteilung des Seelenzustandes* des Unfallverletzten ist damit ebenso wichtig, wie der Nachweis, der durch das mechanische Trauma tatsächlich veranlaßten organischen Veränderung des Ohres.

Ist die *Unfallsfolge* anerkannt, so erwächst daraus für die staatlichen Berufsgenossenschaften oder für die privaten Versicherungsgesellschaften die Pflicht der *Unfallentschädigung*. Arbeitern und Angestellten wird von seiten der staatlichen Berufsgenossenschaften eine Entschädigung aber nur dann gewährt für die Folgen eines im geordneten Arbeitsbetrieb erlittenen Unfalls, wenn vom Beginn der 14. Woche nach dem erlittenen Unfall noch eine *Erwerbsbeschränkung* vorliegt. Die Erwerbsfähigkeit ist im allgemeinen zu bestimmen nach dem Grad der Schwerhörigkeit, nach der Störung der statischen Funktion, nach dem Beruf des Verletzten und schließlich nach seinen subjektiven Beschwerden. Dabei ist im Einzelfall darauf Rücksicht zu nehmen, daß sich für den Gehörgeschädigten eine mehr oder weniger günstige Erwerbsmöglichkeit finden wird (BARTH).

Folgende Fragen über die Unfallverletzung des Ohres sind zu beantworten: 1. Liegt Arbeitsfähigkeit vor? 2. Besteht nach Abschluß des Heilverfahrens Erwerbsfähigkeitsverminderung? 3. Wie hoch ist die Erwerbsbeschränkung zu schätzen? 4. Ist sie dauernd oder vorübergehend? — Im allgemeinen, unter Berücksichtigung der Berufsart ist der Ohrverletzte arbeitsunfähig, wenn der Arzt auch unter anderen Umständen ihn für arbeitsunfähig, bettlägerig, krankenhausbehandlungsbedürftig hält.

Die weitere Frage, ob Erwerbsverminderung besteht, wird durch die Berufsgenossenschaft, die Schiedsgerichte und als höchste Instanz durch das Reichsversicherungsamt beantwortet. Genannte Stellen verlangen vom Arzt die Feststellung des körperlichen Zustandes des Verletzten und die Äußerung über den Grad der Erwerbsunfähigkeit in Prozenten, die schätzungsweise gemacht wird. Die Verschiedenheit der einzelnen Berufe muß für die Begutachtung der Einbuße der Erwerbsmöglichkeit mitbestimmend sein und damit ergeben sich Schwierigkeiten in der Abschätzung von Fall zu Fall. Die letzte Frage, ob die *Erwerbsbeschränkung* eine *dauernde* ist, soll mit besonderer Vorsicht beantwortet werden, da die Beobachtung des weiteren Verlaufs die Prognosestellung annähernd ermöglicht.

Eine besondere Berücksichtigung verdienen Ohreiterungen, die entweder vor dem Unfall bestanden, oder nach ihm auftraten. Sie machen den Verletzten zeitweise arbeitsunfähig und gerade von ihnen kann man nie sagen, wo, wie und wann sie enden. Besteht eine Labyrinthfraktur z. B., so besteht die Gefahr der *Spätmeningitis*.

KLESTADT berichtet über einen durch Unfall Labyrinthertaubten mit Gleichgewichtsstörungen, der mit 40% Rente teilweise arbeitsfähig entlassen, 30 Wochen nach dem Unfall an eitriger Meningitis durch Mittelohreiterung erlag; der Basisbruch vermittelte das Fortschreiten der Eiterung im Hirninnern.

Deswegen ist im Gutachten zu bemerken, daß die Unfallsfolgen bei Eiterung des Ohres noch nicht abgeschlossen sind. Als Grundlage für die Rentenfestsetzung unter Rücksichtnahme auf die Begleiterscheinungen und auf das allgemeine Befinden ist folgende Aufstellung, die PASSOW und DENKER machen, brauchbar (1910 und 1920). Sie ist auch vom Reichsversicherungsamt gebilligt: ,,Einseitige leichte Schwerhörigkeit bei normalem anderen Ohr bedingt keine Einschränkung der Erwerbsfähigkeit.

Bei *einseitiger* hochgradiger Schwerhörigkeit ist die Erwerbsbeschränkung auf 10% einzuschätzen.

Einseitige Taubheit bei normalem anderen Ohr hat eine Erwerbsbeeinträchtigung von 15—25% zur Folge, je nachdem der Verletzte in einem die normale Gehörfunktion wenig oder erheblich beanspruchenden Betriebe beschäftigt ist. Wenn es auch vorkommt, daß durch einseitige Taubheit der Verletzte in der Verrichtung seiner gewohnten Arbeit so gut wie gar nicht gestört ist, so stimme ich doch der Ansicht PASSOWS bei, daß dem einseitig Ertaubten deswegen eine Rente zugebilligt werden muß, weil er nur noch *ein gesundes Ohr* zur Verfügung hat (DENKER); geht die Funktion dieses Ohres später durch Krankheit ganz oder zum Teil zu Verlust, so ist er in seinem Beruf sehr stark geschädigt, erhält aber von der Unfallversicherung nachträglich keinerlei Entschädigung.

Einseitige Taubheit berechtigt bei mäßiger Schwerhörigkeit des anderen Ohres des Verletzten auf einen Rentenanspruch von 25% bei starker Schwerhörigkeit von 30—40%.

Doppelseitige Schwerhörigkeit mittleren Grades, bei welcher der Verletzte, wenn auch unter Anspannung der Aufmerksamkeit, noch der Unterhaltung folgen kann, bedingt bei Landarbeitern, Gärtnern, Schuhmachern, Schneidern usw. keine Einbuße der Erwerbsfähigkeit; Angehörige anderer Berufsarten dagegen, welche auf den mündlichen Verkehr mit den Nebenmenschen angewiesen sind, oder auf akustische Zeichen und Signale zu achten haben, können bei mäßiger doppelseitiger Schwerhörigkeit eine Rente von 10—20% bei hochgradiger doppelseitiger Schwerhörigkeit von 20—40% beanspruchen.

Doppelseitige vollständige Taubheit bedingt je nach dem Beruf des Verletzten eine Einbuße der Erwerbsfähigkeit um 50—100%.

Treten nach Verletzungen am Gehörorgan starke subjektive Geräusche, Schwindelerscheinungen oder heftige Kopfschmerzen auf, so muß man je nach dem Grade dieser Störungen die Einbuße der Erwerbsbeeinträchtigung höher oder niedriger bewerten. Schon mäßige Schwindelerscheinungen können den Verletzten bei der Arbeit (beim Bücken) wesentlich stören und lassen eine Erhöhung der Rente um 10% als berechtigt erscheinen. Starke Schwindelerscheinungen und quälende subjektive Geräusche können unter Umständen den Verletzten vollständig arbeitsunfähig machen, so daß ihm eine Rente von 100% *zugebilligt* werden muß.''

Die deutsche Arbeiterversicherungsgesetzgebung, durch die obligatorische Unfallversicherung und die Gründung der gewerblichen Berufsgenossenschaften im Jahre 1885 zustande gekommen, ist eine der größten Kulturtaten der Zeit, ohne Muster. Sie wurde vorbildlich für andere Nationen und 1908 auf dem letzten internationalen Arbeiterversichungskongreß in Rom unumwunden als anderen Systemen überlegen anerkannt.

Literatur.

BERGER: Über Gehirnbefunde bei schweren Schädelverletzungen. Arch. f. Psychiatrie u. Nervenkrankh. Bd. 63, H. 1. — DENKER und BRÜNINGS: Lehrbuch d. Krankheiten d. Ohres u. d. oberen Luftwege. Jena: Gust. Fischer 1920. — DENKER: Fraktur der Gehörgangswand. Arch. f. Ohren-, Nasen- u. Kehlkopfheilk. Bd. 42. 1897. — GRADENIGO: Über die Manifestationen der Hysterie am Gehörorgan. Jena: Gust. Fischer 1896. — Handbuch d. pathol. Anatomie d. menschlichen Chres. Herausgeber: MANASSE, GRÜNBERG, LANGE. Wiesbaden: J. F. Bergmann 1917. — Handbuch d. ärztlich. Erfahrungen im Weltkrieg. Bd. 6. Herausgegeben von VOSS u. KILLIAN. Leipzig: A. Barth 1921. — HELLMANN: Zeitschr. f. Hals-, Nasen- u. Ohrenheilk. Bd. 1, H. 3 u. 4. 1922. — KLESTADT: Verhandl. d. dtsch. otol. Ges. 1913. Spätmeningitis nach Labyrinthfraktur. — KÖRNER: Lehrbuch d. Ohren-, Nasen- u. Kehlkopfkrankheiten. Wiesbaden: J. F. Bergmann 1921. — KÜMMEL: Entstehung, Erkennung, Behandlung und Beurteilung seelisch verursachter Hörstörungen bei Soldaten. Beitr. z. Anat., Physiol., Pathol. u. Therapie d. Ohres, d. Nase u. d. Halses. Berlin: S. Karger 1918. — MANASSE: Folgezustände durch Verletzungen des Schläfenbeins. Verhandl. d. dtsch. otol. Ges. 1910. — MUCK (1): Beobachtungen und praktische Erfahrungen auf dem Gebiet der Kriegsneurosen der Stimme, der Sprache und des Gehörs. Wiesbaden: J. F. Bergmann. 1918. — DERSELBE (2): Das Verhalten psychogen-traumatisch Hörgestörter bei Prüfung mit der Flüstersprache. Zeitschr. f. Hals-, Nasen- u. Ohrenheilk. Bd. 2, H. 3/4. — DERSELBE (3): Hysterie und ihre Beziehung zur Ontogenie. Med. Klinik. 1918. Nr. 17. — DERSELBE (4): Die seelische Ausschaltung des Gehör- und Schmerzsinns bei Mensch und Tier (Granatexplosionsneurose und Kataplexie) als Parallelvorgänge im Lichte der Phylogenie betrachtet. Münch. med. Wochenschr. 1920. Nr. 18. — PASSOW: Die Verletzungen des Gehörorgans. Wiebaden: J. F. Bergmann 1905. — PEYSER: Vorbericht über Morbiditätsstatistik, Sozialhygiene und Sozialversicherung bei gewerblichen Ohrleiden. Verhandl. d. dtsch. otol. Ges. 1914. — PIFFL: Arch. f. Ohren-, Nasen- u. Kehlkopfheilk. Bd. 72. — RHESE: Die traumatische Vestibularisläsion. Internat. Zentralblatt f. Ohrenheilk. Bd. 12. 1914. — RUTTIN: Zeitschr. f. Ohrenheilk. u. f. Krankh. d. Luftwege. Bd. 71. — SCHEIBE: Verhandl. d. dtsch. otol. Ges. 1897. — SCHWARTZE: Handbuch d. Ohrenheilkunde. Leipzig: C. W. Vogel 1892. — SELIGMANN: Arch. f. Ohren-, Nasen- u. Kehlkopfheilk. Bd. 69. — STENGER: Beiträge zur Kenntnis der nach Kopfverletzungen auftretenden Veränderungen im inneren Ohr. Arch. f. Ohren-, Nasen- u. Kehlkopfheilk. Bd. 79. — THOST (1): Begutachtung Unfallverletzter mit Kopftrauma. Festschrift zum 25jähr. Bestehen d. Eppendorfer Krankenhauses. 1914. — DERSELBE (2): Die Caissonerkrankungen beim Bau des Elbtunnels. Arch. f. Ohren, Nasen- u. Kehlkopfheilk. Bd. 108. Leipzig: C. W. Vogel. — VOSS (1): Handbuch d. spez. Chirurgie des Ohres. Bd. 2. Leipzig und Würzburg: C. Kabitzsch. — DERSELBE (2): Zur Ätiologie des Othämatoms. Arch. f. Ohren-, Nasen- u. Kehlkopfheilk. Bd. 67. — WALB: Über Brüche des knöchernen Trommelfells. Bonn: Markus & Weber. 1914.

C. Taubstummheit.

1. Geschichte der Taubstummheit und des Taubstummenwesens, Taubstummenfürsorge.

Von

G. BEVER-Kempten.

Allgemeines. Taubstummheit ist ein Gebrechen, das gekennzeichnet ist durch die Unfähigkeit, sich durch die Sprache verständlich zu machen infolge teilweisen oder gänzlichen Unvermögens, Gesprochenes mit dem Ohre aufzunehmen. Sie stellt einen Folgezustand dar, indem die Stummheit nur dann entsteht, wenn angeborene oder im frühesten Kindesalter erworbene Gehörschädigungen die Aufnahme der Sprachlaute durch das Ohr erschweren oder unmöglich machen und so die Entwicklung des Sprachzentrums verhindern. MYGIND definiert die Taubstummheit als denjenigen pathologischen Zustand, „welcher auf einer angeborenen oder im frühesten Kindesalter erworbenen Anomalie des Gehörorganes beruht, infolge welcher eine dauernde und so bedeutende Herabsetzung des Gehörs eingetreten ist, daß das betreffende Individuum durch Hilfe des Gehörs allein das Sprechen zu lernen nicht imstande war, oder die Sprache — falls sie schon beim Eintritt der Taubheit erlernt war — nicht auf diese Weise hat erhalten werden können". Voraussetzung für das Zustandekommen von Taubstummheit ist, daß die Veränderungen am Gehörorgan zu einer Zeit auftreten, in der das Sprechzentrum noch nicht entwickelt ist oder seine Entwicklung noch nicht zum Abschluß gekommen ist, so daß darin schon fixierte Klangbilder infolge ausbleibender Übung wieder verloren gehen. Als Grenzzeit, bis zu welcher Verlust des Gehörs auch einen solchen der Sprache zur Folge hat, wird allgemein das 7. bis 8. Lebensjahr angenommen, doch sind auch Fälle bekannt, in denen dieser Zeitpunkt bereits um Jahre überschritten war. — Taubstummheit setzt jedoch nicht vollständiges Fehlen des Gehörs voraus; schon den ersten Taubstummenlehrern war bekannt, daß sich unter ihren Zöglingen viele mit nur teilweise fehlendem Hörvermögen fanden; so unterschied bereits ITARD je nach dem vorhandenen Gehör 5 verschiedene Gruppen von Taubstummen (Gehör für Sprache, für Stimme, für Schall, für Geräusch und Lärm oder kein Gehör). Von welchem Grade ab Schwerhörigkeit Stummheit im Gefolge hat, dafür läßt sich natürlich eine Norm nicht aufstellen, dies unterliegt zu sehr den individuellen Schwankungen des Einzelfalles. Praktisch ist die Entscheidung von großer Bedeutung für das betreffende Individuum, denn die rechtzeitige Unterbringung desselben in eine Taubstummenanstalt ist für dessen Lebensgestaltung von größter Wichtigkeit. Ganz unabhängig von dem Grade des Hördefektes jedoch bleibt das den Taubstummen als solchen charakterisierende Merkmal das Unvermögen der sprachlichen Verständigung.

Differentialdiagnostisch kommen einige Erscheinungsformen von Stummheit in Betracht, bei denen nicht die Störung des Hörvermögens die Grundlage des

Übels ist. Es sind dies die seltenen Fälle von *Hörstummheit,* von *idiotischer Stummheit* und *psychischer Taubheit.*

Hörstummheit ist eine angeborene oder auch erworbene Unfähigkeit, artikulierte Laute zu bilden, wobei das Hörvermögen vollkommen erhalten ist, sie stellt also eine Form von Aphasie dar. COEN hat (Wien 1888) in einer Monographie 81 Fälle gesammelt und kommt zu dem Ergebnis, daß Hörstummheit meist angeboren sei. v. HAMMERSCHLAG bespricht im Anschluß an eine eigene Beobachtung das Auftreten von Hörstummheit nach Infektionskrankheiten; als pathologisch-anatomische Grundlage nimmt er enzephalitische Herde an. Von der Taubstummheit wird sich die Hörstummheit durch das Vorhandensein von für das Sprachverständnis genügend großem Hörvermögen leicht unterscheiden lassen. Schwieriger wird die Differenzierung von der *idiotischen Stummheit,* da besonders bei den stärkeren Graden von Idiotie die Hörprüfung auf große Schwierigkeiten stößt, ja meist ganz unmöglich ist. BRÜHL und NAWRATZKI (Zeitschr. f. Ohrenheilk. u. f. Krankh. d. Luftwege Bd. 45, H. 2) fanden nach nur an bildungsfähigen Idioten vorgenommenen Hörprüfungen unter den Idioten bedeutend mehr Schwerhörige besonders höheren Grades wie bei Schulkindern. Ausgesprochene Fälle von Idiotie lassen sich leicht ausscheiden, dagegen können Imbezille, besonders wenn sie stärker schwerhörig sind, zur Verwechslung mit Taubstummen Anlaß geben, doch wird der Charakter der mangelhaften Sprache in der Regel feststellen lassen, ob er auf mit dem Ohr Erfaßtem beruht oder nicht. Bei der *psychischen Taubheit,* die von dem Taubstummendirektor HELLER in Wien näher beschrieben wurde, handelt es sich um eine Störung des Sprachverständnisses; derartig Belasteten fehlt die Fähigkeit, Gehörtes begrifflich zu verwerten, obwohl sie einen gewissen Wortschatz besitzen. Letztere Tatsache, sowie der Nachweis des Gehörs und die Möglichkeit durch das Gehör in den Vollbesitz der Sprache zu kommen — bei Taubstummheit ist dies ausgeschlossen — sichert in den Zweifelsfällen die Diagnose. Endlich sind hier noch die seltenen Fälle zu erwähnen, in denen durch äußere Einflüsse veranlaßte mangelhafte geistige Entwicklung Taubstummheit vortäuschen kann; so berichtet ALT (Monatsschr. f. Ohrenheilk. u. Laryngo-Rhinol. 1899) von einem Fall, bei dem Taubstummheit bei den Eltern eine derartige geistige Entwicklungshemmung des Kindes zur Folge hatte, daß es irrtümlich als taub angesehen worden war.

Geschichte der Taubstummheit. Spärlich sind die Überlieferungen aus der Vorzeit über die Ohrenheilkunde, noch geringer in einem so engbegrenzten Gebiete wie der Taubstummheit, das bekanntlich erst in letzter Zeit allgemein mehr Beachtung gefunden hat; waren doch bis zum Beginn des vorigen Jahrhunderts die Taubstummen als minderwertige Menschen angesehen, die sich vielfach keiner sozialen Würdigung erfreuen durften, eine Anschauung, die wir bereits bei den Juden des Altertums finden, die die Taubstummen nach religiösen und gesetzlichen Gesichtspunkten den Minderjährigen, ja den Irrsinnigen gleichstellten. Taubstummheit als Krankheitsbegriff ist für das Altertum nicht mit Sicherheit nachweisbar, zwar berichtet HERODOT um 450 v. Chr., daß ein Sohn des Krösus taubstumm geworden sei; es handelt sich hier aber mehr um die Feststellung der Stummheit mit der Bezeichnung κωφός, nebenbei erwähnt HERODOT, daß derselbe auch des Gehörs beraubt gewesen sei. — Die Unkenntnis über den kausalen Zusammenhang zwischen Stummheit und Taubheit geht durch das ganze Altertum, weder HIPPOKRATES noch ARISTOTELES hatten eine klare Vorstellung davon, letzterer unterschied zwar schon zwischen angeborenen und erworbenen Fällen; erst bei PLINIUS *d. Älteren* findet sich erwähnt, daß von Geburt an Taube zugleich auch stumm seien und daß der Mangel des Gehörs auch das Fehlen der Sprache zur Folge habe. In einem späteren Zeitabschnitt betont der griechische Arzt Alexander von Tralles, daß mangelndes Gehör Stummheit nach sich ziehe; derselbe Alexander schreibt auch von Versuchen, das Hörvermögen der Taubstummen durch Hörübungen zu verbessern. Bei den *arabischen* Ärzten wird zwischen angeborener und erworbener Taubheit unterschieden. Die folgenden Jahrhunderte mit ihrem geistigen Stillstand brachte auch bezüglich der Taubstummheit keine Fortschritte, sie hat während des Mittelalters so gut wie keine Beachtung erfahren. Einzelne Ärzte wie Bernard de Gordon aus der Schule zu Montpellier befassen sich mit der Taubheit, nicht aber mit der Taubstummheit selbst; letztere finden wir erst wieder eingehender behandelt von dem Naturforscher und Arzte Cardanus (1501—1576 in Pavia und Bologna); nach Mygind (l. c.) kommt ihm als erstem das Verdienst zu, „die Taubheit als wesentliches und primäres Phänomen der Taubstummheit aufgestellt zu haben"; Cardanus unterscheidet zwei Arten von Taubstummen, die von Geburt Tauben sind auch stumm, „denn weil wir durch Hören das Sprechen lernen, so können die, welche nicht hören, auch nicht sprechen; andere werden stumm, nachdem sie geboren sind, aber noch ehe sie das Sprechen gelernt haben und ihre Stummheit entspringt denselben Gründen"; wir sehen also bei Cardanus ein deutliches Unterscheiden zwischen angeborener und erworbener Taubstummheit nach dem Zeitpunkt ihres Auftretens. Bemerkenswert ist, daß Cardanus von der Notwendigkeit spricht, die Taubstummen im Lesen und Schreiben zu unterrichten, was eine „sehr schwierigeAufgabe sei, aber von großem Nutzen, größerer Ehre und größerem Verdienst". — Unter den Ärzten dieser Zeit verdient auch Felix Plater, Professor der Anatomie in Basel um 1570, genannt zu werden, der als scharfer Beobachter das gleichzeitige Auftreten von Kropf bei den von Geburt Tauben in den Alpenländern hervorhebt. Über die Entstehung der Taubstummheit finden wir im 17. Jahrhundert einige gute Beobachtungen, so bei Theophile Bonet, der das Leiden in einem Falle von beiderseitigem Fehlen des Steigbügels beschreibt und eine besondere Kleinheit der Gehörknöchelchen nebst Defekt des Ambosses als Ursache desselben ansieht, ferner bei Lazare Rivière, der die notwendige Folge von Stummheit bei Taubgeborenen betont, ebenso bei Sylvius de le Boë, geb. 1614 zu Hanau, nach welchem eine angeborene und erworbene Taubstummheit zu unterscheiden ist, letztere aber wieder auf verschiedene Ursachen zurückgeführt werden kann.

Was bisher an Kenntnissen über die Taubstummheit vorliegt, waren lediglich Beobachtungen über Wesen und Ursachen des Gebrechens; hinsichtlich der *Fürsorge* der damit Behafteten sind nur wenige Versuche unternommen worden, wohl weil diese Aufgabe, um die Worte von Cardanus zu gebrauchen, zu schwierig erschien. Der erste, der sich mit der Hebung der Taubstummen aus ihrem sozialen Elend befaßte und diese Aufgabe zu seinem Lebenswerke machte, war der spanische Benediktinermönch Pedro Lonce de Leon 1520—48). Ihm gebührt das Verdienst, als erster durch geeigneten Unterricht die Taubstummen dem Verkehr mit Vollsinnigen näher gebracht zu haben. Ponces Unterrichtsweise entspricht in ihrem Grundzug der späteren deutschen Artikulationsmethode; er schrieb die Bezeichnungen an die Tafel und gab durch Deutung auf die einzelnen Gegenstände den Sinn des Geschriebenen kund, durch Beobachtung seiner Mundstellung lehrte er seine Schüler das Ablesen vom Munde, gleichzeitig aber auch selbst die entsprechenden Zungenbewegungen nachzuahmen; als sehr wesentliches Hilfsmittel benützte er daneben das Handalphabet. De Ponce genoß bald einen großen Ruf als Taubstummenlehrer in seinem Heimatland und hatte eine größere Anzahl von Schülern herangebildet, deren bedeutendste Juan Pablo Bonet und Emanuel de Carrion waren. Die Erfolge der Spanier fanden auch in anderen Ländern Beachtung; so sehen wir im 17. Jahrhundert allenthalben Ansätze zum Taubstummenunterricht entstehen.

In Holland befaßt sich JOHANN CONRAD AMMANN, ein gebürtiger Schweizer, mit der Heranbildung von Taubstummen; er legt das Hauptgewicht auf die Lautsprache unter Zurückstellung der Zeichensprache; neu ist bei ihm die Mitbenützung des Tastsinnes durch Befühlen des Kehlkopfes während des Sprechaktes. JOHN WALLIS (1616—1703) gibt als erster in England Unterricht für Taubstumme, in späterer Zeit (Ende des 18. Jahrhunderts) sehen wir dort verschiedenenorts Taubstummenschulen entstehen, unter deren bedeutendsten Lehrern THOMAS BRAIDWOOD und WATSON zu erwähnen sind. Sowohl in Spanien, wie in Holland und England geriet das Taubstummenwesen nach seinen vielversprechenden Anfängen rasch wieder in Verfall. Um so größer und nachhaltiger war der Aufschwung, den das Taubstummenwesen in Frankreich und bald danach auch in Deutschland nahm. In Frankreich war es der Abbé CHARLES MICHEL DE L'EPÉE, dessen Lebenswerk der Ausgestaltung des Taubstummenunterrichts gewidmet war. DE L'EPÉE geb. 1712 zu Versailles, unterhielt auf eigene Kosten ein Institut für Taubstumme. Seine Unterrichtsmethode bezweckte im wesentlichen die Verständigung durch die Zeichensprache unter Zuhilfenahme von Lesen und Schreiben. Die Art der Verständigung war eine ziemlich umständliche und war nur möglich, wenn beide Teile die Gebärdensprache beherrschten: Der Lehrer stellte den Satz durch Gebärden dar, der Taubstumme schrieb ihn nieder zum Zeichen, daß er ihn verstanden hatte und gab auch seine Gedanken schriftlich nieder. Auf diese Weise war den Taubstummen nur ein beschränkter Verkehr mit der Mitwelt möglich. Der bedeutendste Schüler DE L'EPÉES, AMBROISE SICARD (1742—1822), ebenfalls ein französischer Abt, hielt sich zeitlebens ganz an die Methode seines Lehrers, ging jedoch 1820 zum Unterricht durch die Lautsprache über, wie er inzwischen in Deutschland durch SAMUEL HEINICKE eingeführt worden war. HEINICKE, geb. 1729 in Nautschitz an der Saale, war erst als Lehrer in Leipzig, dann 1768—1778 in Eppendorf bei Hamburg tätig, wo er sich eingehend mit dem Unterrichten von Taubstummen befaßte; er gelangte auf Grund seiner Erfolge bald zu Ansehen. 1778 berief ihn der Kurfürst Friedrich August von Sachsen nach Leipzig, dort gründete er die erste Taubstummenanstalt in Deutschland, an deren Spitze er bis zu seinem 1790 erfolgten Tode blieb. HEINICKE kam auf die Anwendung des Artikulationsunterrichtes durch das Buch „Surdus loquens" des schon erwähnten Schweizers JOHANN AMMANN, das sich mit dem Sprachunterricht befaßte; auch PEDRO PONCE DE LEON hat, wie schon gesagt, die Sprachmethode, wenn auch nur zum Teil gekannt. Obgleich HEINICKE demnach eigentlich nicht etwas Neues für den Unterricht der Taubstummen brachte, so bleibt es doch für alle Zeiten sein Verdienst, daß er den Artikulationsunterricht als wesentlichsten Bestandteil der Taubstummenausbildung einführte; damit wurde er zum Begründer der deutschen Lautmethode im Gegensatz zu DE L'EPÉE, der als Anhänger der Gebärdensprache auf die Gestaltung des Unterrichtes in Frankreich für lange Zeit nachhaltend einwirkte. Es entspann sich hieraus eine längere, zum Teil recht scharfe Polemik zwischen den beiden. Bei DE L'EPÉE waren vielleicht auch äußere Gründe maßgebend für das Festhalten an der Gebärdensprache, denn bei der großen Zahl seiner Pfleglinge war für ihn ein Unterricht mit der Lautsprache, die er bei Beginn seiner Tätigkeit benützt hatte, nicht möglich, so daß nachträglich von BOUVIER in St. Hippolyte die Vermutung ausgesprochen wurde, daß sich DE L'EPÉE schließlich doch noch auf den Boden der Lautmethode gestellt hätte. Daß die sogenannte deutsche Lautmethode dem Taubstummen den Verkehr mit der Mitwelt besser erschloß als die Gebärdensprache, deren Kenntnis auch für den Vollsinnigen Bedingung zur Verständigung mit dem Taubstummen war, kam in außerdeutschen Ländern in der Folgezeit nur allmählich zur Geltung. Bei aller Verschiedenheit der Methode hat das Werk

Heinickes wie de l'Epées eine gemeinsame Wirkung gehabt, den ersten
Unterricht für Taubstumme ins Leben gerufen und dadurch zum erstenmal
die Öffentlichkeit in größerem Maßstabe auf die geistige und soziale Notlage
dieser Unglücklichen aufmerksam gemacht zu haben. In Deutschland gründete
Eschle, ein Schüler Heinickes, 1788 eine Privatschule für Taubstumme in
Berlin, die 1798 vom preußischen Staate übernommen wurde. 1779 wurde in
Wien eine Schule nach französischem Muster errichtet, 1786 eine solche in Prag.
In Frankreich wirkte Jean Marie Itard (1775—1803) am Pariser Taubstummen-
institut; in seinem Traité des maladies de l'oreille et de l'audition gibt er seine
Erfahrungen im Taubstummenunterricht bekannt, die sich besonders auf die
Verwendung von Hörübungen beziehen. Itard trat auch für die Errichtung
einer Sonderklasse an der Pariser Anstalt zum Zweck des Lautunterrichtes ein,
doch wurde derselbe nur unvollständig gehandhabt. Dieser für die Ausbildung
der Taubstummen so ungünstige Zustand an der Pariser Anstalt dauerte bis
Ende des 19. Jahrhunderts und mußte notwendigerweise auf die übrigen Anstalten Frankreichs hindernd einwirken. Während in Deutschland die Bedeutung des Artikulationsunterrichtes mehr und mehr anerkannt wurde, brach sie
sich in den übrigen Ländern nur langsam Bahn. International verschafften
erst die Taubstummenlehrerkongresse von 1878 und 1880 dem Artikulationsunterricht die gebührende Würdigung, indem ihm vor der Zeichensprache der
unbestrittene Vorzug zugestanden wurde. — Das *Taubstummenwesen* blieb
nach Heinickes Tod in Händen der Taubstummenlehrer, die ihm folgenden
Jahrzehnte brachten keine wesentlichen Neuerungen; erst mit der Entwicklung
der Ohrenheilkunde als Spezialfach kam in das Taubstummenwesen besonders
in den deutschen Ländern erneuter Aufschwung. Nach den vereinzelten Arbeiten
von Schmalz 1848 und Meissner 1856 war die Taubstummheit jahrzehntelang
nicht mehr Gegenstand ärztlicher Betrachtung. Die breite Grundlage für die
wissenschaftliche Bearbeitung bot die Statistik, mit ihr beschäftigten sich die
ersten ohrenärztlichen Arbeiten; den statistischen Beobachtungen folgten bald
Studien über die Anatomie und Physiologie des Taubstummenohres und besonders die Erweiterung der Kenntnisse der Funktion war für die Ausgestaltung
des Unterrichtes von größtem Einfluß. Hartmann war einer der ersten, der
1880 in seinem Buche: ,,Die Taubstummheit und Taubstummenbildung" das
gesamte Taubstummenwesen in eingehender Weise zusammenfaßte. Ihm sind
zwei erwähnenswerte Arbeiten vorangegangen, nämlich ein statistischer Bericht
über die Taubstummen des Regierungsbezirkes Köln von Lent (1870) und ein
gleicher von Wilhelmi über die des Regierungsbezirkes Magdeburg (1873);
beide Arbeiten deswegen von Wert, weil sie von Ärzten zuverlässig angelegt,
alle einschlägigen Fragen behandeln. Hartmanns Monographie fußt nicht nur
auf den bis dahin erschienenen Arbeiten, sondern auch auf einem großen Material
eigener Beobachtungen; sie behandelt in klassischer Weise außer Statistik
und Ätiologie vor allem das Taubstummenbildungswesen. Durch Hartmanns
Arbeit wurde das ärztliche Interesse am Taustummenwesen in besonderem
Maße gefördert. 1882 berichtet Hedinger über seine persönlichen Untersuchungen an den Insassen der württembergischen und badischen Anstalten.
1884 desgleichen Schmaltz über Sachsen, 1892 Lemcke über Mecklenburg-
Schwerin; von dauerndem Wert ist Lemckes Arbeit dadurch, daß der Autor
jeden einzelnen Taubstummen seiner Statistik persönlich aufsuchte. Bircher
schreibt 1883 über den endemischen Kropf und seine Beziehungen zur Taubstummheit und zum Kretinismus. Ein umfassenderes Werk ist das 1894 erschienene Buch von Mygind über die Taubstummheit; eingehend werden darin
Statistik und Ätiologie, Pathogenese und pathologische Anatomie besprochen.
Neue Gesichtspunkte vornehmlich aus dem Gebiet der Physiologie kamen durch

die Arbeiten von FRIEDRICH BEZOLD und gleichzeitig mit ihm durch VIKTOR URBANTSCHITSCH auf. Mit der Funktionsprüfung des Taubstummenohres haben sich bisher nur wenige Autoren beschäftigt, vornehmlich waren es die Taubstummenlehrer, die derselben ihr Augenmerk zuwandten, doch erstreckte sich die Untersuchung lediglich auf Feststellung der Hörreste mit Hilfe der Sprache, zu einer genauen Analyse des Hörvermögens fehlten ihnen die technischen Hilfsmittel. BEZOLD in *München* war es vorbehalten, mit Hilfe seiner kontinuierlichen Tonreihe eine exakte funktionelle Prüfung des Gehörs zu ermöglichen. (Über Technik der Untersuchung und deren Ergebnisse ist an anderer Stelle des Handbuches berichtet.) Mittels der Tonreihe fand BEZOLD bei den Insassen der Münchener Taubstummenanstalt eine ungleich höhere Anzahl von Taubstummen mit Hörresten, welche bei der Prüfung mit der Sprache allein unbeachtet geblieben war; die Lage der Hörreste innerhalb der Tonskala war genau feststellbar, damit ist ein Unterricht auf Grund der tatsächlich vorhandenen Hörreste durch Ausnützung derselben möglich geworden. BEZOLD hat dem Taubstummenwesen zeitlebens sein ganz besonderes Interesse gewidmet; seine reichen Beobachtungen hat er in verschiedenen Schriften gesammelt; in klassischer Weise ist seine „Studie“: „Die Taubstummheit auf Grund ohrenärztlicher Beobachtungen“ (1902 bei Bergmann) abgefaßt; von grundlegender Bedeutung ist „Das Hörvermögen der Taubstummen“ (1896) [2]) mit den beiden Nachträgen Heft 1 (1897) und 2 (1900) für die Ausgestaltung des Taubstummenunterrichtes geworden. Über den Hörunterricht der partiell taubstummen Kinder äußert sich BEZOLD [1]) im erwähnten Heft 2, S. 77: „Der richtigen Auswahl der Zöglinge muß eine genaue Analyse ihres Hörvermögens mit der kontinuierlichen Tonreihe als Unterlage dienen, welche in die Hände von speziell darauf geschulten Ohrenärzten zu legen ist“. . . . „Als die wichtigste Forderung aber muß bezeichnet werden: eine vollständige Trennung der Zöglinge, welche begründete Aussicht auf einen erfolgreichen Unterricht vom Ohre aus geben, und derjenigen, welche auf Grund ihrer geringen Hörreste resp. ihrer absoluten Taubheit einen solchen von vornherein ausschließen lassen, in zwei verschiedene und vollkommen voneinander getrennte Anstalten.“ — „Das Endziel des ganzen Sprachunterrichtes wird sein müssen, den Wortschatz, welcher durch reine Imitation der Lippenbewegungen gewonnen wird, mit dem durch das Ohr zur Perzeption gelangten organisch zu verbinden und zur Verschmelzung zu bringen, anstatt sie gesondert nebeneinander bestehen oder den letzteren vom ersteren überwuchern zu lassen.“ (Hörvermögen und Taubstummheit, 1896. S. 153). BEZOLDS überraschende Ergebnisse der Taubstummenprüfung mittels seiner kontinuierlichen Tonreihe und die darauf beruhenden guten Resultate des Hörunterrichtes haben in kurzer Zeit eine Reihe von Nachprüfungen seitens anderer Autoren veranlaßt, die durchweg eine Bestätigung der BEZOLDschen Befunde brachten, so von DENKER (1) an den Zöglingen der Taubstummenanstalt zu Soest (Zeitschr. f. Ohrenheilk. u. f. Krankh. d. Luftwege. Bd. 36), von SCHWENDT und WAGENER an der Taubstummenanstalt *Riehen* bei Basel), von BARTH an der Taubstummenanstalt Köslin in Pommern (PFLÜGERS Arch. f. d. ges. Physiol. Bd. 69) u. a. m. — Wenn sich die Untersuchung mit der kontinuierlichen Tonreihe außerhalb Bayerns in Deutschland nicht überall durchgesetzt hat, so ist bei der Bedeutung dieser Methode ein greifbarer Grund hierfür nicht vorhanden. Bei den Ohrenärzten haben BEZOLDS Vorschläge weitgehenden Anklang gefunden, das Interesse am Taubstummenwesen war dadurch mächtig gefördert worden. Weniger rasch, ja leider zum großen Teil überhaupt nicht traten die Taubstummenlehrer den BEZOLDschen Anregungen näher, die wenigen allerdings, die sich damit eingehender befaßten, sind warme Anhänger BEZOLDS geworden. BEZOLD selbst hat in KOLLER, dem hochverdienten Inspektor der Münchener Taubstummenanstalt, einen verständnisvollen, eifrigen Förderer seiner Ideen gefunden. In Bayern ordnete bereits im Jahre 1897 eine Entschließung des Staatsministeriums des Innern einem Antrag Bezolds entsprechend die Einführung des gesonderten Unterrichtes nach Hörresten an; auf Passows Betreiben wurde seitens der badischen Regierung 1902 die Sonderung des Unterrichtes in Hörklassen eingeführt, verschiedentlich kam auch in Anstalten des übrigen Deutschlands, so in Preußen und Sachsen der getrennte Hörunterricht in Anwendung, aber die allgemeine Durchführung dieser Trennung blieb bis zum Beginn des Weltkrieges mehr oder weniger nur auf einen kleinen Teil der deutschen Anstalten beschränkt, obwohl 1899 die deutsche otologische Gesellschaft sich für die Trennung entschied und der deutsche Taubstummenlehrerkongreß in Würzburg 1912 im gleichen Sinne beschloß. Die dagegen angeführten Schwierigkeiten der Prüfung mittels der Tonreihe sowohl für den Ausführenden als auch für den zu Untersuchenden können bei der Wichtigkeit ihrer Ergebnisse nicht als stichhaltig angesehen werden.

Nicht unerwähnt seien hier die gleichzeitig mit Bezolds Tonreihe von Ernst Urbantschitsch (1) in *Wien* angestellten *methodischen Hörübungen*. Mit Hilfe stark tönender Zungenpfeifen und einer Harmonika fand Urbantschitsch einen relativ sehr hohen Prozentsatz ausgedehnter Hörreste bei den untersuchten Taubstummen. Die hohe Zahl von Hörenden ist wohl darauf zurückzuführen, daß die Instrumente von Urbantschitsch im Gegensatz zur Tonreihe Bezolds nicht frei von Obertönen und Geräuschen sind; eine tatsächliche Besserung des Gehörs, wie sie Urbantschitsch durch fortgesetzte Tonübungen erstrebte, tritt, wie sich nach den Ergebnissen pathologisch-anatomischer Forschungen nicht anders erwarten läßt, wohl niemals ein. In Deutschland und in Österreich werden Hörübungen nach Urbantschitsch kaum mehr betrieben, wohl aber finden sie in Nordamerika noch vielfach Anwendung.

Während die ersten Unterrichtsversuche an Taubstummen rein private waren, hat die *staatliche Taubstummenfürsorge* in vollem Umfange erst verhältnismäßig spät eingesetzt; vereinzelt haben solche öffentliche Bestrebungen zwar schon früher stattgefunden, so hat der Kurfürst Friedrich August von Sachsen 1777 Sam. Heinicke veranlaßt, in Dresden ein Taubstummeninstitut zu gründen, 1798 übernahm der preußische Staat die von Eshle in Berlin einige Jahre vorher gegründete Anstalt; in anderen deutschen Staaten wurde den Bemühungen, den Taubstummen bessere Existenzbedingungen zu verschaffen, öffentliche Hilfe in verschiedener Form zu teil. Immer blieb es aber dem Ermessen des einzelnen überlassen, ob der Taubstumme einen entsprechenden Unterricht erhalten soll oder nicht, ein Zwang zum Unterricht bestand nicht und so werden wohl viele tausende Taubstumme teils aus Interesselosigkeit, teils aus Unverstand ihrer Umgebung verkümmert geblieben sein. Eine endgültige Abhilfe war nur von einem staatlich obligatorisch erklärten Schulunterricht zu erwarten; wenn 1798 die Berliner Taubstummenanstalt als erste vom Staat übernommen wurde, so ist es geradezu überraschend, daß im gleichen Staate erst nach mehr als 100 Jahren der Schulzwang für Taubstumme eingeführt wurde, daß in Deutschland bei Ausbruch des Weltkrieges und auch heuté noch nicht in allen Staaten diese Notwendigkeit Gesetz geworden ist. — Nachdem Sachsen-Weimar als erster deutscher Staat 1874 den Schulbesuch für Taubstumme als obligatorisch erklärt hatte, folgten die übrigen deutschen Länder nur vereinzelt nach, obwohl von ohrenärztlicher Seite wie auch von den Taubstummenlehrern (Kongreß 1884 in Berlin) diese Forderung immer wieder nachdrücklichst erhoben wurde. Erst 1911 erließ Preußen ein Schulgesetz für taubstumme Kinder, nach diesem Gesetz (dat. v. 7. 8. 1911) *müssen* solche Kinder

vom vollendeten 7. Lebensjahr ab bei genügender Entwicklung und Bildungs-
fähigkeit 8 Jahre lang eine Taubstummenschule besuchen und können daran
anschließend für 3 Jahre einer Handwerkerschule für Taubstumme überwiesen
werden. Das gleiche Gesetz regelt auch die Ermittlung der taubstummen Kinder
in einer Weise, daß ein Nicht- oder Zuspätanmelden ausgeschlossen ist; bereits
$1^1/_2$ Jahre vor Beginn der Schulpflicht hat durch die Ortsbehörde eine Feststellung etwaiger taubstummer oder schwerhöriger Kinder zu erfolgen. Für
den Privatunterricht sind nur Lehrkräfte mit entsprechender Vorbildung und
Befähigungsnachweis gestattet. Bezüglich der finanziellen Ermöglichung des
Taubstummenunterrichtes bietet das Gesetz Minderbemittelten weitgehende
Unterstützung. Dieses Gesetz, am 1. April 1912 in Kraft getreten, bedeutet
einen gewaltigen Fortschritt im Gebiete der Taubstummenfürsorge, indem zum
ersten Male in einem großen Staate alle bildungsfähigen Taubstummen durch
einen obligatorischen Unterricht zu nutzbringenden Mitgliedern der menschlichen Gesellschaft herangezogen werden. Außer Preußen führte die Mehrzahl
der deutschen Länder den Schulzwang ein, Württemberg und Hamburg und
einige andere Staaten haben denselben jedoch noch nicht eingeführt. In außerdeutschen Ländern besteht ein Schulzwang vornehmlich in den nordischen
Ländern, so in Dänemark und Norwegen.

Mit dem Schulzwang ist in Deutschland für die weitaus größte Mehrzahl
der Taubstummen die Unterbringung in Anstalten verbunden, deren Errichtung
zum großen Teil vom Staate unternommen wurde. Sie bieten den Zöglingen
während ihrer Ausbildungszeit ein Heim. In den neueren Anstalten ist auf alle
hygienischen Verhältnisse Rücksicht genommen. Helle freundliche Räume
stehen zu Unterrichtszwecken wie zum Aufenthalt zur Verfügung, das den
älteren Instituten anhaftende Drückende, an Kasernen oder Klöster Erinnernde
ist vermieden; durchweg tritt das Bestreben zutage, den Kindern für das ent-
behrte Elternhaus einen auch dem Gemüte Rechnung tragenden Ersatz zu
geben. Die Lehrmittel sind erweitert und verbessert worden, das Unterrichtsziel
vielseitiger, für die verschiedenen Erwerbsmöglichkeiten eine breitere Grundlage
bietend. Bei Beginn des Weltkrieges hatte Deutschland über 90 Anstalten und
stand damit unter allen Ländern an erster Stelle. Nach der Reichsstatistik
1902—1905 waren 7487 Zöglinge in ihnen untergebracht, für deren Ausbildung
nahezu 1000 Lehrkräfte tätig waren. SCHRÖDER (Zeitschr. f. Ohrenheilk. u. f.
Krankh. d. Luftwege. Bd. 67) gibt einige, dem Holländer LENDERINK entnommene Zahlen für außerdeutsche Länder wieder: Danach besaßen 1908
Deutschland 91 Anstalten mit über 7000 Schülern, England 65 (3073), Frankreich 63 (3834), Italien 47 (2299), Österreich-Ungarn 33 (2276), Rußland 20
(885), Schweiz 16 (732), Schweden 12 (803), Spanien 11 (435) usw.

Eine weitere Fürsorge für die Taubstummen bildet die *Tätigkeit von Ohrenärzten in den Anstalten.* Diese Einrichtung befürwortete zuerst BEZOLD, der die
Notwendigkeit fachärztlicher Untersuchung erkannte, nachdem er mit Hilfe
seiner kontinuierlichen Tonreihe in der Münchener Anstalt außer den durch die
Sprache ermittelten, mit genügenden Hörresten versehenen Taubstummen noch
ebenso viele für den Sprachunterricht vom Ohr aus Befähigte gefunden hatte.
Die ohrenärztliche Tätigkeit erstreckt sich nicht nur auf die Prüfung des Hörvermögens, sondern auch auf die Behandlung der bei Taubstummen so häufig
bestehenden Erkrankungen des Ohres und seiner Nachbarschaft. Dieser Forderung BEZOLDS (2) hat auch das Reichsgesundheitsamt Folge geleistet, indem
es bei der Aufstellung des statistischen Fragebogens die darin verlangte Hörprüfung durch einen damit vertrauten Arzt vorschreibt. Wenn sich auch die
Untersuchung mit der kontinuierlichen Tonreihe nicht durchgesetzt hat, so
liegt doch die Untersuchung des Gehörorgans und damit auch die Behandlung

etwaiger Ohrkrankheiten in den allermeisten Anstalten in den Händen des Ohrenarztes; durch die ohrenärztliche Hörprüfung besonders mit der kontinuierlichen Tonreihe hat sich eine erheblich größere Anzahl von Taubstummen mit genügenden Hörresten zum Unterricht vom Ohr aus feststellen lassen als es bisher mit der Sprachprüfung möglich war. Eine Trennung des Unterrichtes für solche mit ausreichenden Hörresten und für Totaltaube erschien im Interesse der Ausbildung der ersteren bald als unumgänglich notwendig. Bezold bezeichnete „als wichtigste Forderung eine vollständige Trennung der Zöglinge, welche begründete Aussicht auf einen erfolgreichen Unterricht vom Ohre aus geben, von denjenigen, welche auf Grund ihrer geringen Hörreste resp. ihrer absoluten Taubheit einen solchen von vornherein ausschließen lassen“. Nach Bezold trat besonders Passow für den getrennten Unterricht ein und setzte ihn für die badischen Anstalten durch, so besteht in Heidelberg je eine besondere Anstalt für Kinder mit Hörresten und totaltaube. Die *Versammlung deutscher Taubstummenlehrer in Würzburg* 1912 hat die Trennung des Unterrichtes nach Hörresten als das Gegebene anerkannt, aber diese Entschließung hat, wie aus der erwähnten Arbeit Schröders hervorgeht, sich nur in den wenigsten Anstalten in die Tat umgesetzt. Außer in *Bayern* und *Baden* finden sich Hörklassen nur noch in Sachsen und in einigen *preußischen* Anstalten. Die Zahl der hörfähigen Taubstummen, die durch den gemeinsamen Unterricht mit Totaltauben in ihrer Ausbildung aufs schwerste geschädigt sind, wird leider eine unverhältnismäßig große sein, weil eben die Prüfung mit der kontinuierlichen Tonreihe, die allein ein vollkommenes Bild des Hörvermögens geben kann, nicht Allgemeingut geworden ist.

Fürsorge nach dem Anstaltsbesuch. In den letzten Jahren haben sich die Bestrebungen gemehrt, den *aus der Anstalt entlassenen Taubstummen* auch in der Folgezeit eine ihren Verhältnissen entsprechende weitere Fortbildung zu verschaffen aus der Erfahrung heraus, daß das in der Schule Erworbene sich im Alltagsleben nur zu leicht verliert; solche Fortbildungskurse haben sich allenthalben eingebürgert und bestens bewährt. Sie bezwecken nicht nur eine weitere Ausbildung, sondern vor allem die Erhaltung der erlernten Sprache; Stern hat (Verhandl. d. dtsch. otol. Ges. 1910) besonders darauf hingewiesen, daß das Alter, in welchem der Taubstumme die Schule verläßt, durch die Mutation der Stimme für dessen Sprache gefährlich sei. — In neuerer Zeit hat man sich mit der *Taubstummenfürsorge vor der Schulzeit* näher befaßt von dem Gedanken ausgehend, daß Taubstumme möglichst frühzeitig einen gesonderten Unterricht erhalten sollten. Stern hat (l. c.) hierfür Richtlinien gegeben: Das Kind soll die Sprache nicht als etwas Angelerntes in sich aufnehmen, sondern dieselbe „miterleben“; Passow bezeichnet das 2.—3. Lebensjahr als den Zeitpunkt, an dem der Sprachunterricht einzusetzen habe, damit dem Kinde die Sprache „nicht bloß Gebärde, sondern wirkliche Sprache“ sei. Kindergärten für Taubstumme sind bereits vereinzelt vorhanden; für die möglichst frühzeitige Unterweisung Taubstummer sind eigene Vorschulen erwogen worden. So einleuchtend der Gedanke einer solchen Vorschule fürs erste sein mag, ihrer Verwirklichung stehen manche Schwierigkeiten entgegen (Widerstand des Elternhauses, Schwierigkeit des Unterrichtes); auch dürften sich nur besonders kräftige, vor allem nervengesunde Kinder dazu eignen, denn die so frühe Belastung der kindlichen Psyche ist dabei von nicht geringer Bedeutung.

Für die *Entscheidung, ob ein Taubstummer* mit guten Hörresten in einer *Taubstummenschule oder* in einer *Schwerhörigenschule,* wie sie dem verdienstvollen Betreiben Artur Hartmanns zu verdanken ist, untergebracht werden soll, lassen sich keine bestimmten Anhaltspunkte geben, neben dem Grade des Hörvermögens fallen hierbei geistige Fähigkeiten und äußere Verhältnisse ins Gewicht. Förderung und Nachhilfe zu Hause, Bevorzugung im Schulunterricht werden auch einem stärker schwerhörigen Kinde bei guten geistigen Fähigkeiten den Besuch einer Normalschule erlauben. BEZOLD (1) nennt mit MYGIND taubstumm alle diejenigen Kinder, die wegen Gehörmangels in derselben Weise wie normale Kinder nicht unterrichtet werden können; er hält bei einer Hörfähigkeit von weniger als 2 m für Flüstersprache das Mitkommen in einer Normalschule für beeinträchtigt. HARTMANN präzisiert die Notwendigkeit eines Schwerhörigenunterrichtes dahin, daß Kinder mit einer Hörweite für Flüstersprache von 100—50 cm häufig in der Volksschule noch mitkommen, die Mehrzahl der Kinder mit 50 cm — 0 cm Flüstersprache müssen in die Schwerhörigenklassen aufgenommen werden oder Sonderunterricht erhalten; auch solche Kinder, die laute Sprache auf kurze Entfernung hören, können noch in der Schwerhörigenklasse unterrichtet werden. Die Grenzen, die HARTMANN angibt, erscheinen etwas weit gezogen; Kinder mit Flüstersprache von weniger als 1 m werden sich in einer Vollsinnigenschule sehr schwer tun, besonders bei großen Klassen, sie dürften in der Schwerhörigenschule am ehesten ihr Ziel erreichen, andererseits ist ein Verständnis der Konversationssprache auf kurze Entfernung in der Hörklasse einer Taubstummenanstalt am besten aufgehoben. HARTMANN sagt, daß „neben den Klassen für hochgradig Schwerhörige der Unterricht für Taubstumme mit Hörresten, wie er von München aus eingeführt wurde, bestehen bleiben muß; es handelt sich dort um Kinder, welche keine Flüstersprache mehr haben, sondern nur Konversationssprache nahe dem Ohr." Nach dem preußischen Schulgesetz vom 7. August 1911 gehören zu den taubstummen Kindern Stumme, Ertaubte und solche Kinder, deren Gehörreste so gering sind, daß sie die Sprache auf natürlichem Wege nicht erlernen können und die erlernte Sprache durchs Ohr zu verstehen, nicht mehr imstande sind.

Die *soziale Stellung der Taubstummen* hat in den letzten Jahrzehnten eine erfreuliche Besserung erfahren, was in erster Linie dem verbesserten Schulunterricht zu verdanken ist. Die Taubstummen haben sich zu Vereinen zusammengeschlossen, in denen die verschiedensten, sie berührenden Fragen behandelt werden; für das religiöse Leben wird durch Abhaltung von Gottesdiensten gesorgt, für Geselligkeit, für humanitäre Zwecke, auch für die politische Betätigung haben sich Vereine gebildet. Die geistigen Fähigkeiten der Taubstummen sind allzulange nur zu sehr unterschätzt worden; sie sind in ihren Beziehungen zueinander wie auch zu ihrer Mitwelt in jeder Hinsicht als vollgültig anzusehen und dadurch wohl berechtigt, in sozialer Hinsicht gleiche Rechte wie die Vollsinnigen für sich zu beanspruchen. Über ihre Berufstätigkeit s. Abschnitt Statistik.

2. Statistik und Ätiologie der Taubstummheit.

Von

G. BEVER-Kempten.

Statistik.

In der Geschichte der Taubstummheit setzt die Statistik verhältnismäßig spät ein; das geschah aus verschiedenen Gründen. Zunächst hatte der Staat kein tieferes Interesse an der Not dieser Unglücklichen, so sehr eine Brauchbarmachung derselben seinem wirtschaftlichen Leben zugute gekommen wäre; andererseits war das Verständnis für die Taubstummheit lange Zeit dem Ärztestand verschlossen geblieben. Die Fürsorge erstreckte sich besonders von seiten der Taubstummenlehrer begreiflicherweise zunächst auf Unterricht und Ausbildung, die Beschäftigung mit dem Taubstummenwesen war somit eine durchweg von praktischen Gesichtspunkten bestimmte. Erst die wissenschaftliche Bearbeitung der Taubstummheit durch die Ohrenärzte führte im Bestreben, Aufschluß über Wesen und Ursachen zu erhalten, zu einer zahlenmäßigen Erfassung des vorliegenden Materiales.

Die erste staatliche Statistik finden wir in Bayern im Jahre 1801, in Preußen 1867. Auf ihre Ergebnisse einzugehen, ist hier nicht der Platz. Verlässiger als diese beiden Statistiken erscheint die im Jahre 1871 vom deutschen Reiche veranlaßte Erhebung, die hierbei verwandten Zählkarten gaben immerhin bestimmte Richtlinien zur Aufnahme des sich ergebenden Materiales; in dieser Reichsstatistik wurden zum erstenmal die Beteiligten direkt befragt, während sonst die Angaben der Ortsbehörden, ohne daß sich dieselben mit den Taubstummen oder deren Angehörigen ins Benehmen zu setzen brauchten, die Grundlage der Berechnung bildeten. Der Bund deutscher Taubstummenlehrer gab 1898 Veranlassung zu weiteren statistischen Erhebungen besonders in bezug auf die Ätiologie. Bei der Volkszählung 1900 im deutschen Reiche wurden zum ersten Male die Taubstummen von staatswegen eingehender statistisch bearbeitet; die Erhebungen erstreckten sich auf die zahlenmäßige Feststellung, sodann auf Wohnort und Geburtsort, auf Geschlecht, Stand und Beruf, Alter; eingehendere medizinische Fragen wurden in den Zählkarten jedoch nicht gestellt. Ihre Ergebnisse finden sich in den medizinischen statistischen Mitteilungen aus dem Kaiserlichen Gesundheitsamt, Bd. 9, veröffentlicht; der Umstand, daß die Ausfüllung der Zählkarten fast ausschließlich von Laien gemacht wurde, lassen diese Statistik als nicht völlig einwandfrei erscheinen, immerhin gibt sie einen sicheren Überblick über die Verteilung der Taubstummen im Deutschen Reiche auch hinsichtlich der Ätiologie sind darin wichtige Aufschlüsse enthalten. — Auf eine breite zuverlässige Basis wurde die ganze Taubstummenstatistik durch die 1902 erfolgte Verfügung des Kaiserlichen Gesundheitsamtes gestellt: Alle 5 Jahre soll eine eingehende Erhebung über alle Taubstummen des Reiches stattfinden und das Material im Gesundheitsamt bearbeitet werden. Nach den ergangenen Weisungen werden alle taubstummen oder auf Taubstummheit verdächtigen Kinder sowohl beim Eintritt in das schulpflichtige Alter der Vollsinnigen als auch bei der später erfolgten Aufnahme in eine Taubstummenanstalt statistisch behandelt. In Band 12 der medizinisch-statistischen Mitteilungen des Reichsgesundheitsamtes sind die Ergebnisse der vom 1. Januar 1902 bis 30. Juni 1905 gemachten Erhebungen bearbeitet; diese Reichsstatistik wird fortgeführt, nachdem Zusätze gemäß den Anträgen von ohrenärztlicher Seite in die Fragebogen eingestellt wurden; die Verwertung der von 1905—1910 gemachten Erhebungen ist durch den Weltkrieg bis heute verhindert worden. Neben der vom Reiche angeordneten Statistik werden in *Bayern* alljährlich Fragebogen ausgegeben, deren Bearbeitung einem Taubstummenlehrer und einem ohrenärztlichen Fachmann obliegt; die Ergebnisse werden im bayerischen statistischen Jahrbuch veröffentlicht. Die Aufnahmen hierzu werden in den Taubstummenanstalten gemacht, für den allgemeinen Teil von einem eigens hierzu angestellten Lehrer, für den medizinischen Teil von einem Ohrenarzt, der sich mit der Technik der Untersuchung im Zentraltaubstummeninstitut in München bekannt zu machen hat; die jährliche bayerische Statistik gestattet etwa nötige Rückfragen leichter und sicherer als es bei der Reichsstatistik mit ihren 5jährigen Zwischenräumen möglich ist. — Von außerdeutschen Ländern haben nur Dänemark, Norwegen und Österreich eine regelmäßige staatliche Statistik, ebenso die Schweiz gelegentlich der jeweiligen Volkszählung, in allen übrigen Ländern ruht sowohl die Taubstummenfürsorge wie die -Statistik in Händen der Anstalten oder besonderer Vereinigungen.

Hinsichtlich der *Methodik der Statistik* lassen sich der Einteilung BEZOLDs (1) folgend drei verschiedene Gruppen unterscheiden:

1. Die ganze Länder umfassende Taubstummenstatistiken, welche gelegentlich der Volkszählungen erhalten werden.

2. Die Statistiken aus Taubstummenanstalten, welche teils vom Lehrpersonal, teils von Ohrenärzten unter Beihilfe der Taubstummenlehrer erstellt sind.

3. Größere Landesbezirke umfassende Statistiken, welche auf Grund einer vorausgegangenen allgemeinen Zählung einer späteren genaueren Kontrolle durch Ohrenärzte unterzogen worden sind. Zu letzterer Gruppe gehört die von LEMCKE für Mecklenburg im Jahre 1885 erstellte Statistik, deren Verlässigkeit durch die persönliche Untersuchung und Bearbeitung jedes einzelnen Falles durch LEMCKE selbst gewonnen ist.

4. Die Statistik auf Grund der Beobachtung eines einzelnen Autors, ein Weg auf den zuerst BEZOLD (1) in seiner Studie „Die Taubstummheit" hingewiesen hat; er hat alle Taubstummen oder infolge hochgradiger Schwerhörigkeit mangelhaft Sprechenden, die ihm in seiner öffentlichen und privaten ohrenärztlichen Tätigkeit begegnet sind, einer Bearbeitung unterzogen. Als besonderen Vorzug dieser Art der Erfassung sieht er den Umstand an, daß „die Mehrzahl der Fälle schon kurze Zeit nach der Entstehung des Leidens zur fachmännischen Untersuchung gelangt ist". Dadurch und durch die einheitliche Bearbeitung ist gerade die Erforschung der Ätiologie auf eine besonders verlässige Grundlage gestellt. — Der Zweck der Statistik, die Erfassung aller das Taubstummenwesen betreffenden Fragen dürfte, nachdem der von BEZOLD betretene Weg nur vereinzelt ausführbar ist, durch die unter ohrenärztlicher Mitwirkung erfolgende Reichsstatistik genügend gesichert sein.

Allgemeine Statistik.

Sie betrifft alle diejenigen Fragen, die auch bei der Statistik der Vollsinnigen in Betracht kommen, also die Erhebungen über Häufigkeit, territoriale Verbreitung, Geschlecht, Beruf usw.

Häufigkeit der Taubstummheit. Über die Gesamtzahl der Taubstummen lassen sich nur annähernde Feststellungen machen; dies gilt besonders von den Zählungen, die sich zusammenfassend über mehrere Länder oder Erdteile erstrecken, da die statistischen Erhebungen der einzelnen Länder zu verschieden ausgebaut sind und somit nicht gleichwertig sind. Trotz dieses Mangels sei doch die in MYGINDs Taubstummheit gegebene Zusammenstellung der Zählungen aus den meisten Staaten Europas angeführt. MYGIND erhält für Europa mit Ausnahme von Rußland eine Durchschnittszahl von 79 *Taubstummen auf* 100 000 *Einwohner. Unterhalb* dieser Durchschnittszahl stehen Holland mit 34 Taubstummen auf 100 000, Belgien 43, Spanien 46, England-Wales 51, Italien 54, Schottland 57, Frankreich 58, Dänemark 65, *über* dieser Zahl Bayern 90, Norwegen 95, Preußen 102, Schweden 106, Württemberg 111, Österreich 131 und die Schweiz 245 als höchster Zahl.

Die *Statistik des Deutschen Reiches nach der Zählung von* 1900 *ergibt* 48 750 Taubstumme, das sind 8,6 auf 10 000 *Einwohner*; hiervon lebten 64,5% in Preußen, 11,3% in Bayern, 4,5% in Württemberg, 4,9% in Sachsen, 4,4% in Baden, 2,7 in Elsaß-Lothringen und 1,9% in Hessen. Die Durchschnittszahl von 8,6% für das Reich überschritten Baden mit 11,5, Württemberg mit 10,2, Sachsen-Meiningen 9,3, Preußen 9,1 und Bayern mit 8,9, während alle übrigen Länder unter dem Reichsdurchschnitt blieben. Von Bedeutung ist das

Zahlenergebnis, wenn die Taubstummen nach ihrer Ortsgebürtigkeit gruppiert werden, dann erhält man auf je 10 000 Einwohner für Baden 11,5, Sachsen-Meiningen 9,9, Württemberg 9,5, Waldeck 9,3, Schwarzburg-Rudolstadt 9,2, Preußen 9,0, Bayern 8,8 Taubstumme; alle anderen Bundesstaaten wiesen niedrigere Zahlen auf als der Reichsdurchschnitt von 8,6. Von den einzelnen Verwaltungsbezirken hatten die ostelbischen Lande speziell Ost- und Westpreußen, sehr hohe Ziffern (durchschnittlich 16,8); von Bayern hatte Oberfranken 13,0, Oberpfalz 10,7, Niederbayern 9,8, Unterfranken 9,4; von Württemberg der Schwarzwaldkreis 12,4, der Jagstkreis 11,9 und von den Reichslanden das Ober-Elsaß 9,4. Die weitaus höchsten Ziffern von Deutschland wiesen die östlichen preußischen Regierungsbezirke auf; über deren Durchschnitt von 16,8 standen Gumbinnen mit 21,8, Marienwerder 19,7, Königsberg 19,0, Posen 17,0.

Der Vergleich der einzelnen Länder führt von selbst zur Betrachtung der *territorialen Verteilung der Taubstummen.* Im allgemeinen wird die Taubstummheit in den dem Meere anliegenden Tiefländern weniger häufig angetroffen als in gebirgigen Ländern. Auch innerhalb der einzelnen Länder zeigt sich eine deutliche Zunahme des Gebrechens im gebirgigen Teile derselben, so steigt die Taubstummenquote nach Mygind im Kanton Bern auf 42, Luzern 44, Wallis 49 auf 10 000 Einwohner (Gesamtdurchschnitt für die Schweiz 24,5); in Salzburg auf 27,8, Steiermark 20, Kärnten 44 (Gesamtdurchschnitt für Österreich 9,7); die gleiche Beobachtung liegt auch für Frankreich und Spanien vor. Ausnahmen scheinen auch hier zu bestehen, so fällt es bei der Betrachtung der Taubstummen Deutschlands nach ihrer Ortsgebürtigkeit auf, daß Ost- und Westpreußen die höchsten Zahlen aufweisen; doch klärt sich dieser Umstand auf, wenn man als Ursache die dort in den 60er Jahren grassierende Meningitisepidemie berücksichtigt. Dagegen hat das gebirgige Südbayern eine niedrigere Quote als das flachere Nordbayern; über diese Tatsache, die auch schon bei der Zählung von 1871 beobachtet wurde, ist viel geschrieben worden, eine Klärung hat sich hierüber nicht restlos ermitteln lassen, doch ist die stärkere Kopfzahl der Taubstummen in Nordbayern höchstwahrscheinlich auf den Umstand zurückzuführen, daß dort die erworbene Form von Taubstummheit, die die angeborene zahlenmäßig überwiegt, besonders häufig angetroffen wird. Die in der erwähnten Reichsstatistik von 1900 geäußerte Ansicht, daß die bisherige Annahme von der relativen Häufigkeit der Taubstummheit in gebirgigen Ländern nicht zu Recht bestehe, ist nicht sicher erwiesen. — Über den Einfluß des Gebirges auf das Vorkommen von Taubstummheit steht Vermutung gegen Vermutung. In erster Linie wurden die geologischen Verhältnisse hierfür verantwortlich gemacht; Escherich stellte die Hypothese auf, daß Taubstummheit auf älteren Formationen häufiger erscheint als auf jüngeren. Mayr (zur bayerischen Statistik von 1871) erkennt dies für das Alluvium, Diluvium und Tertiär an, aber unter den älteren Formationen zeigt der Jura ein ganz wechselndes Bild, so daß er die Bodenbeschaffenheit nicht als einzige Ursache anerkennen kann. Die Trinkwassertheorie selbst ist ja noch so wenig abgeschlossen, daß sie für die Entstehung der Taubstummheit nicht mit Sicherheit herangezogen werden kann. — Sehr großes Gewicht wurde nach der Arbeit von Schmaltz (Die Taubstummen im Königreich Sachsen) den sozialen Verhältnissen als Ursache der ungleichen Verteilung des Gebrechens beigelegt und auch die Reichsstatistik 1900 bringt das Vorwalten der Taubstummheit auf dem spärlich bewohnten platten Lande damit zusammen, daß die Lebensbedingungen und die hygienischen Verhältnisse hier im ganzen ungünstig liegen. In der Tat scheinen die sozial schlechter gestellten Schichten ein Überwiegen des Gebrechens aufzuweisen, jedoch dürften die vorgebrachten Argumente über ungünstige äußere Umstände auf dem Lande, die dort ein Hervortreten der Taubstummheit beweisen sollen, ebensogut ja noch viel mehr auf die Städte mit ihren bezüglich Luft, Licht und oft auch Ernährung schlecht gestellten hygienischen Verhältnissen angewandt werden.

Aus den mancherlei Erklärungsversuchen über die geographische Verteilung der Taubstummen sind die Schwierigkeiten zu erkennen, hierin Licht zu bringen. Bei dieser Frage ist, um zu einem greifbaren Resultat zu gelangen, stets zu berücksichtigen, daß nur die angeborene, die konstitutionelle Form von Taubstummheit in Betracht kommt, wenn der Einfluß der geologischen oder sozialen Verhältnisse u. a. zur Entstehung des Gebrechens beurteilt werden soll; die erworbene Taubstummheit, die ja überwiegend ist, läßt sich fast immer auf eine Erkrankung zurückführen. Für das Zustandekommen der angeborenen Taubstummheit gibt SIEBENMANN (2) in seiner Arbeit über Taubstummheit und Taubstummenzählung in der Schweiz (Korrespondenzbl. f. Schweizer Ärzte 1918. Nr. 1, Jg. 49), was Kretinismus und kretinoide Taubstummheit betrifft, seiner Ansicht dahin Ausdruck, daß nicht ungünstige soziale Umstände oder Inzucht, sondern die geologischen Verhältnisse von größerer Bedeutung sind, indem in Europa die Taubstummheit von den Alpen zum Meere hin abnimmt. Die neuen Ergebnisse der Kropfforschung, nach der mit dem vom Meere zum Inland abnehmenden Jodgehalt der Nahrung und der Atemluft die kropfige Entartung wächst, dürften einen Fingerzeig geben, nach welcher Richtung die Frage der angeborenen Taubstummheit wenigstens in dieser Hinsicht zu erfolgen ist, um vielleicht auf diesem Wege eine befriedigende Erklärung hinsichtlich ihres Auftretens zu finden.

Geschlecht der Taubstummen. In den Statistiken der verschiedenen Länder findet sich *durchgehend ein Überwiegen der männlichen Taubstummen gegenüber den weiblichen.* — MYGIND bringt in seiner Taubstummheit eine tabellarische Zusammenstellung der Taubstummen der einzelnen Länder Europas und der Vereinigten Staaten aus den 80er Jahren; danach ergibt sich ein Durchschnittsverhältnis von 83 weiblichen Taubstummen auf 100 männliche; die Schwankungen unter den einzelnen Ländern sind nur gering. Für Dänemark hat MYGIND nachgewiesen, daß der Taubstummenquotient des männlichen Geschlechtes von 1855 bis 1895 keine große Änderungen erfahren hat, während derjenige des weiblichen in demselben Zeitraum gleichmäßig und bedeutend gestiegen ist. Nach HARTMANN wurden 1871 in Preußen auf 100 männliche 85,1 weibliche Taubstumme gezählt. Nach der *Reichsstatistik* 1900 treffen von 48 750 ermittelten Taubstummen 26 368 = 54,1% männliche und nur 22 382 = 45,9% weibliche, was einem Verhältnis von 84,8 weiblichen zu 100 männlichen entspricht. Dieses Überwiegen des männlichen Geschlechtes bestand in fast allen Bundesstaaten und größeren Verwaltungsbezirken, nur Oberbayern und Schwaben, Mecklenburg-Strelitz, Reuß ältere Linie und Lippe wiesen etwas mehr weibliche Taubstumme auf. In seiner allgemeinen Statistik über die Taubstummen in Bayern (1906) hat PONGRATZ das Überwiegen der weiblichen Taubstummen in Oberbayern und Schwaben damit erklärt, daß in Südbayern die angeborene Taubstummheit vorherrschend ist, die hauptsächlich dem weiblichen Geschlecht eigen ist; PONGRATZ findet übrigens für Bayern auf 1000 männliche Taubstumme 902 weibliche, das stärkere Vortreten des weiblichen Geschlechtes dürfte mit den oben erwähnten Verhältnissen zusammenhängen. Die *Reichsstatistik* 1905 kommt zu einem ähnlichen Ergebnis; nach ihr sind 55,2% aller Taubstummen männlichen Geschlechts, was einem Zahlenverhältnis von 100 männlichen zu 81,1 weiblichen entspricht; „die größere Gefährdung der männlichen Taubstummen kam bedeutend stärker bei der erworbenen als bei der angeborenen Taubstummheit zum Ausdruck". In einer späteren bayerischen Statistik des bayerischen Jahrbuches 1913 ist eine von der Reichsstatistik abweichende Beobachtung zu finden, indem im Jahre

1910 auf 100 aufgenommene männliche Anstaltszöglinge 111,8 weibliche treffen, während die angrenzenden Jahrgänge 1909 und 1911 wieder auf 100 männliche 76,7 bzw. 72,9 weibliche Insassen aufweisen; für diese isolierte Ausnahme läßt sich aus der angegebenen Statistik keine Ursache entnehmen, sie scheint mehr zufälliger Natur zu sein. Bezold (1) fand bei den 456 Taubstummen seiner Praxis 54,2% männliche und 45,6% weibliche, also auf 100 männliche Taubstumme 84,2 weibliche. — Wir sehen also durchweg ein Überwiegen des männlichen Geschlechtes im ungefähren Verhältnis 100 : 85. — Über die Ursache des Vortretens der männlichen Taubstummen haben die Arbeiten der letzten Jahrzehnte Aufklärung gebracht; es scheint, daß das Häufigkeitsverhältnis von angeborener zur erworbenen Taubstummheit, das weiter unten besprochen werden soll, hierfür von ausschlaggebender Bedeutung ist. Hier sei zunächst nur das Wesentlichste erwähnt, nämlich daß die Taubstummheit ungleich häufiger ein erworbenes als angeborenes Gebrechen ist und daß die Krankheiten, in deren Gefolge Taubstummheit entstehen kann, das männliche Geschlecht in besonderem Maße befallen.

Unter die allgemeine Statistik fallen die Beobachtungen über *Konfession, Familienstand* und *Berufstätigkeit der Taubstummen.*

Was die *Konfession* anbelangt, so dürften bei konfessionellen Minderheiten inmitten überwiegenden anderen Bekenntnisses Eheschließungen unter Blutsverwandten häufiger vorkommen, die bekanntlich das Auftreten des Gebrechens begünstigen können. Für die Anhänger der israelitischen Religion ist das relativ häufige Auftreten von angeborener Taubstummheit nachgewiesen; nach der Reichsstatistik 1905 waren von den gezählten evangelischen Zöglingen der Taubstummenanstalten 51,5%, von den katholischen 47,8% angeborene Taubstumme, während bei den israelitischen Zöglingen 77,6% der Fälle angeborene Taubstumme waren. Auch frühere Statistiken (Hartmann, Mygind) kommen zu dem gleichen Ergebnis. Pongratz (l. c.) hat für Bayern auf je 10 000 Religionsgenossen bei den Katholiken 8,3 (bzw. 8,6 in einer späteren Zählung), bei den Protestanten 9,1 (9,5) und bei den Israeliten 12,6 (18,5) ermittelt.

Was den *Familienstand der Taubstummen* betrifft, so waren nach der Reichsstatistik 1900 von sämtlichen Taubstummen, bei denen diesbezügliche Angaben vorlagen, 85,7% ledig, bei Ausschaltung derer unter 15 Jahren 81,9%; auf je 100 männliche Taubstumme treffen nur 15,5, auf je 100 weibliche nur 12,9 Verheiratete, Verwittwete oder Geschiedene (für die Gesamtbevölkerung des Reiches 38,4 bzw. 42,6 auf je 100 Personen des betreffenden Geschlechtes). Die Gründe für diese geringen Zahlen bei den Taubstummen liegen auf der Hand; immerhin haben nach der gleichen Statistik Eheschließungen der Taubstummen im Vergleich zu früheren Jahren in letzter Zeit häufiger stattgefunden als früher; man darf dies als Folge des besseren Unterrichtes ansehen, der ihnen die Verständigung mit Vollsinnigen erleichtert und zur Verbesserung ihrer Lebenslage wesentlich beiträgt. Für Bayern hat Pongratz ebenfalls eine Hebung der Verheiratetenziffer nachgewiesen, 5,2% (1900) gegen 3,9% (Zählung von 1871); dabei übersteigt die Zahl der verheirateten taubstummen Männer die der verheirateten taubstummen Frauen um 38%. — Über die Ehen von Taubstummen untereinander sind nur spärliche und für deren Häufigkeit nicht verwendbare Zahlenangaben vorhanden, die im Mygindschen Buche enthaltenen Zahlen sind lediglich vom Standpunkt der Übertragbarkeit des Gebrechens gemacht und geben kein verlässiges Bild.

Berufsarten der Taubstummen. Ihr Gebrechen führt sie zumeist Berufen zu, die keinen regen Verkehr mit der Mitwelt voraussetzen, in erster Linie dem landwirtschaftlichen und dem Handwerkerberuf, dem Baugewerbe u. a., während

Handel und freie Berufe mit ihren großen Anforderungen an Verständigung weniger gesucht sind. Die beiden Geschlechter haben zu den einzelnen Berufen eine verschiedene Stellung. Für die weiblichen Taubstummen ist die Berufswahl eine entschieden engere, das Handwerkertum fällt für sie fast ganz weg, die Stellung im Haushalt ist vielfach auch erschwert, so bleibt ihnen nur mehr die Landwirtschaft oder die Fabrik übrig; für die männlichen Taubstummen ist eine größere Auswahl selbständiger Betätigung gegeben. — Nach der Reichsstatistik von 1900 standen von allen über 15 Jahre alten, nicht in einer Anstalt befindlichen Taubstummen 66,8% im Erwerbsleben, und zwar 82% der männlichen und 48,7% der weiblichen. Wohl infolge des verbesserten Unterrichtes und einer besser organisierten Fürsorge ist nach dieser Statistik die Zahl der erwerbstätigen Taubstummen im Steigen begriffen, so hatte Preußen 1880 nur 43,6, 1900 aber 70,2 erwachsene Taubstumme im Berufe. Ein wesentlicher Unterschied des Einflusses der angeborenen und erworbenen Taubstummheit auf die Berufswahl scheint nicht zu bestehen, von den seit frühester Jugend, das ist bis zum zweiten Lebensjahr Ertaubten waren 66,4%, von den später Ertaubten 67,4% berufstätig. Die infolge später Ertaubung noch im Besitze größerer Sprachreste Befindlichen werden sich im Erwerbsleben leichter tun als die in dieser Hinsicht weniger begünstigten Schicksalsgenossen. Aus der Reichsstatistik von 1900 seien hier einige wichtigere Zahlen über das Berufsleben der Taubstummen angeführt. Von je 1000 weiblichen Taubstummen waren 202,9 in der Landwirtschaft, 157,5 in der Bekleidungs- und Reinigungsindustrie, 77,7 im häuslichen Dienst, 15,0 in der Textilindustrie, 10,1 als Fabrikarbeiterinnen tätig; von je 1000 männlichen Taubstummen fanden 263,8 in der Landwirtschaft, 230,4 in der Bekleidungsindustrie, 82,9 in Holz- und Schnitzindustrie, 36,0 im Baugewerbe, 20,5 bei Stein- und Erdarbeiten ihr Fortkommen; als Künstler (mit Ausnahme von Theater und Musik) betätigten sich 19,5 Taubstumme vom Tausend. — Hinsichtlish der *Berufsstellung* ist es wohl als Folge des Gebrechens anzusehen, daß die meisten beruflich tätigen Taubstummen sich in untergeordneter Stellung befinden, selbständige Posten werden nur von wenigen eingenommen, von sämtlichen erwerbstätigen Taubstummen nach erwähnter Statistik nur 14,1%, davon in dem sonst wenig bevorzugten Handelsgewerbe auffallend viel, nämlich 73,3% der darin erwerbstätigen Taubstummen, im Wirtsgewerbe 33,3%, Militär, Zivildienst und freie Berufe 21,8%, Bekleidung 37,3%. Pongratz kommt in seiner allgemeinen Statistik über die Taubstummen Bayerns zu ähnlichen Zahlen. 1900—1905 waren von 5281 Taubstummen Bayerns 52,7% beruflich tätig, 13,2% in Taubstummenschulen, 9,3 bzw. 2,2% in Asylen bzw. Spitälern untergebracht, während 22,6% teils zu jung, teils unfähig zur Berufsausübung waren; von den männlichen Taubstummen waren 60,7, von den weiblichen nur 43,8% berufstätig. Während die Geschlechter in Land-, Haus- und Forstbetrieb ziemlich gleich stark tätig sind, überwiegt das männliche Geschlecht bei den gewerbetreibenden Taubstummen das weibliche um nahezu das doppelte (862 männliche gegen 315 weibliche). Wie die Reichsstatistik von 1900, so zeigen auch die von Pongratz angeführten Zahlen, wie ungünstig die weiblichen Taubstummen in ihrem Fortkommen gestellt sind. Das hängt mit der eingangs erwähnten geringen Auswahl in Berufsmöglichkeiten für die weiblichen Taubstummen zusammen, dazu kommt noch, daß *die* Berufsgattung, die dem männlichen Taubstummen die günstigsten Aussichten bietet, nämlich der gewerbliche Beruf dem, weiblichen Geschlecht im ganzen ferner liegt. — Von großem Interesse sind die Nachforschungen von Pongratz über die *Erwerbsfähigkeit* der Taubstummen. Von den erwerbsfähigen männlichen Taubstummen seiner Statistik konnten 60,4% ihren Unterhalt ganz bestreiten, 30,6% nur teilweise, 9,0% waren vollständig auf Unterstützung angewiesen;

ungleich schlechter liegen die Verhältnisse beim weiblichen Geschlecht, von den Erwerbsfähigen waren hier nur 35% in der Lage, selbständig ihren Unterhalt zu finden, während 43,6% dies nur teilweise vermochten und 21,4% sich gänzlich auf andere verlassen mußten.

Spezielle Statistik.

Unter die spezielle Statistik fallen alle diejenigen Erhebungen, die sich mit den nur das Taubstummenwesen betreffenden Fragen befassen; hierunter fallen die Ermittlungen über das Häufigkeitsverhältnis zwischen angeborener und erworbener Taubstummheit, die Verteilung der Geschlechter auf diese beiden Formen, ferner die Statistik über das zeitliche Auftreten des Gebrechens.

Das Häufigkeitsverhältnis zwischen angeborener und erworbener Taubstummheit.

Eine genaue zahlenmäßige Feststellung begegnet hier den gleichen Schwierigkeiten wie bei anderen statistischen Einzelfragen; die Beurteilung, ob angeborene oder erworbene Taubstummheit vorliegt, wird nie eine einheitliche und verlässige sein; darauf sind auch die großen Differenzen zurückzuführen, wie sie die von Mygind (l. c.) zusammengestellte Statistik der verschiedenen Länder aufweist. Den wirklichen Verhältnissen am nächsten kommen wohl die aus Taubstummenanstalten hervorgegangenen oder von einzelnen Autoren veröffentlichten Arbeiten. — Nach Mygind treffen in den Anstaltsstatistiken durchschnittlich auf 123 Taubgewordene 100 Taubgeborene; Lemcke fand für Mecklenburg das Verhältnis 122 : 100; Bezold (1) in seiner Praxis 119 : 100; Hedinger für Württemberg (1882) 120 : 100; Hartmann in den Berliner Anstalten 311 : 100; Uchermann für Norwegen 154 : 100; Schwendt dagegen für die Schweiz 96 : 100.

Demnach darf ein Überwiegen der Taubgewordenen gegenüber den Taubgeborenen als feststehend angenommen werden. Abweichend von diesem Ergebnis sind einige Berichte auf weniger breiter Grundlage beruhenden Zählungen, so die Arbeit von Denker aus der *Soester* Anstalt (1), die ein Überwiegen der Taubgeborenen (150 : 100) erwähnt, und die statistischen Arbeiten von Guglielmetti (1912) aus der Züricher Anstalt und desgleichen von Schoenlank, nach letzterer 55% Taubgeborene, 34% Taubgewordene und 11% anamnestisch nicht bestimmbare. Das Zurücktreten der erworbenen Taubstummheit in den Schweizer Statistiken ist darauf zurückzuführen, daß in der Schweiz die endemische Taubstummheit ungleich häufiger als anderswo angetroffen wird. — Von größeren Erhebungen zeigt nur die deutsche Reichsstatistik 1901 ein dem vorhin erwähnten, allgemein festgestellten Überwiegen der erworbenen Taubstummheit entgegengesetztes Ergebnis, indem sie 75,8% Taubgeborene und 24,2% Taubgewordene anführt, das sind auf 100 Fälle von angeborener Taubheit 31,9 erworbene. Dieses Resultat der Reichsstatistik erklärt sich daraus, daß dieselbe nicht zwischen angeborener und erworbener Taubstummheit unterscheidet, sondern zwischen taubstumm seit frühester Jugend (bis zum vollendeten 2. Lebensjahr) und taubstumm später entstanden, wodurch eine Reihe erworbener Fälle zu der ersten Gruppe zugezählt wird.

Die Forschungen über die Ursachen des Überwiegens der erworbenen Fälle haben bisher zu keinem endgültigen Abschluß geführt. Zweifellos sind die Gefahren, die den Organismus und mit ihm das Gehörorgan bedrohen, im Leben viel häufiger und mannigfaltiger als intrauterine Schädigungen einschließlich einer zur Taubheit disponierenden fehlerhaften Keimanlage infolge Vererbung. Vor allem sind es die besonders epidemisch auftretenden Infektionskrankheiten mit ihren Auswirkungen auf das Ohr, ferner Konstitutionskrankheiten, Ohrleiden und Traumen; wie weit von diesen greifbaren Möglichkeiten abgesehen, noch andere weniger augenscheinliche Momente zum Überwiegen der erworbenen Taubstummheit führen, das wird sich nur durch lange fortgesetzte statistische Beobachtungen feststellen lassen.

Um eine verlässige Grundlage für die Beurteilung des *Häufigkeitsverhältnisses der beiden Geschlechter bei der angeborenen und erworbenen Taubstummheit* zu bekommen, ist es notwendig, daß zur Zählung nur die Fälle innerhalb der ersten 10 Lebensjahre herangezogen werden; berücksichtigt man jedoch alle Lebensalter, so werden die Angehörigen des weiblichen Geschlechtes mehr und mehr an Zahl gewinnen infolge der im allgemeinen größeren Sterblichkeit des männlichen. Demnach sind nur Zählungen aus dem ersten Jahrzehnt imstande, ein richtiges Bild sowohl über die Häufigkeit der Taubstummheit bei den einzelnen Geschlechtern, wie auch über die zahlenmäßige Verteilung der angeborenen bzw. erworbenen Taubstummheit auf dieselben zu geben. Nur wenige Statistiken haben diese erstmals von BEZOLD (1) aufgestellte Forderung berücksichtigt; vor ihm hat UCHERMANN (statistische Mitteilungen über die Taubstummheit in Norwegen) die einzelnen Lebensalter unter diesem Gesichtspunkt gesondert behandelt. Nach BEZOLDs (1) Bearbeitung der UCHERMANNschen Zahlen treffen für das erste Jahrzehnt auf 100 männliche erworbene Taubstumme nur 54,2 weibliche, dagegen verhalten sich bei den angeborenen Taubstummen die männlichen zu den weiblichen Individuen wie 100 : 101,1; ebenso treffen in BEZOLDs Privatstatistik bei den angeborenen Taubstummen auf 100 männliche 114 weibliche, bei den Taubgewordenen auf 100 männliche 66 weibliche Personen. LEMCKE fand für Mecklenburg das Verhältnis der taubgeborenen Männer zu den angeborenen tauben Frauen wie 100 : 104,7.

Aus diesen Zahlen ist ersichtlich, daß bei der angeborenen Taubstummheit das weibliche Geschlecht überwiegt und bei der erworbenen das männliche. Diese Befunde lassen sich nicht anders erklären, als daß im *fötalen* Leben das weibliche Geschlecht schädlichen Einflüssen mehr als das männliche zugänglich ist, daß aber *nach* der Geburt eintretende Erkrankungen in weit größerem Maße das männliche Geschlecht befallen und in dessen Gehörorganen stärkere Schädigungen anrichten als es bei den Mädchen der Fall zu sein scheint, bekanntlich überwiegt ja auch die Sterblichkeit der Knaben diejenige der Mädchen in erheblichem Grade. BEZOLD faßt die Ergebnisse der Statistik in dieser Frage dahin zusammen, daß „überhaupt nur die *nach* der Geburt spielenden Erkrankungen es sind, welche, dadurch daß sie vorwiegend das männliche Geschlecht treffen resp. stärkere Zerstörungen in dessen Organen anrichten, zu einem starken Überwiegen der Taubstummheit bei den Knaben gegenüber den Mädchen führen" — und diese Zahlen — nämlich das Vortreten der Knaben bei den erworbenen Taubstummen und umgekehrt das der Mädchen bei den angeborenen — deutet BEZOLD dahin, „daß es nicht mütterliche Einflüsse im embryonalen Leben sind, welche die Knaben bevorzugen, sondern daß es vielmehr die Kinderkrankheiten sind, welche die Knaben in größerer Zahl heimsuchen oder im Gehörorgan derselben ein weniger widerstandsfähiges Organ finden als bei den Mädchen". Diese Beobachtungen bestätigen auch, wie BEZOLD hervorhebt, das allgemeine Lebensgesetz, wonach die männlichen Geburten überwiegen und die Kindersterblichkeit bei den Knaben einen stärkeren Grad aufweist.

Das zeitliche Auftreten der Taubstummheit. Für den Taubstummgewordenen ist der Zeitpunkt, an welchem die Ertaubung auftritt, von größter Wichtigkeit; hängt doch vom Alter direkt ab, ob er die Sprache auf natürlichem Wege erlernen kann bzw. was er, falls er schon sprechen konnte, noch für später davon zu retten vermag.

Hartmann fand unter 649 Fällen die Taubheit in mehr als zwei Drittel während der drei ersten Lebensjahre auftreten, von da ab, besonders aber vom 5. Jahre ab ein ziemlich rasches Nachlassen der Erkrankung. Mygind kommt in seiner Zusammenstellung mehrerer Länder zu dem gleichen Ergebnis wie Hartmann, wenigstens für die europäischen Länder. Bezold (1) stellte den Eintritt der Ertaubung graphisch dar und erhielt eine Kurve, deren Höhepunkt mit $21^0/_0$ aller bis zum 12. Jahre Ertaubten zwischen dem 1. und 2. Lebensjahr liegt, nach allmählichem Absinken bis zum 7. Jahre $(4^0/_0)$ folgt zwischen dem 7. und 8. Lebensjahr eine zweite kleine Erhebung $(7,6^0/_0)$ und schließlich noch eine dritte, allerdings sehr niedere mit $2,7^0/_0$ im 11.—12. Jahre. Die zweite Erhebung (zwischen 7. und 8. Jahr) führt Bezold auf das erst von ihm beobachtete und später anderorts wiederholt bestätigte Auftreten von Ertaubung auf hereditär-luetischer Grundlage zwischen dem 7. und 12. Lebensjahr zurück; auf der gleichen Ursache beruht wahrscheinlich auch die dritte Erhebung in der Kurve. Von 224 erworben Taubstummen trat die Ertaubung in 162 Fällen $= 72,3^0/_0$ noch vor Abschluß des 5. Lebensjahres ein und von diesen 162 erfolgte die Ertaubung in 88 Fällen $= 39^0/_0$ der Gesamtheit im 1. oder 2. Lebensjahre. Die meisten Erkrankungen, welche zur Taubstummheit führen, erfolgen im 1.—3. Lebensjahre, also zu einer Zeit, in welcher die Sprache überhaupt nicht oder nur sehr unvollständig entwickelt ist; die in diesen Jahren Ertaubten sind, sofern ihnen nicht noch etwas umfangreichere Hörreste geblieben sind, für die Erlernung der Sprache den angeboren Tauben nahezu gleichzustellen. Die aus den Statistiken hervorgehende Feststellungen zeigen, daß der Eintritt der Ertaubung in überwiegendem Maße in den für die Erlernung der Sprache wichtigsten Zeitabschnitt erfolgt; das Abnehmen der Ertaubungen nach dem 2.—3. Lebensjahre beruht vielleicht auf ein Zurückgehen der Grundkrankheiten nach diesem Abschnitt, oder es kommen Ertaubungen nach dem 3. Lebensjahr deswegen weniger häufiger zustande, weil sie dann einen ungleich größeren Ausfall des Gehörs voraussetzen als zu einer Zeit, in der das Kind die Sprache noch nicht vollständig erlernt hat; bei einem Kinde, das sich erst in der Entwicklung seines Sprechens befindet, hat eine verhältnismäßig geringere Hörstörung einen ungleich größeren Einfluß auf die Heranbildung des Sprachverständnisses als in einem späteren Zeitabschnitt; Bezold ist geneigt, diesem Umstande allein das Absinken seiner erwähnten Kurve nach vollendetem 2. Lebensjahre zuzuschreiben.

Ätiologie.

Die Forschungen nach den Ursachen der Taubstummheit haben von altersher zur Einteilung derselben in eine angeborene und erworbene Form geführt; diese Trennung war schon Aristoteles bekannt. Die neueren Arbeiten, besonders auf dem Gebiete der pathologischen Anatomie haben diese Unterscheidung als nicht so einfach erscheinen lassen, indem sich gerade hier eine Reihe von Schwierigkeiten ergaben, welcher Form einzelne anatomische Befunde zuzusprechen seien; manche bisher der erworbenen Form zugezählte Veränderungen werden auch bei angeborenen Fällen beobachtet, wenn dieselben auf einer fötal verlaufenen Entzündung des Labyrinths beruhen. So hat die alte Einteilung der Taubstummheit den Ergebnissen der modernen Forschung nicht mehr genügt und die Bestrebungen, eine dem anatomischen wie klinischen Gesichtspunkt genügende Einteilung zu finden, haben zu verschiedenen ätiologischen Gruppierungen geführt.

Zuerst stellte 1902 Victor Hammerschlag (Arch. f. Ohren-, Nasen- u. Kehlkopfheilk. Bd. 56) eine neue Einteilung auf, zu der er durch seine Studien am Taubstummenohr der Kretinen gelangte. HAMMERSCHLAG unterscheidet zwei große Gruppen:

I. Taubstummheit durch lokale Erkrankung des Gehörorganes bedingt. — Hierhe̓r gehören sowohl die fötal nach intrauteriner Meningitis oder infolge syphilitischer Plazentarinfektion entstandenen Fälle, als auch alle durch eine Ohrerkrankung (Entzündung, Blutung, Trauma) erworbenen Fälle.

II. Die konstitutionelle Taubstummheit. Hier ist die Taubstummheit in einer allgemeinen konstitutionellen Anomalie begründet; diese infolge fehlerhafter Keimanlage entstandene Form teilt sich weiter a) in die endemische (kretinische) Taubstummheit, b) in die sporadische Form (hereditär degerative oder kongenitale Taubstummheit). Zur letzteren Form rechnet HAMMERSCHLAG das durch Blutsverwandtschaft der Erzeuger bedingte Gebrechen, ferner die in Verbindung mit anderen degenerativen Symptomen auftretende Taubstummheit (Epicanthus, Retinitis pigmentosa, Strabismus, Albinismus, zerebellare Ataxie, Syndactylie u. a. m.). — Die *endemische Form* ist von BIRCHER eingehend studiert worden; sie entsteht ebenso wie der endemische Kretinismus durch eine chronische Schilddrüsenstörung, die in einer mangelhaften oder auch vollständig fehlenden Funktion des Organes besteht. Diese Dysfunktion kann sich schon embryonal oder erst in der Kindheit geltend machen; die endemische Taubstummheit kann daher fötal oder postfötal entstanden sein, oder sie kann nach HAMMERSCHLAG auch eine Mischung von erworbener oder angeborener hereditär-degenerativer Form sein, indem sowohl eine fötale oder postfötale Schädigung des Gehörorganes infolge mangelhafter Schilddrüsenfunktion des Trägers als auch eine hereditäre Beeinflussung durch die in gleicher Weise behafteten Erzeuger die Ursache des Gebrechens ist.

HAMMERSCHLAGS Einteilung erfolgt vorwiegend nach ätiologischen Gesichtspunkten; die Unterbringung der anatomischen Befunde findet keine genügende Berücksichtigung; die Benennung der hereditär-degenerativen Taubstummheit als kongenitale gleich in der Keimanlage begründet, hat Widerspruch hervorgerufen, da kongenital im Sinne der Biologen angeboren, nicht aber angezeugt, wie HAMMERSCHLAG meint, bedeutet.

Ähnlich der Einteilung von HAMMERSCHLAG ist die 1910 von ERNST URBANTSCHITSCH vorgeschlagene Gruppierung in

        1. erworbene und
        2. kongenitale Taubstummheit.

Die erstere trennt er in intrauterine und postfötale Form, letztere in hereditärdegenerative und endemische Form. Neu ist die Unterscheidung einer manifesten und latenten hereditär-degenerativen Taubstummheit, zur ersteren rechnet URBANTSCHITSCH die Fälle von in der Keimanlage begründeten Taubstummheit, bei denen das ererbte Gebrechen bereits zur Zeit der Geburt in Erscheinung tritt, zu letzterer die Fälle, in denen die fehlerhafte Keimanlage sich erst später nach einer kurzen Zeit des Hörens entwickelt; in diesen latenten Fällen muß eine postfötale Ursache auszuschließen, eine degenerative Disposition nachzuweisen sein. — URBANTSCHITSCH rechnet zu der kongenitalen Taubstummheit die endemische Form, wobei er aber unberücksichtigt läßt, daß diese Form, wie vorhin erwähnt, auch postfötal erworben sein kann.

GOERKE unterscheidet in seiner Pathologie der Taubstummheit (1908) eine embryonale und postembryonale Form, je nachdem das Ohr von den Veränderungen während seiner Entwicklung oder nach Abschluß derselben getroffen wird, unter die erstere Gruppe fallen demnach alle auf Mißbildungen des Gehörorganes beruhenden Fälle, unter die zweite alle die Veränderungen, die das fertig gebildete Organ treffen, also auch intrauterine Entzündungen; da aber letztere in ihrem Folgezustand das Bild einer Hypoplasie bieten können, wird die

Entscheidung, ob eine Hypo- oder Aplasie embryonaler oder postembryonaler Herkunft ist, große Schwierigkeiten haben.

Die verschiedenen Einteilungsprinzipien zeigen alle das Bestreben, pathologisch-anatomische und klinische Gesichtspunkte miteinander in Einklang zu bringen. Auf die neueren Ergebnisse der pathologischen Anatomie der Taubstummheit und sich berührender Ohrerkrankungen — wie die Arbeiten von Manasse über chronische progressive Schwerhörigkeit und Hammerschlag über Otosklerose und Taubstummheit — kann hier nicht näher eingegangen werden, es sei hier auf den Abschnitt: Anatomie der Taubstummheit verwiesen. Vom klinischen Standpunkt ist die Einteilung in angeborene und erworbene Taubstummheit unter der Einschränkung, daß sie nur zeitlich genommen sein will, durchführbar; wir wissen aber von der endemischen Taubstummheit, daß sie sowohl fötal als auch postfötal sein kann, ja daß sie sogar eine gemischte Form darstellen kann; es ist auch zu berücksichtigen, daß manche angeborene Taubstummheit im Grunde eine erworbene ist, insofern sie auf einer intrauterinen Meningitis, Labyrinthitis oder Plazentarinfektion beruht.

Steurer (Zeitschr. f. Hals-, Nasen- u. Ohrenheilk. Bd. 1, H. 1 u. 2) befürwortet, da die histologischen Befunde am ehesten Aufschluß über die Pathogenese geben, die Einteilung der Taubstummheit nach rein pathologisch-anatomischen Gesichtspunkten; er nimmt in Anlehnung an Lange die Entwicklung des Ohres zum Ausgang seiner Einteilung in Veränderungen vor und nach der Entwicklung; er sondert zwei große Gruppen: 1. auf Mißbildungen (Entwicklungsstörungen) des Gehörorgans beruhende Taubstummheit, 2. auf regressive Veränderungen des Gehörorgans beruhende Taubstummheit.

Denker (2) hat nun auf der Gruppierung Siebenmanns fußend, folgende Einteilung der Taubstummheit vorgeschlagen, wobei die anatomischen Unterabteilungen hier weggelassen sind, nachdem sie im Abschnitt der Anatomie der Taubstummheit eingehend besprochen werden:

I. *Die angeborene oder kongenitale Taubstummheit*; sie umfaßt alle Fälle, deren Entstehung auf intrauterine Störungen zurückzuführen ist. Sie läßt sich einteilen:

a) In Fälle, bei welchen die Veränderungen bedingt sind durch *intrauterine entzündliche Prozesse* (Meningo-Encephalitis, durch Placentarinfektion erworbene Syphilis);

b) in Fälle von Bildungsanomalien, die auf *nicht entzündlicher Basis* entstanden sind. Unter diese Gruppe wurden auch die durch *ererbte kretinische* Degeneration (*endemische* Taubstummheit Hammerschlags), die durch *Konsanguinität* der hereditär-degenerativ belasteten Erzeuger bedingte und die mit *sonstigen hereditär-degenerativen* Symptomen vergesellschaftete Taubstummheit (*sporadische* Form der *konstitutionellen* Taubstummheit nach Hammerschlag) fallen.

II. *Die nach der Geburt erworbene oder postfötale Taubstummheit*; diese Gruppe wäre weiterhin einzuteilen:

a) in Fälle *meningitischen* Ursprungs,

b) in Fälle *tympanalen* Ursprungs (im Anschluß an Mittelohraffektionen entstehend),

c) in Fälle mit *primären Labyrinthveränderungen,* bei denen die Labyrinthitis nicht durch Übergreifen eines entzündlichen Prozesses in der Nachbarschaft (Meningen, Mittelohr) bedingt ist (Mumps, Trauma, Lues acquisita).

Ferner wurden unter diese Hauptgruppe die *postfötal erworbene endemische* Taubstummheit zu rechnen sein, „wenn es gelingen sollte, sie von der *ererbten* kretinischen Degeneration abzugrenzen." (Denker: Zeitschr. f. Ohrenheilk. u. f. Krankh. d. Luftwege. Bd. 69, H. 4.)

Diese von DENKER gegebene Einteilung hat den Vorzug, daß sie für die Hauptgruppen die allgemein übliche Trennung in angeborene und nach der Geburt erworbene Taubstummheit beibehält, daß aber ihre Unterabteilungen sowohl der anatomischen, wie auch der klinischen Betrachtung gerecht wird.

Ätiologie der angeborenen Taubstummheit.

Für die klinische Betrachtung, um die es sich in diesem Abschnitt handelt, fallen die Fälle von auf intrauterin spielenden entzündlichen Prozessen beruhender Taubstummheit aus, da sie nur der anatomischen Beobachtung zugänglich sind.

Die *Fälle von angeborener Taubstummheit, die nicht auf entzündlicher Basis entstanden sind,* verlangen, nachdem es sich hier fast durchweg um hereditäre Fälle handelt, eine besondere Berücksichtigung der modernen Vererbungslehre. Die vordem bestehende Unklarheit über die hereditären Verhältnisse bei der Taubstummheit war zum großen Teil dadurch bedingt, daß die einzelnen Autoren den Begriff Erblichkeit verschieden auffaßten; während die einen nur die direkte Übertragung von den Eltern auf die Kinder als Vererbung gelten ließen, rechneten andere das Auftreten des Gebrechens in den Seitenlinien der Aszendenz als hereditäre Beeinflussung, andere gingen weiter und betrachteten verwandte pathologische Zustände in der Familie oder Verwandtschaft als hereditäre Beziehungen. Heute wissen wir, daß der Begriff Vererbung nicht zu eng gefaßt werden darf, daß Taubstummheit in den Seitenlinien hereditär bestimmend wirkt, ja daß, wenn man HAMMERSCHLAG (l. c.) folgen will, die Taubstummheit nur eine einzelne Erscheinung eines allgemeinen Degenerationszustandes ist, der sich unter den verschiedenartigsten Bildern manifestiert und weiter vererben kann. Die neueren Untersuchungen über die hereditären Verhältnisse der Taubstummheit fußen durchwegs auf den MENDELschen Vererbungsgesetzen. Bei der Bedeutung derselben sei hier davon nur das Wichtigste erwähnt, soweit es zum Verständnis unbedingt erforderlich ist.

Der Augustinerabt GREGOR MENDEL (1822—1884) machte seine erster Beobachtungen an Erbsen, deren einzelne Sorten verschiedene Merkmale an Blüten, Samen usw. aufweisen. Zur Untersuchung über die Vererbung benützte MENDEL nur solche Merkmale, die sich als konstant erwiesen haben. Kreuzt man nach MENDEL z. B. rot- und weißblühende Erbsen, so erhält man in der ersten Generation (G 1) nur rotblühende Pflanzen; nimmt man nun 2 solche, rotblühende Kreuzungsprodukte, so entstehen in der folgenden Generation (G 2) 3 rotblühende und 1 weißblühende Erbse, von dieser Generation pflanzt sich die weißblühende unverändert fort, ebenso 1 Individuum der 3 rotblühenden, während aus den übrigen rotblühenden sich wieder eine Generation (G 3) züchten läßt, von denen wie die Elterngeneration 3 rotblühende und 1 weißblühende sind:

<pre>
                          rot   weiß
                          ‿‿‿‿‿‿‿‿‿‿
      rot   rot   rot   rot   rot   rot   rot   G 1
                          ‿‿‿‿‿
              rot | rot   rot | weiß   G 2
                          ‿‿‿‿‿
   rot   rot   rot   rot   rot   rot   weiß   weiß weiß G 3
</pre>

Die rote Farbe ist vorherrschend — „dominierend", die weiße tritt zurück — das „recessive" Merkmal. Es besitzt also hier die erste Generation durchweg das dominierende Merkmal, in der folgenden Generation (G 2) zeigen drei Viertel das dominierende, ein Viertel das recessive Merkmal; das recessive Viertel pflanzt sich nur recessiv (hier als weißblühende Erbse) fort (Reinzucht), ebenso ist der dritte Teil der drei Viertel, dominierend blühenden Individuen eine Reinzucht, die sich nur rotblühend vererbt, bei den übrigen zwei Dritteln dieser Generation (G 2) tritt bei den Kreuzungsprodukten wieder eine Spaltung ein wie die eben vollzogene, so daß die Generation 3 qualitativ dieselbe ist wie die G 2. Die sich in Reinzucht vererbenden Individuen werden *Homocygoten* genannt, sie bringen stets das gleiche Merkmal hervor; ihnen gegenüber stehen die *Heterocygoten,* die in bezug auf das Merkmal nicht reinrassig sind, sie tragen den Spaltungskeim in sich — im obigen Beispiel die ganze G 1. Bei dem genannten Beispiel (rot- und weißblühende Erbse) wird nur *ein* Merkmal vererbt, das Kreuzungsprodukt heißt dann *Monohybrid*; werden dagegen 2, 3 oder mehr Merkmale vererbt, so entstehen *Di-, Tri-* und *Polyhybriden*. Bei der *dihybriden Vererbung*, bei der sich also die gekreuzten Formen durch 2 Merkmale unterscheiden, besteht ebenfalls eine Gesetzmäßigkeit, indem die erste Generation das dominierende Merkmal zeigt, in der zweiten Generation aber sich jedes Merkmalpaar selbständig weitervererbt; es treten hier unter je 16 Individuen 9 mit den beiden dominanten Eigenschaften, 3 mit der einen dominanten und der einen recessiven, weitere 3 mit der anderen dominanten und der anderen recessiven und 1 Individuum mit den beiden recessiven Merkmalen auf. Das klassische Beispiel Mendels ist hierfür die Kreuzung von rotblühenden Erbsen mit gelben Keimblättern mit weißblühenden und grünen Keimblättern. In der ersten Generation entstehen nur Erbsen mit roten Blüten und gelben Cotyledonen — den dominierenden Merkmalen, in der zweiten Generation finden sich 9 Exemplare mit roten Blüten und gelben Keimblättern, 3 Exemplare mit roten Blüten und grünen Cotyledonen, 3 Exemplare mit weißen Blüten und gelben Keimblättern und 1 Exemplar mit weißen Blüten und grünen Keimblättern, also unter je 16 Exemplaren 9 mit dominierenden Merkmalen, 2mal je 3 mit gemischt dominierenden und recessiven und 1 Individuum mit den beiden recessiven Merkmalen. Haben alle Heterocygoten das dominierende Merkmal, so wird dieser Vererbungsmodus als Erbsen- oder *Pisumtypus* bezeichnet; zeigen aber die Heterocygoten durch ihre Eigenschaften die Mischung der beiden gekreuten Merkmale an, so nennt man diesen Modus den Mais- oder *Zeatypus*. — Die Mendelschen Gesetze lassen sich mit der modernen Chromosomentheorie in Einklang bringen, jedoch erfolgt die Vererbung von Krankheitsanlagen, hervorstechenden Eigenschaften usw. nicht ohne weiteres nach dem beschriebenen Pisumtypus, letzterer trifft nur zu für die wenigen Fällen, in denen eine Eigenschaft an ein einziges Chromosomenpaar der Fortpflanzungszellen gebunden ist. In weitaus der Mehrzahl der Fälle ist die vererbte Eigenschaft an 2 oder mehrere Erbfaktoren oder Chromosomenpaare gebunden — *Polymerie*; wirken diese Erbfaktoren alle gleichsinnig, so spricht man von *Homomerie*. Bei der großen Chromosomenzahl des Menschen ist anzunehmen, daß sich dessen spezifische Merkmale auf eine Reihe von Chromosomenpaaren verteilen, deren Vererbung im einzelnen nach den Gesetzen der Homomerie erfolgt.

Die *Verhältnisse bei der Taubstummheit* sind *hinsichtlich der Vererbung* in letzter Zeit wiederholt bearbeitet worden. In weitgehendem Maße hat sich Hammerschlag in einer Reihe von Arbeiten: „Zur Kenntnis der hereditär-degenerativen Taubstummheit" (Zeitschr. f. Ohrenheilk. u. f. Krankh. d. Luftwege Bd. 45, 47, 56, 61) damit befaßt. Er nennt die kongenitale Taubstummheit hereditär-degenerative Taubstummheit und sieht in ihr nur ein Glied einer weitverzweigten Familie verschiedener hereditär-pathologischer Zustände. Zu seinen Untersuchungen benützte er die japanische Tanzmaus, die als kongenital taubes, ataktisches und albinotisches Tier ein Analogon zur Taubstummheit bildet.

Die Nachprüfung der Mendelschen Gesetze mit der japanischen Tanzmaus ergab zunächst eine Übereinstimmung mit denselben im Sinne einer monohybriden regressiven Vererbung. Bei Übertragung seiner Ergebnisse auf die Taubstummheit beim Menschen benützte Hammerschlag die Faysche Statistik aus Amerika über Taubstummenehen und sonderte aus ihr diejenigen Ehen aus, in denen beide Teile *hereditär* taub waren; bei solcher Sichtung blieben von 4471 Ehen Fays 38 Ehen mit 121 Kindern übrig, von letzteren waren $28 = 23,14\%$ taubstumm, also nicht 100% wie analog der Tanzmaus nach Mendel erwartet werden müßte. Die Ursache dieser Divergenz sieht Hammerschlag darin, daß die Taubstummheit des Menschen und der Tanzmaus qualitativ nicht gleichwertige Merkmale sind, denn bei letzterer ist es ein lückenlos fortgeerbtes Übel, beim Menschen aber konnte Reinzüchtung hereditär tauber Individuen niemals erfolgen; Hammerschlag sonderte daher 8 Ehen aus, in denen beide Gatten taube Verwandte in der direkten und indirekten Aszendenz aufzuweisen hatten, um so den Verhältnissen einer Reinzucht möglichst nahe zu kommen, der Prozentsatz der tauben Kinder aus diesen 8 Ehen hob sich allerdings bereits auf $45,5\%$.

Neuerdings hat Albrecht (Arch. f. Ohren-, Nasen- u. Kehlkopfheilk. Bd. 110, H. 1) aus Württemberg Stammbäume von konstitutionell-sporadischer Taubstummheit gesammelt, denen er z. T. persönlich nachging. ALBRECHT kommt zu dem Ergebnis, *daß sich die konstitutionelle Taubstummheit monohybrid recessiv weitervererbt.* Es sind daher für die Taubstummheit folgende Vererbungsmöglichkeiten zu erwarten. Sind beide Eltern taubstumm, also recessive Homocygoten (RR, s. folg. Schema), so werden auch die Kinder taubstumm sein; sind beide Eltern Heterocygoten (DR), tragen sie also bei äußerlich normalem Verhalten den Vererbungskeim in sich, so werden nach MENDEL von ihren Kindern ein Viertel taubstumm sein; besteht die Ehe aus einem Heterocygoten und einer nicht belasteten Hälfte, so werden die Kinder zur Hälfte vollsinnig, zur anderen heterocygot sein. Aus dem Gesagten geht hervor, daß bei der recessiven Anlage die Heterocygoten das Gebrechen nicht aufweisen, es tritt erst wieder bei den Nachkommen in Erscheinung; daher sind bei Krankheiten oder Gebrechen, die sich nach dem monohybrid-recessiven Vorgang vererben, die Verwandtenehen besonders gefährlich, denn es besteht immer die Möglichkeit, daß irgend von der Aszendenz her belastete Heterocygoten zusammenkommen, von deren Kindern dann ein Viertel das Gebrechen aufweist. Bei nur einseitiger Belastung der Eltern ist bei monohybrid-recessivem Erbgang eine Vererbung nicht möglich.

Nach ZIEGLER: Die Vererbungslehre in der Biologie und Soziologie, nennt PLATE folgende Krankheitsanlagen recessiv: Xeroderma pigmentosa, FRIEDREICHsche Ataxie, Schwachsinn, *hereditäre Taubheit*, Retinitis pigmentosa und den Albinismus. — PLATE gibt für die recessive Vererbung folgendes Schema an:

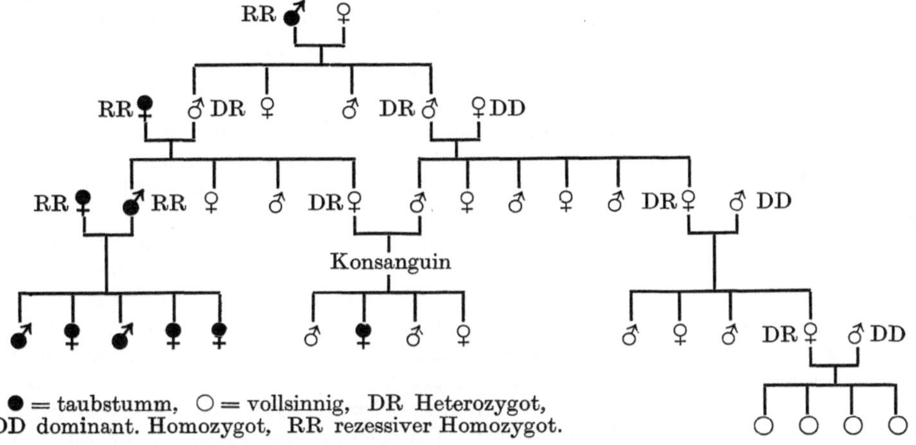

● = taubstumm, ○ = vollsinnig, DR Heterozygot,
DD dominant. Homozygot, RR rezessiver Homozygot.

Tatsächlich fand ALBRECHT bei seinen Nachforschungen an den Stammbäumen *Taubgeborener* folgendes: Einmal hatten sich 2 angeborene Taube geheiratet, ihre 3 Kinder sind taubstumm; 3mal liegt die Ehe eines Taubstummen mit einer Vollsinnigen vor, ihre Kinder sind sämtlich hörend. In 33 Ehen waren die Eltern belastet hörend, darunter traf 23mal das MENDELsche Gesetz im monohybrid-recessivem Sinne zu — 1 Fall scheidet aus —; in den übrigen 9 Fällen waren nur geringe Abweichungen zu beobachten. Auch das Verhältnis der Taubstummen zu ihren vollsinnigen Geschwistern entsprach nach ALBRECHTS Angabe dem MENDELschen Gesetz, nämlich 49 : 150 = 32,6%. — In MYGIND (l. c.) findet sich eine Zusammenstellung über das zahlenmäßige Auftreten des Gebrechens bei den Nachkommen aus Taubstummenehen; seine Zahlen weichen wesentlich von den nach MENDEL zu erwartenden ab, so erwähnt er nur 5%

der Kinder aus Ehen zwischen Taubstummen als taub. Diese Divergenz wird erklärlich durch den Umstand, daß in der Statistik Myginds nicht unterschieden wird, ob die betreffenden Individuen aus Ehen zwischen Taubgeborenen oder Taubgewordenen stammen; es dürften sich wesentlich höhere Zahlen ergeben, wenn nur die Nachkommen aus Ehen von Taubgeborenen berücksichtigt wären.

Im Gegensatz zu Albrecht findet Orth, daß sich die konstitutionell sporadische Taubstummheit nach den Ergebnissen der Probanden und Geschwistermethode nicht nur monomer recessiv, sondern auch polymer recessiv vererbe. Er geht hierbei von der Statistik Hammerschlag-Fay aus, nach der der Prozentsatz der taubstummen Kinder aus Ehen hereditär Taubstummer 23% betrage und nicht 100%, wie es beim monomer recessiven Erbgang zu erwarten wäre. Dem hält Albrecht gegenüber, daß die Taubstummenstatistiken zur Forschung über den Erbgang unzulänglich sind, da sie über die Art der vorliegenden Taubstummheit keinen genügenden Aufschluß geben.

Nach den Mendelschen Gesetzen muß erwartet werden, daß sich angeborene Taubheit sowohl in der Aszendenz wie auch in den Seitenlinien findet. Zahlenmäßige Angaben lassen sich darüber nur schwer erhalten, sie sind auch nicht zuverlässig, da hochgradige Schwerhörigkeit und Taubheit leicht von den Angehörigen verwechselt werden können. Die Reichsstatistik (1902—1905) erwähnt 151 Fälle von angeborener Taubstummheit = 4,3% der 3524 angeboren Taubstummen in der Aszendenz, dagegen in den Seitenlinien 285 = 8,1% Fälle, also ungleich mehr als in der Aszendenz. Schoenlanck (Schweiz. Rundsch. f. Med. 1920. S. 33) berichtet aus der Züricher Anstalt bei 36% der Taubgeborenen indirekte kollaterale Vererbung, bei 33% gehäuftes familiäres Auftreten. Gallusser (Korresp.-Bl. f. Schweizer Ärzte 1913. Nr. 26) betont gleichfalls nach seinen Untersuchungen an der St. Galler Anstalt die Häufigkeit der indirekten kollateralen Vererbung gegenüber der direkten; nach Gallusser ist das Auftreten von Taubstummheit bei verschiedenen Gliedern ein und derselben Generation besonders häufig, selten dagegen die direkte Übertragung von den Eltern auf die Kinder. Die hohen Zahlen Schoenlancks sind möglicherweise durch örtliche Verhältnisse (endemische Taubstummheit auf kretinischer Basis) beeinflußt.

Blutsverwandtschaft und Taubstummheit. Das Auftreten von taubstummen Nachkommen aus konsanguinen Ehen ist schon lange beobachtet. Die relative Häufigkeit führte zu der Annahme, daß Blutsverwandtschaft der Eltern die Ursache des Gebrechens sei. Gegen diese Auffassung machten sich jedoch schon frühzeitig Stimmen geltend, so spricht Lemcke (l. c.) lediglich der erhöhenden Wirkung der Verwandtschaftsehen auf schädliche Vererbungseinflüsse eine Rolle zu; Mygind (Encyklopädie der Ohrenheilk. Leipzig 1901) sucht die Bedeutung der Blutsverwandtschaft für angeborene Taubstummheit nicht in ihr an sich, sondern in der durch „diese entstandene Potenzierung besonderer Einflüsse". Nach dem bei der Vererbung Gesagtem liegt die Gefahr der Verwandtenehe darin, daß mit Wahrscheinlichkeit zwei belastete, wenn auch äußerlich nicht gekennzeichnete Individuen (Heterocygoten) zusammentreffen und die dadurch vermehrt vererbte, fehlerhafte Keimanlage zum Auftreten des Gebrechens führt.

Die Statistik gibt bezüglich der Häufigkeit der Taubstummheit nach Verwandtenehen etwas voneinander abweichende Resultate, bedingt durch das verschiedene Material nach Örtlichkeit, Rasse u. a. — Bezold (1) fand auf 196 Taubgeborene 13 = 6,6% aus Verwandtschaftsehen, die Reichsstatistik (1902—1905) 6,8%, Hartmann auf 4790 Taubgeborene 336 = 7%, der gleiche Autor anderorts (Dtsch. med. Wochenschr. 1877) auf 45 sogar 8 = 17,7%, Gallusser (l. c.) 21%, Hammerschlag 31,25% (20 auf 64 Taubgeborene). Die abweichenden Zahlen sind bei Gallusser wohl durch das Vortreten der endemischen Taubstummheit in der Schweiz, bei HAMMERSCHLAG durch sein Material aus der israelitischen Taubstummenanstalt in Wien verursacht. Nach HAMMERSCHLAGS Beobachtungen (Zeitschr. f. Ohrenheilk. u. f. Krankh. d. Luftwege Bd. 47) waren von 95 Ehen mit je 1 taubstummen Kinde 14 = 14,74% konsanguin, von 18 Ehen mit je 2 taubstummen Kindern 4 = 22,2% und von 9 Ehen mit 3 oder mehr taubstummen Kindern (immer angeboren tauben) 5 = 55,5% konsanguin; er sieht durch diese Zahlen den Beweis erbracht, daß „zwischen kongenitaler Taubheit und Blutsverwandtschaft der Eltern ein Zusammenhang besteht in der Art, daß Blutsverwandtschaft der Eltern die Entstehung der Taubheit bei Kindern begünstigt". Auch die Reichsstatistik (1902 bis 1905) weist darauf hin, daß die Ehen zwischen blutsverwandten Personen relativ häufig eine angeboren taubstumme Nachkommenschaft zur Folge haben; nach ihr waren die Großeltern väterlicher- und mütterlicherseits in 62 (1,8%) Fällen unter sich blutsverwandt, in der überwiegenden Zahl der Fälle waren es jedoch Ehen zwischen Geschwisterkindern.

Das gehäufte Auftreten von Taubstummheit im Gefolge von Verwandtenehen darf als feststehend angenommen werden; es ist aber dabei zu berücksichtigen, daß Verwandtenehen an und für sich die Entstehung des Gebrechens nicht bedingen; erbliche Einflüsse in dieser Hinsicht können bei jeder Ehe mitspielen, sofern die beiden Partner aus belasteten Familien stammen, nur ist die Gefahr einer solchen belasteten Verbindung bei der Verwandtschaftsehe, wie schon erwähnt, eine um so größere.

Beziehungen anderer konstitutioneller Anomalien zur Taubstummheit und deren hereditäre Bedeutung.

HAMMERSCHLAG (Zeitschr. f. Ohrenheilk. u. f. Krankh. d. Luftwege Bd. 61) hat neuerdings auf das häufige Zusammenfallen von konstitutionell angeborener, hereditär-degenerativer Taubstummheit mit einigen hereditär-pathologischen Zuständen hingewiesen; zu letzteren rechnet er besonders die Retinitis pigmentosa, geistige Zurückgebliebenheit, hereditäre Ataxie; nach ihm ist die Taubstummheit nur ein Glied einer weitverzweigten Familie verschiedenster hereditärer pathologischer Zustände, der er auch die Otosklerose zuzuschreiben neigt. MYGIND kommt bei der theoretischen Betrachtung über die Erblichkeit der Taubstummheit zu dem Schlusse, daß „die Taubstummheit nicht allein von dem Auftreten anderer Fälle des gleichen Gebrechens in der Verwandtschaft abhängt, sondern auch von dem Auftreten von Ohrenkrankheiten und gewisser Formen von Nervenkrankheiten". Auch die Reichsstatistik 1902—1905 betont das gehäufte Auftreten konstitutioneller Anomalien bei Taubstummheit, so litten von 7487 Anstaltszöglingen 451 = 6,0% an Blödsinn, Schwachsinn oder Kretinismus, 36 = 0,5% an Epilepsie, 320 = 4,3% an Kropf, 40 = 0,5% an Retinitis pigmentosa, 903 = 12,1% an anderen Sehstörungen (ausschließlich der Keratitis diffusa), 389 = 5,2% an Mißbildungen, 360 = 4,8% an solchen anderer Körperteile. Blödsinn, Schwachsinn, Kretinismus, Lähmungen der Extremitäten, Retinitis pigmentosa und Sehstörungen waren nach der Reichsstatistik häufiger bei der angeborenen als bei der erworbenen Taubstummheit, während bei letzterer Lähmungen des Gesichtes und Lues — mit oder ohne Keratitis diffusa — besonders oft beobachtet wurden. — Über gleichzeitiges Auftreten von Schwerhörigkeit bei den Verwandten von Taubstummen findet sich bei MYGIND eine Zusammenstellung; er kommt zu folgendem Ergebnis: „Der Umstand, daß sowohl Schwerhörigkeit als auch Taubstummheit in derselben Generation sich auffallend häufig finden, läßt vermuten, daß es dieselben ferneren oder mehr direkt wirkenden Ursachen sind, welche bald Veranlassung

zu weniger heftigen oder zu später auftretenden Ohrkrankheiten geben, bald
aber stärker hervortretende angeborene oder im Kindesalter erworbene Abnormitäten des Gehörorganes hervorrufen, welche Taubstummheit erzeugen." —
Auch andere Autoren beobachteten Übergänge von taubstummen Geschwistern
zu schwerhörigen, so u. a. Neumann und Urbantschitsch (Österr.-otol. Ges.
v. 26. 6. 1911). — Albrecht (l. c.) wendet sich vom Standpunkt der Vererbungslehre gegen diese unitaristische Krankheitsauffassung; er bestreitet einen
inneren Zusammenhang der verschiedenen Anomalien, von denen sich jeder
für sich weitervererbt; wenn sich bei einzelnen Individuen solche Abweichungen
häufen, so ist dies nach Albrecht darauf zurückzuführen, daß sich dieselben
nach dem gleichen Erbmodus übertragen, wie dies für Retinitis pigmentosa,
Epilepsie und Schwachsinn nachgewiesen ist. Verwandtenehen begünstigen
dann das Auftreten und Zusammenfallen solcher durch recessive Vererbung
übertragbarer Anomalien. Nach den Untersuchungen Albrechts über die
Vererbung von Labyrinthschwerhörigkeit und Otosklerose ist ein Zusammenhang dieser Hörstörungen mit der hereditären Taubstummheit nicht anzunehmen
im Gegensatz zu Hammerschlag und zu Myginds Vermutung. Albrecht
begründet seine Ansicht damit, daß sporadische Taubstummheit, hereditäre
Labyrinthschwerhörigkeit und Otosklerose sich nicht nach dem gleichen Modus
vererben (erstere monohybrid-recessiv, die beiden anderen dominant oder
wechselnd); es ist daher nach Albrecht nicht zulässig, hereditäre Labyrinthschwerhörigkeit, selbst wenn sie so hochgradig ist, daß Taubstummheit resultiert,
und konstitutionelle Taubstummheit zusammenzulegen.

Lues hereditaria und Taubstummheit. In älteren Statistiken finden sich nur
vereinzelt Angaben über Taubstummheit auf hereditär-luetischer Basis; offenbar
wurde die Syphilis als kein wesentliches ätiologisches Moment angesehen;
dies mag darin begründet sein, daß die auf vererbter Lues beruhende Taubheit
sehr häufig ohne weiter syphilitische Begleitsymptome auftritt. — Bezold
fand unter 456 Taubstummen 13 Fälle = 5,6% (an vierter Stelle seiner ätiologischen Tabelle) von Lues hereditaria; die Reichsstatistik (1902—1905) zählt
nur 0,1%, das bayerische statistische Jahrbuch Bd. 12, 1913, für 1909 — 2%
Taubstummheit bei Lues oder Keratitis diffusa, in den Jahrgängen 1910 und
1911 kam kein Fall zur Beobachtung. Ernst Urbantschitsch (Monatsschr.
f. Ohrenheilk. u. Laryngo-Rhinol. 1910. Nr. 7) untersuchte 125 Taubstumme
mit der Wassermannschen Reaktion und fand unter Beobachtung gewisser
Kautelen 7 Fälle = 5,6%, in denen Syphilis mit allergrößter Wahrscheinlichkeit als Ursache der Taubstummheit anzusehen ist. Ebenfalls mit Hilfe der
Wassermannreaktion ermittelte Kümmel bei den Zöglingen der badischen
Anstalten 15 sicher hereditär-syphilitische Fälle. (Dtsch. Naturf. u. Ärzte-
Kongr. 1911.) — Wie bei anderen Gelegenheiten, so dürfte auch bei der Taubstummheit, sofern an Lues gedacht wird, ein größerer Prozentsatz ermittelt
werden als es in früheren Statistiken der Fall war. Gleichzeitige oder, was
verhältnismäßig oft beobachtet wird, der Ertaubung um einige Zeit vorausgehende Augenerkrankung, Hutchinsonssche Zähne und besonders die Familien-
anamnese lenken den Verdacht auf Syphilis. Am Gehörorgan selbst hat Bezold
(l. c.) und nach ihm Wanner (2) (Dtsch. otol. Ges. 1908) charakteristische
Erscheinungen beschrieben: Das relativ späte Auftreten der Ertaubung (zwischen
dem 7. und 9. Lebensjahr), das oft plötzliche Einsetzen der Taubheit oder der
doppelseitigen hochgradigen Schwerhörigkeit, das häufige Bestehen von ein-
oder mehrfachen Lücken im Tonbereich ermöglichen die Diagnose auch ohne
das Hilfsmittel der Wassermannschen Reaktion, die bei negativem Ausfall
nicht gegen Lues spricht — wie Urbantschitsch (l. c.) erwähnt — und nur
deren positiver Ausfall die sichere Diagnose zuläßt, vorausgesetzt, daß nach der

ganzen Sachlage es sich nicht um eine reine hereditär-degenerative Taubstummheit handelt, wofür der gleiche Autor einen einschlägigen Fall anführt. BEZOLD
und WANNER fanden ferner, daß bei Taubstummheit auf hereditär-luetischer
Basis das weibliche Geschlecht ganz auffallend überwiegt (WANNER: unter
28 Fällen 20 weibliche), während bei den Ohrerkrankungen das männliche
Geschlecht im allgemeinen stärker beteiligt ist. — Bei dem relativ späten Auftreten der hereditär-luetischen Ohrerkrankung tritt der Verlust der Sprache
naturgemäß viel langsamer und unvollständiger ein, so daß derartig erkrankte
Kinder, von ihrer Umgebung nicht mehr als taubstumm erkannt, eine Taubstummenschule meist nicht mehr durchmachen.

Ätiologie der erworbenen Taubstummheit.

Statistische Erhebungen über die Ätiologie der erworbenen Taubstummheit
beruhen naturgemäß auf einer verlässigeren Grundlage als die der angeborenen
Form. Das gilt in erster Linie für die im späteren Kindesalter eingetretene
Ertaubung, denn der Verlust des Gehörs ist ein zu auffallendes Ereignis, um
von den Angehörigen nicht bemerkt zu werden. Die meisten Ertaubungen
erfolgen jedoch im frühen Kindesalter zwischen dem 1. und 3. Lebensjahr;
je frühzeitiger desto unsicherer sind hier die Angaben der Angehörigen zu
bewerten, der Eintritt der Taubheit kann bei wenig ausgesprochener Allgemeinerkrankung vollkommen verborgen bleiben — wie leicht nur werden Ohreiterungen im Säuglingsalter übersehen, ein späteres mit der Ertaubung in keinerlei
Zusammenhang stehendes Ereignis wird dann von den Eltern als Ursache angesprochen. In solchen Fällen ist es selbst für den fachmännisch geschulten
Arzt nicht immer leicht zu entscheiden, ob der vorliegende Fall auf erworbener
oder angeborener Taubstummheit beruht.

Objektive Anhaltspunkte zur Diagnose der erworbenen Taubstummheit
sind nicht vorhanden; was an solchen zur Verfügung steht, läßt sich nur auf
die Deutung der der Taubheit vorausgegangenen Erkrankung anwenden und
auch dies nur mit einiger Wahrscheinlichkeit. Starke Zerstörungen am Mittelohr
weisen auf einen tympanalen Infektionsweg in das Labyrinth hin; Gleichgewichtsstörungen, besonders wenn sie lange anhalten, lassen an einen meningealen Ursprung der Taubheit denken.

Der im postfötalen Leben erworbenen Taubstummheit liegen fast aussahmslos
Zerstörungen am inneren Ohr zugrunde; es sind nur vereinzelte Fälle beschrieben,
in denen Veränderungen am Mittelohr zur Entstehung des Gebrechens führten,
für gewöhnlich sind selbst stärkere tympanale Veränderungen nach Mittelohreiterungen nicht imstande, das Hörvermögen so zu beeinträchtigen, daß durch
die entstandene Schwerhörigkeit das Sprachverständnis verloren ginge.

Unter den postfötalen, zur Ertaubung führenden Erkrankungen stehen die
Infektionskrankheiten an der Spitze, weit geringer sind die selbständigen
Ohrleiden, allgemeine Konstitutionskrankheiten und Traumen die Ursache.
In folgender Tabelle (S. 382) sind die Ergebnisse einzelner größerer Statistiken
zusammengestellt.

Die *nach der Geburt erworbene oder postfötale Taubstummheit* gruppiert sich
nach DENKER
1. in Fälle *meningitischen* Ursprungs,
2. in Fälle *tympanalen* Ursprungs (im Anschluß an Mittelohraffektionen),
3. in Fälle mit *primären Labyrinthveränderungen* (Mumps, Trauma, Lues
acquisita, vielleicht auch Influenza und Abdominaltyphus, ferner die postfötal
erworbene endemische Taubstummheit, sofern sie von der ererbten kretinischen
Degeneration abgrenzbar ist).

Vergleichende Übersichtstabelle über die Ursachen der erworbenen
Taubstummheit.

	Gehirnleiden Meningitis	Scharlach	Diphtherie	Masern	Mumps	Typhus	Andere Krankheiten	Syphilis hereditaria	Genuine Ohr-erkrankungen	Traumen
Hartmann bis 1872 . .	38,8	11,3	—	3,6	—	13,9	23,3	—	5,4	3,6
Mygind 1879—1890 ♂ .	39,6	20.8	2,4	5,5	—	1,9	—	—	—	1,4
Bezold 1869—1901 . .	51,9 (31,8*)	18,0	1,7	2,1	1,7	1,3	4,3	5,6	6,4	3,0
Lemcke 1884	38,7	24,5	1,5	8,3	—	3,4	—	0,7	8,6	5,0
Uchermann 1885 . . .	31,9	27,4	0,2	2,6	—	4,5	—	—	10,4	—
Schönlank 1920	37,0	—	—	—	—	—	—	14,0	18,0	—
Reichsstatistik 1902—1905	42,7 (29,7*)	15,7	—	6,1	—	3,9	13,5	0,1	6,0	6,6
Bayer. Statistik 1909—1911	53,6 (42,5*)	11,3	2,6	—	—	—	—	0,6	9,9	—
Guglielmetti 1912 . .	38,4	11,5	3,8	7,6	—	—	—	—	—	3,8

*) Fälle von sicher nachgewiesener Meningitis.

1. Meningitische Taubstummheit.

Bei den Fällen von Taubstummheit mit meningitischem Ursprung tritt
die das Gehörorgan treffende Entzündung von der Schädelhöhle auf den präformierten Wegen in das Labyrinth ein; eine begleitende Otitis media fehlt zumeist, so daß an den Trommelfellen von derart Ertaubten in der Regel keine
Veränderungen festzustellen sind.

Fast immer ist die epidemische *Meningitis cerebrospinalis* die zugrunde
liegende Allgemeinerkrankung, zumal die tuberkulöse Meningitis in der Regel
tödlichen Verlauf nimmt und andere cerebrale Erkrankungen im Kindesalter
eine große Seltenheit sind. Da der Ohrenarzt nur wenig Gelegenheit hat, die
meningitische Grundkrankheit mit zu beobachten, sondern das ertaubte Kind
oft erst lange nach Ablauf der Hirnhautentzündung zu sehen bekommt, ist er
vielfach auf die Angaben der Angehörigen angewiesen, die meistens nur die
eine oder andere Krankheitserscheinung nennen können. Am häufigsten begegnet
man beim Laien den Bezeichnungen: Genickkrampf, Hirnkrampf, Fraisen,
Gichter, Gliederkrankheit, Kopftyphus, Schleimfieber usw. Es ist natürlich
nicht möglich, auf solche Benennungen hin die Diagnose Meningitis cerebrospinalis zu stellen, zumal diese Bezeichnungen auch auf spasmophile Zustände
hinweisen. Nachfragen über länger anhaltendes hohes Fieber, Bewußtlosigkeit,
Nackensteife und nicht zuletzt über das gehäufte Auftreten solcher Krankheitserscheinungen an einem Ort oder Bezirk tragen zur Sicherung der Diagnose
bei; wesentliche Veränderungen am Mittelohr werden, wie schon erwähnt,
nicht beobachtet, so daß schon aus deren Fehlen in Verbindung mit der übrigen
Anamnese auf eine überstandene Hirnhautentzündung geschlossen werden kann,
dagegen sind lange anhaltende Gleichgewichtsstörungen ein wichtiges Merkmal.
Zuerst Moos und nach ihm Bezold (1) hat auf diese bei Meningitistaubheit
häufig vorkommende Erscheinung hingewiesen, für die ein monatelanges
Anhalten charakteristisch ist. Bezold fand unter seinen nach Gehirnhautentzündung entstanden angeführten Fällen in 65% Gleichgewichtsstörungen,
bei denen *nicht* nach Gehirn- oder anderen Krankheiten Ertaubten in nur etwa
18% der Fälle.

In der obenstehenden Tabelle sind die als sicher meningitisch erwiesenen
Fälle mit einem Sternchen versehen, die in der geichen Spalte eingetragenen
Zahlen dürften bei der Seltenheit anderer hier in Betracht kommender Gehirn-
leiden mit größter Wahrscheinlichkeit ebenfalls als Meningitis cerebrospinalis

angesprochen werden; so ist auch anzunehmen, daß die unverhältnismäßig große Zahl von Taubheit nach Abdominaltyphus, wie sie HARTMANN angibt, eine nicht unbeträchtliche Anzahl von Meningitisfällen in sich schließt, da Abdominaltyphus im Kindesalter doch zu den Seltenheiten gehört. Aus der Tabelle geht mit Deutlichkeit hervor, daß die überwiegende Prozentzahl der erworben Taubstummen ihr Gebrechen infolge einer überstandenen Meningitis bekommen hat. Ob die in den letzten beiden Jahrzehnten beobachtete Abnahme der Meningitis cerebrospinalis epidemica auch ein Zurückgehen der hierdurch entstandenen Taubstummheit mit sich bringen wird, erscheint nach den Ergebnissen der Reichsstatistik und der des bayerischen Jahrbuches nicht anzunehmen sein, die Zahlen der beiden Statistiken sind möglicherweise durch das 1905 etwas stärkere Vortreten der Krankheit bedingt.

2. Tympanal entstandene Taubstummheit.

Die zweite Gruppe DENKERS läßt sich klinisch in zwei Unterabteilungen zerlegen, in Fälle von Taubstummheit nach Mittelohreiterung bei Infektionskrankheit und in Fälle nach selbständigen Ohrleiden.

Von den *Infektionskrankheiten,* in deren Verlauf auftretende Mittelohreiterungen zur Entstehung von Taubstummheit geführt haben, steht in obiger Tabelle der Scharlach an erster Stelle, alle anderen Infektionskrankheiten treten ganz erheblich zurück.

Bei *Taubstummheit nach Scharlach* führen die hier auftretenden hochgradigen Zerstörungen am Mittelohr mit einiger Wahrscheinlichkeit auf das mutmaßliche Grundleiden. Während bei der Meningitis-Taubheit ein intaktes Trommelfell die Regel bildet, finden sich bei keiner Infektionskrankheit derartig weitgehende Veränderungen am Trommelfell und Mittelohr wie bei Scharlach. Bei der Vehemenz der Scharlachotitis ist die Gefahr eines Übergreifens auf das Labyrinth, sei es durch die beiden Fenster oder die knöcherne Zwischenwand eine außerordentliche. BEZOLD bringt (l. c.) eine die Bedeutung der skarlatinösen Mittelohreiterung für das Gehör am besten darlegende Zusammenstellung, der hier folgende Zahlen entnommen sind:

	Unter den Scharlach-ohreiterungen überhaupt	Unter den Taubstummen mit Scharlachotorrhöe
Kleinere Perforationen des Trommelfells	27,4%	8,7%
Das ganze Trommelfell und einen Teil der knöchernen Gehörgangswand umfassende Perforation	36,7%	68,1%
Ausstoßung von Gehörknöchelchen war nachweisbar	17,8%	47,8% (Hammer) 7,2% (Amboß) 4,3% (Steigbügel)
Erkrankungen des Warzenteils	6,4% zum Teil alte Narben	10,1% sämtlich Sequesterbildungen resp. frische Durchbrüche

Während kleinere Perforationen bei Taubstummen mit Scharlachotitis gegenüber den Ohreiterungen nach Scharlach überhaupt in der Minderzahl sind, ist bei den schweren Zerstörungen am Mittelohr gerade das Gegenteil der Fall; hier zeigt sich die Schwere der Scharlacheiterungen bei den Taubstummen am deutlichsten, die bei ihrer Heftigkeit am ehesten zu einer Beteiligung des inneren Ohres führen können.

Aus der Übersichtstabelle geht hervor, daß von der Meningitis abgesehen, der Scharlach unter den Infektionskrankheiten am häufigsten zur Entstehung von Taubstummheit führt. Im allgemeinen scheint auch beim Scharlach die Stärke und Häufigkeit in letzter Zeit etwas nachgelassen zu haben.

Diphtherie und *Masern* treten als Ursache der Taubstummheit bedeutend zurück, was um so auffallender ist, als sie im Vergleich zu Meningitis und Scharlach viel häufiger vorkommen. Bezold stellt (l. c.) die Morbidität an den einzelnen Infektionskrankheiten im Vergleich zu den Ertaubungsfällen nach den betreffenden Krankheiten; hiernach betrug:

Die Morbidität in Prozentzahlen von 1807 untersuchten Schulkindern	Prozentzahl von Ertaubungen bei 233 untersuchten Taubstummen (an diesen Krankheiten ertaubt)
an Meningitis 1,7%	51,9%
„ Scharlach 23,7%	18,0%
„ Masern 52,5%	2,1%
„ Diphtherie 22,7%	1,7%

Auch hieraus ist die große Gefährdung des Gehörs durch die Meningitis und nach ihr durch den Scharlach deutlich erkennbar, während Masern und Diphtherie gerade ein umgekehrtes Verhältnis der Morbidität zur Ertaubung zeigen. — Ohreiterungen im Anschluß an Diphtherie sind im allgemeinen nicht häufig; fast eine regelmäßige Begleiterscheinung ist dagegen die Otitis media bei Masern; für die relative Gutartigkeit der Mittelohraffektionen nach Masern und Diphtherie spricht nicht nur das hier im Vergleich zu Scharlach viel seltenere Auftreten größerer Zerstörungen, sondern auch die geringe Beteiligung der beiden Krankheiten bei der Entstehung von Taubstummheit. — Die Infektion des Labyrinths geschieht bei Diphtherie in der Regel tympanal, bei Masern sprechen manche Beobachtungen (Bezold) für eine direkte Beeinflussung des inneren Ohres.

In die zweite Unterabteilung der tympanal entstandenen Taubstummheit sind die Fälle von *Ertaubung im Anschluß an selbständige Ohrleiden* einzureihen.

Taubstummheit nach genuinen Ohrerkrankungen finden sich in der angeführten Übersichtstabelle auffallend häufig verzeichnet, sie stehen von Meningitis und Scharlach abgesehen vor den übrigen Infektionskrankheiten. Für diese Fälle von Taubstummheit nach selbständiger Ohreiterung muß ebenso wie bei den meisten Infektionskrankheiten ein Übergreifen auf das innere Ohr angenommen werden, sei es durch Caries des Knochens oder eitrige Einschmelzung der Fenster; es ist dabei jedoch stets zu berücksichtigen, daß, falls nicht Cholesteatom vorliegt, die Ohreiterung durch irgendeine larvierte Allgemeinerkrankung in ihrem Charakter bestimmt sein kann. Maßgebend für die Annahme einer Taubstummheit nach genuiner Mittelohreiterung wird die Anamnese sein, die das Überstehen einer Infektionskrankheit ausschließt, sowie der Befund am Trommelfell und Mittelohr, an denen ausgedehnte Zerstörungen einen Schluß auf die Schwere der Ohrerkrankung ziehen lassen.

Im Anschluß an die *Taubstummheit* nach Ohreiterungen seien einige Beobachtungen erwähnt, nach denen *Mittelohrerkrankungen ohne Beteiligung des inneren Ohres* Taubstummheit im Gefolge hatten, es sind dies bisher 3 Fälle: Der eine Fall von Politzer 1892, der andere von Habermann (Arch. f. Ohren-, Nasen- u. Kehlkopfheilk. Bd. 53) und der dritte von Denker (Anat. d. Taubstummheit, 5. Liefg.) publiziert. Bei den zwei ersterwähnten Fällen waren beiderseits die Fensternischen nahezu vollständig knöchern verschlossen, in dem DENKERschen Falle fanden sich einseitig schwere Veränderungen an den Labyrinthfenstern (völliger knöcherner Verschluß des runden Fensters und Fixation der Stapesplatte in der knöchern stark verengten Vorhofsnische).

Im Abschnitt über die Geschichte der Taubstummheit findet sich ein ähnlicher Fall, von THEOPHILE BONET beschrieben, erwähnt.

Unter die 3. Gruppe — *Taubstummheit mit primären Labyrinthveränderungen* — gehören die Fälle von Taubheit nach Mumps, vielleicht auch nach Influenza und Typhus abdominalis sowie die Fälle von Trauma des inneren Ohres mit nachfolgender Taubstummheit.

Nach der Übersichtstabelle vermerkt lediglich BEZOLD (1) Taubstummheit nach *Mumps,* davon er 4 Fälle beschreibt. Daß sich Taubstummheit so selten nach Mumps entwickelt, ist durch das ungleich häufigere, einseitige Auftreten der Hörnervenerkrankung bei Parotitis erklärt; BEZOLD berechnet nach seiner Statistik 1 Fall von doppelseitiger Mumpstaubheit auf 10 000 Ohrkranke; doch glaubt er, daß bei näherer Beachtung Parotitis doch häufiger als Ursache der Taubstummheit gefunden würde.

Taubstummheit im Gefolge von *Influenza* ist, wenn auch selten, so doch wiederholt beobachtet. Über ihr Zustandekommen gehen die Ansichten noch auseinander. Nach den Untersuchungen von NAGER (Zeitschr. f. Ohrenheilk. u. f. Krankh. d. Luftwege. Bd. 70) kann Taubstummheit nach Influenza entstehen durch das Übergreifen einer Influenzameningitis auf das Labyrinth wie bei der Meningitis cerebrospinalis oder durch spezifische Neuritis des N. acusticus; für die Entstehung der Taubstummheit nimmt NAGER den meningealen Weg an.

Für die seltenen Fälle von Taubstummheit nach *Abdominaltyphus* ist wie bei Mumps wohl als Regel eine primäre Labyrinthveränderung im Sinne einer Neuritis des Acusticus anzunehmen, wenn auch eine tympanale Infektion des Labyrinths bei der Schwere der Allgemeinerkrankung nicht auszuschließen ist.

Traumen als Ursache von Taubstummheit sind in der Übersichtstabelle zweimal erwähnt: 1,4% bzw. 6,6%. In der Regel sind es Stürze aus beträchtlicher Höhe, die zu einer Schädelbasisfraktur geführt haben. Auch geburtshilfliche Verletzungen durch Anlegen der Zange sind als Ursache der Taubstummheit beschrieben, so von HARTMANN, der gleichzeitig bei seinem Fall eine Facialisparese beobachtete, die aber möglicherweise durch den Druck der Zange auf den peripheren Nerven entstanden sein kann.

Neuerdings hat O. Voss auf Zusammenhänge zwischen Geburtstrauma und Gehörorgan hingewiesen und die dabei beobachteten Blutungen im Mittelohr und Labyrinth in ätiologische Beziehung zur Taubstummheit gebracht. Schwere, lange dauernde Geburten besonders aber Kunsthilfe bei dem Vorgang begünstigen das Auftreten solcher Blutungen, deren Residuen, sofern keine Rückbildung stattfindet, zur Schädigung des Gehörorgans und damit zur Schwerhörigkeit bzw. Taubstummheit führen kann.

Zu den Seltenheiten gehören die Fälle von Taubstummheit nach *Keuchhusten, Pneumonie, Varicellen*; es sind davon nur ganz vereinzelte Fälle beobachtet, ebenso ist Taubstummheit nach Überstehen der *Variola vera* seit der Einführung des Impfgesetzes fast ganz aus den Statistiken verschwunden, während SCHMALTZ für die Leipziger Anstalt aus den Jahren 1818—1838 noch 22,2% der Insassen als Variolataubstumme erwähnt.

Auch das Auftreten von Taubstummheit nach Osteomyelitis ist nur vereinzelt. BEZOLD (l. c.) beschreibt einen Fall, bei dem im Verlauf einer Unterschenkelsequestrierung sich allmählich eine einseitige totale Taubheit und hochgradige Schwerhörigkeit der anderen Seite entwickelte, die zu erheblicher Sprachstörung bei der 6jährigen Patientin führte.

Literatur

(soweit nicht schon im Text erwähnt).

Albrecht, W.: Über die Vererbung der konstitutionell sporadischen Taubstummheit, der hereditären Labyrinthschwerhörigkeit und der Otosklerose. Arch. f. Ohren-, Nasen- u. Kehlkopfheilk. Bd. 110. — Barth: Die Taubstummen der Anstalt Köslin in Pommern. Pflügers Arch. f. d. ges. Physiol. Bd. 69. — *Bayerisches statistisches Jahrbuch* Bd. 12. 1913. — Bezold, Fr. (1): Die Taubstummheit auf Grund ohrenärztlicher Beobachtungen. Wiesbaden 1902. — Derselbe (2): Das Hörvermögen der Taubstummen mit 3 Nachträgen. Wiesbaden 1896. — Bircher: Der endemische Kropf und seine Beziehungen zur Taubstummheit und zum Kretinismus. Basel 1893. — Coën: Die Taubstummheit. Wiener Klinik 1888. — Denker (1): Die Taubstummen der Westfälischen Provinzialtaubstummen-Anstalt zu Soest. Zeitschr. f. Ohrenheilk. u. f. Krankh. d. Luftwege. Bd. 36. — Derselbe (2): Die Pathologie der angeborenen Taubstummheit. Zeitschr. f. Ohrenheilk. u. f. Krankh. d. Luftwege. Bd. 69, H. 4. — Gallusser: Ergebnisse der Taubstummenuntersuchungen an der Taubstummenanstalt zu St. Gallen. Korresp.-Bl. f. Schweizer Ärzte 1913. Nr. 26. — Goerke (1): Pathologie der Taubstummheit 1908. — Derselbe (2): Neuere Vorschläge zur Reform des Taubstummenunterrichts. Internat. Zentralbl. f. Ohrenheilk. Bd. 10, H. 6. — Guglielmetti: Ergebnisse von Taubstummenuntersuchungen in Zürich. Inaug.-Diss. Zürich 1912. — Hammerschlag, Viktor (1): Zur Kenntnis der hereditär-degenerativen Taubstummheit. Zeitschr. f. Ohrenheilk. u. f. Krankh. d. Luftwege. Bd. 45, 47, 56, 59 u. 61. — Derselbe (2): Ein neues Einteilungsprinzip für die verschiedenen Formen von Taubstummheit. Arch. f. Ohren-, Nasen- u. Kehlkopfheilk. Bd. 56. — Derselbe (3): Fall von Hörstummheit. Zeitschr. f. Ohrenheilk. u. f. Krankh. d. Luftwege. Bd. 45. — Haenlein (1): Der Taubstumme in medizinisch-statistischer Hinsicht usw. Verhandl. d. dtsch. otol. Ges. 1914. — Derselbe (2): Amerikanisches und deutsches Taubstummenwesen. Ebenda 1912. — Hartmann, Arth.: Taubstummheit und Taubstummenbildung. Stuttgart 1880. — Hedinger: Die Taubstummen in Württemberg und Baden. Stuttgart 1882. — Lemcke: Die Taubstummheit in Mecklenburg. Leipzig 1892. — Lenderink: Amsterdam (zit. bei Schroeder). — *Mitteilungen aus dem Kaiserl. Gesundheitsamt.* Bd. X. 1902—1905. — Dasselbe: Bd. 12. 1908. — Mygind: Die Taubstummheit. Berlin und Leipzig 1894. — Nager, F.: Zur Kenntnis der Influenzataubheit. Zeitschr. f. Ohrenheilkunde u. f. Krankh. d. Luftwege. Bd. 70. — Pongratz: Allgemeine Statistik über die Taubstummen Bayerns. München 1906. — Siebenmann, Fr. (1): Ätiologie und Pathogenese der Taubstummheit. Wiesbaden 1904. — Derselbe (2): Taubheit und Taubstummenzählung in der Schweiz. Korresp.-Bl. f. Schweizer Ärzte 1918. Nr. 1. — Schmaltz: Die Taubstummen in Sachsen. 1881. — Schoenlanck: Ergebnisse einer zweiten Untersuchungsreihe von Taubstummen in Zürich. Schweizer Rundschau f. Med. 1920. S. 33. — Schroeder, H.: Von Abbée de l'Epée zu Bezold. Zeitschr. f. Ohrenheilk. u. f. Krankh. d. Luftwege. Bd. 67, H. 3 u. 4. — Schwendt und Wagener: Untersuchungen an Taubstummen in Riehen bei Basel. Basel 1899. — Stern: Fortschritte in der Ausbildung und Fortbildung der Taubstummen. Verhandl. d. dtsch. otol. Ges. 1910. — *Taubstummenlehrerkongreß, Deutscher*: Würzburg 1912. — Treitel: Über Hörstummheit. Zeitschr. f. Ohrenheilk. u. f. Krankh. d. Luftwege. Bd. 36, S. 304. — Uchermann (1): Taubstummheit in Norwegen. 1896. — Derselbe (2): 3 Fälle von Stummheit ohne Taubheit. Zeitschr. f. Ohrenheilk. u. f. Krankh. d. Luftwege. 1896. — Urbantschitsch, Ernst (1): Über die Beziehungen der Syphilis zur Taubstummheit. Monatsschr. f. Ohrenheilk. u. Laryngo-Rhinol. 1910. Nr. 7. — Derselbe (2): Zur Ätiologie der Taubstummheit. Verhandl. d. dtsch. otol. Ges. 1910. — Urbantschitsch, Viktor: Über Hörübung bei Taubstummheit. Wien. klin. Wochenschr. 1893. — Voss, O.: Geburtstrauma und Gehörorgan. Zeitschr. f. Hals-, Nasen- u. Ohrenheilk. Bd. 6. 1923. — Wanner, Friedr. (1): Funktionsprüfungen bei kongenitaler Lues. Verhandl. d. dtsch. otol. Ges. 1908. — Derselbe (2): Neuregelung der Taubstummenstatistik in Bayern. Ebenda. 1910.

3. Die pathologische Anatomie der Taubstummheit.

Von

A. Denker-Halle a. S.

Mit 24 Abbildungen (1—14).

Einleitung. Unsere Kenntnisse von den pathologischen Veränderungen des Gehörorgans, die zu dem Gebrechen der Taubstummheit führen, gründen sich fast ausschließlich auf Untersuchungen, die im 19. und 20. Jahrhundert ausgeführt wurden. Zwar liegen vereinzelte Berichte auch aus früherer Zeit vor, ihre Ergebnisse sind jedoch so unvollständig, daß unser Wissen auf diesem Gebiete durch sie nur in geringem Maße bereichert wurde. Die verborgene Lage des Labyrinths, durch dessen Erkrankung oder Zerstörung fast ausschließlich die zur Taubstummheit führende Aufhebung oder hochgradige Herabsetzung der Hörfunktion bedingt wird, bringt es mit sich, daß eine objektive Untersuchung am Lebenden und eine Feststellung der Anomalien unausführbar ist. Wir sind demnach angewiesen auf die bei der Obduktion von Taubstummenschläfenbeinen gewonnenen Resultate. Bis zu den 80er Jahren des vorigen Jahrhunderts bestand die Schläfenbeinsektion in einer makroskopischen Untersuchung der einzelnen Teile von Sägeschnitten, die naturgemäß nur die gröbsten Veränderungen in dem Labyrinthinnern erkennen ließ. Mit diesen älteren Obduktionsergebnissen sind wir hauptsächlich durch die im Jahre 1894 erschienene vortreffliche Monographie des dänischen Forschers H. Mygind bekannt geworden, der die Untersuchungsresultate von Ibsen und Mackeprang, Bochdalek und Hyrtl zusammengestellt und eingehend beschrieben hat. Es handelte sich dabei um etwa 150 Berichte, von denen jedoch nur 139 bei der Untersuchung ein positives Resultat ergeben hatten; zwei von diesen 139 Fällen, und zwar die von Habermann (1887) und Scheibe (1890) beschriebenen, sind mikroskopisch genau untersucht worden, während die übrigen nur einer makroskopischen bzw. einer technisch noch unvollkommenen Untersuchung unterzogen worden waren. Erst kurz vor der Publikation des Mygindschen Werkes sind wir durch Steinbrügge, Habermann und Siebenmann in den Besitz einer Sektions- und Präparationsmethode gelangt, die es ermöglicht, mit einer relativ schnellen Dekalzinierung der Knochenteile eine genügend rasche Fixation der äußerst empfindlichen membranösen Organe zu verbinden. Über die Technik dieser Methode, die später im besonderen durch Wittmaack noch weiter ausgebaut wurde, soll hier nicht berichtet werden, da sie in dem anatomischen Teil dieses Handbuches von Eckert-Möbius genau beschrieben worden ist.

10 Jahre später, im Jahre 1904, hat Siebenmann die Ergebnisse der bis zu diesem Zeitpunkt erschienenen makroskopischen und mikroskopischen Befunde in einer ausgezeichneten Monographie niedergelegt, in der das Brauchbare von dem Unbrauchbaren gesondert und durch Verwertung des verwendbaren Materials eine sichere Grundlage für die Pathogenese und die Anatomie der Taubstummheit geschaffen wurde. Diese Arbeit Siebenmanns stellt für alle Zeiten einen Markstein in der Geschichte der Taubstummheit dar, sie zeigt uns, daß es vor allem der Ausbildung der histologischen Untersuchungsmethoden am Schläfenbein bedurfte, um unsere Kenntnisse auf diesem Gebiete der pathologischen Anatomie zu fördern; durch sie wurde der Beweis erbracht, daß in den Fällen, wo eine makroskopische Betrachtung des Schläfenbeins resultatlos bleibt, fast ausnahmslos feinere Veränderungen im membranösen Labyrinth, am Nervus cochlearis, dem Acusticusstamm oder im Zentralnervensystem gefunden werden, die als das anatomische Substrat der die Taubstummheit bedingenden Erkrankung anzusehen sind. Wir dürfen diesen positiven Untersuchungsergebnissen entnehmen, daß in der Tat, abgesehen von wenigen Fällen nur schwerere Störungen im Labyrinth, am Gehörnerven oder im Gehirn zu dem Gebrechen der Taubstummheit führen können.

Über die Einteilung der zu Taubstummheit führenden pathologisch-anatomischen Veränderungen.

Die von alters her gebräuchliche und schon Aristoteles bekannte Einteilung unterscheidet bekanntlich eine *angeborene* und eine *erworbene* Form der Taubstummheit, je nachdem die pathologischen Veränderungen im Gehörorgan *intrauterin* oder *nach der* Geburt entstanden sind. Daß dieser ältesten Einteilung gewisse Mängel anhaften, ist gerade durch die in den letztverflossenen drei Jahrzehnten vorgenommenen zahlreichen histologischen Untersuchungen immer deutlicher hervorgetreten. Die sorgfältige Forschung hat ergeben, daß es oftmals sehr schwierig ist, zu entscheiden, ob die dem Leiden zugrunde liegenden krankhaften Veränderungen im inneren Ohr intrauterin entstanden oder im ersten oder zweiten Lebensjahr im Anschluß an eine abortiv verlaufene Meningitis erworben sind. Die von den Eltern des taubstummen Kindes angegebenen anamnestischen Daten werden uns bezüglich der Ätiologie und des Zeitpunktes der Entstehung des Leidens in einzelnen Fällen irre führen, nicht nur, weil für das innere Ohr verhängnisvolle Krankheiten von den Angehörigen übersehen werden, sondern auch von den Eltern bisweilen Affektionen im frühen Kindesalter, welche für das Gehörorgan bedeutungslos sind, irrtümlich als die

Ursache einer in Wirklichkeit intrauterin entstandenen Taubheit angeführt werden. Die Schwierigkeiten bei der Einteilung vermehren sich weiterhin noch dadurch, daß die Möglichkeit einer im Fötalleben im Anschluß an eine intrauterine Meningitis oder eine syphilitische Placentarinfektion auf entzündlicher Basis sich entwickelnde Labyrinthitis als Ursache für die Vernichtung des Hörvermögens zugegeben werden muß; wir werden demnach bisweilen bei der histologischen Untersuchung des Ohres die gleichen Bilder bei einer intrauterin, aber auf entzündlichem Wege entstandenen Taubheit finden, wie bei dem nach der Geburt erworbenen Leiden. Die Schwierigkeiten werden noch vermehrt durch den Umstand, daß gewisse Formen des Gebrechens, wie die durch hereditäre Lues und durch die kretinische Degeneration entstehende Taubstummheit, zum Teil schon durch *intrauterine* Vorgänge bedingt sind, aber erst längere Zeit *nach der Geburt* manifest werden.

Die der alten Einteilung anhaftenden Mängel haben eine ganze Reihe von Forschern dazu veranlaßt, neue Vorschläge für die Einteilung der verschiedenen Formen der Taubstummheit zu machen. Als erster schlug V. Hammerschlag auf Grund seiner sorgfältigen, an *kretinischen* Taubstummen vorgenommenen Untersuchungen vor, die Taubstummheit in folgende zwei Hauptgruppen einzuteilen:

1. Die durch *lokale* Erkrankung des *Gehörorgans* bedingte Taubstummheit.

Diese Form ist der Ausdruck einer *auf das Gehörorgan beschränkten* Erkrankung (Exsudat, Blutung, Trauma) in einem *sonst gesunden Körper*; sie ist *immer* — postfötal oder fötal (Meningoencephalitis, durch Placentarinfektion erworbene Syphilis) — *erworben.*

2. *Die konstitutionelle Taubstummheit.*

Bei dieser Form ist das Gebrechen aufzufassen als *Teilerscheinung einer allgemeinen konstitutionellen Anomalie* des betroffenen Individuums (fehlerhafte Keimesanlage). Die konstitutionelle Taubstummheit teilt Hammerschlag weiterhin ein in

a) die *endemische Form* (*kretinische Taubstummheit*),

b) die *sporadische* Form (*hereditär-degenerative* oder *kongenitale* Taubstummheit).

Nach Bircher ist die endemische Form der Taubstummheit auf dieselbe endemische Noxe zurückzuführen, die für die Entstehung des endemischen Kretinismus verantwortlich gemacht werden muß, sie sei demnach nur ein Glied in der Kette der *kretinoiden Degeneration.* Die letztere ist aufzufassen als der Ausdruck einer durch den Genuß des *Trinkwassers* gesetzten chronischen Schädigung der *Schilddrüse,* einer chronischen *Hypo-* resp. *Athyreosis.* Die Hypothyreosis führt zu den bekannten Erscheinungen des endemischen Kretinismus, wenn sie in die Entwicklungsperiode, in die Kindheit resp. in das Embryonalleben zurückdatiert. Es muß demnach die endemische Taubstummheit in vielen Fällen als ein fötal oder postfötal erworbener Zustand aufgefaßt werden. Dazu kommt, daß die erworbene Hypothyreosis der Erzeuger zu einer in dem gleichen Sinne wirkenden Disposition bei den Kindern führt, so daß gewisse Formen der kretinischen Degeneration sich ätiologisch als ein Produkt aus der *erworbenen* und der *hereditär bedingten* Funktionsherabsetzung der Schilddrüse darstellen.

Unter der *sporadischen* Form der konstitutionellen Taubstummheit, die er auch als *hereditär-degenerative* oder *kongenitale* Form bezeichnet, versteht Hammerschlag die durch Konsanguinität der aus einer *hereditär-degenerativen* Familie stammenden Erzeuger bedingten oder mit *sonstigen hereditär-degenerativen Symptomen* vergesellschaftete Taubstummheit.

Bei einer kritischen Betrachtung der HAMMERSCHLAGschen Vorschläge läßt sich nicht leugnen, daß beim ersten Blick die Abgrenzung einer konstitutionell bedingten Taubstummheit von einer durch lokale Erkrankung des Gehörorgans erworbenen Taubstummheit mancherlei für sich hat und daß es auch wohl in vielen Fällen gelingen dürfte, an der Hand der Anamnese und der objektiven Untersuchung diese beiden Hauptgruppen voneinander zu unterscheiden. Es dürfte allerdings zweifelhaft sein, ob alle Fälle, welche nicht als kretinische oder hereditär-degenerative Taubstummheit aufzufassen sind, als erworben bezeichnet werden müssen, in dem Sinne, daß sie entzündlichen Prozessen oder einem Trauma ihre Entstehung verdanken. Ich halte es für möglich, daß auch noch andere ätiologische Faktoren für das Auftreten von Bildungsanomalien im Ohr in Betracht kommen können. — HAMMERSCHLAG sagt ferner, daß die Fälle seiner ersten Hauptgruppe durch lokale Erkrankung in einem *sonst gesunden* Körper bedingt sind; dagegen ist zu bemerken, daß die in dem ersten Lebensjahre infolge einer bei Meningitis oder schwerer Scharlachotitis erworbene Labyrinthitis sich doch keineswegs in einem gesunden Organismus abgespielt hat.

In seinen weiteren Ausführungen plädiert HAMMERSCHLAG dafür, die hereditär-degenerative Taubstummheit speziell als *kongenital* zu bezeichnen; damit könnte man sich einverstanden erklären, wenn HAMMERSCHLAG nicht die Bezeichnung „kongenital" als gleichbedeutend mit dem Ausdruck „*in der Keimesanlage begründet*" gebrauchen würde. Durch diese Auffassung setzt er sich in *Widerspruch mit der Ansicht sämtlicher Biologen und der Vertreter der pathologischen Anatomie.* Kongenital bedeutet nicht das gleiche wie „*angezeugt*", sondern kongenital ist „*mitgeboren* oder *angeboren*", es ist ein Sammelbegriff, unter dem man allgemein *alles zusammen* versteht, was im intrauterinen Leben teils durch entzündliche Vorgänge erworben wird, teils fehlerhaft angelegt ist. *Wir Otologen haben nicht das Recht, den allgemein anerkannten Sinn eines Ausdruckes umzudeuten,* einem Worte eine andere als die allgemein gebräuchliche Deutung zu geben. Wollten wir die von HAMMERSCHLAG vorgeschlagene und von E. URBANTSCHITSCH übernommene unrichtige Auslegung des Wortes „kongenital" akzeptieren, so würden wir in der Literatur eine große Verwirrung anrichten. Wenn HAMMERSCHLAG ferner meint, daß die hereditär-degenerative Form der Taubstummheit natürlich *nicht erworben* sein kann, da sie in der Keimesanlage begründet sei, so läßt sich dagegen nichts einwenden; nur werden uns keinerlei Mittel an die Hand gegeben, diese Form pathologisch-anatomisch von anderen Formen der angeborenen Taubstummheit zu unterscheiden. Die einfache anamnestische Feststellung der Tatsache, daß die hereditär-degenerativ belasteten Erzeuger eines taubstummen Kindes miteinander verwandt sind, kann uns keineswegs genügen, da auch ein *normalsinnig geborenes* Kind solcher Eltern im frühen Kindesalter durch Meningitis Taubheit erwerben kann.

HAMMERSCHLAG läßt bei seiner Einteilung ferner Vorschläge vermissen, wie seine 1. Hauptgruppe und die beiden Unterabteilungen seiner 2. Hauptgruppe nun nach dem anatomischen Befunde weiterhin einzuteilen sind.

Auch UCHERMANN kann sich mit den HAMMERSCHLAGschen Vorschlägen besonders aus dem Grunde nicht einverstanden erklären, weil der letztere die endemische Taubstummheit als besondere Form abgrenzt.

Auf der Versammlung der „deutschen otologischen Gesellschaft" in Dresden 1910 hat E. URBANTSCHITSCH eine Einteilung empfohlen, die sich an die Vorschläge HAMMERSCHLAGS eng anschließt. Er teilt sie ein in

1. *erworbene Taubstummheit,*
   a) intrauterin } erworben,
   b) postfötal   }

2. *kongenitale Taubstummheit,*
   a) *hereditär-degenerative,* die
     α) *manifest,*
     β) *latent* auftreten kann,
   b) *endemische Form.*

Bei dieser Einteilung entspricht die *erworbene* Taubstummheit der HAMMER-SCHLAGschen 1. Gruppe, der durch *lokale* Erkrankung des Gehörorgans bedingten Taubstummheit, die *kongenitale Taubstummheit* der HAMMERSCHLAGschen *konstitutionellen Taubstummheit.*

Von den Vorschlägen HAMMERSCHLAGS weicht die von E. URBANTSCHITSCH gegebene Einteilung insofern ab, als der letztere die hereditär-degenerative Taubstummheit weiterhin in eine manifeste und eine latente Form zergliedert. URBANTSCHITSCH will unter hereditär-degenerativer Taubstummheit jene Form verstanden wissen, bei der die *Ursache* der Taubstummheit in der fehlerhaften Keimesanlage begründet ist, ohne aber dabei zu präjudizieren, daß dieser ererbte Defekt bereits zur Zeit der Geburt ganz zur Geltung kommen müßte. Er nimmt demnach unter die latenten Formen der hereditär-degenerativen Taubstummheit diejenigen Fälle auf, bei welchem das Kind hörend zur Welt kommt, bei dem sich aber erst später evtl. sogar im Anschluß an eine scheinbar auslösende Ursache Taubstummheit entwickelt, vorausgesetzt, daß sich die kranke Keimesanlage nachweisen läßt.

Mit seinen beiden Hauptgruppen greift URBANTSCHITSCH scheinbar auf die alte Einteilung in *erworbene* und *kongenitale* Taubstummheit zurück. Die Übereinstimmung ist aber in der Tat nur eine *scheinbare,* denn URBANTSCHITSCH reiht unter die erworbene Taubstummheit nicht nur die Fälle ein, bei welchen das Gebrechen nach der Geburt akquiriert wurde, sondern auch die intrauterin durch entzündliche Prozesse oder durch Syphilis der Mutter bedingte Taubstummheit. Es muß zugegeben werden, daß die Zusammenfassung aller intrauterin und postfötal erworbenen Fälle der Taubstummheit manches für sich hat, da es sich im ganzen um ätiologisch gleichartig entstandene Affektionen handelt; dabei wäre allerdings zu betonen, daß die intrauterin erworbene Taubstummheit wohl ausschließlich solche Fälle umfaßt, welche durch eine Meningitis, Meningo-Encephalitis oder Lues bedingt werden, während bei der postfötal erworbenen Taubstummheit außerdem durch *Mittelohrprozesse* und *Trauma* bedingte Labyrinthentzündungen als ursächliche Faktoren für die Taubstummheit in Betracht kommen.

Zu betonen ist, daß URBANTSCHITSCH die HAMMERSCHLAGsche Auffassung der Bezeichnung des Wortes „kongenital" übernimmt, die wie oben ausgeführt, sicherlich unrichtig ist.

Wenn E. URBANTSCHITSCH bei seiner Einteilung nur bei der *kongenitalen Taubstummheit* von einer *endemischen* Form spricht, so wird dabei die postfötal erworbene Form der endemischen Taubstummheit vernachlässigt, die in seine erste Hauptgruppe „erworbene Taubstummheit" einzureihen wäre. — E. URBANTSCHITSCH erklärt sich übrigens damit einverstanden, die von ihm nach *ätiologischen* Prinzipien aufgestellte Hauptgruppe weiterhin nach den *pathologisch-anatomischen* Befunden — wie es SIEBENMANN vorgeschlagen hat — zu zergliedern.

Mit der HAMMERSCHLAGschen Einteilung kann sich auch GOERKE nicht einverstanden erklären, er lehnt sie als zur Zeit undurchführbar ab und ist der Ansicht, daß uns klinische und ätiologische Einteilungsprinzipien vorläufig im Stich lassen. In seiner im Jahre 1908 erschienenen Arbeit „*Pathologie der Taubstummheit*" schlägt GOERKE eine Einteilung nach entwicklungsgeschichtlichen Gesichtspunkten vor. Er unterscheidet 2 Gruppen:

1. *embryonale Taubstummheit,*
2. *postembryonale Taubstummheit.*

Unter die erste Gruppe werden diejenigen Veränderungen gerechnet, welche das Ohr *während seiner Entwicklung* treffen, also seinen Aufbau, seine Form, die Ausbildung seiner einzelnen Teile stören *(Mißbildungen, und zwar meistens Hemmungsbildungen, selten Excessivbildungen).*

Zu der zweiten Gruppe gehören alle übrigen Formen der Taubstummheit, die bedingt sind durch Veränderungen, welche das Ohr erst nach *vollendeter Entwicklung* treffen. Diese Einteilung GOERKES hat in der Tat viel Bestechendes für sich. Da ich meine früheren gegen das Einteilungsprinzip gerichteten Bedenken nach den späteren Ausführungen GOERKES zurückziehen muß, würde ich geneigt sein, seinen Vorschlägen grundsätzlich zuzustimmen, wenn sie nicht, wie kürzlich HERZOG betont hat, zu einem Konflikt mit den *klinischen* Interessen führen würden, der ihrer praktischen Verwertung entgegensteht. HERZOG weist darauf hin, daß die alte Einteilung in die angeborene und erworbene Form ihrer Aufgabe in *praktischer* Beziehung durchaus gerecht geworden ist; das werde bewiesen durch die zahlreichen statistischen Arbeiten, die neben einer Bereicherung unseres Wissens über die Taubstummheit Ausblicke auf allgemein ätiologisches Gebiet und allgemein biologische Vorgänge eröffnet haben. Durch die klinische Untersuchung ergab sich der prinzipielle Gegensatz zwischen den beiden Gruppen von Taubstummen mit angeborener und Taubstummen mit erworbener Taubstummheit in bezug auf die Zahl der Totaltauben als auch die bei ihnen vorhandenen Hörreste. Weil wir bei der angeborenen und erworbenen Taubstummheit zwei klinisch in scharfem Gegensatz sich gegenüberstehende Gruppen vor uns haben, scheint es auch mir fraglich, ob die GOERKEsche Einteilung in der Tat uns aus allen Schwierigkeiten herausführen wird.

Mit dem Vorschlage GOERKES ist LANGE in seiner Arbeit im „Handbuch der pathologischen Anatomie des menschlichen Ohres“ im ganzen einverstanden, doch lehnt er die Ausdrücke *embryonal* und *postembryonal* ab, aus dem Grunde, weil die *Entwicklung* des Ohres mit der Geburt *nicht* abgeschlossen ist. Wenn auch zu diesem Zeitpunkt das häutige Labyrinth, die Nerven und Nervenendstellen voll entwickelt seien, so sei doch die Labyrinthkapsel noch Veränderungen unterworfen und auch das Mittelohr erhalte erst post partum seine endgültige Gestalt. Eine Entwicklung, die erst extrauterin zum Abschluß komme, könne man aber nicht als embryonal bezeichnen. Aus diesem Grunde will LANGE die Ausdrücke embryonal und postembryonal ersetzt wissen durch die Bezeichnung „*vor* und *nach der Entwicklung*“. Die Einwände, die von HERZOG (s. oben) gegen die GOERKEsche Einteilung erhoben wurden, treffen auch bei den LANGEschen Vorschlägen zu.

In der Festschrift für V. URBANTSCHITSCH kritisiert HERZOG die bisher vorgeschlagenen Einteilungsgrundsätze und macht den Vorschlag, die pathologischen Veränderungen bei der Taubstummheit einzuteilen in:

1. *ererbte Taubstummheit* (ererbte Mißbildungen, primäre Erkrankung des inneren Ohres),

2. *erworbene Taubstummheit.*

a) Intrauterin erworbene Taubstummheit (erworbene Mißbildungen, Residuen entzündlicher Prozesse, Folge toxischer Schädigungen).

b) Postfötal erworbene Taubheit (Residuen entzündlicher Prozesse; Folge toxischer Schädigungen; Trauma).

Die Vorzüge dieser Einteilung bestehen nach HERZOGS Ansicht darin, daß sie den Begriff *angeboren vermeiden,* das *ätiologische* Einteilungsprinzip wahren und auch den Interessen des Klinikers gerecht werden.

Herzog nähert sich mit seinen Vorschlägen der alten Einteilung in angeborene und erworbene Taubstummheit. Nur rechnet er die intrauterin erworbene Taubheit nicht zu der angeborenen, sondern zu der erworbenen Taubstummheit. Diese Einteilung ist aber, wie Siebenmann betont, gerade bei den häufigsten Formen nicht vollständig durchführbar. Typus Scheibe z. B. ist angeboren, nachweisbar auch „ererbt", bildet aber ein Residuum aus spätuteriner Zeit, d. h. er ist *erworben*; die *endemische* Taubstummheit ist ererbt, setzt aber bisweilen erst nach der Geburt ein. Sehr zweifelhaft erscheint es ferner, ob man von toxischen Einflüssen auf den keimenden Organismus sprechen kann; also auch bei den beiden Hauptgruppierungen Herzogs („ererbt" und „erworben") lassen sich Bedenken nicht unterdrücken.

Vor kurzem (1922) hat Steurer in folgender Weise die Taubstummheit eingeteilt:

I. *Auf Mißbildungen des Gehörorgans beruhende Taubstummheit.*

Diese Gruppe wird in folgende Unterabteilungen zerlegt:

1. Mißbildungen des *schallzuführenden* Apparates.
2. Mißbildungen des *schalleitenden* Apparates.
   a) Gehörknöchelchenkette,
   b) Mittelohrschleimhaut,
   c) Knöcherne Wandung des Mittelohres.
3. Mißbildungen des *inneren Ohres.*
   a) Häutiges Labyrinth,
   b) Sinnesendstellen,
   c) Ganglienapparat.
4. Mißbildungen des *Acusticusstammes.*
5. Mißbildungen des *zentralen Gehörapparates.*

II. Auf *regressiven Vorgängen* am Gehörorgan beruhende Taubstummheit.
   a) Am Mittelohr und Labyrinthkapsel.
   b) Am inneren Ohr.
   c) Am Hörnervenstamm,
   d) Am zentralen Hörapparat.

Was die Abteilungen der 1. Hauptgruppe Steurers anbetrifft, so läßt sich, wie schon in der Einleitung erwähnt, zunächst einwenden, daß fast ausnahmslos nur Störungen im Labyrinth, am Gehörnervenstamm oder im zentralen Gehörapparat zur Taubstummheit führen können.

Wir dürfen von der Richtigkeit dieser Annahme um so mehr überzeugt sein, als nach unseren klinischen Erfahrungen Erkrankungen im äußeren Ohr und im Mittelohr nicht imstande sind, die Hörfähigkeit so stark herabzusetzen, daß die Sprache nicht auf natürlichem Wege erlernt wird. Das beweisen uns die Fälle von angeborener doppelseitiger knöcherner Atresie des Gehörorgans und das lehren uns ferner die Fälle, bei denen Kinder im ersten Lebensjahr im Anschluß an Scharlach oder Masern auf beiden Ohren das Trommelfell und die beiden großen Gehörknöchelchen einbüßen: sie lernen, wenn nicht zugleich das Labyrinth miterkrankt war, ohne besonderen Unterricht natürlich sprechen. Auch der Verlust der Binnenmuskeln des Ohres, sowie die Zerstörung des Steigbügelköpfchens und seiner Schenkel genügt nicht, um Taubstummheit hervorzurufen.

Dagegen ist es nicht unwahrscheinlich, daß die *Ausschaltung der Funktion beider Labyrinthfenster* durch pathologische Prozesse bei Intaktheit des inneren Ohres die Ursache für das Gebrechen abgeben kann. Der 1. Fall, der für die Richtigkeit dieser Ansicht spricht, wurde von Politzer 1892 publiziert; es fand sich bei einem Taubstummen als pathologisch-anatomisches Substrat seines Gebrechens außer der Stapesankylose durch Verwachsung des Köpfchens mit dem hinteren oberen Rand der Vorhofsfensternische Verschluß der spaltförmig verengten Schneckenfensternische, die durch Bindegewebe vollständig ausgefüllt war.

Der 2. Fall wurde von HABERMANN im 53. Band des Archivs für Ohrenheilkunde veröffentlicht; er betraf einen 13jährigen Taubstummen, bei dem beiderseits die Nische des Schneckenfensters durch Hyperostose der knöchernen Wände bis auf einen bindegewebig ausgefüllten Spalt vollständig knöchern verlegt und die Nische des Vorhofsfensters ebenfalls knöchern sehr verengt war; der Stapes und der untere Teil des langen Amboßschenkels war mehrfach mit den Nischenwänden bindegewebig verwachsen. Dabei wiesen Labyrinth und Nervus acusticus normale Verhältnisse auf und auch am Gehirn ließen sich wenigstens makroskopisch Veränderungen nicht erkennen.

Der dritte der hier in Betracht kommenden Fälle, bei dem einseitig ganz ähnliche Verhältnisse wie in den POLITZER-HABERMANNschen Fällen vorlagen, ist von mir (DENKER, Fall 2, Anatomie der Taubstummheit, 5. Lieferung) beschrieben worden. Hier lag auf der linken Seite ein vollkommen knöcherner Verschluß der Nische des Schneckenfensters und Fixation der verdickten Stapesplatte in der knöchern stark verengten Vorhofsfensternische vor. In der Schnecke fanden sich nur Altersveränderungen und der von dem Erlanger Neurologen Professor JAMIN sachgemäß untersuchte Hirnstamm ließ insbesondere im Kerngebiet der Hörnerven keine primären degenerativen Veränderungen erkennen. Daß es sich hier um einen Fall von Taubstummheit handelte, bei dem allein die schweren Veränderungen an den Labyrinthfenstern das Gebrechen bedingten, wird um so wahrscheinlicher, wenn man in Betracht zieht, daß bisher mit Ausnahme zweier von BROCK und von SCHLITTLER veröffentlichter Fälle bei keinem Taubstummenschläfenbein, welches mit den Hilfsmitteln der modernen Technik untersucht wurde, Veränderungen am Nervenstamm, im Labyrinth oder in den Labyrinthfenstern gefehlt haben.

Nach dem Gesagten dürfte die erste Unterabteilung der ersten Hauptgruppe STEURERS als ätiologisches Moment für die Entstehung der Taubstummheit in Wegfall kommen und die in der 2. Unterabteilung erwähnten Mißbildungen des schalleitenden Apparates nur insofern für die Entstehung des Gebrechens in Betracht kommen, als die Ausschaltung beider Labyrinthfenster wahrscheinlich Taubstummheit erzeugen kann. Schwierig dürfte es auch sein, die endemische Taubheit bei dieser Einteilung unterzubringen; ferner scheint die Bezeichnung Mißbildung zu weit gefaßt zu sein, wenn STEURER als solche auch die während der ersten Monate entstehende kretinoide Taubheit dazu zählt.

Aus den vorstehenden Ausführungen und vor allen Dingen aus dem Umstand, daß immer wieder neue Einteilungsgrundsätze aufgestellt werden, scheint mir hervorzugehen, daß alle bisher gemachten Vorschläge noch nicht imstande sind, uns aus den Schwierigkeiten herauszuführen. Die verschiedenen Mängel, die allen bisherigen Einteilungen anhaften, lassen es mir ratsam erscheinen, auch heute noch vorläufig an der alten Einteilung und im ganzen auch an der Gruppierung nach den seinerzeit von SIEBENMANN gemachten Vorschlägen festzuhalten. Daß diese Einteilung Mängel aufweist, ist mir wohl bekannt, aber sie hat sich im ganzen doch in der Praxis einigermaßen bewährt. Es muß, bevor wir zu einer allgemein befriedigenden Einteilung kommen, noch mehr Material, besonders über die kretinoide Taubstummheit gewonnen werden; dazu wird es aber wahrscheinlich noch einer längeren Reihe von Jahren bedürfen. Dagegen scheint es mir nach den neueren Forschungsergebnissen angezeigt, zwischen die beiden bisherigen Hauptgruppen der angeborenen und der nach der Geburt erworbenen Taubstummheit als weitere Gruppe die Fälle einzufügen, bei denen das Gebrechen weder kongenital noch postfötal, sondern *intra partum* entstanden ist. O. Voss hat bekanntlich das große Verdienst, auf dieses ätiologische Moment der Taubstummheit nachdrücklichst hingewiesen zu haben. Abgesehen von dieser Abweichung werde ich demnach die Besprechung der einzelnen Haupt- und Untergruppen der Taubstummheit auf der Grundlage der Einteilung vornehmen, die ich in meinem Referat auf dem Internat. Med. Kongreß in London 1913 vorgeschlagen habe.

I. Die angeborene oder kongenitale Taubstummheit; sie umfaßt alle Fälle, deren Entstehung zurückzuführen ist auf intrauterine Störungen. Man kann sie einteilen

a) in Fälle, bei welchen die Veränderungen bedingt sind durch *intrauterine entzündliche Prozesse (Meningo-Encephalitis,* durch Placentarinfektion erworbene *Syphilis),*

b) in Fälle von Bildungsanomalien, die auf *nichtentzündlicher Basis* entstanden sind. Unter diese Gruppe würden auch die durch *ererbte kretinische* Degeneration *(endemische* Taubstummheit Hammerschlags), die durch *Konsanguinität* der hereditär-degenerativ belasteten Erzeuger bedingte und die mit *sonstigen hereditär-degenerativen* Symptomen vergesellschaftete Taubstummheit *(sporadische* Form der *konstitutionellen* Taubstummheit nach Hammerschlag) fallen.

Diese Gruppe wäre dann weiterhin mit Siebenmann zu zergliedern

1. in Fälle mit *Aplasie des ganzen Labyrinths,*

2. in Fälle, bei welchen das ganze knöcherne und häutige Labyrinth vorhanden, dagegen das *Epithel mehr oder weniger degeneriert ist.*

Bei dieser Gruppe kann man ferner unterscheiden:

a) Fälle, bei denen die *Epithelmetaplasie beschränkt* ist auf die *Membrana basilaris,*

b) Fälle mit *ausgedehnter Epithelmetaplasie,* fehlender oder mangelhafter Entwicklung des *Sinnesepithels,* kombiniert mit *Ektasie* und *Kollapszuständen* der häutigen Labyrinthwand der Pars inferior.

Ob es sich empfiehlt, diese Gruppen noch weiter, wie es Siebenmann vorgeschlagen hat, in verschiedene Typen zu zerlegen, erscheint zweifelhaft, da sich in den letzten Jahren die Fälle gemehrt haben, die sich nicht unter die vorhandenen Typen einreihen ließen.

II. Die durch intra partum erlittene Blutungen und deren Folgen entstandene Taubstummheit.

III. Die nach der Geburt erworbene oder postfötale Taubstummheit; diese Gruppe wäre weiterhin einzuteilen:

a) in Fälle *meningitischen* Ursprungs,

b) in Fälle *tympanalen* Ursprungs (im Anschluß an Mittelohraffektionen entstehend),

c) in Fälle mit *primären Labyrinthveränderungen,* bei denen die Labyrinthitis nicht durch Übergreifen eines entzündlichen Prozesses in der Nachbarschaft (Meningen, Mittelohr) bedingt ist *(Mumps, Trauma, Lues acquisita).*

Ferner würde unter diese Hauptgruppe die *postfötal erworbene endemische* Taubstummheit zu rechnen sein, wenn es gelingen sollte, sie von der ererbten kretinischen Degeneration abzugrenzen.

Die angeborene Taubstummheit.

Von den beiden Hauptgruppen der angeborenen Taubstummheit soll zunächst diejenige besprochen werden, welche die Fälle umfaßt, bei denen die

Veränderungen bedingt sind durch *intrauterin entzündliche Prozesse (Meningo-Encephalitis,* durch Placentarinfektion erworbene *Syphilis).*

In Übereinstimmung mit SIEBENMANN möchte ich annehmen, daß es auf Grund der histologischen Untersuchungsergebnisse gelingen wird, die Fälle, welche ihre Entstehung einer *intrauterin, aber relativ spät überstandenen Meningitis* verdanken, von den anderen Formen abzugrenzen. Dagegen wird es vorläufig noch Schwierigkeiten bereiten, die im *früheren Embryonalleben auf entzündlicher Basis entstandenen Entwicklungsanomalien* von den durch andere Ursache (fehlerhafte Keimesanlage) bedingten Hemmungsbildungen zu differenzieren.

Die Entstehung der durch eine intrauterine Meningitis bedingten Labyrinthitis werden wir uns in ähnlicher Weise vorzustellen haben, wie bei den postfötal erworbenen Fällen meningitischen Ursprungs; in beiden Fällen dürfte es sich um eine Propagation des sich im Subarachnoidealraum abspielenden Prozesses zu den Labyrinthräumen handeln, und zwar wohl meistens auf dem präformierten Wege des Aquaeductus cochleae und der perineuralen und perivaskulären Scheiden der durch den Meatus auditorius internus in das Labyrinth eintretenden Nerven und Gefäße.

Pathologisch-anatomisch charakterisieren sich die Veränderungen bei dieser Form in ähnlicher Weise wie bei der *nach* der Geburt durch Meningitis erworbenen Labyrinthitis, nur treten sie meistens *nicht in so destruktiver Weise* auf wie bei der letzteren. Wir finden eine mehr oder weniger ausgedehnte Atrophie des N. cochlearis und vestibularis sowie der Ganglienzellen im Spiralkanal, *Degeneration des Schneckenepithels,* Fehlen des CORTIschen *Organs,* Formveränderungen oder Fehlen der *Stria vascularis,* die bisweilen vergesellschaftet sind mit Fehlen der Membr. *Reißneri* oder mit *Ektasie* und *Kollapszuständen* der *häutigen* Labyrinthwand in der Schnecke und den Vorhofssäckchen; Atrophie, Verlagerung oder kugelförmige Einrollung der CORTIschen *Membran.* Die *Aplasie* und *Pigmentierung* im Ductus cochlearis ist im ganzen nicht so stark ausgeprägt wie in manchen Fällen der nach der Geburt erworbenen Taubstummheit. Gelegentlich Atrophie der Macula sacculi und des Rec. utriculi. In der *Pars superior* bisweilen Atrophie der Crist. acusticae. Bisweilen treten eigentümliche, beiderseits identische *Mittelohrveränderungen, Verengerung* resp. *Verschluß der Fensternische, Verdickung und Ankylose der Stapesplatte, Verlötung des* langen *Amboßschenkels* und des hinteren *Stapesschenkels* mit dem an der betreffenden Stelle nur bindegewebig verschlossenen Canalis Fallopiae und der vorgetriebenen *hinteren Paukenhöhlenwand* auf; dabei kann der M. stapedius fehlen. In dem von ALEXANDER und NEUMANN publizierten Fall fanden sich *rudimentäre Entwicklung des äußeren Gehörganges,* das Fehlen von *Hammer, Amboß* und *Trommelfell,* Auffüllung der Paukenhöhle und des Antrums durch pathologischen, reich vaskularisierten Knochen.

Bei der *funktionellen* Prüfung dieser Fälle finden sich nicht selten *erhebliche Hörreste.*

1. Hauptgruppe. Zu dieser, durch intrauterine entzündliche Prozesse bedingten *ersten Hauptgruppe* der angeborenen Taubstummheit sind zu rechnen der von SIEBENMANN in der Anatomie der Taubstummheit, 1. Liefg., als Typus SIEBENMANN beschriebene Fall (Abb. 1), ferner die Fälle von NAGER: Anatomie der Taubstummheit, 3. Liefg., HABERMANN: Arch. f. Ohrenheilk. Bd. 63, S. 201, KÜCHI, HANE, OPPIKOFER: Zeitschr. f. Ohrenheilk. u. f. Krankh. d. Luftwege. Bd. 72, S. 1, PANSE: Arch. f. Ohrenheilk. Bd. 64, S. 118; DENKER: Fall 2, Anatomie der Taubstummheit, 5. Liefg.; ALEXANDER, G.: Anatomie der Taubstummheit, 2. Liefg.; ALEXANDER und NEUMANN: Anatomie der Taubstummheit, 6. Liefg.; PANSE: Anatomie der Taubstummheit, 8. Liefg.; WALKER DOWNIE: Zeitschr.

f. Ohrenheilk. Bd. 30, S. 236; Gradenigo: Arch. f. Ohrenheilk. Bd. 25, S. 46 u. 237.; Moos und Steinbrügge: Zeitschr. f. Ohrenheilk. Bd. 15, S. 87. In den letzten drei Fällen handelt es sich um eine durch *hereditäre Syphilis* erworbene Taubheit. In dem Falle von Walker Downie waren die Bogengänge durch hyperostotische Vorgänge zum Verschwinden gebracht, nur eine Spur des äußeren Kanals war auffindbar. Die Sklerosierung des Warzenteils, die teilweise Obliteration des inneren Gehörganges und eines großen Teils des Laby-

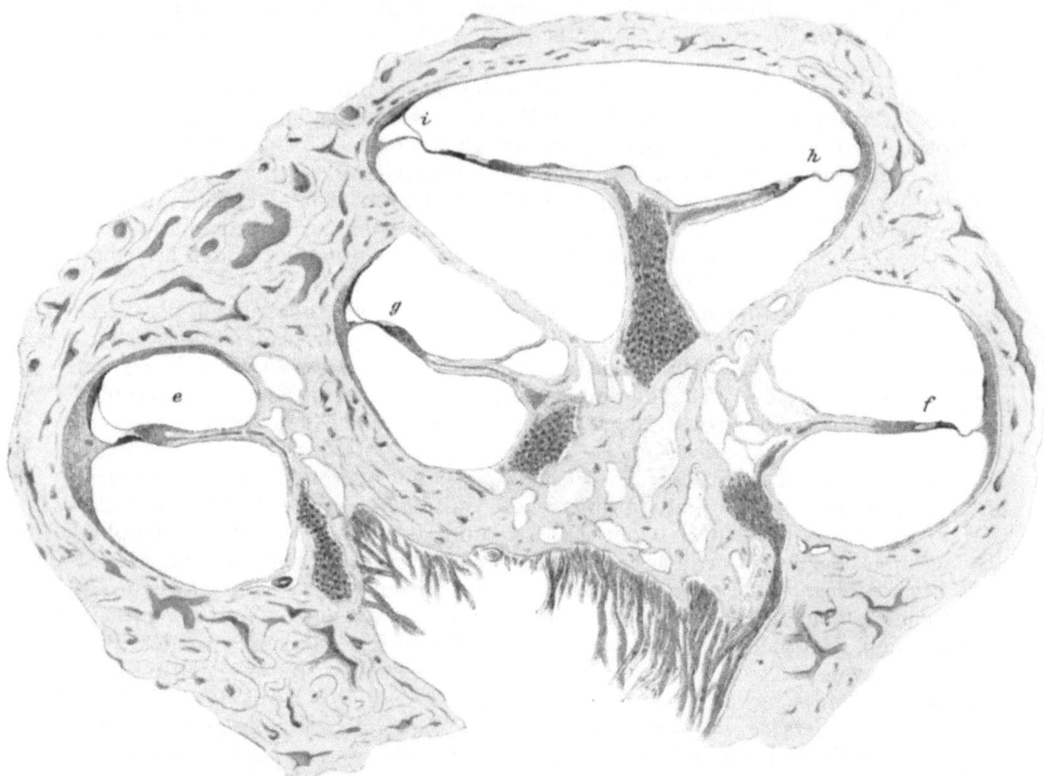

Abb. 1. Vertikaler Schneckendurchschnitt etwas lateralwärts vom Spindelzentrum in der Richtung der Schneckenachse verlaufend.

Mit Ausnahme des untersten Viertels der Basalwindung findet sich die Reissnersche Membran bogenförmig derart tief in den Raum des Ductus cochlearis hineingedrückt, daß entweder nur noch ein kleiner Raum bleibt im gegenüberliegenden Winkel des verflachten Sulcus externus (i, g, e), oder aber das Lumen ganz aufgehoben ist (h). (Nach Siebenmann.)

rinthes waren die Folgen eines chronisch entzündlichen, zweifellos syphilitischen Prozesses. — Auch in dem Fall von Gradenigo war an Stelle des häutigen Labyrinthes neugebildetes Faser- und Knochengewebe getreten. Bogengänge fehlend, Vestibulum verengt, Schnecke ebenfalls besonders nach der Basis zu knöchern eingeengt. In dem Fall von Moos und Steinbrügge erstreckten sich die hyperostotischen Vorgänge auch auf den äußeren Gehörgang und das Mittelohr.

Ob der von mir veröffentlichte Fall 2 (Anat. d. Taubstummheit, 5. Liefg.) unter die angeborene Taubstummheit zu rechnen ist, wird von Goerke (Internat. Zentralbl. f. Ohrenheilk. Bd. 8, S. 391) angezweifelt. Es fanden sich in dem *rechten* Ohr atrophisch-degenerative Veränderungen am Nerven-Ganglienapparat,

Defekt resp. Verlötung der Membrana *Reissneri* mit der Membrana basilaris, *Fehlen* der Membrana *Corti*, der *Papilla basilaris* und zum großen Teil auch des Ligamentum spirale.

Auf der *linken Seite* fanden sich nur in der unteren Hälfte der Basalwindung degenerativ-atrophische Veränderungen am CORTISchen Organ, während die weiter nach der Schneckenspitze gelegenen Partien normale Verhältnisse auf-

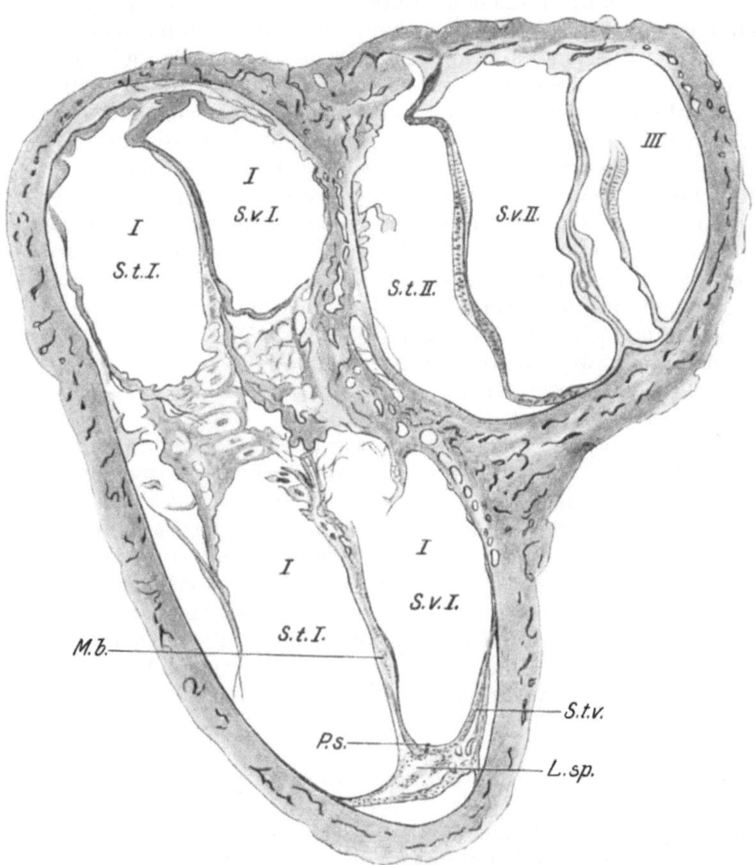

Abb. 2. Schnitt durch die rechte Schnecke.
Übersichtsbild. Vergrößerung 16 : 1. (Nach DENKER.)
I Basalwindung. II Mittelwindung. III Kuppelwindung. S. v. Scala vestibuli. S. t. Scala tympani. M. b. Membrana basilaris. P. s. Prominentia spiralis. L. sp. Ligamentum spirale. St. v. Stria vascularis.

wiesen, ein Befund, wie wir ihn im Gehörorgan älterer Individuen anzutreffen pflegen. Da solche Bilder uns auch bei der chronischen progressiven Schwerhörigkeit entgegentreten, ist es nach GOERKES Ansicht wahrscheinlich, daß auch auf dem rechten Ohr der gleiche Prozeß sich abgespielt hat, nur daß er dort bereits viel weiter gediehen sei. Die Taubheit in diesem Falle sei zu erklären durch die Veränderungen an den Fenstern (knöcherner bzw. bindegewebiger Verschluß der Schneckenfensternische, Verengerung der Vorhofsfensternische, Verdickung der Stapesplatte usw.).

Der Auffassung GOERKES, daß es sich hier um eine postfötal erworbene Taubstummheit handelt, kann ich nicht beistimmen, einesteils weil keineswegs

feststeht, ob die bei der chronischen progressiven Schwerhörigkeit festgestellten
Veränderungen in einem vollkommen normal angelegten Gehörorgan auftreten
können, oder ob sie, wie HAMMERSCHLAG vermutet, als Spätformen einer kongenital angelegten Alteration des Gehörorgans zu betrachten sind. Ferner
aber ist es mir bei dem Fehlen von Residuen entzündlicher Vorgänge, wie wir
sie nach Ablauf einer nach der Geburt entstandenen Labyrinthitis in Gestalt
von Bindegewebs- und Knochenneubildungen und von perilymphatischen
Strangbildungen meistens auftreten sehen, doch mindestens höchstwahrscheinlich, daß es sich in diesem Falle um angeborene Taubstummheit gehandelt hat,
zumal so schwere Veränderungen im Labyrinth wie auf der rechten Seite bei
erworbener Taubstummheit *ohne* entzündliche Ursache wohl kaum vorkommen
dürften. Auch das Fehlen von Veränderungen im Nervenstamm spricht eher
für die angeborene als für postfötal erworbene Taubstummheit.

   2. Hauptgruppe. Die zweite Hauptgruppe der angeborenen Taubstummheit
umfaßt die Fälle, bei welchem die im Labyrinth festgelegten Bildungsanomalien
auf nicht entzündlicher Basis entstanden sind, bzw. *bei denen die Veränderungen
in einem so frühen Entwicklungsstadium eingetreten sind,* daß nicht mehr feststellbar ist, ob entzündliche Einflüsse oder sonstige Einwirkungen (fehlerhafte
Keimesanlage) eine Rolle bei ihrer Entstehung gespielt haben. Wir teilen sie
mit SIEBENMANN in zwei Gruppen ein:

   G r u p p e 1. Zu dieser Gruppe gehören die Fälle mit *Aplasie des ganzen
Labyrinthes.*

   Nur ein einziger obduzierter Fall, und zwar der von MICHEL (Gazette médicale
de Straßbourg 1863. S. 55) publizierte ist bisher bekannt geworden. Bei diesem
handelt es sich um einen angeborenen doppelseitigen *Defekt des ganzen Labyrinthes.* Gehörgang und Trommelfell waren normal, die Paukenhöhle verengt,
das Antrum nur angedeutet. Chorda tympani und Processus mastoideus
fehlen; mit der das ganze Labyrinth enthaltenden Knochenmasse des Felsenbeins fehlt auch der N. acusticus. Am Schädel erscheint die Labyrinthwand
von der Paukenhöhle aus gesehen transparent. SIEBENMANN ist der Meinung,
daß die Aplasie infolge des Ausbleibens der unter normalen Verhältnissen schon
im ersten Embryonalmonat erfolgenden Ektodermeinstülpung, die später zur
Bildung des Labyrinthes führt, zustande gekommen ist. Da es erst später zur
Bildung des Deckknochens, des Annulus tympanicus und der Schuppe kommt,
sei die normale Entwicklung des Gehörganges und des Trommelfells nicht
auffallend; dagegen sei es höchst merkwürdig, daß die Gehörknöchelchen,
welche schon am Ende der 4. Woche als dichtere Blastemmasse sich am dorsalen
Ende des MECKELschen und REICHERTschen Vorknorpels differenzieren und
nahe an das Labyrinthbläschen sich anlegen, durch dessen Fehlen in ihrer Entwicklung nicht gehemmt worden sind.

   G r u p p e 2. Bei dieser Gruppe handelt es sich um eine *Degeneration des
Epithels,* während das ganze *knöcherne* und *häutige* Labyrinth intakt ist; je
nach dem Grade und der Ausdehnung der Epitheldegeneration kann man zwei
Unterabteilungen unterscheiden:

   a) Fälle, bei denen die *Epithelmetaplasie beschränkt ist auf die Membrana
basilaris.*

   Zu dieser Unterabteilung gehören die Fälle von KATZ: Arch. f. Ohrenheilk.
Bd. 43, S. 167; OPPIKOFER: Zeitschr. f. Ohrenheilk. Bd. 43, S. 177; WATSUJI:
Anatomie d. Taubstummheit, 1. Liefg.; DENKER (Fall 1): Anatomie d. Taub-
stummheit, 4. Liefg.; FRIEDRICH: Verhandl. d. Vers. dtsch. Naturforsch. u. Ärzte
1907. S. 356. In dem Fall von KATZ fand sich neben einer Verdünnung der
Lamina spiralis ossea eine auf das Epithel der *Membrana basilaris* und die
Nervenelemente der Schnecke beschränkte Hypoplasie. — OPPIKOFERS Fall war

charakterisiert durch mangelhafte Entwicklung und stellenweises Fehlen des CORTISCHEN Organs, Metaplasie der CLAUDIUSSchen Zellen und Hypoplasie des Ganglion spirale, dessen Zellen zum Teil *Unipolarität* aufwiesen. Embryonales Verhalten der Stria vascularis in allen Windungen und der Membrana tectoria in der Spitzenwindung.

In den Fällen von WATSUJI, DENKER (1. Fall) und FRIEDRICH waren die pathologischen Veränderungen in der Hauptsache lokalisiert auf die *membranöse*

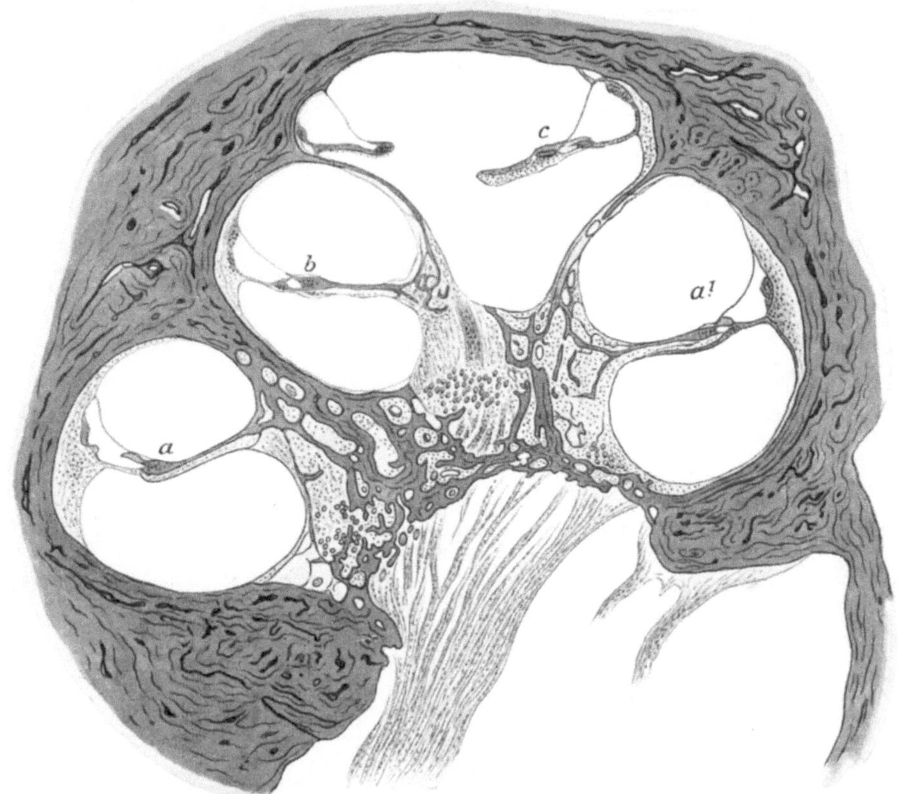

Abb. 3a. Axialer Schnitt durch die Schnecke.

Atrophie des Ganglion spirale und der aus ihm abgehenden Fasern, mangelhafte Entwicklung des CORTISCHEN Organes (c), unmittelbar vor Beginn der Mittelwindung (a¹), höchste Entwicklung in der Mitte der Mittelwindung (b). Embryonales Stadium der Membrana tectoria in der Spitzenwindung und der Stria vascularis in allen Windungen. Im übrigen völlig normale Bildung des Ductus cochlearis. Knöcherne Schnecke normal.
(Nach OPPIKOFER: Zeitschr. f. Ohrenheilk. Bd. 43.)

Schnecke, die Spiralganglien und den Schneckennerven, sowohl im Stamm als auch während seines Verlaufes in der Schnecke. Der übrige Teil des häutigen Labyrinths war intakt, Mittelohr und Schneckenkapsel unverändert. — FRIEDRICH selbst faßt die in seinem Fall gefundenen Anomalien als das Produkt einer erworbenen degenerativen Neuritis auf. Bei dem Fehlen von entzündlichen Bindegewebsneubildungen scheint mir jedoch der Fall mehr für eine angeborene Taubstummheit zu sprechen, zumal Fälle von degenerativer Neuritis cochlearis in den ersten Lebensjahren — und nur dieser Zeitpunkt kommt bekanntlich für die Entstehung der erworbenen Taubstummheit in Frage — meines Wissens noch nicht beobachtet sind.

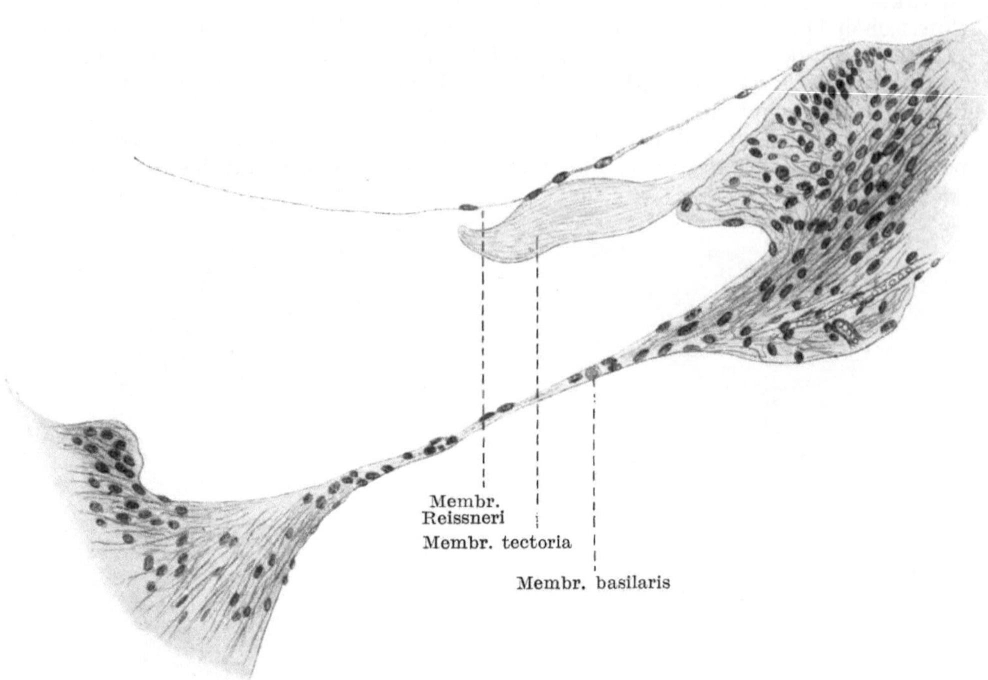

Abb. 3b. Radiärschnitt durch die Papilla basilaris und die Membrana tectoria
der Basalwindung.

An Stelle des CORTISCHEN Organes liegt flaches Epithel. Die CORTISCHE Membran, um $^1/_4$ verkürzt,
verläuft parallel zur Membrana basilaris.
(Nach OPPIKOFER: Zeitschr. f. Ohrenheilk. Bd. 43.)

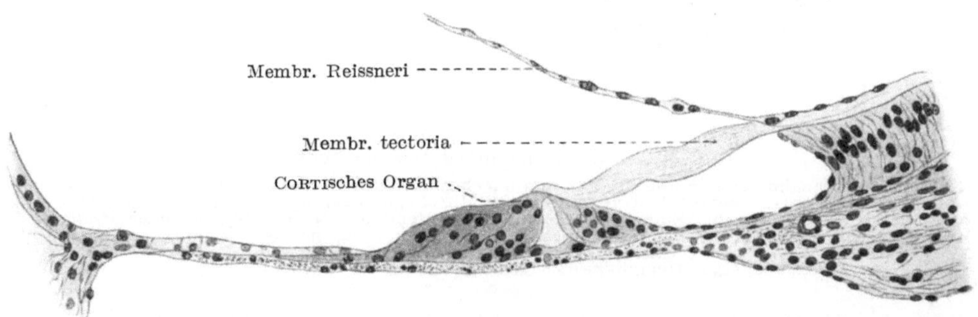

Abb. 3c. Radiärschnitt durch die Papilla basilaris und die Membrana tectoria
auf der Höhe der Mitte der Mittelwindung.

Das CORTISCHE Organ ist um $^1/_3$ kleiner als normal. Die Kerne der Haarzellen und DEITERSSCHEN
Zellen, sowie die äußeren und inneren Stützzellen lassen sich deutlich erkennen, ebenso die Kerne
im Fuße der CORTISCHEN Pfeiler. Dagegen fehlen mit Ausnahme des CORTISCHEN Tunnels alle
Zwischenräume, welche normalerweise die Haarzellen sowohl unter sich als auch gegen die CORTI-
schen Pfeiler und gegen die Stützzellen zu trennen. Jede Andeutung von Hörhaaren fehlt. Die
Membrana tectoria ist dünn und liegt mit ihrer Spitze dem CORTISCHEN Organ auf.
(Nach OPPIKOFER: Zeitschr. f. Ohrenheilk. Bd. 43.)

b) Fälle mit *ausgedehnter Epithelmetaplasie,* fehlender oder *mangelhafter Entwicklung des Sinnesepithels,* kombiniert mit *Ektasie* und *Kollapszuständen* der häutigen Labyrinthwand der Pars inferior.

Zu dieser Unterabteilung sind zunächst folgende 8 Fälle zu rechnen: MONDINI, IBSEN-MACKEPRANG Fälle 12/13, 24/25, 28/29, 36/37; ALEXANDER, G.: Arch. f. Ohrenheilk. Bd. 61, S. 183; A. IWANOW.

Bei diesen Fällen wurden als gemeinsame pathologische Veränderungen eine *Erweiterung* des *Aquaeductus vestibuli* und der *häutigen Schneckenspitze* festgestellt.

In dem von MONDINI beschriebenen Fall waren die beiden Skalen der Schnecke nur in den unteren $1^1/_2$ Windungen vorhanden. In der oberen Partie der Schnecke befand sich eine weite gemeinsame Höhle, durch deren Mitte ein *dünnes Säulchen* von dem Modiolus senkrecht zur Decke verläuft. Die *Schnecke* war im ganzen von der Spitze bis zur Basis etwas abgeplattet. Der *Aquae-ductus vestibuli* bildet eine nach hinten nur membranös geschlossene Rinne. Der prall gefüllte *Saccus endolymphaticus* liegt in einer entsprechend großen t Mulde der hinteren Pyramidenfläche. Die *Pars superior* zeigte keine Veränderungen. Außer den erwähnten charakteristischen Merkmalen dieser von SIEBENMANN als Typus MONDINI bezeichneten Gruppe fanden sich in dem von G. ALEXANDER untersuchten Falle, bei dem es sich um Totaltaubheit handelte, folgende Einzelheiten:

1. *Atrophie des Hörnerven* im Stamm, in seinen Ästen und Ganglien. Das Schnecken-

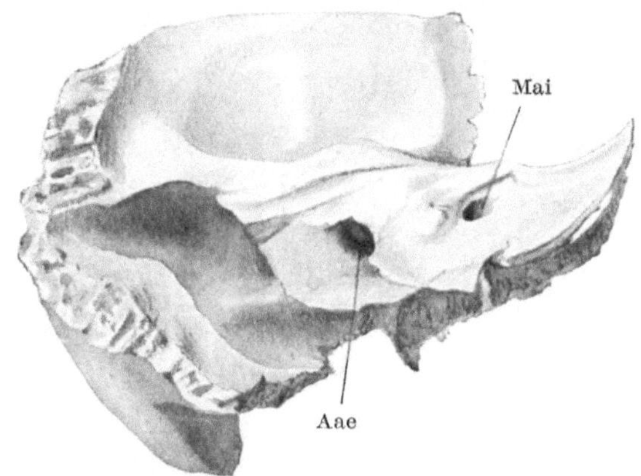

Abb. 4a.   Linkes Schläfenbein eines Taubstummen in der Ansicht von hinten.
Aae äußere, stark erweiterte Mündungsöffnung des Aquae-ductus vestibuli. Mai Meatus auditorius int.
$^{19}/_{20}$ nat. Größe.
(Nach G. ALEXANDER: Arch. f. Ohrenheilk. Bd. 61.)

ganglion besitzt im oberen Abschnitt keine spirale Anordnung. Macula und Crista etwas reduziert. Zahl der Sinneszellen etwas verringert. — 2. *Herd-förmige Atrophie und Degeneration des Epithels aller* Wände des Ductus cochlearis in verschieden hohem Grade. — 3. Die unter normalen Verhältnissen konkave (axiale) Wand der oberen Schneckenwindung ist *aufgebläht* und legt sich über die Stelle, wo im gesunden Ohr die Helikotremalücke liegt. Stellenweise setzt sich die Vestibularmembran der Mittelwindung in die Crista spiralis der Spitze fort und infolge Fehlens des axialen Schneckenabschnittes fließen die Cristae beider Seiten der Mittelwindung axial zusammen. — 4. Meistenteils findet sich auffallende Armut an Blutgefäßen und überall besteht gänzlicher *Pigmentmangel* des inneren Ohres.

In dem von IWANOW veröffentlichten Falle kommunizieren Scala vestibuli und Ductus cochlearis der mittleren Windung miteinander, da die Membrana *Reißneri* fehlt. Auch hier ist die Schnecke im ganzen abgeplattet. Der Patient starb an eitriger Meningitis, die von akut entzündlichen Veränderungen in der Schnecke begleitet waren. *Kollaps des Ductus cochlearis* und des *Sacculus* links, Bluterguß in der Stria vascularis. Als Ausdruck von *Entwicklungshemmungen* fanden sich außerdem beiderseits *Atrophie des Ganglion spirale,* links *Degeneration*

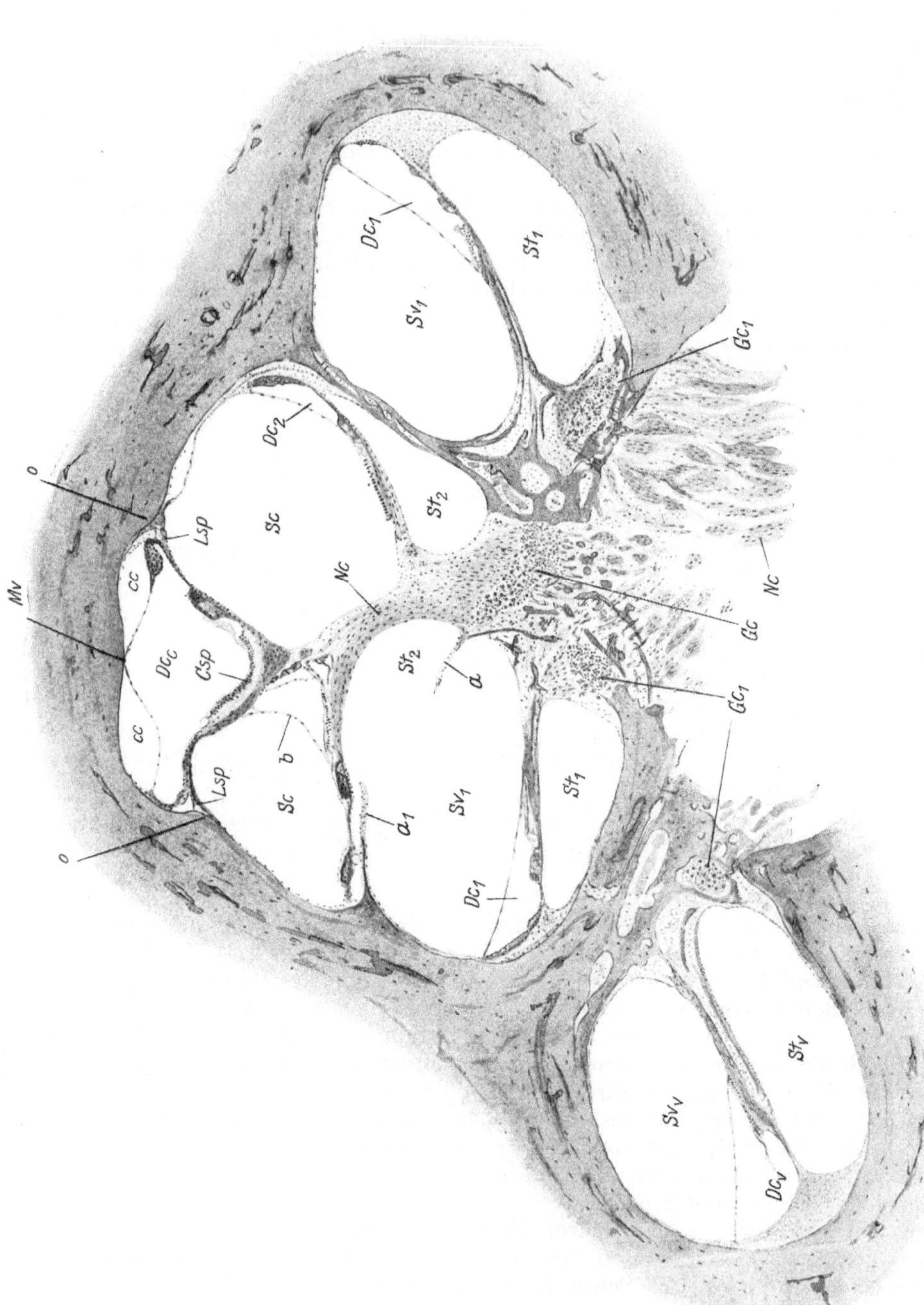

Abb. 4b. Axialer Vertikalschnitt durch die Schnecke mit ihren Nervenästen und dem Ganglion. (r. S. Hämalaun. Eosin - Vergr. 22 : 1.)
cc Cavum cupulare perilymphaticum (abnorm). c Spirale Knochenplatte als Ausläufer des defekten Skalenseptum. Dc Ductus cochlearis. Csp Crista spiralis. Lsp Ligamentum spirale. Mv Membrana vestibularis. Sc Scala communis (pathol.). N Neuroepithel der Papilla basil. St Scala tympani. Stv Scala tympani des Vorhofabschnittes. St_1 Scala tympani der Basalwindung. St_2 Scala tympani der Spitzenwindung. Dcv Ductus cochlearis des Vorhofabschnittes. Dc_1 Ductus cochlearis der Basalwindung. Dc_2 Ductus cochlearis der Mittelwindung. Sv Scala vestibuli. Sv_1 Scala vestibuli der Basalwindung. Sv_2 Scala vestibuli der Spitzenwindung. Gc_1 Ganglienlager. Gcv Ganglienapparat des Vorhofteiles. o Schmale Knochenleiste.
(Nach G. ALEXANDER: Arch. f. Ohrenheilk. Bd. 61.)

und *Atrophie* des CORTI*schen Organs* und der *Membrana Corti, rechts Atrophie* des
CORTI*schen Organs,* der *Stria vascularis* und des *Ligamentum spirale.*

Die folgenden, von SIEBENMANN als Typus SCHIEBE bezeichneten Fälle sind
zum Teil durch *Verdünnung der knöchernen Lamina spiralis und des knöchernen
Gerüstes der Mittel- und der Zwischenwände der oberen Schneckenhälfte charakterisiert.* Ferner handelt es sich um *hochgradige Ektasie des Sacculus, Epitheldegeneration* und stärkere Faltenbildung des Ductus cochlearis, die sich dokumentiert
als *Kollaps* oder *Ektasie* der Membrana *Reißneri.* Vielleicht stellen diese 7 Fälle

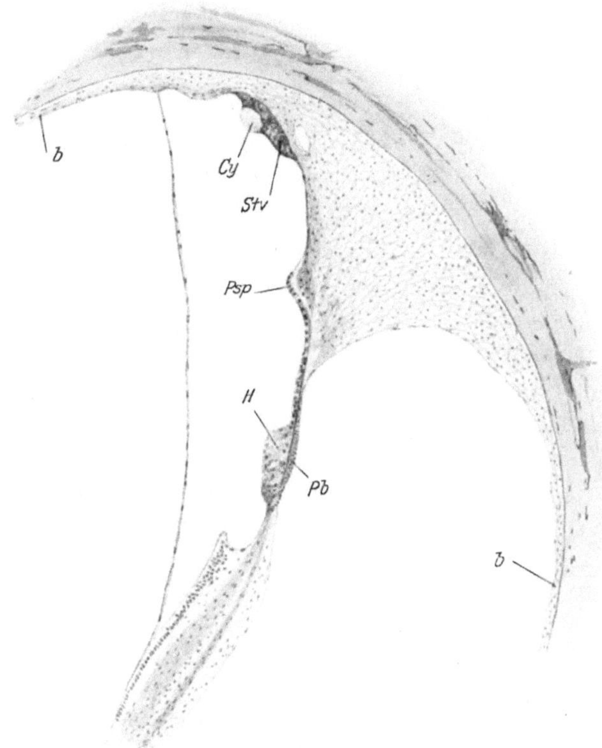

Abb. 4c.   Radialschnitt durch die Basalwindung (mittlerer Teil).
(r. S. Hämalaun-Eosin.   Zeich.-Ok., Obj. 3, Tubl. 17,5 cm.
b Basilares Blutgefäß.   Cy Cystische Fohlräume.   H HENSENsche Zellen.   Pb Papilla basilaris.
Psp Prominentia spiralis.   Stv Stria vascularis.
(Nach G. ALEXANDER: Archiv f. Ohrenheilk. Bd. 61.)

ein Vorstadium der von SIEBENMANN als Typus MONDINI beschriebenen Fälle
kongenitaler Taubstummheit dar. Zu dieser Form der kongenitalen Taubstummheit mit den angeführten Veränderungen gehören die folgenden Fälle:
SCHEIBE: 1. Fall, Zeitschr. f. Ohrenheilk. Bd. 22, S. 11; SCHEIBE: 2. Fall,
Zeitschr. f. Ohrenheilk. Bd. 27, S. 35; OPPIKOFER: Zeitschr. f. Ohrenheilk.
Bd. 43, S. 192; SIEBENMANN: Verhandl. d. dtsch. otol. Ges. 1904; KATZ, L.:
Zeitschr. f. Ohrenheilk. Bd. 41, S. 89; SCHWABACH: Zeitschr. f. Ohrenheilk.
Bd. 48, S. 293; LINDT: Dtsch. Arch. f. klin. Med. Bd. 86.

In dem Falle von SCHWABACH war das CORTI*sche Organ rechts* in der Basalwindung nur rudimentär vorhanden, in den übrigen Windungen und in gleicher
Weise links fehlte es. *Rechts:* Atrophie des Ganglion spirale und der Nerven-

fasern, von der Basis nach der Schneckenspitze zu an Intensität abnehmend; *links*: Die Atrophie nur in der Basalwindung zu erkennen. Membrana *Reißneri* rechts ausgebuchtet, *links* vollständig kollabiert. Spaltförmige Verengerung des Ductus cochlearis; Pars superior und N. vestibularis beiderseits normal. Es fanden sich keine Residuen voraufgegangener entzündlicher Prozesse. Auch in dem Falle von Lindt fand sich Kollaps der *Membrana Reißneri* und des Sacculus. Die halbzirkelförmigen Kanäle wiesen keine Veränderungen auf.

Große Ähnlichkeit haben mit diesen 7 Fällen 2 von Goerke (Anatomie der Taubstummheit, 3. Liefg.) veröffentlichte Fälle.

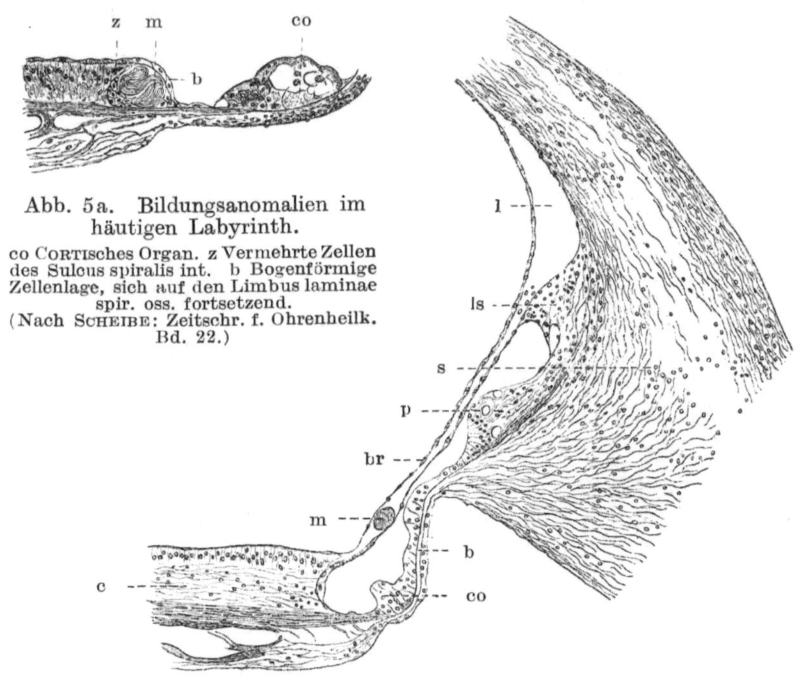

Abb. 5a.   Bildungsanomalien im häutigen Labyrinth.

co Cortisches Organ. z Vermehrte Zellen des Sulcus spiralis int.   b Bogenförmige Zellenlage, sich auf den Limbus laminae spir. oss. fortsetzend.
(Nach Scheibe: Zeitschr. f. Ohrenheilk. Bd. 22.)

Abb. 5b.   Bildungsanomalien im häutigen Labyrinth.

s Stratum semilunare. c Crista spiralis. b Basilarmembran gebogen. co Cortisches Organ, hier schlecht erhalten. p Prominentia spiralis. br Brücke. l Lücke in der Stria vascularis. ls Leiste mit Ansatz des unteren Blattes der Brücke. m Membrana Corti rudimentär.
(Nach Scheibe: Zeitschr. f. Ohrenheilk. Bd. 22.)

In dem ersten Falle war das Lumen des Ductus cochlearis durch Strangbildungen eingeengt und seine äußere Wand in ihrer zelligen Struktur stark verändert; *Stria vascularis* teils fehlend, teils stark verbreitert und in diesem Falle das Lumen des Ductus cochlearis stellenweise bis zur Hälfte ausfüllend. In der Stria vascularis zahlreiche kolloide Kugeln bei Atrophie der Blutgefäße. Teilweise Verlötung der *Membrana Reißneri* mit der Membrana basilaris, auf der das Sinnesepithel vollständig fehlt.

Auch in dem zweiten Falle war die *Stria vascularis* stark verändert, das *Vas prominens* überall fehlend; Cortische Membran nicht zur völligen Entwicklung gelangt. An Stelle der *Papilla basilaris* ziemlich flaches, strichförmiges Epithel. *Macula sacculi* rechts fehlend, links wenig entwickelt. Die Otolithenmembran hat ihre Jugendform bewahrt. *Kollaps der äußeren Sacculuswand*. Der N. acusticus und seine Ganglien relativ gut ausgebildet. Das *embryonale* Verhalten des Sinnesepithels der *Membrana basilaris*, der *Stria vascularis*, der

Macula sacculi und der *Otolithenmembran* sprechen dafür, daß die Veränderungen als Entwicklungshemmungen aufzufassen sind.

In dem von ALT in der Monatsschr. f. Ohrenheilk. 1908, Nr. 1 publizierten Falle waren die Nervenendstellen im ganzen Labyrinth nur unvollkommen zur Ausbildung gelangt und nachträglich atrophiert. Die Atrophie betrifft in der *Cochlea* das ganze Sinnesepithel und hat hier auch zum Kollaps des Ductus cochlearis geführt. Der vestibuläre Abschnitt war ebenfalls zum größten Teil atrophisch. Die *Schneckenachse* war rechts atrophiert, links stark reduziert, sie war in der 2. Windung nicht knöchern, sondern bindegewebig und fehlte in der 3. Windung gänzlich. Reichlichere Ausbildung von Hyalinkörpern und pigmentführenden Zellen im ganzen Bereich des Ductus cochlearis. Die Cupulae rechts *fehlend,* links *atrophisch.* Re-

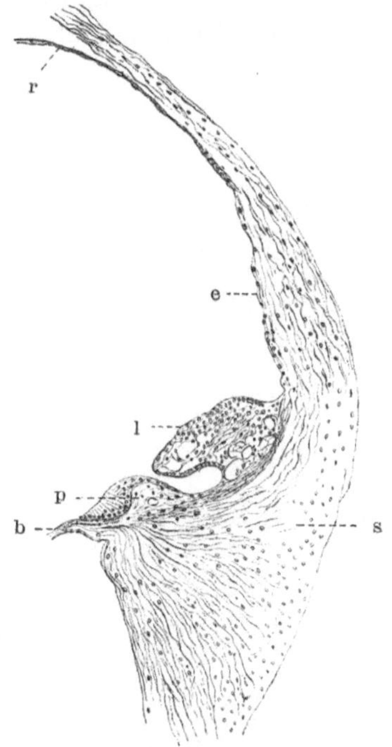

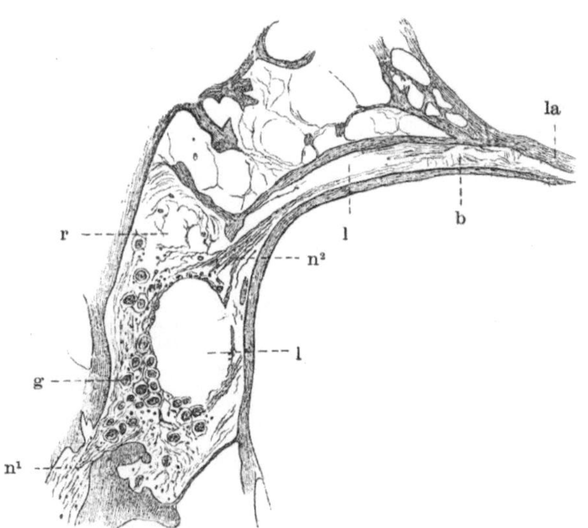

Abb. 5 c. Bildungsanomalien im häutigen Labyrinth.

r ROSENTHALscher Kanal. la Lamina spir. oss. g Ganglienzellen. l Lücke. n¹ Eintretende Nervenfasern. n² Austretende Nervenfasern. b Bindegewebe.
(Nach SCHEIBE: Zeitschr. f. Ohrenheilk. Bd. 22.)

Abb. 5 d. Bildungsanomalien im häutigen Labyrinth.

s Stratum semilunare. b Beginnende Basilarmembran. p Prominentia spiralis. l Leiste auf der Stria vascularis. e Flache Zellen auf dem Rest der Stria. r Ein Stück der REISSNERschen Membran, nach der Scala vestibuli vorgewölbt, etwas peripheriewärts inserierend, sich in eine dichtere Zellenlage fortsetzend. (Nach SCHEIBE: Zeitschr. f. Ohrenheilk. Bd. 22.)

siduen vorausgegangener entzündlicher Prozesse waren im Labyrinth nirgends zu erkennen. Mittelohr normal.

In einem weiteren von SCHWABACH in der Anatomie der Taubstummheit, 4. Lieferung, veröffentlichten Falle wurden im Stamm des N. acusticus Metastasen eines Adenocarcinoms festgestellt, dessen primärer Herd sich im Magen befand. In der Pars superior keine Veränderungen. Die *Stria vascularis* hat die Form eines teils kegelförmig zugespitzten, teils halbkugelig geformten Tumors. *Membrana Reißneri* stellenweise *ektasiert,* an anderen Stellen *herabgesunken,* das Lumen des Ductus cochlearis einengend. *Membrana tectoria* zeigt überall normale Faserung, weicht aber besonders links in bezug auf Gestalt und Lageverhältnis von der Norm ab. Der *Sacculus* ist rechts verengt, links nur in der hinteren Partie etwas enger. Die Macula sacculi beiderseits ohne Nervenepithel.

Das Aussehen der *Papilla basilaris* hat Ähnlichkeit mit dem von Boettcher und Kölliker bei Raubtierembryonen beschriebenen „kleinen Epithelialwulst", Haarzellen fehlen am Cortischen Organ gänzlich. Andeutung des Cortischen Tunnels nur im Vorhofsteil und in der unteren Partie der Mittelwindung. In der Scala vestibuli findet sich im Vorhofsabschnitt ein dreieckiges Gebilde, das in das Ligamentum spirale übergeht, dem es auch seinem Aussehen und seiner Struktur nach gleicht. Neben dem *Canalis Fallopiae* abnorme Muskelbildung. Residuen von voraufgegangenen entzündlichen Prozessen am Nerven und in der Schnecke fehlten in diesem Falle gänzlich.

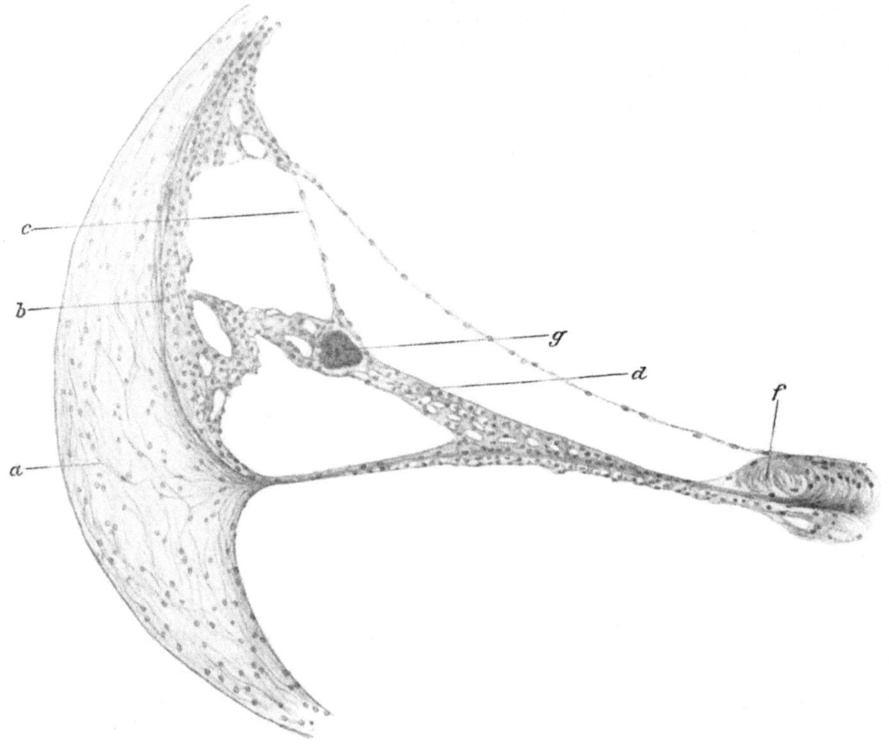

Abb. 6.   Mittelwindung des rechten Ohres.
a Ligam. spir.   b Stria vascularis.   c Epithelfalte.   d Epithelstrang zwischen Papilla acustica und Stria vascularis.   f Membr. Corti.   g Kolloide Kugel auf der Crista spiralis.
(Nach Goerke.)

Bei dem von Quix und Brouwer (Anatomie der Taubstummheit, 7. Liefg.) Untersuchten handelte es sich um einen im Alter von 7 Jahren verunglückten taubstummen Knaben, der nicht erblich belastet war. Während das häutige Labyrinth unverändert war, *fehlte* in der Schnecke das *Ganglion spirale* vollständig, ebenso die peripheren und zentralen Nervenfasern. Ductus cochlearis verengt, seine epithelialen Gebilde *vollständig degeneriert*. *Stria vascularis, Membrana Corti* und Cortisches *Organ* fehlen oder zeigen Metaplasie. Sacculus und Macula sacculi normal, Ramus saccularis mäßig verdünnt. Im Mittelohr keine Veränderungen. Die von Brouwer vorgenommene Untersuchung des *zentralen Verlaufes des N. acusticus* ergab beiderseits *Zerstörungen* der in die Medulla oblongata einstrahlenden *Cochlearisfasern, des Tuberculum acusticum* und der Zellen aus den ventralen *Acusticuskernen*. Degeneration in der Formatio reticularis, im *Corpus trapezoideum,* im Gebiet der in der *Raphe kreuzenden Fasern,* in der *lateralen Schleife* und im *Corpus quadrigeminum posticum.*

Während BROUWER der Meinung ist, daß die intercerebralen Abweichungen der Gehörbahn das *primäre* sind, glaubt QUIX, daß sie entstanden sind teilweise durch aufsteigende Degeneration des peripheren Neurons, teilweise durch *sekundäre Inaktivitätsatrophie.*

Gegen die Ansicht GOERKES, der den vorliegenden Fall nach seinen histologischen Veränderungen nicht als angeborene bzw. embryonale Taubstummheit ansieht, weil ähnliche pathologische Veränderungen auch bei postfötaler Taubstummheit und bei chronischer progressiver Schwerhörigkeit beobachtet worden sind, ist einzuwenden, daß es sich bei der *progressiven labyrinthären* Schwerhörigkeit auch um Spätformen einer kongenital angelegten Schwerhörigkeit handeln kann. Da ferner nirgends *Residuen* einer überstandenen Entzündung festgestellt wurden, möchte auch ich mit QUIX den Fall als angeborene Taubstummheit ansehen.

Der von SCHÖNEMANN in der ,,Anatomie der Taubstummheit'', 7. Lieferung, publizierte Fall weist große Ähnlichkeit mit den von SIEBENMANN als Typus SCHEIBE bezeichneten Fällen auf, die sich durch eine *Erweiterung* der *häutigen Schneckenspitze* und des *Aquaeductus vestibuli* auszeichnen. Auch hier erwies sich am linken Ohr die *knöcherne Grundlage* der mittleren und der Spitzenwindung als völlig *defekt,* während das knöcherne Stützgerüst der Basalwindung ziemlich erhalten war. Außer den atrophisch-degenerativen Veränderungen im Ductus cochlearis fand sich links ein von der *Lamina spiralis ossea ausgehendes,* in das Lumen des knöchernen Schneckenkanals völlig frei hineinragendes *Osteom.* Ob die Ansicht GOERKES, der das intraskalär gelegene Osteom als eine auf entzündlicher Basis entstandene Knochenneubildung auffaßt und deswegen bezweifelt, daß es sich um angeborene Taubstummheit handelt, richtig ist, scheint mir deswegen fraglich, weil der festgestellte *Defekt des Modiolus* in der 2. und der Spitzenwindung bei *postfötal* erworbenen Gebrechen *noch niemals* beobachtet worden ist.

In der 18. Versammlung der niederländischen Gesellschaft für Hals-, Nasen- und Ohrenheilkunde 1909 (referiert: Monatsschr. f. Ohrenheilk. u. Laryngo-Rhinol. 1911. S. 44) demonstrierte QUIX das Gehörorgan einer taubstummen Frau, das in seinem histologischen Befund viel Ähnlichkeit hat mit dem von ihm und BROUWER in der ,,Anatomie der Taubstummheit'' (siehe oben) veröffentlichten Fall. Beiderseits waren äußeres und mittleres Ohr und die Pars superior des Labyrinths normal. Es *fehlt* jedoch auf beiden Seiten das CORTIsche *Organ;* hier und da sind nur einige Häuflein von unregelmäßigen Zellen geblieben ohne Sinneselemente. Die *Stria vascularis* fehlt fast ganz bis auf einen dünnen Streifen ohne erkennbare normale Zellen.

Der rechtsseitige *Ductus cochlearis* ist erweitert durch Vorwölbung der Membrana Reißneri in die Scali vestibuli. Der N. cochlearis ist stark verdünnt. Das *Ganglion spirale* besteht aus sehr unregelmäßigen Zellen, vom N. spiralis ist nirgends etwas übrig geblieben. Der *Sacculus* ist auf dieser Seite größtenteils *obliteriert* durch Verwachsung der lateralen mit der medialen Wand. Vom Epithel der Macula ist wenig übrig, der Ramus saccularis verdünnt.

Links dagegen besteht hochgradige *Erweiterung* des *Sacculus,* des Canalis saccularis und des Ductus reuniens. Das Coecum vestibulare ist teilweise obliteriert, der Ramus saccularis normal. Trotz dieser Asymmetrie der beiden Seiten hält QUIX die Ursache der Veränderungen auf beiden Seiten für dieselbe, die Taubstummheit ist ohne Zweifel eine angeborene gewesen und stimmt ganz überein mit der bei Tanzmäusen und taubstummen Katzen gefundenen.

Brouwer untersuchte das Gehirn dieser taubstummen Frau und fand eine *Entartung* der Fasern des N. cochlearis in der *Medulla oblongata,* die sich nach oben und teilweise nach unten fortsetzte. Brouwer ist der Ansicht, es sei doch a priori eher anzunehmen, daß die Ursache der Schädigung der beiden Gehörorgane in ungefähr gleichem Maße und zur gleichen Zeit dort zu suchen sei, wie die beiderseitigen akustischen Systeme sich nähern, also in der Medulla oblongata.

Quix kommt auf Grund der bei der angeborenen ererbten Taubstummheit bei Menschen und Tieren gesammelten Erfahrungen über die immer vorhandene Entartung der *Stria vascularis* zu der Auffassung, daß die letztere nach ihrem Bau eine *sekretorische Funktion* haben muß zur Regelung der Zusammensetzung der Endolymphe.

Der *trophische Einfluß* der Stria vascularis, durch die Endolymphe auf das durch diese umspülte Cortische Organ und die Nervenfasern ausgeübt, dürfte sich erst im *späteren embryonalen* oder im *extrauterinen* Leben geltend machen. Störungen in der Sekretion werden im sich entwickelnden oder schon entwickelten Organ Entartung hervorbringen können, welche die Veränderungen im Ductus cochlearis und am peripheren Nerven erklären können; das Maß der Veränderungen wird abhängen vom Zeitpunkt des Auftretens einer solchen Sekretionsstörung. Die Verbindung vom Sacculus mit dem Ductus cochlearis durch den Ductus reuniens kann erklären, weshalb diese Entartung sich bis in den Sacculus, in einigen Fällen bis in den Saccus endolymphaticus fortsetzt.

Die Endolymphe der Pars superior ist nur durch einen sehr engen Kanal in Verbindung mit der Endolymphe im Ductus endolymphaticus. Ferner befinden sich im Utriculus und in den Bogengängen Epithelflocken mit Blutgefäßen, die von Retzius für sezernierende Organe angesehen werden. Durch diese Verhältnisse ist es andererseits erklärlich, daß die Entartung sich auf die Pars inferior beschränkt. Durch anormale Sekretion der Stria werden sich die Druckverhältnisse in der Peri- und Endolymphe ändern, wodurch Erweiterung oder auch Einengung des Ductus cochlearis und des Sacculus leicht erklärt werden.

In dem von Lange im Arch. f. Ohren-, Nasen- u. Kehlkopfheilk. Bd. 93 veröffentlichten Fall zeigte die Mittelohrschleimhaut in Gestalt von Verdickung, ödematöser Durchtränkung, mäßiger Hyperämie, Bildung von leichten Bindegewebssträngen in der Nische des Schneckenfensters Zeichen von älterer und frischerer Entzündung. Die knöcherne und häutige *Schnecke* ist gut entwickelt. Ein eigentlicher Nervus cochlearis fehlt, ebenso wie der Rosenthalsche Kanal. An Stelle des *Cortischen Organs* und der Stria vascularis niedrige, nicht differenzierte Epithelhaufen. Das knöcherne und häutige *Vestibulum,* abgesehen von einer Erweiterung der peri- und endolymphatischen Räume, annähernd normal. Das Ganglion spirale fehlt, dagegen ist das Ganglion vestibulare vorhanden und auffallend groß.

Für die Degeneration und die Erweiterung der Räume kommen nach Langes Ansicht folgende Faktoren in Betracht:

Die sekundäre funktionelle Atrophie infolge der Mißbildung bzw. des Fehlens der Nerven.

Eine weitere Erklärung ist durch die Annahme einer hochgradigen allgemeinen Drucksteigerung gegeben, die dadurch bedingt ist, daß der Hauptabflußweg, die perilymphatischen Räume des N. cochlearis in dem vorliegenden Falle mindestens verengt, wenn nicht ganz verschlossen ist. Der Aquaeductus cochleae ist ebenfalls eng, sein Lumen ist frei und deswegen für eine Ausgleichung des Druckes nicht geeignet. Die Erschwerung des Ausgleiches im perilymphatischen Raum wird auch *endolymphatisch* die Verhältnisse der Produktion und Resorption aus dem Gleichgewicht gebracht haben. Der Druck wird auch endolymphatisch erhöht gewesen sein. Zu dieser Erschwerung des Abflusses und Druckausgleichs kommt noch hinzu, daß das Kind mehrfach akute Mittel-. ohrentzündungen durchgemacht hat. LANGE ist der Meinung, daß jede akute Mittelohrentzündung eine erhöhte Exsudation auch im Labyrinth zur Folge hat, die aber infolge der guten Abfluß- und Ausgleichsbedingungen in der Regel höchstens vorübergehend das innere Ohr schädigt, aber unter den in seinem Fall gegebenen Bedingungen zu einer Druckerhöhung von längerer Dauer führte und schädliche Folgen nach sich zog.

In den Verhandlungen der Gesellschaft deutscher Hals-, Nasen- und Ohrenärzte (1922, S. 154) berichtete NEUMANN über die Gehörorgane einer 30jährigen Frau, die in ihrer Kindheit über eine Hörfähigkeit verfügt hatte, die sie befähigte, die normale Sprache ohne besonderen Unterricht zu erlernen. Sie erkrankte

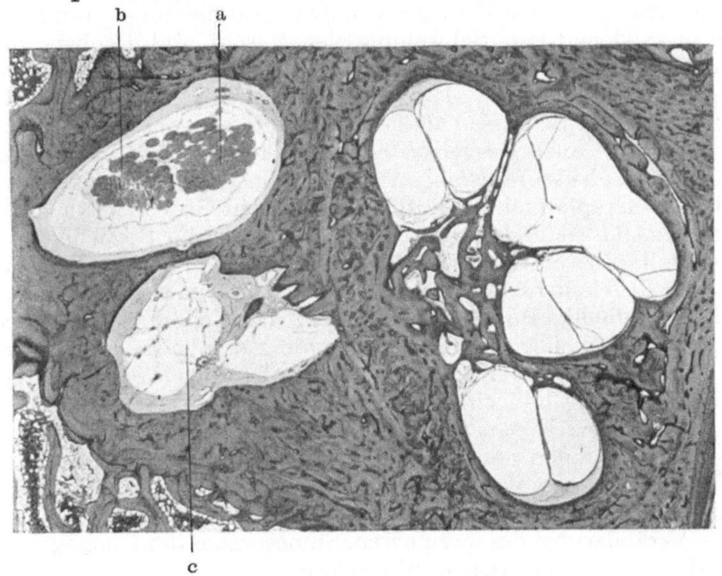

Abb. 7. Schnitt durch die Schneckenachse. Größte Entwicklung des Modiolus.
a Facialis. b Vestibularis. c Area cochleae und vestibularis inferior, durch eine stark entwickelte Crista transversa abgetrennt.
(Nach W. LANGE: Arch. f. Ohrenheilk. Bd. 93.)

2 Jahre vor ihrem Tode an einer chronischen beiderseitigen Otitis und verlor 4 Monate vor dem Tode auf der *rechten* Seite die Hörfähigkeit fast vollständig, während sie links Rufsprache dicht am Ohr perzipierte. — In der Paukenhöhle Residuen einer chronischen Otitis. Bei der *mikroskopischen* Untersuchung des Labyrinthes fand sich rechts eine Knickung der Columella. Defekt des Skalenseptum, hochgradige Ektasie des Ductus cochlearis, Verbildung des CORTISchen Organs, das von der Basis gegen die Spitze zu abnimmt.

Links: Auffallende Zartheit der Schneckenkapsel, hochgradige Ektasie der Membrana Reißneri, welche eng an der Wand der Scala vestibuli anliegt. Verbildung des CORTISchen Organs. In der Pars superior beiderseits keine Veränderungen.

Sehr auffallend ist, daß die Frau bei den hochgradigen Veränderungen im Ductus cochlearis und an dem Sinnesepithel noch eine Hörfähigkeit aufwies, die ihr gestattete, sich die Sprache ohne besondere Nachhilfe anzueignen.

In dem zweiten Falle handelte es sich bei einem totgeborenen Kinde um folgende Veränderungen in Schnecke und Vorhof. Das CORTISche Organ ist

beiderseits erkennbar, aber verbildet. Die Reissnersche Membran ist mit dem
Cortischen Organ verlötet. Der Sacculus weist Ektasie auf. Nervenfasern ihrer
Zahl nach vermindert.

Bei dieser Gruppe haben wir nunmehr noch die Fälle zu betrachten, bei
welchen die *Taubstummheit* bedingt war durch *ererbte kretinische Degeneration,*
oder bei denen das Gebrechen vergesellschaftet war mit sonstigen *hereditär-
degenerativen Symptomen.*

Die endemische Taubstummheit.

Nach Siebenmann ist die der *kretinischen (endemischen)* Taubstummheit
zugrunde liegende Taubheit bedingt durch Veränderungen im *inneren Ohr* oder
Schädigung des *Zentralnervensystems.* Nach seiner Ansicht läßt sich die Taubstummheit keineswegs — wie Wagner von Jauregg meinte — durch eine Fortsetzung der myxödematösen Schwellung der Nasen- und Rachenschleimhaut
auf das Mittelohr erklären, da die funktionelle Prüfung die Symptome einer
Erkrankung des *perzipierenden Apparates* ergibt. Die Taubheit der Kretinen
ist nach Siebenmann aufzufassen als Teilerscheinung der schweren funktionellen
Störung, welche das ganze Nervensystem erleidet bei Ausfall oder qualitativer
Änderung der *Schilddrüsenfunktion.* Aus dem Umstand, daß das Gehör durch
die Schilddrüsentherapie nicht beeinflußt wird, zieht Siebenmann den Schluß,
daß schwere *anatomische Defekte* im inneren Ohr hier die Regel bilden.

Eine wertvolle Erweiterung unserer Kenntnisse von den Veränderungen
bei kretinischer Taubheit bildet die Arbeit von G. Alexander (Arch. f. Ohren-,
Nasen- u. Kehlkopfheilk. Bd. 28, S. 54) über „das Gehörorgan der Kretinen".

Dieser Publikation liegen die Untersuchungsergebnisse von *zwei Fällen
kretinischer Taubstummheit,* einem Fall von hochgradiger Schwerhörigkeit bei
einem kretinösen Kinde und einem Fall von Schwerhörigkeit bei einem kretinösen Hunde zugrunde. In sämtlichen untersuchten Schläfenbeinen fanden sich
myxomatöse Verdickungen der Mittelohrschleimhaut, Verödung der Nische des
Schneckenfensters durch Bindegewebe und Fettgewebe, auffallend geringe
Beteiligung des Nervenganglienapparates des Acusticus. Außerdem ausgedehnte
degenerative Veränderung des peripheren Sinnesorgans und hochgradige Sub-
stanzarmut des perilymphatischen Bindegewebes.

Da das Gehirn von krankhaften Veränderungen frei war, mußten die Hörstörungen in diesem Falle auf Rechnung des *peripheren Sinnesorgans* gesetzt
werden. Von Bedeutung war der Befund von pathologischen Knochenherden
in der Labyrinthkapsel, wie sie in ähnlicher Weise bei *Otosklerose,* außerdem
aber auch bei folgenden Fällen angeborener Taubstummheit gefunden wurden:
Habermann: Arch. f. Ohren-, Nasen- u. Kehlkopfheilk. Bd. 63. 1904; Panse:
Arch. f. klin. Med. Bd. 86, S. 140; Denker: Fall 2, Anat. d. Taubstummheit,
5. Lief.; Schwabach: Zeitschr. f. Ohrenheilk. u. f. Krankh. d. Luftwege Bd. 48,
S. 295.

Diese Befunde machen es in hohem Maße wahrscheinlich, daß auch die
Knochenveränderungen bei Otosklerose kongenitaler Natur sind. Im Gegensatz
zu den positiven Untersuchungsergebnissen Alexanders sei darauf hingewiesen,
daß Siebenmann in einem Falle von totaler Aplasie der Schilddrüse bei einem
13jährigen Kretin irgendwelche Anomalien im inneren Ohr nicht nachweisen
konnte. Daraus geht hervor, daß die Schilddrüse für die Entwicklung des
häutigen Labyrinths während des intrauterinen Lebens entbehrt werden kann.

Erwähnt sei auch, daß bei den von mir untersuchten *thyreodektomierten*
Hunden (Denker: Schilddrüse und Gehörorgan. Verhandl. d. dtsch. otol. Ges.
1909) das Fehlen der Reaktion auf Schalleindrücke *weder bedingt* war durch
myxomatöse Veränderungen in der Mittelohrauskleidung, noch durch *degenerative*

Vorgänge am Nervenstamm und in der *Schnecke.* Auch im *Wurzel-* und *Kern-gebiet* des *Nerv. acusticus* und in seinem *weiteren Verlauf* bis zur *Vierhügelgegend* (Prof. JAMIN) ließen sich *keine Anhaltspunkte* finden, die als Erklärung für die

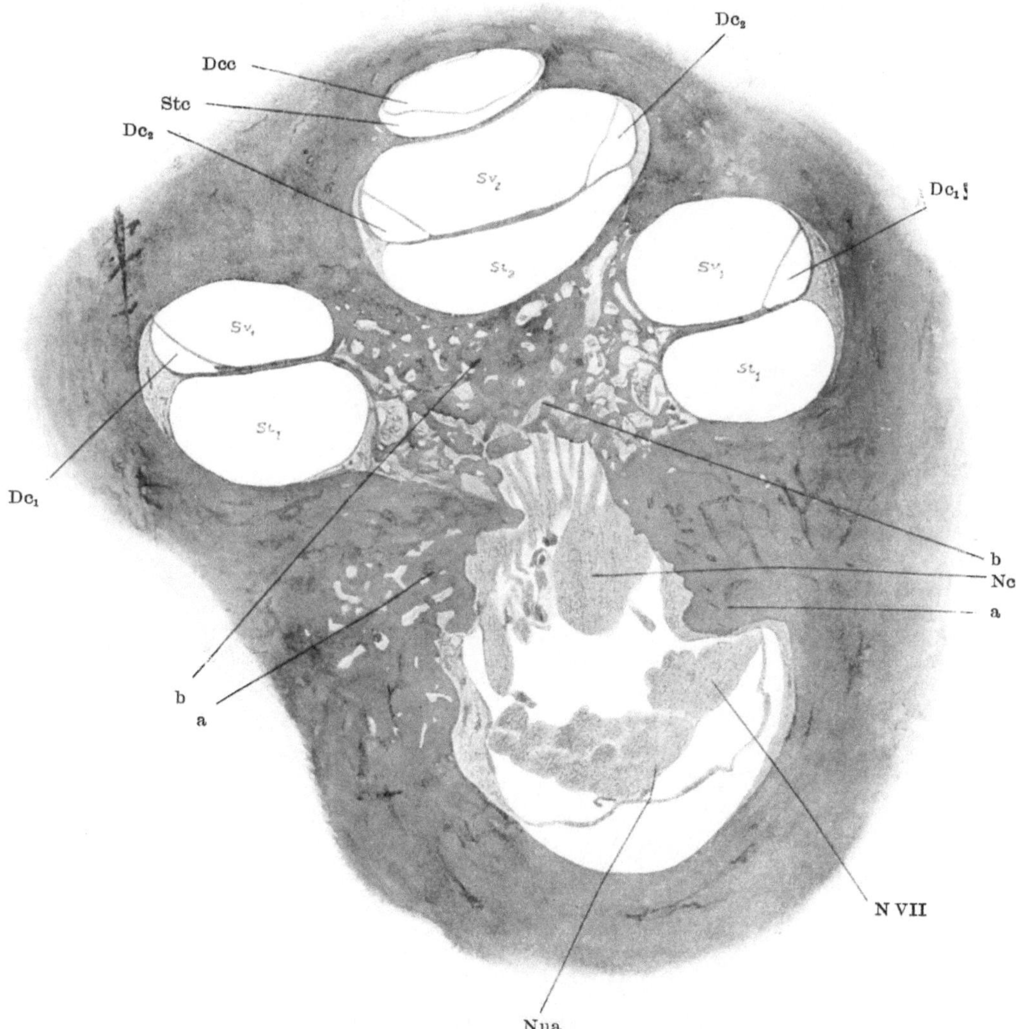

Abb. 8. Vertikalschnitt durch die Schnecke, rechte Seite, nahe der Achse.
Atrophie der Papilla basilaris in sämtlichen Windungen, Einengung des Tractus spiralis foraminosus durch pathologische Knochenwucherungen (a a). Ostitischer Knochenherd im Modiolus der Schnecke entsprechend der Basalwindung (b b). (Nach ALEXANDER.) (Hämalaun-Eosin, 30. Objektiv 1 a. Tubuslänge 15 cm.)
Dc₁ Ductus cochlearis der Basalwindung. Dc₂ Ductus cochlearis der Mittelwindung. Dcc Ductus cochlearis der Spitzenwindung. Nc Nervus cochleae. Nua Nervus utriculo-ampullaris. N VII Nervus facialis. St₁, St₂, Stc Scala tympani der Basalwindung, der Mittelwindung und der Spitzenwindung. Sv₁, Sv₂ Scala vestibuli der Basalwindung und der Mittelwindung.

scheinbare Taubheit hätten dienen können. Es ist höchst wahrscheinlich, daß das Ausbleiben der Reaktion auf akustische Reize bedingt ist durch *Störungen im Zentralnervensystem,* die als *Folge* der im Anschluß an die Schilddrüsen-exstirpation auftretenden *Stoffwechselveränderungen* aufzufassen sein dürften.

Bei den von Manasse (Zeitschr. f. Ohrenheilk. Bd. 58, S. 105) untersuchten Schläfenbeinen handelt es sich um drei Taubstumme, von denen der erste direkt einen kretinischen Eindruck machte und zwei taubstumme Brüder hatte; der zweite Fall betraf einen 24jährigen, von Geburt an taubstummen Mann, der zwar nicht Kretin, aber schwachsinnig war; in dem dritten Fall handelte

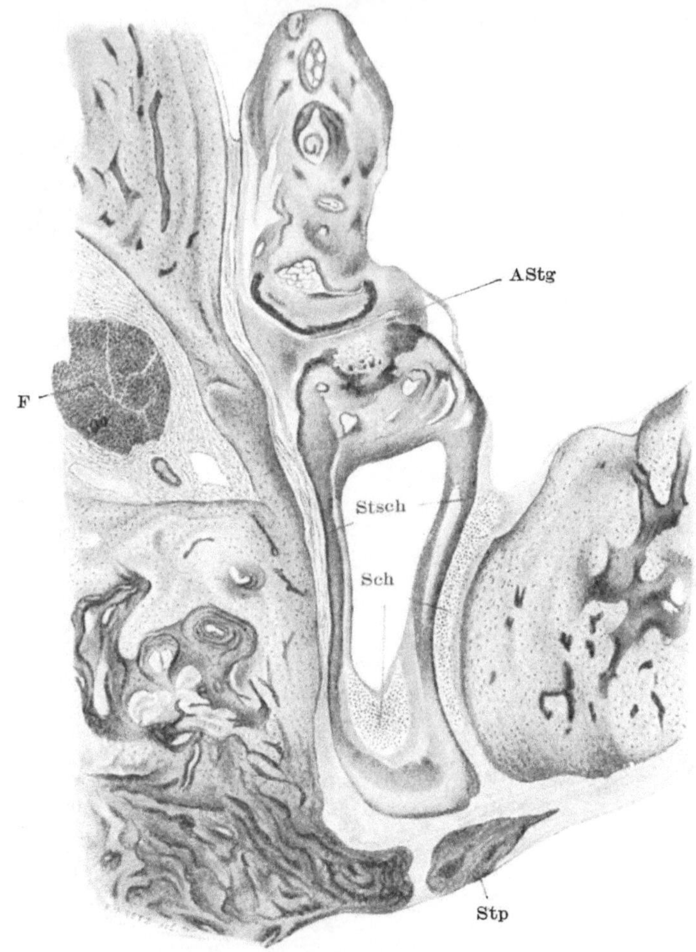

Abb. 9a. Ovales Fenster mit Stapes.
Stp Stapesplatte. Stsch Stapesschenkel. Sch Schleimgewebe. AStg Amboßstapesgelenk.
F Nervus facialis. (Lupenvergrößerung.)
(Nach Manasse: Zeitschr. f. Ohrenheilk. Bd. 58. Fall 1.)

es sich um einen 68jährigen mit Struma behafteten Mann, der einen geistesschwachen Bruder hatte, im übrigen aber einer gesunden Familie entstammte. Die beiden ersten Fälle stellen zweifellos eine ausgesprochen familiäre Erkrankung degenerativer Natur dar, die ihren Ausdruck in der Strumabildung, der geistigen Minderwertigkeit und der Taubstummheit fand. Ob auch der dritte Fall als kretinische Taubstummheit anzusehen ist, wagt Manasse nicht zu entscheiden. Neben den auch sonst bei Taubstummheit beobachteten degenerativ-atrophischen Veränderungen im häutigen Labyrinth konnte Verfasser

in allen drei Fällen erhebliche, wenn auch nicht völlig gleichartige, so doch sehr
ähnliche Veränderungen in der Labyrinthkapsel (cf. Abb. 9 b) feststellen, die
wenigstens zum großen Teil als kongenital anzusprechen sind. Die Alteration
des häutigen Labyrinths dagegen sieht MANASSE wenigstens zum Teil als erworben
an. Für den *embryonalen* Charakter der knöchernen Veränderungen in der
Labyrinthkapsel, die durch *Knochenneubildung zur Einengung der Paukenhöhle,
Verlegung der Labyrinthfenster* (cf. Abb. 9 a) *und zu einer Verzerrung der Laby-
rinthhohlräume geführt hatte,* spricht nach MANASSES Anschauung vor allem der
Umstand, daß eine *Grenze zwischen normalem und pathologischem Knochen*

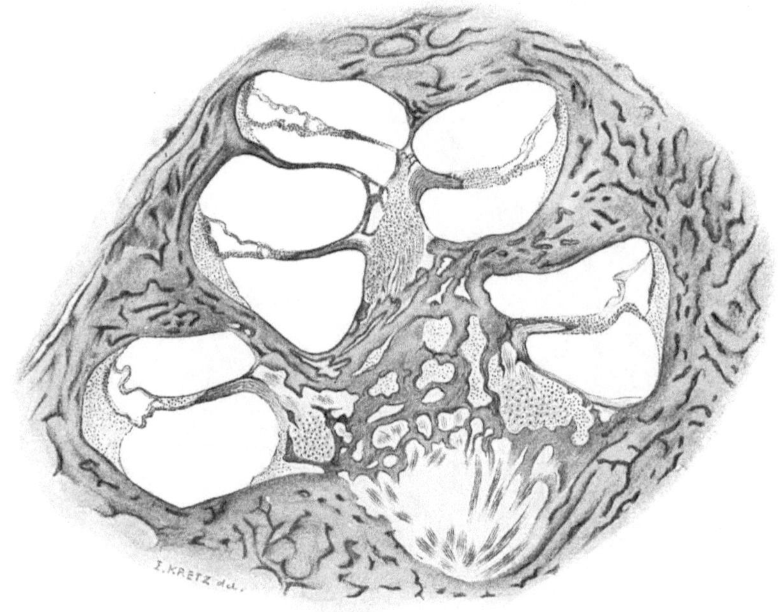

Abb. 9 b. Schnecke. (Fall 1.)
(Nach MANASSE: Zeitschr. f. Ohrenheilk. Bd. 58.)

nirgends zu finden war, wie dies bei Knochenneubildungen *entzündlicher Art*
der Fall zu sein pflegt.

Über ein sehr großes Material von endemischer Taubstummheit verfügt
NAGER. Er berichtet in folgenden Arbeiten: 1. Zur Anatomie der Taubstumm-
heit (Zeitschr. f. Ohrenheilk. u. f. Krankh. d. Luftwege Bd. 75, S. 439); 2. Bei-
träge zur Anatomie der endemischen Hörstörung (Zeitschr. f. Ohrenheilk. Bd. 80,
S. 107); 3. Lichtbilder von endemisch Taubstummen (Arch. f. Ohrenheilk.
Bd. 103, S. 6) im ganzen über 9 zur Untersuchung gelangte Schläfenbeinpaare.

NAGER erblickt in den anatomischen Veränderungen am *Mittelohr* und in
der *Labyrinthkapsel* Merkmale, die für endemische Hörstörungen charakteristisch sind, während er die in einzelnen Fällen konstatierten Veränderungen
des *Innenohres* nicht als typisch für diese Erkrankungen ansieht. Nach seiner
Meinung stellen die geschilderten Veränderungen das anatomische Substrat
dar für die bei endemischen Hörstörungen festgestellte *Mittelohrschwerhörigkeit.*
Für die Pathogenese der Veränderungen macht er *Entwicklungsstörungen* im
Gehörorgan verantwortlich, deren Auftreten er in die letzten $^2/_3$ der *Fötalzeit*
verlegt und deren Entstehung er teils auf direkte Einwirkung der Kropfnoxe,

teils auf eine *Dysfunktion* der gleichfalls durch die Kropfnoxe affizierten *Schilddrüse* zurückführt.

Nager schließt sich der von Siebenmann und Schlittler vertretenen Ansicht an, daß die genannten anatomischen Veränderungen *typisch* sind für

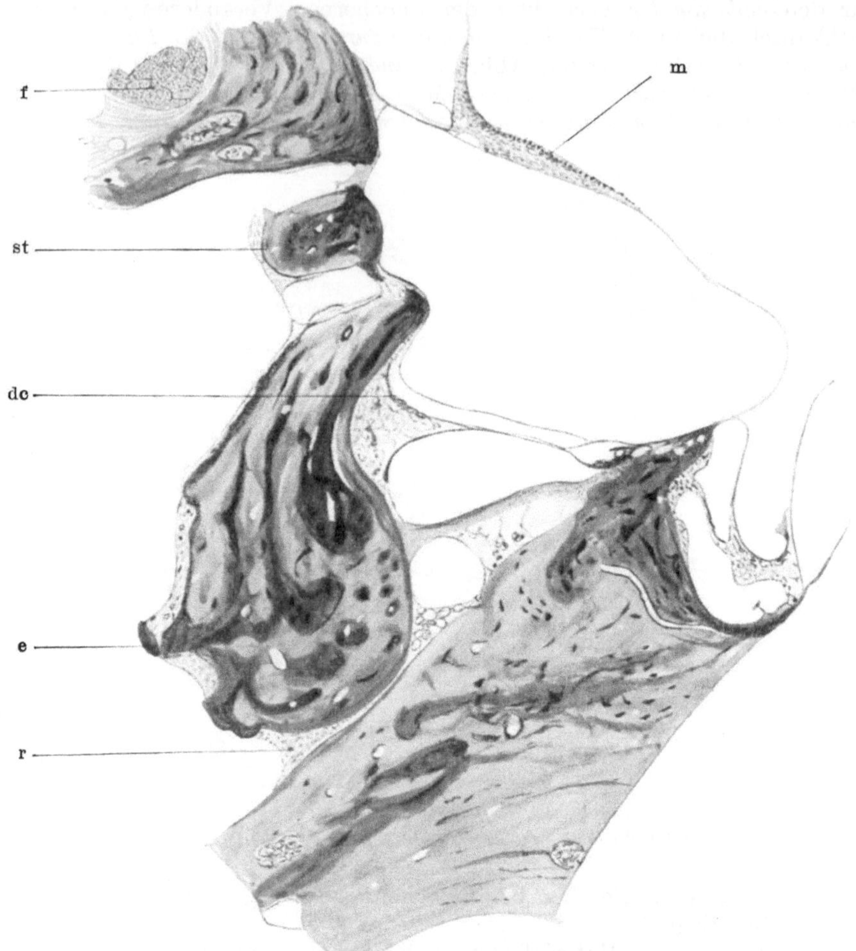

Abb. 10.   Schnitt durch das Promontorium — sehr verdickt mit Exostosen (e) — und beide Fensternischen.

f Facialis. st Verbildeter Stapes. r Eingang zur verengten Nische des runden Fensters, die noch mit Fettgewebe verlegt ist. m Macula utricula. dc Coecum vestibulare des Ductus cochlearis. (Nach Nager: Zeitschr. f. Ohrenheilk. Bd. 75.)

die *endemische Taubstummheit* bzw. *Schwerhörigkeit*, daß sie jedoch nicht das einzige anatomische Substrat dafür bilden. Die endemische Hörstörung sei nicht eine ausschließliche Erkrankung des peripheren Gehörorgans, sondern vielleicht zum größeren Teil eine *Erkrankung der Zentralorgane*; und in dieser Auffassung wird er bestärkt durch den Umstand, daß er bereits drei Serien von schwerhörigen oder taubstummen Kretinen untersucht hat, bei denen diese *Veränderungen im Mittelohr* resp. im *häutigen Labyrinth nicht nachzuweisen* waren.

Die untersuchten Schläfenbeine entstammten Personen, die alle Haupt-arten der endemischen Degeneration repräsentierten, und zwar

1. den maximal ausgebildeten typischen Kretinismus,

2. die endemische Idiotie mit angeborener Taubstummheit bzw. Schwerhörig-keit und Struma,

3. die einfache angeborene Taubstummheit und Struma ohne körperliche kretinische Veränderungen oder Intelligenzdefekte.

Die histologischen Befunde waren folgendermaßen charakterisiert:

1. *Massenzunahme* der periostalen Labyrinthkapsel, die zu Formanomalien der medialen Paukenhöhlenwand, Verdickungen des Promontoriums und zur Verengerung beider Fenster besonders des Schneckenfensters führte.

2. *Deformitäten der Gehörknöchelchen*, vor allem des Steigbügels und beson-ders seines Köpfchens mit pathologischen bindegewebigen Verlötungen am meist offenen Facialiskanal und den Nischenwandungen.

3. Häufig wiederkehrende, mehr oder weniger ausgebildete *Verdickungen der Paukenhöhlenschleimhaut*, besonders der subepithelialen Lagen, die durch Vermehrung von Bindegewebe und Fett und durch Einlagerung von Schleim-bzw. Gallertgewebe gekennzeichnet ist.

Dazu kam in den einzelnen Fällen *Ankylose* von Hammer und Amboß in-folge Verknöcherung der Bandmassen, senile *Osteoporose* der Labyrinthkapsel, Veränderungen in ihrer endostalen Schicht besonders im Bogengangapparat; ferner sog. otosklerotische Herderkrankungen. Im inneren Ohr atrophische Zustände der Sinneszellen und Nervenelemente der Schnecke.

Mit der endemischen Taubstummheit hat sich ferner OTTO MAYER ein-gehend beschäftigt und die Ergebnisse seiner Untersuchungen in folgenden Arbeiten niedergelegt:

1. Beiträge zur Kenntnis der endemischen Taubheit und Schwerhörigkeit (Arch. f. Ohrenheilk. Bd. 83, S. 158).

2. Endemische Schwerhörigkeit (Vortrag).

3. Ein Fall von kretinischer Taubstummheit (Klinische Beiträge zur Ohren-heilkunde, Festschrift für Hofrat Prof. Dr. URBANTSCHITSCH).

In den ersten beiden Publikationen werden die Schläfenbeine von vier Fällen beschrieben bzw. demonstriert, bei denen sich neben Schwerhörigkeit verschie-denen Grades auch Zeichen kretinischer Degeneration feststellen ließen. Es fanden sich bei sämtlichen Fällen übereinstimmend 1. *Massenzunahme des Knochens der Pyramide* mit *Verengerung* der Nische des Schneckenfensters und des Vorhofsfensters; die erstere war in einem Fall vollkommen durch *Knochen abgeschlossen*. In allen Fällen Veröderung der Fensternische durch *Schleim-gewebe, Bindegewebe* und *Fettgewebe*. Ferner wurden *Verdickung* der Gehör-knöchelchen, *Verwachsung* des hinteren Steigbügelschenkels mit der hinteren Nischenwand und des Amboßschenkels mit der Antrumschwelle, *Atrophie* des CORTISchen Organs und sonstige degenerative Veränderungen im inneren Ohr festgestellt. Da die gleichen Befunde auch in den Gehörorganen Kretiner ge-funden werden, da ferner in zwei Fällen eine Struma, in einem Fall eine kolloide Entartung und in zwei Fällen Schwachsinn vorhanden war und sämt-liche Fälle aus Steiermark stammten, betrachtet MAYER diese Fälle als milde Formen kretinischer Degeneration, als Übergangsform zum echten Kretinismus und zur kretinischen Taubstummheit.

In der dritten Arbeit kommt MAYER auf Grund des Untersuchungsergebnisses bei einem kretinen Taubstummen zu der Überzeugung, daß derartige Fälle 1. im Labyrinth nicht nur degenerative Veränderungen, sondern auch *Bildungs-anomalien* aufweisen können, und 2. daß diese Anomalien *nicht nur auf* eine *abnorme Keimesanlage*, sondern auch auf Einflüsse auf den Fötus (*Hypothyreose der Mutter*) zurückgeführt werden können.

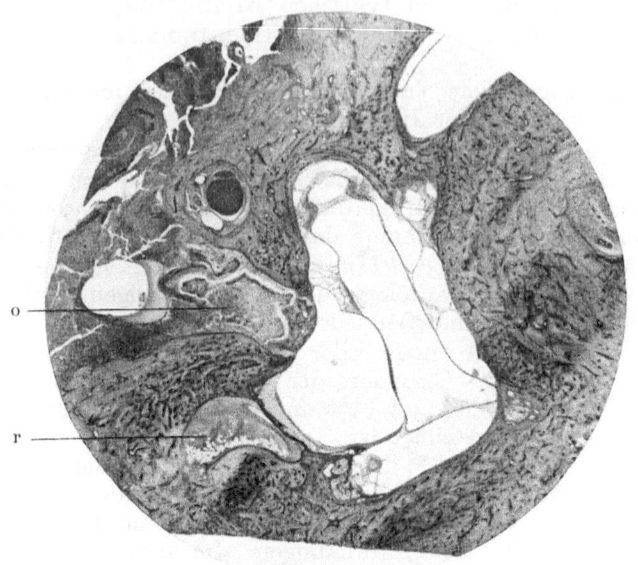

Abb. 11a. Schnitt durch das innere Ohr.

o ist die mit Exsudat gefüllte Nische des ovalen Fensters mit der verdickten Fußplatte des Steigbügels, r die mit Fettgewebe und Schleimgewebe gefüllte Nische des runden Fensters.
(Nach O. Mayer: Arch. f. Ohrenheilk. Bd. 83.)

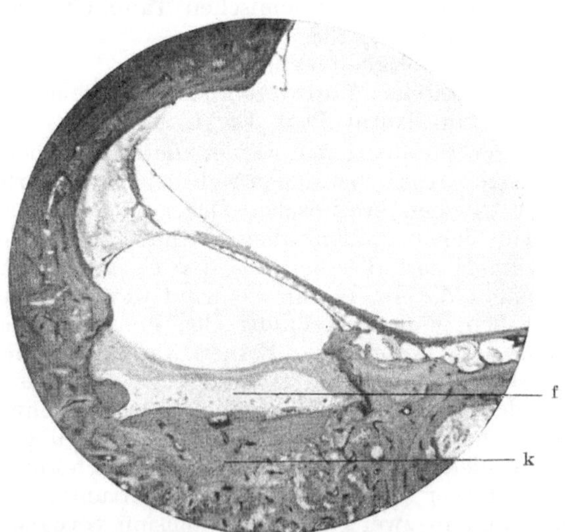

Abb. 11b. Schnitt durch das innere Ohr.

f ist die mit Fettgewebe ausgefüllte Nische des runden Fensters, k der Knochen, welcher die Nische nach unten vollkommen verschließt.
(Nach O. Mayer: Arch. f. Ohrenheilk. Bd. 83.)

Zu der kretinischen Taubstummheit sind wahrscheinlich auch noch folgende von Brühl, Schlittler und Brock veröffentlichten Fälle zu rechnen.

In dem BRÜHLschen Falle (Beitr. z. Anat., Physiol., Pathol. u. Therapie d. Ohres, d. Nase u. d. Halses Bd. 7, S. 19) stammte die im 35. Lebensjahr an Tuberkulose verstorbene Patientin aus einer durch Nervenkrankheiten stark belasteten Familie. Sie war von Geburt an taub gewesen, hatte sich bis zum 10. Lebensjahre gut entwickelt, verfiel aber um diese Zeit im Anschluß an Masern psychisch und wurde *idiotisch*. Es hatte sich zugleich eine schlaffe Lähmung der Beine eingestellt, die ihr das Gehen und Stehen ohne Unterstützung unmöglich machte. Nach Ansicht des Neurologen handelte es sich um eine fortschreitende *degenerative* Erkrankung des *Kleinhirns* auf Grund kongenitaler Anlage.

Bei der histologischen Untersuchung erschienen die Gehörgänge und Trommelfelle sowie die linke Paukenhöhle normal; in der rechten *Paukenhöhle verdickte* und *cystenreiche* Schleimhaut, die auch die *Nische* des *runden* Fensters ausfüllte. An den Vorhofsfenstern und den Gehörknöchelchen keine Anomalien. Vorhof und Bogengänge beiderseits normal. Das Felsenbein wies an der hinteren Fläche beiderseits halbkugelige *Knochenhöcker* auf, die teils den inneren Gehörgang überlagerten, zum Teil frei über den Sulcus sigmoideus herüberragten. Beiderseits fanden sich ferner kugelige Hyperostosen auf der vorderen oberen Pyramidenfläche. In der Schnecke wurde eine beiderseits fast symmetrische Epithelatrophie sowie eine Hypoplasie im Spiralganglion, in der Stria vascularis und im Hörnerven festgestellt. Entzündliche Erscheinungen im häutigen Labyrinth fehlten. An Stelle des CORTIschen Organs fand sich in den Basal- und Spitzenwindungen niedriges, glattes Epithel, dem die CORTIsche Membran dicht anlag. In der Mittelwindung einschichtiges Cylinderepithel. Trotz der Hyperostose des inneren Gehörganges war sein Lumen so weit, daß die Atrophie des Nerven nicht als eine Druckatrophie angesehen werden konnte. Zu der endemischen Taubstummheit sind mit Wahrscheinlichkeit auch 2 Fälle von SCHLITTLER: Angeborene Taubstummheit mit negativem Befund im inneren Ohr (Zeitschr. f. Ohrenheilk. Bd. 75, S. 309) zu rechnen.

In dem einen der von SCHLITTLER (Zeitschr. f. Ohrenheilk. Bd. 75, S. 309) veröffentlichten Fälle handelte es sich um angeborene Taubstummheit, in dem anderen um hochgradige Schwerhörigkeit. In beiden Schläfenbeinpaaren waren nur relativ geringe Veränderungen im Labyrinth nachweisbar, die die hochgradige Schwerhörigkeit bzw. Taubheit nicht erklären konnten. An der medialen Paukenhöhlenwand dagegen zeigten sich hochgradige Veränderungen, *Verengerung* der beiden Fensternischen, *Verlötung* des Stapesköpfchens usw., also Anomalien, wie wir sie bei der endemischen Taubstummheit häufig vorfinden.

Auf Grund seiner Untersuchungsbefunde kommt SCHLITTLER zu der Annahme, daß in den Fällen entweder schwerere *Störungen* in der *zentralen Hörbahn* vorhanden sein oder, daß in der feineren Struktur der Sinneszellen und Nervenelemente Veränderungen vorliegen müßten, die mit unseren Untersuchungsmethoden nicht nachweisbar seien. Für die Annahme einer Störung im zentralen Nervenapparat spricht die Tatsache, daß bei beiden Untersuchten deutlich Schwachsinn konstatiert werden konnte.

Besonderes Interesse verdient eine im Archiv für Ohrenheilk. Bd. 105, S. 135 erfolgte Publikation von BROCK, „ein Fall von angeborener Taubstummheit mit *negativem Befund im Mittel- und Innenohr*".

Es handelte sich um eine 64 Jahre alte Taubstumme, die zwar eigensinnig, mißtrauisch und streitsüchtig, aber *nicht blöd* war. Sie hatte einen großen *Kropf*. Das Mittelohr war beiderseits im ganzen normal. In der ovalen Fensternische einige zarte Bindegewebsstränge, die den Steigbügel mit der Promontorialschleimhaut verbinden.

Im Innenohr nur unbedeutende Veränderungen: Atrophie des Ganglion spirale, der dazu gehörigen Nervenfasern und des CORTIschen Organs nur im

Bereich des Vorhofsabschnittes. Der Fall hat größte Ähnlichkeit mit den Fällen von Oppikofer, Schlittler und Nager. Er unterscheidet sich von den Schlittlerschen und Nagerschen Fällen aber durch das *Fehlen der Mittelohrveränderungen.* Die Fälle von Schlittler und Nager bieten den für *endemische* Schwerhörigkeit bzw. Taubheit charakteristischen Mittelohrbefund. Schlittler hat deshalb seine beiden Fälle, obwohl seinen Patienten körperliche Anzeichen von Kretinismus fehlten, dieser Kategorie zugerechnet. Nagers Präparate stammen, mit einer Ausnahme, von Dementen und Kretinen, gehören also ohne weiteres zur endemischen Taubstummheit. Das Oppikofersche Präparat stammt von einem intelligenten, brauchbaren, hereditär nicht belasteten Mann ohne kretinische Anzeichen. Keine Struma. Der Brocksche Fall steht dem Oppikoferschen am nächsten. Sind diese Fälle trotz des Mangels von kretinischen Anzeichen und trotz des Fehlens der typischen Mittelohrveränderungen zur *endemischen Taubstummheit* zu zählen? *Da Nager Präparate von Felsenbeinen besitzt, die von ausgesprochenen Kretins stammen* und die trotzdem jegliche Veränderung im Mittelohr und Innenohr vermissen lassen, ist Brock der Ansicht, daß man seinen und Oppikofers Fall deswegen zur endemischen Taubstummheit zählen muß, weil die Labyrinthveränderungen dem Befund von endemischer Taubstummheit entsprechen.

Die hereditär-degenerative Taubstummheit.

Über diese Form des Gebrechens hat Hammerschlag eingehende Studien gemacht. In seinen Arbeiten „Zur Kenntnis der hereditär-degenerativen Taubstummheit" (Zeitschr. f. Ohrenheilk. Bd. 59, H. 4) und über „Die Vergesellschaftung der hereditären Taubstummheit mit anderen hereditären pathologischen Zuständen" kommt er zu folgenden Ergebnissen: Nach seiner Meinung müssen alle hereditären pathologischen Zustände als Glieder einer einzigen großen Familie betrachtet werden. Zur Begründung dieser Ansicht berichtet er über die Stammbäume zweier Familien. In der ersten fanden sich *Taubstummheit* und *kongenitale Schwerhörigkeit* neben verschiedenen Psychosen sowie anderen Erkrankungen des Zentralnervensystems vor. Bei der zweiten Familie fanden sich bei einigen Gliedern *Taubstummheit,* bei anderen *Otosklerose.* Er glaubt deswegen zwischen der Taubstummheit und der Otosklerose einen genetischen Zusammenhang annehmen zu sollen, und zwar aus folgenden Gründen:

1. Die degenerativ-atrophischen Vorgänge im Nerven und an den Nervenendstellen, die wir bei kongenitaler Taubstummheit finden, sind wahrscheinlich die gleichen, wie sie bei Otosklerose auftreten.

2. Die für Otosklerose charakteristischen Knochenprozesse in der Labyrinthkapsel finden sich auch in manchen Fällen von kongenitaler Taubheit.

3. Es gibt Familien, in denen sich hereditäre Taubstummheit und Otosklerose vergesellschaftet finden. Auf Grund dieser Beobachtungen ist Hammerschlag der Meinung, daß die hereditäre Taubheit und die Otosklerose vielleicht als verschiedene Erscheinungsformen eines und desselben pathologischen Vorganges aufzufassen sind, zumal die Erkrankungen des Gehörnerven bei der Otosklerose die gleichen Veränderungen aufweisen wie die bei der progressiven rein nervösen Schwerhörigkeit, wie sie Manasse beschrieben hat.

Zu der mit *hereditär-degenerativen* Symptomen [1] vergesellschafteten Form der angeborenen Taubstummheit sind vor allem die Fälle zu rechnen, die mit

---

[1] Als hereditär-degenerative Symptome sind nach E. Urbantschitsch aufzufassen: Retinitis pigmentosa, ungleiches Brechungsvermögen beider Augen, Reste der Pupillarmembran, Epikanthus, ungleiche Irisfarbe, Strabismus, partieller Albinismus, Schädeldeformitäten, Wolfsrachen, Abnormitäten der Gaumenwege, Kryptorchismus und Syndaktylie, cerebellar-ataktischer Gang.

Atresia auris congenita einhergehen und ferner die Fälle, bei denen sich Pigment-anomalien finden.

Von den ersteren sind nach SIEBENMANN 10 doppelseitige und 3 einseitige Fälle klinisch beobachtet und publiziert. Von *Sektionsergebnissen* bei Taub-stummen liegt nur ein einziger von F. OGSTON veröffentlichter Fall von einem 1¹/₂ Jahre alten Kinde vor. Das Schläfenbein der atresierten Seite wies mikro-skopisch erkennbare Entwicklungsanomalien auf: Atrophie des N. acusticus, Hemiatrophie von Groß- und Kleinhirn, Hypoplasie der Pyramide, Fehlen des N. cochlearis, Vagus, Accessorius, ferner des Foramen stylomastoideum.

Von Fällen mit *Retinitis pigmentosa* vergesellschafteter Taubstummheit liegt nur *ein* Sektionsbericht vor; er stammt von SIEBENMANN und BING (Zeit-schrift f. Ohrenheilk. Bd. 54, S. 265).

Im inneren Ohr fanden sich folgende Veränderungen:

Ramus cochlearis und Ganglienzellen im ROSENTHALschen Kanal stark atrophisch, CORTIsches Organ im *untersten* Teil der Schnecke *fehlend*, am besten im mittleren Teil der mittleren Wandung entwickelt; es sitzt aber abnormerweise der *Crista des Ligamentum* spirale bedeutend *näher* als der Crista spiralis. *Stria vascularis hypoplastisch* und gegen die Membrana *Reißneri* heraufgerückt. Auffallend spärliche Vaskularisation im ganzen intralabyrinthären Kapillar-gebiet. Nervenendstellen der Ampullen und des Vorhofs streckenweise degene-riert. Ramus *vestibularis* und seine Ganglien nicht verändert. Pigmentation etwas spärlich.

Während sich bei den meisten Fällen von *angeborener* Taubstummheit die Veränderungen auf die *Pars inferior* beschränken, findet sich hier auch Degene-ration der Maculae und Cristae.

Die Untersuchung des zentralen Verlaufs des N. acusticus ergab in bezug auf die Vestibularbahn normale Verhältnisse, dagegen schwere *Alteration* der Cochleariskerne und *Atrophie* der *Cochlearisfasern*, Veränderungen, die als Inaktivitätsatrophie aufzufassen sein dürften. Von besonderem Interesse ist, wie SIEBENMANN hervorhebt, daß das CORTIsche Organ in der mittleren Win-dung relativ am besten entwickelt war, im Zusammenhalt mit der Beobachtung BEZOLDS, daß sich bei drei oder vier Gehörorganen, deren taubstumme Besitzer mit *Retinitis pigmentosa* behaftet waren, eine Hörinsel in dem mittleren Teil der Tonskala fand. Sollte es sich durch weitere Untersuchungen bestätigen, daß die mit Retinitis pigmentosa behafteten Taubstummen *Hörinseln im mitt-leren* Teil der Skala und bei der Obduktion eine relativ gute Entwicklung des CORTIschen Organs der *Mittelwindung* aufweisen, so würden derartige Befunde als Stütze der HELMHOLTZschen Resonanztheorie zu verwerten sein.

Bei dem von G. ALEXANDER (Monatsschr. f. Ohrenheilk. Supplementband, S. 927, Jg. 56; 1912. S. 331) publizierten Fall handelte es sich um einen hereditär nicht belasteten Taubstummen, der im Alter von 21 Jahren infolge von Pilz-vergiftung starb. Er hatte angeblich bis zum Alter von 16 Monaten gehört und vom Ende des ersten Lebensjahres an Sprechversuche gemacht. Im Alter von 16 Monaten stürzte er die Treppe hinunter und im Anschluß daran stellte sich, ohne daß eine äußere Verletzung stattgefunden hatte, beiderseits *Ohren-fluß* und zunehmende Schwerhörigkeit ein. Die Schwerhörigkeit nahm stetig zu und ging im 6. Lebensjahr in völlige Taubheit über. Das Kind wurde vom 7.—15. Lebensjahr in einer Taubstummenanstalt unterrichtet.

In einer eingehenden Arbeit berichtet ALEXANDER über die makroskopischen und mikroskopischen Befunde im Ohr und im Gehirn. Er kommt zu der Auf-fassung, daß die Ertaubung infolge zunehmender Innenohratrophie erfolgt sei, und zwar nimmt er an, daß es sich zum Teil sicher um eine *Inaktivitätsatrophie* gehandelt habe, die sich nach Eintritt der Zerstörung im Mittelohr eingestellt hatte. Durch die langdauernde Eiterung war es auf beiden Seiten zu einer Kontinuitätsunterbrechung der Gehörknöchelchenkette gekommen und zu der Bildung von Bindegewebsschwarten an den Mittelohrwänden. Unter dem Einfluß der fortdauernden Eiterung sei schließlich auch eine allgemeine Verdichtung der Knochentextur des Schläfenbeins entstanden. ALEXANDER ist der Meinung, daß sich auf Grund dieser Mittelohrveränderungen eine Innenohratrophie entwickeln kann. Er gibt jedoch zu, daß vielleicht auch noch akut entzündliche Reizzustände im Innenohr aufgetreten sind, die ihrerseits die Atrophie bzw. den Untergang der Nervenendstellen beschleunigt haben. In der Schnecke waren die Sinneszellen vollständig, die Stützzellen zum größeren Teil geschwunden, vollständige *Atrophie* des CORTIschen Organs, der Crista spiralis und der Stria vascularis. Wenn auch das hauptsächliche ätiologische Moment durch die Mittelohreiterung gegeben sei, so müsse man wohl annehmen, daß im vorliegenden Falle ein wenig widerstandsfähiges bzw. minderwertiges Innenohr vorgelegen hat. Es sei nicht ausgeschlossen, daß die Ertaubung durch den erlittenen Unfall rasch eingetreten und demnach als *traumatische* Ertaubung aufzufassen sei.

Das *Kleinhirn* war nach jeder Richtung kleiner als normal, und zwar war die rechte Hemisphäre weit stärker betroffen als die linke. Auf Grund der histologischen Untersuchung des Kleinhirns gelangt ALEXANDER zu der Ansicht, daß die Hypoplasie des Kleinhirns und ebenso der regionären Blutgefäße schon sehr *frühzeitig intraembryonal* aufgetreten sei. Für dies frühzeitige Entstehen der Kleinhirnveränderungen spricht neben anderen Momenten auch die Abflachung der beiden hinteren Schädelgruben. Als Erklärung für die Entstehung der Kleinhirnhypoplasie und der Veränderungen im inneren Ohre seien zwei Deutungen möglich: 1. Kleinhirnaffektion und Taubheit sind in bezug auf das ätiologische Moment und die Zeit seines Auftretens miteinander verbunden. 2. Kleinhirnaffektion und Taubheit sind in ätiologischer Beziehung und in bezug auf das zeitliche Auftreten voneinander unabhängig. Auf Grund seiner Untersuchung gelangt ALEXANDER zur Ablehnung der Annahme einer postfötalen Infektionskrankheit als eines gemeinsamen ätiologischen Faktors für die Ohr- und Kleinhirnveränderung, denn diese Erkrankung wäre entsprechend ihren schweren bleibenden Folgen sicher auch schwer verlaufen und infolgedessen gewiß nicht der Umgebung verborgen geblieben. Hat aber eine postfötale Infektion nicht stattgefunden, so zwingt der histologische Befund zur Annahme einer intrafötalen infektiösen Entzündung. Der intrafötale Infekt, aller Wahrscheinlichkeit luetischer Ätiologie, hat zu den Veränderungen an den regionären Arterien geführt, sicher aber nicht zur Otitis media, das postfötale Trauma habe dagegen zur Ertaubung geführt. Es handelte sich demnach also um eine nach der Geburt durch Trauma erworbene Taubheit, die zufällig mit einer intrauterin entstandenen Erkrankung des Kleinhirns vergesellschaftet war.

Die durch intra partum erlittene Blutungen und deren Folgen entstandene Taubstummheit.

In seinem auf der Tagung der Gesellschaft Deutscher Hals-, Nasen- und Ohrenärzte in Kissingen über „*Geburtstrauma und Gehörorgan*" gehaltenen Vortrag, weist O. Voss darauf hin, daß in der bisherigen Fachliteratur sich nur gelegentlich kurze Andeutungen finden über Schädigungen des Gehörorgans durch den *Geburtsakt*. So äußert GOMPERZ[1]) die Ansicht, daß die durch die Geburt bedingten Veränderungen der Zirkulationsverhältnisse sowie trau-

---

[1]) Zitiert nach O. Voss, Geburtstrauma und Gehörorgan. Zeitschr. f. Hals-, Nasen- und Ohrenheilk. Bd. VI.

matische Schädigungen des Mittelohres vor und während der Geburt die Entstehung der so häufigen Säuglingsotitis begünstigen konnten. KUTVIRT[1]) macht in seiner Arbeit über das Gehör Neugeborener und Säuglinge darauf aufmerksam, daß die Gehörschärfe abhängig ist von der Länge und Beschwerlichkeit der Geburt und daß die Störungen der Gehörfähigkeit um so größer sind je länger die Geburt dauert. MAGNUS[1]) und DE KLEIJN konnten bei einem neugeborenen Kind mit beiderseitigen Blutungen in den Linsenkerngegenden infolge künstlicher Geburt Halsreflexe und Labyrinthreflexe feststellen. LANGE[1]) äußert bei der Besprechung des bekannten, von HAIKE veröffentlichten Falles eines hydrocephalen Säuglings mit Hämorrhagien im inneren Ohr die Meinung, daß es sich vielleicht um einen ante, intra oder post partum erlittenen Insult seitens eines Hydrocephalus gehandelt habe.

Auch GRÜNBERG[1]) weist in seiner Arbeit „Zur Frage der Existenz eines offenen Ductus perilymphaticus" auf das Vorhandensein größerer und kleinerer offenbar während der Geburt erfolgter Blutungen an verschiedenen Stellen des Subarachnoidalraumes und an der Apertura externa des Aquaeductus cochleae hin, von denen der letztere sich durch die ganze Länge der Schneckenwasserleitung bis in die Basalwindung der Schnecke erstreckte. — STEURER[1]) endlich hat sich grundsätzlich, wenn auch rein theoretisch mit der Frage beschäftigt, ob das Geburtstrauma nicht bei vielen Fällen die auslösende Ursache für die Entstehung der zu Taubstummheit führenden pathologischen Veränderungen sei. Er betont, daß bei engem Becken infolge des bisweilen äußerst starken Geburtstraumas eine hochgradige Geburtsgeschwulst und dadurch bedingt eine ausgedehnte Hydrocephalus als Reaktion auf die durch das Schädeltrauma hervorgerufenen Blutaustritte entstehen, und daß es durch den Hydrocephalus zu Störungen der Liquorsekretion im inneren Ohr und infolge davon zu pathologischen Veränderungen im Labyrinth und Taubheit kommen könne.

Voss selbst erhielt die Anregung zu seinen Studien über das Geburtstrauma als ätiologischen Faktor für die Entstehung der Taubstummheit durch die Arbeit des Pädiaters SCHWARTZ über „*Die traumatische Gehirnerweichung der Neugeborenen*"; SCHWARTZ konnte bei 65% der von ihm systematisch untersuchten 110 Hirne bei Neugeborenen unter 5 Monaten ausgedehnte Blutungen und Erweichungen im Cerebrum mit bloßem Auge feststellen. Zur Erklärung der Geburtsblutungen im Gehirn, die sich nach Voss' Ansicht ohne weiteres auf das Felsenbein und seinen Inhalt übertragen läßt, vergleicht SCHWARTZ die Vorgänge bei der Geburt nach eingetretenem Blasensprung mit der Wirkung einer Saugglocke auf die Körperoberfläche. Wie bei Anwendung der Saugglocke durch Vergrößerung der Druckdifferenz zwischen Atmosphäre und Glockeninhalt die Körperflüssigkeiten zu der erzeugten Minderdruckstelle hineilen, so strömt das Blut des kindlichen Körpers zu dem im Moment des Blasensprungs vom intrauterinen Druck befreiten vorliegenden Kindsteil (Kopf), und die hier befindlichen Gefäße überfüllen sich und reißen ein, wenn die Saugkraft der Atmosphäre eine bestimmte Höhe erreicht hat. Voss weist darauf hin, daß im besonderen bei *Frühgeburten* oder bei einer rasch verlaufenden *Sturzgeburt* sich die Druckverhältnisse für den kindlichen Schädel mit katastrophaler Geschwindigkeit ändern und intrakranielle Blutungen hervorrufen können. Daß auch die Anwendung der *Zange* und des *Metreurynters* zu ausgedehnten Blutungen im ganzen Schläfenbein führen können, ließ sich in einem histologisch untersuchten Falle einwandfrei nachweisen.

Um Klarheit darüber zu erhalten, ob und wie häufig derartige Geburtstraumen auch den Cochlear- und Vestibularapparat in Mitleidenschaft ziehen,

---

[1]) Zitiert nach O. Voss, Geburtstrauma und Gehörorgan. Zeitschr. f. Hals-, Nasen- und Ohrenheilk. Bd. VI.

hat Voss bei nahezu 50 Säuglingen der Frankfurter Univ.-Kinder- und Frauen-
klinik, bei den Insassen der dortigen Taubstummenanstalt, deren Taubheit
angeblich angeboren war, und endlich bei 49 idiotischen Kindern und Erwachsenen der Goddelauer Heil- und Pflegeanstalt sorgfältige klinische Untersuchungen
vorgenommen und über das Ergebnis dieser Untersuchungen in der Februar-
sitzung 1923 des medizinisch-biologischen Abends der Frankfurter Universität
berichtet. Die Untersuchung der Säuglinge ergab dabei auffallende Ausfälle
in der Hör- und Gleichgewichtssphäre, die Voss glaubt dem Geburtstrauma
zur Last legen zu sollen.

Bei 12 Kindern konnte eine *histologische* Untersuchung der Felsenbeine
vorgenommen werden, davon 7mal doppelseitig, so daß im ganzen 19 Felsenbeine zur Untersuchung gelangten. Von den Kindern waren 2 ausgetragen,
7 Frühgeburten, bei dreien fehlten entsprechende Angaben. Die Geburts-
dauer, die 6mal notiert war, schwankt zwischen $1^3/_4$ Stunden und 3 Tagen
und 2 Stunden. — Bei 4 dieser Kinder konnten auf Grund der *klinischen* Untersuchungsergebnisse Geburtsschädigungen im Bereiche der Hör- und Gleich-
gewichtsbahnen angenommen werden.

Pathologisch-anatomisch ließen sich bei 10 von den 12 untersuchten Fällen
schon makroskopisch intrakranielle bzw. intracerebrale Geburtsblutungen oder
ihre Folgeerscheinungen in Gestalt von Gehirnerweichungen nachweisen. Bei
den oben erwähnten 4 klinisch untersuchten Fällen konnten makroskopisch
die erwarteten zentralen Veränderungen in Gestalt von Blutungen in die Pia
oder die Marksubstanz und mehr oder weniger ausgedehnten Erweichungsherden im Kleinhirn oder den Großhirnhemisphären festgestellt werden.

Geradezu *typische Veränderungen* wurden in fast allen Fällen bei der *mikroskopischen* Untersuchung gefunden; sie bestanden in einer *auffallenden Erweiterung* und *prallen Füllung* der Blutgefäße im Mittelohr und Labyrinth, im
Knochenmark, im inneren Gehörgang, Fallopischen und carotischen Kanal
und in der die Pyramide bedeckenden Dura. Und überall wo diese hyper-
ämischen Veränderungen erkennbar waren, zeigten sich mehr oder weniger
ausgedehnte *Blutaustritte*, und zwar im *inneren Ohr*, besonders im Porus acusticus
internus, ferner aber in den beiden Skalen, im Ductus cochlearis und perilymphaticus, im Sacculus, im Aquaeductus vestibuli und Saccus endolymphaticus,
seltener in den endo- und perilymphatischen Räumen des oberen und hinteren
Bogengangs. Im *Mittelohr* fanden sich, mit 2 Ausnahmen in der blutreichen,
myxomatösen Schleimhaut *entzündliche Veränderungen* mit Infiltration und
Exsudatbildung; ein einziges Mal wurde eine Trommelfellperforation beobachtet. In einem Falle hatte die Otitis media durch das Schneckenfenster
hindurch zu einer induzierten eitrigen Labyrinthitis geführt.

Von den 4 auch klinisch untersuchten Säuglingen nimmt Voss bei dem
einen den moribunden Zustand, in dem er eingeliefert wurde, als Erklärung
für die festgestellte cochleare und vestibulare Reaktionslosigkeit an; bei den
übrigen dreien neigt er zu der Ansicht, daß bei dem fast vollständigen Fehlen
von Ausfällen von Nervenfasern und Ganglienzellen die Reiz- und Ausfallserscheinungen auf cochlearem und vestibularem Gebiet in der Hauptsache
durch die festgestellten intracraniellen bzw. intracerebralen Läsionen bedingt
seien, die direkt oder indirekt die in Frage kommenden zentralen Bahnen in
Mitleidenschaft ziehen können.

Bei einem 8 Monate alten Kinde, das intra vitam Residuen einer Gehirn-
blutung aufgewiesen haben soll, wurde eine ausgedehnte Erweichungscyste
in der linken Hemisphäre gefunden. Reste alter Blutungen mit zahlreichen
Pigmentschollen und -körnern ließen sich im Trommelfell, Mittelohr, Antrum

und Knochenmark feststellen.   Auch im Labyrinth, im ganzen Bereich von Modiolus, Lamina spiralis ossea, Papilla basil. und Ligamentum spirale altes körniges Blutpigment.   Im Fundus meat. aud. int. ausgedehnte Blutergüsse mit scholligen und körnigen Pigmentbeimengungen. — Bei einem weiteren 13 Monate alten Kinde, dessen klinische Diagnose auf Anämie, Rachitis, Pachymeningitis haemorrhagica, Barlow und Pneumonie lautete, konnten bei der histologischen Untersuchung Zeichen einer Blutung im äußeren und inneren Gehörgang festgestellt, sowie zahlreiche Pigmentkörner und -zellen als Residuen alter Blutungen im Mittelohr und inneren Ohr nachgewiesen werden.   Im Labyrinth fanden sich diese Veränderungen besonders im Modiolus, aber auch in der Lamina spiralis, Papilla basilaris, Stria vascularis und dem Ligamentum spirale.

Veranlaßt durch die Häufigkeit der gefundenen Stauungszustände und Blutungen im Schläfenbein hat Voss die Literatur auf frühere Befunde hin durchgesehen, die ebenfalls auf ein Trauma als Ursache für die festgestellten Veränderungen hinweisen.   Es ergab sich dabei folgendes: Der erste, der einen ,,angeborenen Bluterguß ins Labyrinth" beschreibt, war Toynbee. v. Tröltsch und in ähnlicher Weise Voltolini berichten über einen Fall, wo sich bei fast normalem Verhalten des Gehörorgans in der Schnecke ein *Pigmentklumpen* fand.   Wenn Gradenigo der Ansicht, daß derartige Pigmentansammlungen als Residuen vorausgegangener Blutungen anzusehen seien, entgegentritt, weil er *Pigment* im inneren Ohr häufig bei *jungen Personen* antraf, bei denen jede Läsion ausgeschlossen war, so kann das nach Voss' Auffassung nur so gedeutet werden, daß jegliche Anzeichen für eine *postnatale* Läsion gefehlt haben, und daß Gradenigo die Möglichkeit einer *intranatal* entstandenen Blutung nicht in Betracht gezogen hat.

Zu den in der Literatur beschriebenen, hierher gehörigen Fällen von Taubstummheit möchte Voss auch den bekannten von Haike veröffentlichten, bei einem 4jährigen Kinde beobachteten Fall gerechnet wissen, bei dem sich außer einem Hydrocephalus und vollständigem Defekt der Großhirnhemisphären starke Blutungen in den Labyrinthen ohne Zeichen einer frischen oder alten Entzündung fanden.   Er bezeichnet diesen Fall im Vergleich zu den von ihm geschilderten, sicher intranatal durch Trauma entstandenen Befunden geradezu als Prototyp eines Geburtstraumas und hält auch den Einwänden Haikes gegenüber, der die Labyrinthblutung als Folge einer Encephalitis haemorrhagica erklärt, an seiner Auffassung fest.

Voss ist ferner geneigt, den von Lederer veröffentlichten Fall 3, bei dem neben einer hochgradigen Atrophie des Cortischen Organs und des Nerv. cochlearis über einen ausgesprochenen *Pigmentreichtum* im ganzen häutigen Labyrinth beiderseits, ein *mächtiges Hämatom* im rechten inneren Gehörgang und einem *geringen Bluterguß* in den Meatus auditorius int. links berichtet wird, als durch Geburtsraumen bedingt aufzufassen, indem er die *Hämatome* und den *Pigmentreichtum* als Residuen von Geburtsblutungen anspricht.

Auch der von *mir* in der Anat. der Taubstummheit veröffentlichte Fall, in dem der im Fundus meatus auditorius int. gefundene Bluterguß sich in die Kanäle der Vestibularisäste und den basalen Teil der Schnecke erstreckte, könnte den Anschein erwecken, als ob ein Geburtstrauma vorläge; da aber der Tod des Untersuchten nachweislich durch eine *Apoplexie* erfolgt war, dürfte die Blutung ins Felsenbein ihre Erklärung durch den Schlaganfall finden, wenn auch, wie Voss meint, die große Ausbreitung der Blutung im Schläfenbein als Folge einer Apoplexie sehr ungewöhnlich sei.

Auf alle Fälle wird es in Zukunft dringend erforderlich sein, bei Feststellung der für die Entstehung der Taubstummheit verantwortlich zu machenden Faktoren möglichst genaue Daten über den Verlauf der Geburt des zu Untersuchenden zu erlangen, und zwar nicht nur bei den Fällen von angeblich *angeborener* Taubstummheit, sondern auch bei den Taubstummen, bei denen das Gebrechen anscheinend *post partum erworben* ist; denn man muß Voss durchaus beistimmen, wenn er meint, daß ein Teil der Fälle, bei denen angeblich die Ertaubung sich anschloß an „Fraisen", „Zahnkrämpfe" oder „Gehirnkrämpfe", zweifellos durch eine Geburtsblutung bedingt worden sei.

Bei der durch Voss nachgewiesenen Häufigkeit der Schädigung des Gehörorgans durch Geburtstraumen wird es Aufgabe des Arztes sein müssen, in solchen Fällen, bei denen nach den vorliegenden Erfahrungen eine derartige Schädigung erfolgen kann, zu überlegen, ob und in welcher Weise eine Blutung ins Labyrinth vermieden werden kann. Während bei Frühgeburten und ebenso bei der Sturzgeburt die Hilfe des Arztes in der Regel nicht in Anspruch genommen wird bzw. zu spät kommt, wird in den Fällen schwerer Geburt, die durch ungewöhnliche Größe des Kopfes bei gleichzeitiger Enge der mütterlichen Geburtswege bedingt sind, zu erwägen sein, ob durch die Ausführung des Kaiserschnittes, die vor dem Blasensprung zu erfolgen hätte, die dem Kinde drohende Gefahr beseitigt werden kann. Ob sich allerdings der Geburtshelfer und auch die Mutter zu einem so großen Eingriff auf die mögliche oder wahrscheinliche schwere Schädigung des Kindes hin bereit finden wird, dürfte sehr fraglich sein. Vielleicht wäre es, wie Voss meint, eine dankbare Aufgabe für den Gynäkologen, in solchen Fällen Mittel und Wege für eine möglichst ausgiebige künstliche Erweiterung der mütterlichen Geburtswege zu finden.

Nach der Geburt erworbene Taubstummheit.

Das Sektionsmaterial von Taubstummenschläfenbeinen, auf dem sich unsere Kenntnisse von der Anatomie der *nach der Geburt erworbenen Taubstummheit* aufbauen, ist auch jetzt, wenn man nur die histologisch genau erforschten Fälle in Betracht ziehen will, kein sehr umfangreiches. In seinem auf dem internationalen Kongreß in London über die *nach der Geburt erworbene Taubstummheit* erstatteten Referat berichtet Mygind über 38 histologisch untersuchte Fälle von 75 untersuchten Schläfenbeinen. Er teilt die pathologischen Veränderungen ein nach der topographischen Lage der festgestellten Befunde in Veränderungen: 1. im Mittelohr, 2. im Labyrinth, 3. am Gehörnerven.

In allen diesen Fällen konnten bei der mikroskopischen Untersuchung *Anomalien* im *membranösen Labyrinth* festgestellt werden. Wenn auch dies Einteilungsprinzip manches für sich hat, so scheint es mir doch aus klinischen Gründen zweckmäßiger zu sein, die von mir schon früher vorgeschlagene Einteilung in folgende drei Gruppen beizubehalten:

1. Fälle *meningitischen* Ursprungs,
2. Fälle *tympanalen* Ursprungs und
3. solche Fälle, bei denen es sich um *primäre* Veränderungen im Labyrinth als Ursache der Taubstummheit handelt.

I. Gruppe. Fälle meningitischen Ursprungs.

In diese Gruppe sind nicht nur die Fälle aufzunehmen, bei denen es sich um eine Meningitis simplex idiopathica oder die epidemische Cerebrospinalmeningitis handelt, sondern auch die Fälle von Scharlach- und Maserntaubstummheit, welche bei normalem resp. nur durch eine frische Affektion verändertem Mittelohr eine mit der allgemeinen Infektionskrankheit einhergehende Meningitis durchgemacht haben. Es sind dies die Fälle von Uchermann („Scharlachmeningitis", Zeitschr. f. Ohrenheilk. Bd. 23, S. 70), Nager (Masernmeningitis,

Zeitschr. f. Ohrenheilk. Bd. 54, S. 217), ALEXANDER („Masernmeningitis", Arch. f. Ohrenheilk. Bd. 74, S. 112).

Von den 46 zu dieser Gruppe gehörigen Schläfenbeinen wiesen 28 am Trommelfell und in der Paukenhöhle durchaus normale Verhältnisse auf, bei 6 Schläfenbeinen fand sich eine Otitis media catarrhalis bzw. purulenta acuta. An einem Schläfenbein (UCHERMANN) wurde eine frische tuberkulöse Mittelohreiterung und an zwei weiteren (STEIN) eine doppelseitige chronische Mittelohreiterung ohne feststellbaren Zusammenhang mit der Labyrinthaffektion konstatiert. Bei zwei Schläfenbeinen (ALEXANDER) („Maserntaubheit") bestanden Residuen chronischer Mittelohreiterung ohne besondere Veränderungen an den Labyrinthfenstern. Nur bei zwei Schläfenbeinen wurden Residuen von chronischer Mittelohreiterung konstatiert, welche möglicherweise in kausalem Konnex mit der die Taubstummheit bedingenden Meningitis standen. Es sind dies der von POLITZER (Lehrbuch, 2. Aufl., S. 822) publizierte Fall, bei dem einseitig ein totaler Trommelfelldefekt ohne Eiterung vorlag und der Fall von LARSEN und MYGIND (Arch. f. Ohrenheilk. Bd. 30, S. 188), der einseitig einen Totaldefekt der Steigbügelplatte aufwies. In diesem letzteren Falle war der Verlust der Steigbügelplatte nachweisbar von der Labyrinthitis ausgegangen. An der Hand der vorliegenden statistischen Arbeiten konnte SIEBENMANN feststellen, daß durchschnittlich etwa 6% der an Meningitis Ertaubten eine intensive, dauernde Spuren hinterlassende Mitbeteiligung des Mittelohres aufweisen. SIEBENMANN gelangte ferner durch seine Untersuchungen zu der Überzeugung, daß ähnlich wie bei der Diphtherie-, Masern- und Scharlachotitis auch die bei Meningitis auftretende Mittelohrentzündung nicht vom Nasenrachenraum fortgeleitet wird, sondern als eine *regelmäßige Teilerscheinung* des vollendeten meningitischen Krankheitsbildes aufzufassen ist.

Während der Befund im Mittelohr bei Meningitistaubstummheit in der Mehrzahl der Fälle ein negativer ist, finden sich bei allen sorgfältig untersuchten Schläfenbeinen im *Labyrinth* mehr oder weniger ausgedehnte Zerstörungen bis zur vollständigen Vernichtung des ganzen inneren Ohres. Die pathologischen Veränderungen in der Schnecke können sich erstrecken auf die *Labyrinthkapsel*, auf die *perilymphatischen Räume*, den *Ductus cochlearis* und das *periphere Neuron des Nerv. acusticus*. Die Infektion des Labyrinths erfolgt auf den präformierten Wegen, welche von den Subarachnoidalräumen in das innere Ohr führen, entlang den im inneren Gehörgang verlaufenden *Nerven-* und *Gefäßscheiden* und auf dem Wege des *Aquaeductus cochleae*.

Was zunächst die *Knochenveränderungen* bei Meningitistaubheit anbetrifft, so kann man erkennen, daß die entzündliche Affektion der Gefäß- und Nervenkanäle sowie des Endosts des Labyrinths zu schweren *Zerstörungen* des Knochens und nach Ablauf des Prozesses zu einer mehr oder weniger ausgedehnten Knochenneubildung führt. Der normale Knochen der Labyrinthkapsel wird durch *neugebildetes*, unregelmäßig angeordnetes *Knochengewebe* ersetzt; es kommt zu Wucherungen des Endosts in den verschiedensten Teilen des Labyrinthinnern mit Bindegewebsneubildung, das zum Teil Verknöcherung resp. Knocheneinlagerung aufweist. Bezüglich der Genese des im Labyrinthinnern neugebildeten Knochens kommt LEDERER im Gegensatz zu MANASSE zu der Ansicht, daß man aus den wechselvollen Beziehungen (bald scharfe Grenzen, bald unerkennbarer Übergang) des intralabyrinthären, im Anschluß an eine Labyrinthentzündung entstandenen Knochens zu den normalen knöchernen Teilen des Labyrinths kein Schluß auf die Ätiologie und die Genese des neugebildeten Knochens ziehen könne. Als weitere Entstehungsmöglichkeit des intralabyrinthären Knochens ist nach LEDERER auch nach Labyrintheiterungen die *metaplastische Knochenneubildung* aus Bindegewebe in Betracht zu ziehen.

In nicht seltenen Fällen wird durch die Knochenneubildung das *Lumen* der Aquaedukte vollständig *verschlossen* und der Fundus des Meatus auditorius internus in eine solide kompakte Knochenplatte verwandelt, so daß von einem Nervendurchtritt an dieser Stelle nicht mehr die Rede sein kann.

Durch die Hyperostose an der lateralen Wand der Labyrinthkapsel wird in manchen Fällen eine *Verengerung* resp. eine vollständige *Obliteration* der beiden *Fensternischen* bewirkt; am *Schneckenfenster* kommt es zu Verdickungen der Membran und zu Verknöcherungen. Selten finden sich schwerere Zerstörungen an der Fußplatte des *Steigbügels*, jedoch wird die letztere häufiger nach der Paukenhöhle zu subluxiert. Wie in der Labyrinthkapsel können auch im *Modiolus* und im knöchernen *Spiralkanal* schwere Veränderungen auftreten,

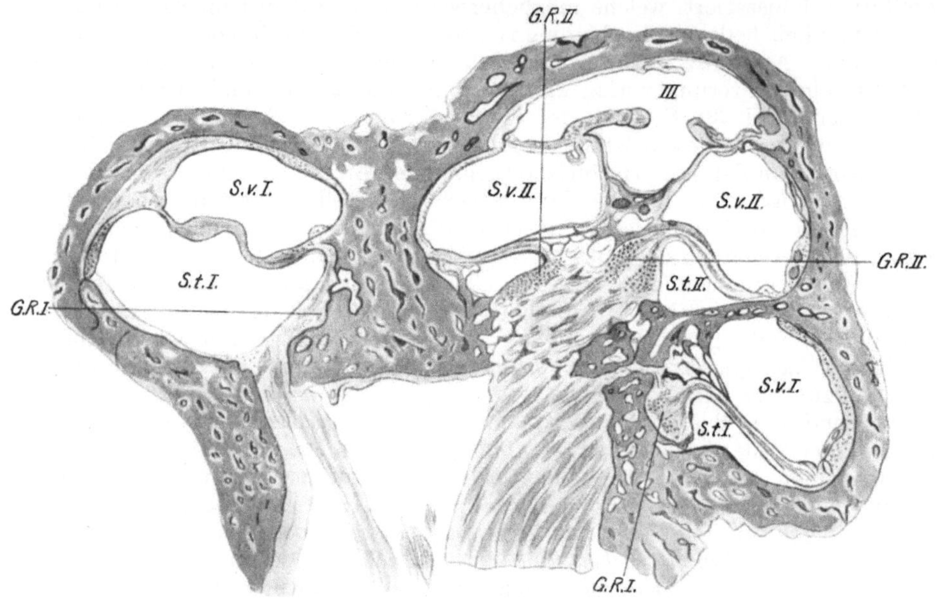

Abb. 12. Schnitt durch die rechte Schnecke.
(Übersichtsbild. Vergrößerung 16 : 1. Nach Denker.)
S. v., S. t. I. II. III. Scala vestibuli, Scala tympani der Basal-, Mittel- und Kuppelwindung.
G. R. I. und II. Ganglion Rosenthalii der Basal- und Mittelwindung.

die durch Gefäßobliteration zu hochgradigen Ernährungsstörungen im Spiralganglion und an den Cochlearisfasern Veranlassung geben. Im ganzen zeigt sich nach den Untersuchungen Myginds das *Vestibulum* zumeist *weniger* erkrankt als die *Schnecke*. Dieses Überwiegen der Erkrankung des Vorhofs erklärt Mygind mit Siebenmann (s. unten) dadurch, daß das Vestibulum im Verhältnis zur Schnecke oder den Bogengängen relativ weit ist und ferner von zwei Seiten her mit Blutgefäßen versorgt wird. Mygind fand bei 75 Schläfenbeinen das Vestibulum in 6, die Schnecke dagegen in 20 Fällen vollständig knöchern *obliteriert*. Seine Untersuchungen ergaben ferner, daß die pathologischen Veränderungen in allen Fällen bis auf einen (Nager) stärker im Sacculus als im Utriculus ausgeprägt waren; in einer Reihe von Fällen war der Utriculus vorhanden, während der Sacculus vollständig zerstört war.

Im *perilymphatischen* Raum kann die massenhafte Neubildung von Bindegewebe und Knochen zu hochgradiger Verengerung führen, die sich auch auf die endolymphatischen Räume erstrecken und das Lumen des ganzen Labyrinths

fast vollständig *aufheben* kann. Als Ausdruck der Organisation des entzündlichen Exsudats sehen wir bisweilen im Schneckenlumen und im Vorhof bindegewebige *Strangbildungen* auftreten, die besonders die perilymphatischen Räume
durchsetzen.

Während bei den schweren, auf das Labyrinthinnere übergreifenden Knochen-
prozessen schon makroskopisch eine vollständige Vernichtung der feinen Nerven-
endorgane zutage tritt, lassen sich in anderen Fällen von Meningitistaubheit
Schädigungen des Knochens nicht nachweisen; hier beschränken sich vielfach
die pathologischen Veränderungen auf eine Alteration der Wände und des
Inhaltes des *Ductus cochlearis*; infolge von Druckschwankungen in den peri-
und endolymphatischen Räumen sehen wir es in vielen Fällen durch Ausbuchtung
resp. durch Collaps der *Membrana Reißneri* entweder zu *Ektasie* oder aber zu
einer *Verengerung* resp. totalen *Obliteration* des Ductus cochlearis kommen. In
ersterem Falle ist die REISSNERsche Membran mit der oberen Wand der Scala
vestibuli verlötet, im letzteren ist sie der Crista spiralis, der Membrana basilaris
und der äußeren Wand des Ductus cochlearis derartig fest verbunden, daß man
bei oberflächlicher Betrachtung einen Defekt derselben vor sich zu haben glaubt.

Mit Ektasie des Ductus cochlearis geht häufig zugleich eine Erweiterung
des *Sacculus* einher. Bisweilen kommt es wie in den Fällen von ALEXANDER,
NEUMANN und LEDERER im Anschluß an die pathologischen Veränderungen
in der Schnecke und im Vorhof zu der Bildung eines typischen *Septum vestibulo-
cochleare*.

Der Stützapparat und die Sinneszellen des CORTISchen *Organs* sind meistens
zerstört, vollständig fehlend oder umgewandelt in einen nicht differenzierbaren,
ungeordneten Zellenhaufen. Die CORTIsche *Membran* ist meistens zu Verlust
gegangen, oder, wenn sie erhalten ist, verunstaltet und disloziert, nach oben
oder nach abwärts in den Sulcus spiralis internus hineingelagert. Die Ursache
für diese Lage- und Formveränderungen der CORTISchen Membran, die mit
einer kernhaltigen Hülle überzogen ist, liegt nach LEDERER in einer entzündlichen Schädigung des Labyrinths. LEDERER[1]) bezeichnet diese Veränderungen
als ein stets für eine entzündliche *Noxe* sprechendes *differentialdiagnostisch*
verwertbares Kriterium. Er faßt die kernhaltige Hülle um das Deckmembran-
rudiment als eine Epithelhülle auf, die als Regenerat des durch die entzündliche
Zerstörung seiner epithelialen Innenauskleidung beraubten Ductus cochlearis
anzusehen sei und glaubt nicht, daß diese Hülle auch durch Störung entwick-
lungsmechanischer Vorgänge durch „Epithelproliferation" (ALEXANDER) entstehen könne.

Auch an der *äußeren* Wand des Ductus cochlearis werden vielfach Veränderungen angetroffen, Auflockerung des *Ligamentum spirale* und der *Stria vascularis*; Anomalien der *Prominentia spiralis*, Obliteration des *Vas spirale* oder
bindegewebige Umwandlung und Verdickung der ganzen Weichteilauskleidung
sind mehrfach beobachtete Befunde.

Der Stamm des *Nerv. acusticus* im Meatus auditorius internus war in einer
Reihe von Fällen von normaler Beschaffenheit, bei der Mehrzahl der untersuchten Schläfenbeine jedoch war er in seiner ganzen Dicke oder an einem
seiner beiden Hauptäste *atrophisch* und diese Atrophie setzte sich meistens auf
die Ganglien und selbst auf die von diesen ausgehenden Nervenfasern in dem
knöchernen Spiralblatt fort.

In ähnlicher Weise wie in der Schnecke spielt sich der Zerstörungsprozeß
bei der Meningitistaubheit in den *Bogengängen* und im *Vorhof* ab; hier kommt
es noch häufiger als in der Schnecke zu einer bindegewebigen Einengung resp.

---

[1]) Über die in dem Fall **3** von LEDERER beschriebenen Hämatome und dem Pigmentreichtum im Labyrinth vergl. S. **423**.

zu einer *partiellen oder totalen bindegewebigen oder knöchernen Auffüllung des Lumens mit Zerstörung des Nervenendapparates des statischen Organs.* Dieser anatomische Befund im Vorhofbogengangapparat stimmt bekanntlich überein mit den Ergebnissen der *Gleichgewichtsprüfung* bei Taubstummen, die ihr Gebrechen durch eine von den Meningen ausgehende Labyrinthitis *erworben* haben.

Über die Entwicklung des Zerstörungsprozesses, dessen Endresultat wir im Taubstummenohr vor uns haben, können uns die Befunde am Taubstummenohr natürlich keinen Aufschluß geben. Wir sind aber in dem Besitz einer ganzen Reihe von Obduktionsbefunden, welche zwar nicht von Taubstummen, aber von Ertaubten stammen, die ihr Leiden im Anschluß an Meningitis erworben hatten und kurze Zeit (wenige Tage bis zu 3 Monaten) nachher gestorben waren. Siebenmann hat uns diesen Zerstörungsprozeß an der Hand der von Habermann, Steinbrügge, Larsen, Gradenigo, Schwabach und Baginsky publizierten Fälle eingehend geschildert; er beginnt im *perilymphatischen Raum* mit Hyperämie, Stase, Thrombose und Ruptur der kleineren Gefäße, mit der Bildung eines fibrinösen Infiltrats und nekrotischem Zerfall des Endosts, während Eiterbildung im Anfangsstadium noch fehlt. Der destruierende Prozeß setzt sich dann weiterhin auf die *endolymphatischen Räume* fort und führt hier zur Nekrose des Sinnesepithels in Schnecke, Ampullen, Utriculus und Sacculus und zur Gerinnung der Lymphe. Ferner kommt es zur *Neuritis* des Stammes oder einzelner Äste des Nerv. acusticus.

Etwa nach einem Monat beginnen, während die eitrige Infiltration und Zerstörung der Weichteile noch fortbesteht, bereits die regenerativen *Vorgänge* unter Bildung von Granulationen und Bindegewebe. Nach $1^1/_2$—2 Monaten läßt sich an dem neugebildeten Bindegewebe Knochenneubildung in Form von *osteoider* Substanz, aus der sich später der neugebildete Knochen entwickelt, deutlich erkennen. Nach Verlauf von ungefähr 3 Monaten scheint der Vernarbungsprozeß beinahe vollendet zu sein. Wo die gegenüberliegenden Wände nicht weit voneinander entfernt sind, so daß die Granulationen sich gegenseitig berühren und ernähren, da tritt auch *definitive Verwachsung* ein. Durch die spätere Umwandlung des Bindegewebes in Knochengewebe kommt es dabei besonders in den engeren Teilen des Labyrinthes, also in den Bogengängen und in den Schneckenskalen, häufiger und vollkommener zu einer vollständigen Auffüllung des Lumens mit Knochensubstanz als in dem geräumigeren Vestibulum.

II. Gruppe.   Fälle tympanalen Ursprungs.

Für die Beurteilung der vom Mittelohr ausgehenden Fälle von Taubstummheit steht uns ein wesentlich kleineres Material zur Verfügung als bei der meningitischen Taubstummheit. Es kommen hier in erster Linie die Mittelohreiterungen im Gefolge von *Scharlach* und *Masern* in Betracht.

Durch Scharlacheiterungen ertaubten die Fälle von Field, Donaldson, Bryant and Sears und wahrscheinlich auch der von mir (Denker) Fall 5 (5. Liefg. der „Anatomie der Taubstummheit") publizierte Fall. Die von Field und Donaldson veröffentlichten Fälle sind mikroskopisch nicht untersucht; jedoch läßt sich auch hier das Bild der Zerstörung ergänzen durch meinen Fall 2 („Anatomie der Taubstummheit") sowie durch den Befund, der von Mygind und Moos bei zwei Patienten erhoben wurde, die bei einer Scharlacherkrankung im Alter von $3^1/_2$ resp. 9 Jahren beiderseits mehr oder weniger vollständig ertaubt, aber nicht taubstumm geworden waren. Ferner lassen sich an zwei von Katz beschriebenen Fällen und einem von Scheibe publizierten Obduktionsfall die ersten Stadien der Scharlacherkrankung studieren.

Im Gegensatz zu der meningitischen Form, bei welcher wesentliche Veränderungen am Trommelfell und in der Paukenhöhle meistens nicht vorhanden sind, weist die tympanale beiderseitige *schwere Zerstörung im Mittelohr* auf. In den Fällen von FIELD, DONALDSON, MYDING und MOOS fehlen *Trommelfell, Hammer* und *Amboß*, in *meinem* Fall 5 ist rechts das Trommelfell bis auf den oberen Rand defekt, während links das getrübte Trommelfell eine Narbe vor dem Umbo aufwies; Hammer und Amboß waren teilweise zerstört. In dem von NEUMANN publizierten Fall war das Trommelfell beiderseits von seiner oberen Ansatzstelle losgetrennt, und durch einen aus dem äußeren Gehörgang gegen die Nische des Vorhofsfensters vordringenden Tumor eingeknickt, so daß es dem Promontorium angepreßt war. Auch der Steigbügel fehlt in 4 Fällen, in dem von Moos beschriebenen Fall ist er erhalten, auf der einen Seite jedoch nach außen luxiert und schwerer beweglich. Die Binnenmuskeln und wahrscheinlich auch die Chorda tympani, deren Fehlen von MYGIND ausdrücklich erwähnt wird, waren größtenteils zu Verlust gegangen. Die Paukenhöhle war im Fall MYGIND vollständig, in dem Fall NEUMANN in der oberen Hälfte mit Cholesteatommassen angefüllt; schwere Veränderungen fanden sich an den *Paukenhöhlenwänden*. Über cariöse Zerstörungen berichtet FIELD. DONALDSON fand hyperostotische Auflagerungen in der Paukenhöhle. Moos konnte frische, aber ebenfalls alte abgeheilte, von der Scharlachotitis stammende *Knochennekrosen* an der Labyrinthwand feststellen. Das *Schneckenfenster* war in den Fällen MYGIND und DONALDSON knöchern verschlossen; im Fall MOOS war die Membrana tympani secundaria auf der einen Seite intakt, während sie auf der anderen Seite von bindegewebigen Veränderungen bedeckt war. In dem von MYGIND veröffentlichten Fall bestand auf der *linken* Seite bei Fehlen des *Stapes* eine offene Verbindung zwischen Paukenhöhle und Vorhof, während auf der *rechten* in gleicher Weise wie beiderseits in dem Falle DONALDSON das Vorhofsfenster durch Knochenneubildung verschlossen war. In meinem Fall 5 war rechts das die Stapesfußplatte bedeckende Endost durchbrochen und die Granulationen waren in die Cisterna perilymphatica eingedrungen; *links* war der Stapes zugrunde gegangen, jedoch hatte das Endost standgehalten.

Aus diesen hochgradigen Veränderungen an den Labyrinthfenstern läßt sich entnehmen, daß durch sie hindurch in der großen Mehrzahl der Fälle die Invasion der Infektionserreger in das Labyrinth erfolgt; viel seltener bilden Zerstörungsprozesse am horizontalen Bogengang und am Promontorium oder kongenitale Dehiszenzen in der Labyrinthwand die Wegleitung für die Entstehung der Labyrinthitis.

Während wir es bei der Meningitistaubheit stets mit einem abgelaufenen, zur Vernarbung gekommenen Prozeß zu tun haben, bestand bei der tympanalen Form der Scharlachtaubstummheit bei drei Schläfenbeinen ein destruktiver Prozeß als chronische eitrige Labyrinthitis fort, der zur Zerstörung des häutigen Labyrinthes und zum teilweisen Defekt seiner knöchernen Teile geführt hat. In den übrigen Gehörorganen war die Eiterung abgelaufen und es war zu regenerativen Vorgängen in ähnlicher Weise wie bei der Meningitistaubheit gekommen. Die destruktiven und regenerativen Prozesse unterscheiden sich in den einzelnen Fällen graduell, haben aber ausnahmslos zu einer *Vernichtung* des CORTIschen Organs geführt; wie bei der vom Endokranium aus bedingten Labyrinthitis waren auch hier die *perilymphatischen* Räume *stärker* affiziert als die endolymphatischen. In dem Fall von NEUMANN hatte sich ein großes, teils aus Knochen, teils aus Bindegewebe bestehendes, brückenartig den Schneckeneingang überlagerndes Gebilde (*Septum vestibulo-cochleare*) aus der vorderen lateralen Circumferenz der horizontalen Ampulle entwickelt; es legte sich als mächtige bindegewebige Schwarte auf die labyrinthäre Fläche der Steigbügelplatte und verlor sich, nach oben zu immer dünner werdend, in der spärlichen endostalen Auskleidung des Vestibulums. Durch dieses Septum wurde die Schnecke gegen den Recessus sphaericus abgeschlossen, so daß sowohl die Scala tympani als auch die Scala vestibuli blind endeten.

Durch sekundäre Labyrinthitis nach Mittelohreiterung im Gefolge von *Masernerkrankungen* ertaubten zwei Fälle von Ibsen-Mackeprang und ein Fall von Mygind. Die bei diesen Fällen im Mittelohr vorliegenden Veränderungen gleichen im wesentlichen den Zerstörungen, wie wir sie bei der tympanalen Form der Scharlachtaubstummheit kennen gelernt haben; auch der Labyrinthbefund ist ein ähnlicher.

Während die Ätiologie der bisher geschilderten Fälle von nach der Geburt erworbener Taubstummheit als feststehend betrachtet werden kann, läßt sich

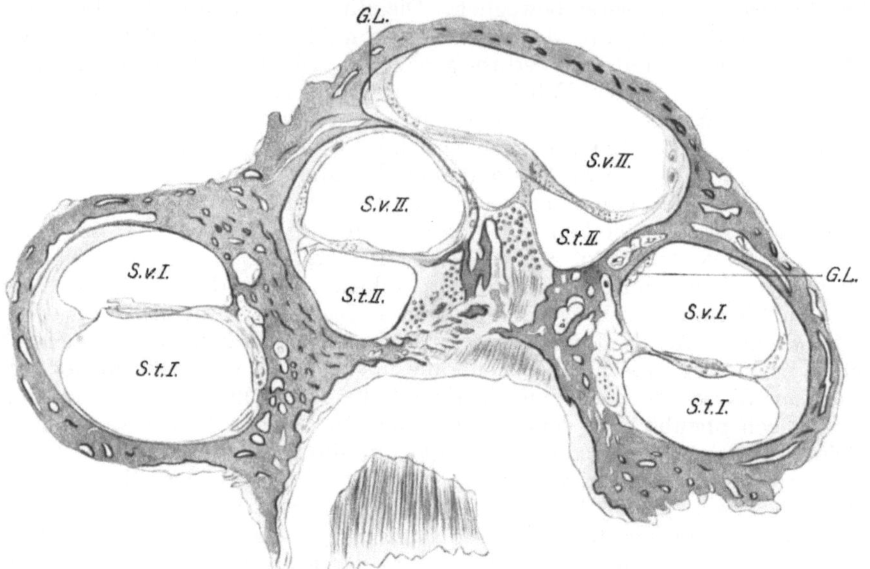

Abb. 13 a.   Schnitt durch die rechte Schnecke.
(Übersichtsbild.   Vergrößerung 16 : 1.   Nach Denker.)
S. v., S. t. I. und II. Scala vestibuli, Scala tympani der Basal- und Mittelwindung.
G. L. Geronnene Lymphe.

dies für den Fall, bei welchem *Mittelohreiterung* als die Ursache der zur Ertaubung führenden Labyrinthitis angeführt wird, nicht in gleichem Maße behaupten. Daß die *genuine* akute Mittelohreiterung wohl nie zur Taubstummheit führt, darüber sind sich die Autoren einig. Abgesehen von den Scharlach- und Masernotitiden sind es hauptsächlich *tuberkulöse* Prozesse, die gar nicht selten im kindlichen Alter primär auftreten und unter Zerstörung des Knochens Labyrintheiterungen mit konsekutiver Taubheit verursachen. Siebenmann konnte im ganzen 10 Fälle zusammenstellen, bei denen in Rücksicht auf die hochgradigen Zerstörungen im Mittelohr mit Ausstoßung sämtlicher Gehörknöchelchen eine *chronische* Mittelohreiterung als wahrscheinliche Ursache für die Entstehung des Gebrechens angenommen werden konnte. Aber es ließ sich auch in diesen Fällen infolge der unvollständigen Anamnese eine akute Infektionskrankheit (Scharlach, Masern) als ätiologisches Moment für die Erkrankung mit Sicherheit nicht ausschließen. Bei diesen nur makroskopisch untersuchten Schläfenbeinen konnte Siebenmann in sechs Fällen beiderseits noch Eiterung feststellen;

die Paukenhöhle, deren Wände in einem Fall cariös waren, erwies sich in drei Schläfenbeinen knöchern verengt, in einem Falle erweitert und mit Cholesteatommatrix ausgekleidet. Die Vorhofsfensternische war in einem Falle bindegewebig verengt resp. verschlossen; in mehreren Fällen wies die Membran des Schneckenfensters Verkalkung auf.

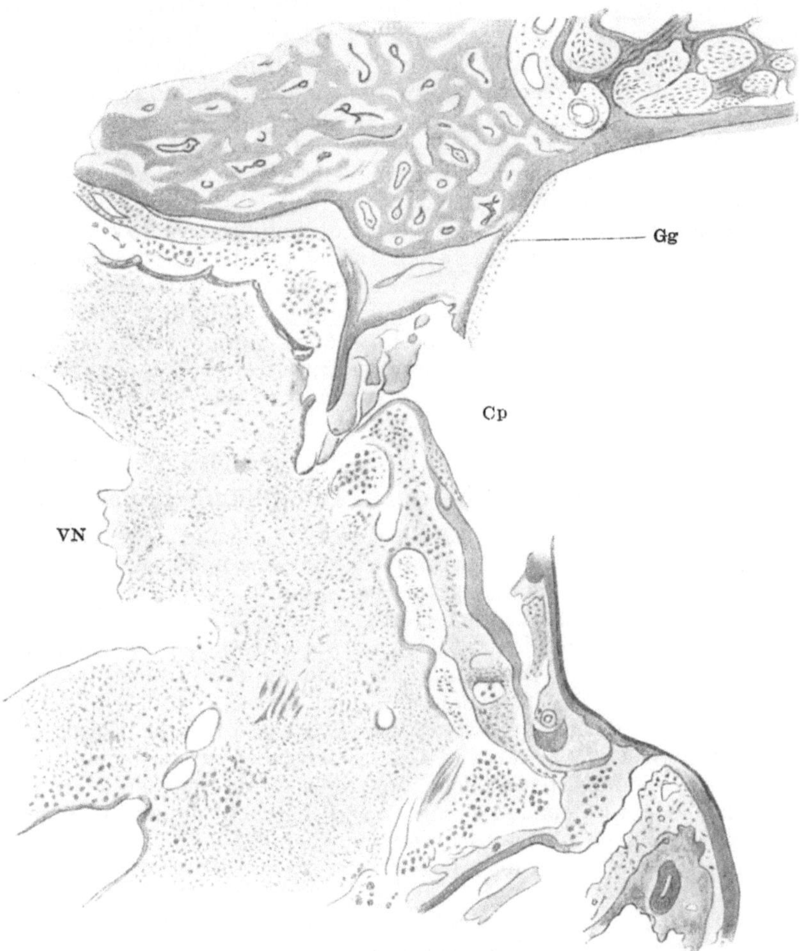

Abb. 13b. Schnitt durch die Gegend des Vorhofsfensters rechts bei 40facher Vergrößerung. (Nach DENKER.)

VN Vorhofsfensternische mit Bindegewebsmassen angefüllt. Gg Granulationsgewebe im Vestibulum. Cp Cisterna perilymphatica.

Im *Labyrinth* fand sich bei 13 von 20 Gehörorganen *Knochenneubildung*, die sich in einem Falle nur auf den Bogengangapparat, in den übrigen aber auf alle Labyrinthabschnitte erstreckte. In einem Falle wurde der obere Teil der Schnecke von einer gemeinsamen Höhle eingenommen, die dadurch zustande gekommen war, daß die Spindel sowie die Scheidewand zwischen der zweiten und Spitzenwindung fehlte. Labyrintheiterung bestand nirgends mehr. Makroskopisch sichtbare Veränderungen des N. acusticus (Atrophie) wurden nur in einem Falle, und zwar doppelseitig gefunden.

Da in allen diesen Fällen von Taubheit nach Mittelohreiterung ausgedehnte Metaplasie der Mittelohrschleimhaut vorhanden war, darf man mit Siebenmann wohl annehmen, daß es sich in den meisten Fällen um Cholesteatom gehandelt hat. Als Hauptübertrittsstelle der Entzündung vom Mittelohr nach dem Labyrinth ist das Vorhofsfenster anzusehen.

Wahrscheinlich ist zu dieser im Gefolge von Mittelohreiterung auftretenden Form von Taubstummheit auch ein von mir publizierter Fall (Denker, Fall 3, „Anatomie der Taubstummheit", 5. Liefg.) zu rechnen. Auf beiden Ohren war das Trommelfell teilweise zerstört, die Vorhofsfensternische und der Kuppelraum waren mit Granulationen ausgefüllt, der Hammerkopf rechts mit der medialen Adituswand verwachsen. Langer Amboßschenkel, Stapesköpfchen und beide Stapesschenkel fehlten auf beiden Seiten. Die Schneckenfensternische war beiderseits knöchern ausgefüllt. Eine Membrana tympani secundaria war nicht vorhanden. In der mit Bindegewebe ausgefüllten und knöchern sehr verengten Vorhofsfensternische saß beiderseits eingekeilt die verdickte Stapesfußplatte. Im häutigen Labyrinth und in der Labyrinthkapsel schwere entzündliche Zerstörung. Da der Patient an Tuberkulose zugrunde ging, und sich auf dem linken Ohr zwei Trommelfellperforationen fanden, läßt sich vielleicht vermuten, daß eine phthisische Affektion des mittleren und inneren Ohres im früheren Lebensalter zu der Labyrinthzerstörung geführt hat.

III. Gruppe. Fälle, bei denen es sich um primäre Veränderungen im Labyrinth als Ursache der Taubstummheit handelt.

a) Traumatische Taubstummheit. Zu dieser Gruppe gehören zunächst die Fälle *traumatischen Ursprungs*. Wenn man die Anamnese der Angehörigen taubstummer Kinder als zuverlässig ansehen könnte, würde ein Trauma als Ursache für das Gebrechen ziemlich häufig zu konstatieren sein.

Bezold (,,Die Taubstummheit auf Grund ohrenärztlicher Beobachtungen") fand in $3^0/_0$ der Fälle eine Verletzung als Ursache der Taubstummheit angegeben, Nager in $6—8^0/_0$, Lemke in $5^0/_0$ und Mygind in $1,4^0/_0$. Es halten jedoch die Aussagen der Angehörigen, wie Alexander sehr richtig betont, einer sachlichen Kritik nicht stand. Da die Eltern nur ungern einen ,,Geburtsfehler" bei ihren Kindern als Ursache des Gebrechens angeben, darf man in einer ganzen Reihe von Fällen annehmen, daß es sich nicht um eine traumatische, sondern um eine kongenitale Taubstummheit gehandelt hat. Über Obduktionsbefunde traumatischen Ursprungs liegen nur die Berichte von Bochdalek, Nager und Alexander vor.

Zu diesen drei Fällen darf man noch den von Manasse in den Verhandlungen der deutschen otologischen Gesellschaft 1905 mitgeteilten Fall hinzufügen, bei dem es sich zwar nicht um Taubstummheit, sondern um eine im 24. Lebensjahr akquirierte Taubheit handelt.

Im Falle Bochdalek, der nur makroskopisch untersucht wurde, fanden sich im Mittelohr, Vorhof und in der Schnecke keine Veränderungen, dagegen partielle bzw. totale Knochenauffüllung in den Kanälen der Bogengänge. Knochenfissuren wurden nicht festgestellt. Das darf aber nicht wundernehmen, weil aus den Untersuchungen von Scheibe und Politzer an traumatisch Ertaubten hervorgeht, daß Knochenspalten der frakturierten Pyramide sehr schwer zu sehen sind, und daß sich die Läsionen in der Schnecke auf feine, nur mikroskopisch erkennbare Veränderungen beschränken.

In dem Falle Nager ergab die sorgfältig ausgeführte histologische Untersuchung Auffüllung der Bogengänge bis in die Umgebung ihrer Ampullen. *Neubildung von Knochen* und *Bindegewebe* im perilymphatischen Raum des

Vorhofs und der Schnecke mit knöcherner Obliteration des *Aquaeductus cochleae*; ferner vollkommenes *Fehlen der Pars superior labyrinthi* mit ihren Nervenendstellen und den zuführenden Nerven. Es bestand ferner *Ektasie* des *Sacculus* mit degenerativer Veränderung der Macula und der Nervenäste. Der Ductus cochlearis war stark erweitert. Sämtliche epithelialen Elemente, besonders des Sinnesepithels waren *degeneriert*. Hochgradige *Atrophie* der *Nervenfasern* und der Ganglienzellen. Paukenhöhle und Labyrinthkapsel waren normal.

In dem von MANASSE publizierten Fall war 15 Jahre nach der Verletzung der Verschluß der Bruchspalte im Labyrinth ein vorwiegend fibröser. Die CORTISCHE Membran war in beiden von NAGER und MANASSE veröffentlichten Fällen von einer kernhaltigen Hülle überzogen, die nach Ansicht dieser beiden

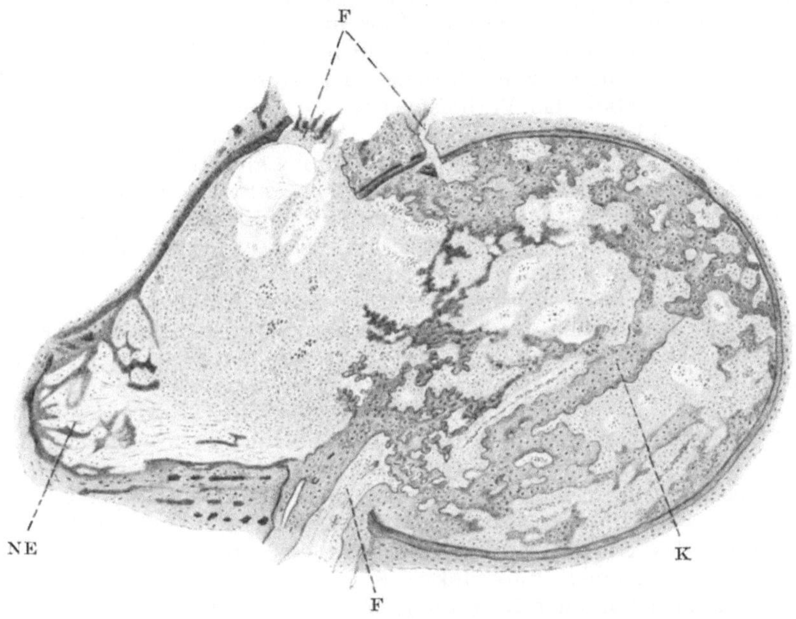

Abb. 14. Labyrinthfissur mit Otitis interna ossificans. Hintere Ampulle.
F Fissura. K Krusten. NE Nerveneintrittstelle.
(Nach MANASSE.)

Autoren, der sich auch G. ALEXANDER und LEDERER (s. oben) anschließen, als ein Residuum abgelaufener Entzündung anzusehen ist. Mit den beiden Fällen NAGERS und MANASSES stimmt der von G. ALEXANDER publizierte Fall in bezug auf die Grundlagen des mikroskopischen Ohrbefundes überein. Auch hier fand sich Neubildung von Bindegewebe und Knochen in den perilymphatischen Räumen, Ausbildung eines aus Knochen und Bindegewebe bestehenden Septum vestibulo-cochleare, degenerative Atrophie sämtlicher Nervenendstellen des Innenohres und der regionären Nervenäste und Ganglien. Wie MANASSE konnte auch ALEXANDER die bindegewebige Heilung einer Schläfenbeinfraktur feststellen. Die degenerative Atrophie des Nervenganglienapparates sowie die Entwicklung von pathologischem Bindegewebe in den perilymphatischen Räumen differierte in allen drei Fällen nur graduell. Während in dem ALEXANDERschen Falle die Ektasie sich über das gesamte membranöse innere Ohr erstreckte, war in den Fällen von MANASSE und NAGER nur die Pars inferior ektasiert; die Pars superior war bei MANASSE durch ausgedehnte endolabyrinthäre Knochenneubildung auf der rechten Seite ganz, auf der linken Seite zum größten Teil verloren gegangen, während sie in dem Nagerschen Falle nur in Resten erhalten geblieben war.

Zu den Fällen traumatischen Ursprungs darf wohl auch der von Citelli beschriebene Fall gerechnet werden, bei dem die Taubstummheit durch Blutungen ins Labyrinth bei einem an Purpura haemorrhagica Erkrankten entstanden war.

b) Taubstummheit infolge hereditärer Syphilis. In bezug auf die Häufigkeit des Vorkommens als ätiologischer Faktor für Taubstummheit steht nach Bezold die angeborene Syphilis an vierter Stelle. Bei dieser Form kann man mit Siebenmann zwei Gruppen unterscheiden. Die *erste* umfaßt zwei resp. drei Fälle, bei welchen die Zerstörung des Labyrinths von der eitrig erkrankten Paukenhöhle ausging Es handelt sich um die von Moos und Steinbrügge veröffentlichten Fälle; bei ihnen fand sich im Mittelohr und im Labyrinth chronische Eiterung mit Caries resp. Residuen dieser Prozesse. Die Durchbruchstelle in das Labyrinth bildete beide Male das Vorhofsfenster. In dem dritten von Gradenigo veröffentlichten Fall wird die Diagnose Lues nur als wahrscheinlich bezeichnet; auch hier fanden sich schwere Mittelohr- und Labyrinthveränderungen mit Zerstörung beider Labyrinthfenster. Da gerade bei hereditärer Lues die *Knochentuberkulose* im frühen Kindesalter außerordentlich häufig vorkommt, so ist es nach Siebenmann sehr wahrscheinlich, daß in diesem Falle die Taubstummheit auf Grund der Tuberkulose entstanden ist.

Zu der *zweiten* Gruppe sind nach Siebenmann die Fälle zu rechnen, welche *ohne wesentliche* Beteiligung des *Mittelohres*, aber unter dem mehr oder weniger vollkommenen klinischen Bilde des Hutchinsonschen Symptomenkomplexes ertaubt sind. Sektionsbefunde von solchen Taubstummen sind anscheinend nicht vorhanden, jedoch macht es der von Walker und Downie veröffentlichte Fall sehr wahrscheinlich, daß in der Tat hereditäre Lues Taubstummheit hervorzurufen vermag. Es handelte sich um einen jungen Mann mit schwerer syphilitischer Belastung, der in seinem 8. Lebensjahr im Laufe von 6 Monaten doppelseitig ertaubte, und 10 Jahre später an einer Meningitis infolge von Vereiterung eines Gumma des Scheitelbeins starb. Das eine untersuchte Schläfenbein wies, abgesehen von einer Stapesankylose im *Mittelohr*, keine Veränderungen auf, dagegen fand sich in allen *Labyrinthräumen* ausgedehnte *Knochenneubildung*, die die *Bogengänge* mit Ausnahme des äußeren vollständig ausgefüllt, *Spindel-* und *Spiralblatt* ungewöhnlich *verdickt* und das *Vestibulum* erheblich *verengt* hatte.

Bei einem an nervöser Schwerhörigkeit leidenden *Luetiker* fand Manasse außer Bindegewebsneubildung im inneren Ohr eine chronisch entzündliche Schwellung des N. acusticus mit Bildung von Lymphomen innerhalb des Nerven. Der Umstand, daß das makroskopische Bild bei Hereditärluetischen große Ähnlichkeit mit den Veränderungen im Gefolge von Meningitis aufweist, dürfte die Erklärung dafür sein, daß in der vormikroskopischen Zeit Sektionsfälle nicht zu finden sind, bei denen das Gebrechen auf hereditäre Syphilis zurückgeführt wird.

Von großem Interesse für die Deutung der zu dieser Gruppe gehörigen Fälle sind die aus der Siebenmannschen Klinik von Asai und aus der Habermannschen Klinik von Otto Mayer erfolgten Publikationen über Veränderungen im Labyrinth und am Gehörnerven heredoluetischer Früchte und Kinder. Während Asai nur bei einer Leiche pathologische Veränderungen im Labyrinth nachweisen konnte, hatten die Untersuchungen Mayers an 22 Schläfenbeinen von 11 im Alter von 10 Tagen bis 17 Monaten stehenden Kindern das Ergebnis, daß mit spezifischen, bei hereditär-luetischen Kindern sich an den Meningen abspielenden Prozessen eine spezifische *interstitielle Entzündung* des *Nerv. acusticus* einhergeht, die sich auch auf das innere Ohr in verschieden hohem Grade fortpflanzt.

Zu den Fällen von *primärer* Labyrintherkrankung als Ursache für Taubstummheit ist ferner der von G. ALEXANDER in der Monatsschr. f. Ohrenheilk. 1906, S. 489 veröffentlichte Fall zu rechnen. Aus der Anamnese ging zweifellos hervor, daß die Taubstumme ihr Gebrechen nach der Geburt erworben hatte. Bei unverändertem Mittelohr wurde auf beiden Seiten im Labyrinth *Atrophie der Nervenendstellen, der Ganglien und Nervenfasern,* Einengung des Übergangsteils der Scala vestibuli in den Vorhof und Atrophie der Stria vascularis konstatiert; rechts fand sich Verschluß des Helicotrema, links circumscripte *Verknöcherung der Membrana Reißneri* und der *Papilla basilaris cochleae.* ALEXANDER faßt die Veränderungen als eine Erkrankung des inneren Ohres auf, die als eine chronische, zum Auftreten von Knochenbalken und Knochenplatten im Labyrinth führende Entzündung, als *Labyrinthitis chronica ossificans* bezeichnet werden kann.

Wahrscheinlich gehört auch zu dieser dritten Gruppe der von SCHWABACH (Zeitschr. f. Ohrenheilk. Bd. 48, S. 293) publizierte Fall, bei dem es zu einer ausgedehnten Knochenauffüllung des inneren Ohres gekommen war; es ließ sich jedoch nicht die Möglichkeit ganz von der Hand weisen, daß eine Meningitis auf dem Wege des Aquaeductus cochleae die Labyrinthitis verursacht hatte.

Wie aus den statistischen Arbeiten hervorgeht, kommen in einer geringen Anzahl von Fällen noch folgende Krankheiten als Ursache für die nach der Geburt erworbene Taubstummheit in Betracht: *Osteomyelitis, Parotitis, Diphtherie, Typhus, Pyämie, Tussis convulsiva, Variola, Varicellen.* Leider liegt jedoch von keinem der im Anschluß an diese Erkrankungen aufgetretenen Fälle von Taubstummheit ein Obduktionsbefund vor. Von der Taubstummheit im Gefolge der *Osteomyelitis* können wir uns jedoch eine Vorstellung machen durch Betrachtung der Fälle von doppelseitiger Osteomyelitistaubheit, die in der Literatur von STEINBRÜGGE, BEZOLD, WAGENHÄUSER und SIEBENMANN niedergelegt sind. Nur in dem Falle von STEINBRÜGGE ist eine mikroskopische Untersuchung vorgenommen; die Taubheit war unter meningitischen Erscheinungen eingetreten und es *glich* auch der *Labyrinthbefund* den bei *Meningitistaubheit* gefundenen Veränderungen.

Die *Parotitis epidemica* wird nach amerikanischen Ärzten, die die meisten Fälle von parotitischen Innenohrerkrankungen überhaupt beobachtet haben, in 0,5⁰/₀, von MYGIND in 0,3⁰/₀ der Fälle als Ursache der Taubstummheit angeführt. Moos hat einen Fall von Taubstummheit beobachtet, der durch eine voraufgegangene epidemische Parotitis und spezifische Innenohrkomplikationen bedingt war. Der von TONYBEE veröffentlichte Fall zeigte ebenfalls die größte Ähnlichkeit mit dem Sektionsbefund bei Meningitistaubheit.

Auch der von MOOS und STEINBRÜGGE beschriebene Fall von *Typhustaubheit,* in dem sich im Vestibulum geringe Hämorrhagien und Neubildung von Bindegewebe neben Verdickung der Membran des Schneckenfensters fand, zeigt ähnliche Veränderungen im Labyrinth wie bei der meningitischen Form ohne wesentliche Beteiligung des Mittelohres. Aus dem aus der SIEBENMANN-schen Klinik von SPORLEDER veröffentlichten Fall von Taubheit nach Typhus geht hervor, daß der Verlust des Gehörs auch durch eine *ausschließliche* Erkrankung des *Nerv. cochlearis* erfolgen kann.

Während die bisher beschriebenen Fälle sicher oder mit großer Wahrscheinlichkeit unter die Hauptgruppe der angeborenen und der nach der Geburt erworbenen Taubstummheit untergebracht werden konnten, ist es in den drei

Fällen, über die ich nun noch kurz berichte, zweifelhaft, ob das Gebrechen als kongenital oder als nach der Geburt erworben zu bezeichnen ist.

Politzer („Anatomie der Taubstummheit", 1. Liefg.). In diesem Fall war die *Vorhofsfensternische* aufgefüllt mit einer vom Promontorium ausgegangenen neugebildeten Knochenmasse, die Ähnlichkeit aufwies mit den Knochenveränderungen, wie wir sie bei Otosklerose vorfinden. Auch die *Schneckenfensternische* war stark verengt durch eine vom Endost des Promontoriums ausgehende Knochenwucherung. An der Schnecke fiel am Boden der Scala tympani eine *faltenförmige Erhebung* des *Endosts* auf, dessen Durchschnitt bald kolbig, bald pilzartig den papillären Zotten nicht unähnlich erscheint. Im Rosenthalschen Kanal waren die *Ganglienzellen* vermindert oder-fehlten gänzlich. Die *Papilla basilaris* wies überall die typische Gestalt auf, jedoch war ihre Zellstruktur nur in der Spitzenwindung ausreichend erhalten. Hier fehlen die *Haarzellen*. Die Veränderungen in der Labyrinthkapsel und am Endost sind nach Politzers Ansicht zweifellos als Produkte einer Entzündung anzusehen, ob sie jedoch im Fötalleben oder nach der Geburt entstanden sind, wagt er nicht zu entscheiden.

R. Panse (Arch. f. Ohrenheilk. Bd. 64, S. 130). Mittelohr und Pars superior beiderseits normal. Schneckenkapsel auf der *rechten* Seite unverändert. Die Reissnersche *Membran* fehlt in der Mittelwindung, in der Basal- und Spitzenwindung ist sie aufgelockert. *Membrana Corti* teils fehlend, teils in Kugel- oder Pinselform vorhanden, mit Epithel überzogen. Die sehr gefäßarme *Stria vascularis* und das Cortische Organ sind nur in der Mitte und oben erhalten, letzteres als Hügel von Kolloidklumpen und atypischen Zellen. Sehr spärliche Spiralganglienzellen und zerfallene Nervenfasern.

Links Membrana Reißneri teils fehlend, teils basal angelötet, *Membrana Corti* mißgestaltet, aber meist vorhanden. Cortisches Organ nur ein undeutlicher Zellhaufen. *Stria* vascularis kolloid entartet, gefäßlos, nur spärliche Spiralganglien und Acusticusfasern. Da, abgesehen von der Verlötung der Membrana Reißneri mit der Basilarmembran und den Veränderungen an der Cortischen Membran keine Veränderungen vorhanden waren, die man als Residuen eines entzündlichen Prozesses mit Sicherheit ansehen kann, und da ferner noch ein *Bruder* von Jugend an *taub* war, ist es wohl wahrscheinlich, daß es sich hier um angeborene Taubstummheit vielleicht im Anschluß an intrauterine Meningitis gehandelt hat.

Linck („Anatomie der Taubstummheit", 6. Liefg.). Beiderseits Mittelohr und Labyrinthkapsel ohne Besonderheiten. *Stria vascularis, Cortisches Organ* und an verschiedenen Stellen auch *Cortische Membran* zum großen Teil *fehlend*. *Ektasie des Ductus cochlearis* und *Atrophie* des *N. cochlearis* und des *Ganglion spirale*. Starke Pigmentablagerungen im bindegewebigen Schneckengerüst. In der Basalwindung beide Skalen mit lockerem Maschengewebe ausgefüllt, in das das histologisch gleichgeartete *Ligamentum spirale* übergeht. Verfasser hält dieses Maschengewebe nicht für das Produkt einer abgelaufenen Entzündung, sondern sieht es an als restierendes embryonales Bindegewebe, das nicht zur Involution gekommen ist. Für die intrauterine Provenienz der Veränderungen spricht ferner nach Lincks Ansicht die Gleichartigkeit des Befundes bezüglich der Ausdehnung und der histologischen Beschaffenheit des Fasergewebes auf beiden Seiten. Demgegenüber betont Goerke (Internat. Zentralbl. f. Ohrenheilk. Bd. 8, S. 392) mit Recht, daß die Ausbreitung und Intensität der entzündlichen Veränderungen bei meningeal entstandenen Labyrinthitiden sich oftmals auf beiden Ohren vollkommen gleichen, und daß das in der Basalwindung gefundene weitmaschige Bindegewebe als Residuum einer abgelaufenen Labyrinthentzündung aufgefaßt werden kann. Auch Lederer neigt der Ansicht

zu, daß es sich in dem LINCKschen Falle um erworbene Taubstummheit handelt,
da er es für unmöglich hält, daß charakteristische, für eine vorausgegangene
Entzündung geradezu pathognomonische Veränderungen im Labyrinth in der
gleichen formalen und histologischen Eigenschaft auch durch entwicklungs-
mechanische Störungen als angeborene Mißbildungen entstehen können.

Literatur.

ALEXANDER, G. (1): Gehörorgan und Gehirn eines Falles von Taubstummheit und Hypoplasie des Kleinhirns. Monatsschr. f. Ohrenheilk. u. Laryngo-Rhinol., Supplementband
1922, S. 927. — DERSELBE (2): Das Gehörorgan der Kretinen. Arch. f. Ohren-, Nasen- u.
Kehlkopfheilk. Bd. 78, S. 54. — DERSELBE (3): Zur Pathologie und pathologischen Anatomie
der kongenitalen Taubheit. Arch. f. Ohren-, Nasen- u. Kehlkopfheilk. Bd. 61, S. 183. —
DERSELBE (4): Über Atrophie des labyrinthären Sinnesepithels. Arch. f. Ohren-, Nasen-
u. Kehlkopfheilk. B.d 74, S. 112. — DERSELBE (5): Labyrinthitis chronica ossificans. Monats-
schrift f. Ohrenheilk. u. Laryngo-Rhinol. 1906, S. 489. — DERSELBE (5): Zur Anatomie
der kongenitalen Taubheit. Anat. d. Taubstummheit, 2. Liefg. — ALEXANDER-NEUMANN:
Anatomie der Taubstummheit. 6. Liefg. — ALT: Ein Beitrag zur Anatomie der angeborenen
Form der Taubheit. Monatsschr. f. Ohrenheilk. u. Laryngo-Rhinol. 1908. Nr. 1. — BLOCH:
Die dysthyre Schwerhörigkeit mit neuen Beiträgen zur Dysthyreose. Dtsch. Arch. f. klin.
Med. Bd. 87. — BOCHDALEK: Med. Jahresber. d. österreich. Staates. Bd. 30, S. 8 u. 202
u. Bd. 40, S. 132. — BRÜHL, G.: Untersuchung eines Falles von kongenitaler Taubstummheit.
Beitr. z. Anat., Physiol., Pathol. u. Therapie d. Ohres, d. Nase u. d. Halses, Bd. 7, S. 19. —
BROCK: Ein Fall von angeborener Taubstummheit mit negativem Befund im Mittel- und
Innenohr. Arch f. Ohren-, Nasen- u. Kehlkopfheilk. Bd. 105, S. 135. — CITELLI: Arch. ital.
di otol., rinol. e laringol. Bd. 17. — DENKER (1): Die Pathologie der angeborenen Taub-
stummheit. Zeitschr. f. Ohrenheilk. Bd. 69, S. 232. — DERSELBE (2): Schilddrüse und
Gehörorgan. Verhandl. d. dtsch. otol. Ges. 1909. — DERSELBE (3): Fall I. Aanat. d.
Taubstummheit. 4. Liefg. — DERSELBE (4): Fall 2—5. Anat. d. Taubstummheit. 5. Liefg.
— DERSELBE (5): Einteilung der Taubstummheit. Anat. d. Taubstummheit. 7. Liefg.
— DONALDSON: Anatomical observations on the brain and se veral sense-organs of the
blind deafmuit. L. D. Br. Zeitschr. f. Ohrenheilk. Bd. 23, S. 174. — FIELD: Diseases
of the ears. 1879, S. 82. — FRIEDRICH: Farbige Photographien der Labyrinthe eines Taub-
stummen nach LUMIÈRE. Verhandl. d. Ges. dtsch. Naturforsch. u. Ärzte zu Dresden 1907.
S. 356. — GOERKE (5): Pathologie der Taubstummheit. Ergebn. d. allg. Pathol. u. pathol.
Anat. 1908. — DERSELBE (2): Der gegenwärtige Stand der Pathologie der Taubstummheit.
Internat. Zentralbl. f. Ohrenheilk. Bd. 8. — DERSELBE (3): Anatomie der Taubstummheit.
3. Liefg. — GOMPERZ: Pathologie und Therapie der Mittelohrentzündungen im Säuglings-
alter. Wien: Safar 1906. — GRADENIGO: Zur Lehre der primären Otitis interna. Arch. f.
Ohrenheilk. Bd. 25, S. 46 u. 237. — GRÜNBERG: Zur Frage der Existenz eines offenen
Ductus perilymphaticus. Zeitschr. f. Hals-, Nasen- u. Ohrenheilk. Bd. 2. — HABER-
MANN (1): Zur Lehre der Ohrerkrankungen infolge von Kretinismus. (1. Teil.) 2. Teil über
den gleichen Gegenstand. Arch. f. Ohrenheilk. Bd. 79, S. 23. — DERSELBE (2): Taub-
stummheit und Kretinismus. Verhandl. d. dtsch. otol. Ges. 1904. — DERSELBE (3): Zur
Lehre von der angeborenen Taubheit. Arch. f. Ohrenheilk. Bd. 63, S .201. — HAIKE:
Fötale Erkrankung des Labyrinths im Anschluß an eine Encephalitis hämorrhagica.
Arch. f. Ohrenheilk. Bd. 55. — HAMMERSCHLAG (1): Zur Kenntnis der hereditär-degenera-
tiven Taubstummheit. Zeitschr. f. Ohrenheilk. Bd. 59, S. 315. — DERSELBE (2): Die en-
demische konstitutionelle Taubstummheit und ihre Beziehungen zum endemischen Kreti-
nismus. Monatsschr. f. Gesundheitspflege 1902. Nr. 13. — DERSELBE (3): Zur pathologischen
Anatomie der Gehörknöchelchenkette (Kretinismus). Arch. f. Ohrenheilk. Bd. 55, S. 82. —
HERZOG: Angeborene und erworbene Taubstummheit. Festschr. f. V. VON URBANTSCHITSCH.
— HÖLZEL: Zeitschr. f. Ohrenheilk. Bd. 63, S. 167. — IBSEN-MACKEPRANG (1): MYGIND,
Taubstummheit. Berlin 1894. Sammlung. Nr. 46/47 u. 48/49 u. Zeitschr. f. Ohrenheilk.
Bd. 24, S. 103. — DIESELBEN (2): MYGIND, Taubstummheit. 1894. Berlin. 5 Fälle,
Nr. 12/13, 24/25, 28/29, 36/37, 52/53. Arch. f. Ohrenheilk. Bd. 30, S. 72. — ITARD: Traité
des maladies de l'oreille. Paris 1821. — IWANOW: Russische Monatsschrift f. Ohrenheilk.
März 1907. — KATZ, L.: Demonstration 24. 9. 1896. Versamml. dtsch. Naturforsch. u. Ärzte
Frankfurt a. M. Arch. f. Ohrenheilk. Bd. 41, S. 89. — KIICHI HANE: Ein Beitrag zur Histologie der Taubstummheit. Zeitschr. f. Ohrenheilk. Bd. 79, S. 69. — KUTVIRT: Über das
Gehör Neugeborener und Säuglinge. PASSOWs Beitr. z. Anat., Physiol., Pathol. u. Therapie
d. Ohres, d. Nase u. d. Halses. Bd. 4 u. 5. — LANGE: Taubstummheit. MANASSE's Handbuch d. path. Anat. d. Ohres. — DERSELBE: Aplasie des Ganglion spirale und des Nerv.
cochlearis als Ursache angeborener Taubstummheit. Arch. f. Ohren-, Nasen- u. Kehlkopf-

heilkunde. Bd. 93. — Larsen und Mygind: Fall von erworbener Taubstummheit mit Sektion. Arch. f. Ohrenheilk. Bd 30. S. 188. — Lederer: Beitrag zur path. Anatomie der Taubstummheit. Archiv f. Ohren-, Nasen- u. Kehlkopfheilk. Bd. 101, S. 3 u. 4. — Lederer: Beitrag zur pathologischen Anatomie der erworbenen Taubstummheit. Arch. f. Ohren-, Nasen- u. Kehlkopfheilk. Bd. 108, S. 145. — Lindt: Beitrag zur pathologischen Anatomie der angeborenen Taubstummheit. Dtsch. Arch. f. klin. Med. Bd. 86, S. 145. — Linck: Anatomie d. Taubstummheit. 6. Liefg. — Magnus und de Klejn: Die Abhängigkeit des Tonus der Extremitätenmuskeln von der Kopfstellung. Pflügers Archiv f. d. ges. Phys. 145. — Manasse: Über kongenitale Taubstummheit und Struma. Zeitschr. f. Ohrenheilkunde. Bd. 58. S. 105. — Derselbe (2): Über traumatische Taubstummheit. Virchows Archiv f. pathol. Anat. u. Physiol. Bd. 189. — Mayer, Otto (1): Beiträge zur Kenntnis der endemischen Taubheit und Schwerhörigkeit. Arch. f. Ohrenheilk, Bd. 83, S. 158. — Derselbe (2): Endemische Schwerhörigkeit. Vortrag in der österreich. otol. Ges. — Derselbe (3): Ein Fall von kretinischer Taubstummheit. Festschr. f. V. von Urbantschitsch. — Michel: Gaz. méd. de Strasbourg. 1863. S. 55. — Mondini: Mygind, Taubstummheit, Fall 4. — Moos und Steinbrügge: Untersuchungsergebnisse von 4 Felsenbeinen zweier Taubstummen. Zeitschr. f. Ohrenheilk. Bd. 13, S. 255. — Dieselben (2): Untersuchungsergebnisse von 6 Felsenbeinen dreier Taubstummen. Zeitschr. f. Ohrenheilk. Bd. 15, S. 87. — Mygind: Taubstummheit. Berlin 1894. Fälle: 6, 12, 44, 53, 57, 69, 70, 73, 74, 133. — Derselbe (2): Ein Fall von Taubstummheit nach Masern nebst Obduktionsbefund. Zeitschr. f. Ohrenheilk. Bd. 22, S. 196. — Nager: Zur Anatomie der Taubstummheit. Zeitschr. f. Ohrenheilk. Bd. 75, S. 349. — Derselbe (2): Beiträge zur Anatomie der endemischen Hörstörung. Zeitschr. f. Ohrenheilk. Bd. 80, S. 107. — Derselbe (3): Lichtbilder von endemisch Taubstummen. Arch. f. Ohrenheilkunde. Bd. 103, S. 6. — Derselbe (4): Beiträge zur Histologie der erworbenen Taubstummheit. Zeitschr. f. Ohrenheilk. Bd. 54, S. 217. — Derselbe (5): Bildungsanomalien der Paukenhöhle und Gehörknöchelchen mit Veränderungen des Ductus cochlearis. Anat. d. Taubstummheit, 3. Liefg. — Neumann: Vortrag in der Sitzung der österreich. otol. Ges. vom 31, 3. 1913. Ref.: Monatsschr. f. Ohrenheilk. u. Laryngo-Rhinol. 1913. S. 699. — Derselbe (2): Zur Anatomie der angeborenen Labyrinthanomalien. Verhandl. d. Ges. dtsch. Hals-Nasen-Ohrenärzte 1922. S. 154. — Ogston: Taubstummheit, kombiniert mit Atresia auris congenita. — Oppikofer (1): Weiterer Beitrag zur Anatomie der angeborenen Taubheit. Zeitschr. f. Ohrenheilk. Bd. 72, S. 1. — Derselbe (2): Drei Taubstummen-labyrinthe. Zeitschr. f. Ohrenheilk. Bd. 43, S. 177. — Panse, R. (1): Ein Fall von intrauterin erworbener Taubstummheit. Anat. d. Taubstummheit, 8. Liefg. — Derselbe (2): 4 Schläfenbeine von 2 Taubstummen. Arch. f. Ohrenheilk. Bd. 64, S. 130. — Politzer (1): Anatomischer Befund im Gehörorgan eines Taubstummen. Anat. d. Taubstummheit, 1. Liefg. — Derselbe (2): Lehrbuch von Politzer 1882, Bd. 2, S. 822. — Quix: Gehörorgan einer taubstummen Frau. Verhandl. d. niederländ. Ges. f. Hals-Nasen-Ohrenheilk. 1909. Ref.: Monatsschr. f. Ohrenheilk. u. Laryngo-Rhinol. 1911. S. 44. — Quix und Brouwer: Anatomie d. Taubstummheit, 7. Liefg. — Siebenmann (1): Grundzüge der Anatomie und Pathogenese der Taubstummheit. Wiesbaden: J. F. Bergmann 1904. — Derselbe (2): Verhandl. d. dtsch. otol. Ges. 1904. — Derselbe (3): Über die Funktion und die mikroskopische Anatomie des Gehörorgans bei totaler Aplasie der Schilddrüse. Arch. f. Ohrenheilkunde. Bd. 70, S. 83. — Derselbe (4): Anat. d. Taubstummheit, 1. Liefg. — Siebenmann und Bing: Über den Labyrinth- und Hirnbefund bei einem an Retinitis pigmentosa erblindeten Angeborenentaubstummen. Zeitschr. f. Ohrenheilk. Bd. 54, S. 265. — Scheibe (1): Ein histologischer Beitrag zur Taubstummheit durch Otitis interna. Zeitschr. f. Ohrenheilk. Bd. 27, S. 100. — Derselbe (2): Ein Fall von Taubstummheit mit Acusticusatrophie und Bildungsanomalien im häutgen Labyrinth beiderseits. Zeitschr. f. Ohrenheilk. Bd. 22, S. 11. — Derselbe (3): Bildungsanomalien im häutigen Labyrinth bei Taubstummheit. Zeitschr. f. Ohrenheilk. Bd. 27, S. 95. — Derselbe (4): Ein histologischer Beitrag zur Taubstummheit durch Otitis interna. Zeitschr. f. Ohrenheilk. Bd. 27, S. 100. — Schönemann: Anat. d. Taubstummheit, 7. Liefg. — Schlittler: Angeborene Taubstummheit mit negativem Befund im inneren Ohr. Zeitschr. f. Ohrenheilk. Bd. 75, S. 309. — Schwabach (1): Anatomische Befunde an Taubstummenlabyrinthen. Zeitschr. f. Ohrenheilk. Bd. 48. S. 293. — Derselbe (2): Anat. d. Taubstummheit, 4. Liefg. — Schwartz: Die traumatische Gehirnerweichung der Neugeborenen. Zeitschr. f. Kinderheilk. 31. — Schwartze: Beiträge zur Anatomie und pathologischen Anatomie des Ohres. Arch. f. Ohrenheilk. Bd. 5, S. 292. — Schulze, F.: Virchows Arch. f. pathol. Anat. u. Physiol. Bd. 19, S. 1. — Stein: Anat. d. Taubstummheit, 3. Liefg. — Steinbrügge: Pathologische Anatomie des Gehörorgans. 6. Liefg. von Orths Lehrb. d. spez. pathol. Anat. S. 96. — Steurer: Das Einteilungsprinzip der zur Taubstummheit führenden pathologisch-anatomischen Veränderungen. Zeitschr. f. Hals-, Nasen- u. Ohrenheilk. Bd. 1, H. 1/2. — Toynbee: Zitiert nach Moos. Klinik der Ohrenheilkunde. S. 311. — v. Tröltsch: Virchows Archiv f. path. Anatomie u. Physiol. 17. — Uchermann: Anatomischer Befund in einem Fall von Taubstummheit

nach Scharlach. Zeitschr. f. Ohrenheilk. Bd. 23, S. 70. — Uffenorde: Anatomie der Taubstummheit, 7. Liefg. — Urbantschitsch, E.: Zur Ätiologie der Taubstummheit. Verhandl.
d. dtsch. otol. Ges. Dresden 1910. S. 153. — Voltolini: Virchows Archiv f. path. Anatomie
u. Physiologie 22 u. 31. — Voss, O.: Geburtstrauma und Gehörorgan. Zeitschr. f. Hals-,
Nasen- u. Ohrenheilk. Bd. 6. — Walker, Downie: Fall von erworbener totaler Taubheit
infolge von hereditärer Syphilis. Zeitschr. f. Ohrenheilk. Bd. 30, S. 236. — Watsuyi: Anat.
d. Taubstummheit. 1. Liefg.

4. Funktionelle Untersuchung und ihre Ergebnisse.

Von

Wilhelm Brock-Erlangen.

Mit 4 Abbildungen.

Die Funktionsprüfung des Taubstummenohres gliedert sich der doppelten
Funktion des Gehörorgans entsprechend in zwei Teile:
A. In die Untersuchung der Schneckenfunktion, der eigentlichen Hörprüfung,
B. In die Prüfung des statischen Apparates.

A. Untersuchung der Schneckenfunktion (Hörprüfung).

Als taubstumm bezeichnen wir diejenigen Menschen, welche entweder von
Geburt an mehr oder weniger gehörlos sind, oder das Gehör in den ersten Lebensjahren verloren haben, infolgedessen sie die Sprache nicht erlernen konnten
oder die bereits erlernte wieder verloren. Taubstummheit ist demnach Stummheit infolge von Taubheit. Das Wesen des Gebrechens besteht also in dem Mangel
des Gehörs.

Wenn sich auch schon in den Schriften des Altertums Angaben finden, daß diejenigen,
welche taubgeboren auch stumm sind, so ging den Alten die Erkenntnis des ursächlichen
Zusammenhangs beider Gebrechen doch völlig ab. Bis tief in das Mittelalter leitete man die
Taubstummheit nicht von der Gehörlosigkeit, sondern von anderen Ursachen ab und glaubte
die letzteren in mangelhafter Bildung der Sprachorgane finden zu können, eine Ansicht,
der man auch heutigen Tags noch begegnen kann. Die wahre Ursache der Stummheit bzw.
der Taubstummheit fand ein spanischer Benediktinermönch Pedro de Ponce (geb. 1520
zu Valladolid, gest. 1584). Dadurch, daß er durch systematische Übungen Taubstummen
das Sprechen lernte, erbrachte er (Pedro de Ponce) den Beweis, daß die Ursache der Stummheit nicht mangelhafte Bildung der Sprachwerkzeuge oder Fehlen des Unterrichtssinns,
sondern Gehörlosigkeit ist. Durch Franz Vallesius, anfangs Professor der Medizin zu
Alcala, später Leibarzt König Philipps zu Madrid, wurde die Entdeckung Pedro de Ponces
der wissenschaftlichen Welt mitgeteilt. Daß es aber auch schon zu Lebzeiten Pedro de
Ponces Ärzte gab, welche die Ursache der Taubstummheit richtig erkannten, geht
aus folgender geschichtlicher Begebenheit hervor: 1581 versammelten sich zu Wien 6 der
ausgezeichnetsten Ärzte der damaligen Zeit, um ihr Gutachten über den Zustand eines
Taubstummen von hoher Geburt abzugeben. Sie einigten sich dahin, daß die Stummheit
eine Folge der Taubheit sei. Weitere Verbreitung fand diese Erkenntnis aber erst durch die
Schriften eines in Holland lebenden Schweizer Arztes, Namens Johann Konrad Amann
durch dessen 1692 erschienene Schrift „surdus loquens". Allgemeine Geltung erlangte
die Lehre erst anfangs des 19. Jahrhunderts. Noch im 18., ja selbst noch im Anfang des
19. Jahrhunderts finden sich in den Schriften der Ärzte Spuren der alten Ätiologie der
Stummheit und einer dementsprechenden Behandlung. Noch im Jahre 1801 setzte Varroine
Arzt des Lucien Bonopartes, eine Moxa unter das Kinn eines Taubstummen und glaubte,
daß dadurch die Zunge dünner geworden sei.

Als man daranging, sich mehr mit den Taubstummen zu beschäftigen,
bemerkte man bald, daß bei einem großen Teil derselben keine absolute Taubheit

besteht, sondern daß vielmehr viele von ihnen einen mehr oder weniger beträchtlichen Grad von Hörvermögen besitzen, der es ihnen ermöglicht, vorgesprochene Vokale, ja selbst Worte und einfache Sätze zu verstehen und nachzusprechen. Man erkannte, daß Stummheit, d. h. das Nichterlernen der Sprache oder auch der Verlust derselben nicht nur bei absoluter Taubheit eintritt, sondern schon bei Schwerhörigkeit, wenn sie so hochgradig ist, daß das Kind die Sprache der Eltern nicht hört bzw. nicht versteht.

Der erste, der Taubstumme auf ihr Hörvermögen hin untersuchte, dürfte der Taubstummenlehrer G. W. Pfingsten gewesen sein. Zur Feststellung des Hörvermögens seiner Schüler bediente er sich eines aus dem Alphabet zusammengestellten Hörmessers. Derselbe bestand aus sämtlichen Sprachlauten, die nach dem Grad der Stärke in drei Klassen geordnet waren. Die Untersuchungen und Ergebnisse Pfingstens fielen der Vergessenheit anheim; fast nirgends finden sie sich erwähnt. Größere wissenschaftliche Bedeutung erlangten die Untersuchungen Itards, geb. 1775, gest. 1838 zu Paris, des bekannten langjährigen Arztes des Instituts des sourds et muets in Paris. Auch Itard war es nicht entgangen, daß nur bei einem Teil der Taubstummen völlige Gehörlosigkeit besteht. Um den Grad des bei seinen Schülern etwa noch vorhandenen Hörvermögens festzustellen, wurden von Itard verschiedene Methoden angewandt. Itard untersuchte mit der Stimme, mit einer Sturzuhr, mit lauten Geräuschen, wie Pochen an die Tür, Abfeuern eines Schusses; auch ein Akoumeter hatte sich Itard bereits konstruiert. Dasselbe bestand aus einem Kupferring, zu dessen Anschlag er sich eines Metallkörpers bediente. Zur festen und bestimmten Regelung der Kraft des Anschlages brachte er an dem Instrument ein Pendel mit einem Gradbogen von 90 Abteilungen an; durch diese Vorrichtung war es möglich, die verschiedenen Entfernungen des anschlagenden Körpers zu messen, die Kraft des Anschlages einigermaßen zu bestimmen. Itard teilte die Taubstummen nach ihrem Hörvermögen in 5 Gruppen ein:

1. Solche, welche die menschliche Stimme hören, wenn sie langsam und deutlich und in der Nähe des Kranken unmittelbar an sie gerichtet wird ($^1/_{40}$ aller Taubstummen).

2. Solche, welche die Vokale, nicht aber die Konsonanten deutlich unterscheiden können ($^1/_{30}$ aller Taubstummen).

3. Solche, welche höchstens einzelne Vokale, von diesen aber nur die tiefsten auffassen, sonst aber nur unartikulierte Töne hören ($^1/_{24}$ aller Taubstummen).

4. Solche, welche nur mehr starken Lärm (Donnern, Abfeuern eines Gewehres, kräftiges Pochen an der Tür) vernehmen (etwa $^2/_5$ aller Taubstummen).

5. Solche mit totaler Taubheit (etwas über die Hälfte). Nach einer späteren Mitteilung an die Académie royale de méd. vom 6. Mai 1828 nur mehr $^1/_5$ aller Taubstummen.

Von den älteren Autoren, die späterhin bei Taubstummen Gehörprüfungen vornahmen, wären zu nennen: Eduard Schmalz 1848, Meissner 1856, Wilde 1853, Toybee 1860, Kramer 1867, de Rossi. Am häufigsten wurde von diesen Autoren zu ihren Gehörprüfungen natürlich die Sprache benützt. Man suchte festzustellen, ob gesprochene Worte oder nur einzelne Vokale gehört werden. Außer der Sprache wurden zur Gehörprüfung verwandt Glocken, Kastenuhren, Repetieruhren; Geräusche wie Händeklatschen, vereinzelt auch Stimmgabeln und auch noch eine Reihe eigens zu diesem Zweck konstruierter Instrumente wie das schon genannte Akoumeter von Itard oder das Akoumeter von Blanchet. Das letztgenannte Instrument bestand aus einer auf einem Resonanzkasten befestigten Stimmgabel, die angeschlagen, das der menschlichen Stimme entsprechende C angab und in einer Sekunde 512

Schwingungen machte. Der stärkste Ton des Apparates konnte von Normalhörenden angeblich auf 250 m, der schwächste auf 13,55 m Entfernung gehört werden. Eine auf einem Kreis angebrachte Nadel soll die Stärke des Tones, ein gleichfalls angebrachter Chronometer die Zahl der Stimmgabelschwingungen verzeichnet haben.

Eduard Schmalz unterschied im Gegensatz zu Itard nur 3 Grade.

1. Grad. Hören der Stimme (Wortgehör und Vokalgehör nahe der Muschel) [etwa $^1/_{10}$ der Taubstummen].

2. Grad. Das Hören des Lärms, z. B. Trommeln, Schuß, Donner [etwa $^5/_{10}$].

3. Grad. Gänzliche Taubheit [etwa $^4/_{10}$ aller Taubstummen].

Meissner übernahm diese Einteilung. Toynbee untersuchte 411 in Taubstummenanstalten untergebrachte Zöglinge. Von diesen waren $245 = {}^3/_5$ ganz taub, während $166 = {}^2/_5$ gewisse Töne wahrnehmen konnten. Von den 166 tönehörenden Zöglingen vernahmen 14 Händeklatschen, 51 lautes Rufen nahe bei dem Ohr, 50 laute Stimme nahe bei dem Ohr, 44 unterschieden Vokale und wiederholten sie, 6 wiederholten mehrere Worte, 1 wiederholte kurze Sätze. Die Taubstummheit war angeboren bei 313, erworben bei 98. Von den 313 mit angeblich angeborener Taubstummheit waren $172 = 55^0/_0$ taub, $140 = 45^0/_0$ hörten gewisse Töne, und zwar 11 Händeklatschen nahe dem Kopf, 44 lautes Rufen, 39 laute Stimme, 41 hörten Vokale und wiederholten sie, 5 hörten Worte und wiederholten sie, 1 hörte kurze Sätze und wiederholte sie. Von den 98 mit erworbener Taubheit waren $73 = 74,5^0/_0$ taub, $25 = 25,5^0/_0$ hörten gewisse Töne.

Kramer berichtete 1867 über das Gehör von 45 Taubstummen (27 angeborene und 18 erworbene Fälle).

Von diesen waren vollkommen taub	23;	angeb. 10,	erworb. 13
,, ,, hatten unbestimmtes Schallgehör . . .	8;	,, 5,	,, 3
,, ,, ,, unsicheres Vokalgehör	8;	,, 7,	,, 1
,, ,, ,, sicheres Vokalgehör .ʼ	2;	,, 2,	,, —
,, ,, ,, sicheres Gehör für alle durch den Unterricht ihnen bekannte Wörter	3;	,, 2,	,, 1
,, ,, ,, sicheres Gehör für viele ihnen nicht bekannte Wörter	1;	,, 1,	,, —.

In Prozentsätze umgerechnet waren von 45 Taubstummen total taub $51,1^0/_0$, zeigten mehr oder weniger große Hörreste $48,9^0/_0$. Gesonderte Betrachtung der Fälle mit erworbener und angeborener Taubstummheit ergibt folgende Zahlen: Von 27 Taubstummen mit angeborener Taubheit waren totaltaub $37^0/_0$, zeigten mehr oder weniger große Hörreste $17 = 63^0/_0$, von 18 Taubstummen mit erworbener Taubstummheit fanden sich totaltaub $13 = 72,2^0/_0$, zeigten Hörreste $5 = 27,8^0/_0$.

de Rossi untersuchte das Gehör von 70 Taubstummen; er prüfte mit der Sprache, mit der Taschenuhr und mit Stimmgabeln, und zwar letztere sowohl durch Luft als durch Knochenleitung. Von den 70 so untersuchten hörten die Sprache 27, die Taschenuhr 4, Stimmgabeln durch Luftleitung 39. Die auf dem Kopf aufgesetzten Stimmgabeln empfanden fast alle Taubstummen. Es fanden sich nur 11, welche bei Prüfung durch die Knochenleitung keine Empfindung angaben. Absolute Taubheit konstatierte de Rossi nur in drei Fällen.

Hartmann 1880, dem das große Verdienst zukommt, durch sein zusammenfassendes Werk über Taubstummheit und Taubstummenbildung das allgemeine Interesse an der Taubstummenforschung wieder wachgerufen zu haben, bediente sich bei seinen Hörprüfungen der Sprache und zweier Instrumente, einer gewöhnlichen Tischglocke und einer großen Stimmgabel, letzterer allerdings nur, um damit die Untersuchungsresultate mit der Glocke zu kontrollieren. In praktischer Hinsicht erschien es Hartmann genügend, die Taubstummen nach ihrem Hörvermögen in folgender Weise einzuteilen:

1. in vollständig Taube,
2. in solche mit Gehör für die Glocke und Schallgehör,
3. in solche mit Vokalgehör,
4. in solche mit Wortgehör.

Diejenigen, welche die direkt am Ohr angeschlagene Glocke nicht hören konnten, wurden von Hartmann als vollkommen taub betrachtet.

Unter Zugrundelegung dieser Einteilung gibt Hartmann eine tabellarische Zusammenstellung der Untersuchungsresultate von Toynbee, Kramer, zweier badischer Taubstummenanstalten (Mersburg und Gerlachstein) und seiner eigenen.

Tabelle 1. (Nach Hartmann.)

	Toynbee	Kramer		Bad. Anstalten			Berl. Anstalten			Summe		Gesamtsumme	Prozentzahl
		angeboren	erworben	angeboren	erworben	unbestimmt	angeboren	erworben	unbestimmt	angeboren	erworben		
Wortgehör	7	3	1	6	3	1	4	12	—	13	16	37	4,3
Vokalgehör	44	2	—	15	16	2	6	12	—	23	28	97	11,2
Schallgehör	115	12	4	12	7	3	17	39	1	41	50	210	24,3
Ganz taub	245	10	13	27	105	8	24	86	3	61	204	521	60,2
Summe	411	27	18	60	131	14	51	149	4	138	298	865	100

Aus dieser Tabelle ergibt sich, daß anscheinend mehr als die Hälfte (60,2%) sämtlicher Taubstummen gehörlos ist. Der 4. Teil hat darnach Schallgehör (24,3%), der 7. Teil (15,5%) hört Vokale und Worte. Des weiteren bestätigt die Tabelle die schon aus den Untersuchungsresultaten Toynbees hervorgehende Tatsache, daß bei der erworbenen Taubstummheit die Zahl der völlig gehörlosen eine bedeutend größere ist (68,4%) als bei den taubgeborenen (44,2%).

Offenbar durch das Hartmannsche Buch angeregt, erschienen in den folgenden Jahren eine große Reihe von Arbeiten über Taubstummenuntersuchungen. Die Hörprüfungsergebnisse aller dieser Arbeiten im einzelnen hier wiederzugeben, würde zu weit führen; es dürfte genügen die Namen der Autoren zu nennen. Hedinger 1882, H. Schmaltz 1884, Roosa 1884, Roller 1886, Ole Bull 1887, Uchermann 1890, Lemcke 1882, Mygind 1894, Szenes 1894.

In Tabelle 2, die der Arbeit Bezolds, „Das Hörvermögen der Taubstummen" entnommen ist, sind die Hörprüfungsergebnisse der größeren Untersuchungsreihen zusammengestellt. Unter 2669 Taubstummen war die Taubheit bezeichnet als angeboren bei 1194 = 44,7%, als erworben bei 1412 = 52,9%, unbestimmt ob angeboren oder erworben bei 63 = 2,4%. Totaltaube fanden sich unter der Gesamtsumme 1250 = 46,8%, und zwar unter den 1194 angeborenen Formen 524 = 43,9%, unter den 1412 erworbenen Formen 760 = 53,8%. Hörreste mit Perzeption von Vokalen bis ganzen Worten wiesen unter der Gesamtzahl 465 = 17,4% auf, und zwar unter 1194 angeborenen Formen 242 = 20,3%, unter den 1412 erworbenen 214 = 15,2%. Nach dieser Zusammenstellung besitzen also mehr als die Hälfte aller Taubstummen noch Hörreste.

So verschieden die Resultate der einzelnen Autoren sein mögen, zweierlei geht aus der Tabelle 2 mit Bestimmtheit hervor, 1. daß die erworbene Taubstummheit höhere Grade von Hördefekten aufweist als die angeborene; 2. daß

Tabelle 2. Hörvermögen der Taubstummen. (Aus Bezold.)

Autoren	Gesamtzahl der untersuchten Taubstummen	Angeboren	Erworben	Un-bestimmt	Gesamtzahl		Unter den angeborenen Fällen		Unter den erworbenen Fällen	
					der Totaltauben	der Hörreste für Vokale resp. Worte	Totaltaube	der Hörreste für Vokale resp. Worte	Totaltaube	der Hörreste für Vokale resp. Worte
Itard	—.	—	—	—	$>50^0/_0$ später 20 ,,	etwa $10^0/_0$	—	—	—	—
Ed. Schmalz . . .	—	—	—	—	40 ,,	10 ,,	—	—	—	—
Toynbee	411	(313) $76,2^0/_0$	(98) $23,8^0/_0$	—	(245) 60,0 ,,[1]	(51) 12,4 ,,	(172) $55,0^0/_0$	(47) $15,0^0/_0$	(73) $74,5^0/_0$	(4) $4,1^0/_0$
Aus Hartmanns Zu-sammenstellung . .	436	(138) 31,7 ,,	(298) 68,3 ,,	—	(265) 60,8 ,,	(80) 18,3 ,,	(61) 44,2 ,,	(36) 26,1 ,,	(204) 68,5 ,,	(44) 14,8 ,,
Aus Hedingers Zu-sammenstellung . .	415	(181) 43,6 ,,	(234) 56,4 ,,	—	(299) 72,0 ,,	(21) 5,1 ,,[2]	(117) 64,6 ,,	(14) 7,7 ,,	(182) 77,8 ,,[2]	(7) 3,0 ,,
Heinr. Schmaltz . .	182	(55) 30,2 ,,	(103) 56,6 ,,	(24) $13,2^0/_0$	(39) 21,4 ,,	(37) 20,3 ,,	(11) 20,0 ,,	(13) 23,6 ,,	(24) 23,3 ,,	(21) 20,4 ,,
Lemcke	478	(199) 41,6 ,,	(246) 51,5 ,,	(33) 6,9 ,,	(209) 43,7 ,,	(40) 8,4 ,,	(79) 39,7 ,,	(17) 8,5 ,,	(118) 48,0 ,,	(20) 8,1 ,,
Uchermann . . .	668	(270) 40,4 ,,	(398) 59,6 ,,	—[3]	(178) 26,6 ,,	(209) 31,3 ,,	(78) 28,9 ,,	(100) 37,0 ,,[4]	(150) 37,7 ,,	(109) 27,4 ,,
Bezold	79	(38) 48,1 ,,	(35) 44,3 ,,	(6) 7,6 ,,	(15) 19,0 ,,	(28) 35,4 ,,	(6) 15,8 ,,	(16) 42,1 ,,	(9) 25,7 ,,	(9) 25,7 ,,
Summe	2669	(1194) $44,7^0/_0$	(1422) $52,9^0/_0$	(63) $2,4^0/_0$	(1250) $46,8^0/_0$	(465) $17,4^0/_0$	(524) $43,9^0/_0$	(242) $20,3^0/_0$	(760) $53,8^0/_0$	(214) $15,2^0/_0$

[1]) Die wenigen Fälle, bei denen unbestimmt blieb, ob die Taubstummheit angeboren oder erworben, blieben für die Prozentberechnung ausser Betracht.
[2]) Ein als unbestimmt bezeichneter Fall wurde fortgelassen.
[3]) Der eine Fall von unbestimmbarem Hörvermögen blieb bei der Zählung unberücksichtigt.
[4]) Dazu noch 3 unbestimmbar ob angeboren.

bei den von Geburt an Taubstummen nur eine Minorität totaltaub ist. Nosologisch ist daraus wohl die Schlußfolgerung berechtigt: Erkrankungen, welche nach der Geburt zur Taubstummheit führen, rufen im Gehörorgan ausgedehntere pathologische Veränderungen hervor, als sie bei den angeborenen Formen der Taubstummheit vorliegen.

Wenn die Prüfungen auf die Hörfähigkeit für die Sprache und ihrer einzelnen Teile auch darüber Aufschluß gaben, ob der Untersuchte überhaupt unter die Taubstummen einzureihen war, und wenn sie auch für die bei ihnen zu verwendenden Unterrichtsmethoden praktisch wichtige Anhaltspunkte lieferten, so waren sie doch noch recht unvollkommen. Über Grad und Ausdehnung noch vorhandener Hörreste gaben sie keine Auskunft.

Um bei Taubstummen etwa vorhandene Hörreste exakt bestimmen zu können, mußte ein Instrumentarium zur Verfügung stehen, das sämtliche von einem normalen menschlichen Ohr perzipierbaren Töne rein, d. h. obertonfrei erzeugen ließ. Ein solches Instrumentarium fand sich in der von Friedrich Bezold im Laufe vieler Jahre zusammengestellten kontinuierlichen Tonreihe. Die Funktionsprüfung des Taubstummenohres ist mit dem Namen Bezold untrennbar verbunden. Nicht das kleinste Verdienst Bezolds ist es, die Untersuchung des Taubstummenohres auf eine gesicherte wissenschaftliche Basis gestellt zu haben. Die Bezoldsche, später von dem Münchener Physiker Edelmann verbesserte kontinuierliche Tonreihe setzt sich zusammen aus 10 belasteten Stimmgabeln, 2 gedackten Orgelpfeifen und dem von Burckhardt-Merian in Basel eingeführten Galtonpfeifchen, das in neuester Zeit allerdings immer mehr durch das Monochord verdrängt wird. Die Stimmgabeln umfassen die Tonstrecke von C_2—c^3, während die darüberliegenden Töne von den Pfeifen erzeugt werden. Die Töne der Stimmgabeln sind Bezolds Ansicht nach so stark, daß, wenn bei der Gehörprüfung mit denselben die Töne nach stärkstem Anschlag nicht perzipiert werden, selbst der geringste Rest von Hörvermögen auszuschließen ist.

Ist die Helmholtzsche Theorie, nach der die Gesamtheit der Schalleindrücke in der Schnecke in ihre einzelnen Bestandteile zerlegt wird, richtig, dann ist mit dem Bezoldschen Instrumentarium die Möglichkeit gegeben, die Funktion eines Ohres vollkommen zu analysieren; es ist analysiert, wenn es mit der Gesamtheit der in der kontinuierlichen Tonreihe enthaltenen Töne geprüft ist.

Nachdem sich Bezold durch eine Reihe von Untersuchungen über die Brauchbarkeit seiner Tonreihe überzeugt hatte, ging er im Jahre 1893 an die Untersuchung der Insassen des Münchener Kgl. Zentraltaubstummeninstitutes, anfänglich nur in der Erwartung und in dem Bestreben, in der Art der Verteilung der Hörreste über die Tonskala vielleicht Beweismittel für die Richtigkeit der Helmholtzschen Theorie zu finden.

Seine erste Taubstummenserie untersuchte Bezold mit einer Tonreihe, die noch nicht allen Ansprüchen genügte und von ihm selbst als noch unvollkommen bezeichnet worden ist; unvollkommen war sie deshalb, weil die Intensität der Töne in den verschiedenen Strecken der Skala stark differierte und besonders in der zweigestrichenen Oktave gegenüber den anderen verhältnismäßig zu schwach war, ein Mißverhältnis, das späterhin von Edelmann ausgeglichen worden ist.

Technik der Taubstummenprüfung Bezolds.

Da das Vorgehen Bezolds vorbildlich für alle späteren Untersuchungen geworden und geblieben ist, sei es im folgenden etwas ausführlicher geschildert. Vorauszuschicken wäre noch, daß die Untersuchungen, da sie von den Kindern einen recht erheblichen Grad von Konzentrationsfähigkeit und Aufmerksamkeit verlangen, nicht sofort nach ihrem Eintritt in die Taubstummenschule, sondern frühestens am Ende des 1. oder noch besser am Anfang des 2. Schuljahres vorgenommen werden sollten, wenn die Kinder bereits über ein gewisses Maß von Kenntnissen verfügen.

Zunächst wird das zu prüfende Kind von seinem Lehrer verständigt, *jedesmal,* wenn es etwas hört, *sofort* die Hand zu erheben. Diese Verständigung ist nicht immer so einfach, sondern macht besonders bei Totaltauben, die ja keinen Begriff von Schalleindrücken haben, oft recht große Schwierigkeiten. Da die taubstummen Kinder immer das Bestreben haben zu hören und auf alles, was ihnen einen Anhaltspunkt geben könnte, reagieren, muß das Gesicht, müssen alle taktilen Einflüsse ausgeschaltet werden. Damit das Kind die Annäherung der Stimmgabeln nicht sieht, werden ihm die Augen verbunden; um das Sehen sich bewegender Schatten unmöglich zu machen, wird es mit dem Gesicht gegen das Fenster gesetzt. Haare dürfen nicht berührt werden. Erschütterungen des Bodens sind tunlichst zu vermeiden, da selbst die geringsten Bodenerschütterungen von den Taubstummen empfunden und von ihnen fälschlich als Hörempfindungen gedeutet werden. Die Stimmgabeln sollen in *unrhythmischen* Intervallen dem Ohr genähert, die Pfeifen mit ihrer Schallöffnung vom Ohr abgewandt gehalten werden. Wichtig ist auch ein guter Verschluß des anderen Ohres; am zweckmäßigsten wird er von einer Hilfsperson mit dem angefeuchteten Zeige- oder Mittelfinger vorgenommen. Das Herausholen möglichst lauter Töne aus den Stimmgabeln erfordert eine eigene Technik und eine gewisse Übung im Anschlag besonders der tiefen Stimmgabeln. Das Anschlagen der tiefen Stimmgabeln geschieht am zweckmäßigsten mit dem Handballen direkt unterhalb der Belastungsgewichte. Die Stimmgabeln sollen sich dabei in einer annähernd vertikalen Haltung befinden. Im Moment des Anschlages sollen sie dem Daumenballen entgegenfallen, so daß sie von selbst von ihm abspringen. Der Anschlag am Knie wird von Bezold als unzweckmäßig bezeichnet. Bei den oberen erfolgt der Anschlag mit dem jeder Tonreihe beiliegenden Hammer auf das Belastungsgewicht selbst. Die oberen Stimmgabeln werden zweckmäßig beim Anschlag horizontal gehalten.

Die Prüfung des Taubstummengehörs beschränkt sich auf die Prüfung durch Luftleitung; Prüfung durch Knochenleitung ist, wie Bezold bald erkannte, nicht anwendbar. Der Grund hierfür ist, daß selbst die intelligentesten Taubstummen nicht imstande sind, das Gefühl des Vibrierens und des Hörens auseinander zu halten.

Begonnen wird die Prüfung mit einem starken tiefen Ton, z. B. A. Von da aus wird in kleinen Intervallen von 2—3 Tönen nach auf- und abwärts fortgeschritten; sobald bei irgendeinem Ton eine Gehörsempfindung gemeldet wird, findet die weitere Prüfung in halben Tönen statt. So ist es möglich, die obere und untere Tongrenze und auch innerhalb einer gefundenen Tonstrecke vorkommende Defekte festzustellen. Als gehört darf ein Ton nur dann angenommen werden, wenn er bei wiederholter Prüfung *sofort* und *jedesmal* als gehört gemeldet wird. An diese qualitative Gehörprüfung (Feststellung des Hörfeldes, der unteren und oberen Tongrenze) schließt sich die quantitative Prüfung an (Feststellung der Hördauern). Dazu werden ihrer längeren Schwingungsdauer wegen vorteilhaft unbelastete Stimmgabeln verwandt; solche finden sich in der Bezold-Edelmannschen Tonreihe, wenn man die Laufgewichte von den Stimmgabeln entfernt. Die von ihrem Laufgewicht befreite Stimmgabel ist dann auf den an ihr bezeichnetem Ton abgestimmt. Die Tonreihe ist so konstruiert, daß die einzelnen Gabeln nach Entfernung der Belastungsgewichte den Ton c bzw. g geben. Mit den in die gefundene Hörstrecke fallenden Töne werden nun die Hördauern bestimmt. Dabei wird folgendermaßen verfahren: Die maximal angeschlagenen[1]) Stimmgabeln werden unter Einhaltung der oben schon genannten Vorsichtsmaßregeln dem Ohr in unregelmäßigen Zwischenräumen genähert. Jedesmal, wenn der Ton gehört wird, ist sofort die Hand zu erheben. Mit Hilfe einer Stoppuhr kann so die Hördauer jeder Stimmgabel festgestellt werden.

Um Gabeln verschiedener Schwingungszeit, verschiedener Tonstärken, um die Untersuchungen verschiedener Beobachter untereinander vergleichbar zu machen, erfolgt die Notierung der Hördauern dem Vorgehen HARTMANNS folgend in Bruchteilen derjenigen eines Normalhörenden, die letztere gleich 100 gesetzt nach der Formel $\dfrac{r}{n} = \dfrac{x}{100}$, in welcher n die Hörzeit des normalen Ohres, r diejenige des kranken Ohres jedesmal nach stärkstem Anschlag ausdrückt: $x = \dfrac{r \cdot 100}{n}$ ist dann die Hördauer in Prozenten eines Normalhörenden. Ein Beispiel möge dies illustrieren. Wenn z. B. die BEZOLDsche Stimmgabel a^1, deren normale Hördauer 90 Sekunden beträgt, von einem kranken Ohr nur 20 Sekunden gehört wird, so beträgt die Hördauer des letzteren $x = \dfrac{20 \cdot 100}{90} = 22{,}2\,^0/_0$. Vorbedingung für diese Berechnung ist, daß für sämtliche zur Verwendung kommenden Stimmgabeln die Hördauern durch wiederholte Prüfungen an Normalhörenden genau festgestellt sind. Will man von dem Anschlag der Stimmgabeln unabhängig sein, so kann man, vorausgesetzt daß der Untersucher normalhörig ist, dem Vorschlag GRADENIGOS folgend, einfach die Differenz zwischen der Perzeptionszeit des Untersuchten und des normalen Untersuchers dadurch feststellen, daß nach dem Abklingen der Stimmgabel vor dem Ohr des Kranken die Zeit t gemessen wird, welche sie von dem normalen Untersucher noch weiter gehört wird. Die Hördauer des kranken Ohres ergibt sich dann aus der Formel $\dfrac{n-t}{n} = \dfrac{x}{100}$; denn $n-t = r$.

An diese Untersuchung mit der kontinuierlichen Tonreihe schließt sich die Prüfung mit der Sprache an. Geprüft werden zuerst die einzelnen Sprachlaute: Vokale und Konsonanten. Weiterhin evtl. auch Wörter und kurze Sätze. Die Untersuchung auf Vokal- und Konsonantengehör findet statt, indem nahe dem Ohr des Untersuchten die einzelnen Vokale (und Konsonanten) ausgesprochen werden. Auch diese Untersuchung sollte nur bei solchen Taubstummen vorgenommen werden, welche bereits die Vokale und Konsonanten zu artikulieren gelernt haben. Auch hier muß zur Erlangung eines sicheren Urteiles der Versuch wiederholt angestellt werden. Werden die einzelnen Vokale gehört, aber nicht unterschieden, so hat der Taubstumme Schallgehör. Werden die Vokale richtig nachgesprochen, so besteht Vokalgehör. In einem solchen Falle muß dann weiterhin geprüft werden, ob auch Worte und evtl. kurze Sätze verstanden werden. Hier darf vielleicht gleich vorweggenommen werden, daß bei der Prüfung der Konsonanten t, p und r außer Betracht bleiben müssen, da sich diese durch das Gefühl am Ohr allein verraten können und deshalb auch von Totaltauben häufig richtig wiederholt werden.

Um die Mengen von Details, welche so über das Hörvermögen jedes einzelnen Taubstummen gewonnen werden, in ein leicht übersichtliches Bild zu verwandeln, werden sie in ein vorgedrucktes Formular (Abb. 1), in ein Schema

---

[1]) Von den unbelasteten Stimmgabeln werden die tiefen ebenfalls mit dem Handballen, die höheren mit dem Hammer angeschlagen. Um sie vom Stiel aus möglichst wenig zu dämpfen, werden sie nur ganz leicht in der Mitte des Stiels zwischen 3 Finger gehalten und hängen mit ihren Zinken frei nach abwärts direkt vor dem untersuchten Ohr.

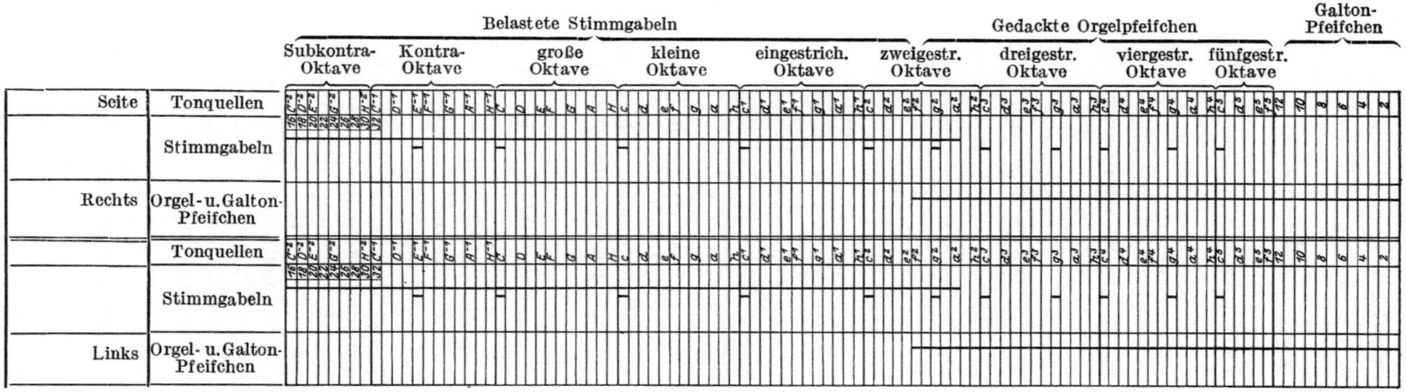

The figure on this page is a blank examination form ("Schema"). Its labels, transcribed:

Left part — column groups across the top: Belastete Stimmgabeln · Gedackte Orgelpfeifchen · Galton-Pfeifchen, subdivided by octave:

Subkontra-Oktave · Kontra-Oktave · große Oktave · kleine Oktave · eingestrich. Oktave · zweigestr. Oktave · dreigestr. Oktave · viergestr. Oktave · fünfgestr. Oktave

Row labels:

Seite	Tonquellen
Rechts	Stimmgabeln
	Orgel- u. Galton-Pfeifchen
Links	Stimmgabeln
	Orgel- u. Galton-Pfeifchen

Right part — a table with a column for each tone and, for each tone, Hördauer (in Sekunden; in Prozenten der Norm) and Hörschärfe:

	E_1		C		c		c^1		c^2		g^2		c^3		g^3		c^4		g^4		c^5	
	Hördauer	Hörschärfe	Hördauer	Hörschärfe	Hördauer	Hörschärfe	Hördauer	Hörschärfe	Hördauer	Hörschärfe	Hördauer	Hörschärfe	Hördauer	Hörschärfe	Hördauer	Hörschärfe	Hördauer	Hörschärfe	Hördauer	Hörschärfe	Hördauer	Hörschärfe
Rechts																						
Links																						

(Each "Hördauer" subdivides into "in Sekunden" and "in Prozenten der Norm".)

Abb. 1. Schema für die Hörprüfung an den bayrischen Taubstummenanstalten.

eingetragen. Ein solches Schema besteht aus einer Reihe von horizontalen und vertikalen Linien, das die ganze von einem normalen Ohr perzipierte Tonskala umfaßt. Darin werden die von den verschiedenen Tonquellen evtl. gehörten Töne an entsprechender Stelle mit roter Tinte eingetragen. Die Gesamtheit der nicht rot gezeichneten Abschnitte gibt ein vollständiges Bild der vorhandenen Hördefekte und ihre Lage in der Tonskala. In dem Formular finden sich weiter Abteilungen für die Eintragung der Hördauern

a) in absoluten Werten,

b) in Prozenten der normalen und eine Spalte für die Notierung der Hörschärfe.

Die für die unbelasteten Stimmgabeln gefundenen prozentualen Hördauern werden außerdem zweckmäßig graphisch dargestellt und in ein Diagramm eingetragen. Ein solches Diagramm umfaßt in horizontaler Richtung die Tonreihe der unbelasteten Stimmgabeln (Abb. 2) von E — 1 bis c^5. Die

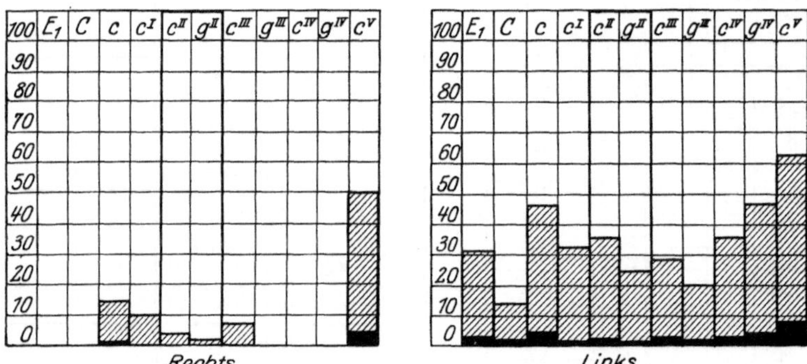

Abb. 2. Hörreliefs des rechten und linken Ohres eines Taubstummen mit Hörresten. (Aus Bezolds Lehrbuch der Ohrenheilkunde. Wiesbaden 1906.)
■ Nach der Amplitudengröße berechnete entsprechende Hörreste der einzelnen Gabeln.
▨ Hördauern in Prozenten der normalen Werte der einzelnen Stimmgabeln.

diesen Tönen entsprechenden vertikalen Streifen sind in 100 Teile geteilt, um die Hördauer für jeden einzelnen Ton in Prozenten der Normalen eintragen zu können. Diejenigen Töne, welche nur so kurz gehört werden, daß ihre Hördauern in Sekunden nicht mehr ausgedrückt werden können, werden durch Punktierung der horizontalen Grundlinien gekennzeichnet.

Wenn die Berechnung der Hördauern in Prozenten eines Normalhörenden auch recht gute Vergleichsresultate liefert, so ergibt sie von der tatsächlich vorhandenen Hörschärfe doch ein recht verzerrtes Bild; hängt doch die wirkliche Hörschärfe eines Ohres in erster Linie nicht von den Hördauern, sondern von der Tonstärke ab, welche die Stimmgabel im Moment des Abklingens vor dem Ohr noch besitzt. Wenn die Tonstärke einer Stimmgabel proportional ihrer Schwingungsweite ist, so heißt das, die Hörschärfe ist abhängig von der Schwingungsweite der Stimmgabel im Moment des Verklingens vor dem Ohr, und zwar ist die Hörschärfe um so größer je kleiner die Amplitude, um so geringer je größer diese Schwingweite in diesem Moment ist, oder mit anderen Worten: die Hörschärfe ist umgekehrt proportional der Schwingungsweite einer Stimmgabel im Moment des Verklingens. Die nach der Hartmannschen Methode errechneten Hördauern wären dann ein vollkommen richtiger Ausdruck für den Grad der Hörschärfe, wenn die Hördauern im einfachen umgekehrten Verhältnis zur Größe der jeweiligen Schwingungsweite ständen. Dies ist aber keineswegs der Fall. Die Schwingungsweite der Stimmgabeln nimmt, wie ein Blick auf Abb. 3 lehrt, im Anfang sehr rasch, späterhin sukzessive immer langsamer an Größe ab. Nach den Untersuchungen von Bezold und Edelmann sinkt die Intensität einer Stimmgabel nicht im arithmetischen, sondern in einer geometrischen Progression ab. Graphisch dargestellt ergeben die Schwingungsweiten im Verhältnis zur Zeitdauer nicht eine Diagonale, sondern eine Kurve. Wenn es richtig ist, wie Bezold-Edelmann auf Grund experimenteller Forschungen annehmen, daß die Abschwingungskurven aller Stimmgabeln, der belasteten sowohl als der unbelasteten nur geringe Abweichungen voneinander zeigen, so ist zur Bestimmung der Hörschärfe auch bei Benützung verschiedener Gabeln nur eine einzige Kurve notwendig. Durch genaues Ausmessen einer solchen Kurve kann für jeden Zeitpunkt der schwingenden Gabel die entsprechende Amplitude festgestellt werden. Aus der abgebildeten Kurve ist zu ersehen: Eine Stimmgabel, die, wie in der Kurve angenommen, 100 Sekunden lang hörbar ist, hat 10 Sekunden nach ihrem stärksten Anschlag nicht mehr 90/100 ihrer maximalen Elongation, sondern nur mehr 42,2/100 oder nach Ablauf von 50 Sekunden nicht 50/100, sondern nur mehr 6,5/100. Mißt man die Kurve sorgfältig aus, so entsprechen den Abszissen 0 — 100 folgende Ordinaten:

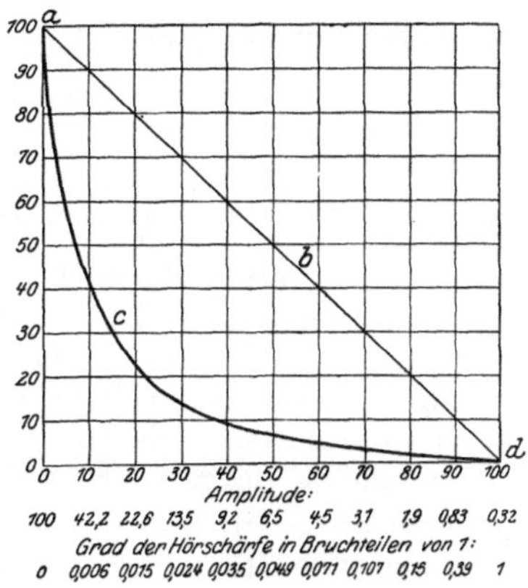

Abb. 3. Abschwingen einer Stimmgabel im Zeitlauf.
(Aus Bezolds Lehrbuch der Ohrenheilkunde. Wiesbaden 1906.)

0 = 100				
1 = 83,9	11 = 39,5	21 = 21,3	31 = 13,0	41 = 8,9
2 = 75,9	12 = 37,0	22 = 20,1	32 = 12,4	42 = 8,6
3 = 69,7	13 = 34,7	23 = 19,0	33 = 11,8	43 = 8,3
4 = 64,4	14 = 32,6	24 = 18,0	34 = 11,4	44 = 8,0
5 = 59,7	15 = 30,6	25 = 17,0	35 = 10,9	45 = 7,7
6 = 55,5	16 = 28,8	26 = 16,1	36 = 10,5	46 = 7,4
7 = 51,7	17 = 27,1	27 = 15,3	37 = 10,2	47 = 7,1
8 = 48,2	18 = 25,5	28 = 14,6	38 = 9,8	48 = 6,9
9 = 45,1	19 = 24,0	29 = 14,0	39 = 9,5	49 = 6,7
10 = 42,2	20 = 22,6	30 = 13,5	40 = 9,2	50 = 6,5

51 = 6,3	61 = 4,4	71 = 3,0	81 = 1,8	91 = 0,75
52 = 6,1	62 = 4,2	72 = 2,9	82 = 1,7	92 = 0,58
53 = 5,9	63 = 4,1	73 = 2,8	83 = 1,6	93 = 0,52
54 = 5,7	64 = 3,9	74 = 2,7	84 — 1,5	94 = 0,47
55 = 5,5	65 = 3,8	75 = 2,5	85 = 1,4	95 = 0,42
56 = 5,3	66 = 3,7	76 = 2,4	86 = 1,3	96 = 0,38
57 = 5,1	67 = 3,6	77 = 2,3	87 = 1,2	97 = 0,35
58 = 4,9	68 = 3,4	78 = 2,2	88 = 1,1	98 = 0,34
59 = 4,7	69 = 3,3	79 = 2,1	83 = 0,91	99 = 0,33
60 = 4,5	70 = 3,1	80 = 1,9	90 = 0,83	100 = 0,32

Da in der abgebildeten Kurve die Stimmgabel für den Normalen bei einer Schwingungsweite von 0,32 verklingt, und wie oben angeführt, die Hörschärfe des kranken Ohres zu der eines normalen sich umgekehrt verhält, wie die Schwingungsweiten, so ergeben sich für die obigen Beispiele, wenn die Stimmgabel nach einer Hördauer von 10 oder 50 Sekunden nicht mehr gehört wird, folgende Formeln und Resultate:

1. $\dfrac{\text{Hörschärfe krank}}{\text{Hörschärfe normal}} = \dfrac{0{,}32}{42{,}2}$ oder Hörschärfe $k = \dfrac{0{,}32 \text{ H. n.}}{42{,}2}$ oder (die

Hörschärfe normal gleich 1 gesetzt) Hörschärfe $k = \dfrac{0{,}32}{42{,}2} = 0{,}007$.

2. Hörschärfe k verhält sich zur Hörschärfe normal wie $\dfrac{0{,}32}{6{,}5}$.

Hörschärfe $k = \dfrac{0{,}32}{6{,}5} = 0{,}049$, d. h. die Hörschärfe des kranken Ohres beträgt in letzterem Beispiel 4,9% der Normalen. Um in der Praxis die Hörschärfe zu berechnen, ist es also nur notwendig, nach der Hartmannschen Methode die Hördauern zu bestimmen und an der Hand der Kurve oder der beigefügten Tabelle die dazu gehörenden Ordinaten zu gewinnen und diese in 0,32 zu dividieren. Die so errechneten Werte werden dann gleichfalls zweckmäßig zugleich dargestellt, d. h. in die Diagramme eingetragen.

Gegen diese auf die experimentellen Arbeiten von Bezold und Edelmann sich gründende Hörschärfebestimmung wurden von Schmiegelow, Quix und Ostmann zweierlei Einwände erhoben; einmal, es sei nicht richtig, daß die Schwingungskurven verschiedener Stimmgabeln nur in geringem Grade voneinander abweichen, zum anderen sei nach *Ansicht der Physiker* die Hörschärfe umgekehrt proportional nicht einfach der Schwingungsweiten, sondern vielmehr dem Quadrat der Amplituden. Jede Stimmgabel besitzt nach Schmiegelow ihre eigene, ganz besonders eigentümliche Abschwingungskurve, die in ihrer Form von der aller anderen mehr oder weniger abweicht. Nach Ansicht der Gegner Bezold-Edelmanns in dieser Frage muß also für jede der zur Bestimmung der Hörschärfe Verwendung findenden Stimmgabeln die Abschwingungskurve experimentell festgelegt werden. Die Berechnung erfolgt mit Benützung der Kurven in der oben geschilderten Weise.

Verfahren von V. Urbantschitsch.

Gleichzeitig mit Bezold war Viktor Urbantschitsch an Taubstummenuntersuchungen herangegangen, allerdings aus einer ganz anderen Veranlassung wie Bezold. Die Ursache, sich mit der Hörprüfung Taubstummer zu befassen, war für Urbantschitsch die Beobachtung, daß bei einem taubstummen Knaben durch zwei Jahre hindurch fortgesetzte methodische Hörübungen eine wesentliche Besserung der Gehörs erreicht worden war. Auf Grund dieser Beobachtung wurden auf Betreiben Urbantschitschs in der Döblinger Taubstummenanstalt (bei Wien) methodische Hörübungen mit den Taubstummenzöglingen vorgenommen. Um die Erfolge der Methode kontrollieren zu können, mußte das Gehör der Kinder vor Beginn der Übungen natürlich genau festgestellt werden. Viktor Urbantschitsch prüfte mit der Sprache, mit Stimmgabeln, vornehmlich aber mit der von ihm eigens für diesen Zweck konstruierten Harmonika, mit der Töne von F_1 bis f^4 ($= 6$ Oktaven) hervorgebracht werden konnten. Im Gegensatz zu Bezold, welcher die Töne seiner Tonquellen nur ganz kurz auf das Ohr einwirken ließ und einen Ton nur dann als gehört annahm, wenn sofort bei der Annäherung der Stimmgabel an das Ohr der Finger erhoben wurde, ließ Viktor Urbantschitsch die Harmonikatöne 20, 30 ja 60 Sekunden lang entweder dauernd oder stoßweise auf das Ohr einwirken von den Gedanken ausgehend, den in einer gewissen Inaktivitätslethargie sich befindenden Hörnervenapparat zu wecken, die akustische Erregbarkeit zu steigern.

Ergebnisse der BEZOLDschen Untersuchungen.

Nachdem sich BEZOLD durch eine Reihe von Untersuchungen von der Brauchbarkeit seiner kontinuierlichen Tonreihe überzeugt hatte, ging er, wie oben schon
erwähnt, im Jahre 1893 an die Untersuchung der Zöglinge des Kgl. Zentral-
Taubstummeninstituts in München, deren Zahl damals 75 betrug. 1898 untersuchte BEZOLD mit der inzwischen von EDELMANN verbesserten Tonreihe eine
zweite Serie Taubstummer (59 Zöglinge). Gegenüber der bei der ersten Taub-
stummenuntersuchung verwendeten, zeichnete sich diese zweite durch eine
gleichmäßigere und größere Intensität der Töne aus. Die Ergebnisse dieser
Untersuchungen sind niedergelegt in dem bekannt und berühmt gewordenen
Buch BEZOLDs: „Das Hörvermögen der Taubstummen." Wiesbaden: J. F.
Bergmann 1896 und in 3 Nachträgen hierzu. Unter 276 Gehörorganen, 138
Zöglingen angehörend, fand BEZOLD 79 = 28,6$^0/_0$ Gehörorgane, welche vollständig taub waren, d. h. keinen Ton der ganzen Skala perzipierten, während
die anderen = 71,4$^0/_0$ ein gewisses Hörvermögen — eine kleine oder größere
Strecke der Tonskala — aufwiesen, ein Ergebnis, das alle Erwartungen über-
traf und das nach den vorliegenden Statistiken nicht zu erwarten war. (In
der Zusammenstellung HARTMANNs vom Jahre 1880 sind 60,2$^0/_0$ aller Taubstummen völlig gehörlos.) Je nach Lage und Umfang der Hörreste wurden die
partielltauben Gehörorgane von BEZOLD in 6 Gruppen eingeteilt.

Gruppe 1, Inseln. Gehörorgane, deren Hörstrecke 3 Oktaven oder weniger umfaßt. Unter den 276 Hörorganen sind sie mit 47 Gehörorganen = 17$^0/_0$ vertreten.

Gruppe 2 enthält alle Gehörorgane mit Lücken innerhalb größeren oder
kleineren vorhandenen Tonstrecken; sie sind mit 27 Gehörorganen = 29,8$^0/_0$
vertreten.

Gruppe 3, Gehörorgane, bei denen die ganze obere Hälfte bis zur dreigestri-
chenen Oktave exklusive fehlt, während der ganze untere Teil bis in die Subkontraoktave perzipiert wird, 6 Gehörorgane = 2,2$^0/_0$.

Gruppe 4. Gehörorgane mit kleinen bis Galton 12 (f^5) reichenden Defekten
im oberen und größerem bis kleinem Defekt im unteren Ende der Skala. 16 Gehörorgane = 5,8$^0/_0$.

Gruppe 5. Gehörorgane mit großem Defekt (von 4 und mehr Oktaven) am
unteren Ende der Skala neben kleinem oder keinem Defekt am oberen Ende.
28 Gehörorgane = 10,1$^0/_0$.

Gruppe 6. Gehörorgane mit unwesentlichem oder keinem Defekt am oberen,
von weniger als 4 Oktaven bis 0 am unteren Ende der Skala. 73 Gehörorgane
= 26,4$^0/_0$.

Die Verteilung der Gruppen auf die Gehörorgane ist nun durchaus nicht
etwa so, daß beide Gehörorgane eines Individuums der gleichen Gruppe angehören müßten. Die Gruppe ist vielmehr auf beiden Seiten häufig eine ganz
verschiedene. Es kann das eine Ohr taub sein, während das andere irgendeiner
der 6 genannten Gruppen angehört. Am häufigsten finden sich die Gruppen 1,
2 und 4 untereinander oder mit Taubheit verbunden, worin BEZOLD einen Beweis
für die Richtigkeit seiner Gruppeneinteilung sieht.

Bei Gegenüberstellung der Resultate der Stimmgabel- und Pfeifenunter-
suchungen mit denjenigen der Sprachprüfung konnte BEZOLD immer wieder
konstatieren, daß den für die ganze Tonreihe tauben auch jede Spur selbst
von Schallgehör fehlte. Außerdem kam BEZOLD dabei zu der für die Physiologie
der Sprache so wichtigen Tatsache, daß in der Tonskala ein ganz bestimmtes
kleines Stück und auch nur dieses für das Sprachverständnis unumgänglich
notwendig ist. Dieses Stück umfaßt den oberen Teil der eingestrichenen und
den unteren der zweigestrichenen Oktave. *Es ist das Tongebiet von b^1 bis g^2.*
Wo die Perzeption für diese Tonstrecke ganz oder auch nur zum größten Teil

fehlte, da war auch niemals ein nennenswertes Verständnis für die Sprache vorhanden, mochten die übrigen Teile der Tonskala gehört werden oder ebenfalls ausgefallen sein. Weiterhin ergab sich, daß für das Hören der Sprache nicht nur die Qualität des Tongehörs, d. h. dessen Lage und Umfang in der Skala, sondern auch *die Quantität* in Betracht kommt. Wurden nämlich die in die Strecke g^1 bis b^2 fallenden unbelasteten Stimmgabeln c^2 und g^2 nur kurze Zeit (bis zu $10^0/_0$) ihrer normalen Ausklingungsdauer perzipiert, so bestand auch für die Sprache kein oder ein ganz ungenügendes Hörvermögen, d. h. Bezold erkannte, daß das momentane Hören der Töne c^2 und g^2 für das Verständnis der Sprache nicht ausreicht, sondern daß eine gewisse Dauer des Hörens erforderlich ist. Dadurch erklärt sich auch, wieso es möglich ist, daß die der Gruppe 6 angehörenden Kinder trotz ihrer ausgedehnten Hörstrecken taubstumm werden konnten; trotz der ausgedehnten Hörstrecken ist das Hörvermögen dieser Kinder eben zu gering, um ohne besonderer Nachhilfe das Sprechen von ihren Eltern zu erlernen.

Unter der Gesamtzahl der von Bezold *untersuchten Taubstummen fanden sich* $53 = 38,4^0/_0$ *der Zöglinge, welche die Hörstrecke* b^1 *bis* g^2 *und innerhalb dieser eine genügende Hördauer für die Stimmgabel* g^2 *und* c^2 *aufwiesen, so daß sie also in der Lage und imstande waren, die menschliche Sprache zu verstehen.* Aus dieser Erkenntnis entsprangen die zwei Grundforderungen Bezolds: 1. Daß in jeder Taubstummenschule regelmäßige Untersuchungen vermittels der kontinuierlichen Tonreihe durch speziell auf diese Untersuchungen geschulte Ohrenärzte vorgenommen werden sollen und 2., daß die für einen Unterricht vom Ohr aus geeigneten Taubstummen getrennt von den totaltauben und solchen mit ungenügenden Hörresten in eigenen sog. Hörklassen unterrichtet werden müßten.

Zu weiteren interessanten, theoretisch bedeutungsvollen, praktisch allerdings nicht so wichtigen Ergebnissen kam Bezold durch die Ausscheidung und Gegenüberstellung der Fälle mit angeborener und erworbener Taubstummheit. Bei der Abgrenzung der verschiedenen Formen verließ sich Bezold aber nicht, wie es vor ihm auch üblich war, auf die meist recht unzuverlässigen anamnestischen Angaben. Angeborene Taubstummheit wurde nur dann angenommen, wenn auch sonstige Anhaltspunkte wie Taubstummheit oder angeborene Schwerhörigkeit bei Geschwistern oder Taubstummheit in der Ascendenz darauf schließen ließ. Der größte Wert wurde auf mehrfaches Vorkommen in der gleichen Generation gelegt. In den Tabellen 3 und 4 sind die Ergebnisse dieser Ausscheidung zusammengestellt. Aus ihr geht hervor, daß bei der angeborenen Taubstummheit $76,32^0/_0$ und $83,3^0/_0$ Hörreste aufwiesen, während $23,68^0/_0$ und $16,7^0/_0$ totaltaub waren. Im Gegensatz dazu fanden sich bei der erworbenen Form Hörreste nur bei $58,55$ und $67,3^0/_0$, totaltaube in $41,45$ und $32,7^0/_0$.

Tabelle 3. Angeborene Taubstummheit 38 Individuen $= 76$ Gehörorgane.
(Bezold 1893.)

Totaltaube	Gruppe 1	Gruppe 2	Gruppe 3	Gruppe 4	Gruppe 5	Gruppe 6	
$18 = 23,68^0/_0$	11 $14,47^0/_0$	8 $10,52^0/_0$	0 $0^0/_0$	5 $6,57^0/_0$	13 $17.1^0/_0$	21 $27,62^0/_0$	Summe 76 $= 100^0/_0$

Erworbene Taubstummheit 35 Individuen $= 70$ Gehörorgane.

Totaltaube	Gr. 1	Gr. 2	Gr. 3	Gr. 4	Gr. 5	Gr. 6	Nicht zu prüfen	
$29 = 41,45^0/_0$	14 $20^0/_0$	11 $15,71^0/_0$	1 $1,42^0/_0$	3 $4,28^0/_0$	4 $5,71^0/_0$	6 $8,57^0/_0$	2 $2,84^0/_0$	Summe 70 $= 100^0/_0$

Tabelle 4. Angeborene Taubstummheit 24 Individuen = 48 Gehörorgane. (Bezold 1898.)

Totaltaub	Gruppe 1	Gruppe 2	Gruppe 3	Gruppe 4	Gruppe 5	Gruppe 6	
$8 = 16,7\,\%$	7 14,6 %	4 8,3 %	2 4,1 %	4 8,3 %	7 14,6 %	16 33,2 %	Summe 48 = 100 %

Erworbene Taubstummheit 29 Individuen = 58 Gehörorgane.

	Gruppe 1	Gruppe 2	Gruppe 3	Gruppe 4	Gruppe 5	Gruppe 6	
$19 = 32,7\,\%$	11 18,9 %	3 5,2 %	2 3,4 %	2 3,4 %	3 5,2 %	18 31,0 %	Summe 58 = 100 %

An der Hand der Hörprüfungsergebnisse am Taubstummenohr hat Bezold weiter versucht, die Tonhöhenlage der einzelnen Vokale und Konsonanten zu bestimmen; er brauchte dazu nur die kleinsten Hörstrecken in der Tonskala aufzusuchen, welche allen denjenigen Taubstummenohren gemeinsam zukamen, die einen bestimmten Vokal oder Konsonanten noch zu hören imstande waren. Die von Bezold auf solche Weise gewonnenen Ergebnisse [1]) seien der Vollständigkeit wegen kurz angeführt:

a) Tonhöhenlage der Vokale nach Bezold:

	Höchste untere Grenze	Niederste obere Grenze
U	g^1	c^3
O	g^1	c^3
A	b^1	b^2
E	b^1	g^3
J	e^3	g^3

b) Konsonanten:

	Höchste untere Grenze	Niederste obere Grenze
M	dis	c^3
N	dis	gis^1
L	E	gis^1
F	g^2	c^3
K	f^2	e^3
Sch	cis^2	g^3
S	b^1	c^4

Aus diesen Ergebnissen über die Höhenlage der Vokale und Konsonanten in der Tonskala ergibt sich: Fällt bei einem Taubstummen der unterhalb der Strecke b^1 bis g^2 gelegene Teil der Tonskala aus oder weist er nur eine minimale Hördauer auf, so wird die Perzeption für die Konsonanten m, n und l, wenn dagegen der oberhalb der genannten Strecke liegende Teil gar nicht oder nur kurz gehört wird, so werden die Konsonanten s und sch wahrscheinlich auch k und f ausfallen. Nach diesen Feststellungen Bezolds wären wir also imstande, allein auf Grund der Funktionsprüfung von vornherein zu bestimmen, welche Vokale und Konsonanten ein Kind vom Ohr aus aufzunehmen imstande ist.

Ergebnisse der Untersuchungen von V. Urbantschitsch.

Viktor Urbantschitsch, der, wie schon oben hervorgehoben, fast gleichzeitig mit Bezold an den Insassen der Taubstummenanstalt zu Döbling bei Wien Hörprüfungen vorgenommen hatte, war zu Resultaten gekommen, die, was Häufigkeit, Form und Größe der Hördefekte anlangt, von denen Bezolds ganz bedeutend abwichen. In dem Buche: Über Hörübungen bei Taubstummen,

---

[1]) Durch die experimentellen Arbeiten von Stumpf ist deren Gültigkeit neuerdings allerdings sehr in Frage gestellt worden.

Wien: Urban & Schwarzenberg 1895, berichtete Urbantschitsch allerdings nur ganz kurz über seine Prüfungsergebnisse. Urbantschitsch fand unter 100 Taubstummen nur 3 Fälle von totaler Taubheit. Zu fast den gleichen Resultaten kam Urbantschitsch bei einer zweiten von ihm untersuchten Taubstummenserie[1]). Von 144 funktionell geprüften Gehörorganen (72 Individuen angehörend) hörten 111 alle Harmonikatöne von Kontra A bis f^4. 30 Gehörorgane erwiesen sich als partielltaub; nur 3 mal fand sich totale Taubheit. Die Ursache für diese von den Bezoldschen so bedeutend abweichenden Ergebnissen sah Urbantschitsch in der zu geringen Intensität der Bezoldschen Stimmgabeltönen. Die Stimmgabeltöne sind nach der Ansicht von Urbantschitsch viel zu tonschwach; sie erscheinen ihm daher zum Nachweis von Taubheit ungeeignet. Auch ist nach der Meinung Urbantschitschs zur Hervorrufung eines Gehörsempfindung häufig ein längeres Einwirken der Töne notwendig. Nach Bezold dagegen ist die Ursache für die großen Differenzen in zwei Umständen zu suchen: 1. darin, daß Urbantschitsch bei seinen Untersuchungen nicht reine, d. h. obertonfreie Tonquellen, sondern ein Instrument, die Harmonika dazu benützt hat, das ungemein zahlreiche Obertöne enthält, so daß es unmöglich ist zu sagen, welcher Ton im gegebenen Fall eigentlich gehört wird, der Grundton oder einer seiner Obertöne. 2. darin, daß Urbantschitsch die Töne seiner Harmonika längere Zeit hat einwirken lassen, ein Vorgehen, das in direktem Gegensatz zu der Bezoldschen Prüfungsmethode steht. Die einzige Sicherheit dafür, daß ein durch Luftleitung zugeführter Ton vom Taubstummen auch wirklich gehört wird, ist nach Bezold einzig und allein die oft wiederholte Angabe des Momentes, in welchem die Tonquelle dem geprüften Ohr nahegebracht wird.

Ergebnisse späterer Untersuchungen.

Angeregt durch die Veröffentlichung Bezolds erschienen in der Folge eine große Reihe von Arbeiten über Taubstummenuntersuchungen (Barth, Schwendt und Wagner, Kickhefel, Passow, Denker, Lüscher und Lindt, Beleites, Jousset, Barnick, Hasslauer, Schubert, Köbel, Rundsrtöm, Treitel, Nager, Wanner, Schmiegelow, Brühl, Lannois und Chavanne, Falkowitsch, Uchermann, Brock, Kano, Guglielmetti, Galluser, Bergh, Schönlank, Wodack, Kompanejez und andere), die fast durchwegs nach der Bezoldschen Methode vorgenommen wurden und in denen auch mit wenig Ausnahmen die Bezoldsche Gruppeneinteilung übernommen ist (s. Tab. 5 u. 6).

Tabelle 5.

Name	Ohne Hörreste	Mit Hörresten	Davon für Hörunterricht ungeeignete Reste	Für Hörunterricht geeignete Reste
Bezold 1893	28,5 %	71,5 %	44,3 %	38,0 %
Bezold 1898	28,8 ,,	71,2 ,,	39,0 ,,	39,0 ,,
Barth 1898	65,5 ,,	34,5 ,,		
Passow 1899	21,4 ,,	78,6 ,,	20,0 ,,	58,0 ,,
Passow 1899	32,0 ,,	68,0 ,,	30,9 ,,	37,1 ,,
Luscher 1899	7,7 ,,	92,3 ,,		
Schwendt u. Wagner 1899	26,4 ,,	73,6 ,,		
Beleites 1899	17,6 ,,	82,4 ,,		
Kickhefel 1899	17,2 ,,	82,8 ,,		
Denker 1900	49,2 ,,	50,8 ,	30,2 ,,	20,6 ,,
Barnick 1900	30,2 ,,	69,8 ,,		41,0 ,,

[1]) Zeitschr. f. Ohrenheilk. 1898.

Name	Ohne Hörreste	Mit Hörresten	Davon für Hörunterricht ungeeignete Reste	Für Hörunterricht geeignete Reste
Hasslauer 1900	54,5 %	45,5 %		
Wanner 1901	29,1 „	70,9 „		
Rundström 1901	13,01 „	86,99 „		
Preobraschensky 1901 .	53,0 „	47,0 „		
Schmiegelow 1901	54,5 „	45,5 „	20,5 %	25,0 %
Schubert 1902	25,0 „	75,0 „	30,0 „	45,0 „
Köbel 1902	27,6 „	72,4 „		29,1 „
	42,1 „	57,9 „		44,7 „
Treitel 1902	51,1 „	48,9 „		angeb. T. 53 %
				erworb. T. 30 „
Brühl 1903	43,9 „	56,1 „		32,8 %
Lannois u. Chavanne 1903	62,2 „	37,8 „		14,01 „
Nager 1903	28,1 „	71,9 „		34,3 „
Falkowitsch 1905	12,9 „	87,1 „		21,0 „
Brock 1907	36,7 „	63,3 „		
Alexander u. Mackenzie 1908	47,1 „	52,90 „		
Kano 1910	62,0 „	38,0 „		32,0 „
Guglielmetti 1913 . . .	18,6 „	81,4 „		42,37 „
Schönlank 1920	17,3 „	82,7 „		50,0 „
Wodak 1920	29,6 „	70,4 „		
Kompanejez 1925	58,0 „	42,0 „		42,0 „

Tabelle 6.

Untersucher	Anzahl von untersuchten Ohren %	Ohne Hörreste	Gruppe I	Gruppe II	Gruppe III	Gruppe IV	Gruppe V	Gruppe VI
Bezold 1893 . . .	158	8 = 30,4%	28 = 17,7%	20 = 12,7%	1 = 0,6%	9 = 5,1%	18 = 11,4%	33 = 20,9%
Bezold 1898 . . .	118	34 = 28,8%	18 = 15,3%	7 = 5,9%	5 = 4,3%	7 = 5,9%	10 = 8,5%	37 = 31,4%
Barth 1898 . . .	174	114 = 65,5%	9 = 5,2%	17 = 9,8%	2 = 1,2%	6 = 3,5%	4 = 2,3%	19 = 10,8%
Schwendt u. Wagner 1899	94	25 = 26,6%	28 = 30%	5 = 5,3%	0 = 0%	2 = 2,1%	5 = 5,3%	27 = 29,9%
Kickhefel 1899 .	58	10 = 17,2%	3 = 5,2%	13 = 22,4%	0 = 0%	12 = 20,7%	2 = 3,4%	18 = 31,1%
Beleites 1899 . .	68	12 = 17,6%	8 = 11,7%	19 = 27,9%	0 = 0%	6 = 8,8%	9 = 10,3%	16 = 23,5%
Lüscher 1899 . .	26	2 = 7,7%	4 = 15,4%	1 = 3,8%	0 = 0%	6 = 23,1%	1 = 3,8%	11 = 42,3%
Denker 1900 . .	126	62 = 49,2%	31 = 24,6%	7 = 5,6%	4 = 3,2%	4 = 3,2%	3 = 2,4%	15 = 12%
Schmiegelo 1901 .	368	134 = 36,4%	46 = 12,5%	63 = 17,1%	5 = 1,4%	32 = 8,7%	16 = 4,4%	72 = 19,6%
Hasslauer 1901 .	178	97 = 54,5%	19 = 10,7%	11 = 6,2%	1 = 0,6%	5 = 2,8%	18 = 10,1%	27 = 15,2%
Schubert 1901 . .	144	36 = 25,0%	13 = 9%	18 = 12,5%	1 = 0,7%	13 = 9,1%	14 = 9,7%	49 = 34%
Wanner 1901 . .	216	62 = 29,1%	30 = 13,9%	14 = 6,5%	7 = 3,3%	15 = 6,9%	22 = 10,2%	65 = 30,1%

Untersucher	Anzahl von unter- suchten Ohren %	Ohne Hör- reste	Gruppe I	Gruppe II	Gruppe III	Gruppe IV	Gruppe V	Gruppe VI
Köbel 1902 (I) . .	58	16 = 27,6 %	11 = 18,9 %	6 = 10,4 %	0 = 0 %	1 = 1,7 %	0 = 0 %	24 = 41,4 %
Köbel 1902 (II) .	76	32 = 42,1 %	4 = 5,3 %	10 = 13,2 %	2 = 2,6 %	0 = 0 %	2 = 2,6 %	26 = 34,2 %
Falkowitsch 1903	62	8 = 12,9 %	5 = 8,0 %	12 = 19,3 %	0 = 0 %	3 = 4,8 %	17 = 27,4 %	17 = 27,4 %
Nager 1903 . . .	96	27 = 28,1 %	5 = 5,2 %	5 = 5,2 %	1 = 1 %	0 = 0 %	17 = 17,6 %	39 = 67,9 %
Brock 1907 . . .	98	36 = 36,7 %	6 = 6,10 %	6 = 6,10 %	3 = 3 %	5 = 5,1 %	10 = 10,2 %	32 = 32,5 %
Kano 1910	150	93 = 62,0 %	8 = 5,3 %	2 = 1,3 %	1 = 0,7 %	4 = 2,7 %	4 = 2,7 %	38 = 25,3 %
Kompanejetz 1925	76	44 = 58,0 %	15 = 19,7 %	7 = 9,2 %	5 = 6,6 %	1 = 1,3 %	0 = 0 %	4 = 5,3 %

Durchwegs wurde durch diese Arbeiten bestätigt, daß unter den Taubstummen ein großer Prozentsatz — durchschnittlich über die Hälfte — mehr oder weniger große Hörreste aufweist und daß von den gefundenen Hörresten ein großer Prozentsatz hinreichend groß ist, daß sie für einen Unterricht vom Ohr aus verwendet werden können (s. Tab. 5). Bestätigt wurde durch diese Untersuchungen weiter, daß bei den angeborenen Formen der Taubstummheit der Prozentsatz der totaltauben ein geringerer ist als bei den taubgeborenen, und daß die Mehrheit der der Gruppe 6 angehörenden Kinder auf die angeborene Taubstummheit entfallen (s. Tab. 7 u. 8). Bestätigt wurde durch die Arbeiten von

Tabelle 7.

	Totaltaube Gehörorgane	
	a) bei angeborener	b) bei erworbener Taubstummheit	
Bezold 1893	23,7 %	41,4 %
Bezold 1898	16,7 „	32,7 „
Barth 1898	58,8 „	42,1 „
Schwendt u. Wagner 1899 . .	17,6 „	37,5 „
Kickhefel 1899	13,6 „	16,7 „
Hasslauer 1900	35,2 „	60,0 „
Denker 1900	38,8 „	59,2 „
Treitel 1903	30,0 „	70,0 „
Nager 1903	22,7 „	34,1 „
Kano 1910	65,1 „	59,7 „
Guglielmetti 1912	9,0 „	30,0 „
Wodak 1920	31,5 „	37,5 „

Tabelle 8.

Der Gruppe VI angehörende Gehörorgane fanden sich:

A. unter den Fällen mit angeborener Taubstummheit

bei Bezold 1893 . . . . 27,62 %
„ Bezold 1898 . . . . 33,2 „
„ Kickhefel . . . . . 31,8 „
„ Denker . . . . 22,2 „
„ Kano . . . . 24,2 „

B. unter den Fällen mit erworbener Taubstummheit

bei Bezold 1893 . . . . 8,57 %
„ Bezold 1898 . . . . 31,0 „
„ Kickhefel . . . . . 26,7 „
„ Denker . . . . . . 5,26 „
„ Kano . . . . 26,2 „

SCHWENDT und WAGNER, DENKER und WANNER die BEZOLDsche These, daß zum Sprachverständnis vor allen Dingen die Tonstrecke b^1 bis g^2 unbedingt notwendig ist. Die genannten Autoren heben übereinstimmend hervor, daß alle Taubstummen, welche sämtliche Vokale hörten, und auch einzelne Vokale verstanden, ausnahmlos im Besitze dieser Tonstrecke und auch genügend langer Hördauern im Bereich derselben waren.

Einwände gegen die BEZOLDsche Methode und ihre Ergebnisse.

Schon von URBANTSCHITSCH wurde, wie oben schon angedeutet, dem Instrumentarium BEZOLDs gegenüber der Einwand erhoben, die Intensität der Stimmgabeltöne sei nicht allein im ganzen zu gering, sie sei auch nicht in allen Tonlagen vollständig gleich — sie sei in einigen Oktaven stärker und in einigen schwächer — und es könne dadurch vorkommen, daß schwächere Stimmgabeltöne, wenn sie durch Resonatoren verstärkt würden, von den Taubstummen doch noch perzipiert würden. während die Perzeptionsfähigkeit für denselben Ton ohne diese Verstärkung nicht mehr vorhanden sei. Außer von URBANTSCHITSCH wurde dieser Einwand geltend gemacht von LUCAE, KALÄHNE und BROSS. Von den genannten Autoren wurde immer wieder betont, die Ansicht BEZOLDs, die Stimmgabeltöne seiner kontinuierlichen Tonreihe seien stark genug, um mit Hilfe derselben auch die geringsten Reste von Hörvermögen nachzuweisen, daß also, falls die Töne der Stimmgabelreihe nicht mehr perzipiert würden, Taubheit für diese Töne bestehe, sei unzutreffend. Daß diesen Einwänden, wenigstens der ersten kontinuierlichen Tonreihe gegenüber eine gewisse Berechtigung nicht abzusprechen war, hat BEZOLD selbst anerkannt. BEZOLD hat zugegeben, daß in seiner ersten Tonreihe besonders die Töne der zweigestrichenen Oktave zu schwach waren. Konnte doch BEZOLD bei der im Jahre 1898 vorgenommenen Nachprüfung der im Jahre 1893 untersuchten Taubstummen, wobei er sich der inzwischen durch EDELMANN verbesserten Tonreihe bediente, in vielen Fällen eine Erweiterung der 1893 gefundenen Tonstrecken und außerdem bei dreien, die bei der ersten Untersuchung totaltaub erschienen, zweimal einseitig und einmal doppelseitig das Vorhandensein von Hörresten konstatieren. Für die von EDELMANN verbesserte Tonreihe hat BEZOLD allerdings die obengenannten Einwände nicht gelten lassen.

KALÄHNE und BROSS haben durch ihre Untersuchungen nachgewiesen, daß laute Orgelpfeifentöne bereits in einer Tiefe vernommen werden, in der die Untersuchten für gleichtiefe Stimmgabeltöne noch keine Wahrnehmung hatten. Daß die wahrgenommenen Töne auch wirklich die Grundtöne nicht etwa Obertöne waren, konnte mit Hilfe von Resonatoren erhärtet werden. Will man also absolut sicher auch die geringsten noch vorhandenen Spuren von Hörvermögen nachweisen, so tut man gut, die Intensität der Stimmgabeltöne durch Resonatoren zu verstärken, ein Vorschlag, den übrigens DENKER schon lange vor KALÄHNE und BROSS gemacht hat. Im übrigen muß man sich doch darüber klar sein, daß jedes Urteil über das Hörvermögen eines Ohres immer nur ein relatives sein kann und als solches zu bewerten ist. Praktische Bedeutung kommt den Feststellungen von KALÄHNE und BROSS jedenfalls nicht zu, da wie BEZOLD sehr richtig hervorhebt, ein Hörvermögen, das sich bei Anwendung direkt am Ohr erzeugter mittelstarker Töne nicht konstatieren läßt, viel zu gering ist, um für den Unterricht vom Ohr aus Verwendung zu finden.

Die BEZOLDsche These, daß zum Verständnis der Sprache vor allem die Tonstrecke b^1 bis g^2 notwendig sei, erschien durch die gleichsinnigen Untersuchungsergebnisse von SCHWENDT und WAGNER sowie von DENKER und WANNER absolut gesichert. Erst durch die Untersuchungen von FRANKFURTER und Thiele sowie von Bross, Stumpf und Kompanejetz wurde ihre Richtigkeit neuerdings in Frage gestellt. Frankfurter und Thiele gingen bei ihren Untersuchungen so vor, daß sie bei Normalhörenden die Tonstrecke b^1 bis g^2 durch die bekannte Interferenzmethode bereits in der Luft vernichteten und dann das Sprachverständnis prüften. Auf Grund der Ergebnisse dieser Versuche kamen sie zu der Überzeugung, daß bei der Aufhebung der Tonstrecke b^1 bis g^2 das Verständnis für die menschliche Sprache noch keineswegs verloren gehe. Die geringe Erschwerung des Verständnisses sinnvoller Rede werde auch durch einen anderen gleichgroßen Ausfall einer Tonstrecke in mittlerer Lage erzeugt. Die Strecke b^1 bis g^2 bzw. das sie perzipierende Stück der Tonskala spiele also für das Hören nicht die bedeutungsvolle Rolle wie die Fossa centralis für das Sehen. Ohne die experimentellen Eregbnisse Frankfurters und Thieles anzweifeln zu wollen, muß aber dazu doch gesagt werden, daß unseres Erachtens die an Normalhörenden gefundenen Ergebnisse sich nicht ohne weiteres auf Taubstumme übertragen lassen. Es ist ein großer Unterschied, ob bei einem im übrigen Normalhörenden die Tonstrecke b^1 bis g^2 ausgeschaltet wird, oder ob bei einem Taubstummen auch dem besthörenden, die genannte Strecke ausfällt. Offenbar gilt die Bezoldsche These nur für das Taubstummenohr, bzw. für hochgradig Schwerhörige, bei denen trotz vorhandener — auch größerer — Hörreste, das tatsächlich vorhandene Hörvermögen, die Hörschärfe eine recht geringe ist.

Stumpf, der wie Frankfurter und Thiele mit der Interferenzmethode an Normalhörenden experimentierte, konstatierte, daß bei abwärts fortschreitender Gehörsvernichtung mit der Zerstörung der Tonstrecke e^2 bis $c^3 =$ des A-Formanten, jedes Sprachverständnis erlischt. Nach der Meinung Stumpfs könnte allenfalls diese Tonstrecke, die einen halben Ton höher liegt als die Bezoldsche, als Sprachsexte in Anspruch genommen werden, aber freilich nur unter der Voraussetzung, daß auch die darüberliegenden Bestandteile zerstört oder geschädigt sind.

Bross stützt sich bei der Ablehnung der Bezoldschen These auf die Untersuchungsergebnisse an 11 Taubstummen. Die Behauptung von Bross, die Hinfälligkeit der Bezoldschen Ansicht über die sog. Sprachsexte sei erwiesen, ist um so verwunderlicher, als er ungewollt bestätigen mußte, daß in allen seinen Fällen, in denen die Bezoldsche Sexte fehlte, auch kein Sprachverständnis vorhanden war. Die von Bross als gegen die Ansicht Bezolds sprechenden zitierten Fälle beweisen unseres Erachtens absolut nichts; denn Bezold hat nie behauptet, daß ein Taubstummer, der in den Besitz der Sexte ist, auch unbedingt die Sprache verstehen müsse. Zum Verständnis sinnvoller Rede gehören neben dem Besitz der genannten Hörstrecke nämlich auch noch genügend große Hördauern (mindestens $10^0/_0$) für die beiden unbelasteten Stimmgabeln c^2 und g^2). Über die Hördauern dieser Töne bei seinen Fällen macht Bross aber keinerlei Angaben. Bezold hat auch, was gegenüber Kompanejetz hervorgehoben sei, nie behauptet, daß beim Ausfall der bewußten Strecke, wenn sonstige Hörreste vorhanden sind, *absolute* Taubheit für alle Vokale und Konsonanten bestehen müsse.

Nach Schmiegelow ist der für das Sprachverständnis wichtigste Tonbereich die Strecke a^1 bis e^3.

Eine Einigung über den genauen Umfang einer solchen für das Sprachverständnis so äußerst wichtigen Tonstrecke ist also vorerst noch nicht erreicht. Behauptung steht zur Zeit noch gegen Behauptung.

Von Barnick, Hasslauer und Hänlein wurde der praktische Wert der Bezoldschen Untersuchungsmethoden überhaupt angezweifelt. Nach Ansicht der genannten Autoren ist es theoretisch wohl recht interessant zu erfahren, welche Töne ein Taubstummer zu hören imstande ist, viel wichtiger sei es aber zu wissen, welche Sprachlaute der Taubstumme noch höre und verstehe und welche ihm fehlen.

Barnick, Hasslauer und Hänlein vertreten im Gegensatz zu Bezold, Denker u. a. die Meinung, daß die für den Unterricht verwertbaren Hörreste allein durch die Sprachprüfung festgestellt werden können und daß diese Feststellung bereits im ersten Schuljahr durch den Taubstummenlehrer gemacht werden könne, was auch den großen Vorteil habe, daß man nicht wie bei der Prüfung mit der kontinuierlichen Tonreihe bis zum Ende des ersten Schuljahres zu warten genötigt sei.

Hänlein behauptet, bei seinen Untersuchungen kein Kind gefunden zu haben, bei dem nicht durch die Sprachprüfung die für den Unterricht verwertbaren Hörreste festzustellen gewesen wären. Demgegenüber hat Bezold unseres Erachtens mit Recht betont, daß 1. die Sprachprüfung unbedingt vom Arzt vorgenommen werden muß und 2. daß die Untersuchung mit der Sprache allein nicht genügt; denn die bei einem Taubstummen vorhandenen Hörreste für die Sprache zeigen nur an, was etwa aus der Zeit vor der Ertaubung noch in der Erinnerung haften geblieben ist, oder aber welche Fortschritte der Taubstumme bereits im praktischen Unterricht gemacht hat. Aufschluß über die Fähigkeit, die Sprache künftig zu erlernen, gibt nur das für die Tonreihe gefundene Hörvermögen. Die Richtigkeit des Bezoldschen Standpunkts und die Berechtigung der daraus sich ergebenden Forderungen wird wohl durch nichts besser illustriert als durch folgende Tatsache. Von dem ehemaligen Direktor des Münchener Zentraltaubstummeninstituts Koller, einem Manne, dem wohl niemand große Erfahrung in dem Umgang mit Taubstummen und in der Beurteilung derselben wird absprechen können, waren an den Zöglingen der Münchener Anstalt vor der Untersuchung mit der kontinuierlichen Tonreihe mit Hilfe der Sprachprüfung die verwertbaren Hörreste festgestellt worden. Bei der nachträglichen Untersuchung mit der kontinuierlichen Tonreihe durch Bezold konnten noch weitere 11 Kinder herausgeholt werden, welche ein so umfangreiches Gehör für die Tonreihe besaßen, daß dasselbe als für einen Sprachunterricht vom Ohr aus als hinreichend erklärt werden konnte. Die Hörprüfung mit der kontinuierlichen Tonreihe ist demnach nicht nur die wichtigste Grundlage für unser theoretisches Wissen, sondern auch eine praktische Notwendigkeit; denn nur auf Grund der mit Hilfe der kontinuierlichen Tonreihe gewonnene Untersuchungsergebnisse ist eine Sonderung der Taubstummen in Totaltaube und ungenügend Hörende und solche für einen Sprachunterricht vom Ohr aus genügend Hörende möglich.

Einwände gegen die Methode von Urbantschitsch.

Zur Beantwortung der Frage, welche Untersuchungsmethode, die Bezoldsche oder die von Viktor Urbantschitsch den Vorzug verdient, haben Schwendt und Wagner sowie Hasslauer und Kickhefel beide Methoden nebeneinander angewendet. Die Antwort der Autoren lautet: Die Bezoldsche Methode ist, obwohl es infolge der geringen Intensität der Stimmgabeln vorkommen könne, daß ein besonders schwer erregbarer Hörrest übersehen wird, die wissenschaftlichere und verdient daher auch den Vorzug. Mit der Urbantschitschschen Harmonika habe man niemals die absolute Garantie, daß nicht Obertöne an Stelle des Grundtones gehört würden. Mit der gleichen Begründung hat Denker die Prüfung mit der Urbantschitschschen Harmonika abgelehnt. Für Denker war außerdem für seine Ablehnung noch mitbestimmend der Umstand, daß bei Hervorbringung der mächtigen Harmonikatöne starke Erschütterungen erzeugt werden, so daß man niemals sicher sei, ob der Ton gehört oder gefühlt wird.

Dazu kommt, daß bei der Mächtigkeit des Harmonikatons das andere Ohr nicht sicher vom Gehörakt ausgeschlossen werden kann. Wegen dieser der Urbantschitschschen Methode anhaftenden Mängel dürfte sie heute wohl ganz verlassen sein.

B. Funktionsprüfung des nichtakustischen (statischen) Labyrinths.

Die Untersuchungsmethodik des Vorhofbogengangsapparates Taubstummer unterscheidet sich in keiner Weise von der auch sonst in der Otologie üblichen. Zur Anwendung kommen hier wie dort die Methoden der Rotation, der Kalorisierung und der Galvanisierung. Die Prüfung auf etwa vorhandene Gleichgewichtsstörungen geschieht am zweckmäßigsten mit Hilfe der von Steinschen Methoden und des Goniometers.

Der Untersuchung des Vorhofbogengangapparates vermittels der verschiedenen Reizmethoden hat die Prüfung auf spontanen Nystagmus vorauszugehen; obwohl sich, wie hier gleich vorausgeschickt werden darf, diese Untersuchungen als wenig ergebnisreich erwiesen haben, wird man sie wohl kaum vollständig vernachlässigen dürfen. Ist spontaner Nystagmus festzustellen, so ist zu beachten:

a) sein Charakter, ob horizontal oder rotatorisch.

b) seine Schlagrichtung, ob nach rechts oder links gerichtet.

c) seine Intensität, d. h. ob er nur bei seitlicher Blickrichtung oder auch bei Blick geradeaus sichtbar ist.

Die geringe Ergiebigkeit der Untersuchungen auf Spontannystagmus erklärt sich leicht, wenn man bedenkt, daß ein großer Prozentsatz völlig Normaler einen mehr oder weniger deutlichen Nystagmus aufweist, daß es oft sehr schwierig ist zu entscheiden, ob ein Spontannystagmus vestibulären Ursprungs ist, oder ob er einer Innervationsstörung der Augenmuskeln seine Entstehung verdankt. Unter solchen Umständen darf wohl darauf verzichtet werden, die von den verschiedenen Untersuchern gefundenen Resultate bezüglich Nachweisbarkeit eines spontanen Nystagmus hier aufzuführen.

Rotationsversuche und ihre Ergebnisse.

Nachdem durch die verschiedenen Tierexperimente Flourens der Nachweis erbracht worden war, daß der Bogengangsapparat ein Gleichgewichtsorgan darstellt und nachdem Mach und Breuer ihre Theorie aufgestellt hatten, welche besagt, daß die während und nach der Drehung auftretenden Reaktionen durch eine Endolymphverschiebung bzw. durch eine dabei gesetzte Verlagerung der Sinneshaare der Cristae ampullarum ausgelöst werden, ging man daran, auch den Vestibularapparat der Taubstummen zu untersuchen. Der Gedanke war dabei anfänglich der, aus den Ergebnissen solcher Untersuchungen Beweise für oder gegen die Mach-Breuersche Theorie zu gewinnen. Der erste, der Taubstumme einer Vestibularisprüfung unterzog, war James. Er wollte dadurch feststellen, inwieweit der Schwindel und die Fähigkeit der Orientierung von den Bogengängen abhängig ist. James bediente sich bei seinen Untersuchungen der zu jener Zeit bekannten Methoden der Galvanisierung und der Rotation. Er setzte 519 Taubstumme der Rotation aus und fand, daß 35,8% seiner Taubstummen keinen Schwindel empfanden und daß 15 von den 25 Drehschwindelfreien unter Wasser vollständig desorientiert waren. Der nächste, der neben Normalen auch an Taubstummen experimentierte, war Kreidl. Er benützte zur Rotation das nach ihm benannte Drehbrett. Kreidl erkannte, daß die bei der Drehung auftretende Augenbewegung, der Nystagmus, das beste Bogengangsreagenz sei, und daß aus dem Auftreten, bzw. Fehlen des Nystagmus auf die erhaltene oder vernichtete Funktion der Bogengänge geschlossen werden dürfe. KREIDL prüfte, indem er hinter dem Taubstummen auf dem Drehbrett sitzend, seine Finger auf die geschlossenen Lider des zu untersuchenden legte, um so die während der Drehung auftretenden Bulbusbewegungen festzustellen. Von 119 untersuchten Taubstummen zeigten $50^0/_0$ keine Augenbewegungen während bei 50 Normalen sich an keinem Fall das Fehlen der Augenbewegungen nachweisen ließ. STREHL unterzog 1893 167 Taubstumme der Rotation. Davon ließen $36 = 21,5^0/_0$ jeglichen Nystagmus vermissen. Nach Ansicht STREHLS waren von den 167 122 totaltaub. $26 = 21,3^0/_0$ dieser Totaltauben zeigten keinen Nystagmus. BRUCK nahm bei 60 Taubstummenzöglingen aktive Drehung vor. Von diesen zeigten nur $9 = 13,2^0/_0$ keinen Nystagmus. Aus den Ergebnissen der zitierten Arbeiten geht hervor, daß ein mehr oder weniger großer Prozentsatz aller Taubstummen die bei Normalen nach Drehungen auftretenden Reaktionen wie Schwindel, Nystagmus vermissen läßt, woraus gefolgert werden konnte

1. daß bei den sog. Versagern der Vorhofbogengangapparat vernichtet ist und

2. daß der der Taubstummheit zugrundeliegende Krankheitsprozeß nicht immer beide Labyrinthabschnitte in gleicher Stärke befällt, oder aber, daß der Vorhofbogengangapparat einwirkenden Schädlichkeiten gegenüber sich resistenter erweist als die Schnecke.

So wertvoll an sich diese Arbeiten waren, alle litten sie daran, daß es damals noch nicht möglich war, absolute Taubheit mit Sicherheit festzustellen. Größere Bedeutung erlangte die Vestibularisprüfung erst, als es mit Hilfe der BEZOLDschen Tonreihe möglich wurde, das Gehör der Taubstummen vollständig zu analysieren und eine Vorstellung von der mehr oder weniger vollständigen Zerstörung der Schnecke zu gewinnen. BEZOLD prüfte seine Taubstummen nicht allein auf bei ihnen etwa vorhandene Hörreste, er setzte auch die Vestibularisuntersuchungen fort. Anfänglich bediente er sich dazu des KREIDELschen Drehbrettes. Späterhin beschränkte er sich auf die Prüfung des Nachnystagmus nach aktiver 10maliger Drehung. Dadurch, daß BEZOLD die Ergebnisse der Vestibularisprüfung mit den Resultaten der Hörprüfung in Korrelation setzte, kam er zu neuen, bis dahin nicht möglichen Erkenntnissen. BEZOLD fand:

a) Unter den Totaltauben ein bedeutendes Überwiegen der Drehversager,

b) unter den mit Hörresten ausgestatteten Kindern ein bedeutendes Überwiegen der Normalreagierenden. Zur Illustration dieser Ergebnisse diene die folgende Zusammenstellung:

BEZOLD 1893. Unter 41 Totaltauben zeigten keine oder nur einzelne Augenbewegungen $68,4^0/_0$, zeigten subnormale und normale Augenbewegungen $31,6^0/_0$.

BEZOLD 1898. Unter den Totaltauben keine oder nur einzelne Augenbewegungen bei $55,8^0/_0$, subnormale und normale bei $44,2^0/_0$. Im Gegensatz dazu zeigten von den der Gruppe 6 angehörenden Taubstummen keine oder nur vereinzelt Augenbewegungen $25,9^0/_0$, subnormale und normale Augenbewegungen $74,1^0/_0$.

Durch die nachfolgenden Untersuchungen von HASSLAUER, DENKER, WANNER und BROCK fanden die Resultate BEZOLDS ihre Bestätigung. So fand HASSLAUER unter den Totaltauben Fehlen des Nystagmus in $65,3^0/_0$, starken oder geringen Nystagmus in $34,7^0/_0$. Unter den 27 Kindern der Gruppe 6 keinen Nystagmus bei $18,52^0/_0$, starken oder geringen Nystagmus bei $81,48^0/_0$.

DENKER: Bei Totaltauben keinen Nystagmus oder vereinzelte Zuckungen in $74,1^0/_0$, subnormalen oder normalen Nystagmus in $25,9^0/_0$. Unter Gehörorganen der Gruppe 6 keinen Nystagmus in $0^0/_0$, subnormalen oder normalen Nystagmus $100^0/_0$.

Wanner: Unter den Fällen mit absoluter Taubheit keinen Nystagmus in 63,5%, starken oder geringen Nystagmus in 36,5%, bei der Gruppe 6 keinen Nystagmus in 7,7%, starken oder geringen Nystagmus in 92,3%.

Brock: Bei Totaltauben keinen oder unsicheren Nystagmus in 66,6%, deutlichen Nystagmus in 30,6%, unsicheren Nystagmus in 2,8%, in der Gruppe 6 keinen Nystagmus in 15,6%, deutlichen Nystagmus in 75,0%, unsicheren Nystagmus in 9,4%. Einen Schritt weiter kamen Hugo Frey[1]) und Hammerschlag (1904). Die genannten Autoren legten sich die Frage vor, ob sich nicht aus den Ausfall der Drehreaktion bestimmte Schlüsse auf die Art des Gebrechens ziehen ließen und ob nicht auf diesem Wege differentialdiagnostische Merkmale zur besseren Trennung der kongenitalen Taubheit von den verschiedenen Formen der erworbenen Taubheit gewonnen werden könnten.

Zu diesem Zweck teilten sie ihre Fälle in taubgeborene und später ertaubte, ähnlich wie dies Bezold an seinem Material bei der Cochlearisprüfung getan hatte. Das Ergebnis ihrer Untersuchungen war folgendes:

Von 43 Taubgeborenen zeigten keinen Nystagmus 25,6%, gewöhnlichen Nystagmus 72,1%; von 45 später Ertaubten zeigten keinen Nystagmus 64,4%, gewöhnlichen Nystagmus 26,7%, fraglichen Nystagmus 8,9%.

Während demnach von den später Ertaubten nahezu $^2/_3$ sich als Drehversager erwiesen, fand sich unter den taubgeborenen bei mehr als $^2/_3$ ein positives Resultat. Durch diese Befunde wurde für den Vestibularisapparat bestätigt, was Bezold durch seine Hörprüfungen schon festgestellt hatte, nämlich, *daß bei der erworbenen Taubstummheit die Zerstörungen im inneren Ohr diejenigen bei der angeborenen Form der Taubstummheit bedeutend übertreffen.* In der folgenden Tabelle, in der alle unsicheren Fälle hinsichtlich ihrer Zugehörigkeit zur angeborenen bzw. später erworbenen Taubstummheit ausgeschieden sind, tritt das unterschiedliche Verhalten dieser zwei Gruppen bezüglich des Fehlens oder Auftreten des Nystagmus noch viel deutlicher hervor. Von 26 später Ertaubten zeigten keinen Nystagmus 21 = 80,8%, gewöhnlichen Nystagmus 4 = 15,4%, fraglichen Nystagmus 1 = 3,8%; unter 21 kongenitalen Taubstummen zeigten keinen Nystagmus 5 = 23,8%, gewöhnlichen Nystagmus 15 = 71,4%, fraglichen Nystagmus 1 = 4,8%.

Durch Gegenüberstellung der Resultate bei den *Totaltauben* unter den angeborenen und später erworbenen Fällen einerseits und der Resultate bei Taubstummen mit Hörresten andererseits, kamen Frey und Hammerschlag zur folgenden kleinen Tabelle:

Von den angeborenen Taubstummen mit totaler Taubheit zeigten keinen Nystagmus 31,8%, deutlichen Nystagmus 68,2%, fraglichen Nystagmus 0%.

Von den später ertaubten Totaltauben zeigten keinen Nystagmus 82,2%, deutlichen Nystagmus 10,7%, fraglichen Nystagmus 7,1%.

Von den angeborenen Formen mit bedeutenden Hörresten zeigten keinen Nystagmus 11,1%, deutlichen Nystagmus 77,8%, fraglichen Nystagmus 11,1%.

Von den erworbenen Formen mit bedeutenden Hörresten zeigten keinen Nystagmus 28,6%, deutlichen Nystagmus 71,4%, fraglichen Nystagmus 0%.

Aus diesen Ergebnissen Freys und Hammerschlags geht hervor: Nur an den später Ertaubten bestätigt sich die von Bezold und den späteren Untersuchern gefundene Regel, nach der die Totaltauben der großen Majorität nach Drehversager sind. Bei den Taubgeborenen verhält sich die Sache anders. Auch hier findet man zwar unter den guthörenden (vgl. Tabelle) häufiger (77,8%) die normale Reaktion als bei den Totaltauben (68,2%), aber der Unterschied

---

[1]) Mit der gleichen Fragestellung hatten Alexander und Kreidl 1901 eine Taubstummenserie mit Hilfe des galvanischen Stromes untersucht.

ist ein geringfügiger und auch unter den totaltauben angeboren taubstummen Kindern überwiegen die normal reagierenden beträchtlich.

Die Feststellung, daß unter den angeboren totaltauben Taubstummen 68,2% einen normal erregbaren Vorhofbogengangapparat besitzen, gewann große Bedeutung für die klinische Diagnose der „angeborenen Taubstummheit", indem sie zu dem Schluß berechtigt: *Ist bei einem Totaltauben der Bogengangsapparat noch erregbar, so ist die Taubstummheit mit großer Wahrscheinlichkeit angeboren.*

Die Resultate und Ergebnisse HUGO FREYS und HAMMERSCHLAGS wurden durch die Nachuntersuchungen von ALEXANDER und MACKENZIE, KANO und WODAK bestätigt. So fanden ALEXANDER und MACKENZIE unter 10 Kongenitaltotaltauben unerregbar 3 = 30%, erregbar 7 = 70%; unter 14 später ertaubten Totaltauben unerregbar 12 = 87,5%, erregbar 2 = 14,3%.

KANO unter 43 angeborenen Totaltauben unerregbar 13 = 30,2%, erregbar 30 = 69,8%; unter 43 später ertaubten Totaltauben unerregbar 25 = 58,1%, erregbar 18 = 41,9%.

Die Zahlen WODAKS sind folgende: Von angeboren vollständig Ertaubten waren unerregbar 38,4%, unter den erworbenen Totaltauben 50%.

ALEXANDER und MACKENZIE 1908 wie überhaupt alle späteren Untersucher benützten zur Untersuchung des Drehnystagmus bzw. des Drehnachnystagmus den von STEIN angegebenen, später vielfach modifizierten Drehstuhl.

Eine veränderte Gruppierung des Materials gestattete ALEXANDER und MACKENZIE 1908 einen weiteren Einblick in die Nosologie ihrer Fälle. ALEXANDER und MACKENZIE teilten ihr Material in 4 Gruppen:

1. Taubstumme mit vollkommener Unerregbarkeit der Schnecke und des statischen Labyrinthes.

2. Taubstumme mit partieller Zerstörung des inneren Gehörorganes (Hörreste) und erregbarem statischem Labyrinth.

3. Taubstumme mit totaler Zerstörung des inneren Gehörorgans (Totaltaube) und erregbarem statischem Labyrinth.

4. Taubstumme mit partieller Zerstörung des inneren Gehörorgans (Hörreste) und vollkommener Destruktion des statischen Labyrinths.

Indem die Autoren in jeder Gruppe noch zwischen angeborener und erworbener Taubstummheit unterschieden, kamen sie zu folgender Tabelle:

Tabelle 9.

ALEXANDER und MACKENZIE 1908	Gesamt-summe	Kongenitale Taubheit	Erworbene Taubheit
1. Totaltaube und unerregbares statisches Labyrinth	15	3 = 16,7%[1]) **20,0%**	12 = 36,4%[1]) **80,0%**
2. Hörreste und erregbares statisches Labyrinth	20	7 = 38,9% **35,0%**	13 = 39,4% **65,0%**
3. Totaltaube und erregbares statisches Labyrinth	9	7 = 38,9% **77,8%**	2 = 6,1% **22,8%**
4. Hörreste und unerregbares statisches Labyrinth	7	1 = 5,5% **14,3%**	6 = 18,2% **85,7%**
	51	18	33

Fettgedruckte %-Zahlen berechnet auf die Summe der einzelnen Gruppen.

[1]) Prozentsätze berechnet auf die Gesamtsumme der kongenitalen bezw. der erworbenen Fälle.

Kano, der die Gruppeneinteilung Alexanders und Mackenzies übernahm, errechnete folgende Zahlen:

Tabelle 10.

Kano 1910	Angeborene Taubheit	Erworbene Taubheit
1. Totaltaub und unerregbar	$13 = 19,7\%$	$25 = 34,7\%$
2. Hörreste und erregbar	$22 = 33,3\%$	$26 = 36,1\%$
3. Totaltaub und erregbares Labyrinth . . .	$30 = 42,4\%$	$18 = 25,0\%$
4. Hörreste und unerregbares Labyrinth . . .	$1 = 1,5\%$	$3 = 4,2\%$
	66 Gehörorgane Prozentsätze berechnet auf 66	72 Gehörorgane Prozentsätze berechnet auf 72

Tabelle 11.

Kano 1910	Angeborene Taubheit	Erworbene Taubheit	Summe	Prozentsätze berechnet auf
1. Totaltaube und unerregbares statisches Labyrinth	$13 = 34,2\%$	$25 = 65,8\%$	38	38
2. Hörreste und erregbares statisches Labyrinth . .	$22 = 45,8\%$	$26 = 54,2\%$	48	48
3. Totaltaube und erregbares statisches Labyrinth . .	$30 = 62,5\%$	$18 = 37,5\%$	48	48
4. Hörreste und unerregbares statisches Labyrinth . .	$1 = 25,0\%$	$3 = 75,0\%$	4	5
	66 Gehörorgane	72 Gehörorgane		

Aus diesen Tabellen ergibt sich:

1. Das numerische Überwiegen derjenigen Fälle, bei welchen die Erkrankung im statischen und im akustischen Labyrinth zu den gleichen Veränderungen geführt hat, somit entweder zur Entstehung der Gruppe 1, d. h. die Funktion ist in beiden Abschnitten vollständig erloschen oder zu Gruppe 2, d. h. die Funktion beider Labyrinthabschnitte ist noch in Resten vorhanden.

2. Wird wiederum bestätigt, daß bei angeborener Taubstummheit neben dem völligen Aufgehobensein der Funktion des akustischen Labyrinths das statische Labyrinth häufig noch funktionsfähig erhalten ist, daß dagegen Totaltaubheit und Unerregbarkeit bei erworbener Taubstummheit in überwiegendem Maße angetroffen wird.

Gruppe 3. Totale Taubheit und erregbares statisches Labyrinth unter den angeborenen Formen illustriert nach Alexander und Mackenzie denjenigen Typus, der bei Tieren mit angeborener Labyrinthanomalien gefunden wird. (Degenerative Atrophie der Pars inferior.)

Gruppe 4 zeigt, daß vollkommene Unerregbarkeit des statischen Labyrinths sehr wohl mit teilweiser erhaltener Schneckenfunktion verbunden sein kann. Sehr auffallend ist es, daß sowohl bei Alexander und Mackenzie als auch bei Kano in dieser Gruppe die erworbenen Fälle in der Mehrzahl vorhanden sind.

Tabelle 12.

	Kreidl	Strobl	Bruch	Bezold 1893	Bezold 1898	Denker	Hasslauer	Wanner	Ffey und Hammerschlag	Brock	Kano	Kompanejez	Alexander und Mackenzie
						in Prozenten							
Von der Gesamtheit der untersuchten Taubstummen fehlte der Nystagmus während oder nach der Rotation bei	50,0	21,5	13,2	16,9	28,8	41,7	49,4	34,7	45,2	30,6	30,0	34,0	43.1

Kalorische Reaktion und ihre Ergebnisse.

Die im Jahre 1906 von Bárány beschriebene sog. kalorische Methode hat bekanntlich gegenüber der Rotation den großen Vorzug, daß mit ihrer Hilfe jedes Ohr isoliert auf die Reaktionsfähigkeit des Vestibularisapparates geprüft werden kann. Brock war neben Bárány selbst der erste, welcher neben der Rotation auch die neue Methode zur Vestibularisprüfung Taubstummer heranzog. Bárány fand die kalorische Reaktion fehlend in $48,4\%$, Brock in $40,8\%$. Da bei Brock die Resultate der Drehprüfung mit den Ergebnissen der kalorischen Untersuchung im großen und ganzen übereinstimmten, kam er zu der Ansicht, es dürfe in Zukunft die Prüfung mit Hilfe der kalorischen Methode genügen, ja sie sei der Rotation aus den schon oben genannten Gründen überlegen. Trotz dieser Empfehlung Brocks wurde die kalorische Methode von den späteren Taubstummenuntersuchern meist nicht angewandt. Ja Alexander und Mackenzie lehnten sie als für Taubstummenuntersuchungen ungeeignet direkt ab. Ihren ablehnenden Standpunkt begründeten sie mit dem Hinweis darauf, daß bei intaktem Trommelfell ein langes Berieseln notwendig sei, was dem Untersuchten häufig Übelkeit verursache. Dazu komme bei ängstlichen und unruhigen Patienten die Gefahr der Trommelfellverletzung; außerdem sei bei trockenen Perforationen die Methode von vornherein unanwendbar. Daß diese Gründe heute, wo wir gelernt haben, mit ganz geringen Wassermengen auszukommen und kaltes Wasser durch kalte Luft zu ersetzen, nicht mehr stichhaltig sind, bedarf wohl keiner weiteren Begründung. Kano, der nach Brock die Methode wieder anwandte, kam zwar nicht zu einer direkten Ablehnung derselben, seine Prüfungsergebnisse brachten ihn aber doch zu der Überzeugung, daß die kalorische Methode gegenüber der Rotation hinsichtlich ihrer Wertigkeit zurückstehe. Kano fand nämlich kalorische Versager in $42,6\%$, Drehversager dagegen nur in 30%. Sind die Schlußfolgerungen, die Kano aus diesen Vergleichszahlen zieht, richtig? Unseres Erachtens nicht. Die Ergebnisse der Rotation und der Kalorisierung können unseres Erachtens nämlich nicht so ohne weiteres miteinander verglichen werden. Bekanntermaßen ist eine einseitige Vestibularisreizung durch Rotation kaum möglich; denn bei jeder Drehung werden die beiden Labyrinthe, soweit überhaupt noch eine Reaktionsfähigkeit vorhanden ist, in Erregungszustand versetzt. Bei der Rotation wird also der Vestibularisapparat des Individuums geprüft, nicht der Vestibularisapparat des rechten oder linken Ohres. Es ist bekannt, daß bei einseitiger Labyrinthdestruktion, falls der Prozeß nur lange genug zurückliegt und Kompensation eingetreten ist, ein Nachnystagmus nicht allein zur gesunden, sondern auch kranken Seite auftritt, wodurch eine Funktion des zerstörten Ohres vorgetäuscht wird. Es ist klar, daß bei Taubstummen, bei denen einseitige totale Zerstörung neben einem mehr oder weniger funktionierenden statischen Labyrinth auf der anderen Seite häufig zu konstatieren ist, die Rotation eine größere Zahl positiver Reaktionen ergeben muß, als tatsächlich funktionierende Vestibularisapparate vorhanden sind. Wenn z. B. unter 50 Taubstummen 20 auf Drehung mit Nystagmus nach rechts und links reagieren, so kann daraus keineswegs geschlossen werden, daß die 40 Vestibularapparate dieser 20 Individuen auch noch erregbar sind. Will man schon die beiden Methoden auf ihre Wertigkeit miteinander vergleichen, so dürfen dazu unseres Erachtens nur die vollständigen Drehversager und beiderseitigen kalorischen Versager herangezogen werden, oder aber es dürfen dazu höchstens diejenigen Fälle verwendet werden, die doppelseitig in die gleiche Bezold-Gruppe gehören. Nach diesen Gesichtspunkten wurde seiner Zeit von Brock verfahren. Die Zahlen, zu denen Brock auf diese Weise gelangte, und auf die er seine Ansicht, daß die kalorische Methode der Rotation nicht nur nicht ebenbürtig, sondern sogar überlegen ist, gründet sind folgende:

Keinen Drehnachnystagmus zeigten 15 Kinder $= 30{,}6^0/_0$, keinen kalorischen Nystagmus zeigten 17 Kinder $= 34{,}7^0/_0$.

Unter den totaltauben Kindern zeigten für das rechte Ohr keinen kalorischen Nystagmus $66{,}7^0/_0$, für das linke Ohr keinen kalorischen Nystagmus $73{,}2^0/_0$.; keinen Drehnachnystagmus nach Linksdrehung zeigten $66{,}7^0/_0$, nach Rechtsumdrehung ebenfalls $66{,}7^0/_0$.

Von allen Fällen in der Gruppe 6 zeigten auf dem rechten Ohr keinen kalorischen Nystagmus $14{,}3^0/_0$, auf dem linken Ohr keinen kalorischen Nystagmus $16{,}6^0/_0$. Nach Linksumdrehung keinen Nystagmus $15{,}6^0/_0$, nach Rechtsumdrehung ebenfalls $15{,}6^0/_0$.

Nach Kano hat nur mehr Kompanejetz die kalorische Reaktion an einen größeren Taubstummenmaterial angewandt. Er fand die Reaktion erhalten bei $63{,}1^0/_0$, fehlend bei $36{,}9^0/_0$.

Galvanische Reaktion und ihre Ergebnisse.

Hitzig, Kny und Breuer waren die ersten, die beim Menschen die galvanische Reaktion und den sog. galvanischen Nystagmus näher untersuchten. Als konstantes Symptom des galvanischen Schwindels wurde dabei an Normalen gefunden:

1. Schwanken des Kopfes und Körpers beim Öffnen und Schließen des Stromes.

2. Auftreten von nystagmusartigen Augenbewegungen während der Durchströmung.

Während Hitzig und Kny die Reaktionen auf Reizung des Kleinhirns zurückführten, kam Breuer auf Grund seiner Experimente zu der Überzeugung, daß die Ursache aller Erscheinungen auf eine Reizung des Vestibularis zurückzuführen sei. Gestützt wurde diese Ansicht Breuers durch Experimente Ewalds, der nach beiderseitiger Exstirpation des Labyrinths keine Kopfbewegungen mehr hervorrufen konnte. Pollak war es, der als erster diese Art der Untersuchung auch zur Taubstummenprüfung verwendete. Unter 82 Taubstummen vermißte er Kopfbewegungen bei $33^0/_0$. Augenbewegungen bei $30{,}5^0/_0$. Kopf- und Augenbewegungen bei $29{,}8^0/_0$. 64 von den 82 Taubstummen waren vorher bereits von Kreidl gedreht worden. Beim Vergleich der Resultate Kreidls und Pollaks ergab sich nun die interessante Tatsache, daß von den Taubstummen, bei denen Kreidl auf dem Drehbrett keine Augenbewegungen festgestellt hatte, auch bei der galvanischen Durchströmung keiner eine Reaktion aufwies. Strehl, der als nächster Taubstumme mit dem galvanischen Strom untersuchte, kam zu Resultaten, die gegenüber den Pollakschen stark diffe-

rierten. STREHL vermißte Kopfbewegungen bei 16,8% (erste Untersuchungsreihe) und bei 27,1% (zweite Untersuchungsreihe) Augenbewegungen bei 18,1%.
Kopf- und Augenbewegungen zusammen nur bei 10,8%. Die ziemlich beträchtlichen Differenzen zwischen den Untersuchungsresultaten von POLLAK und
STREHL sind, wie man heute wohl mit Sicherheit annehmen kann, auf die verschiedene Zusammensetzung des Materials der beiden Autoren zurückzuführen.
Die Untersuchungen von POLLAK sowohl als auch die von STREHL waren angestellt worden, um neue Tatsachen zur Beantwortung der damals noch ungeklärten Frage über die Funktion des Vorhofbogengangapparates beizubringen.

Im Jahre 1900 haben ALEXANDER und KREIDL japanische Tanzmäuse mit
galvanischem Strom untersucht. Sie fanden, daß diese Tiere, die bekanntermaßen angeboren taub sind, gegenüber dem galvanischen Strom ein Verhalten
zeigten, wie man es bei normalen Tieren und normalen Menschen zu sehen gewohnt
war. Als nun die gleichen Autoren 1902 daran gingen, eine größere Anzahl
Taubstummer (64) mit der gleichen Methode zu prüfen und dabei ihre Fälle
in angeborene und später erworbene ausschieden, fanden sie bei den *Taubgeborenen* ein bedeutendes Überwiegen der normalreagierenden gegenüber der
Summe der normalreagierenden unter den später ertaubten. Von den angeborenen Taubstummen reagierten normal 73,6%; von den später ertaubten
dagegen nur 27,9%.

Aus diesen Untersuchungen ging also hervor, daß sich ein großer Prozentsatz
der angeborenen Taubstummen gegenüber der galvanischen Reaktion verhält
wie Tanzmäuse oder wie Normale. Die Erwartung der Autoren in der galvanischen Reaktion eine differentialdiagnostisch verwertbare Methode zu besitzen,
mit deren Hilfe man zwischen angeborener und später erworbener unterscheiden
könne, wurde durch die Untersuchungen aber nicht bestätigt. Von den gleichen
Gedankengängen ausgehend wie ALEXANDER und KREIDL nahm HAMMER-
SCHLAG 1905 an einer größeren Serie Taubstummer nochmals solche Untersuchungen mit dem galvanischen Strom vor. Während ALEXANDER und KREIDL
sich damit begnügt hatten, die Trennung ihrer Taubstummen in angeborene
und erworbene Fälle auf Grund der anamnestischen Angaben durchzuführen,
suchte HAMMERSCHLAG die Fehlerquellen, die bei solcher Verwendung der
Anamnese immer unterlaufen, dadurch auszuschalten, daß er auf die Anamnese
vollständig verzichtete und nur solche Fälle als kongenital oder hereditär-
degenerativ bezeichnete, bei denen 1. das Gebrechen in der direkten und indirekten Ascendenz schon aufgetreten war und bei welchen 2. in der gleichen
Generation dieselben Gebrechen bei mehreren Gliedern zur Beobachtung kamen.
Auf diese Weise konnte HAMMERSCHLAG unter 88 taubstummen Kindern 23
ausscheiden, von welchen mit einer an Gewißheit grenzenden Wahrscheinlichkeit angenommen werden konnte, daß es tatsächlich hereditär-degenerative
taubstumme Kinder waren. Von diesen 23 verhielten sich hinsichtlich der
galvanischen Reaktion 22 normal; nur ein einziges blieb reaktionslos. Daraus
ergab sich zwar eine weitgehende Analogie in dem galvanischen Verhalten der
Tanzmäuse und der hereditären Taubstummheit, aber als beweiskräftiges
differentialdiagnostisches Merkmal konnte die galvanische Reaktion doch nicht
angesprochen werden.

Bei allen bisher genannten Untersuchern war die Methodik immer die gleiche.
Verwendet wurde eine Doppelelektrode, die an beide Tragi angelegt wurde.
Bei dieser Versuchsanordnung konnte lediglich festgestellt werden, ob beide
Labyrinthe als Einheit betrachtet auf den galvanischen Strom bei querer Durch-
leitung durch den Kopf reagierten oder nicht. Zur einseitig isolierten Prüfung
eines Labyrinths war eine solche Versuchsanordnung nicht geeignet. Dem
versuchte man dadurch abzuhelfen, daß man nurmehr eine Elektrode vor das

Ohr anlegte, die andere dagegen weit entfernt irgendwo am Körper. Bei solcher Versuchsanordnung ergab sich an Normalen:

1. Daß man bei Anlegung der Kathode an das Ohr einen nach der Kathodenseite gerichteten, bei Anlegung der Anode einen zur Gegenseite schlagenden, rotatorischen Nystagmus erhält.

2. Daß mit Hilfe dieser Versuchsanordnung einseitige Prüfung des Vestibularisapparates wohl möglich ist.

Bárány, der als einer der ersten mit einseitiger galvanischer Vestibularisreizung arbeitete, fand, daß nach einseitiger Zerstörung der Bogengänge von dem betreffenden Ohr kein Nystagmus mehr auszulösen und daß nach doppelseitiger Zerstörung überhaupt keine galvanische Reaktion mehr zu erhalten ist. Im übrigen schätzte Bárány die klinische Verwendbarkeit der galvanischen Reaktion sehr gering ein; noch 1913 nannte er sie überflüssig und schmerzhaft.

Die Ergebnisse Báránys, namentlich seine Angabe, daß bei einseitiger Labyrinthdestruktion von dem erkrankten Ohr kein Nystagmus mehr ausgelöst werden könne, wurde durch die späteren Untersuchungen von Neumann, Ruttin und Marx nicht bestätigt. Alle drei Autoren konnten nachweisen, daß auch von einem völlig zerstörten Labyrinth noch galvanischer Nystagmus hervorgerufen werden kann. Zu Ergebnissen, welche diese gegensätzlichen Meinungen zu überbrücken imstande sind, kam Mackenzie. Mackenzie fand nämlich, daß von einem zerstörten Labyrinth mit der bei Normalen zur Auslösung des Nystagmus ausreichenden Stromstärke (4 M.A.) kein Nystagmus zu bekommen ist, daß aber durch Steigerung der Stromstärke doch noch eine galvanische Reaktion hervorgerufen werden kann. Die von Mackenzie untersuchten Fälle mit einseitig zerstörtem Labyrinth zeigten insgesamt in gleicher Weise eine deutliche Herabsetzung der Erregbarkeit auf der kranken Seite. Die Ergebnisse seiner an Normalen und einseitig Labyrinthlosen durchgeführten Untersuchungen führten Mackenzie zu folgenden Schlußsätzen:

1. Die galvanische Reaktion wird bei Normalen vom Nervenendorgan und vom Nerven selbst geliefert.

2. Positive (Kathoden) Reaktion bei einseitiger Labyrinthzerstörung läßt auf Intaktheit oder zu mindestens Leitungsfähigkeit des Vestibularis schließen.

Besteht die Ansicht Mackenzies über die Angriffspunkte des galvanischen Stromes zu Recht, so wäre also mit Hilfe der galvanischen Reaktion die Möglichkeit gegeben, bei Taubstummen mit kalorischer und rotatorischer Unerregbarkeit von dem Zustand des Vestibularis eine Vorstellung zu gewinnen. Aus dem positiven Ausfall der galvanischen Reaktion bei kalorischer und rotatorischer Unerregbarkeit wäre zu schließen, daß der Vestibularis einen gewissen Grad von Leitungsfähigkeit sich noch erhalten hat, also noch nicht völlig zerstört ist. Mackenzie untersuchte auch eine kleine Anzahl Taubstummer, und zwar nur solche mit absoluter Taubheit und negativer kalorischer und rotatorischer Erregbarkeit. Trotz Verwendung hoher Ströme (14—16 M.A.) blieb in der Mehrzahl der Fälle jede Reaktion aus; nur in einigen trat bei 8 bis 12 M.A. eine positive Reaktion auf, was besagt, daß bei Fällen mit rotatorischer und kalorischer Unerregbarkeit auch der Nervus vestibularis fast ausnahmslos leitungsunfähig ist.

Von späteren Taubstummenuntersuchern nahmen Kano, Junger und Kompanejetz die Prüfung auf galvanischem Nystagmus wieder auf. Kano benützte die quere Stromdurchleitung, Junger arbeitet auch mit einseitiger Vestibularisreizung. Kompanejetz macht über seine Technik keine Angaben. Die Untersuchungen Kanos bestätigten bekanntes, brachten nichts wesentlich Neues. Junger experimentierte sowohl an Normalen als auch an Labyrinthkranken, darunter auch an 30 Taubstummen. Die Untersuchungsergebnisse von JUNGER und KOMPANEJETZ bestätigten, was vorher schon manche Autoren festgestellt hatten, daß die galvanische Prüfung zu recht verschiedenartigen, oft ganz unerwarteten und schwer erklärbaren Resultaten führen kann, indem die galvanische Reaktion manchmal nämlich auch bei Erhaltensein der Dreh- und der kalorischen Reaktion fehlen kann. Mancherlei Überlegungen, die hier wiederzugeben nicht der Ort ist, brachten JUNGER zu der Überzeugung: Normale galvanische Reaktion bei kalorischer und rotatorischer Unter- bzw. Unerregbarkeit läßt nicht auf Intaktheit des nervösen Apparates im Labyrinth, sondern nur auf eine leichtere Erkrankung gegenüber der des peripheren Sinnesorgans schließen.

Nach KOMPANEJETZ liegt die Reizschwelle bei den Taubstummen durchschnittlich beträchtlich höher als bei den Normalen.

Untersuchung auf Gleichgewichtsstörungen und ihre Ergebnisse.

Zum Nachweis bei Taubstummen etwa vorhandener Gleichgewichtsstörungen bedient man sich am zweckmäßigsten einer Abkürzung der v. STEINschen Methoden und eines ebenfalls von v. STEIN konstruierten Apparates, des sog. Goniometers.

Ausgangspunkt für die Untersuchungen Taubstummer auf Gleichgewichtsstörungen bildete die sowohl von Taubstummenlehrern als auch von den verschiedensten Taubstummenuntersuchern gemachte Beobchtung, daß eine nicht geringe Anzahl Taubstummer einen schlürfenden, schlampigen, häufig direkt taumelnden Gang aufweisen und daß Taubstumme bei den einfachsten Übungen, die von Gesunden ohne Schwierigkeit absolviert werden, häufig vollständig versagten. Über die Ursache dieser Störungen kam man lange nicht zu einer Einigung; teils wurden sie als labyrinthär bedingt aufgefaßt, teils wurde die Meinung vertreten, sie seien insbesondere in Fällen von Meningitisertaubung auf das Kleinhirn zu beziehen.

Wieder andere waren der Ansicht, die Gangstörungen seien nur zufällig durch allgemeine Erkrankungen, durch eine gewisse Schwäche verursacht, oder seien der Ausdruck einer besonderen Ungeschicklichkeit.

KREIDL (1892) war der erste, der Taubstumme näher auf Gleichgewichtsstörungen untersuchte. Veranlassung dazu war das Bestreben, für die MACH-BREUERsche Theorie neue Stützen zu finden. War nämlich die Annahme richtig, daß bei den Taubstummen das Labyrinth häufig geschädigt ist, so durfte man erwarten, bei ihnen Ausfallssymptome zu konstatieren, aus deren Nachweis dann wieder auf die Funktion des Labyrinths geschlossen werden konnte. KREIDL legte sich die Frage vor, wie verhält sich der Taubstumme in einer Situation, wo es sich um rasches Arbeiten des fraglichen Balancierapparates, des Vorhofbogengangapparates handelt, und wie verhält er sich bei den groben Leistungen des Stehens und Gehens, wenn man die Empfindungen von seiten des Gesichts ausschließt. KREIDL prüfte 17 Taubstumme, und zwar in der Hauptsache nur solche, welche beim Drehversuch keine Augenbewegungen gezeigt hatten. Er ließ von den Taubstummen folgende Aufgaben ausführen:

1. Gehen mit offenen und geschlossenen Augen.

2. Stehen mit geschlossenen und offenen Augen auf beiden Beinen und auf einem Bein.

3. Gehen mit offenen und geschlossenen Augen über einen auf dem Boden liegenden Baum, evtl. auch Stehen auf demselben.

Das Ergebnis dieser Untersuchungen war, daß von den Taubstummen, bei denen nach dem Ausfall des Drehversuches eine Schädigung des Vorhofbogengangapparates angenommen werden mußte, 9 = ca. 50 % die Aufgaben nicht erfüllen konnten.

Bruck untersuchte 1895 mit der gleichen Versuchsanordnung 68 taubstumme Kinder und 14 erwachsene Taubstumme und kam zu einer Bestätigung der Kreidlschen Ergebnisse. Bruck fand ebenfalls bei etwa 50% seiner Taubstummen Störungen des Gleichgewichts, d. h. die Taubstummen benahmen sich bei den Aufgaben höchst ungeschickt. Bezold sowie die Mehrzahl der von Bezold beeinflußten späteren Taubstummenuntersucher begnügte sich mit der Prüfung des Ganges und der Registrierung der dabei sichtbaren Störungen. Bei dieser einfachen bis zum äußersten reduzierten Versuchsanordnung fiel besonders das eine auf, daß Gangstörungen in der Hauptsache bei Taubstummen mit erworbener Taubheit zur Beobachtung gelangten. Eingehend mit den Gleichgewichtsstörungen bei Taubstummen beschäftigten sich erst wieder Alexander und Mackenzie. Zum Nachweis derselben bedienten sie sich folgender Proben:

1. Stehen auf beiden Beinen mit offenen und geschlossenen Augen.
2. Stehen auf einem Bein mit offenen und geschlossenen Augen.

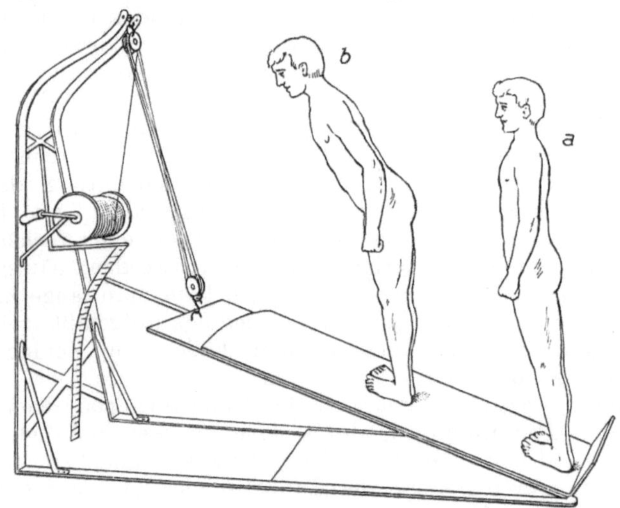

Abb. 4. Goniometer, Modifikation nach Alexander.
Untersuchter a in richtiger, b in falscher Stellung. (Nach Mackenzie.)

3. Vor- und rückwärtsgehen mit offenen und geschlossenen Augen.
4. Einbeiniges Hüpfen nach vor- und rückwärts mit offenen und geschlossenen Augen.
5. Als Hauptprüfung der Untersuchung auf dem Goniometer mit offenen und geschlossenen Augen.

Mit der gleichen Versuchsanordnung arbeiteten späterhin Beck, Kano, Bergh und Kompanejetz. Beck stellte außerdem noch Schwimm- und Tauchversuche an.

Bevor auf die Ergebnisse dieser Untersuchungen eingegangen werden soll, wären noch einige Worte über das Goniometer und die Technik der Untersuchungen mit demselben zu sagen.

Benützt wurde entweder das Originalmodell von v. Stein oder ein von Alexander modifizierter Apparat (Abb. 4), bei dem das Heben des Brettes durch einen Flaschenzug besorgt wird. Die Anwendung des Flaschenzuges ermöglicht es, das Brett ganz langsam und gleichmäßig zu heben, die Schiefstellung für den Patienten dadurch ganz unmerklich zu beginnen, so daß jegliche Erschütterung ausgeschlossen werden kann. Der Patient steht mit geschlossenen nackten Füßen am Ende des Hebebrettes, auf das, um ein Gleiten während der

Untersuchung zu vermeiden, Kolophoniumpulver aufgestreut wird. Wichtig ist, daß der Patient während der ganzen Untersuchung in vollkommener Streckstellung bleibt. Die Neigung erfolgt in den vier Hauptrichtungen: vorne hoch, hinten hoch, rechts hoch, links hoch. Jeder Versuch, zuerst mit offenen, alsdann mit geschlossenen Augen. Um einigermaßen zuverlässige und vergleichbare Resultate zu erhalten, muß jede einzelne Prüfung in jeder Sitzung mehrmals wiederholt werden. Normale können auf dem Goniometer bis zu einem Winkel von 30⁰ auch bei geschlossenen Augen ihr Gleichgewicht behaupten. Häufig treten allerdings auch bei ihnen Schwankungen auf, doch sind sie trotz dieser Schwankungen imstande, ihr Gleichgewicht zu erhalten.

Die Ergebnisse der Untersuchungen von ALEXANDER und MACKENZIE sowie der anderen genannten Autoren waren folgende:

Gleichgewichtsstörungen zeigten sich in allen Fällen mit negativer oder herabgesetzter Erregbarkeit des statischen Labyrinths. Am deutlichsten waren sie bei den Fällen mit kompletter Labyrinthausschaltung. Weniger ausgesprochene oder keine Gleichgewichtsstörungen fanden sich in den Fällen mit normaler Erregbarkeit des Vestibularisapparates (ALEXANDER und MACKENZIE). Bei KANO konnten alle diejenigen Taubstummen, welche nur bei irgendeiner Methode einen Nystagmus ergaben, auf dem Goniometer 20⁰ Winkelhöhe ohne jede Störung des Gleichgewichts aushalten. Diejenigen dagegen, bei denen die Nystagmusprüfung negativ blieb, konnten einen höheren Grad als 16 nicht ertragen.

Das im Anfang der Goniometeruntersuchung auch bei Normalen häufig auftretende Schwanken kann nach Beobachtungen ALEXANDERS bei Taubstummen vollständig fehlen. Taubstumme halten eine mehr oder weniger geringe Schiefstellung oft ganz gut aus, geraten sodann aber ohne vorhergehendes Schwanken vollkommen aus dem Gleichgewicht. Eine derart heftige Reaktion ist bei den Taubstummen oft auch dann zu beobachten, wenn man das schiefgestellte Brett wieder auf die Horizontale senkt.

Wenn auch die Resultate bei den Prüfungen nach v. STEIN und die Ergebnisse der Goniometeruntersuchungen eine gute Übereinstimmung zeigen, so muß die Prüfung auf dem Goniometer doch als die beste Methode zum Nachweis von Gleichgewichtsstörungen angesehen werden. Für die Beurteilung des Grades der Gleichgewichtsstörungen ist der Unterschied des Neigungswinkels bei der Untersuchung mit offenen und geschlossenen Augen maßgebend. Die Gleichgewichtsstörung wächst mit der Winkeldifferenz, d. h. je größer die Differenz zwischen den bei offenen und bei geschlossenen Augen erreichten Winkelgrad, desto größer auch die Gleichgewichtsstörung. Einige der Arbeit von ALEXANDER und MACKENZIE entnommenen Beispiele mögen dies veranschaulichen.

Fall Viktor H., 16¹/₂ Jahre alt, sehr intelligent, taubstumm nach Masern seit dem 2. Lebensjahre. Beiderseits absolut taub und rotatorisch unerregbar.

Goniometeruntersuchung.

a) Mit offenen Augen:	b) Mit geschlossenen Augen:
vorne hoch 30⁰	vorne hoch 23⁰
hinten hoch 26⁰	hinten hoch 19⁰
rechts hoch 26⁰	rechts hoch 9⁰
links hoch 27⁰	links hoch 10⁰.

Fall Norbert K., 17 Jahre alt, int. taubstumm seit Geburt; beiderseits absolut taub und rotatorisch unerregbar.

Goniometeruntersuchung.

a) Mit offenen Augen:	b) Mit geschlossenen Augen:
vorne hoch 28⁰	vorne hoch 19⁰
hointen hoch 21⁰	hinten hoch 8⁰
rechts hoch 17⁰	rechts hoch 4⁰
links hoch 21⁰	links hoch 4⁰.

Sehr schön ist die Wirkung des Vestibularisapparates auf die Einhaltung des Gleichgewichts auch an den der Abhandlung von Kompanejetz entnommenen Tabellen 13 und 14 zu ersehen.

Gruppe 1 umfaßt die Fälle mit gänzlichem Verlust jeglicher Vestibularisreaktion. Gruppe 2 alle Fälle mit partiellem Verlust der Vestibularisreaktion. Gruppe 3 endlich diejenigen Fälle mit vollkommen erhaltener Vestibularisreaktion.

Tabelle 13.

	Gruppe I		Gruppe II		Gruppe III	
	Augen offen	Augen geschlossen	Augen offen	Augen geschlossen	Augen offen	Augen geschlossen
Incl. anterior	30^0	11^0	33^0	26^0	31^0	20^0
Incl. posterior	20^0	9^0	31^0	20^0	27^0	18^0
Incl. dextra lateralis. . .	23^0	7^0	26^0	21^0	29^0	21^0
Incl. sinistra lateralis . .	25^0	4^0	28^0	18^0	29^0	22^0

Tabelle 14.

Gruppe	I	II	III
Incl. anterior	27^0	8^0	13^0
Incl. posterior	15^0	11^0	9^0
Incl. dextra lateralis . .	24^0	5^0	8^0
Incl. sinistra lateralis. .	29^0	10^0	7^0

Tabelle 13 läßt die bei den verschiedenen Prüfungen erreichten Winkelgrade erkennen. Tabelle 14 enthält die Winkeldifferenzen, welche sich bei Untersuchungen mit offenen und geschlossenen Augen ergeben haben.

Recht interessant und instruktiv sind auch die von Kompanejetz bei den Untersuchungen nach v. Stein gefundenen und in Prozenten wiedergegebenen Resultate. Beim Rombergschen Versuch konnte Kompanejetz Schwanken in $2{,}6^0/_0$ konstatieren. Beim Stehen auf einem Bein fand er Schwanken und Fallneigung in $8^0/_0$, beim vorwärts- und rückwärtsgehen Abweichen von der Geraden in $21^0/_0$, beim Hüpfen auf einem Bein vor- und rückwärts Ungeschicklichkeit und Fallneigung in $34{,}1^0/_0$. Je schwieriger also der Kordinationsakt wird, um so deutlicher tritt die Gleichgewichtsstörung hervor. Es geht daraus hervor, daß der Vestibularisapparat für die Erhaltung des Gleichgewichts in der Tat von großer Bedeutung ist.

Das sog. Schlürfen der Taubstummen beruht nach Beck, nicht wie Kreidl anzunehmen geneigt war, auf einer Unsicherheit der Lokomotion, sondern ist nach ihm lediglich eine Folge der mangelnden Kontrolle durch das Ohr. Die Angaben von James, daß Taubstumme unter Wasser jede Orientierung verlieren, wurden durch die Beckschen Nachuntersuchungen nicht bestätigt. Die Taubstummen Becks, und zwar auch die mit vollständig unerregbarem Labyrinth schwammen auch mit geschlossenen Augen unter Wasser ganz gut.

Kano und Bergh konstatierten, daß sich Gleichgewichtsstörungen häufiger bei den Fällen mit erworbener Taubstummheit, als bei denjenigen mit angeborener Taubstummheit finden. (Am häufigsten fand sie Bergh bei Meningitistaubheit und bei Ertaubung nach Scharlach.) Es ist dies verständlich, wenn man sich erinnert, daß die angeborenen Taubstummen in ihrer überwiegenden Mehrheit einen völlig normal reagierenden Vorhofbogengangapparat besitzen.

Da bei der Untersuchung auf dem Goniometer eine Reizung der Bogengänge ausgeschlossen ist, so müssen nach ALEXANDER und MACKENZIE die gefundenen Gleichgewichtsstörungen auf dem Ausfall von Impulsen zurückgeführt werden, die normalerweise von den Nervenstellen des Vestibulums geliefert werden.

Zusammenfassung der Ergebnisse.

60—70% aller Taubstummen besitzen mehr oder weniger große Hörreste. Totaltaub sind bloß 30—40%.

Zum Nachweis der Hörreste genügt die Untersuchung mit den Sprachlauten nicht; dazu ist genaueste Analyse der Schneckenfunktion mit Hilfe der BEZOLDschen kontinuierlichen Tonreihe notwendig.

Hörreste finden sich häufiger bei den angeborenen Formen der Taubstummheit, als bei den Fällen mit postembryonaler erworbener Taubstummheit.

Die Hörreste sind bei den angeborenen Fällen nicht nur nicht häufiger als bei den erworbenen, sondern auch umfangreicher.

Auf die Gruppe 6 BEZOLDS = die Gruppe der Besthörenden, entfallen bei BEZOLD von den Fällen mit angeborener Taubstummheit 30,1%, von den erworbenen 19,7%.

Bei etwa $1/3$ aller Taubstummen (NAGER berechnet 39,2%), sind die Hörreste so groß, daß sie für einen Unterricht vom Ohr aus verwendet werden können und müssen.

Der für das Sprachverständnis wichtigste Abschnitt der Tonskala ist nach BEZOLD der Tonbereich von b^1—g^2. Doch genügt der Besitz dieser Tonstrecke allein zum Verständnis sinnvoller Rede noch nicht. Zum Verständnis sinnvoller Rede gehört auch eine genügende Hörschärfe innerhalb der genannten Strecke, d. h. die Hördauern für die in den Tonbereich b^1—g^2 fallenden Töne c^2 und g^2 müssen mindestens 10% der Normalen betragen.

Aus der Feststellung der Tatsache, daß ein großer Teil der Taubstummen für einen Unterricht vom Ohr aus genügend große Hörreste besitzen, entspringen drei Forderungen.

1. Bei allen Taubstummen ist sobald als möglich von einem mit solchen Untersuchungen vertrauten Ohrenarzt eine genaue Hörprüfung vorzunehmen.

2. Taubstumme mit für einen Unterricht vom Ohr aus (BEZOLD), Hörunterricht (PASSOW) ausreichenden Hörresten sind getrennt von den Totaltauben sowie von den mit ungenügenden Hörresten versehenen zu unterrichten.

3. Für Taubstumme mit genügend Hörresten sind eigene Klassen, sog. Hörklassen oder noch besser eigene Anstalten zu errichten.

Bei ungefähr 70% aller Taubstummen ist das statische Labyrinth normal erregbar.

Das statische Labyrinth scheint demnach für die gleiche Schädigung widerstandsfähiger zu sein als der akustische Abschnitt. Es gilt dieser Satz vornehmlich für die angeborene Taubstummheit. Bei der postembryonal erworbenen kann von einer wesentlich verschiedenen Widerstandsfähigkeit der beiden Labyrinthabschnitte nicht gesprochen werden.

$2/3$ der Taubgeborenen besitzen einen vollkommen normal reagierenden Vorhofbogengangapparat, während von den später Ertaubten $2/3$ sich als sog. Versager erweisen.

Den größten Prozentsatz der Versager liefern die Totaltauben unter den erworbenen Fällen.

Angeboren Totaltaube besitzen in 60% normale Erregbarkeit.

Totale Taubheit, verbunden mit Erregbarkeit des statischen Labyrinths spricht für angeborene Taubstummheit.

Exakte Untersuchung des Vestibularapparates erfordert die Vornahme aller zur Verfügung stehenden Untersuchungsmethoden (Rotation, Kalorisation, Galvanisation).

Erhaltensein der galvanischen Reaktion bei rotatorischer und kalorischer Unerregbarkeit läßt, wenn nicht auf Intaktheit, so doch auf eine gewisse Leitungsfähigkeit des Vestibularis schließen.

Ein gewisser Prozentsatz aller Taubstummen zeigt Gleichgewichtsstörungen.

Die beste Methode zum Nachweis solcher ist die Untersuchung auf dem Goniometer.

Gleichgewichtsstörungen finden sich fast nur bei Fällen mit negativer oder herabgesetzter Erregbarkeit des statischen Labyrinths. Ursache der Gleichgewichtsstörungen ist mit Wahrscheinlichkeit der Funktionsausfall der Vorhofssäckchen (Alexander).

Literatur.

Untersuchung der Schneckenfunktion (Hörprüfung).

Barnick, Otto: Untersuchungen von Taubstummen. Arch. f. Ohrenheilk. Bd. 48. 1900. — Beleiles: Mitteilungen über Untersuchungen in der Taubstummenanstalt Halle a. S. 71. Vers. dtsch. Naturforscher u. Ärzte München 1899. Ref.: Zeitschr. f. Ohrenheilk. u. f. Krankh. d. Luftwege Bd. 35. — Bergh, Ebbe: Studien über die Taubstummheit im Regierungsbezirk Molmöhm. Stockholm 1919. Ref.: Arch. f. Ohren-, Nasen- u. Kehlkopfheilk. Bd. 106, S. 105. 1920. — Bezold, Fr. (1): Das Hörvermögen der Taubstummen. Wiesbaden: J. F. Bergmann 1896. — Derselbe (2): Nachtrag I: 1. Die Stellung der Konsonanten in der Tonreihe. 2. Nachprüfung der im Jahre 1898 untersuchten Taubstummen. Wiesbaden: J. F. Bergmann 1897. Nachtrag II: Sonderdruck aus der Zeitschr. f. Ohrenheilk. u. f. Krankh. d. Luftwege Bd. 36. Wiesbaden: J. F. Bergmann 1906. — Derselbe (3): Ergebnisse der funktionellen Gehörsprüfung mit der kontinuierl. Tonreihe, insbesondere am Taubstummenohr. Münch. med. Wochenschr. 1900. Nr. 19 u. 20. — Derselbe (4): Über die funktionelle Prüfung des menschlichen Gehörorgans. Bd. 2, Abh. 9. Wiesbaden: J. F. Bergmann 1903. — Derselbe (5): Über Fehlerquellen bei der Untersuchung des Taubstummengehörs. Zeitschr. f. Ohrenheilk. u. f. Krankh. d. Luftwege Bd. 39. 1901. — Derselbe (6): Taubstummheit und Taubstummenunterricht. Dtsch. med. Wochenschr. 1904. Nr. 48. — Derselbe (7): Lehrbuch d. Ohrenheilk. Wiesbaden: J. F. Bergmann 1906. — Bezold und Edelmann: Ein Apparat zum Aufschreiben der Stimmgabelschwingungen und Bestimmung der Hörschärfe nach richtigen Proportionen mit Hilfe desselben. Zeitschr. f. Ohrenheilk. Bd. 33, H. 2. 1898. — Dieselben (2): Eine neue Methode, die Quantität des Hörvermögens vermittels Stimmgabeln zu bestimmen, von E. Schmiegelow. Entgegnung. Arch. f. Ohrenheilk. Bd. 49. 1900. — Bross, K. (1): Über die Bezoldsche Sprachsext. Beitr. z. Anat., Physiol., Pathol. u. Therap. d. Ohres, d. Nase u. d. Halses. Bd. 9. 1917. — Derselbe (2): Über den Einfluß der Tonintensität auf die Wahrnehmung der Töne bei Taubstummen. Beitr. z. Anat., Physiol., Pathol. u. Therap. d. Ohres, d. Nase u. d. Halses. 1917. H. 9. — Brühl, G.: Das Hörvermögen der Taubstummen. Dtsch. Ärzte-Zeitung 1903. H. 6. — Bull, Ole: Schwerhörige, Taube und Geisteskranke. Norsk magaz. f. Laegevidenskoben 1887. Nr. 6 u. 7. Ref.: Arch. f. Ohrenheilk. Bd. 27, S. 63. — Denker, Alfred (1): Bericht über die Versammlung dtsch. Ohrenärzte und Taubstummenlehrer zu München am 16. September 1899. Arch. f. Ohrenheilk. Bd. 47. 1899. — Derselbe (2): Die Taubstummen der westfälischen Provinz. Taubstummenanstalt zu Soest. Zeitschr. f. Ohrenheilk. Bd. 36. 1900. — Falkowitsch. Käthe: Hörprüfungen bei den Zöglingen in der Mädchentaubstummenanstalt in Wabern bei Bern. Inaug.-Diss. Bern 1905. Ref.: Internat. Zentralbl. f. Ohrenheilk. 1906. S. 21. — Ferreri, G.: Die methodischen Hörübungen nach V. Urbantschitsch. Internat. Zentralbl. f. Ohrenheilk. 1912. H. 10, S. 378. — Derselbe (2): Die Wiedererziehung bei Taubstummen und Ertaubten. 10. Congr. internat. d'otol. Paris 1921. Zentralbl. f. Hals-, Nasen- u. Ohrenheilk. Bd. 3, S. 324. — Frankfurter und Thiele: Experimentelle Untersuchungen über die Bezoldsche Sprechsext. Zeitschr. f. Psychol. u. Physiol. d. Sinnesorg. II. Abt. Zeitschr. f. Sinnesphysiol. Bd. 47, H. 2. 1913. — Gallusser, E.: Ergebnisse der Taubstummenuntersuchungen in der Taubstummenanstalt St. Gallen. Korresp.-Bl. f. Schweizer Ärzte 1913. Nr. 26. Ref.: Internat. Zentralbl. f. Ohrenheilk. Bd. 11, S. 367. 1913. — Guglielmetti, Luigi: Ergebnisse von Taubstummenuntersuchungen in Zürich. Inaug.-Diss. Zürich 1912. Ref.: Internat. Zentralbl. f. Ohrenheilk. Bd. 11, S. 27. 1913. — Hänlein: Der Taubstumme in med.-

statistischer und medizinischer Hinsicht in Deutschland und anderen Staaten. Verhandl. d. Dtsch. otolog. Ges. 1914. — HARTMANN, ARTHUR: Taubstummheit und Taubstummenbildung 1880. — HASSLAUER: Hörprüfungen im Würzburger Taubstummeninstitut. Zeitschrift f. Ohrenheilk. u. f. Krankh. d. Luftwege Bd. 37. 1906. — HECHT, A.: Bericht über das Ergebnis der an den Zöglingen der Taubstummenanstalt zu Ratibor angestellten Untersuchungen. Arch. f. Ohrenheilk. Bd. 47. 1899. — HEDINGER: Die Taubstummen und die Taubstummenanstalten. Stuttgart 1882. — JOUSSET: Etude medico-pédagogique sur une école de sourds-muets. Rev. hebd. de laryngol., d'otol. et de rhinol. 1899. Nr. 1. Ref.: Arch. f. Ohrenheilk. Bd. 50. 1900. — ITARD, J. M. G.: Traité des maladies de l'oreille et de l'audition. Paris 1821. Deutsch, Weimar 1822. — KALÄHNE: Über den Einfluß der Tonintensität auf die Wahrnehmung tiefer Töne bei Schwerhörigkeit. Beitr. z. Anat., Physiol., Pathol. u. Therapie d. Ohres, d. Nase u. d. Halses. Bd. 5. 1912. — KICKHEFEL, G.: Die Untersuchung der Zöglinge der städt. Taubstummenschule zu Danzig. Zeitschr. f. Ohrenheilk. u. f. Krankh. d. Luftwege. Bd. 35. 1899. — KÖBEL: Untersuchungsergebnis der Zöglinge der zwei württembergischen Taubstummenanstalten in Gmünd. Zeitschrift f. Ohrenheilk. u. f. Krankh. d. Luftwege. Bd. 41, H. 2. 1902. — KOMPANEJETZ, S.: Untersuchungen über das Hörvermögen und die Vestibularfunktion der Zöglinge des Jekaterinoslawschen Taubstummeninstituts. Folia oto-laryngol. 1. Teil. Zeitschr. f. Laryngol., Rhinol. u. ihre Grenzgeb. Bd. 13, H. 6. 1925. — KRAMER. W.: Die Ohrenheilkunde der Gegenwart. Berlin 1861. — LANNOIS und CHAVANNE: Notes relatives à l'examen de 65 sourds-muets. Ann. des maladies de l'oreille. 1903. Nr. 1. Ref.: Zeitschr. f. Ohrenheilk. u. f. Krankh. d. Luftwege Bd. 45, S. 197. 1903. — LEMCKE, CHR.: Die Taubstummheit im Großherzogtum Mecklenburg-Schwerin. 1892. — LINCKE, C. G.: Handbuch der theoretischen und praktischen Ohrenheilk. Leipzig 1837. — LUCAE AUG.: Über den diagnostischen Wert der Tonuntersuchung mit besonderer Berücksichtigung der BEZOLDschen kontinuierlichen Tonreihe. Arch. f. Ohrenheilk. Bd. 57. 1903. — DERSELBE: Über Fehlerquellen bei den Tonuntersuchungen Schwerhöriger. Dtsch. med. Wochenschr. 1906. Nr. 9. — LÜSCHER: Mitteilungen über Gehörprüfungen in der Taubstummenanstalt Wabern. 71. Vers. dtsch. Naturforsch. u. Ärzte München 1899. — MARIAGE, B.: Mesure et développement de l'audition chez les sourds-muets. Arch. internat. de laryngol., otol.-rhinol. et broncho-oesophagoscopie. 1904. Ref.: Zeitschr. f. Ohrenheilk. u. f. Krankh. d. Luftwege. Bd. 47, S. 308. 1904. — MAURICE, ALBERT: Behandlung der Taubheit durch Wiedererziehung des Gehörs. Monatsschr. f. Ohrenheilk. u. Laryngo-Rhinol. 1913. H. 6. — MEISSNER, FR. LUDWIG: Taubstummheit und Taubstummenbildung. Leipzig und Heidelberg 1856. — MYGIND, HOLGER (1): Taubstumme und Taubstummenunterricht. 1881. — DERSELBE (2): Die angeborene Taubheit 1890. — DERSELBE (3): Übersicht über die pathol.-anatomischen Veränderungen des Gehörorgans Taubstummer. Arch. f. Ohrenheilk. Bd. 30. 1890. — DERSELBE (4): Die Taubstummheit in Dänemark. Zeitschr. f. Ohrenheilk. Bd. 22. 1981. — DERSELBE (5): Taubstummheit. Berlin-Leipzig 1894. — NADOLECZNY: Untersuchungen mit BEZOLDS Tonreihe über die Leistungen von Hörapparaten. Beitr. z. Anat., Physiol., Pathol. u. Therapie d. Ohres, d. Nase u. d. Halses. Bd. 16. 1921. — NAGER, J.: Die Taubstummen der Luzerner Anstalt Hohenrain. Zeitschr. f. Ohrenheilk. u. f. Krankh. d. Luftwege. Bd. 43. 1903. — OSTMANN: Ein objektives Hörmaß und seine Anwendung. Wiesbaden: J. F. Bergmann 1903. — DERSELBE (2): Zur quantitativen Hörmessung mit dem objektiven Hörmaß. Arch. f. Ohrenheilk. Bd. 59. 1903. — PASSOW (1): Vortrag. Vers. dtsch. Ohrenärzte u. Taubstummenlehrer in München 1899. — DERSELBE (2): Verhandl. d. dtsch. otol. Ges. 1899. — DERSELBE (3): Mitteilungen aus Taubstummenanstalten. 71. Vers. dtsch. Naturforscher u. Ärzte München 1899. — DERSELBE (4): Über den Schulunterricht der Taubstummen. 14. Vers. d. Dtsch. otolog. Ges. 1905. — PFINGSTEN, G. W.: Vieljährige Beobachtungen und Erfahrungen über die Gehörfehler der Taubstummen. Kiel 1802. — PREOBRASCHENSKY, S.: Über Taubstummheit und Taubheit. 1901. — QUIX, F. H.: Die Hörmessung mit Stimmgabeln. Zeitschr. f. Ohrenheilk. u. f. Krankh. d. Luftwege. Bd. 57. 1909. — RAUCH, M.: Über methodische Hörübungen. Monatsschr. f. Ohrenheilk. u. Laryngo-Rhinol. 1911. H. 5. — ROLLER: Über Untersuchungen von 73 Taubstummen. Arch. f. Ohrenheilk. Bd. 23. 1886. — DE ROSSI: Relazione sopra l'ospizio dei Sordo-Muti di Roma. Zit. nach HARTMANN. 1880. — ROOSA: Arch. of otology. Vol. 13, Nr. 1. 1884. Zit. nach BEZOLD. — RUNDSTRÖM, ALFRED: Untersuchungen an Taubstummen und vergleichende Untersuchungen über Gehörreste bei Taubstummen und Schwerhörigen. Nord. med. Arkiv 1901. Ref.: Zeitschr. f. Ohrenheilk. u. f. Krankh. d. Luftwege. 41. 1902. S. 283. — SZENES: Untersuchungsergebnisse an 124 Taubstummen. Monatsschr. f. Ohrenheilkunde u. f. Laryngo-Rhinol. 1894. H. 10. — SCHMALZ, ED.: Über Taubstumme und ihre Bildung. Dresden-Leipzig 1848. — SCHMALTZ, H.: Die Taubstummen im Königreich Sachsen 1884. — SCHMIEGELOW, E. (1): Eine neue Methode der Hörmessung vermittels Stimmgabeln. 6. Internat. Kongreß London. 1899. — DERSELBE (2): Eine neue Methode, die Quantität der Hörvermögens vermittels Stimmgabel zu bestimmen. Arch. f. Ohrenheilk. Bd. 47.

1899 u. Bd. 50. 1900. — Derselbe (3): Beiträge zu den Funktionsuntersuchungen an Taubstummen in Dänemark 1901. — Derselbe (4): Ursachen der Taubstummheit. 14. internat. med. Kongreß zu Madrid 1903. Ref.: Internat. Zentralbl. f. Ohrenheilk. 1903. S. 483. — Schönlank, A.: Ergebnisse einer 2. Untersuchung von Taubstummen in Zürich. Schweiz. Rundschau f. Med. 1920. Ref.: Internat. Zentralbl. f. Ohrenheilk. Bd. 17, S. 208. — Schubert: Taubstummenuntersuchungen an den Anstalten von Nürnberg, Zell und Altdorf. Festschrift d. ärztl. Vereins. Nürnberg 1902. — Schwendt, A. und Wagner, Fr.: Untersuchungen von Taubstummen. Basel 1899. — Stumpf, C. (1): Die Struktur der Vokale. Sitzungsber. d. Kgl. preuß. Akad. d. Wiss. 28. Mai 1914, Juli 1915, 1. Sept. 1917. — Derselbe (2): Über die Struktur geflüsterter Vokale. Beitr. z. Anat., Physiol., Pathol. u. Therapie d. Ohres, d. Nase u. d. Halses. Bd. 12. 1919. — Derselbe (3): Veränderungen des Sprachverständnisses bei abwärts fortschreitender Vernichtung der Gehörsempfindung. Beitr. z. Anat., Physiol., Pathol. u. Therapie d. Ohres, d. Nase u. d. Halses. Bd. 17. 1911. — Derselbe (4): Zur Analyse der Konsonanten. Beitr. z. Anat., Physiol., Pathol. u. Therapie d. Ohres, d. Nase u. d. Halses. Bd. 17. 1911. — Toynbee, Jos.: Die Krankheiten des Gehörorgans. Aus dem Englischen übersetzt von S. Moos, Würzburg 1863. Engl. Aufl. 1860. — Treitel (1): Über Hörstummheit. Zeitschr. f. Ohrenheilk. u. f. Krankh. d. Luftwege. Bd. 36. 1900. — Derselbe (2): Über den Wert der kontinuierl. Taubheit für die Beurteilung des Sprachgehörs. Zeitschr. f. Ohrenheilk. u. f. Krankh. d. Luftwege. Bd. 37. 1900. — Derselbe (3): Bericht über die Untersuchungen der Kinder in der israelitischen Anstalt zu Neu-Weißensee bei Berlin. Zeitschr. f. Ohrenheilk. u. f. Krankh. d. Luftwege. Bd. 42. 1903. — Uchermann (1): Statistische Mitteilungen über die Taubstummheit in Norwegen. Verhandlgn. d. 10. internat. med. Kongresses Berlin 1890. — Derselbe (2): Bemerkungen anläßlich einiger neueren deutschen statistischen Abhandlungen über Taubstumme. Zeitschr. f. Ohrenheilk. u. f. Krankh. d. Luftwege. Bd. 50. 1905. — Urbantschitsch, V. (1): Über Hörübungen. Wien: Urban & Schwarzenberg 1895. — Derselbe (2): 1. Über Hördefekte bei Taubstummen. 2. Über die praktische Durchführung der methodischen Hörübungen in Taubstummenschulen. Zeitschr. f. Ohrenheilk. Bd. 33. 1898. — Derselbe (4): Über methodische Hörübungen und deren Bedeutung für Schwerhörige. Wien. klin. Wochenschr. 1899. Nr. 12. — Derselbe (5): Über methodische Hörübungen. Monatsschr. f. Ohrenheilk. u. Laryngo-Rhinol. 1906. H. 3. — Vali, Ernst: Über den Wert der Hörübungen bei Taubstummen. Ref.: Internat. Zentralbl. f. Ohrenheilk. 1904. S. 271. — Wanner, Fr. (1): Der moderne Taubstummenunterricht auf Grund Bezolds Taubstummenforschung. Therap. Monatsh. 1909. H. 5. — Derselbe (2): Die funktionelle Prüfung des Taubstummenohres und des darauf basierenden modernen Taubstummenunterrichts. 8. internat. Otologenkongreß Budapest 1909. Ref.: Internat. Zentralbl. f. Ohrenheilk. Bd. 8, S. 478. — Derselbe (3): Bezolds funktionelle Prüfung des Ohres und Taubstummenforschung. Münch. med. Wochenschr. 1909. Nr. 9. — Wilde, W. R.: Practical observations ou aural surgery. London 1853. Deutsch, Göttingen 1855. — Wodak, Ernst: Die Ergebnisse der Untersuchung an den Zöglingen der Prager Taubstummenstalt. Arch. f. Ohren-, Nasen- u. Kehlkopfheilk. Bd. 106. 1920. — Wolf, Oskar: Über die Verwendung der Sprachlaute für Hörprüfungen. 71. Vers. dtsch. Naturforscher u. Ärzte München 1899.

Untersuchung des nichtakustischen (statischen) Labyrinthes.

Alexander und Bárány: Psychophysiologische Untersuchungen über die Bedeutung des Statolithenapparates für die Orientierung im Raum bei Normalen und Taubstummen. Zeitschr. f. Psychol. u. Physiol. d. Sinnesorg. 1904. Bd. 37. — Alexander und Kreidl (1): Zur Physiologie des Labyrinths der Tanzmaus. Pflügers Arch. f. d. ges. Physiol. Bd. 82. 1900. — Dieselben (2): Über die Beziehungen der galvanischen Reaktion zur angeborenen und erworbenen Taubheit. Pflügers Arch. f. d. ges. Physiol. Bd. 89. 1902. — Alexander, G. und G. W. Mackenzie: Funktionsprüfung des Gehörorgans der Taubstummen. Zeitschr. f. Ohrenheilk. u. f. Krankh. d. Luftwege Bd. 56. 1908. — Bárány, Robert (1): Untersuchungen über den vom Vestibularapparat des Ohres reflektorisch ausgelösten rhythmischen Nystagmus und seine Begleiterscheinungen. Monatsschr. f. Ohrenheilk. u. Laryngo-Rhinol. 1906. H. 4. — Derselbe (2): Weitere Untersuchungen über die vom Vestibularapparat des Ohres reflektorisch ausgelösten rhythmischen Nystagmus. Monatsschr. f. Ohrenheilkunde u. Laryngo-Rhinol. 1907. H. 9. — Bárány und K. Wittmaack: Funktionelle Prüfung des Vestibularapparates. Verhandl. d. Dtsch. otolog. Ges. 1911. — Barth: Beitrag zur Taubstummenforschung. Pflügers Arch. f. d. ges. Physiol. Bd. 69. 1898. — Brock, W.: Untersuchungen über die Funktion des Bogengangapparates bei Normalen und Taubstummen. Arch. f. Ohrenheilk. Bd. 71. 1907. — Bruck, Alfred: Über die Beziehungen der Taubstummheit zum sog. statischen Sinn. Pflügers Arch. f. d. ges. Physiol. Bd. 59. 1895. — Frey und Hammerschlag: Untersuchungen über den Drehschwindel der Taubstummen. Zeitschr. f. Ohrenheilk. u. f. Krankh. d. Luftwege. Bd. 48. 1904. — Hammerschlag, Viktor (1): Zur Kenntnis der hereditär-degener. Taubstummheit. Zeitschr. f.

Ohrenheilk. u. f. Krankh. d. Luftwege. Bd. 75. 1903. — Derselbe (2): Neuerliche Versuche über galvanischen Schwindel bei hereditär-degener. Taubstummheit. Monatsschr. f. Ohrenheilkunde u. Laryngo-Rhinol. 1905. S. 264. — Hitzig, E. (1): Über die beim Galvanisieren des Kopfes entstehenden Störungen der Muskelinnervation und der Vorstellungen vom Verhalten im Raum. Reichert und Dubois Arch. 1871. — Derselbe (2): Der Schwindel. Spez. Pathol. u. Therapie. Herausg. von Nothnagel. Bd. 12. Wien 1898. — Hofer, Jg.: Verhalten des galvan. Nystagmus in Fällen chron. Mittelohreiterung mit Labyrinthfistel. Zeitschrift f. Ohrenheilk. u. f. Krankh. d. Luftwege. Bd. 68. 1913. — James: The sense of dizziness in deaf-mutes. Americ. Journ. of otol. 1882. — Jensen, W.: Über den galv. Schwindel. Pflügers Arch. f. d. ges. Physiol. Bd. 66. — Junger, Imre: Galvanische Prüfung des Labyrinths. Monatsschr. f. Ohrenheilk. u. Laryngol-Rhinol. 1922. H. 6. — Kano, Sahataro: Untersuchungen über die Funktion des statischen Labyrinths bei Taubstummen. Zeitschr. f. Ohrenheilk. u. f. Krankh. d. Luftwege. Bd. 61. 1910. — Kny, E.: Untersuchungen über den galvanischen Schwindel. Arch. f. Psychiatr. u. Nervenkrankh. Bd. 18. — Kreidl: Beiträge zur Physiologie des Ohrlabyrinths auf Grund von Versuchen an Taubstummen. Pflügers Arch. f. d. ges. Physiol. Bd. 51. 1892. — Kümmel: Über infektiöse Labyrintherkrankungen. Zeitschr. f. klin. Med. Bd. 55. 1904. — Mackenzie, G. W.: Klinische Studien über die Funktionsprüfung des Labyrinths mittels des galvanischen Stromes. Arch. f. Ohrenheilk. Bd. 77, 78. 1908. — Marx (1): Exprimentelle Untersuchungen über den galvanischen Nystagmus. 20. Vers. d. dtsch. otol. Ges. Frankfurt 1910. — Derselbe (2): Über den galvanischen Nystagmus. Zeitschr. f. Ohrenheilk. u. f. Krankh. d. Luftwege. Bd. 63, H. 3. 1911. — Pollak: Über den galvanischen Schwindel bei Taubstummen und seine Beziehungen zur Funktion des Ohrlabyrinths. Pflügers Arch. f. d. ges. Physiol. Bd. 54. 1893. — Ruttin: Verhandl. d. dtsch. otol. Ges. 1910. Diskussionsbemerkg. — Sassedateljew: Zur Frage über die Funktion des Ohrlabyrinths auf Grund der Untersuchungen an Taubstummen. 1904 (russisch). — v. Stein: Die Lehre von den Funktionen der einzelnen Teile des Ohrlabyrinths. Jena 1904. — Strehl: Beiträge zur Physiologie des inneren Ohres. Pflügers Arch. f. d. ges. Physiol. Bd. 61. 1895. — Uffenorde: Experimentelle Prüfung der Erregungsvorgänge im Vestibularapparat. Beitr. z. Anat., Physiol., Pathol. u. Therapie d. Ohres, d. Nase u. d. Halses. Bd. 5, H. 5, 6. 1912. — Wanner, F.: Über die Erscheinungen des Nystagmus bei Normalhörenden, Labyrinthlosen und Taubstummen. München 1901.

5. Stimme und Sprache der Schwerhörigen, Ertaubten und Taubstummen.

Von

R. Sokolowsky-Königsberg i. Pr.

Mit 4 Abbildungen.

Die Tätigkeit des menschlichen Stimmapparates wird in der Hauptsache durch das *Gehör* überwacht; es ermöglicht den Vergleich der eigenen stimmlichen und sprachlichen Produktion mit der eines Fremden und regelt so unter fortwährenden Korrekturen die akustische Qualität — namentlich Tonhöhe, Stärke und Klangfarbe — der stimmlichen Leistung. Bei dieser Kontrolltätigkeit wird das Gehör wesentlich durch das *Muskelgefühl* der Organe des Stimmapparates ergänzt und unterstützt. An und für sich ist dieses Gefühl nicht sonderlich stark entwickelt; es wird daher auch die Vorstellung von der Lage der einzelnen Teile — das Lagegefühl — im allgemeinen nicht so sehr durch die verschiedenen Muskelkontraktionen, als namentlich durch die *Berührungsempfindlichkeit* der Teile vermittelt (Gutzmann).

Es ist nun klar, daß bei teilweisem oder gänzlichem Ausfall eines so wichtigen Kontrolleurs und Regulators, wie ihn das Gehör darstellt, die stimmliche und sprachliche Produktion mehr oder weniger beeinträchtigt sein wird. Hierbei wird es von Bedeutung sein, ob das betreffende Individuum bei Eintritt des Gehörverlustes bereits im Besitze der Sprache gewesen war, oder ob es im Zeitpunkte der Ertaubung die Sprache noch gar nicht erworben hatte. Die *erste*

Kategorie umfaßt somit die in einem *späteren Lebensalter Ertaubten*, sowie die hochgradig *schwerhörig Gewordenen*; die *zweite* Gruppe bilden die *Taubgeborenen* und die *sehr frühzeitig Ertaubten*, bei denen es in der Regel überhaupt zu keiner sprachlichen Entwicklung kommt — mit anderen Worten also die *Taubstummen*.

Wichtig ist die Tatsache, daß Kinder, die mit normalem Gehör geboren wurden und das Sprechen regelrecht erlernt hatten, mit Eintritt der Ertaubung oder hochgradigen Schwerhörigkeit die Sprache wieder vollständig verlieren und taubstumm werden können. Dieser Fall wird natürlich um so eher eintreten, je früher es zum Verluste des Gehörs kommt, je weniger also die Sprache des Kindes befestigt ist. Bis zum 5. Lebensjahre wird das wohl die Regel sein; nach diesem Zeitpunkt — etwa bis zum 7. Jahre — gelingt es zuweilen, durch systematische Übungen dem Kinde die Sprache zu erhalten. Darüber hinaus ist der Verlust schon selten; namentlich tragen wohl Lesen und Schreiben wesentlich zur Erhaltung des Sprachbesitzes bei. Die mit den Sprechbewegungen verbundenen geschriebenen und gedruckten Buchstabenbilder scheinen einen erheblichen Anreiz zum Sprechen auszuüben (Fröschels). Die oberste Grenze für den Verlust der Sprache bildet nach Kussmaul und Gutzmann der Eintritt der Pubertät, also etwa das 14. Lebensjahr. — Eine Erklärung für das unterschiedliche Verhalten der einzelnen Kinder, die — ceteris paribus — einmal ihr Sprachvermögen behalten, im anderen Falle das Erworbene verlieren, ist wohl in der Hauptsache in dem Grade der Intelligenz und namentlich auch in dem Maße der Aufmerksamkeit (Gutzmann) zu suchen, mit dem das Kind den Vorgängen der Umgebung zu folgen vermag.

I. Stimme und Sprache der Schwerhörigen und Ertaubten.

Das auffallendste Kennzeichen der Sprache der *Ertaubten* und *Schwerhörigen* ist der *Mangel an Wohllaut und Modulation*; der Stimmklang wirkt rauh, eintönig, flach, *monoton*; die sprachlichen *Akzente*, insbesondere der musikalische und der dynamische, fehlen ganz oder sind — gegenüber der normalen Sprechweise — verändert. Der Eindruck der Monotonie wird namentlich darauf zurückgeführt, daß die Sprache des Wechsels von Stärke und Schwäche und auch von Höhe und Tiefe entbehrt, also der normalerweise hörbaren Änderungen der einzelnen Stimmklänge, die in der Hauptsache die sogenannte *Sprachmelodie* bedingen.

Soweit es sich um den *fehlenden Intensitätswechsel* handelt, trifft diese Annahme ohne weiteres zu. Es ist ja allgemein bekannt, daß die Schwerhörigen sich häufig einer *gleichmäßig* lauten, oft überlauten und schreienden Sprechweise bedienen. Zuweilen ist allerdings auch das Gegenteil — eine auffallend leise Sprache — anzutreffen. Fröschels nimmt an, daß in solchen Fällen die Schwerhörigen den ihnen bekannten Fehler des zu lauten Sprechens vermeiden wollen und nun in das Gegenteil verfallen. Diese Erklärung kann aber auf die schwerhörigen Kinder kaum zutreffen, bei denen nach Nadoleczny die zu leise Sprache bedeutend häufiger vorkommt als die übermäßig laute Stimmlage. Nach Bloch findet man die Verminderung der Stimmstärke häufig bei Schwerhörigen mit quälenden subjektiven Geräuschen; sie beruht dann wahrscheinlich auf der psychischen Depression, unter welcher solche Kranken leiden. — Gelegentlich wird auch mit der Stimmstärke ohne jeden Übergang und ganz plötzlich gewechselt; Personen, die eben noch laut und schreiend gesprochen haben, sind jetzt auch in nächster Nähe nur mit Mühe zu verstehen. —

Anders verhält es sich mit den *Tonhöhenschwankungen*, mit dem Wechsel von Höhe und Tiefe, deren Fehlen in erster Linie für den gleichbleibend eintönigen Stimmklang der Schwerhörigen und Ertaubten verantwortlich gemacht wird. Neuere experimentelle Untersuchungen haben nämlich die immerhin etwas überraschende Tatsache ergeben, daß der Stimmumfang tatsächlich gar nicht wesentlich kleiner ist als der der normalen Sprechstimme und daß die Tonhöhenschwankungen im großen ganzen denen der Normalhörenden gleich sind. Diese Feststellungen sind zwar bei Taubstummen gemacht worden; aber was in diesem Falle für diese gilt, trifft ja sicherlich und wohl noch in erhöhtem Maße auf die Ertaubten und schwerhörig Gewordenen zu. Um die Klärung der Frage haben sich ISSERLIN, GÖPFERT und SCHÄR verdient gemacht, die mit verschiedenen Untersuchungsmethoden zu sehr ähnlichen Resultaten gelangt sind. Nach AUERBACH beträgt der weiteste Spielraum beim normalen Sprechen $1^1/_2$ Oktaven, in den meisten Fällen bleibt die Stimme jedoch innerhalb einer Oktave, vielfach innerhalb einer Quint. Vergleichen wir damit die Ergebnisse ISSERLINS, der Tonhöhenschwankungen von 10—11 Halbtönen fand, dann GÖPFERTS mit 4—6 Halbtönen und SCHÄRS, dessen Versuchspersonen eine durchschnittliche Tonhöhenbewegung von 6—8 Halbtönen, als unterste Grenze eine solche von 5 und als oberste Grenze von 11 aufweisen, so ergibt sich keine besonders ins Gewicht fallende Differenz zugunsten des Normalhörenden.

Es ist somit die Sprache der Taubstummen und in dieser Beziehung auch der Ertaubten und Schwerhörigen *objektiv gar nicht monoton,* wenn man als hauptsächliche Vorbedingung der sprachlichen Monotonie eine wesentliche Verminderung oder gar ein Fehlen der Tonhöhenbewegungen annimmt. Andererseits unterliegt aber die *subjektive Empfindung von der Monotonie* der Schwerhörigen- und Taubstummensprache keinem Zweifel, die durch das Fehlen des Intensitätswechsels allein gewiß nicht zu erklären ist. Tatsächlich wissen wir also nicht sicher, wodurch die Sprache auf unser Ohr monoton wirkt. Nach den ISSERLINschen Untersuchungen könnte das bis zu einem gewissen Grade darauf zurückgeführt werden, daß beim Taubstummen Tonhöhen- und Tonstärkenbewegungen im wesentlichen zusammenfallen *(Parallelismus* von *Tonhöhe* und *Tonstärke);* es fehlt also die Differenzierung zwischen Melodie und Intensität, die nach ISSERLIN für die Ausdrucksfähigkeit von großer Wichtigkeit ist. Vielleicht wird dieser monotone Eindruck zum Teil auch bedingt durch eine eigentümliche, klangliche Beschaffenheit der *Einzellaute* der Sprache, also eine *besondere Anordnung der Obertöne,* wodurch eine gewisse einförmige Leere, eine — wenn man so sagen darf — *Monotonie des Einzelklanges* zustande kommt, die dann im Zusammenhang den obengenannten Gesamteindruck hervorruft. Das sind zunächst Vermutungen, deren Richtigkeit nur durch systematische klanganalytische Untersuchungen erwiesen werden könnte.

Neben den geschilderten *Veränderungen des Stimmklanges* findet man bei den Schwerhörigen und Ertaubten nicht selten noch eine verwaschene, *fehlerhafte Bildung der einzelnen Sprachlaute,* wodurch namentlich die Deutlichkeit der Sprache erheblich leiden kann. Die *Vokale* werden infolge des Fortfalls der akustischen Kontrolle nicht mehr mit der gewohnten Präzision gebildet. Das kommt namentlich bei denjenigen Vokalen zum Ausdruck, die eine extrem starke Lippenbewegung erfordern, also beim U und J. Die Bewegungen der Lippen sind weniger kräftig, sie sind unscharf und abgestumpft, so daß aus dem U mehr ein O wird und das J häufig mehr wie ein E klingt. Andererseits werden nicht selten die Vokale O und U durch einen verwaschenen, undeutlichen, dem Ö bzw. dem Ü ähnlichen Laut ersetzt. BRUNNER und FRÜHWALD haben nach dem Verfahren von FRÖSCHELS und HANDEK durch Röntgenaufnahmen der Mundhöhle taubstummer Kinder die Stellung der Sprachwerkzeuge bei der Bildung der *Vokale* untersucht. Sie fanden Abweichungen gegenüber den Röntgenbildern bei Vollsinnigen, die nicht mehr im Bereiche der physiologischen Variationsbreite lagen; und zwar konnten diese Autoren feststellen, daß gerade die Extremlaute (J-U-A) im allgemeinen richtig, dagegen die dazwischen liegenden Laute (E-O) unrichtig gebildet wurden. Aus den Röntgenogrammen, die Brunner und Frühwald bei der Bildung der *Konsonanten* aufgenommen haben, lassen sich zunächst noch keine Gesetzmäßigkeiten herleiten. — Von den *Konsonanten* werden besonders gerne Reibelaute mit Verschlußlauten verwechselt; so wird W in B und F in P verwandelt, statt S wird ein T- oder D-artiger Laut gebildet. Außerdem sind zuweilen die Grenzen zwischen Mediae und Tenues unscharf, meist in dem Sinne, daß die Mediae mehr wie Tenues ausgesprochen werden. Unter der allgemein mangelhaften und schlaffen Artikulation können gelegentlich auch die Bewegungen des Gaumensegels leiden; die Folge ist dann ein mehr oder weniger deutliches *offenes Näseln*, das zuweilen — namentlich bei enger Nase — von eigentümlichen Schnarchgeräuschen begleitet sein kann (Gutzmann). In anderen Fällen besteht wiederum infolge dauernder Kontraktionen des Gaumensegels während des Sprechens eine *Rhinolalia clausa functionalis*.

Alle diese Veränderungen in der Stimme und Sprache der Ertaubten und Schwerhörigen sind — wie eingangs hervorgehoben wurde — in der Hauptsache auf den Fortfall der akustischen Kontrolle zurückzuführen. Es ist nun bemerkenswert, daß es Fälle gibt, in denen trotz Ertaubung eine wohlklingende, gut modulierende und artikulierende Sprache bestehen bleibt, während andere schon bei einem geringeren Grade der Gehörherabsetzung die obengenannten Veränderungen in ganz ausgesprochenem Maße aufweisen. Es ist also offenbar nicht so sehr der Grad der Schwerhörigkeit als der *Grad der Aufmerksamkeit* maßgebend, welche das Individuum bisher seinen *Gefühlssinnen* entgegengebracht hat. Man muß also annehmen, daß im ersten Falle das *Gefühl* der sprachlichen Bewegungen bei den betreffenden Personen schon von Jugend auf eine ganz besonders hervorragende Rolle gespielt hat, so daß sie dadurch die Fähigkeit gewonnen haben, Lage und Bewegung der Sprachorgane während der Sprachproduktion ausreichend zu beurteilen und zu kontrollieren. Die Erinnerung an die sprachlichen Bewegungen kann gelegentlich — wie Gutzmann in einem sehr interessanten Falle mitgeteilt hat — dazu führen, daß sogar dialektische Eigentümlichkeiten, die vor der Ertaubung und vor dem Sprachverlust bestanden hatten, nach dem Wiederaufbau der Sprache in der Taubstummenanstalt wiederkehrten.

Über die *Mittel*, die uns zur *Verbesserung* der *Stimme* und *Sprache* der Schwerhörigen und Ertaubten zur Verfügung stehen, kann hier nur soweit ausführlicher gesprochen werden, als sie nicht zusammenhängend an anderer Stelle (III, 3 h) behandelt sind. Dahin gehört in erster Linie das Erlernen des *Absehens* vom Munde des Sprechenden; schon dabei ist Gelegenheit gegeben, eine schärfere und präzisere Artikulation anzubahnen.

Wir werden aber das *Auge* des Patienten nicht nur zur Verbesserung der Perception der fremden Sprache, sondern — bis zu einem gewissen Grade — auch zur Verbesserung der eigenen Aussprache heranziehen. So können die Sprechbewegungen in einem Handspiegel beobachtet und auf diese Weise Kieferhaltung, Lippenstellung, Zungenlage u. a. kontrolliert werden. Eine egwisse Vorsicht wird bei der Benutzung dieses Hilfsmittels am Platze sein, da es leicht zu einer Übertreibung der sprachlichen Bewegungen verleitet. Nadoleczny warnt aus diesem Grunde bei Schwerhörigen vor der Anwendung des Spiegels, empfiehlt ihn aber für die Taubstummensprache. —

Neben dem Gesichtssinn wird aber in der Hauptsache dem *Tastsinn* therapeutisch die wichtigste Aufgabe zufallen. Durch die methodische Ein-übung des Getastes wird dem Schwerhörigen noch am ehesten die Möglich-keit gegeben, die eigene Sprache zu kontrollieren und ihre Mängel bis zu einem gewissen Grade zu beseitigen. Die Übungen werden in der Weise ausgeführt, daß der Patient die Finger der einen Hand leicht an seinem Kehlkopf legt, während die der anderen Hand den Kehlkopf des Arztes berühren. Hier belehrt ihn ein deutlich fühlbares Schwirren der schwingen-den Stimmbänder zunächst darüber, ob der betreffende Ton laut oder leise ist; je größer die Intensität des Tones, desto stärker naturgemäß das Schwirren. Anfangs wird man sich nur auf das Einüben *zweier* Tonstärken beschränken; erst wenn diese beiden fehlerlos differenziert werden — was nur dann sicher der Fall ist, wenn der Patient selbst die beiden Intensi-tätsgrade unter der Tastkontrolle in ähnlicher Weise wie der vorsprechende Arzt auseinanderzuhalten vermag — erst dann geht man zum Fühlen weiterer Stärkeunterschiede über. Neben der *Tonstärke* lernt der Patient auf die gleiche Weise durch das Getast in gewissen Grenzen auch die *Tonhöhe* erkennen, die ihm durch ein schnelleres oder langsameres — durch die Zahl der Stimmband-schwingungen bedingtes — Schwirren zum Bewußtsein kommt. Diese Übungen werden in ganz ähnlicher Weise ausgeführt, bis das Gefühl für die Auffassung der Tonhöhendifferenzen so verfeinert ist, daß der Patient schließlich — nach vielen Korrekturen — die vorgesprochene Tonhöhe durch das Gefühl annähernd richtig zu treffen vermag. —

Wo noch Hörreste vorhanden sind, wird man sie selbstverständlich bei den Übungen — meistens unter Zuhilfenahme eines Höhrrohrs — zur Unter-stützung bei der Therapie heranziehen. Das von GUTZMANN speziell für solche Fälle empfohlene Hörrohr besteht aus einem weiten Rohr aus Buchsbaumholz, das in der Nähe des Höransatzes eine Abzweigung hat für den Mund des Patienten. Auf diese Weise kann der Schwerhörige die eigene Sprache mit der des Arztes vergleichen und so die Mängel seiner Sprache ausgleichen. GUTZMANN konnte mit diesem Hilfsmittel namentlich hinsichtlich der Verbesserung der Vokalklänge und der Monotonie der Sprache gute Erfolge erzielen.

Zur *Korrektur* der *fehlerhaft gebildeten Vokale*, die bereits beim Abseh-unterricht und auch bei den geschilderten stets auf Vokalen vorgenommenen Tastübungen angebahnt wurde, bedient man sich weiterhin des schon erwähnten Spiegels, in welchem der Patient seine eigenen Vokalstellungen nach denen des Arztes regulieren kann. Die falsche Lage der Zunge, die durch ihr Vorwärts-gleiten hauptsächlich zu der Umwandlung des O in Ö und des U in Ü Veran-lassung gibt, wird man durch einen schmalen Zungenspatel korrigieren, bis der Patient das Gefühl für die regelrechte Stellung der Zunge bei dem betreffenden Vokal erworben hat. —

Um dem Schwerhörigen wieder zu einer besseren und schärferen Aus-sprache der Mediae, die — wie wir gesehen haben — häufig mehr wie Tenues gebildet werden, zu verhelfen, geht man nach GUTZMANN am besten vom betreffenden Nasenlaut aus. Man läßt den Patienten, während man ihm die Nase zuhält, die Silbenfolge a m a sprechen; dadurch wird eine Luftstauung in der Mundhöhle herbeigeführt, die schließlich den Lippenschluß aufhebt. Jetzt ertönt ein deutliches b: a b a. Genau in gleicher Weise läßt sich das d aus der Silbenfolge a n a = a d a und das g aus a n g a = a g a entwickeln. — Zur Verbesserung des S-Lautes läßt FRÖSCHELS den Patienten den „scharf aus der Mitte des Mundes austretenden Luftstrom längere Zeit auf der Hand fühlen".

Diese kurzen Hinweise auf die therapeutischen Maßnahmen zur Erzielung einer besseren Aussprache der einzelnen Konsonanten müssen hier genügen; im übrigen muß auf die spezielle Therapie der Sprachstörungen — insbesondere des Stammelns (Kapitel 21) — verwiesen werden.

II. Stimme und Sprache der Taubstummen.

Das *taubstumme* Kind, das auf alle akustischen Eindrücke der Sprache, sowie aller Laute der Umgebung verzichten muß, wird in den allermeisten Fällen auf der Stufe des *spontanen Lallens* stehen bleiben. Aber auch das Lallen wird sich häufig nur in sehr geringem Maße äußern: da die Kinder ihre eigene stimmliche Produktion nicht hören können, macht sie ihnen auch keine rechte Freude und wird darum auch weniger von ihnen betätigt. In die folgende Periode des *Nachahmens* und zu *spontanen artikulierten Äußerungen* gelangt der Taubstumme in der Regel überhaupt nicht mehr; gelegentliche Schreilaute sind Affektentladungen ohne jeden sprachlichen Charakter.

Es gibt allerdings ganz seltene *Ausnahmefälle*, wo sehr intelligente, kongenital taube Kinder mit Hilfe der beiden ihnen verbliebenen, peripher-impressiven Wege, des *kinästhetischen* und des *optischen, spontan* zu einer gewissen sprachlichen Entwicklung gelangen. Ein solcher Fall ist von dem Taubstummenlehrer Hill, zwei andere sind von Gutzmann beobachtet worden. Der eine von den Gutzmannschen Patienten sprach die Worte: Papa, Mama, Ball, Paul, Puppe, komm; dabei ist es besonders beachtenswert, daß das Kind sogar das K richtig „herausperzipiert" hatte. Ferner fiel es Gutzmann auf, daß die Stimme dieser beiden Kinder ganz besonders gut klang, besser jedenfalls, als man sie sonst bei taubstummen Kindern zu hören pflegt. Gutzmann schließt daraus, daß „die spontane Entwicklung der Sprache, die zu einer frühzeitigen Sprechübung des Stimmapparates führte, die unangenehmen Erscheinungen der Taubstummenstimme glücklich vermied", und er sieht darin einen Hinweis, daß „man bei taubstummen Kindern so früh wie möglich wenigstens die Sprechstimme entwickeln soll".

Auch *trotz regelrechten Unterrichts* erreicht der Taubstumme nur selten eine wirklich wohlklingende und deutliche Sprache; es sei denn, daß Hörreste eine gewisse Kontrolle durch das Ohr ermöglichen und die Ausbildung wesentlich unterstützen und vervollkommnen. Zunächst finden wir *Fehler des Stimmklanges*, die wir bereits bei der Sprache der Schwerhörigen und Ertaubten kennen gelernt haben: Mängel der sprachlichen Akzente, Fehlen der Sprachmelodie, führen auch hier häufig zu einer gleichförmigen, eintönigen, *monotonen* Sprechweise. Dabei bleibt es aber selten; meistens weist die Taubstummensprache noch weit häßlichere Abweichungen auf. Die Schwierigkeiten der Artikulation kann der Taubstumme nur mit einem recht erheblichen Maß von Anstrengung überwinden; dadurch erhält seine Aussprache etwas *Übertriebenes*, Scharfes, Stoßendes; überdies wird sie infolge der in den meisten Fällen bestehenden unzweckmäßigen Sprechatmung (siehe unten) *zerhackt* und *schwerfällig*. Dazu kommt infolge einer gewissen *Unfähigkeit, den Ton festzuhalten,* die ausgesprochene Neigung, von dem zuerst angenommenen Sprechton aus nach der Höhe oder Tiefe zu gleiten. Die Folge davon ist eine *heulende,* jaulende Sprechstimme, die — namentlich beim Gleiten von oben nach unten — in ausgesprochenen Fällen an das Bellen junger Hunde erinnert. Gutzmann fand bei einem 12jährigen taubstummen Mädchen, bei dem die Stimme fortwährend von der höchsten bis zur tiefsten Sprechtonhöhe herunterglitt, Schwankungen von über $1^1/_2$ *Oktaven in einer Silbe.* Der umgekehrte Vorgang — das *Heraufschnellen* des Tones — tritt besonders dann ein, wenn am Schlusse ein M oder N auf einen Vokal folgt. Der Konsonant wird dann nicht selten in einer höheren Tonlage angeschlagen, als der vorausgehende Vokal (VATTER). — Gelegentlich kann der Taubstumme seine Bruststimme überhaupt nicht finden, sondern spricht alles in *Fistelstimme*; wie denn überhaupt eine durchweg sehr *hohe Sprechtonlage* (siehe unten) zu den häufigeren Befunden gehört.

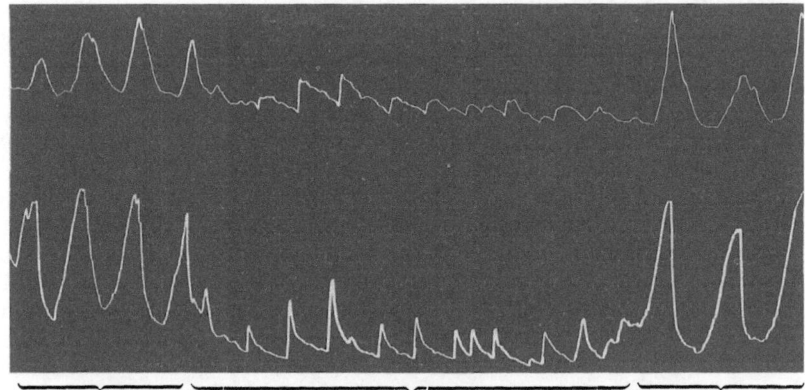

Abb. 1. Atemkurve eines 13jährigen taubgeborenen Knaben.

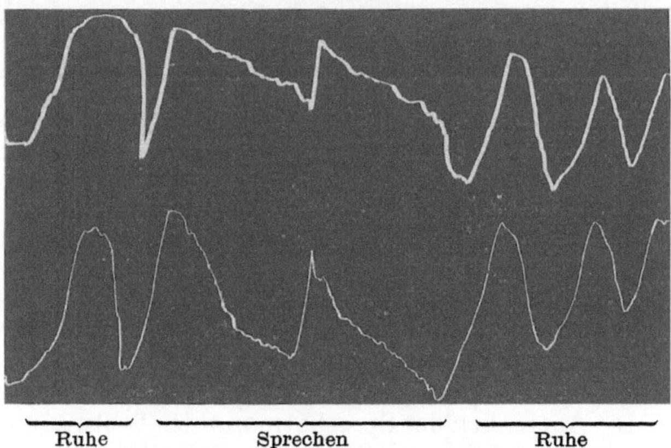

Abb. 2. Atemkurve eines 13jährigen vollsinnigen Knaben.

Daß diese Mängel des Stimmklanges der Taubstummensprache fast stets mit einer *fehlerhaften*, übertriebenen, *verwaschenen* und zuweilen fast ganz unverständlichen *Artikulation* einhergehen, ist nach allem ohne weiteres klar.

Neben solchen schon mit dem Ohre wahrnehmbaren Abweichungen von der Norm fördert die genauere Untersuchung des sprachlich ausgebildeten Taubstummen häufig noch eine Reihe von anderen Anomalien zutage, durch die die klanglichen Veränderungen zum Teil erklärt werden. Zunächst hinsichtlich der *Atmung,* die sehr häufig die richtige Koordination mit den Sprechbewegungen vermissen läßt. Was in den Pneumographenkurven der Taubstummen in erster Linie auffällt, ist die *vermehrte Frequenz der Inspirationen* während der Sprechatmung. In Abb. 1 ist die Pneumographenkurve (oben Brust-, unten Bauchatmung) eines 13jährigen taub geborenen Knaben abgebildet. Zum

Vergleich sehen wir in Abb. 2 die Atemkurve eines gleichalterigen, vollsinnigen Knaben von ungefähr gleicher Körperkonstitution. Beide Knaben haben während der Registrierung denselben Satz aus einem Buch vorgelesen. Während nun der Vollsinnige für die Bewältigung der ganzen Silbenzahl — abgesehen von der Anfangsinspiration — nur noch eine einzige Zwischeninspiration gebraucht hat, finden wir bei dem Taubstummen eine ungleich größere Zahl von Einatmungen, die namentlich in der Brustkurve außerordentlich flach und klein sind (man vergleiche damit die ausgiebigen Anstiege in der *Ruheatmung*). Dementsprechend sind auch die *Exspirationen* wenig ergiebig, so daß auf jede Exspiration nur eine ganz minimale Silbenzahl kommt. Die Brustkurve zeigt in ihrer Form kaum noch eine Andeutung des normalen Sprechatmungstypus; sie macht, wie Gutzmann es bezeichnet, einen *„ataktischen"* Eindruck. Noch deutlicher tritt das in der Brustkurve der Abb. 3 zutage. —

Nach den Untersuchungen von Gutzmann und Stern sind solche Anomalien der Atmung in der Hauptsache nur bei kongenital Tauben anzutreffen, während die Kurven bei acquirierter Taubstummheit sich mehr oder weniger dem normalen Typus nähern. Je später die Taubstummheit erworben ist, desto mehr soll die Sprechkurve der normalen Kurve ähnlich sein. Die Unterschiede der Pneumo-

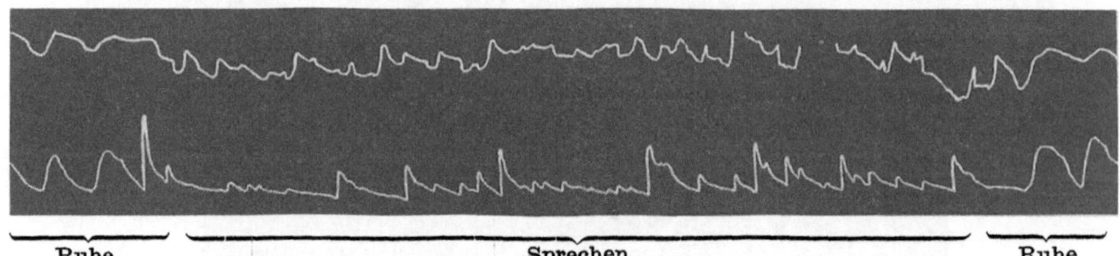

Abb. 3.   „Ataktische" Atemkurve eines 13jährigen taubgeborenen Knaben.
(Nach Gutzmann).

graphenkurven bei kongenitaler und erworbener Taubstummheit sind nach Gutz-mann derart gesetzmäßig, daß man lediglich aus der Atemkurve eines taub-stummen Kindes erkennen kann, ob es taub geboren ist oder ob es seine Taub-heit später erworben hat. Brunner und Frühwald konnten nach den Er-gebnissen ihrer Untersuchungen dieser Ansicht nicht beitreten; sie sehen daher auch in der Gutzmannschen Behauptung nicht ein allgemein gültiges Gesetz, sondern „höchstens einen Erfahrungssatz, von dem es nicht gar zu seltene Aus-nahmen gibt". — Die Anomalien der Sprechatmung der Taubstummen sind nach Stern in der Hauptsache auf folgende Punkte zurückzuführen: 1. Auf die große *Anstrengung*, welche für den Taubstummen mit dem Sprechakt verbunden ist und 2. auf den unzweckmäßigen Verbrauch des *Atemvolumens*. Der erste Punkt bedarf wohl kaum einer eingehenden Begründung. Während beim Vollsinnigen der Ablauf des Sprechvorganges ein mehr automatischer ist und keine beson-deren Anforderungen an die Willenskraft stellt, bedeutet er für den Taubstummen eben eine ganz enorme Arbeitsleistung und es ist ohne weiteres verständlich, daß seine Atmung ein unregelmäßigeres Bild ergeben wird, als die des Voll-sinnigen, zumal die große Anstrengung in der Regel auch mit einer gewissen psychischen Erregung einhergeht. Interessant ist in dieser Hinsicht die Abb. 4; wir finden hier eine deutliche — in einem annähernd geraden Kurventeil zum Ausdruck kommende — *Erschöpfungspause* am Schluß der Sprechatmung, ehe die normale Ruheatmung wieder einsetzt *(Refraktionspause)*.

Die unzweckmäßige Verwertung des *Atemvolumens* kann sich in zwei ver-schiedenen Formen äußern (Stern); 1. infolge ganz ungenügender und flacher

Inspirationen steht für die Sprechatmung nur ein sehr geringes Atemvolumen zur Verfügung; das Resultat ist infolge der vielen Inspirationen die schon erwähnte, ungemein schwerfällige und gleichsam *zerhackte, zerrissene* Sprache. Oder 2. die Einatmungen sind umgekehrt besonders tief, forciert und der Taubstumme weiß jetzt das erheblich erhöhte Luftquantum nicht zweckmäßig zu verwenden. Die Folge ist eine — häufig außerordentliche — *phonatorische Luftverschwendung*, die sich wiederum in der charakteristischen *stoßenden* und namentlich mit wilder Luft vermischten *rauhen* Sprechweise zu äußern pflegt.

Neben der Atmung sind auch die *Kehlkopfbewegungen* bei der Sprache der Taubstummen — insbesondere wiederum von GUTZMANN — genau studiert worden. Die Untersuchungen, die sowohl mittels Inspektion und Palpation als auch mit Hilfe des ZWAARDEMAKERschen Laryngographen bzw. der BRONDGEESTschen Kapsel ausgeführt wurden, haben ergeben, daß fast alle in Betracht kommenden Möglichkeiten *fehlerhafter* Kehlkopfstellungen sowie Bewegungen

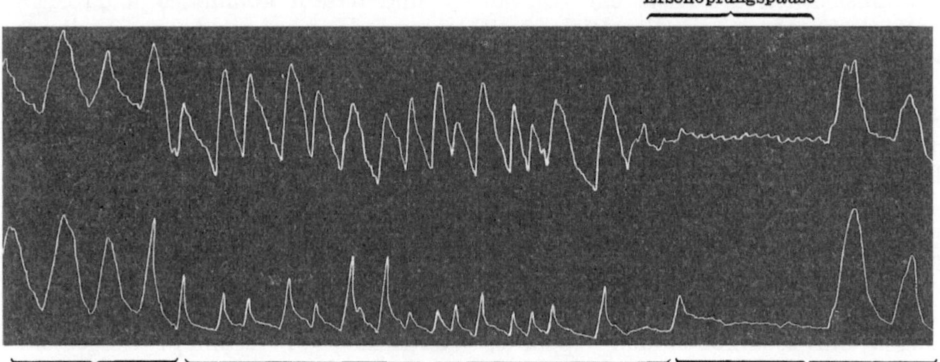

Abb. 4.   Erschöpfungspause am Ende der Sprechatmung (10 jähriger Knabe, taub mit dem fünften Jahre).

dabei gefunden werden. Besonders häufig wird abnormer Hochstand des Kehlkopfs beobachtet, seltener ein exzessiver Tiefstand. Zuweilen bleibt der Larynx während des ganzen Sprechaktes krampfhaft nach oben bis dicht unter das Zungenbein gezogen, um erst nach Beendigung der Sprechbewegung wieder herunter zu gleiten; in anderen Fällen sieht man auch, daß der Kehlkopf bei jeder Silbe, die gesprochen wird, „auf und ab tanzt". Letzteres findet sich namentlich dort, wo eine bellende, stoßende Sprache besteht. Eine Folge dieser übermäßigen Kehlkopfbewegungen ist bisweilen die schon früher hervorgehobene Unfähigkeit der Taubstummen, den Ton in gleicher Höhe festzuhalten, das Gleiten des ursprünglichen Sprechtones nach oben bzw. nach unten.

Im Zusammenhange mit den geschilderten Anomalien der Kehlkopfbewegungen zeigen auch überhaupt die *Artikulationsbewegungen*: Lippen-, Unterkiefer- und Mundboden-Zungenbewegung, häufig erhebliche Abweichungen von der Norm. Sie sind dann vielfach übermäßig stark und *übertrieben*. VATTER bemängelt namentlich, daß der Taubstumme „die Bewegungen des Kiefers gerne zu hastig ausführt und damit das Gemessene, rhythmisch Getragene, das der natürlich ausgeführten Sprechbewegung stets eigen ist, außer acht läßt. Zu große Winkelöffnung der Kiefer ist das Ergebnis. Kommt zu der vertikalen Bewegung des Kiefers bei manchen Leuten auch noch eine horizontale Verschiebung, so möchte man fast versucht sein zu glauben, der Taubstumme müsse die Laute durch Kauen präparieren". Daneben rügt er noch „das schreckenerregende Aufreißen des Mundes und die unheimlichen Bewegungen an den Gesichtsseiten in der Gegend des Jochbeins". Akustisch wirkt sich die allzuweite Kieferöffnung in der Weise aus, daß statt des *E* ein *A* ertönt, und statt des *Sch* kommt nur ein Hauch zustande, weil die „Engebildung zwischen Zunge und hartem Gaumen erschwert ist". Es sollen daher auch schon beim *A* und *O* die Zahnreihen nie über Fingerdicke von einander entfernt werden. Ein gutes Hilfsmittel ist hierbei — nach Vatter — den Schüler die Spitze des Zeigefingers mit den Zähnen festhalten und *A* sprechen zu lassen; dadurch wird er fühlen lernen, daß die erforderliche Weite des Resonanzraums lediglich durch Niederhalten der Zunge und nicht durch große Kieferöffnung herzustellen ist.

Gutzmann hat diese übertriebene Tätigkeit der Artikulationsorgane — besonders die exzessiven Mundboden-Zungenbewegungen — kurvenmäßig bestätigen können; allerdings ist bei seinen Ergebnissen zu berücksichtigen, daß hinsichtlich der *Höhe* der Kurven — und darauf kommt es ja dabei in erster Linie an — ein Vergleich zwischen zwei Kurven nicht ohne weiteres angängig ist.

Es ist bekannt, daß beim Vollsinnigen der unzweckmäßige Gebrauch des Stimmorgans gelegentlich zu mehr oder weniger schweren Schädigungen des stimmbildenden Apparates führt; es kann also weiter nicht wunder nehmen, daß es auch bei Taubstummen, wo ja die für die Stimmgebung überaus wichtige akustische Kontrolle fehlt, zu ähnlichen Störungen kommen kann. Sokolowsky und Blohmke haben das Krankheitsbild der *Taubstummenphonasthenie* aufgestellt und klinisch umrissen. Bei 10 Taubstummenschülern, die ihren Lehrern wegen verschiedenartiger Störungen des Stimmklanges, insbesondere wegen starker Heiserkeit, aufgefallen waren, konnten durchweg organische Veränderungen am stimmbildenden Apparat, namentlich am Kehlkopf festgestellt werden, die sich mit dem deckten, was man *objektiv bei erwachsenen vollsinnigen Phonasthenikern in der Regel zu finden pflegt*. In zwei Fällen bestand eine Lateralisparese, in 4 Fällen eine Transversusparese, in 2 Fällen eine Internusparese, in einem Falle Schiefstand des Kehlkopfes mit Überkreuzung der Aryknorpel (Hyperkinese) und in einem Falle waren Sängerknötchen vorhanden. Im Grunde genommen sind ja die Bedingungen für derartige Stimmerkrankungen der Taubstummen ohne weiteres gegeben. Der Taubstumme, der nicht in der Lage ist, die Tätigkeit seines Stimmorgans durch das Gehör zu kontrollieren, ist sehr erheblich der Versuchung ausgesetzt, seine Stimme überanzustrengen; es wird also das Prinzip des kleinsten Kraftausmaßes bei der Stimmtätigkeit der Taubstummen weit häufiger durchbrochen als bei der des Vollsinnigen.

Sokolowsky und Blohmke konnten in ihren Fällen für das Auftreten der Stimmstörung in der Hauptsache zwei ätiologische Momente verantwortlich machen: einmal die *unzweckmäßige Atmung*, die noch weit stärkere Anomalien aufwies als man sonst in den Atemkurven der Taubstummen zu finden pflegt, und *die durchweg zu hohe Sprechtonlage*. Die übertriebene Artikulation veranlaßt den Taubstummen nicht selten, auch den Ton in die Höhe zu treiben. Er ist eben nicht imstande, den feinsten Einstellungsmechanismus unter Kontrolle seines Ohres in Aktion zu setzen und dem stärkeren Anblasestrom durch eine geeignete Änderung der Spannungsverhältnisse der Stimmlippen zu begegnen. Diese andauernd nach oben getriebene Sprechtonhöhe führt weiter zu einer stärkeren Inanspruchnahme der Stimmlippentätigkeit und damit zu den bekannten Folgezuständen, die aus dem qualitativen Mißbrauch des Stimmapparates resultieren. — Auch Ott hat bei seinen zahlreichen Taubstummenuntersuchungen sehr häufig Kehlkopfkatarrhe mit und ohne Parese der Stimmbänder angetroffen.

Neuerdings haben BRUNNER und FRÜHWALD bei 93 taubstummen Kindern in etwa 60% einen unvollkommenen Stimmritzenschluß gefunden, der in der Hälfte der Fälle durch Offenbleiben der Glottis cartilaginea und in der anderen Hälfte durch mangelhaften Verschluß der Glottis ligamentosa bedingt war. Diese Anomalien in der Bewegung der Stimmlippen werden von ihnen als *habituelle Stimmbandlähmungen* (GUTZMANN), hervorgerufen durch den Ausfall der Bewegungsvorstellungen, gedeutet. Bemerkenswert ist die Feststellung der beiden Autoren, daß der unvollkommene Verschluß der Glottis ligamentosa *stets* durch ungenügende Adduktion des *linken* Stimmbandes hervorgerufen war. Daraus schließen sie, daß „die Vorstellungen für die richtige Bewegung des linken Stimmbandes bei der willkürlichen Phonation leichter verloren gehen, demnach im Gehirn weniger fest haften als die Vorstellungen für die Bewegung des rechten Stimmbandes". Sie stützen sich auf die Untersuchungen von MASINI und KATZENSTEIN, wonach Rindenreizung *einseitige* Stimmlippenbewegungen hervorruft und auf die Feststellungen von GEBHART und TREUPEL, daß bei Hysterischen auch einseitige Stimmbandlähmungen vorkommen und daß sie, wenn sie den M. internus betreffen, sich meistenteils auf der linken Seite vorfinden. Somit würde sich also der linke M. vocalis bezüglich seiner zentralen Innervation anders verhalten als der rechte, und „damit wäre die zunächst befremdende Erscheinung verständlicher gemacht, daß bei taubstummen Kindern die Vorstellungen für die richtige Bewegung des linken Stimmbandes weniger fest haften als die Vorstellungen für die Bewegung des rechten". — Durch diese interessante Hypothese BRUNNER und FRÜHWALDS ist — auch nach Ansicht der Autoren — der eigentümliche Befund noch nicht endgültig klargestellt; namentlich ist es auffallend, daß bisher anscheinend von keiner Seite diese außerordentliche Bevorzugung der linken Seite beobachtet worden ist. Von den 8 Stimmbandparesen bei SOKOLOWSKY und BLOHMKE waren 5 doppelseitig, 3 betrafen das linke Stimmband; das würde immerhin ein gewisses Überwiegen der linken Seite bedeuten. Aber in der von BRUNNER und FRÜHWALD festgestellten Gesetzmäßigkeit wäre dieser bemerkenswerte Befund doch wohl kaum den anderen Autoren entgangen.

Literatur.

AUERBACH: Handbuch d. Physik. Bd. 2, S. 207. — BLOCH, E.: Gehör und Sprache. Monatsschr. f. d. ges. Sprachheilk. 1907. S. 392. — BRUNNER und FRÜHWALD (1): Studien über die Stimmwerkzeuge und die Stimme der Taubstummen. Zeitschr. f. Hals-, Nasen- u. Ohrenheilk. Bd. 1. S. 46 u. 469. — DIESELBEN (2): Kongreßbericht 1923. — DIESELBEN (3): Monatsschr. f. Ohrenheilk. Bd. 58, S. 876. — FRÖSCHELS, E.: Lehrbuch d. Sprachheilk. Leipzig u. Wien: Franz Deuticke 1913. — GÖPFERT: Stimmaufnahmen mit dem MARBESchen Sprachmelodieapparat. Vox 1920. S. 116. — GUTZMANN, H. (1): Über die Sprache der Schwerhörigen und Ertaubten. Dtsch. med. Wochenschr. 1902. S. 323. — DERSELBE (2): Über die Sprache der Taubstummen. Med. Klinik 1905. S. 156. — DERSELBE (3): Sprachheilkunde. Berlin: Fischers med. Buchhandlung 1912. — DERSELBE (4): Über Stellung und Bewegung des Kehlkopfes bei normalen und pathologischen Sprechvorgängen. Beiträge z. Anat., Physiol., Pathol. u. Therapie d. Ohres, d. Nase u. d. Halses Bd. 1. S. 89 u. 432. — HANDEK und FRÖSCHELS: Röntgenaufnahmen der Form des Ansatzrohres bei den Sprachlauten. Arch. f. Laryngol. u. Rhinol. Bd. 24, S. 319. — ISSERLIN, M.: Psychologisch-phonetische Untersuchungen. Allg. Zeitschr. f. Psychiatr. u. psychisch-gerichtliche Med. Bd. 75, H. 1, S. 9. — KUSSMAUL, A.: Die Störungen der Sprache. 4. Aufl. Leipzig: F. C. W. Vogel 1910. — NADOLECZNY, M. (1): Über den Absehunterricht für Schwerhörige. Münch. med. Wochenschr. 1911. Nr. 17. — DERSELBE (2): Die Sprach- und Stimmstörungen im Kindesalter. Leipzig: F. C. W. Vogel 1912. — OTT: I. Internat. Kongreß f. experiment. Phonetik, Vox 1914, S. 152. — SCHÄR, A.: Untersuchungen über die Tonhöhenbewegung

in der Sprache der Taubstummen. Vox 1921. S. 62. — Sokolowsky: Diskussions-
bemerkung, I. Versammlung in Nürnberg, 1921. S. 40. — Sokolowsky und Blohmke:
Über Stimmstörungen bei Taubstummen. Arch. f. exp. u. klin. Phonetik. Bd. 1, H. 4.
1914. — Stern, H. (1): Fortschritte in der Ausbildung und Fortbildung der Taubstummen.
Dtsch. otol. Ges. 19. Vers. Dresden 1910. — Derselbe (2): Die Atmung der Taubstummen. Monatsschr. f. Ohrenheilk. u. Laryngo-Rhinol. 1912. S. 257. — Vatter: Die
Ausbildung der Taubstummen in der Lautsprache. Frankfurt a. M. 1891.

6. Andere körperliche und geistige Eigentümlichkeiten der Taubstummen.

Von

O. Steurer-Tübingen.

Die im Umgang mit Taubstummen am meisten auffallende Eigenschaft,
ihre *eigentümliche Sprechweise* wurde bereits im vorhergehenden Kapitel ausführlich besprochen. Neben diesen den Taubstummen eigenen Veränderungen
in der Stimme und Sprache finden sich bei ihnen noch eine Reihe anderer Eigentümlichkeiten und Veränderungen körperlicher und geistiger Art, die einer
kurzen zusammenfassenden Besprechung bedürfen.

Wir müssen dabei unterscheiden einmal die körperlichen und geistigen
Eigentümlichkeiten solcher Taubstummer, bei denen die *Taubstummheit nur
eine Teilerscheinung eines auf intrauteriner Schädigung beruhenden Allgemein-
leidens ist*, bei denen also zwischen dem Symptom der Taubstummheit und den
übrigen besonderen Eigenschaften des Körpers und des Geistes ein *direkter
innerer Zusammenhang* besteht. Hierher wären zu rechnen die Taubstummheit
bei *kongenitaler Lues*, die Taubstummheit bei *Alkoholismus der Eltern* und die
kretinische Taubstummheit.

Als zweite Gruppe würde sich anschließen die Besprechung der körperlichen
und geistigen Eigentümlichkeiten solcher Taubstummer, bei denen die *Taubstummheit neben anderen vererbten Leiden ohne inneren Zusammenhang mit denselben hergeht*. Dies ist nach unserer Auffassung der Fall, wenn Taubstummheit
zusammen mit *Retinitis pigmentosa*, mit *Epilepsie* oder mit *Geisteskrankheiten*
auftritt.

Schließlich würden zu besprechen sein die körperlichen Veränderungen
und die Veränderungen in der Psyche und im Charakter, die sich bei Taubstummen *als Folge ihres Leidens* ausbilden und die *ohne* die bestehende Taubstummheit
nicht zur Entwicklung gekommen wären.

Eine auf diesen Gesichtspunkten aufgebaute Darstellung der körperlichen
und geistigen Eigentümlichkeiten der Taubstummen scheint uns für die hier
vorliegenden Bedürfnisse am zweckmäßigsten zu sein.

Damit soll keineswegs eine neue Einteilungsweise der Taubstummheit aufgestellt werden, sondern die von uns gebrauchte Einteilung entspringt lediglich
dem Zweck, das gestellte Thema übersichtlich und ohne allzuhäufige Wiederholungen zu bearbeiten. Dies würde sich bei den sonst gebräuchlichen Ein-
teilungsweisen der Taubstummheit, und zwar sowohl bei den auf klinisch-
ätiologischer Grundlage (Siebenmann, Denker, Hammerschlag) beruhenden,
als auch bei den nach entwicklungsgeschichtlich-pathologisch-anatomischen
Gesichtspunkten (Goerke, Lange, Steurer) aufgestellten Einteilungsprinzipien nur schwer durchführen lassen.

I. Die körperlichen und geistigen Eigentümlichkeiten der Taubstummen, bei denen die Taubstummheit eine Teilerscheinung eines auf intrauteriner Schädigung beruhenden Allgemeinleidens ist.

1. Taubstummheit bei kongenitaler Lues.

Die bei der kongenitalen Lues auftretenden Veränderungen beruhen, wie man wohl allgemein annimmt, auf einer Schädigung des *Keimplasmas*.

Die *Ursache* der Taubheit bei der kongenitalen Syphilis kann bekanntlich einmal darin liegen, daß infolge einer spezifisch-syphilitischen Erkrankung der Nase oder des Rachens eine — meist unspezifische — eitrige Entzündung des Mittelohres entsteht, die zu schweren Zerstörungen im Mittelohr und in seiner Umgebung, bei schweren Fällen zu einem Einbruch der Eiterung ins Labyrinth und damit zur Funktionslosigkeit desselben führt.

Diese Mittelohr- und Labyrinthveränderungen entwickeln sich hauptsächlich im Säuglingsalter und in der von ZAPPERT als „*Rezidivperiode*" bezeichneten Zeit vom 1.—4. Lebensjahr und verursachen, wenn sie doppelseitig auftreten und hochgradig sind, Taubstummheit.

Häufiger als durch pathologisch-anatomische *Veränderungen im Mittelohr* und durch tympanogen entstehende *nichtspezifische Labyrintherkrankungen* entsteht bei der hereditären Syphilis Taubheit durch *primäre spezifische Erkrankungen des inneren Ohres* und des *Hörnerven*.

Diese Innenohrerkrankungen bilden sich meist doppelseitig, in der Regel erst nach dem 4. Lebensjahr im Verlauf der *Syphilis hereditaria tarda* aus. Tritt die Ertaubung *vor* der Ausbildung und Manifestierung des Sprachvermögens ein, so entsteht dadurch ebenfalls Taubstummheit.

Abgesehen von diesen hereditär-luetischen Ohrveränderungen kann nach FINGER auch am übrigen Körper die kongenitale Lues an den damit behafteten Individuen in allen Lebensaltern auftreten. Sie kann schon das ungeborene Kind befallen und kann sowohl im Säuglingsalter, als auch bei größeren Kindern und erst bei Erwachsenen in Erscheinung treten. Wir können deshalb bei Taubstummen jeden Alters sowohl *Residuen* früherer syphilitischer Erkrankungsprozesse als auch *frische* luetische Krankheitserscheinungen finden.

Am häufigsten treten zusammen mit der auf hereditär-luetischer Innenohrerkrankung beruhenden Taubstummheit Veränderungen an den *Augen* und an den *Zähnen* auf.

Diese Erscheinungen sind bekannt unter dem Namen „HUTCHINSON*sche Symptomentrias*".

Die als *Keratitis parenchymatosa* bezeichnete hereditär-luetische Augenerkrankung besteht in einer, meist beiderseitig auftretenden, gleichmäßigen *Trübung* und *Strichelung* der *Hornhaut*. Nicht selten finden sich neben der Hornhauterkrankung auch Residuen einer spezifischen *Iritis* und einer *Chorioretinitis* in Form von *chorioretinitischen Flecken*. In schweren Fällen kann dadurch außer der Taubstummheit bei solchen unglücklichen Geschöpfen vollkommene *Blindheit* zustande kommen.

Das dritte Symptom der HUTCHINSON*schen Trias*, die Veränderung an den Zähnen äußert sich in einer eigentümlichen sattelartigen, halbmondförmigen *Einkerbung* an den *mittleren oberen Schneidezähnen*, mit der Konvexität nach der Zahnwurzel hin. Diese heredo-syphilitischen Zahnveränderungen finden sich in ausgeprägter Weise hauptsächlich bei jugendlichen Taubstummen, im späteren Alter schleifen sich die Zähne ab und verlieren dadurch die ursprüngliche Einkerbung mehr oder weniger.

Mitunter finden sich auch an den übrigen Schneidezähnen ähnliche Veränderungen, nur sind sie meist geringgradiger als an den mittleren Schneidezähnen. Diese sind in manchen Fällen hochgradig verkümmert und können sogar ganz fehlen. Zuweilen beobachtet man bei den luetischen Zahnveränderungen auch eine *Prognathie* und eine *Hypertrophie* der *Molaren* (Parrel).

Was die *Häufigkeit* der hereditär-luetischen Augen-, Zahn- und Labyrintherkrankungen anbetrifft, so fand Hutchinson bei 102 Fällen von Keratitis parenchymatosa 15mal Taubheit. Alexander fand unter 43 von ihm beobachteten Fällen von heredo-luetischer Octavus-Labyrinthaffektion 7 Fälle (= 16%) mit vollentwickelter Hutchinsonscher Trias, 16 Fälle (= 37%) mit heredo-luetischer Augenerkrankung, 3 Fälle (= 7%) mit heredo-luetischen Zahnveränderungen und 17 Fälle (= 40%) mit isolierter heredo-luetischer Octavus-Labyrinthaffektion.

Eine Statistik darüber, wie häufig sich bei Taubstummheit hereditär-syphilitische Augen- und Zahnerkrankungen finden, besteht nicht.

Neben den Symptomen der Hutchinsonschen Trias können sich bei Taubstummen auch alle anderen Zeichen hereditärer Lues finden. Hier sind vor allem die Veränderungen am *Knochensystem* zu erwähnen. Sie bilden sich sowohl in der Säuglingsperiode als auch in der Rezidivperiode und auch noch im Verlauf der Spätlues aus und können an den *Extremitätenknochen* zu schweren, dauernd bestehenbleibenden *Deformitäten* der *Gliedmaßen* führen. Diese bestehen bei vorangegangener nekrotisierender oder rarefizierender Ostitis in einer Schrumpfung der Gliedmaßen *(Zwergwuchs)* oder bei der produktiven luetischen Ostitis bzw. Periostitis in einer Verdickung der befallenen Extremitäten *(partieller Riesenwuchs)* (Zappert). Bei der heredo-luetischen Erkrankung der Tibia kommt es zur *Säbelscheidenform* der Beine.

Auch am *Knochen des Gehirnschädels* finden sich mitunter als Folge der nekrotisierenden oder der produktiven luetischen Ostitis *Einkerbungen* oder *Exostosenbildungen*. Bekannt sind auch die bei hereditärer Lues als „*Caput natiforme*" und als „*olympische Stirn*" bezeichneten Veränderungen in der Schädelform.

Mit Vorliebe werden bei der hereditären Lues einzelne *Knochen* des *Gesichtsschädels* befallen, so vor allem der *Gaumenknochen* und die *Knochen* des *Nasengerüsts*. Als Folge dieser Erkrankungsprozesse beobachten wir dann bei Taubstummen mitunter sehr ausgedehnte *Defekte* des *harten Gaumens* und *Perforationen* der *Nasenscheidewand*. Bei schweren Fällen mit Beteiligung des übrigen knöchernen Nasengerüsts bilden sich die typischen luetischen *Deformitäten* der *äußeren Nase* aus *(Sattelnase, Kneifernase, Lorgnettennase)*.

Meist ist auch die *Schleimhautauskleidung* der *Nasenhöhle* von dem luetischen Erkrankungsprozeß mitbefallen und es kommt hier zur Ausbildung einer *Rhinitis atrophicans*. Die Nasenhöhle zeigt dann bei solchen Fällen das Bild der typischen *luetischen Ozaena*.

An der *Schleimhaut* des *Mundes* und des *Rachens* finden sich als Residuen der sich hier meist schon in der Säuglingsperiode abspielenden hereditär-luetischen geschwürigen Erkrankungsprozesse häufig ausgedehnte *strahlige Narbenbildungen* und *narbige Verwachsungen* zwischen Gaumenbögen, weichem Gaumen und hinterer Rachenwand.

Auch am *Kehlkopf* können sich bei kongenitaler Lues geschwürige und nekrotisierende Prozesse an der Schleimhaut und am Knorpelgerüst ausbilden und zu einer Verschlechterung der von den Taubstummen oft mühsam erlernten Sprache führen.

Als Residuen der an der *Haut* auftretenden hereditär-syphilitischen Erkrankungsprozesse findet man am häufigsten die charakteristischen *radiär gestellten Narben* um die *Lippen* und an den *Wangen*. Auch in der Umgebung des Ohres und an der Ohrmuschel selbst spielen sich, besonders im Säuglingsalter mitunter luetisch-geschwürige Prozesse ab, die dann *Schrumpfungen* oder auch *Verdickungen* der *Ohrmuschel* hinterlassen.

Mitunter werden auch *Gleichgewichts-* und *Gangstörungen* bei kongenital-luetischen Taubstummen beobachtet.

Die luetische Schädigung des Keimplasmas kann aber auch, ohne daß es zu besonderen Veränderungen am Körper zu kommen braucht, eine mehr oder weniger hochgradige *Störung in der körperlichen Entwicklung* verursachen.

Mit diesen körperlichen Veränderungen sind vielfach auch *psychische Störungen* verbunden, von leichteren *Intelligenzdefekten* bis zum vollständigen *Schwachsinn* und zur *Idiotie*. Bei den hereditär-luetischen Taubstummen handelt es sich deshalb häufig um körperlich zurückgebliebene, wenig widerstandsfähige, schwächliche, mehr oder weniger verblödete Individuen, die in oft jahrelang dauerndem Siechtum ein klägliches Dasein führen.

Leichtere Intelligenzdefekte sind die Folge des bei der hereditären Lues meist schon im frühesten Säuglingsalter sich ausbildenden *Hydrocephalus*. Die schwersten Grade von Schwachsinn und die Idiotie entwickeln sich in der Regel erst im Verlauf der Syphilis hereditaria tarda im späteren Kindesalter oder bei Erwachsenen und beruhen auf *spezifisch-luetischen Veränderungen des Gehirns* selbst.

Schließlich wäre der Vollständigkeit halber noch zu erwähnen, daß die hereditäre Gehirnlues auch zu *Hemiplegien, Tabes dorsalis, progressiver Paralys*º, *multipler Sklerose* und zu Krankheitserscheinungen die unter dem Namen der *spastischen Spinalparalyse* und der LITTLE*schen Krankheit* bekannt sind, führen kann. Wir können deshalb diese Erkrankungen gelegentlich auch bei hereditär-luetischen Taubstummen entstehen sehen.

2. Die Taubstummheit bei Alkoholismus der Eltern.

Wie bei der kongenitalen Syphilis so beruhen auch die bei Alkoholismus der Eltern auftretenden körperlichen und geistigen Degenerationserscheinungen auf einer Schädigung des Keimplasmas.

In bezug auf die *Ursache* der bei diesen Fällen mitunter zu beobachtenden Taubstummheit ist mit großer Wahrscheinlichkeit anzunehmen, daß dieselbe Schädlichkeit, die zu den geistigen Degenerationserscheinungen führt, auch eine Schädigung der zentralen Hörbahnen und dadurch Taubstummheit hervorrufen kann. Ob daneben bei dieser Art von Taubstummheit auch Fälle vorkommen, bei denen die Taubstummheit durch Veränderungen im peripheren Cochlearapparat verursacht wird, darüber ist nichts Sicheres bekannt.

Die geistigen Degenerationszeichen solcher Taubstummer können verschiedene Grade erreichen, es kommen leichtere Intelligenzstörungen bis zur vollkommenen Imbecillität und zur Idiotie vor. Außer der Taubheit können sich bei manchen Individuen auch zentral bedingte Sehstörungen entwickeln.

Häufig wird ein allgemeines Zurückbleiben der derartig Belasteten in ihrer körperlichen Entwicklung beobachtet *(Infantilismus)*. Auch *Hemiplegien* und Krankheitserscheinungen nach Art der *spastischen Spinalparalyse* kommen vor.

Das Gehirn selbst und der Schädel zeigt bei schweren Fällen meist das Bild der *Mikrocephalie.*

3. Die Taubstummheit bei Kretinismus (endemische Taubstummheit).

Die Beziehungen des Kretinismus zum Gehörorgan wurden von NAGER in einem besonderen Kapitel dieses Handbuchs (Kapitel III, 1. c.) ausführlich bearbeitet.

Nach den Untersuchungen NAGERS müssen als *Ursache* des kretinischen Krankheitsbildes höchstwahrscheinlich *Entwicklungsstörungen* angenommen werden. Diese entstehen dadurch, daß während der letzten zwei Drittel der Fötalzeit „ein teratogenes Moment, eine vorläufig noch unbekannte Kropfnoxe" auf die verschiedensten Organe des Erkrankten einwirkt. Bei den Schädigungen in der Entwicklung dieser Organe handelt es sich sowohl um *Entwicklungshemmungen* während der Fötalzeit, als auch um *pathologische Weiterentwicklungen* nach der Geburt. Auch die der kretinischen Schwerhörigkeit bzw. Taubheit zugrundeliegenden Veränderungen entstehen auf diese Weise.

Die Taubstummheit beim endemischen Kretinismus ist also genau wie bei der kongenitalen Lues nur eine Teilerscheinung der allgemeinen (kretinischen) Degeneration. Die Ursache der kretinischen Taubstummheit kann in den verschiedensten Abschnitten des Gehörapparates liegen. Am häufigsten beruht sie auf den von Nager ausführlich beschriebenen typischen *Mittelohrveränderungen*. Auch im *Labyrinth* und im Bereich der *zentralen Acusticuskerne* können sich durch die intrauterine Schädigung Veränderungen ausbilden, welche die Hörfunktion ausschließen. Schließlich kann, wie auch Nager hervorhebt, die Taubstummheit auch durch einen hochgradigen angeborenen Intelligenzdefekt bei an und für sich wenig geschädigtem, funktionsfähigen Gehörapparat hervorgerufen werden *(Hörstummheit)*.

Die körperlichen und geistigen Eigenschaften des endemisch Taubstummen hat Nager in seiner Bearbeitung bereits ausführlich beschrieben, wir können uns deshalb darauf beschränken, sie nur in aller Kürze noch einmal wiederzugeben, im übrigen verweisen wir auf die Darstellung Nagers in diesem Handbuch. An endemisch Taubstummen mit vollausgebildeten kretinischen Merkmalen zeigt das *Skelett* als Folge der Wachstumsstörungen, der Knochen das typische Bild des *unproportionierten Zwergwuchses*. Auch der *Schädel* hat meist eine äußerst charakteristische Form; er ist gedrungen, die *Nase* ist breit und stumpf, die *Ohren* stehen ab, die *Zunge* und die *Lippen* sind dick und wulstig. An den *Augen* finden sich *schlitzförmige Lidspalten*, häufig auch *Strabismus*. Am kurzen dicken *Hals* sitzt eine mehr oder weniger hochgradige *Struma*.

Die *äußere Haut* und häufig auch die *Schleimhaut* der Mund- und Rachenhöhle haben einen *myxomatösen* Charakter. Der *Genitalapparat* zeigt mehr oder weniger hochgradige *Atrophie*.

Die *geistigen Fähigkeiten* der endemisch Taubstummen sind meist mehr oder weniger herabgesetzt. Je nach der Schwere der kretinischen Degeneration des Zentralnervensystems findet man leichtere *Intelligenzdefekte*, *Schwachsinn* und *Idiotie*, bei den schwersten Fällen *völligen Stupor*. Am häufigsten zeigen die schwerer Erkrankten das Bild eines gutmütigen Imbecillen, der sich um das, was um ihn her vorgeht, nicht weiter kümmert und alles, auch Unangenehmes, mit gleichgültig heiterer Miene erträgt.

II. Körperliche und geistige Eigentümlichkeiten Taubstummer, die als Begleiterscheinung der Taubstummheit ohne inneren Zusammenhang mit derselben aufzufassen sind.

Hier wären zu besprechen die Fälle von *konstitutionell-sporadischer* Taubstummheit, von Albrecht, auch „*recessive*" Taubstummheit genannt, die zusammen mit vererbten *Augenleiden (Retinitis pigmentosa)*, mit vererbter *Epilepsie* und mit *Geisteskrankheiten* auftreten.

Verschiedene Autoren glauben zwischen diesen Leiden und der Taubstummheit einen inneren Zusammenhang annehmen zu müssen. Albrecht ist in seiner Arbeit: „Über die Vererbung der konstitutionell-sporadischen Taubstummheit" auf diese Frage ausführlich eingegangen. Nach ihm sieht z. B. Hammerschlag sowohl in der Taubstummheit als auch in den anderen obengenannten Krankheiten ein lokales Zeichen einer allgemeinen Degeneration. Diese Degeneration könne einmal in dieser, das andere Mal in jener Form sich äußern.

Auch PLATE glaubt, daß ein innerer Zusammenhang bestehe. Nach seiner Ansicht sind zum Zustandekommen der Taubstummheit drei Erbfaktoren notwendig, von denen sich einer nach dem recessiven, zwei nach dem dominanten Erbgang weitervererben. Er hält es für möglich, daß einer dieser Erbfaktoren, wenn er gesondert vorhanden ist, Störungen der Intelligenz oder Epilepsie, ein anderer Wahnsinn zur Folge habe, während sie vereint Taubstummheit bedingen.

Nun haben aber die Untersuchungen ALBRECHTS gezeigt, daß sich die konstitutionell sporadische Taubstummheit *monohybrid* weiter vererbt.

Weiter wissen wir auch von dem am häufigsten auftretenden, auf einer Erbanlage beruhenden Augenleiden, der Retinitis pigmentosa, daß sie sich ebenfalls recessiv oder geschlechtsbegrenzt recessiv vererbt. Auch gewisse Formen von Epilepsie und Schwachsinn zeigen diesen Erbgang ALBRECHT ist deshalb im Gegensatz zu der Annahme HAMMERSCHLAGS und PLATES der Meinung, daß zwischen der Taubstummheit und den oben genannten Augen- und Gehirnleiden ein innerer Zusammenhang nicht besteht. Die einzelnen Affektionen vererben sich nach seiner Ansicht unabhängig voneinander weiter. Das gehäufte Zusammentreffen in einzelnen Familien sei höchstwahrscheinlich dadurch zu erklären, daß die Art der Vererbung für die genannten Prozesse dieselbe sei. Es sind vor allem die günstigen äußeren Bedingungen wie sie die *Blutsverwandtschaft* der Eltern für die recessive Vererbung bildet, die das gehäufte Auftreten der einzelnen Affektionen in den gleichen Familien verschulden.

Von den neben der recessiven Taubstummheit sich vererbenden Leiden findet sich am häufigsten die *Netzhautatrophie* („Retinitis pigmentosa"). Das Leiden beginnt in frühester Jugend mit einer Einengung des Gesichtsfeldes. Im weiteren Verlauf des Erkrankungsprozesses können auch die zentralen Partien des Gesichtsfeldes atrophisch werden, wodurch dann mitunter vollkommene *Blindheit* entsteht.

Die *Häufigkeit* des Vorkommens der Retinitis pigmentosa bei Taubstummheit geht aus folgender von LEBER zusammengestellten Statistik hervor:

H ä u f i g k e i t   d e r   P i g m e n t d e g e n e r a t i o n   d e r   N e t z h a u t   b e i   T a u b s t u m m e n.

LIEBREICH-Berlin (1861)	unter 241 Taubstummen	14 mit Netzhautablösung	5,8%
HOCQUARD-Paris (1875)	unter 200 Taubstummen	5 mit Netzhautablösung	2,5%
MULDER (1902)	unter 383 Taubstummen	11 mit Netzhautablösung	2,8%

Nach LEBERS eigener Zusammenstellung fanden sich unter 1081 Taubstummen 3,9% mit Netzhautablösung.

Diese Statistiken haben natürlich nur bedingten Wert, denn es wird darin nicht angegeben, wie viele von den Taubstummen „*recessiv*" taubstumm und wieviele (intrauterin oder postfötal) „*erworben*" taubstumm sind.

Eine Retinitis pigmentosa kann sich natürlich auch einmal bei einer im Leben erworbenen Taubstummheit entwickeln, sobald die dazu notwendigen Erbfaktoren bei den Eltern vorhanden sind.

Von anderen hierhergehörenden Augenveränderungen wären noch zu erwähnen der *Albinismus*. Über die Beziehungen des Albinismus des Auges zu angeborenen Labyrinthanomalien sind wir hauptsächlich durch die von ALEXANDER, TANDLER, RAWITZ, BEYER und LAUBER ausgeführten vergleichenden pathologisch-anatomischen Studien an den Gehörorganen von unvollkommen albinotischen Katzen und Hunden unterrichtet.

Das Zusammentreffen von recessiver Taubstummheit mit *Epilepsie, Geisteskrankheiten, Schwachsinn, Imbecillität* und *Idiotie* wird in klinischen und pathologisch-anatomischen Arbeiten über Taubstummheit vielfach erwähnt.

Leider fehlen meist genauere Angaben über die *Art* der Geistesstörung. Auch läßt sich aus den Mitteilungen häufig nicht mit Sicherheit entnehmen, ob es sich um vererbte Gehirnleiden handelt oder ob es sich um die Folgen einer kongenitalen Lues oder einer traumatischen Schädigung handelt.

Die vererbten Gehirnleiden treten bei der recessiven Taubstummheit für sich allein oder zusammen mit Retinitis pigmentosa auf. ALBRECHT hat in den von ihm untersuchten Taubstummenfamilien, besonders in den Familien, in denen Verwandten-Ehen häufig vorkamen, hier und dort Fälle von Schwachsinn und Idiotie beobachtet. Über einen Fall von gleichzeitigem Auftreten von Retinitis pigmentosa, Idiotie, Epilepsie, psychischen Störungen und Mikrocephalie berichten SIEBENMANN und BING. |

Statistische Angaben über die *Häufigkeit* des Zusammentreffens dieser Leiden fehlen in der otologischen Literatur. Auch in der neurologischen Literatur sind die Mitteilungen darüber nicht sehr zahlreich.

TREITEL fand unter 43 von ihm untersuchten Taubstummen 7 *Imbecille*, von diesen hatten 5 ebenfalls imbecille Geschwister.

Nach EBELING ergab sich auf Grund einer von SAVEUR im Jahre 1835 aufgestellten Statistik, daß $5^0/_0$ aller Taubstummen an „idiotisme ou aliénation mentale" litten. Weiter stellte LEMCKE in seiner Statistik für Mecklenburg fest, daß unter 405 Familien, in denen 33 taubstumme Kinder gezeugt waren, 33 mit zusammen 42 Idioten und Imbecillen sich befanden. In Dänemark waren bei $7^0/_0$ aller Taubstummen Geisteskrankheiten nachzuweisen. Nach einer amerikanischen Statistik, die nach EBELING am meisten Anspruch auf Genauigkeit hat, fanden sich unter 33 878 Taubstummen 3379 Imbecille und Idioten, also etwa $10^0/_0$.

Auch diese Statistiken haben nur bedingten Wert, denn auch aus ihnen ist nicht ersichtlich, wie viele der Taubstummenfälle im Leben erworben sind, wie viele durch kongenitale Lues oder durch Alkoholismus der Eltern bedingt sind und wieviel reine Fälle von recessiver Taubstummheit darunter sind.

EBELING selbst berichtet über zwei von ihm beobachtete Psychosen bei Taubstummen. Bei dem einen Fall, bei dem es sich um einen von beiden Eltern her psychisch belasteten 33 Jahre alten Patienten handelt, nimmt er an, daß die beobachtete Seelenstörung durch den regelmäßigen Genuß von Alkohol ausgelöst wurde.

Bei dem zweiten Fall handelt es sich um einen Patienten, bei dem mit 21 Jahren eine *Katatonie* sich entwickelte. Der Patient war als Kind munter und aufgeweckt, mit 7 Jahren kam er in die Taubstummenanstalt, wo er ziemlich gut lernte. Der Kranke war das älteste Kind seiner Eltern, hatte 5 gesunde Geschwister, eine Schwester (das vierte Kind) war ebenfalls taubstumm. Blutsverwandtschaft zwischen den Eltern bestand nicht. Erbliche Belastung für die Geisteskrankheit fehlte.

Nach unserer Ansicht handelt es sich hier um ein typisches Beispiel für die nebeneinander hergehende Weitervererbung der Taubstummheit und einer Geisteskrankheit.

In neuerer Zeit berichtete MIKULSKI über 8 von ihm bei Taubstummen beobachtete Psychosen. Es handelt sich um Patienten im Alter von 19, 20, 20, 20, 37, 47, 50 und 60 Jahren. Bei 3 Patienten bestand hereditäre psycho- und neuropathische Belastung. MIKULSKI kommt auf Grund seiner Beobachtungen zu dem Schluß, daß bei der angeborenen Taubstummheit die *Schizo-*

phrenie, bei der erworbenen Taubstummheit *Paranoia* bzw. *Dementia praecox* überwiege.

Daß unter Umständen eine Taubstummheit für den Ausbruch einer *paranoischen* Erkrankung verantwortlich sein kann, darauf wird weiter unten noch zurückzukommen sein.

Was schließlich noch die *Gleichgewichts-* und *Gangstörungen* bei recessiv Taubstummen anbetrifft, so scheinen diese, soweit sich aus den in der Literatur vorliegenden Mitteilungen entnehmen läßt, verhältnismäßig selten zu sein. Es liegt dies vor allem daran, daß auch bei beiderseitigem Ausfall des peripheren Gleichgewichtsorgans durch Anpassung des Individuums eine verhältnismäßig gute Orientierung im Raum möglich ist. Weiter kommt hinzu, daß nach pathologisch-anatomischen Untersuchungen zu schließen, bei den Fällen von konstitutionell sporadischer Taubstummheit, die auf Veränderungen im peripheren Oktavusgebiet beruhen, häufig der Cochlearis *allein* von dem Erkrankungsprozeß befallen ist, während der Vestibularis normale Reaktionsfähigkeit zeigt. Dies wird auch durch klinische Untersuchungen bestätigt.

FREY und HAMMERSCHLAG berichten über ausgedehnte Untersuchungen des Vestibularapparates Taubstummer. Auf Grund ihrer Untersuchungsergebnisse und der von früheren Untersuchern (KREIDL, STREHL, BRUCK, BEZOLD, DENKER, HASSLAUER, WANNER, ALEXANDER) sind sie der Ansicht, daß bei der hereditären Taubheit der Bogengangsapparat häufiger funktionsfähig bleibt als bei der erworbenen Taubheit.

Die von FREY und HAMMERSCHLAG errechneten Prozentzahlen geben uns allerdings für die Häufigkeit der Vestibularausschaltung bei der recessiven Taubstummheit kein klares Bild, denn sie gelten für die Verhältnisse bei der von ihnen „kongenital" benannten Taubstummheit. Es sind also auch die infolge kongenitaler Lues entstandenen Fälle von angeborener Taubheit mitgerechnet.

III. Die bei Taubstummen zu beobachtenden körperlichen und geistigen Eigenschaften, die als „Folge" der Taubstummheit auftreten.

Auf die große Bedeutung des Gehörsinns für die Entwicklung und Ausbildung des Geisteslebens des heranwachsenden Kindes, bedarf es keinen besonderen Hinweises. Gehör und Gesicht sorgen für die Erfassung von Vorgängen, Personen und Dingen in der Umgebung des Kindes. Es ist daher begreiflich, daß bei fehlendem Hörvermögen die geistige Entwicklung des Kindes viel langsamer und schwieriger vonstatten geht. Dies äußert sich besonders stark bei *schwachbegabten und schwachsinnigen* Kindern. Durch die Taubstummheit kann in solchen Fällen ein geringerer Grad von Schwachsinn verstärkt werden, während er beim Intaktsein sämtlicher Sinnesorgane infolge der dadurch erleichterten Auffassungsmöglichkeit im späteren Leben nicht oder nur in geringem Maße in Erscheinung getreten wäre.

Ob sonst vollständig taubstumme Kinder (wobei es sich naturgemäß meist um Fälle von im Leben erworbener Taubstummheit handelt) zu einer normalen geistigen Höhe zu bringen sind, hängt in hohem Maße von dem Unterricht ab, den sie genießen. Intelligent veranlagte Taubstumme, die rechtzeitig einen guten Taubstummenunterricht genossen haben, unterscheiden sich, abgesehen von der Hör- und Sprachstörung, oft kaum von normalsinnigen Menschen. Vielfach läßt sich sogar beobachten, daß bei Taubstummen gewisse Sinnesorgane eine über die Norm hinausgehende Entwicklung ihrer Funktionsfähigkeit erfahren.

Diese Sinnesorgane treten also gewissermaßen „*vikariierend*" für den fehlenden Hörsinn ein. Es gilt dies vor allem für den *Gesichtssinn*. Diese abnorm feine Ausbildung des Gesichtssinns ist ohne weiteres erklärlich, wenn man bedenkt, daß taube Kinder, bei der Verfolgung von Vorgängen in ihrer Umgebung von ihrer frühesten Jugend an *allein* auf ihre Augen angewiesen sind.

Daß auch der *Gefühlssinn* sich bei Taubstummen abnorm gut ausbildet, ist insbesondere bei solchen Taubstummen zu beobachten, die, wie es bei dem modernen Taubstummenunterricht geschieht, nicht nur vom Munde absehen lernen, sondern auch dazu erzogen werden, als Vorbild der eigenen Lautbildung. die Vibrationen des Kehlkopfes bei sprechenden oder singenden Menschen zu fühlen.

Als Beispiel für das vikariierende Eintreten eines hochentwickelnden Gefühlssinns führt Katz in einer interessanten Studie „Über die Natur des Vibrationssinns" die hochintelligente Taubstummblinde Helene Keller an, die spontan zu einer erstaunlich weitgehenden Verwertung von Vibrationsempfindungen gelangt sei, die sie bis zu einem gewissen Grad auch des Genusses von Musik teilhaftig werden ließ. Diese abnorme Entwicklung anderer Sinnesorgane bei Taubstummen ist die Erklärung dafür, daß wir gar nicht so selten Taubstumme beobachten, die es auf gewissen Gebieten zu erstaunlichen Fertigkeiten bringen. Es hat dies allerdings zur Voraussetzung, daß die Taubstummen über die nötigen *Fähigkeiten* verfügen, die sie, um den durch ihr Leiden bedingten Ausfall an gesellschaftlicher Gewandtheit und sozialem Ansehen auszugleichen, zu einer ungewöhnlichen Höhe entwickeln. Selbstverständlich muß gleichzeitig auch eine geeignete *Charakteranlage* (Energie, Ausdauer, Ehrgeiz) vorhanden sein.

So kann die Taubstummheit der Anlaß dafür sein, daß *schlummernde Talente* für Malerei, Bildhauerkunst, Schriftstellerei u. dgl., die sonst vielleicht nicht zur vollen Entwicklung gekommen wären, *geweckt werden*.

Im allgemeinen bildet es jedoch die Regel, daß das Gebrechen der *Taubstummheit* auch bei normaler Durchschnittsbegabung die *Entwicklung* der geistigen Fähigkeiten in hohem Maße *behindert*. Besonders ein schwächlicher Charakter bringt meist nicht die nötige Energie auf, um sich eine dem Vollsinnigen gleichwertige Bildung anzueignen.

Daß durch Taubstummheit auch *psychische Störungen* ausgelöst werden können, wurde bereits oben kurz erwähnt. Infolge ihres Leidens erscheinen taubstumme Personen häufig dumm, sie werden unsicher im Benehmen, menschenscheu und mißtrauisch. Es kann deshalb bei Taubstummen mit *paranoischer* Veranlagung eine ernste Gemütserkrankung entstehen, die vielleicht in leichteren Fällen ohne die Taubstummheit nicht zur Entwicklung gekommen wäre.

Von körperlichen Veränderungen, die sich als Folge der Taubstummheit ausbilden können, wären schließlich noch zu erwähnen die *Inaktivitätsatrophie* und die *habituellen Lähmungen* im Bereich der *Kehlkopfmuskulatur*, wie sie von Lembke, Bliss, Brunner und Frühwald an Taubstummen festgestellt wurden.

Betrachten wir die bei Taubstummen zu beobachtenden körperlichen und geistigen Eigentümlichkeiten in einer kurzen Zusammenfassung nach ihrer *Art* und ihrer *Lokalisation*, so ergibt sich folgendes:

Körperliche Eigentümlichkeiten.

Am *Skelett* finden sich bei kongenital-luetisch Taubstummen Deformitäten der Extremitäten bestehend in Atrophie oder Hypertrophie der Knochen, bei kretinischer Taubstummheit unproportionierter Zwergwuchs.

Am *Schädel:* Einkerbungen, Exostosenbildung (kongenitale Lues), Mikrocephalie (Alkoholismus der Eltern). Charakteristische gedrungene Schädelform bei kretinisch Taubstummen.

An den *Augen:* Keratitis parenchymatosa (kongenitale Lues). Retinitis pigmentosa und Albinismus (recessive Taubstummheit). Strabismus und schlitzförmige Lidspalten (Kretinismus).

An den *Zähnen:* Veränderungen der mittleren oberen Schneidezähne, Veränderungen der Zahnstellung (bei kongenitaler Lues).

In der *Mund-* und *Rachenhöhle:* Strahlige Narbenbildungen, Defekte des harten Gaumens (kongenitale Lues). Myxomatöse Schleimhautveränderungen (Kretinismus).

An der *Nase:* Deformitäten der äußeren Nase, Sattelnase, Kneifernase, Lorgnettennase, Perforationen des knöchernen Septums, Ozaena (kongenitale Lues). Breite Stumpfnase bei Kretinen.

Am *Kehlkopf:* Geschwürige Prozesse und narbige Veränderungen (kongenitale Lues). Inaktivitätsatrophie und habituelle Lähmungen der Kehlkopfmuskulatur (Folge jeder Art von Taubstummheit).

An der *äußeren Haut:* Narbenbildungen, besonders radiär gestellte Narben um die Lippen und an den Wangen (kongenitale Lues). Myxomatöse Veränderungen (Kretinismus).

Am *Genitalapparat:* Atrophie bei kretinisch Taubstummen.

Gleichgewichtsstörungen: Bei allen Arten von Taubstummheit ziemlich selten.

Gangstörungen: Hemiplegien, Tabes dorsalis, spastische Spinalparalyse, LITTLEsche Krankheit (bei kongenitaler Lues).

Geistige Eigentümlichkeiten.

Intelligenzdefekte, Schwachsinn, Idiotie: (Bei Taubstummheit infolge kongenitaler Lues, Alkoholismus der Eltern, Kretinismus und bei recessiv Taubstummen.)

Epilepsie: (Bei recessiver Taubstummheit.)

Geisteskrankheiten: (Katatonie, Schizophrenie, hauptsächlich ·bei recessiver Taubstummheit. *Paranoia* und *Dementia praecox* (meist als Folge der im Leben erworbenen Taubheit).

Abnorm hohe („vikariierende") Entwicklung anderer Sinnesorgane, „*einseitig entwickelte Talente*" bei sonst normalsinnigen Taubstummen.

Literatur.

ALBRECHT, W.: Über die Vererbung der konstitutionell sporadischen Taubstummheit, der hereditären Labyrinthschwerhörigkeit und der Otosklerose. Arch. f. Ohren-, Nasen- u. Kehlkopfheilk. Bd. 110. — ALEXANDER (1): Syphilis des Gehörorgans im Handb. d. Geschlechtskrankheiten. Wien u. Leipzig 1916. — DERSELBE (2): Zur vergleichenden Anatomie des Gehörorgans. Gehörorgan und Gehirn einer unvollkommen albinotischen weißen Katze. Arch. f. Ohren-, Nasen- u. Kehlkopfheilk. Bd. 50. — DERSELBE (3): Weitere Studien am Gehörorgan unvollkommen albinotischer weißer Katzen. Arch. f. Ohren-, Nasen- u. Kehlkopfheilk. Bd. 51. — ALEXANDER und TANDLER: Untersuchungen an kongenital tauben Hunden und Katzen. Arch. f. Ohren-, Nasen -u. Kehlkopfheilk. Bd. 66. — BEYER: Befunde an den Gehörorganen albinotischer Tiere. Arch. f. Ohren-, Nasen- u. Kehlkopfheilk. Bd. 64. — BEZOLD: Das Hörvermögen bei Taubstummen. Wiesbaden: J. F. Bergmann 1896. — BRUNNER und FRÜHWALD: Studien über die Stimmwerkzeuge von Taubstummen. I. Untersuchungen des Kehlkopfes bei Taubstummen. Zeitschr. f. Hals-, Nasen- u. Ohrenheilkunde. Bd. 1. — DENKER (1): Die pathologischen Veränderungen im Gehörorgan bei Taubstummen. Verhandl. d. internat. med. Kongr. 1909. — DERSELBE (2): Die Taubstummen der Westphälischen Provinzial-Taubstummenanstalt zu Soest. Zeitschr. f. Ohrenheilkunde u. f. Krankh. d. Luftwege. Bd. 36. — EBELING: Beitrag zu der Lehre von den Psychosen bei Taubstummen. — FINGER: Hereditäre Syphilis im Handbuch d. Geschlechtskrankheiten. Wien u. Leipzig 1916. — Frey und Hammerschlag: Untersuchungen über den Drehschwindel der Taubstummen. Zeitschr. f. Ohrenheilk. u. f. Krankh. d. Luftwege. Bd. 48. — Goerke: Der gegenwärtige Stand der Pathologie der Taubstummheit. Internat. Zentralbl. f. Ohrenheilk. Bd. 8. — Gugliemetti: Ergebnisse von Taubstummenuntersuchungen in Zürich. Inaug.-Diss. Zürich 1912. — Hammerschlag (1): Neues Einteilungsprinzip für die verschiedenen Formen der Taubstummheit. Arch. f. Ohren-, Nasen- u. Kehlkopfheilk. Bd. 56. — Derselbe (2): Über die hereditäre Taubheit und die Gesetze ihrer Vererbung. Zeitschr. f. Ohrenheilk. u. f. Krankh. d. Luftwege. Bd. 61. — Hasslauer: Hörprüfungen im Würzburger Taubstummeninstitut. Zeitschr. f. Ohrenheilk. u. f. Krankh. d. Luftwege. Bd. 38. — Katz: Über die Natur des Vibrationssinns. Münch. med. Wochenschrift. Jg. 70, Nr. 22. 1923. — Kreidl: Über die Beziehung der galvanischen Reaktion zur angeborenen und erworbenen Taubstummheit. Pflügers Arch. f. d. ges. Physiol. Bd. 51 u. 89. — Lange: Taubstummheit in Manasses Handuch d. pathol. Anat. d. Ohres. Wiesbaden 1917. — Lauber: Anatomische Untersuchungen über Heterochromie bei tauben unvollständig albinotischen Katzen. Zeitschr. f. Augenheilk. Bd. 16. — Leber: Die Krankheiten der Netzhaut in Graefe-Saemisch, Handb. d. Augenheilk. Bd. 7, S. 1140. 1922. — Lemcke: Die Taubstummheit im Großherzogtum Mecklenburg-Schwerin. Leipzig 1892. — Manasse: Über kongenitale Taubstummheit und Struma. Zeitschr. f. Ohrenheilk. u. f. Krankh. d. Luftwege. Bd. 58. — Mikulski: Psychosen der Taubstummen. Ref.: Zentralbl. f. d. ges. Neurol. u. Psychiatr. Bd. 28, S. 474. — Nager: Weitere Beiträge zur Anatomie der endemischen Hörstörung. Zeitschr. f. Ohrenheilk. u. f. Krankh. d. Luftwege. Bd. 80. — Parrel: Notions schématiques de prophylaxie de l'hérédo-syphilis, à propos des surdités hérédo-syphilitiques. Arch. internat. de laryngol., otol.-rhinol. et broncho-oesophagoscopie. Tome 1, Nr. 6. 1912. Ref.: Zentralbl. f. d. ges. Neurol. u. Psychiatr. Bd. 32, S. 318. — Plate: Vererbungslehre. Leipzig 1913. — Rawitz: Gehörorgan und Gehirn eines weißen Hundes mit blauen Augen. Morphologische Arbeiten. Herausgeg. von G. Schwalbe 1897. H. 4. — Schleich: Vergleichende Augenheilkunde. In Graefe-Saemisch, Handb. d. Augenheilk. Bd. 10, 21. Kapitel 1912. — Siebenmann: Grundzüge der Anatomie und Pathogenese der Taubstummheit. Wiesbaden 1904. — Siebenmann und Bing: Über den Labyrinth- und Hirnbefund bei einem an Retinitis pigmentosa erblindeten Angeboren-Taubstummen. Zeitschr. f. Ohrenheilk. u. f. Krankh. d. Luftwege. Bd. 54. — Steurer: Beiträge zur pathologischen Anatomie und Pathogenese der Taubstummheit. I. Das Einteilungsprinzip der zur Taubstummheit führenden pathol.-anatomischen Veränderungen. Zeitschr. f. Hals-, Nasen- u. Ohrenheilk. Bd. 1. — Treitel: Über die Beziehungen von Imbezillität und Taubstummheit. Arch. f. Psychiatr. u. Nervenkrankh. Bd. 39. — Wanner: Über die Erscheinungen von Nystagmus bei Normalhörenden, Labyrinthlosen und Taubstummen. Habilitationsschr. München 1901. — Zappert: Die Klinik der hereditären Lues im Handbuch d. Geschlechtskrankh. Wien u. Leipzig: Alfred Hölder 1916.

7. Therapie der Taubstummheit und Taubstummenunterricht vom Ohr aus.

Von

Fritz Wanner-München.

Mit 2 Abbildungen.

Die Therapie der Taubstummheit ist im allgemeinen wenig aussichtsreich. Immerhin bieten die Erkrankungen des Ohres, der Nase und des Rachens ein reiches Feld der Tätigkeit für den Arzt; namentlich in der Anfangszeit nach Eintritt der Ertaubung ist die ärztliche Hilfe wichtig.

In allen Fällen, in denen eine *Mittelohreiterung* zum Verlust des Gehörs geführt hat, also bei der großen Mehrzahl der Fälle von erworbener Taubstummheit nach Scharlach, Masern usw. ist eine fortgesetzte ärztliche Behandlung nicht nur mit Rücksicht auf die Erhaltung der Sprache, sondern auch überhaupt im vitalen Interesse der Kinder eine unumgängliche Notwendigkeit und muß konsequent fortgesetzt werden, solange überhaupt noch die geringste Spur von

Eiter im Gehörgang und in den Mittelohrräumen vorhanden ist. Nach Bezolds Ansicht wäre die große Mehrzahl der Fälle, in welchen Taubstummheit überhaupt im Gefolge einer Mittelohreiterung eingetreten ist, durch rechtzeitige fachgemäße Behandlung zu verhüten gewesen. Die chronischen Mittelohreiterungen sind unter den Taubstummen im Vergleich zu den Kindern in der Volksschule sehr häufig (Bezold 5,69% gegen 0,97%); ebenso finden sich die Residuen mit geheilter und mit persistierender Perforation wesentlich häufiger, so daß Bezold bei den Taubstummen Gehörorgane mit unzweifelhaften Erscheinungen von früherer abgelaufener oder noch bestehender Mittelohreiterung in 12,66% gegen 3,87% bei den Schulkindern feststellen konnte. Das Vorkommen der Eiterungsprozesse und ihrer Residuen ist unter den absolut Tauben entschieden häufiger als unter den relativ besthörenden Taubstummen der Gruppen V und VI.

Oft hat der ursprüngliche Zerstörungsprozeß noch einen Rest von Hörvermögen übrig gelassen, welcher gerade an der Grenze steht, um noch für ein Sprachverständnis notdürftig auszureichen. Das Fortbestehen der Eiterung mit Schwellung und Wucherung der Schleimhaut im Mittelohr und Ansammlungen von Sekretmassen genügt, um diesen noch vorhandenen Hörrest unwirksam zu machen und die Erlernung der Sprache zu verhindern.

In Fällen mit *Cholesteatom*bildung kommt bei Taubstummen wohl immer die Totalaufmeißlung in Betracht; in manchen Fällen konnte nach derselben eine nicht unwesentliche Besserung des Hörvermögens erzielt werden.

Auch einfache *Cerumen*ansammlung, namentlich doppelseitige, welche als Komplikation zu einer bereits bestehenden schweren, einer Heilung unzugänglichen Beeinträchtigung des Gehörs hinzutritt, kann das vorher noch mögliche Sprachverständnis gänzlich aufheben; ähnlich wirken die bei Taubstummen so häufig und oft in größerer Zahl anzutreffenden *Fremdkörper* im Gehörgang (Bezold, Bremer, Uchermann, Mygind).

Ebenso kommt es nicht selten vor, daß neben einer unheilbaren, sei es labyrinthär, sei es cerebral bedingten, angeborenen oder früherworbenen Schwerhörigkeit ein durch eine Rachenmandel bedingter *Tubenverschluß* besteht. Die Entfernung derselben ist nicht nur wegen der eventuellen, wenn auch noch so geringen Hörverbesserung, sondern namentlich wegen der Sprachstörung unbedingt notwendig; aus dem gleichen Grunde ist auch auf Veränderungen der Gaumenmandeln und die verschiedenen Erkrankungen der Nase besonders Rücksicht zu nehmen und deren exakte Behandlung durchzuführen.

In derartigen Fällen kann somit durch die Behandlung das Gehör wenigstens wieder bis zu derjenigen Schwelle gehoben werden, auf welcher eine Erlernung der Sprache möglich ist.

Besonders zu achten ist auf die Fälle von hochgradiger Schwerhörigkeit, seltener Taubheit, welche durch *Syphilis congenita* bedingt sind; hier muß eine energische antiluetische Kur durchgeführt werden. Im allgemeinen ist der Behandlung mit Salvarsan eine kombinierte Jodkali-Schmierkur vorzuziehen; trotzdem ist der völlige oder fast völlige Verlust noch vorhandener Hörreste oft nicht aufzuhalten (Wanner).

Wegen dieser verhältnismäßig häufig bei Taubstummen bestehenden Erkrankungen des Rachens, der Nase und der Ohren ist eine regelmäßige Überwachung der Zöglinge der Taubstummenanstalten durch einen Facharzt notwendig; es sollen am Beginn und Schluß jedes Trimesters alle Zöglinge einer Anstalt untersucht werden.

Die wichtigste Therapie der Taubstummheit bleibt jedoch immer der Unterricht in den Anstalten. Hier müssen wir unterscheiden zwischen total Tauben und Kindern mit zu geringen Hörresten und solchen mit ausgedehnten Hörresten. Während erstere in den *Artikulationsklassen* unterrichtet werden, sind letztere in den „*Hörklassen*" unter *Benützung der Hörreste* durch das Ohr auszubilden.

Der Taubstummenunterricht vom Ohr aus.
(Sprachergänzungsunterricht.)

Alle Versuche, die Hörfähigkeit festzustellen, durch deren Besserung die Sprachfehler zu beseitigen und den teilweisen oder völligen Mangel an Sprache zu beheben, gründen sich auf die Erkenntnis des ursächlichen Zusammenhanges zwischen Stummheit und Taubheit. Frühzeitig machten sich bei Einzelnen Bestrebungen geltend, das verlorene oder geschwächte Hörvermögen zu erforschen, den Rest von Hörfähigkeit durch geeignete Maßnahmen anzuregen, durch Übung zu erweitern oder gar wieder herzustellen.

Zu diesem Zweck wandte bereits ARCHIGENES im ersten Jahrhundert unserer Zeitrechnung starke Schalleinwirkungen und das Hörrohr an, welches wohl schon früher verwendet wurde, da er sonst sicherlich Ausführlicheres darüber mitgeteilt hätte. Auch ALEXANDER aus Tralles (wahrscheinlich zweite Hälfte des 6. Jahrhunderts) schlug die Verwendung des Hörrohres (Schalltrichter) und großer Schellen vor. GUIDO GUIDI (VIDIUS VIDUS), Professor in Pisa, gab im Jahre 1595 die Anregung, den schlummernden Gehörsinn mit starken Geräuschen und durch Schreien zu wecken und zu üben (LINCKE).

Von jeher waren in erster Linie die Taubstummenlehrer zur Unterstützung in ihrem mühevollen Artikulationsunterricht auf Mittel zur Entwicklung der Laute und zur Erzielung einer deutlichen Aussprache bedacht. Wahrscheinlich hat PIETRO DE CASTRO beim Gebrauch des in der Geschichte mit dem Namen M. R. DE CARRIONS verknüpften medizinischen Arkanums durch unmittelbares Sprechen über das Gehirn und den Scheitel die Hörfähigkeit nicht völlig tauber Schüler benutzt. Dieses Verfahren prüfte der Pariser Arzt Dr. PEROLLE nach, indem er 1777 an mehreren Schülern DE L'EPEÉS hauptsächlich durch Sprechen gegen die Schläfe mit und ohne Hörrohr Versuche machte.

R. ERNAUD stellte in seiner 1761 der Akademie zu Paris vorgelegten Denkschrift fest, daß schon der geringste Grad von Taubheit genüge, einen Menschen stumm zu machen, oder ihn wenigstens hindere, deutlich sprechen zu lernen; er machte auch schon eine Unterscheidung der Hörfähigkeit und nimmt in den meisten Fällen eine relative Taubheit an, wobei er den Ohren soviel Empfindbarkeit des Tones zuschreibt wie den übrigen Teilen des Körpers. Während er die Anwendung des Hörrohrs in irgendeiner Form verwirft, empfiehlt er systematische Hörübungen mittels der Sprache.

Im folgenden Jahre reichte der Lehrer und Hauptvertreter des Sprachunterrichts in Frankreich JAKOB RODRIGUEZ PEREIRA der Akademie die als *Refléxions* bezeichnete Denkschrift ein, in der er eine genaue *Unterscheidung der Taubstummen* nach dem Grade ihrer Hörfähigkeit in drei Arten vornahm; er nützte die Hörreste seiner Schüler aus, wobei er sich auch eines Hörrohrs mit Ansatzrohr bediente.

JEAN GASPARD MARIE ITARD stellte zuerst an Taubstummen grundlegende Versuche an über die Beeinflußbarkeit der Taubheit durch *Hörübungen*. Die Anregung hierzu bekam er, als im Winter 1802 im Taubstummeninstitut zu Paris ein Physiker auf mehreren von ihm erfundenen tönenden und lärmenden Instrumenten so intensive Töne erzeugte, daß ein großer Teil der Zöglinge den Eindruck erweckte, als schienen sie zu hören. Von dem Grundsatz ausgehend, daß, gleichwie schwache Gliedmaßen durch Übung gestärkt werden können, auch die herabgesetzte Hörfähigkeit sich steigern lasse, empfahl ITARD die physiologische Erziehung des Ohres, um eine Kräftigung der Gehörempfindung zu ermöglichen, doch scheint er schließlich selbst die Aussichtslosigkeit derartiger Übungen zur physischen Verbesserung des Gehörs eingesehen zu haben. Bei seinen Versuchen bemerkte er, daß manche Taubstumme bei häufiger Zufuhr eines Schalles zum Ohr eine ansteigende Hörempfindung zu erkennen gaben. ITARD nimmt bereits eine eingehende Unterscheidung der Hörgrade taubstummer Personen vor, wobei er 5 Klassen annimmt: 1. Das Hören der Rede, 2. das Hören der Stimme, 3. das Hören der Töne, 4 das Hören des Lärmes und 5. gänzlicher Mangel des Gehörs oder vollkommene Taubheit.

ITARDS Idee überlebte ihn und an mehreren Orten Frankreichs, aber auch in Deutschland, Österreich, England, in der Schweiz und Nordamerika wurden methodische Hörübungen vorgenommen, so von VALAD-GABEL, BLANCHET, PERONNE aus Nancy und den Lehrern der Taubstummenanstalt in *Bern*.

Zu Hallein in Österreich gründete und leitete im Jahre 1816 der Privatlehrer GOTTHARD GUGGEMOOS eine ,,Lehranstalt für schwerhörige und schwersprechende Kinder", und schuf unter Verwertung der vorhandenen Hörreste seiner Schüler eine originelle Artikulationsmethode, wobei er das Lautierverfahren anwandte; doch ging die nach Salzburg verlegte Anstalt im Jahre 1835 wieder ein.

Im gleichen Jahre hatte sich in *Berlin* ein Wunderarzt Dr. KARL BARRIÉS niedergelassen, der durch Vorsprechen von Worten und Sätzen, sowie unter Anwendung einer Flöte Hörübungen unternahm. Wenn auch diesem Charlatan das Handwerk gelegt wurde, so hatte es doch das Gute, daß die Taubstummenlehrer der Hörfähigkeit ihrer Schüler beim Sprachunterricht größere Aufmerksamkeit schenkten. Besondere Beachtung verdient ein Bericht aus dem Jahre 1835, in welchem eine *Trennung* sämtlicher Taubstummen in zwei Hauptabteilungen nach *Maßgabe ihrer Hörfähigkeit* als einzig richtige und notwendige Maßregel gefordert wurde. Da aber die Behörde keine Änderung der Organisation der Berliner Taubstummenanstalt vornahm, setzte der Privatlehrer TAPPE, der Gehilfe BARRIÉS, es durch, daß ihm die Erlaubnis zur Gründung einer Anstalt für Taubstumme mit Hörresten in Berlin erteilt wurde. Das 1836 eröffnete Institut ging aber 1842 schon wieder ein. Zur selben Zeit wurden harthörige Kinder durch AEPPLINIUS in Halberstadt und durch BEHRMANN in Hamburg ausgebildet.

Um die Mitte des 19. Jahrhunderts tauchte die Idee ITARDS neuerdings auf in dem Chefarzt an der Pariser Taubstummenanstalt Dr. BLANCHET. In jahrelangen Versuchen erstrebte er durch chirurgische Behandlung des Gehörorgans wie durch Gehör- und Stimmgymnastik eine physische Steigerung des Hörvermögens; er forderte ebenfalls eine Trennung der hörrestigen Kinder von den übrigen Taubstummen sowie entsprechenden Unterricht durch besondere Lehrer. Seine Bestrebungen scheiterten jedoch an dem Widerstand der Lehrkräfte.

Eine neue Ära in der Bildung Taubstummer mit Hörresten brach an, als Prof. Dr. VIKTOR URBANTSCHITSCH in Wien in den Jahren 1888 und 1889 an einem taubstummen Knaben *methodische Hörübungen* vornahm. Ermutigt durch die Erfolge stellte er dann von 1892 an in der niederösterreichischen Landestaubstummenschule zu Wien-Döbling unter Mitwirkung von Direktor LEHFELD und den dortigen Lehrern weitere Versuche an.

URBANTSCHITSCH ging von der Voraussetzung aus, daß eine Hörminderung der Taubstummen einerseits bei normal funktionierendem schallempfindendem Organ durch zu schwache Impulse bedingt sei, während andererseits die in genügender Stärke einwirkenden Schallwellen das erkrankte akustische Empfindungsorgan nicht in entsprechende Erregung zu versetzen vermögen, wenngleich beide Umstände an einer und derselben Person auch gemeinschaftlich auftreten können. Indem er eine therapeutische Behandlung im großen ganzen als ergebnislos betrachtete, versprach er sich gleich Itard durch eine Hörgymnastik eine physische Besserung der in einer „*Inaktivitätslethargie*" befindlichen Endorgane der Schnecke. Daher empfahl Urbantschitsch *Hörübungen* mit tauben Kindern schon in den ersten Lebensjahren vorzunehmen, indem man auf sie musikalische Töne einwirken läßt, besonders die der Harmonika, aber auch Blas- und Streichinstrumente sowie die als Spielzeug gebräuchliche Spieldose, Drehspielwerke, Glocken u. dgl. Bei Kindern vom 3. oder 4. Lebensjahr an kann man außerdem mehrmals des Tages Sprachübungen mit einzelnen Wörtern und Sätzen anstellen. Bei Sechsjährigen soll mit dem „*orthophonetischen* und *orthoakustischen* Unterricht" begonnen werden.

Nachdem das taubstumme Kind schon vom Munde ablesen gelernt hat, rufe man ihm den Vokal a oder o laut und gedehnt, jedoch ohne zu schreien, wiederholt in das Ohr. In besonders hartnäckigen Fällen kann die Schalleinwirkung verstärkt werden, indem mit beiden Händen ein Trichter gebildet wird, worauf die erste „*Hörspur*" auftritt. Den Gebrauch eines Hörrohrs verwirft Urbantschitsch, empfiehlt es hingegen zur Selbstübung und zum Vergleich der eigenen Aussprache mit der einer fehlerlos sprechenden Person.

Zur Übung bediente sich Urbantschitsch einer Harmonika mit einer Tonskala von 6 Oktaven (E$_{-1}$—c^4) und einem dem Windkasten aufzusteckenden Manometer, das eine Druckdifferenz von $^1/_{10000}$ bis $^1/_{10}$ Atmosphären anzeigt. Der Harmonikaton muß einige Minuten auf das herabgesetzte Hörvermögen wirken. Das binotische Hören suchte Urbantschitsch dadurch zu ermöglichen, daß er dem einen Ohr den Vokal, dem anderen den entsprechenden Harmonikaton zuleitet oder auch, indem er durch einen T-förmigen Hörschlauch zu gleicher Zeit beide Hörorgane in Erregung versetzt.

Nach Erzielung des ersten akustischen Eindruckes schreitet Urbantschitsch vorwärts zum unterschiedlichen Hören durch Vorsprechen mehrerer Vokale, später der Konsonanten, wobei taktile Empfindungen durch eine zwischen Mund und Ohr eingeschaltete Zwischenwand verhütet werden, um sodann von leicht vernehmbaren Sinnwörtern, die in ein Übungsheft eingetragen werden, „*Hörbilder*" zu erhalten. Auch kurze Sätze werden verwendet, durch Wortverstellung bleibt hierbei jedes Kombinieren ausgeschaltet; allmählich ist vom langsamen zu immer schnellerem Sprechen überzugehen. Zu den Übungen sind möglichst bald mehrere Personen, Männer, Frauen und Kinder, heranzuziehen, um die Taubstummen an die verschiedene Klangfarbe der Stimme zu gewöhnen. Besondere Berücksichtigung erfordern die durch den allgemeinen Körperzustand bedingten Hörschwankungen zu gewissen Tageszeiten, sowie äußere Umstände, nämlich das Wetter und namentlich ein heranziehendes Gewitter. Um Ermüdungserscheinungen vorzubeugen, sind die Versuche nur etwa 5—10 Minuten, jedoch öfter am Tage vorzunehmen.

Ist durch diese Übungen die Hörfähigkeit der Taubstummen, von denen Urbantschitsch nur 3% als total taub ausschließt, von der Hörspur zu Ton-, Vokal-, Wort- und Satzgehör gesteigert worden, so tritt „gleichzeitig damit eine allmähliche *Perzeptionszunahme* für *verschiedene* früher nicht perzipierte *Schallquellen* ein, wie für Stimmgabeln, Glocken, verschiedene musikalische Töne". Nunmehr ist manchen Taubstummen auch die Auffassung selbst größerer Musikstücke ermöglicht, analog dem Wort- und Sprachverständnis, wie Urbantschitsch überhaupt das psychische Moment, die richtige Deutung und Sonderung der erhaltenen Gehörseindrücke, das zunehmende Verständnis für das unterschiedene Hören" in Betracht zieht, wenn er es auch nicht genügend würdigt. Neben den Erleichterungen, welche die anscheinend gesteigerte funktionelle Leistungsfähigkeit des Ohres im Verkehr des öffentlichen Lebens gewährt, treten eine Verbesserung des Sprechtones, Reinheit der Modulation der Stimme, ja selbst Gewöhnung an den Dialekt zutage.

Wenn auch die Tätigkeit von URBANTSCHITSCH insofern auf einem Irrtum beruht, als er die psychische Verwertung der vermittelten Höreindrücke seitens der Taubstummen zu gering einschätzt, obgleich er sie nicht in Abrede stellt, und eine tatsächliche physische Besserung des Gehörs, eine Vergrößerung des Tonbereiches für möglich hält, so hat er sich doch das Verdienst erworben, die von ihm aufgedeckten Hörreste als erster an einer größeren Zahl von Taubstummen systematisch durch ein eigenes ausgebildetes Verfahren für den Unterricht verwertet und damit zweifellos ausgezeichnete Erfolge erzielt zu haben.

Fast gleichzeitig mit URBANTSCHITSCH ging Prof. Dr. F. BEZOLD in München an die Untersuchung der Taubstummen mit Hilfe der BEZOLD-EDELMANNschen kontinuierlichen Tonreihe heran. Das Instrumentarium URBANTSCHITSCHS lehnte er ab, da die Harmonika den Nachteil hat, daß ihre Töne reich an Obertönen sind und Erschütterungen hervorrufen, auf welche die Taubstummen besonders reagieren, so daß eine einwandfreie Feststellung der Hörreste sich im vorhinein als illusorisch erweist. Auch zeigte sich nach BEZOLD, daß Hörübungen, wie sie URBANTSCHITSCH betrieb, ebenfalls zwecklos sind; vom *Verfasser* ein Vierteljahr lang regelmäßig durchgeführte Hörübungen ergaben, daß bei der Nachuntersuchung weder eine Zunahme im Tonbereich noch in der Intensität an den geübten Gehörorganen festgestellt werden konnte. Die im Jahre 1893 an 79 und 1898 an 59 Zöglingen der Landestaubstummenanstalt in München ausgeführten Untersuchungen machten BEZOLD klar, daß das, was an Gehör nicht vorhanden oder verloren gegangen ist, weder durch eine Therapie noch durch Hörübungen wieder gewonnen werden kann; wir sind nur in der Lage, die etwa noch vorhandenen Hörreste durch einen geeigneten Unterricht für das Sprachverständnis auszunützen und so bewahrheitet sich das, was schon HILL als Empiriker über ITARDS Verfahren ausgesprochen hatte: ,,Wenn man auch nicht zugestehen kann, daß das Gehörorgan bei allen Taubstummen völlig tot ist, hergestellt oder verbessert hat die Medizin das Gehör der Taubstummen noch niemals.'' Und an anderer Stelle: ,,In der Tat, das einzige sichere Mittel, das Unglück der Taubstummen zu mildern, gewährt die Pädagogik, der Lehrer muß für den Arzt eintreten.''

Auf Grund seiner Taubstummenuntersuchungen fand BEZOLD, daß mindestens $^1/_3$ aller in den Taubstummenanstalten untergebrachten Zöglingen noch so viel Hörreste besitzt, daß ein Erlernen der Sprache mit Hilfe des Ohres möglich ist; diese Kinder wurden früher und werden leider auch heute noch in vielen Anstalten künstlich zu Taubstummen ausgebildet, während ein großer Prozentsatz bei guten geistigen Fähigkeiten durch den Unterricht in den Hörklassen mindestens auf gleiche Höhe mit Kindern in der Normalschule gebracht werden können.

Zu diesem Zwecke müssen am Schlusse des 1. Schuljahres, in welchem sämtliche neueingetretene Taubstumme gemeinsam unterrichtet werden, die Kinder mit der kontinuierlichen Tonreihe einer genauen qualitativen und quantitativen Prüfung unterzogen werden. Diese Prüfungsergebnisse werden in Tabellen, den sog. ,,*Hörfeldern*'' graphisch dargestellt.

Vom 2. Schuljahre ab erfolgt die Trennung der Kinder; diejenigen, welche total taub sind oder zu geringe Hörreste besitzen, kommen in die Artikulationsklassen, diejenigen mit Hörresten, welche für den Unterricht durch das Ohr genügen, in die sog. ,,*Hörklassen*''.

Welche Kinder eignen sich zur Aufnahme in die Hörklasse?

Zur Aufnahme in die Hörklasse sind nur jene Kinder befähigt, bei welchen an einem oder beiden Gehörorganen bei der quantitativen Prüfung mit der kontinuierlichen Tonreihe für die *unbelasteten* Stimmgabeln c^2 und g^2 eine Hördauer von mindestens 10% der normalen festgestellt wurde. Nur bei geistig sehr gut entwickelten Kindern und bei Einzelunterricht können auch bei einer *etwas* geringeren Hördauer noch Erfolge mit dem Unterricht durch das Ohr erreicht werden. Je umfangreicher der Hörbereich nach aufwärts oder abwärts ist und je größer die Hördauern für die einzelnen perzipierten Töne sind, desto ausgezeichneter sind die Erfolge des Unterrichts und desto besser wird natürlich die Sprache. Hierbei kommen die Töne der 3, 4 und 5 gestrichenen kleinen Oktave für den Vokal I und die Konsonannten F, S, Sch, die der eingestrichenen kleinen, großen, Kontra- und Subkontraoktave für die Vokale O und U und die Konsonanten L, M, N und R besonders in Betracht.

Neben dem Hörvermögen für die einzelnen Töne muß auch die geistige Befähigung der Kinder in Betracht gezogen werden. Ein geringeres Hörvermögen kann durch gute geistige Entwicklung ausgeglichen werden, während geistig schwache Kinder bei verhältnismäßig gutem Hörvermögen in der Sprachentwicklung manchmal geringere Fortschritte machen. In die Hörklassen sind auch jene Kinder aufzunehmen, welche in späterem Lebensalter nach vollständiger Erlernung der Sprache durch Krankheit (Scharlach, Meningitis) oder Unfall das Gehör verloren haben, da erfahrungsgemäß in solchen Fällen bereits ein Vierteljahr nach der Ertaubung ohne besondere Nachhilfe die Sprache zu schwinden beginnt.

Auswahl der Lehrkräfte für die Hörklassen.

Für die Führung der Hörklassen ist bei der Auswahl der Lehrer besondere Aufmerksamkeit zu verwenden; am besten eignen sich im *Taubstummenunterricht erfahrene* Lehrkräfte, da in diesen Klassen neben dem allgemeinen Unterricht auch der *Artikulationsunterricht* regelmäßig getrieben werden muß. Sehr gerne werden wegen der höheren Stimmlage zur Führung der Hörklassen weibliche Lehrkräfte verwendet. Vor allem muß der Lehrer eine besondere Vorbildung zur Erzielung eines psychologisch lückenlosen Sprachaufbaues und lautphysiologisch richtiger Sprachgestaltung besitzen; er muß geistig so hochstehend sein, daß er jederzeit dem Schüler Rede und Antwort stehen kann; das System der Volksschule, daß das Kind vom ersten Schuljahr stumm in der Schule sitzt, gibt es in der Hörklasse nicht. Außerdem muß der Lehrer einen tiefen Einblick in die während der Unterrrichtszeit entstehende Sprache des Kindes besitzen und wissen, welche Sprache sich für jede Altersstufe eignet und notwendig ist. Bei der Erwerbung des Sprachgutes muß er aus der Fülle wirklicher und gefühlsstarker Erlebnisse, tatsächlicher und lebendiger Erfahrungen schöpfen, nicht aber seinen Unterricht auf unkontrollierbare Erinnerungsvorstellungen oder gar auf bloße Worterläuterungen aufbauen.

Beim Unterricht hat der Lehrer laut und normal zu sprechen, jedoch ohne zu schreien, und darf niemals einem einzelnen Laut einen besonderen Nachdruck geben. Vor allem ist im Unterricht danach zu streben, daß die schulische Befähigung so weit geht, daß die Kinder beim Austritt einen außerordentlichen Fortbildungseifer haben und erkannt haben, daß ihre Bildung mit Beschluß der Schulzeit nicht abgeschlossen ist.

Das Schulzimmer der Hörklasse.

Das Klassenzimmer soll nicht zu groß und vor allem gut belichtet sein. Die Zahl der Schüler darf 12—15 nicht übersteigen. Am besten sitzen die Kinder halbkreisförmig um einen runden Tisch herum, in der Mitte der Lehrer, so daß das volle Licht auf dessen Mund fällt. Die Sitze der Kinder, am besten für jedes ein eigener kleiner Stuhl, müssen in der Höhe so ausgewählt werden, daß das Ohr des einzelnen Kindes in der Höhe des Mundes des Lehrers sich befindet. Dabei ist Rücksicht zu nehmen, daß das hörende oder besser hörende Ohr dem Lehrer zugewendet ist.

Jedes Kind ist mit einem einfachen *Handspiegel* auszurüsten, den es zweckmäßig an einem Bande um den Hals trägt, so daß jederzeit das Auge *und* Ohr für den Unterricht verwertet werden kann.

An einer Wand sind die *Hörreliefs* der Gehörorgane der einzelnen Kinder so anzubringen, daß sich der Lehrer jederzeit mit einem Blicke über die noch

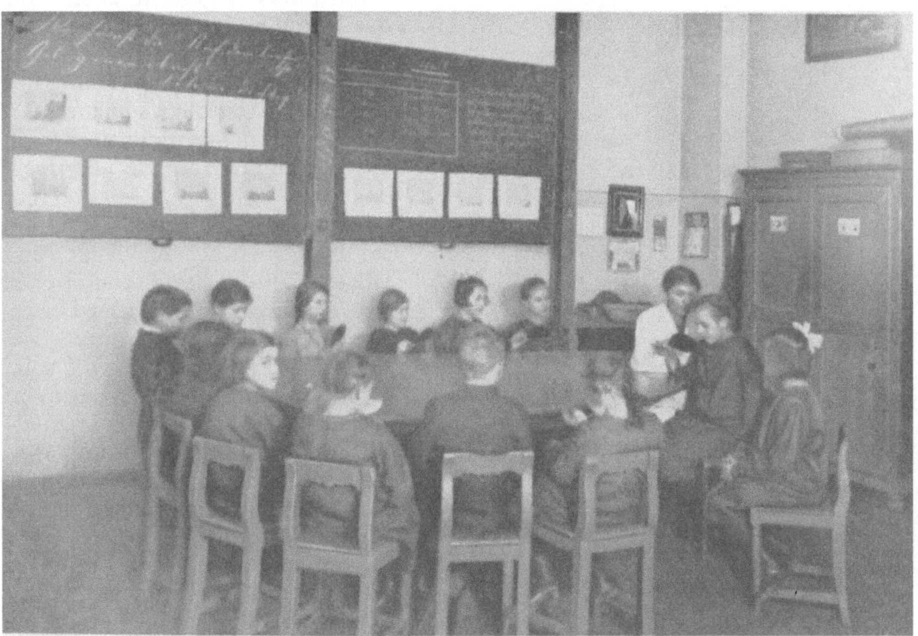

Abb. 1. Unterricht in einer Hörklasse der bayerischen Landestaubstummenanstalt in München.

vorhandenen Hörreste unterrichten kann, damit er weiß, welche Vokale und Konsonanten durch das Ohr perzipiert werden können und welche vom Munde abgelesen werden müssen.

BEZOLD sagte: „Das Endziel des ganzen Sprachunterrichts wird sein müssen, den Wortschatz, welcher durch reine Lippenbewegungen gewonnen wird, mit dem durch das Ohr zur Perzeption gelangten organisch zu verbinden und zur Verschmelzung zu bringen, anstatt sie gesondert nebeneinander bestehen oder gar den letzteren von dem ersteren überwuchern zu lassen." Neben den *akustischen Eindrücken* kommt dem *Absehen vom Munde* eine sehr große Bedeutung zu. Wir müssen deshalb beim Unterricht dieser Kinder mit Hörresten das Auge und das Ohr benützen; das Wort muß *gleichzeitig* durch Gesicht und Gehör aufgefaßt werden. Hierüber machte K. KROISS, Direktor der Taubstummenanstalt in Würzburg, eingehende psychologische Experimente.

Durch das *Auge* faßt der schwachhörende Taubstumme die *Artikulationsstelle* der Laute auf, durch das *Ohr* aber den *Klangcharakter*, die *Artikulationsform* derselben, wo durch die optische Perzeption, durch das Absehen, eine Verwechslung der Artikulationsform, das ist des Klangtypus, möglich wäre, z. B. wo statt eines Reibegeräuschlautes ein Verschlußlaut oder Halbvokal gesehen wurde, da greift das *Ohr*, das zwischen tönenden, explodierten oder angeblasenen Vokalen zu unterscheiden vermag, korrigierend ein; wo das Ohr wohl den Klangtypus der Laute, ihre Artikulationsform perzipiert, aber nicht sicher ist, an welcher Artikulationsstelle die Explosion, das Geräusch oder der Halbvokal entstanden ist, da gibt das Auge darüber genaue Auskunft. *Die Wortauffassung durch gleichzeitiges Hören und Sehen muß darum eine viel präzisere sein als die Perzeption durch Gehör und Gesicht allein.* Beide Funktionen ergänzen sich. Wo das Hören undeutlich ist, nämlich in der Auffassung der Artikulations*stellen*, da sieht das Auge gut; wo das Gesicht nicht zureicht, nämlich bei der Artikulations*form*, des Lautcharakters, da perzipiert das Ohr richtig. Es ist daher selbstverständlich, daß beim Zusammenarbeiten von Auge und Ohr die Zahl der *Fehlassimilationen* sich *vermindern* muß. Der Unterricht in den Hörklassen muß deshalb ein „*Hörsehunterricht*" sein.

Das psychologische Experiment ergab, daß es *dominierende Buchstaben* für das *Auge* (GOLDSCHEIDER, WUNDT, ERDMANN, DODGE, ZEITLER) und *dominierende Laute* für das *Ohr* gibt (KROISS).

Beim Hören von Wörtern wirken zwei Faktoren mit, nämlich 1. die sprungweise Perzeption der dominierenden Laute, 2. die Reproduktion der im Bewußtsein bereits vorhandenen Wortvorstellungen.

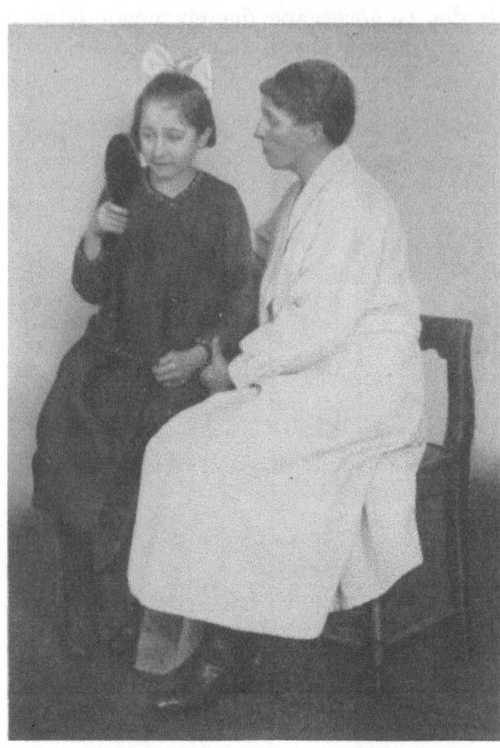

Abb. 2. Einsprechen durch die Lehrerin unter Anwendung des Spiegels.

Die *Verschmelzung* zwischen neuer und alter Vorstellung, zwischen dem perzipierten Lautbestande und der durch denselben ausgelösten Wortvorstellung erfolgt *blitzartig*, nicht nacheinander, sondern *simultan*.

Beim Hörunterricht müssen wir bestrebt sein, die Unterschiedsempfindlichkeit des defekten Ohres für die Klangnuancen der Vokalein- und ausgänge zu steigern, um das feste Skelett des akustischen Wortbildes klarer und bestimmter zu gestalten und so der Reproduktion der Wortvorstellungen schärfere Grenzen zu ziehen.

Während viele Laute, z. B. die Vokale, sowohl gut hör- als absehbar sind, sind manche Lautgruppen, wie z. B. m, b, p, — n, d, t — ng, g, k fast gar nicht im Mundbild zu unterscheiden; andere Lautgruppen, wie z. B. m, n, ng; — b, d, g — p, t, k — f, s, sch; — w, l sind nur schwer durch das geschwächte Gehör allein zu erkennen. Beim Zusammenwirken von Auge und Ohr ist jedoch eine Verwechslung der einzelnen Laute der bezeichneten Gruppen fast ausgeschlossen. Das *Auge* zeigt genau das artikulierende *Mundtor* bzw. die *Artikulationsgesten*, läßt also sicher erkennen, ob ein Lippenlaut (m, b, p) oder Zahn-Zungenlaut (n, d, t) oder ein sog. Gaumenlaut (ng, g, k) gesprochen wird. Durch das *Ohr* aber kann unterschieden werden, ob es sich um einen Stimm- (m), Spreng- (p) oder Blaselaut (f), also sog. Halbvokale, Explosivlaute oder Spiranten handelt

Die bloße gelegentliche Gehöranregung durch lautes Sprechen beim Unterricht ist durchaus ungenügend; die im Bewußtsein des schwerhörigen Kindes entstehenden akustischen Sprachvorstellungen sind unvollständig und meist sehr verblaßt, es ist deshalb leicht begreiflich, daß sie von den mit ihnen verknüpften optischmotorischen Vorstellungen immer mehr überwuchert und erdrückt werden, ja daß sie oft vollständig aus dem Bewußtsein verschwinden.

Das von Natur aus geschwächte Ohr der schwerhörigen Kinder, wird in den meisten Taubstummenschulen in keiner Weise ausgebildet; ja, der akustische Sinn geht sogar infolge seiner Untätigkeit in seiner Leistungsfähigkeit zurück.

Der Unterricht hat zunächst in kurzdauernden Lektionen mit den einzelnen Vokalen zu beginnen, daran schließen sich einzelne Worte und sehr bald Sätze, immer unter evtl. Zuhilfenahme des Spiegels.

Auf diese Weise gelang es Kroiss, daß ein taubstummes Mädchen des zweiten Schuljahres, das fünf Monate vorher nur einen Vokal im Gehör sicher auffassen konnte, in 29 Lektionen eine ziemlich große Zahl von Sätzen *rein akustisch perzipierte*.

Vokale und Konsonanten, welche durch das Ohr aufgefaßt werden können, sind während des ganzen Unterrichtes, wenn sie schlecht gesprochen werden, sofort durch Anwendung des Spiegels unter gleichzeitiger Benutzung von Auge und Ohr zu korrigieren.

Aufgabe des ganzen Unterrichtes muß es sein, soviel als möglich die Perzeption sinnloser Lautfolgen zu verhüten. Neben diesem Hörunterricht muß aber bis in die obersten Klassen der Artikulationsunterricht gepflegt werden.

Übermäßig laute Sprache, Schreien in das Ohr ist zu vermeiden; es ist deshalb auch der Unterricht in den Hörklassen für den Lehrer bedeutend weniger anstrengend.

Da bei richtiger Durchführung dieses „*Sprachergänzungsunterrichtes*" der Schüler auch die sog. musikalischen Elemente der Sprache (Rhythmus = Sprachmelodie) nachzuahmen vermag, wird bei entsprechender, fortgesetzter planmäßiger Benutzung der Hörreste ein angenehmes, fließendes, deutliches Sprechen mit je nach den Hörresten mehr oder minder normalen Akzent und gefälligen Wort- und Satzton erworben.

Neben der *Steigerung* der *Sprachperzeption* und der Förderung eines natürlichen technischen Sprechens ist von größter Bedeutung die ungeheure Erleichterung der *Erschließung* der *inhaltlichen Seite der Sprache* bei methodisch richtiger und sorgfältiger Ausnützung der Hörreste.

Da die sog. Hörschüler nicht nur das zu ihnen Gesprochene leichter und besser aufzufassen vermögen, sondern auch selbst viel gewandter, fließender und deutlicher sprechen, ist der gegenseitige unterrichtliche Verkehr zwischen Lehrer und Schüler bedeutend erleichtert. Es kann vom Lehrer nicht nur vielmehr *Unterrichtsstoff* dem Schüler vermittelt werden, sondern dieser Stoff kann auch eine *vertieftere Behandlung* und dadurch seitens der Schüler eine fruchtbarere innere Verarbeitung erfahren. Es können *erhöhte Lehrplanforderungen* erfüllt und die Schüler auf eine *höhere Bildungsstufe* gehoben werden.

Eine *Ermüdung* der Schüler tritt durch den Unterricht in den Hörklassen *nicht* ein, wenn sich der Lehrer nicht mit Kleinarbeit aufhält und das Talent hat, Kleinarbeit neben der Großarbeit zu leisten.

Inwiefern *Hörrohre, Hörapparate, Vielhörer* usw. beim Unterricht in den Hörklassen nützlich sind, ist bisher wissenschaftlich noch nicht festgestellt.

Besonders wichtig für die Schüler der Hörklassen ist ein regelmäßiger planmäßiger *Turnunterricht*, durch den die für die Sprachbildung wichtige Muskulatur des Thorax geübt und entwickelt wird, da dieselbe durch den jahrelangen mangelhaften Gebrauch gewöhnlich in der Entwicklung zurückgeblieben ist. Hierzu eignen sich besonders Fortbewegungsübungen (Marsch, Lauf) in Verbindung mit Frei- und Stabübungen; die Übungen müssen fortgesetzt ausgebaut werden, so daß das ganze Muskelsystem durchgebildet wird. Auch die Pflege der *Bewegungsspiele* namentlich im Freien, bis zu den volkstümlichen Spielen, Staffetten usw. ist empfehlenswert.

Um durch diesen Unterricht volle Erfolge zu erzielen, ist die von Bezold geforderte *Trennung* von den Tauben oder mit zu geringen Hörresten begabten Kindern unbedingt durchzuführen. Die unreinen, mit ungeeigneten Obertönen durchsetzten Vokale der absolut Tauben wirken schädigend auf die Vokalauffassung der Hörschüler. Sie hemmen die Festsetzung einer klaren, reinen Vokalvorstellung und trüben daher nicht bloß die Tonauffassung, sondern auch die Lautsprache. Es müssen deshalb die mit genügend Hörresten begabten Kinder in einer *eigenen Anstalt* vereinigt und dort in entsprechender Weise unterrichtet werden; wäre der Weltkrieg nicht ausgebrochen, wäre in Bayern diese Trennung schon längst durchgeführt.

Auf Grund einer Konferenz der Direktoren der bayerischen Taubstummenanstalten und Vertretern der Kreisregierungen, die im Jahre 1904 im Staatsministerium des Innern für Kirchen- und Schulangelegenheiten stattfand und die Vorzüge der neuen Unterrichtsmethode allgemein anerkannte, wurden in Bayern durch ministerielle Verordnung in allen Taubstummenanstalten Hörklassen errichtet, in denen die mit Hörresten begabten Kinder nach den oben beschriebenen Grundsätzen ausgebildet werden. Die allgemeine Einführung dieser Methode scheiterte an dem Widerstand vieler Taubstummenlehrer, die zwar auch eine Trennung der Taubstummen befürworten, aber nach geistigen Fähigkeiten. Wo eine solche Trennung durchgeführt wird, müssen die Kinder mit Hörresten so wie die später Ertaubten, soweit nicht geistige Defekte vorhanden sind, in die Klassen eingereiht werden, in welchen die geistig befähigten gesammelt sind, wobei dann auch der Sprachergänzungsunterricht durch das Ohr getrieben werden muß.

Für die Erwerbung eines klaren, reinen Vokalgehörs ist es ferner unbedingt notwendig, daß schon sehr frühzeitig das Gehör eine zweckmäßige Anregung und Ausbildung erhält. Der früher schon geforderte *akustische Anschauungsunterricht* dient diesem Zwecke. Am besten geschieht diese Gehörsentwicklung in einem von einem Taubstummenlehrer geleiteten oder wenigstens überwachten *Kindergarten. Laien* ist die Ausbildung der ersten Hörspuren *unter keinen Umständen* anzuvertrauen. Auf alle Fälle wäre es dringend zu wünschen, daß schon in der *Vorschulzeit* dem Ohr des schwerhörigen Kindes Sprachreize planmäßig zugeführt werden. Die Eltern verkehren mit den Kindern, welche die Worte nicht verstehen, viel lieber mit der für sie bequemeren Gebärde. Aus diesem Grunde gehen auch die allenfalls noch vorhandenen Hörreste zurück und können nur durch die Kunst des mit dem Hörunterricht vertrauten Lehrers wieder geweckt auf eine höhere Stufe der Sprachauffassung gebracht werden. Durch die Vorschulzeit in einem Kindergarten würde auch die ganze mühselige Arbeit der ersten Klasse wegfallen und die Zeit für die geistige Ausbildung des Kindes gewonnen werden.

Eine Umfrage bei *ehemaligen Schülern* der Hörklassen ergab, daß sie sich auch fernerhin *nur der Sprache* bedienten, die sich nicht verschlechterte. Ein

Teil hat sich in die Familie zurückgezogen und hat den Verkehr mit Taubstummen vollständig aufgegeben, andere versuchten sich Vereinen anzuschließen, in welchen sich Vollsinnige befinden, diese haben aber Schiffbruch gelitten, kehrten dann zu den Taubstummen zurück und bemühten sich, diese geistig hochzubringen, was ihnen aber auch nicht gelang.

Das Wichtigste für die ehemaligen Schüler der Hörklassen ist im späteren Leben die *Selbstbeschäftigung* mit *Lektüre* usw. Eine große Reihe dieser Schüler entwickelte sich geistig derart, daß sie in Rede und Schrift vollsinnigen nicht nur gleich sind, sondern solche mit geringerer Schulbildung sogar weit übertreffen. Ohne den Unterricht in den Hörklassen wären sie wohl auf dem geistigen Niveau der übrigen Taubstummen stehen geblieben.

Literatur.

BEZOLD, F. (1): Das Hörvermögen der Taubstummen. Wiesbaden: J. F. Bergmann 1896 mit 3 Nachträgen bis 1901. — DERSELBE (2): Hörvermögen bei Taubstummen und darauf fußender Sprachunterricht durch das Gehör. Beilage zur „Allgemeinen Zeitung" 16. Sept. 1899. Nr. 211. — DERSELBE (3): Besprechung von K. KROISS: Zur Methodik des Hörunterrichts. Zeitschr. f. Ohrenheilk. u. f. Krankh. d. Luftwege. Bd. 45, S. 414. — EMMERIG, L.: Die Hörfähigkeit bei Taubstummen. Barcelona 1920. — ERNAUD, R.: Mémoire sur les SOURDS et MUETS, Académie des sciences de Paris. Janvier le 22. 1761; abgedruckt in den Mémoires de Mathématique et de Physique. Paris. Bd. 5. 1768. — HOFBAUER, A.: Die „Hörklassen". Vom Unterricht in den Taubstummenanstalten und Schwerhörigenschulen. Münch. Neueste Nachrichten. Nr. 147. 29. 5. 1925. — ITARD, J. G. M.: Trait - des maladies de l'oreille et de l'audition. 1821. Paris. Tome 2. Übersetzung: Die Krankheiten des Ohres und des Gehörs. Weimar 1882. — DERSELBE (2): Mitteilung an die Acad. royale de méd. Paris 6. 5. 1828. La Clinique. Tome 11, Nr. 64 u. 67. — KROISS, K.: Zur Methodik des Hörunterrichts. Beiträge zur Psychologie der Wortvorstellung. Wiesbaden: J. F. Bergmann 1903. — LINCKE, C. G.: Handbuch der theoretischen und praktischen Ohrenheilkunde. Bd. 2. 1845. — MYGIND, H.: Taubstummheit. Berlin-Leipzig 1894. — PEREIRA, R. J.: Acad. des sciences de Paris. Tome 5. 1768. — LA ROCHELLE: J. R. PEREIRA, premier instituteur des sourds-muets en France, sa vie et ses traveaux. Paris 1882. — SCHULZ, O.: Die Hörfähigkeit der Taubstummen; im Schulblatt für die Provinz Brandenburg 1835. — UCHERMANN: Statistische Mitteilungen über die Taubstummheit in Norwegen. Verhandl. des 10. internat. med. Kongresses Berlin. Bd. 4, Abt. 11, Ohrenheilk. 1890. — URBANTSCHITSCH, V.: (1) Über Hörübungen bei Taubstummheit und bei Ertaubung im späteren Lebensalter. Wien 1895. — DERSELBE (2): Über methodische Hörübungen und deren Bedeutung für die Schwerhörigen. Wien-Leipzig: W. Braumüller 1899. — DERSELBE (3): Über den Einfluß methodischer Hörübungen auf den Hörsinn. Wien. med. Presse 1894. Nr. 43. — DERSELBE (4): Wien. klin. Wochenschr. 1893. Nr. 29. — DERSELBE (5): Wien. klin. Wochenschr. 1894. Nr. 1, 19 u. 20. — VALADE-GABEL: Deuxième circulaire de l'institut des sourds-muets de Paris 1829. p. 36. Bericht über die Taubstummenanstalt in Bern 1823—1824. — WANNER, F.: Der moderne Taubstummenunterricht auf Grund BEZOLDS Taubstummenforschung. Therapeutische Monatsh. Jg. 23, H. 5. 1900. — DERSELBE (2): Funktionsprüfungen bei kongenitaler Lues. Verhandl. d. dtsch. otol. Ges. auf der 17. Vers. in Heidelberg 1908.

8. Ablesen des Gesprochenen vom Munde, sprachliche Ausbildung überhaupt.

Von

R. Sokolowsky-Königsberg i. Pr.

Mit 7 Abbildungen.

I. Ablesen des Gesprochenen vom Munde.

Für die Perception der Sprache unserer Umgebung kommen in der Hauptsache zwei Sinne in Betracht: *Gehör* und *Gesicht* und zwar ist unter normalen Verhältnissen das *Gehör* der dabei am meisten und stärksten benutzte Sinn. Daneben wird auch das *Auge* — wenn auch weniger intensiv und wohl auch nicht so bewußt, wie das Gehör — zum Auffassen des Gesprochenen verwendet. Es ist bekannt, daß das sprechenlernende Kind sehr genau auf die Bewegungen des zu ihm sprechenden Mundes achtet und dann Lippen und Zunge in dieselbe Stellung zu bringen sucht. Ebenso sind wir von Jugend auf gewöhnt, im Gespräch unser Auge auf den Mund des Sprechenden zu richten. Namentlich unter ungünstigen akustischen Verhältnissen kann auch der normal Hörende das Gesprochene ungleich besser verstehen, wenn das Gesicht des Redenden gut beleuchtet ist, oder wenn er beispielsweise im Theater durch ein Opernglas den Mund des Schauspielers oder Sängers seinem Auge näher bringt.

Es erscheint daher ohne weiteres geboten, bei teilweisem oder gänzlichem Verlust des Gehörs — des Hauptperceptionsweges der Sprache — *zum Ersatz den optischen Weg noch mehr als unter normalen Verhältnissen heranzuziehen,* ihn auszubilden und zu vervollkommnen und auf diese Weise durch eine besondere Schulung des Auges den Mangel des Gehörs auszugleichen. Es können also sowohl Taubstumme, als auch Schwerhörige und Ertaubte *in dem Ablesen des Gesprochenen vom Munde* bis zu einem gewissen Grade einen Ersatz für das Gehör finden.

Hinsichtlich der *Taubstummen* sind viele Autoren der Ansicht, daß eigene Absehübungen im Grunde genommen unnötig sind, weil ja der Taubstumme jeden Laut und jedes Wort in der Weise sprechen lernt, daß er genau die Mundstellung seines Lehrers beobachtet; *Absehen* und *Sprechen* werden also gleichzeitig erlernt. Manche Pädagogen verhalten sich gegenüber den Abseherfolgen bei Taubstummen mehr oder weniger skeptisch. So erreichen nach Heidsieck nur etwa 50—60% der Schüler eine solche Fähigkeit im Absehen, daß sie imstande sind, „mit der hörenden und redenden Menschheit in mündlichen Verkehr zu treten". Andererseits wird von vielen Autoren der große Wert des Ablesens für die Taubstummenbildung betont; so geht z. B. aus den systematischen Untersuchungen von Neuert unzweifelhaft hervor, daß die Absehfähigkeit eine weit größere praktische Bedeutung für den Taubstummen hat, als die Ausnutzung seiner gelegentlich noch vorhandenen Hörreste. Den gleichen Standpunkt nimmt Vatter ein; er sagt: „Während der Schulzeit ist das Absehen die Basis und Brücke für den gesamten Unterricht und wortsprachlichen Verkehr; nach vollendeter Bildungszeit soll es den Taubstummen im Gedankenaustausch mit seinen Mitmenschen in gesteigertem Maße dienen. So ist das Absehen *Mittel und Zweck des Unterrichts zugleich.*" Schumann betont gerade die große Absehfähigkeit der Taubstummen; Absehversuche zeigten, daß bei sinnlosen Silben 65—78%, bei sinnlosen Wörtern (kenwolstaub für Staubwolken) 35—58% und bei sinnvollen Wörtern 72% abgelesen wurden; dagegen wird die Zahl der schlechten und mittelmäßigen Abseher — unter denen sich überdies noch die Schwachbegabten und Schwachsichtigen befanden — nur mit 15—20% angegeben.

Keinerlei Meinungsverschiedenheit besteht jedoch über die Notwendigkeit eines systematischen Lehrgangs im Ablesen vom Munde *bei hochgradig Schwerhörigen und Ertaubten.* Allerdings wird von mancher Seite (z. B. von Fröschels) vor allzu frühzeitigem Beginn des Absehunterrichts gewarnt; es soll dann die Gefahr bestehen, daß infolge einer Art von Inaktivitätsatrophie die noch vorhandene Hörschärfe verloren geht. Diese Befürchtungen sind namentlich nach dem Bekanntwerden der Urbantschitschschen Hörübungen bei Schwerhörigen und Taubstummen öfters ausgesprochen worden. Gutzmann ist dieser Behauptung, für die Beweise in der Tat nicht erbracht worden sind, auf Grund seiner reichen Erfahrungen energisch entgegen getreten. Er hat im Gegenteil nicht selten im Verlauf der Absehübungen von den Patienten die Mitteilung erhalten, daß sie jetzt besser hören. Solche Angaben beruhen natürlich auf Selbsttäuschung: Die Schwerhörigen glauben eben, da sie vermittels des Absehens mehr verstehen, auch besser zu hören. Die Angaben sprechen aber auch dafür — wie Gutzmann meint — daß der Schwerhörige seine Hörreste jetzt besser und vollkommener ausnutzt als vorher. In der Tat beweisen auch die schon erwähnten Neuertschen Untersuchungen die überragenden Erfolge bei gleichzeitiger Benutzung von Auge *und* Ohr, wodurch etwa $^3/_4$ der Hörfehler verbessert werden.

Trotz der hervorragenden Rolle, die die Absehfertigkeit im Leben der Taubstummen sowie der hochgradig Schwerhörigen und Ertaubten zu spielen berufen ist, muß man sich doch darüber klar sein, daß das Absehen niemals einen *vollkommenen* Ersatz für das Hören abgeben wird. Das Absehen ist nur „*die Krücke* des sprachlahmen Taubstummen" (Schumann). Denn der optischen Perception der Sprache sind gewisse Grenzen gezogen; wollen wir diese kennen lernen, so müssen wir zunächst feststellen, was wir überhaupt mit dem Auge an Bewegungen beim Sprechen im Gesicht des Sprechenden wahrzunehmen imstande sind.

Gutzmann hat durch seine Untersuchungen den Nachweis erbracht, daß wir es bei der äußerlich sichtbaren Sprache mit *drei Beobachtungsstellen* zu tun haben; die *Weichteile der Wangen und Lippen, Unterkiefer* und die *Weichteile des Mundbodens.*

Die *erste* Zone ist charakterisiert durch die Vor- und Rückwärtsbewegungen der Lippen, die naturgemäß mit Verschiebungen der Wangenhaut einhergehen. Hier spielen sich die Bewegungen der wichtigsten Laute ab — der Vokale. Von der Indifferenzlage der A-Stellung — also des einfach geöffneten Mundes — ausgehend, sehen wir die Lippen-Wangenbewegungen bei *o* in mäßiger Weise nach vorn, bei *u* stark nach vorn, bei *e* rückwärts und bei *i* schräg nach hinten und oben gerichtet. Dementsprechend wird die Mundöffnung enger und spitzer vom *o* zum *u*, enger und breiter vom *e* zum *i*. Häufig wird die erste Zone gleichzeitig mit der

zweiten Zone in Bewegung gesetzt. Eine leichte Bewegung des Unterkiefers nach oben verbunden mit einem Schluß der Lippen ist typisch für *b*, *p* und *m*. Kombiniert sich eine leichte Rückwärtsbewegung des Unterkiefers — die am Kieferwinkel unterhalb des Ohres sichtbar wird — mit einer Anlegung der Unterlippe an die obere Zahnreihe, so kommt die für die Bildung des *f* und *w* charakteristische Bewegung zustande. (Zu beachten ist, daß in manchen — namentlich süddeutschen — Dialekten das *w* labiolabial — Lippe an Lippe — gebildet wird.) — Beim *sch* verbindet sich eine Vorstülpung der

Lippen und Wangen mit einem Vorschieben des Unterkiefers. Dagegen ist das *s* charakterisiert durch die Kombination einer Vorwärtsbewegung des Kiefers mit einem Zurückziehen der Lippen und der Wangenhaut. — Die zweite Zone *allein* wird bei der Bildung der Laute *d, t* und *n* in Bewegung versetzt; hierbei tritt eine leichte Hebung des Unterkiefers ein.

In der *dritten* Zone, am Mundboden, können wir zwei verschiedene Bewegungen unterscheiden: beim *l* kommt es zu einer Abwärtsbewegung, die sich in einer deutlichen Vorwölbung des vorderen Mundbodens manifestiert; umgekehrt tritt beim *g, k,* und *ng* ein Aufwärtssteigen des Mundbodens mehr nach hinten am Kiefer-Halswinkel ein. —

Abgesehen von diesen im allgemeinen leicht ablesbaren Sprachbewegungen gibt es noch eine Reihe von Lauten, bei denen das Absehen außerordentlich schwierig oder sogar ganz unmöglich sein kann. In erster Linie das *h*, ein Hauch, den der Schüler vor jedem Wort, das mit einem Vokal beginnt, vermuten muß. Ferner das *r*, das im gewöhnlichen Leben fast stets als Gaumen-R gesprochen wird und daher kaum sichtbare Bewegungen veranlaßt; wird es ausnahmsweise als Zungen-R gebildet, so ist die Verwechslung mit dem *l* sehr naheliegend. Endlich ist hier noch das *ch* zu nennen, das als vorderes in seiner Bewegung außerordentlich dem *i* gleichkommt, während es als hinteres fast unsichtbar bleibt.

Zu diesen Schwierigkeiten beim Ablesen der einzelnen Laute kommen noch andere. Wir haben gesehen, daß gewisse Lautgruppen durch die gleichen Bewegungen charakterisiert sind und daher — zum mindesten in der gewöhnlichen Umgangssprache — untereinander nicht zu trennen sind. Der Schüler muß sich also, wenn er z. B. den Lippenschluß sieht, darüber klar sein, daß dann stets *drei* Laute in Betracht kommen: *b, p, m,* und daß er sich den in dem Falle richtigen herauskombinieren muß. Ebenso verhält es sich auch mit den anderen Gruppen: *d t n, g k ng, f w.* —

Wir sehen also, daß sich die Zahl der für das Auge charakteristischen Bewegungen erheblich verringert. Sie ist jedoch nicht kleiner als die Zahl der Einzellaute, die wir mit dem *Gehör* perzipieren (Gutzmann, Kroiss). Ebenso wie beim *Ablesen die optisch ähnlichen,* so unterliegen *beim Hören die akustisch gleichartigen* Konsonanten der Verwechslung; und ebenso wie der Hörende gewöhnlich nicht alle akustischen Einzelvorgänge restlos aufnimmt, sondern häufig genug gezwungen ist, einzelne Laute, Silben und auch Worte zu erraten und sie dem Gehörten sinngemäß einzuordnen, so vermag auch der Absehende, wenngleich einzelne Vokal- und Konsonantenstellungen seinem Auge entgehen, aus einer Anzahl charakteristischer Lautbewegungen und -stellungen das Fehlende zu ergänzen und den Sinn des Gesprochenen zu erfassen. Die genannten Autoren haben z. B. darauf aufmerksam gemacht, daß wir am Telephon sinnlose Silbenfolgen, wie pe— ka — ti, pa — pa — fe, ze — schi — po usw. häufig falsch auffassen und daß folgende Konsonanten *akustisch* ähnlich sind und daher leicht miteinander verwechselt werden: *b d g, m n ng, p t k, f s z sch ch x, w s (weich) j.* Gut vernommen und kaum verwechselt werden nur sämtliche Vokale sowie *l* und *r.* Trotzdem sind wir imstande, uns am Telephon ausgezeichnet zu verständigen, weil wir aus dem akustisch ähnlich Klingenden schnell und vorzüglich kombinieren („eklektische Kombination").

Vergleichen wir damit die Zahl der Laute, die für eine gute *optische* Perception übrig geblieben sind, so ergibt sich eine *annähernd gleich große* Quote. Denn nach dem oben Gesagten besitzen wir beim Absehen für folgende Konsonantengruppen je eine charakteristische Bewegung: *b p m, f w, d t n, s, sch, l, g k ng.* Es ergibt sich also die auch von Neuert erwiesene Tatsache, daß beim *Hören* die Artikulationsform, der Lautcharakter besser erfaßt wird, dagegen die Artikulationsstellen — also z. B. p, t, k untereinander leichter verwechselt werden, — daß umgekehrt der *Ablesende* sich selten in der Artikulationsstelle, häufiger dagegen in dem Lautcharakter irrt und daher z. B. *g* und *k*, *d* und *t*, p und *b* vertauscht. —

Neben diesen allgemein gültigen Gesetzen für die Möglichkeit des Ablesens ist das erreichbare Resultat — die *Prognose* — in jedem einzelnen Falle vor allen Dingen noch abhängig von der *individuellen Anlage* des Patienten. Es gibt Personen, die auch ohne irgendeinen Unterricht ein großes Geschick besitzen, Sprachbewegungen mit dem Auge richtig zu deuten. Bei derart besonders veranlagten Individuen werden naturgemäß durch einen systematischen Unterricht ganz hervorragende Leistungen zu erzielen sein. So können Schwerhörige und Ertaubte — zuweilen auch im höheren Alter — eine derartige Fertigkeit im Absehen erlangen, daß sie sich an einem von mehreren Personen geführten Gespräch mühelos zu beteiligen, ja, daß sie gelegentlich sogar Feinheiten der Sprache, beispielsweise des Dialekts, zu unterscheiden oder Sprachfehler, z. B. Lispeln, herauszuperzipieren vermögen. GUTZMANN berichtet von einem jungen Menschen, der Theatervorstellungen — Premièren — besuchte und sofort über das auf der Bühne Gesprochene Auskunft gab und der sogar absehen konnte, was die Leute in den gegenübersitzenden Logen in den Zwischenakten sprachen. Immerhin werden solche außerordentlichen Resultate nur ganz ausnahmsweise erreicht. Auf der anderen Seite gibt es wiederum Personen, deren optische Perzeptionsfähigkeit so gering ist, daß sie sogar derart charakteristische Laute wie *f* und *sch* beim Ablesen nicht unterscheiden können. In solchen — glücklicherweise sehr seltenen — Fällen wird der Unterricht naturgemäß auf große Schwierigkeiten stoßen, häufig auch ganz ohne Erfolg sein; derartige Individuen lernen eben das Ablesen niemals.

Wesentlich für die Prognose ist weiterhin die *Kombinationsfähigkeit* des Patienten, allerdings ist sie bis zu einem gewissen Grade einer sorgsamen Ausbildung sehr wohl zugänglich. In dieser Beziehung sollen nach NADOLECZNY die Frauen im allgemeinen befähigter sein, als die Männer, vielleicht auch noch aus dem Grunde, weil „eine gewisse Gewöhnung an das Beobachten von Äußerlichkeiten" dabei eine Rolle spielt. Ebenso sollen auch bei Kindern die Erfolge relativ besser sein als bei Männern; da sie ja von vornherein die Sprache nicht nur mit dem Gehör allein erlernen, sind sie auch leichter zur Benutzung des Gesichtssinnes beim Auffassen des Gesprochenen zu bringen. Auch ist bei ihnen die Sprache noch nicht zu einem so festen Symbol geworden, wie beim Erwachsenen.

Die Prognose ist aber auch noch abhängig von der Größe der vorhandenen *Hörreste*; je geringer diese sind, desto besser werden die Resultate des Unterrichts sein, so daß bei ganz tauben Personen im allgemeinen die Vorhersage am günstigsten gestellt werden kann. Solange der Patient noch bis zu einem gewissen Grade sein Gehör zur Perzeption des Gesprochenen heranzuziehen imstande ist, wird er sich immer wieder an diese Gehörseindrücke anklammern; er wird daher das Auge naturgemäß weniger benutzen und darunter wird die Absehfähigkeit erheblich leiden. Erst der vollkommen Taube, der lediglich auf seine Gesichtseindrücke angewiesen ist, wird sein Auge dauernd üben und daher im Absehen dem Schwerhörigen sehr bald über sein.

Endlich ist auch das *Allgemeinbefinden* des Patienten für den Erfolg maßgebend; insbesondere können die zuweilen vorhandenen quälenden Ohrgeräusche den Unterricht außerordentlich erschweren, zumal sie nicht selten mit starken seelischen Depressionen einhergehen. Solche Personen pflegen den Verkehr

mit den Mitmenschen zu meiden und gehen auf diese Weise der Möglichkeit
verlustig, sich auch an anderen Personen im Ablesen zu üben.

Wir sehen also, daß eine *generelle Prognose* für den Absehunterricht *nicht*
gestellt werden kann; ebenso ist auch die *Zeit*, die die einzelnen Patienten zum
Erlernen des Ablesens brauchen, sehr verschieden. Im allgemeinen genügen
schon einige Wochen, um dem Schüler die Elemente des Absehens beizubringen;
um aber eine gewisse Vollkommenheit zu erlangen, so daß die Umgangssprache
genügend erfaßt wird, dazu bedarf es wohl monatelangen steten Übens. —

Bevor wir uns jetzt der Schilderung eines *systematischen Absehunterrichts*
zuwenden, sollen noch einige Bemerkungen *allgemeiner* Natur, einige **Richtlinien**
vorausgeschickt werden:

1. Wir müssen uns darüber klar sein, daß nur ein Teil der Sprachlaute mit
den Lippen bzw. mit der äußeren Mundöffnung gebildet wird. Es kann sich
daher auch das Absehen nicht nur auf die Lippenbewegungen allein beschränken,
sondern es muß das *ganze Gesicht* bis auf den Hals herunter in die Beobachtung
miteinbezogen werden. Es ist auch ein richtiges Erfassen der mimischen Bewegungen erforderlich, die einen wesentlichen Teil unserer Gedanken dem Schwerhörigen zu übermitteln imstande sind. Daher wird auch das Verständnis durch
eine *eindrucksvolle Mimik* und durch entsprechende *Gesten* sehr gefördert.
So kann Freude, Furcht, Überraschung, ebenso Frage, Bejahung und Ver-
neinung sehr wohl zum Ausdruck gebracht werden. Zum mindesten ist jedoch
zu verlangen, daß Mimik und Geste nicht in Widerspruch mit dem Sinn des
Gesprochenen stehen (Schumann).

2. Es ist nur eine selbstverständliche Forderung, daß der Unterrichtende
selbst über eine korrekte und präzise Artikulation verfügt. Aber er soll die
Silben und Worte nicht übertrieben artikuliert, sondern im allgemeinen natürlich,
mäßig schnell, deutlich und auch dem Hörenden wohl verständlich sprechen;
er soll auch beim Beginn des Absehunterrichts nicht die überexakte Laut-
stellung verwenden, die beim Taubstummenunterricht zunächst üblich ist.
Es ist also jedes allzu prononciertes, übertrieben langsames und zerhacktes
Vorsprechen zu vermeiden.

3. Der Unterricht muß bei guter Beleuchtung stattfinden; die Kopfhaltung
des Unterrichtenden soll derart sein, daß sein Gesicht weder verschattet, noch
geblendet wird. Da die Beleuchtungsverhältnisse im Zimmer andere sind wie
im Freien, muß das Absehen im Freien noch besonders geübt werden (Schumann).

4. Der Schüler soll lernen, die Sprachbewegungen nicht nur von vorn, sondern
auch von der Seite zu erkennen; denn im gewöhnlichen Leben sind die meisten
Unterhaltungsstellungen nicht direkt en face, sondern meistens in $^3/_4$ Profil;
Nadoleczny hält für den Anfang eine Blickrichtung halb von der Seite
für besonders vorteilhaft und bequem. Gutzmann legt noch Wert darauf,
daß der Schüler wesentliche Bewegungen auch bei verdecktem Munde absehen
lernt, damit sein Blick nicht auf den Lippen kleben bleibt, sondern auch auf die
übrigen Teile des Gesichts hingelenkt wird.

5. Es soll beim Unterricht mit den leichtesten Übungen begonnen und allmählich zu den schweren übergegangen werden; dabei ist jedoch starres Festhalten an einem festen Programm zu vermeiden und der individuellen Anlage
des Schülers nach Möglichkeit Rechnung zu tragen. Alles kommt darauf an,
den Patienten Vertrauen gewinnen zu lassen und ihn nicht durch zu schnelles
und unzweckmäßiges Vorgehen mutlos zu machen. Daher halte man sich auch
in der ersten Zeit möglichst an solche Worte, Sätze und Übungen, die dem

Ideenkreise des Schülers entsprechen und die er naturgemäß am leichtesten absieht. Erst ganz allmählich wird man die Schwierigkeiten vorsichtig tastend steigern, indem man z. B. gelegentlich solche Worte in die Sätze einschiebt, die der Patient kaum absehen kann und die er daher durch Kombination finden muß (*Erschließungs- und Kombinationsübungen* — HARTMANN).

6. Es ist zu beachten, daß die Übungen anstrengend und ermüdend sind und an Geist und Körper des Schülers erhebliche Anforderungen stellen. Die Patienten werden nicht selten nervös, sind leicht gereizt, leiden an Schlaflosigkeit und haben keinen Appetit. Es müssen daher häufige Ruhepausen eingelegt werden; man soll im allgemeinen nicht länger als 10—15 Minuten hintereinander üben. Es ist ratsam, im Anfang überhaupt nicht über einviertelstündige Übungen hinauszugehen. — Aus dem gleichen Grunde empfiehlt es sich, für den Unterricht eine Zeit zu wählen, in der sich der Patient am frischesten fühlt und nicht z. B. unmittelbar nach dem Mittagessen zu üben.

7. Die häusliche Umgebung des Schülers kann zu dem Erfolge des Unterrichts sehr wohl beitragen, sie kann aber auch erheblich schaden. Sie muß daher entsprechend aufgeklärt werden. Zunächst darüber, daß sie sich dem Schüler gegenüber einer ruhigen, natürlichen und gut artikulierten Sprechweise zu befleißigen hat; jede Ungeduld verletzt und hemmt solche Patienten ganz besonders. Die Umgebung soll also, nachdem sie selbst eine gewisse phonetische Schulung erhalten hat, zu Hause mit dem Schüler das Absehen üben; sie soll jedoch — namentlich im Anfang — nicht über das Pensum hinausgehen, das mit dem Patienten bereits im Unterricht durchgenommen worden ist, da er andernfalls durch Mißerfolge leicht abgeschreckt werden kann. —

8. Gleichwie man sich Ausländern gegenüber zum bessern Verständnis ohne weiteres einer deutlichen und exakten Sprechweise zu bedienen pflegt, so muß auch im Verkehr mit Ertaubten das gleiche Entgegenkommen vorausgesetzt werden. Dieser sozialen Pflicht sollte man stets eingedenk sein. —

Systematischer Absehunterricht.

Beim *systematischen* Absehunterricht wird dem Patienten zunächst die Mundstellung jedes einzelnen Lautes erklärt und dann das eigene Mundbild im Spiegel gezeigt; er wird angewiesen, zu Hause vor dem Spiegel die eigenen Mundbilder bei den verschiedenen Lauten zu beobachten. Der Absehschüler legt sich ein Heftchen an, in das er Bemerkungen und erklärende Zeichnungen einträgt. Vor Beginn einer neuen Übung werden die früheren Übungen wiederholt. Zwischen die eigentlichen Absehübungen werden gelegentliche *Erschließungs- und Kombinationsübungen* eingeschoben (siehe unten).

Am leichtesten abzusehen sind alle Vokale und von den Konsonanten p, b, m, f, w, sch.

Vokale.

A. Der Unterkiefer geht nach unten, der Mund ist ruhig 'geöffnet, die Lippen sind unbewegt.

O. Die Lippen gehen nach vorn, die Mundwinkel sind einander mäßig genähert, die Mundöffnung ist oval.

U. Die Lippen gehen noch mehr nach vorn, als beim O; die Mundwinkel sind einander stark genähert, die Mundöffnung ist klein und rund.

E. Die Mundöffnung ist breiter als beim A; die Mundwinkel gehen nach hinten oben.

I. Die Mundöffnung ist noch breiter und schmäler als beim E; die Mundwinkel gehen noch mehr nach hinten oben.

Dem Patienten ist das *Vokalschema* (Abb. 1) besonders einzuprägen und ihm klar zu machen, wie die einzelnen Vokalstellungen — von der Mittel-

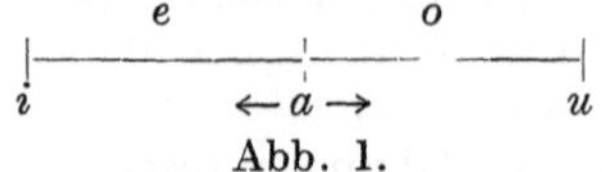

Abb. 1.

stellung bei *A* ausgehend — zustande kommen: Die Lippen werden vorgestülpt und spitzen sich zu, um das O und U zu bilden, sie gehen nach hinten, der Mund wird breiter bei der Bildung des E und I.

Die 5 Vokale werden hintereinander, durcheinander, zu zwei und zu drei zusammengestellt, geübt [1]).

Übungen: a, o, u, e, i   u, o, e, i, a usw.
         ao, ae, au, ai   oe, oa, ou, oi usw.
         aoe, aei, aou, eio usw.

Werden die 5 Vokale in allen Kombinationen gut abgelesen, so geht man weiter zu den

Umlauten (Zwischenstellungen).

Ä entsteht aus der Verbindung von a und e; dementsprechend ist dabei die Mundstellung eine Mischung von a + e; der Mund ist weniger als bei *a* und mehr als beim e geöffnet.

Ö ist die Kombination von o + e; die Lippen sind weniger vorgestülpt, die Mundöffnung etwas spitzer als beim reinen O.

Ü = u + e. Der Mund ist fast so spitz, wie bei der Pfeifstellung. Dann weiter zu den

Doppelvokalen,

deren Mundbild stets aus zwei Mundstellungen bzw. -bewegungen zusammengesetzt ist (Abb. 2).

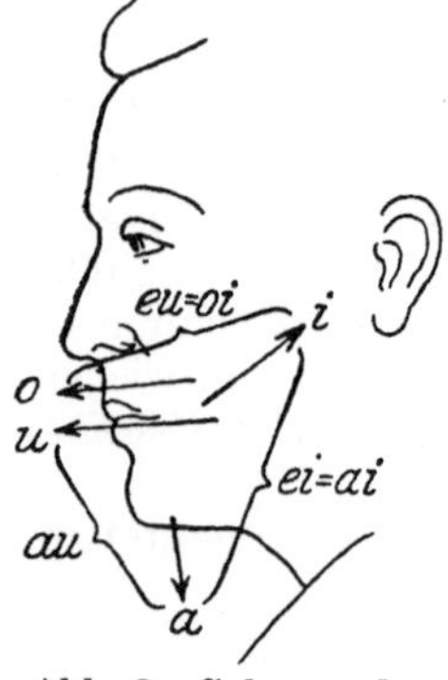

Abb. 2. Schema der Mundbewegungen. (Nach Gutzmann.)

AU beginnt mit der a-Stellung (Unterkiefer nach unten) und endet mit der u-Stellung (Lippen nach vorne).

EU, ÄU, OI gehören zusammen, weil eu und äu in der Umgangssprache immer wie oi gesprochen werden. Die zuerst zum o gestülpten Lippen gehen schräg nach hinten oben, wie bei i.

EI, AI werden beide wie ai gesprochen. Die a-Stellung (Unterkiefer nach unten) geht in die i-Stellung (Lippen nach hinten oben) über.

Nunmehr werden Umlaute und Doppelvokale zuerst allein und dann in Verbindung mit den 5 Vokalen in der schon angedeuteten Weise geübt.

Übungen: a, ö, u, ei, e, au, i, ä, o, eu, ü.
          aei, üe, iau, äo usw.
          uoau, eiaü, äieu usw.

---

[1]) Es ist natürlich nicht beabsichtigt, mit diesen Ausführungen ein *Übungsbuch* für den Absehunterricht zu verbinden; es würde weit über den Rahmen des Handbuchs hinausgehen, wenn man hier seitenfüllende Silben-, Wort- und Satzbeispiele aufführen wollte. Solche findet der Unterrichtende — abgesehen von den betreffenden Kapiteln der Lehrbücher von Gutzmann und Fröschels — in den kleinen Übungsbüchlein von Liebmann, Wollermann, Joseph und Hartmann. Diesen sind auch zum Teil die Übungs*beispiele* entnommen, die hier — lediglich zum besseren Verständnis der Ausführungen — wiedergegeben sind. Die genannten Übungsbücher werden dem Unterrichtenden eine willkommene Hilfe sein, wenn er für jeden Schüler einen individuellen, seinem Ideenkreise, seinem Verkehr und seinem Wissen entsprechenden Lehrplan aufstellt.

Da in unserer Sprache jede Silbe durch einen Vokal gekennzeichnet ist („soviele Silben als Vokale“), so bilden die *Vokale* auch die *Grundlage* des ganzen Absehens; *es ist daher auf das tadellose Erkennen der Vokale der allergrößte Wert zu legen.* Der Schüler muß darüber aufgeklärt werden, daß er beim Absehen vor allem darauf achten muß, die Vokale zu erkennen; sie müssen ihm auch jetzt gelegentlich schon etwas schneller und etwas undeutlicher vorgesprochen werden. Erfüllt der Patient alle Forderungen hinsichtlich des Absehens der Vokale, so geht man zu den

Konsonanten

über. Von den 7 verschiedenen Konsonantengruppen, die durch je eine charakteristische Bewegung kenntlich sind (siehe oben), ist am leichtesten ablesbar die Gruppe *B P M*. Sie ist kenntlich durch das Aneinanderlegen und das Auseinandergehen der Lippen. *Untereinander* sind diese 3 Laute nur bei sehr langsamem und sehr scharf artikuliertem Sprechen zu trennen (beim B gehen die Lippen leicht, beim P mit mehr Kraft auseinander, beim *M* ruhen die Lippen etwas länger aufeinander). In der gewöhnlichen Umgangssprache ist aber diese Trennung kaum möglich und daher praktisch wohl bedeutungslos. Der Schüler muß sich also, wenn er einen Lippenschluß sieht, darüber klar sein, daß er *3* Laute bedeuten kann und er muß daher, wenn man ihm beispielsweise die Lautfolge aba vorspricht, stets aba oder apa oder ama wiederholen. —

Die 3 Lippenlaute werden nun zunächst in Verbindung mit Vokalen geübt.

Übungen: ma, pu, bi, me, bo, pu usw.
ab, um, ip, eb usw.
mapu, mebü, maupei usw.

Und hinterher schon zu entsprechenden Wörtern verbunden.

Übungen:

Papa, Boa, Puppe, Emma, Bube, Mama, Pope, Muhme, Baum, bim-bam-bum, bei, im, um, am, ab, ob.

Es ist nach dem oben Gesagten klar, daß der Schüler *Papa* und *Mama* kaum wird auseinanderhalten können; ebensowenig z. B. *Muhme* und *Bube* (während er andererseits *Puppe* wegen der Kürze des u unschwer erkennen wird). Es empfiehlt sich schon jetzt, den Patienten einige Fragen in einer bestimmten Reihenfolge beantworten zu lassen. Man spricht ihm beispielsweise das Wort *Bube* vor und fragt ihn: 1. Wieviel Vokale sehen Sie? 2. Welche Vokale sehen Sie? 3. Wieviel Silben hat das Wort? 4. Wie heißt es? Im weiteren Verlaufe des Unterrichts kann man die Fragestellung vereinfachen; um bei dem gleichen Beispiel (Bube) zu bleiben: 1. Was sehen Sie? Antwort u und e. 2. Wie heißt das Wort? Antwort: Bube oder — nach dem vorher Gesagten — auch Muhme. Bereits hier den Schüler auf die außerordentliche Wichtigkeit des Kombinierens hinweisen, das ihn späterhin instand setzen soll, aus dem Zusammenhange das richtige Wort (Bube oder Muhme) zu erraten.

Von der ersten Konsonantengruppe B P M läßt sich gut die 2. Gruppe F W unterscheiden. Sichtbares Mundbild: Die oberen Schneidezähne werden leicht auf die Unterlippe gesetzt, der Unterkiefer tritt dadurch etwas zurück. *F* und *W* sind beim Absehen nicht voneinander zu trennen und es muß auch hierbei, wie bei B P M späterhin aus dem Sinn erschlossen werden, um welchen Laut es sich bei dem betreffenden Wort handelt.

Übungen: wa, fo, wu, feu, we, fi, wau, fei usw.
              awo, ifu, auwau, ufa, eiwu usw.

Jetzt werden Lautverbindungen und Worte aus *beiden* Konsonantengruppen angeschlossen.

Übungen: bawo, pefi, mauwa usw.
              pif, paf, puf, Muff, Affe, wo, Wippe, Waffe, Möwe, Weib.

Zu beachten ist (worauf schon oben hingewiesen ist), daß in manchen — besonders süddeutschen — Dialekten das w labiolabial — Lippe an Lippe — gebildet wird.

Sehr leicht ist auch das *Sch* abzusehen. Die Lippen gehen ähnlich wie beim *U* stark nach vorn; meistens noch mehr als beim *U* bis zur Ausstülpung. Die Stärke der Stülpung ist naturgemäß von dem folgenden Vokal abhängig (z. B. Schuh und schief). Ebenso wie das Sch ist auch das französische *J* zu erkennen.

Übungen: usch, schi, asch, isch, scha, osch usw.
              uscha, aischo, ischau, eschu usw.
              Fisch, fesch, Schiff, schuf, Schaf, Schaum, Scham, Busch.
              schau-schau, Schippe, schiebe, Scheibe.

Jetzt können auch schon kleine Sätze gebildet werden.

Übungen: Emma wusch Wäsche. Affe im Busche. Papa im Schiffe. Wo wusch Emma Wäsche? Bäume im Mai.

Anschließend werden die bisher geübten Konsonanten als *Doppelkonsonanten* bzw. als *drei aufeinander folgende Konsonanten* geübt.

Übungen: *mp, mb*: Pumpe, Bombe, Pomp.
              pf: Pfau, Pfaffe, pfui, Schopf.
              schw: Schwabe, schwebe, schwimme.
              mpf: impfe, Sumpf, schimpfe, Kampf, Dampf.

Bevor man jetzt zu den *schwer absehbaren Konsonanten* übergeht, empfiehlt es sich, zunächst die *Artikel* gesondert zu besprechen. In *der, die, das* ist das *d* und das *s* schwer zu erkennen (siehe unten), während das r am Wortende ähnlich dem a erscheint (der = dea, wer = wea, Papier = Papia usw.) Die drei Artikel sind also in der gewöhnlichen Sprache im allgemeinen nur durch die Vokale kenntlich: der = e, die = i, das = a.

Alle bisher geübten Hauptwörter werden jetzt mit Artikel geübt.

Übungen: Der Papa, die Waffe, das Schiff usw.

Die Reihe der schwer absehbaren Konsonanten beginnt man zweckmäßig mit dem *L*, das immerhin noch an einer ziemlich charakteristischen Bewegung kenntlich ist, namentlich wenn ein a, ä oder e folgt. Der Mund ist geöffnet, die Zungenspitze berührt die oberen Schneidezähne, um dann wieder herabzuschnellen; der Mundboden geht nach unten, ebenso der Unterkiefer vor a, ä, e und i. Man sieht auf die *untere* Seite der Zunge, wenn nicht auf das *L* ein o oder u folgt, wobei die Zunge überhaupt unsichtbar bleibt.

Übungen: la, ul, lau, eil usw.
              Ball, alle, Liebe, loben, maulen, Elle, Laube, Kamel.

Doppelkonsonanten bzw. drei aufeinander folgende Konsonanten:
              lm, fl, bl, pl, pfl, schl, schm, lsch.

Übungen: Ulm, Alma, Blume, plump, Pflaume, Schlaf, schlau, schmal, falsch.

Um das Interesse des Patienten wach zu erhalten und den Unterricht nicht zu eintönig zu gestalten, empfiehlt es sich nach dem Vorschlage HART-MANNS *Kombinations-* oder „*Erschließungsübungen*“ einzuschieben. (Im Grunde genommen ist das Einüben der Artikel auch hierher zu rechnen.) Man klärt den Schüler, der ja erst einen Teil der Laute absehen kann, darüber auf, daß ihm jetzt

I. Erschließungsübung: Die *Wochentage* vorgesprochen werden. Nun die übliche Fragestellung: z. B. „*Sonntag*“. „Was sehen Sie?“ Welche Vokale?“ Antwort: o und a. Oder die Frage lautet bei „*Montag*“ „Was sehen Sie? Welche Vokale, welche Konsonanten? Antwort: m, o, a. Denn man darf natürlich nur *die* Laute als erkennbar verlangen, die bereits geübt sind; die anderen müssen herauskombiniert werden. Am leichtesten werden *Mittwoch, Montag, Freitag* erkannt.

II. Erschließungsübung: Zahlen. Die Art des Übens und der Fragestellung ist die gleiche wie bei I.; z. B. bei *fünf* wird füf erkannt, *zwei* = wai, *zwanzig* = wa-i, *sieben* = ibe usw. Daran schließen sich größere Zahlen und kleinere Übungen im Rechnen.

Übungen: 22, 38, drei × drei ist neun, fünf × vier ist zwanzig, zwei und eins ist drei usw.

D T N sind schwer abzusehen. Wie beim L berührt die Zunge die oberen Schneidezähne; der Mund ist wenig geöffnet (weniger als beim L), so daß die Unterseite der Zunge *nicht* sichtbar wird. Beim Abschnellen der Zunge von der Zahnreihe geht der Unterkiefer leicht nach unten. Für die Unterscheidung der drei Laute *untereinander* gilt das gleiche, was beim b p m und f w gesagt ist: sie ist in der gewöhnlichen Umgangssprache kaum möglich. Vor o und u ist d t n überhaupt nicht abzusehen, besser vor a, e, i.

Übungen: da, ti, ne, tau, nu usw.
ad, in, eid, ut, usw.
ada, itau, ena usw.

Dazwischen immer auch die beim L angeführten Silbenübungen, um die Unterscheidung dieser beiden leicht verwechselbaren Mundstellungen zu üben. Dann:

Übungen: Dom, Name, Taube, Odem, Anna, Atem, tot, nimm, wann usw.

Doppelkonsonanten: st = scht, schn, ft, ld, lt, mt, nt = nd, bt.

Übungen: Stufe, staunen, Schnabel, schnell, oft, Schuft, alt, Amt, schwimmt, bunt, Mond, Stunde, Abt, habt.

III. Erschließungsübung: Die Monatsnamen. Erklärung und Fragestellung wie bei den früheren Kombinationsübungen. Z. B. *Mai* wird ganz abgesehen, *Februar* = Febua wird leicht erkannt; *Juni* und *Juli* sind kaum zu trennen usw. — Anschließend werden die drei Erschließungsübungen miteinander kombiniert geübt.

Übungen: *Monate und Zahlen:* Der erste Januar, der zweite Mai usw.
Monate und Zahlen und Tage: Dienstag, den 5. September usw.
Monate, Zahlen, Tage in Verbindung mit kleinen Flickworten:
Am 1. November, heute am 4. Januar, morgen in 8 Tagen, morgen ist Freitag, übermorgen in vier Wochen usw.

S. Mundstellung breit (wie beim J), Mundwinkel sind zurückgenommen; deutliches Zeigen (namentlich vor a, e, i) der geschlossenen bzw. scharf genäherten Zahnreihen. Vor Verwechslung mit J kann gelegentlich die Überlegung schützen, daß auf J gewöhnlich kein Vokal folgt. Besonders schwer abzusehen ist das S vor o, u (ü, ö), weil dabei die geschilderten Charakteristica der S-Stellung fast vollkommen fehlen.

Übungen: si, so, sa, sau, su usw.
is, os, eis, usw.
ase, iso, usw.
Sofa, Seife, Base, Pause, Aß, Fuß.

Doppelkonsonanten: ls = lz, ts = z, ps, st.

Übungen: als, falls, Lotse, Salz, Latz, Mops, Osten, Ast.

Bei *sp* und *st* ist zu beachten, daß wir diese Doppelkonsonanten am Anfang der Stammsilben im allgemeinen als *schp* bzw. *scht* aussprechen: Speise, Spiel, Stimme, Stein, Stufe; daß sie aber in Hannover, Bremen und in den benachbarten Landesteilen so gesprochen, wie geschrieben werden: S-piel, S-timme usw. Das ist für Absehschüler, die in jenen Gegenden leben, von Wichtigkeit.

K. G. Ng. Der Zungenrücken hebt sich zum Gaumen empor, der Mundboden geht nach unten. Die 1. und 2. Artikulationsstelle bleibt geöffnet. Unterschied zwischen G K Ng (Zungenspitze liegt ruhig an den unteren Vorderzähnen, man kann auf den Zungen*rücken* sehen) und L D T N (die gehobene Zungenspitze berührt die oberen Vorderzähne, man sieht auf die *untere* Seite der Zunge). Auch bei G K Ng sind die charakteristischen Bewegungen vor a, e, i besser, vor o und u kaum erkennbar.

Übungen: komm, Kappe, Gabel, gegen, Kakao, Engel, Mangel.

Doppelkonsonanten: Kw = qu, gn, kn, gl, kl, ks = chs = x.

Übungen: Qual, Quelle, Gnade, Knabe, Knopf, Glaube, Glas, Klasse, Klappe, Axel, Axt, sechs, Ochse, Lachs.

IV. Erschließungsübung. Körperteile: Der Kopf, der Arm, das Bein, das Auge, die Brust, der Leib, die Nase, das Ohr usw.
Dann: Mein Kopf, Dein Auge, Sein Fuß usw.
1 Kopf, 2 Ohren usw.

V. Erschließungsübung: Kleidung: Kleid, Rock, Hose, Bluse, Hemd, Knopf usw.
Dann wieder: mein Kleid, sein Rock, diese Bluse, jene Hose usw.

VI. Erschließungsübung: Farben: blau, rot, grün, lila, gelb, schwarz, rosenrot, himmelblau usw.
Dann: mein blaues Kleid, sein braunes Auge usw.

Sehr schwer oder gar nicht absehbar sind: *Ch* (vorderes und hinteres), *H, J* und R.
Das *vordere Ch* ist von I nicht zu unterscheiden (ich = i, mich = mi, Bleiche = Bleie, euch = oi, sonni*g* = sonni*ch* = sonn*i*, Köni*g* = Köni*ch* = Köni*i*), während das *hintere Ch* leicht mit dem G und K verwechselt wird. —
J am Anfang entspricht vollkommen dem I (ja = ia, jung = iung, Juni = Iuni).
H ist im allgemeinen nicht absehbar; es kommt allenfalls durch eine besonders verlängerte Vokalstellung am Anfang eines Wortes zum Ausdruck (z. B. alte und halte, Aff und Haff).

R als *Zungen*-R gesprochen ist vom L nicht zu trennen; als *Gaumen*-R gesprochen ist es mit G und K leicht zu verwechseln. Am Schluß des Wortes ist das R, worauf schon gelegentlich hingewiesen wurde, dem a sehr ähnlich (mir = mia, der = dea). Häufig ist das r mit anderen Selbstlauten zu *Doppelkonsonanten* verbunden: br, pr, dr, tr, gr, kr, schr, fr, spr, str.

Übungen: Brot, Probe, drauf, Tropfen, grob, Kralle, Schrei, Frosch, Sprache, Straße.

Von besonderer Bedeutung für das Absehen sind eine Anzahl von häufig wiederkehrenden *Flickworten,* oft angewendeten Lautverbindungen, Vor- und Endsilben usw. — Es empfiehlt sich, diese *häufig,* aber nicht *zu lange hinter-einander* zu üben, da sie im Anfang recht schwer zu erkennen sind; andererseits soll durch Übung allmählich erreicht werden, daß nicht mehr die einzelnen Laute, aus denen diese kleinen Worte zusammengesetzt sind, abgesehen werden, sondern daß sie bereits „als Lautbilder kräftig im optischen Gedächtnisse aufbewahrt bleiben" (GUTZMANN). Der Absehschüler soll diese kleinen Worte usw. allmählich ebenso beherrschen lernen, wie der Stenograph seine Siegel.

Übungen: ab, an, auf, aber, als, bei, bin, der, die, das, des, er, es, für, hin, ich, ihr, komm, mein, mir, mit, mich, nicht, nur, so, sie, um, uns, und, vor, wann, wenn, wem, was, war, wir, wer, wieviel, wieso, wozu, wofür, zu, be(kommen), ver(stehen), ge(sehen), (geb)en, (unt)en, (bess)er, (tapf)er, (Wohn)ung, (ew)ig usw.

Dazu kleine Sätze, in denen solche Flickworte vorkommen und die man namentlich im Anfang entsprechend variiert.

ich sitze *am* Fenster, *ich* sehe *aus dem* Fenster, *wer* sieht *zum* Fenster heraus usw.
da steht *ein* Tisch, *der* Tisch steht *am* Fenster, *auf dem* Tisch liegt *eine* Decke usw.
wo wollen *wir uns* treffen, *wir* wollen *uns* im Walde treffen, oder *auf dem* großen Platz,
Komm mit in den Wald usw.

Das gleiche gilt auch für eine Reihe im gewöhnlichen Leben häufig wieder-kehrender Redensarten.

Übungen: Guten Tag, guten Morgen, guten Abend, Mahlzeit, auf Wiedersehen, leben Sie wohl, gute Nacht, wie geht es Ihnen, wie haben Sie geschlafen, wo sind Sie gewesen, wo wohnen Sie, wie alt sind Sie? usw.

Auch empfiehlt es sich, zwischendurch einige besonders lange Worte vor-zusprechen und ihr Erkennen auf die schon geschilderte Art (Was sehen Sie? Welche Vokale? usw.) zu unterstützen.

Übungen: Gartentür — Kaserne — Schulhof — Tiergarten — Nachtlampe — Kron-leuchter usw.

Es ist zweckmäßig, den Patienten auf einige Schwierigkeiten besonders aufmerksam zu machen. So gibt es eine Reihe von Worten, die beim Ab-sehen einander sehr ähnlich sind, und die am besten am Artikel erkannt und so unterschieden werden, z. B.

das Mahl — der Ball, der Bauer — die Mauer, die Mole — der Pole, die Mama — der Papa, der Pate — die Made.

Noch größer ist die Schwierigkeit, wenn derart ähnliche Worte überdies noch den *gleichen* Artikel haben; diese können dann nur aus dem Satz und aus dem Sinn herauskombiniert werden; z. B.

die Butter — die Mutter; die Miene — die Biene, die Puppe — die Muhme.

Ebenso können auch beim Auslaut der Worte ähnliche Mundbilder zu Verwechslungen führen; z. B.

Schlamm — schlapp; Schwamm — Schwab; Gramm — Grab.

Weiterhin ist darauf hinzuweisen, daß zwei aufeinander folgende gleiche oder ähnliche Laute in der Umgangssprache häufig als *ein* Laut erscheinen; z. B. im Mai, im Muff, am Bahnhof, ab Bahnhof, beim Portier.

Ist der Patient so weit, daß er den bisherigen Unterrichtsstoff *einigermaßen* gut und sicher beherrscht, so kann man dazu übergehen, ihm eine *kleine Geschichte* vorzulesen. Das geschieht zunächst in kurzen Sätzen, wobei man anfangs zum besseren Erkennen der Wortgrenzen nach jedem Wort eine kurze Pause macht. Der Schüler spricht jeden Satz sofort nach; hat er den ganzen Satz noch nicht vollständig erfaßt, so wird ihm jedes Wort einzeln vorgesprochen und beim Versagen mit der üblichen, schon öfters angedeuteten Fragestellung (welche Vokale sehen Sie? usw.) nachgeholfen. Ist er mit dem Inhalt einigermaßen vertraut, so wird dieselbe Geschichte noch einmal in *natürlicher* Sprechweise vorgesprochen. Solche kleine, einfache Erzählungen finden wir z. B. in der bei Gutzmann angeführten kleinen Fabel vom „Esel, der mit Salz beladen war"; ferner in den kleinen Erzählungen von Reuschert (bei Hartmann), z. B. „Die vergeßliche Ida" oder

„Der wachsame Hund."

Ein Dieb kam in der Nacht an ein Haus und stieg über die Hofmauer. Die Leute im Hause schliefen. Der Hofhund wachte aber. Als er den Dieb sah, kam er an die Mauer und bellte laut. Der Dieb sprach: „Lieber Hund, belle nicht, sei still! Ich gebe dir eine Wurst." Aber der Hund bellte noch lauter. Davon erwachten die Leute im Hause. Der Hausherr kam an das Fenster und schoß mit einer Flinte hinaus in die Luft. Da floh der Dieb und kam niemals wieder. —

Ist der Schüler imstande, solche kleine Geschichten auch bei ziemlich natürlicher Sprechweise abzusehen, so kann man mit der *freien Unterhaltung* beginnen. Diese Unterhaltungsübungen müssen natürlich dem Alter, dem Bildungsgrade und dem Ideenkreise des Schülers möglichst angepaßt sein; auch sonst wird man zu Anfang dabei die Schwierigkeiten tunlichst abzuschwächen suchen. Man spreche daher zunächst nur in Hauptsätzen und vermeide die Häufung schwieriger Wortbilder, um den Patienten nicht durch Mißerfolge mutlos zu machen. Nur ganz allmählich und in dem Maße, wie die Ruhe und das Vertrauen des Schülers zu seiner Absehfähigkeit wächst, soll man die Schwierigkeiten steigern, indem man immer mehr Worte in die Unterhaltung einschiebt, die der Schüler nicht absehen kann, sondern durch Kombination ergänzen muß, und indem man auch die Sprechweise immer weniger prononciert und immer natürlicher gestaltet.

Eine wesentliche Hilfe findet der Absehschüler in der Tatsache, daß der Wortschatz unserer Umgangssprache verhältnismäßig ein recht beschränkter ist und daß eine gewisse Quote von Wörtern ganz besonders häufig wiederkehrt. Das geht namentlich aus dem *Häufigkeitswörterbuch* hervor, das Käding für den Gebrauch der Reichstagsstenographen herausgegeben hat. Käding zählte aus einem Material, das die verschiedensten Wissensgebiete umfaßte, etwa 11 Millionen Worte und stellte diejenigen Worte zusammen, die darunter 5000mal und mehr vorkamen. Es ergab sich, daß die drei häufigsten Worte *(die, der, und)* allein schon ein *Zehntel* der Sprache ausmachen; die 15 häufigsten Worte stellen den *vierten* Teil und die 66 häufigsten Worte gar die *Hälfte* aller gesprochenen Worte dar. Eine Anzahl dieser häufig wiederkehrenden Wörter ist in dem

Übungsbeispiel auf Seite 521 wiedergegeben (ab, am, auf usw.); es ist dort bereits auf ihre besondere Bedeutung für das Absehen hingewiesen worden. —

Der systematische Absehunterricht kann nun noch durch eine Reihe von *Hilfsmitteln* unterstützt werden, deren Anwendung in einzelnen Fällen von den betreffenden Autoren mit mehr oder weniger Nachdruck empfohlen wird. Einiger dieser Hilfsmittel ist schon gelegentlich gedacht worden. So ist bereits darauf hingewiesen worden, daß es für den Unterrichtenden sehr erwünscht ist, über genügendes *Übungsmaterial* zu verfügen und es sind damit im Zusammenhange eine Anzahl guter Übungsbücher, die sich von unnatürlicher, geschraubter und schwerfälliger Diktion freihalten, empfohlen worden (S. 516, Fußnote).

Sehr lehrreich ist die Benützung der *täglichen Umgangssprache* für die Absehübungen (WOLLERMANN, S. 258—270); auch die für gewisse Vorkommnisse und Bedürfnisse des täglichen Lebens zusammengestellten Übungen sind sehr instruktiv, z. B. HARTMANN: „Die Reise", „Die Wohnung", „Tischgespräche" und JOSEPH: „Am Post- und Eisenbahnschalter", „Beim Friseur", „Beim Schuhmacher", „Beim Steueramt", „Der Kaufmann" usw. GUTZMANN benutzt mit Erfolg noch einige gut geschriebene Lustspiele, die sich durch besonders lebenswahre Diktion auszeichnen, so z. B. „Gewagte Mittel" von FRANCIS STAHL (bei Reclam), „Ein toller Einfall" von LAUFS usw.

Weiterhin ist schon zu Anfang empfohlen worden, den Schüler im *Spiegel* die eigenen Mundbilder bei den verschiedenen Lauten beobachten zu lassen. Eine gewisse Vorsicht ist dabei insofern am Platz, als die Schwerhörigen dadurch gelegentlich zu Übertreibungen der eigenen Sprachbewegungen verleitet werden (NADOLECZNY).

Ein gutes Hilfsmittel beim Absehen, dessen sich die Patienten allerdings vielfach schon ohne besondere Anleitung bedienen, besteht darin, daß man den Schüler die *vorgesprochenen Lautbewegungen mitmachen* läßt, gleichgültig ob sie von ihm richtig erfaßt werden oder nicht. Tatsächlich kann man in vielen Fällen feststellen, daß der Absehschüler das Abgesehene nachspricht, sei es wirklich und kräftig, oder nur wenig und leicht angedeutet. Es erfolgt also anscheinend die gewöhnliche Verbindung zwischen Absehbild und Bedeutungsvorstellung über das Sprachfühlbild. Aus diesem Grunde empfiehlt es sich, ein *spontanes Mitsprechen* dort, wo es fehlt — wenn auch in geringen Grenzen und nur angedeutet — anzubahnen, um eben eine innigere Verbindung der optischen und kinästhetischen Sprechbewegungsvorstellungen zu erzielen und damit wesentlich zum Erkennen des gesprochenen Wortes beizusteuern (GUTZMANN, SCHUMANN, BRAUCKMANN). Namentlich BRAUCKMANN legt besonders Wert darauf, den Schwerhörigen zum *Motoriker* zu erziehen. Er hält das Erschließen und gedankliche Kombinieren *auf rein optischer Grundlage* für nachteilig und schwierig; die optischen Begleiterscheinungen der Sprechbewegungen sind nur als Mittel zu benutzen, um *automatische* Sprechbewegungsreihen zum Ablauf zu bringen und damit die Gewähr sicheren Verstehens zu bieten. —

Es ist nun vielfach auch versucht worden, durch *Bilder* und *Abbildungen* dem Schüler das Erlernen der Mundbilder zu erleichtern. Die meisten dieser Abbildungen erfüllen jedoch nicht ihren Zweck, weil die viel zu prononciert wiedergegebenen Lautstellungen den Mundbildern im gewöhnlichen Leben nur wenig ähnlich sehen. Andere wiederum sind wegen ihrer ungenauen und fehlerhaften Ausführung für den Unterricht nicht zu verwenden. Eine Ausnahme bildet die von GUTZMANN im Jahre 1896 vermittels Momentphotographie gewonnene Darstellung der Lautstellungen, durch die er zu der uns bekannten Gruppierung der Beobachtungsstellen für die äußerlich sichtbare Sprache gelangte. Gutzmann gewann seine Lautbewegungstypen dadurch, daß er 2—3 Profilaufnahmen einer bestimmten Sprechbewegung auf *einer* Platte vereinigte und nun die einzelnen Sprechstellungen miteinander verglich. Dabei fand er eben, daß eine Anzahl von Lauten dieselbe charakteristische Stellung bzw. Bewegung besitzen und daß es *drei* Beobachtungsstellen sind, an welchen die wesentlichen Bewegungen der verschiedenen Laute sichtbar werden.

Die zunehmende Verbreitung der *Kinematographie* führte sehr bald dazu, auch den Film in den Dienst der Taubstummen- und Schwerhörigenbildung zu stellen. Die ersten kinematographischen Untersuchungen der Sprechbewegungen stammen von M. Démény und H. Marichelle in Paris; sie sollten jedoch nur dazu dienen, den Taubstummenschülern den Unterschied zwischen richtiger und falscher Artikulation zu veranschaulichen. Flatau gebührt das Verdienst, als erster den kinematographischen Übungsfilm eingeführt und seine Verwendung für die Praxis des Absehunterrichts empfohlen zu haben. Nach zahlreichen Vorversuchen konnte Flatau schließlich im Jahre 1921 seine Bestrebungen durch behördliche Unterstützung in größerem Maßstab verwirklichen und in Zusammenarbeit mit der Kulturabteilung der Universum-Filmgesellschaft eine Anzahl von Sprachaufnahmen zustande bringen, die vor einem Forum von phonetischen und ärztlichen Fachvertretern die Probe auf ihre Verwendbarkeit bestanden. Die großen Vorteile der kinematographischen Übungsfilme für den Unterricht sieht Flatau darin, daß sie keinerlei Ablenkung dulden, die beliebige treue Wiederholung des Unverstandenen und Schwierigen gestatten und daß sie eine Steigerung der Schwierigkeiten durch Erhöhung der Ablaufgeschwindigkeit, durch Beleuchtungswechsel, durch verschiedene Stellung der sprechenden Versuchspersonen bei der Aufnahme usw. zulassen. —

Außer Flatau hat noch eine Arbeitsgruppe von Taubstummenlehrern (Schär, Heinrichsdorf, Schmidt, Jankowski, Harnack und Ahlers) am Hamburger phonetischen Institut unter Leitung von Panconcelli-Calzia Untersuchungen über die Verwendbarkeit des Films für das Absehen angestellt (Vox, 1921. Nr. 1/2). Die gesammelten Erfahrungen wurden in einer Anzahl von Richtlinien für die Herstellung solcher Absehfilme festgelegt und weiterhin noch durch die Ergebnisse eines Preisausschreibens (Heinrichsdorf und Scmeling, Vox 1921. Nr. 5/6) erweitert und vertieft. — Bei aller Anerkennung der Vorzüge solcher Übungsfilme wird man sich doch vor einer Überschätzung dieser Methode (die übrigens weder im Sinne Flataus noch der *Hamburger* Autoren wäre) hüten müssen, wozu gelegentliche Äußerungen der Tagespresse leicht verleiten können. Der Film kann den Absehunterricht unterstützen, *niemals* — auch nicht teilweise — ersetzen.

Das Absehen kann endlich noch durch die Anwendung der *phonetischen (mimischen) Schrift* gefördert werden; das Prinzip einer solchen Schrift besteht darin, daß die einzelnen Buchstaben durch ihre *Form* die *Stellung* der Artikulationsorgane bei den betreffenden Lauten nachahmen. Auf diese Weise erhält der Absehschüler ein plastisches Bild der Artikulationsstellungen, seine Aufmerksamkeit wird immer wieder auf diejenigen phonetischen Grundbewegungen hingelenkt, die für das Erlernen des Absehens wesentlich sind. Aus diesem Prinzip heraus sind die phonetischen Schriften von Whipple, Gutzmann und Flatau (bei Joseph) entstanden. Von Gutzmanns Schrift sollen einige *Beispiele* folgen.

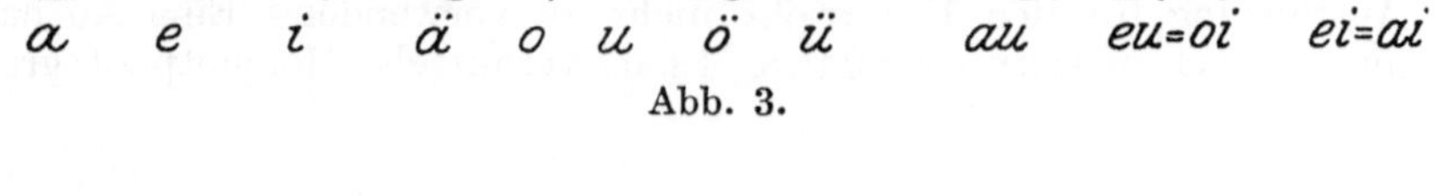

Abb. 3.

Bei den *Vokalen* sehen wir also die *Profilbegrenzung des Ansatzrohres.* —

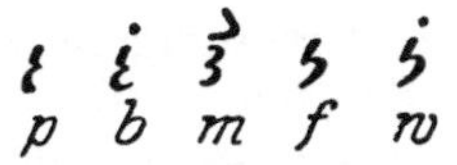

𝄆 𝄆 𝄇 𝄇 𝄇
p   b   m   f   w

Abb. 4.

Die *Konsonanten* B, P, M zeigen alle drei den Lippenschluß; bei M ist die Nasalität des tönenden Luftstromes durch die über dem Lippenschluß angebrachte Nase angedeutet. Beim B weist ein Punkt darauf hin, daß es sich um einen stimmhaften Laut handelt im Gegensatz zum P, wo der Punkt fehlt. Beim F setzt sich die obere Zahnreihe auf die Unterlippe, beim W tritt dazu (Punkt) die Stimme.

Von diesem System weicht im Prinzip etwas die *mimische Schrift* von KOBRAK ab, welche die verschiedenen Sprech*bewegungen* durch ein System von Linien und Keilen zum Ausdruck zu bringen sucht. KOBRAK projiziert die Gesichtskonturen derart auf ein Linienblatt, daß die einzelnen Etagen den drei bekannten GUTZMANNschen Beobachtungsstellen der Lautbewegungen entsprechen; es sind also in die I. Etage die Bewegungen des Mundbodens, in die II. Etage die Bewegungen des Unterkiefers, in die III. Etage die Bewegungen der Lippenwangenweichteile zu setzen. Richtung und Größe der Bewegung werden durch Keilstriche derart ausgedrückt, daß die Bewegungs*richtung* durch Verjüngung des Keilstrichs wiedergegeben wird, während die *Größe* der Bewegung der Länge des Keilstrichs entspricht.

Einige Beispiele aus KOBRAKS-Schrift:

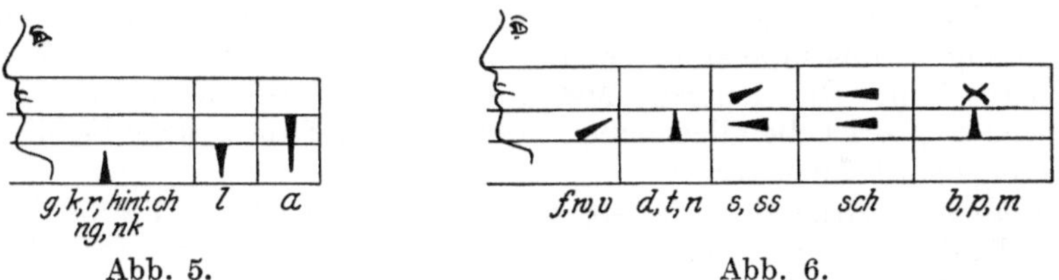

Abb. 5.   Abb. 6.

Bei L baucht sich der Mundboden nach unten vor: bei G, K usw. findet am hinteren Teile des Mundbodens eine nach oben gerichtete geringe Bewegung statt. Beim A geht der Unterkiefer stark nach unten, die Bewegung spielt sich von der ersten bis in die dritte Etage hinein ab.

Bei D, T, N geht der Unterkiefer gerade nach oben *ohne* Lippenbewegung, bei B, P, M *mit* Lippenbewegung, bei F, W, V geht der Unterkiefer schräg nach hinten oben.

Ebenso ohne weiteres verständlich ist Abb. 7.

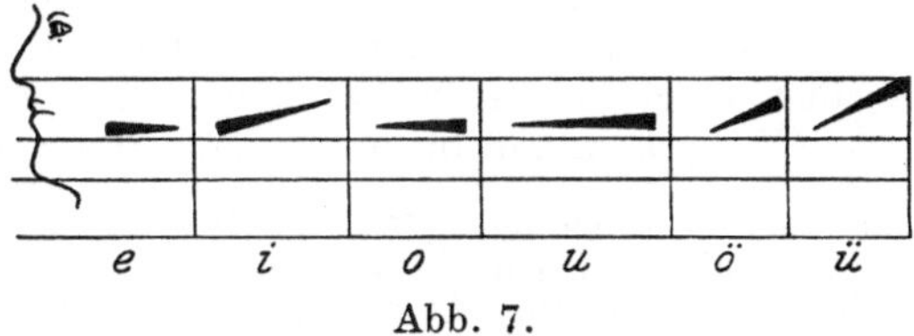

Abb. 7.

II. Sprachliche Ausbildung der Taubstummen.

Das eigentliche und natürliche Verständigungsmittel der Taubstummen ist zweifellos die *Gebärdensprache*. Sie bildet die Grundlage der *französischen* Methode des Taubstummenunterrichts, ist jedoch wohl durchweg zugunsten der *deutschen* Methode des Unterrichts durch die *Lautsprache* verlassen worden. Der hauptsächliche Vorzug der Lautsprachmethode besteht darin, daß sie den in ihr ausgebildeten Taubstummen auch zum Verkehr mit Vollsinnigen befähigt, während die Gebärdensprache immer eine *Geheimsprache* bleiben wird, die nur von denen verstanden wird, die sie gelernt haben und die daher eine Verständigung mit dem Gros der vollsinnigen Mitmenschen ausschließt. Weiterhin ist zu bedenken, — und darauf hat neben anderen Autoren auch ganz besonders Gutzmann hingewiesen —, daß die Entwicklung der Sprechatmung und der Sprechstimme die gesamte Lungentätigkeit und damit auch den allgemeinen Gesundheitszustand der Taubstummen sehr günstig beeinflußt. Das ist um so wichtiger, als verschiedentlich festgestellt worden ist, daß die Taubstummen verhältnismäßig häufig an Erkrankungen der Atmungsorgane leiden, und daß sie häufiger als andere Menschen an Tuberkulose zugrunde gehen. —

Der Lautsprachmethode wird zum Vorwurf gemacht, daß ihre Erfolge nicht immer befriedigen, daß daher der Taubstumme außerhalb der Schule und auch im späteren Leben gerne in die Gebärdensprache zurückfällt. Demgegenüber ist auf die große Anzahl erwachsener, seit Jahren aus der Anstalt entlassener Taubstummer hinzuweisen, die sich im täglichen Verkehr mit Vollsinnigen ohne eine Spur von Gebärde vorzüglich verständigen können. Es ist wohl auch *nicht nur* die Methode als solche für die gelegentliche Unzulänglichkeit der Erfolge verantwortlich zu machen, sondern vielfach noch der mangelhafte Ausbau gewisser, mehr äußerer, *organisatorischer* Momente, an deren Vervollkommnung Taubstummenlehrer und Ärzte in gleicher Weise zielbewußt zusammenarbeiten. Die deutsche Methode der Taubstummenbildung ist also die gegebene und es ist die allgemeine Erwerbung der Lautsprache für die Taubstummen möglichst anzustreben. —

Es ist auch ausdrücklich zu betonen, daß der jahrelange Kampf Passows sowie des Taubstummenlehrers Matthias Schneider für eine ausgiebige Anwendung der Gebärde beim Taubstummenunterricht *keineswegs einen Ersatz der Lautsprache durch die Gebärdensprache erstrebt;* die Gebärde soll nur ein „Wegbereiter des Wortes" sein (Schneider) und: „mit Hilfe der Gebärde *für* die Lautsprache *gegen* die Gebärdensprache" (Passow)[1].

Nachdem von den drei Wegen, die uns für die sprachlichen Perceptionen zur Verfügung stehen, der eine — das *Gehör* — ausgefallen ist, ist es ohne weiteres klar, daß die Ausbildung der Taubstummen in der Lautsprache auf den beiden übriggebliebenen Perceptionswegen — dem *optischen* und dem *taktilen* — zu erfolgen hat. Gesicht und Getast bedürfen daher einer ganz besonderen Pflege und Ausbildung; auf dieser Erkenntnis beruht auch die Forderung mancher Taubstummenlehrer, der eigentlichen Entwicklung der Artikulation noch besondere *vorbereitende Übungen* dieser beiden Sinne vorauszuschicken.

---

[1] In Dänemark hat Forchhammer das *„Mundhandsystem"* ausgebildet, eine Vereinigung der natürlichen Sprechbewegungen mit gleichzeitigen, leichten Bewegungen der Hand bzw. der Finger; durch diese kleinen Hilfen wird dem Schüler angegeben, welchem Artikulationsgebiet die Lautbewegung angehört, ob es sich um ein Nasallaut handelt usw. Ein Verfahren, das noch überdies den Vorteil haben soll, daß es auch von den Angehörigen des Schülers leicht zu erlernen ist.

Beim *Auge* wird es besonders darauf ankommen, die optische Aufmerksamkeit und die Nachahmungsfähigkeit des Kindes zu steigern. Neben allgemeinen Bewegungen, z. B. der Arme, der Beine, des Kopfes usw., wird man das Kind namentlich auch solche der Artikulationsorgane nachahmen lassen. Lippen- und Zungenbewegungen werden ja von Kindern bekanntlich ganz besonders gerne nachgemacht, namentlich wenn man ihnen Gelegenheit gibt, diese einfachen Übungen — wie Herausstrecken der Zunge, Anlegen an die oberen und unteren Zähne, Senken des Unterkiefers sowie Kombinationen dieser Übungen miteinander — im Spiegel zu beobachten. —

Daneben soll auch das *Tastgefühl* besonders geübt werden. Das Kind muß es lernen, mit verbundenen Augen durch Abtasten Gegenstände zu erkennen, Kälte und Wärme abzuschätzen, die Schwere der getasteten Dinge zu unterscheiden usw. — FRÖSCHELS läßt die Taubstummen mit abgewandtem Auge die Pfeifen der URBANTSCHITSCHSchen Harmonika berühren, um sie aus den Schwingungen erkennen zu lassen, ob eine größere oder eine kleinere Pfeife auf dem Blasebalg aufgesteckt war. Diese Übungen, die den Kindern sehr viel Freude machen, hält FRÖSCHELS für um so wertvoller, als ja die Vibrationen der Pfeifen denen der menschlichen Stimme sehr ähnlich sind. —

Es empfiehlt sich, in dieser Vorbereitungsperiode bereits eine zweckmäßige *Atemgymnastik* anzubahnen, um dann diese Atemübungen auch während der übrigen Schuljahre (GUTZMANN, H. STERN) immer wieder von Zeit zu Zeit aufnehmen zu lassen. Der Taubstumme muß sich der verschiedenen Atmungswege — Mundatmung, Nasenatmung — bewußt werden und er muß es lernen, auf eine möglichst kurze und tiefe Inspiration eine möglichst lange Exspiration folgen zu lassen. Die Kraft der Expiration kann durch *Blaseübungen* gefördert werden, indem man das Kind nach Papierstücken oder dem Licht einer Kerze blasen läßt. Weiterhin sind die von GUTZMANN empfohlenen SCHREBERSchen gymnastischen Übungen sowie überhaupt Turnen, Freiübungen usw. durchaus geeignet, die Atmung zu vertiefen, das Atmungsorgan zu kräftigen und für die sprachliche Ausbildung vorzubereiten. Großen Wert auf systematische Atemübungen legt schon VATTER, der in seinem bekannten Buch sehr ausführliche Vorschriften für ihre Ausführung gibt. —

Die Notwendigkeit spezieller Atemübungen geht namentlich aus den experimentellen Untersuchungen von GUTZMANN, weiterhin von H. STERN, PARTKE, SOKOLOWSKY und BLOHMKE u. a. hervor, die übereinstimmend schwere und schwerste Anomalien der Sprechatmung mit allen üblen Folgeerscheinungen bei Taubstummen fanden (siehe Kapitel: „Stimme und Sprache der Schwerhörigen, Ertaubten und Taubstummen.")

Schwieriger wird sich bei dem taubstummen Kinde die *Entwicklung der Stimme* gestalten. Man ist dabei in der Hauptsache auf das *Getast* des Schülers angewiesen. Das Kind berührt mit den Fingern der einen Hand den Kehlkopf des Lehrers, während die der anderen Hand an den eigenen Hals gelegt werden. Wenn der Unterrichtende währenddessen kräftig intoniert, so fühlt der Schüler dabei deutlich die Vibrationen am Kehlkopf, er wird sie nachzuahmen versuchen und auf diese Weise dann die Stimme hervorbringen. Diese ist zu Anfang häufig ganz besonders unschön, heiser, rauh und krächzend. FRÖSCHELS versucht den Stimmklang zu korrigieren, indem er den fehlerhaften Klang imitiert und gleich darauf die Stimme richtig bildet; diese Unterschiede läßt er den Schüler an seinem Halse und auch an seiner Brust tasten. Es empfiehlt sich überhaupt schon jetzt durch das Vibrationsgefühl Stärke und Schwäche, Höhe und Tiefe der Stimme vorbereitend zu üben. Dabei ist zu berücksichtigen, worauf besonders GUTZMANN und weiterhin auch H. STERN hingewiesen hat, und was auch für die spätere stimmliche Entwicklung der Taubstummen von großer Wichtigkeit ist, daß die reproduzierte Stimmhöhe des taubstummen Kindes dem Vorbilde dann besonders ähnlich wird, wenn dasselbe sich womöglich im gleichen Alter befindet. Von dieser Tatsache ausgehend schlägt H. Stern vor, für die Stimmübungen der taubstummen Kinder möglichst *adäquate, gleichaltrige Vorbilder* zu wählen; nach Möglichkeit also in annähernd gleichem Alter stehende *hörende* Kinder, mit denen Stern ganz besonders günstige Erfahrungen hinsichtlich der Besserung der Stimmproduktion des taubstummen Kindes gemacht hat. Wo das nicht durchführbar ist, soll wenigstens eine Lehrerin dem männlichen Therapeuten bei der Stimmausbildung zur Seite stehen.

In diesem Zusammenhange ist auch ein Verfahren von Gutzmann zu erwähnen, der seine bekannten elektrischen Stimmgabeln zur Verfeinerung der *Vibrationsempfindlichkeit* und somit zur *Korrektur der Stimme* verwendet. Die Vibrationen der Stimmgabel werden auf eine pneumatische Kapsel übertragen, die an den Kehlkopf des Taubstummen angelegt wird. Weicht nun das Kind mit seiner Stimmgebung von der eingestellten Tonhöhe nach oben oder unten ab, so markiert sich das sofort durch starke Vibrationsschwebungen am Schildknorpel. Auf diese Weise erhält es eine Tastkontrolle für die beabsichtigte Tonhöhe, die ihm das Festhalten der einmal eingenommenen Tonhöhe erleichtert und es instand setzt, die oft heulende Sprache zu korrigieren.

Weiterhin ist zu beachten, daß die ersten Lautbildungen des Taubstummen häufig einen *nasalen* Beiklang haben, weil das ungeübte Gaumensegel den nötigen Abschluß nicht herzustellen vermag. Man wird also in solchen Fällen von vorneherein auf eine kräftigere Aktion des Gaumensegels hinzuarbeiten haben. Wenn man den betreffenden Laut möglichst rasch und kräftig ansetzen läßt, so wird dadurch mit einer stärkeren Kontraktion der übrigen Artikulationsmuskulatur auch eine solche des Gaumensegels erreicht werden. Fröschels empfiehlt zu diesem Zwecke dem taubstummen Kinde beim Beginn der Lautbildung *immer* die Nase zuzuhalten, vorausgesetzt, daß nicht ein Nasenlaut gesprochen wird; dadurch geht dann das Gaumensegel reflektorisch in die Höhe. Ist die Schwäche des Organs eine besonders ausgesprochene, so kann noch die passive Bewegung vermittels des Gutzmannschen *Gaumenhebers* oder des *Palato-Elektromasseurs* von Fröschels zu Hilfe genommen werden.

Neuerdings hat sich Scripture für die Anwendung der bekannten *graphischen Methode* beim Unterricht eingesetzt. Der Schüler spricht in den Apparat hinein und vergleicht seine Kurve mit der eines Vollsinnigen. Dann werden ihm die Abweichungen erklärt, er macht einen zweiten Versuch usw. Die Taubstummen sollen diese Kurven mit erstaunlicher Leichtigkeit begreifen. Panconcelli-Calzia weist übrigens darauf hin, daß Meunier sich lange vor Scripture bereits dieser Methode bedient hat.

Der Ausbildung der Stimme und der Verbesserung des Stimmklanges sollte übrigens schon aus dem Grunde eine gewichtige Rolle in der Taubstummenschulung zugewiesen werden, weil durch Fehler der Stimmbildung nicht selten krankhafte Veränderungen im Kehlkopf hervorgerufen werden (siehe Kapitel: „Stimme und Sprache der Schwerhörigen usw.“).

Wenn wir uns jetzt der **systematischen Entwicklung** der Sprachlaute zuwenden, so kann an dieser Stelle nicht auf die alte Kontroverse eingegangen werden, in welcher *Reihenfolge* die einzelnen Laute bei dem taubstummen Kinde hervorgerufen werden sollen, wie denn überhaupt die ausführliche Besprechung einer Reihe von *speziellen* Fragen im Taubstummenunterricht weit über den Rahmen dieses Handbuches hinausgehen würde. Es soll hier also z. B. nicht entschieden werden, ob man besser tut, mit den Vokalen oder mit den Konsonanten anzufangen, und wann mit der Dehnung der Vokale, die zu Anfang meistens kurz geübt werden, begonnen werden kann, oder ob man nach dem Vorschlage namhafter Pädagogen — ich erwähne nur SCHUMANN, BALDRIAN und namentlich PAUL — nicht vom Einzellaut, sondern von der Silbe ausgehen soll, ein Verfahren, das mehr den Gesetzen der Natürlichkeit folgen und daher die Schwierigkeiten der Lautbildung leichter überwinden soll. Jede Methode hat ihre Fürsprecher und mit jeder Methode können befriedigende Resultate erreicht werden; die Wahl des jeweiligen Verfahrens wird stets von der Gewohnheit und der praktischen Erfahrung des Therapeuten abhängig sein. — Wir werden daher an dieser Stelle zunächst die *Entwicklung* der *Einzellaute* kurz besprechen und uns dabei im allgemeinen an die Reihenfolge halten, die uns aus der Sprachphysiologie geläufig ist, ohne daß jedoch diese Anordnung des Stoffes irgendwie für den Unterrichtsgang bestimmend sein soll.

Bei den Übungen bedient man sich zweckmäßig eines großen *Spiegels*, in dem der Taubstumme seine eigene Mundstellung mit der des Lehrers vergleichen kann; ganz besonders eignet sich dazu der von GUTZMANN angegebene dreiteilige Spiegel, der in der Tat die Spiegelbeobachtung sowohl für den Schüler, als auch für den Therapeuten außerordentlich erleichtert. — Selbstverständlich werden etwaige noch vorhandene *Hörreste* beim Artikulationsunterricht sorgfältig auszunutzen sein, da sie eine überaus wertvolle Hilfe für den Aufbau der Sprache und namentlich auch für die Erzeugung eines reinen und guten Stimmklanges bilden. Näheres darüber sowie über die systematischen Hörübungen bei Taubstummen siehe Kapitel „Therapie und Taubstummenunterricht vom Ohr aus".

Vokale.

A. Der Therapeut öffnet den Mund zum a, der Unterkiefer geht nach unten, die Zunge liegt flach auf dem Mundboden. Das Kind ahmt die Vokalmundstellung meistens ohne Hilfe nach; gelegentlich muß die Zunge mit dem kleinen Finger oder mit einem ganz schmalen Spatel unter sanftem, ganz langsam zunehmendem Druck nach unten gebracht werden. Jetzt intoniert der Lehrer, das Kind fühlt in der oben beschriebenen Weise die Stimmvibrationen, ahmt sie nach und produziert ein am Anfang häufig unreines, ziemlich hohes, nicht selten dem ae ähnliches, a. Über die Verbesserung des Klanges siehe oben; zu achten ist auch schon beim a auf die Nasalität, die man am besten dem Schüler als fehlerhafte Vibrationen am Nasenrücken zum Bewußtsein bringt.

O. Aus der A-Stellung müssen die Lippen vorgeschoben werden, bis die Mundöffnung gerundet ist. Wo das spontan nicht ausgeführt wird, muß man mit Daumen und Zeigefinger der einen Hand die Wangen nach vorne schieben, mit der anderen Hand die Lippen runden. Die notwendige Hebung des hinteren Zungenrückens wird durch leichten Druck gegen den hinteren Mundboden erzielt. Hebt der Schüler fehlerhafterweise den vorderen Teil der Zunge, so daß statt o ein ö entsteht, so wird die Zunge mit dem Spatel leicht heruntergedrückt. In ganz ähnlicher Weise wird das

U entwickelt, nur daß die Mundöffnung noch runder und kleiner als beim o ist. Durch abwechselndes Üben der beiden Vokale können dem Kinde die geringen Unterschiede zwischen o und u zum Bewußtsein gebracht werden.

E wird häufig nicht spontan nachgeahmt. Zur Hilfe werden die Wangen nach hinten geschoben, während die Hebung der Zunge durch einen leichten Druck mit dem Daumen am vorderen Teile des Mundbodens bewirkt wird. Die gleichen Hilfen sind auch beim

I anzuwenden; dabei müssen die Mundwinkel noch stärker als beim e auseinandergezogen werden.

Die Umlaute Ö, Ü, Ä werden in der Weise hervorgerufen, daß man den Schüler den einen der beiden Teillaute sprechen läßt und währenddessen den zweiten Teillaut in der oben beschriebenen Weise formt. Zum ö nimmt das Kind die e-Stellung ein, während man seine Lippen — wie beim o — nach vorne schiebt; oder man läßt es ein o sprechen und schiebt dabei seine Wangen zum e nach hinten. Ebenso läßt man das ü aus i + u, das ä aus a + e entwickeln.

Von den *Doppellauten* pflegt *Au* keine nennenswerten Schwierigkeiten zu machen, wenn man das u eng im Anschluß an das a durch Vorschieben der Lippen bilden läßt. Schwieriger ist *Ei*, das man als a + i und *Eu*, das man als o + i entwickelt.

Gleichzeitig mit den Vokalen müssen auch die verschiedenen *Stimmeinsätze* geübt werden. Da ihre Unterschiede sich im allgemeinen recht gut am Kehlkopf tasten lassen, so kann man die Vorgänge bei den drei Stimmeinsätzen dem Kinde verhältnismäßig leicht zum Bewußtsein bringen, namentlich wenn man neben der taktilen Kontrolle auch noch die Kontrolle des aus dem Munde austretenden Luftstromes mit der anderen Hand vornehmen läßt. Von dem vollen, sanft anfangenden Hauch bei dem gehauchten Einsatz läßt sich der viel weniger volle Hauch beim leisen Einsatz und namentlich der plötzliche, explosionsartige Hauch beim festen Stimmeinsatz sehr wohl unterscheiden. Am deutlichsten ist das bei den Vokalen o und u der Fall, mit denen man dabei auch zweckmäßigerweise beginnen wird.

Konsonanten.

Reibelaute. Das Kind hält seine Hand vor den Mund des Unterrichtenden und fühlt den bei allen Reibelauten austretenden gleichmäßigen Ausatmungsstrom. Von den Reibelauten der 1. Artikulationsstelle pflegt das *F* im allgemeinen nicht auf große Schwierigkeiten zu stoßen, da das Kind die Mundstellung des F (obere Zahnreihe auf die Unterlippe) unschwer nachahmt. Dann läßt man es in dieser Stellung auf die eigene Hand blasen. Um aus dem F das *W* zu entwickeln, wird die andere Hand des Kindes an den Mundboden gelegt, wo sie beim W die Stimmvibrationen fühlt, die beim F fehlen. Gutzmann läßt noch, um den austretenden Luftstrom mehr auf die Mitte der Unterlippe zu konzentrieren, den eigenen Finger des übenden Schülers auf die Mitte der Unterlippe legen und diese etwas von der oberen Zahnreihe entfernen. Dadurch erhält der austretende Luftstrom mehr Platz und konzentriert sich von selbst auf die Mitte. Statt des Fingers kann man dem Kinde auch irgendeinen Gegenstand, z. B. die Kante eines Papiers, an die Mitte der Unterlippe legen und auf diese dann den Luftstrom blasen lassen.

Von den *S-Lauten* wird zunächst das *scharfe*, tonlose *S* entwickelt. Der Schüler muß die Zahnreihen aufeinanderstellen, den Mund breit machen und nun ähnlich wie beim W und F gegen die Kante eines an die Mitte der unteren Zahnreihe gehaltenen Gegenstandes blasen. Fröschels läßt den Schüler zunächst ein F sprechen und zieht ihm währenddessen die Unterlippe von der Oberlippe weg. Die weiter ausströmende Luft erzeugt dann ein scharfes S. Gutzmann macht darauf aufmerksam, daß bei der Entwicklung des scharfen S sich nicht selten schon zu Anfang Fehler der Zungenlage ergeben können, die dann zu den verschiedenen Formen des Sigmatismus führen; er empfiehlt daher von vornherein beim Artikulationsunterricht die zur Beseitigung des Sigmatismus zur Verfügung stehenden Verfahren in Anwendung zu bringen, damit es erst gar nicht zu einem derartigen fehlerhaften S kommen kann.

Genau so wie mittels der taktilen Kontrolle aus dem F das W, wird auch durch Auflegen der Hand an den Kehlkopf aus dem scharfen stimmlosen S das *weiche S* entwickelt. — Aus dem stimmlosen S läßt sich weiterhin auch das *Sch* erzeugen, indem man mit Daumen und Zeigefinger die Lippen des Kindes nach vorne stülpt. Daneben wird — wenn nötig — die Zungenspitze vermittels einer der bekannten Lispelsonden nach hinten geschoben. Man kann auch den Schüler den Lufthauch des Sch (rund und voll) mit dem des S (scharf und dünn) vergleichen lassen (FRÖSCHELS). —

Die Entwicklung des *hinteren Ch* erfolgt in der Weise, daß man das Kind hauchen läßt (H) und währenddessen entweder den Mundboden in der Gegend des Hals-Kieferwinkels leicht nach oben drückt oder die Zungenspitze mit dem Finger oder einem kleinen Instrument nach hinten schiebt. Durch beide Handgriffe wird eine passive Hebung des hinteren Zungenrückens an den Gaumen bewirkt. —

Zur Erzeugung des *vorderen Ch* läßt man den Schüler die S-Stellung einnehmen, öffnet ihm dann leicht die Zahnreihen und schiebt die Zungenspitze ein klein wenig nach hinten. Aus dem Ch ist das *J* in bekannter Weise durch Hinzufügen der Stimme zu gewinnen. Eine andere Methode besteht darin, daß man ein I in Verbindung mit anderen Vokalen — also ia, ie, io, iu — schnell hintereinander üben läßt; dann wird allmählich ganz von selbst aus dem I ein *J*. —

Verschlußlaute. Die an der *ersten* Artikulationsstelle gebildeten Laute *B* und *P* werden in der Weise gelehrt, daß man das Kind die Lippen schließen läßt bzw. — wo es nötig ist — selbst die Lippen schließt und ihm dann die Nase zuhält, so daß die Atemluft im Munde gestaut wird. Erfolgt dann die Sprengung des Lippenschlusses zum B bzw. P, so kann dem Schüler der Unterschied zwischen beiden Lauten in verschiedener Weise zum Bewußtsein gebracht werden. Beim P ist der Verschluß kräftiger als beim B, auch kann das Kind an seiner Hand den stärkeren Luftstoß beim P gut von dem schwächeren beim B unterscheiden. Schließlich unterrichtet ihn die übliche taktile Kontrolle von der Stimmhaftigkeit des B gegenüber dem stimmlosen P.

Auch die Verschlußlaute der *zweiten* Artikulationsstelle *D* und *T* pflegen selten größere Schwierigkeiten zu bereiten. Häufig genügt schon das bloße Vormachen, um das taubstumme Kind zur richtigen Anlagerung der Zungenspitze an die obere Zahnreihe zu veranlassen; ebenso wird auch der Explosionsstoß leicht gefühlt und nachgeahmt. In den Fällen, wo man auf diese einfache Weise nicht zum Ziele kommt, kann man den Schüler die Zungenspitze zwischen die zum B geschlossenen Lippen stecken lassen, um ihm dann passiv die Lippen von der Zungenspitze zu entfernen. Der Erfolg muß dann stets ein D oder T sein (GUTZMANN). FRÖSCHELS erreicht dasselbe durch Bildung eines interdentalen D oder T, indem er die Zunge zwischen die Schneidezähne legen und sie dann kräftig nach hinten ziehen läßt. Die Verwandlung dieser interdentalen Laute in die regelrechten D und T gelingt dann weiterhin unschwer. Für das Erlernen des Unterschiedes zwischen D und T gelten die gleichen Momente wie zwischen B und P. —

Weit schwieriger ist vielfach die Erzeugung der Verschlußlaute der *dritten* Artikulationsstelle: *G* und *K*. In günstigen Fällen kann man die beiden Laute aus dem D bzw. T entwickeln, indem man den vorderen Teil der Zunge nach unten drückt und nun den Schüler veranlaßt, den ihm vorgemachten Explosionslaut nachzumachen. Man kann auch das Kind die Hebung der Zunge bei K und G fühlen lassen, indem es den hinteren Mundboden in der Gegend des Zungenbeins mit Daumen und Zeigefinger umfaßt und auf diese Weise daselbst die kurzen stoßartigen Bewegungen wahrnimmt. Dazu wird es über den explo-

siven Charakter des Lautes in üblicher Weise durch Fühlenlassen des Luft-
stoßes an der Hand usw. belehrt. Endlich lassen sich G und K aus dem Nasallaut der dritten Artikulationsstelle Ng entwickeln, den der Schüler dann
natürlich schon zur Verfügung haben muß. Hält man ihm, während er Ng
bildet, die Nase fest zu, so wird meistens die Zunge nach vorne schnellen und
gleichzeitig wird der Explosionslaut G ertönen.

Die **L-Laute** lassen sich meistens leicht entwickeln. Von der A-Stellung
ausgehend lehrt man das Kind die Zungenspitze an den harten Gaumen anzulegen und dazu in üblicher Weise Stimme zu geben. Wenn der Schüler den Mund
dabei nicht genügend weit öffnet, so können sich außer der Zungenspitze auch
die seitlichen Teile der Zunge an den Alveolarrand des Gaumens anlegen, so daß
gelegentlich statt des L ein N resultiert. Man kann sich in der Weise helfen,
daß man dem Taubstummen eine Stricknadel quer über die Zunge legt, deren
beide Enden aus den Mundwinkeln herausragen. Hält man ihm überdies noch
die Nase zu, so wird das gewünschte L entstehen müssen.

Auf größere Schwierigkeiten kann die Einübung der **R-Laute** stoßen, die
entweder als *vorderes — (Zungen) — R* oder als *hinteres — (Gaumen) — R*
gebildet werden. Das *Lippen-R*, das ja als Sprachlaut nicht verwendet wird,
ist aber als Vorübung für das richtige R wohl zu gebrauchen, indem es in wirksamer Weise dem Schüler den Zitterverschluß veranschaulicht (Vatter). Zur
Bildung des *Gaumen-R* nimmt die Zunge des Kindes die K-Stellung ein und
dann läßt man es die typischen Zitterbewegungen am Mundboden des Lehrers
fühlen. Genügt das nicht, um es zur richtigen Nachahmung des Zitterver-
schlusses zu veranlassen, so kann man — nach Fröschels — mit dem Zeigefinger des Kindes wiederholte schwache Stöße gegen den Zungenrücken in der
Richtung von vorne nach hinten ausüben und dabei die Stimme ertönen lassen.
In manchen Fällen ist derselbe Autor damit ausgekommen, daß er mit dem
Daumen von außen her gegen den Mundboden des Schülers — der die Stimme
ertönen ließ — zitternde Stöße ausübte. Gutzmann entwickelt das Gaumen-R
aus dem hinteren Ch, das er mit Stimme versehen läßt, dadurch, daß er währenddessen vermittels des schon erwähnten Griffs den Zungenrücken noch mehr
der Uvula nähert. Die Folge ist dann eine für das R charakteristische „Ver-
dumpfung des tönenden Luftstroms". — Zuweilen wird auch das Gurgeln zur
Bildung des R benutzt. Man macht dem Kinde das Gurgeln vor und läßt es
am Halse die dabei auftretenden Zitterbewegungen fühlen. Dann muß es selbst
einen Schluck Wasser in den Mund nehmen, den Kopf nach hinten biegen,
ausatmen und dabei die vorher getasteten Bewegungen nachahmen. Weiterhin
lernt das Kind die gleichen Manipulationen auch ohne Wasser auszuführen
und auf diese Weise das Gaumen-R zu bilden. — Beim *Zungen-R* sind die zit-
ternden Bewegungen der Zunge der Beobachtung des Kindes leicht zugängig;
außerdem läßt man es mit der vor den Mund des Unterrichtenden gehaltenen
Hand die dabei auftretenden vibrierenden Luftstöße fühlen. Auch die Zitterbewegungen am Mundboden müssen vom Schüler getastet werden. — In manchen
Fällen gelingt die Erzeugung des Zungen-R, wenn man den Schüler rasch hintereinander das T sprechen und dabei Stimme ertönen läßt. Fröschels verwendet
die Elektromassage des vordersten Mundbodens zur Entwicklung des vorderen
R. Die gleichmäßig starken und schnell aufeinanderfolgenden elektrischen
Vibrationen werden auf den Mundboden des Kindes übertragen, das bei leicht
geöffnetem Munde dabei kräftig auf die Zungenspitze exspirieren muß. Gleichzeitig mit dem Mundboden gerät auch die Zungenspitze in Vibration und der
auf sie gerichtete Luftstrom erzeugt ein R. —

Nasallaute. Den Charakter der Resonanten erkennt das taubstumme Kind
durch die deutlich fühlbaren Vibrationen an der Nasenwurzel sowie durch den

aus der Nase austretenden Luftstrom. Dann muß der Schüler zur Bildung des
M die P-Stellung, beim *N* die T-Stellung und für das *Ng* die K-Stellung einnehmen. Im allgemeinen wird so — mit dem M beginnend und weiter zum N
und Ng vorgehend — die Entwicklung der Nasallaute nicht auf allzugroße
Schwierigkeiten stoßen. Ein einfaches Hilfsmittel zur Erzeugung der Resonanten besteht noch darin, daß man das Kind ein Stückchen Papier mit dem
aus der Nase kommenden Luftstrom fortblasen läßt, während die Artikulationsorgane die P-, T- oder K-Stellung einnehmen. Veranlaßt man im weiteren Verlauf der Übungen den Schüler statt des Wegblasens die Stimme ertönen zu lassen,
so pflegt — je nach der betreffenden Artikulationsstellung — ein M, N, oder
Ng gut und rein zutage zu treten.

Von den **Doppelkonsonanten** wird noch am leichtesten das *Z* zu entwickeln
sein, weil die beiden Laute, aus denen es zusammengesetzt ist (T und S) der
gleichen Artikulationsstelle angehören. Es muß von den beiden Teillauten ausgegangen werden und es wird sich dabei am Anfang nicht vermeiden lassen,
daß die Verbindung zwischen dem Explosivlaut T und dem stimmlosen Reibe-
laut S durch einen zwischengeschobenen, mehr oder weniger deutlichen Hauch
hergestellt wird (= ths). Immerhin ist das günstiger, als wenn zwischen den
beiden Lauten Stimme gebildet wird, so daß zwischen dem T und S ein Vokal
erscheint. Allmählich lernt es der Schüler durch Übung die beiden Einzellaute
immer enger miteinander zu verknüpfen. Man kann diese Übungen zweckmäßig durch erklärende Handbewegungen unterstützen (FRÖSCHELS). Der
erhobene Zeigefinger macht eine kurze stoßende Bewegung nach unten = Explosion des T; dann macht er eine gleichmäßige gradlinige Bewegung = Reibe-
laut S. Allmählich werden die Pausen zwischen den beiden Bewegungen immer
mehr verkürzt, bis schließlich die erste Bewegung direkt in die andere übergeht.
So gelingt es meistens recht gut, den Hauch auszuschalten und eine innige
Verbindung der beiden Laute zum Z zu erreichen. —

Schwieriger ist das X, weil seine beiden Teillaute an *verschiedenen* Artikulationsstellen zustande kommen. Der Übergang von der einen Artikulationsstelle in die andere, der Weg, der dabei zurückgelegt werden muß, bringt es
mit sich, daß die Hauchbildung noch stärker zum Ausdruck kommt und daß
der Schüler noch leichter in die Versuchung gerät, einen Vokal zwischen das
K und das S zu schieben. Gegen den letzten Fehler muß die taktile Kontrolle
am Mundboden des Lehrers das Kind darüber aufklären, daß zwischen den beiden
Lauten keine Stimme gebildet wird. Auch die beim Z erwähnten Handbewegungen pflegen gute Dienste zu leisten. In ganz ähnlicher Weise wird bei der
Erzeugung des Q (K + W) vorzugehen sein.

Silben, Worte, Sätze.

Nach dem Einzellaut ist die *Silbe* die nächsthöhere Einheit in dem physiologischen Aufbau der Sprache; sie ist durch den ununterbrochenen Expira-
tionsstrom charakterisiert, mit dem sie gesprochen oder gebildet wird (VATTER).
Treten nun Konsonant und Vokal zur Silbe zusammen, so pflegt durch die
Berührung eine größere oder geringere *Veränderung des Einzellautes* einzutreten, denn die Laute werden nicht nur einfach und starr aneinandergereiht,
sondern ihre Berührungen gestalten sich in der Silbe, im Wort und im Satz zur
„innigen Assimilation". Es werden also die Laute häufig anders gebildet als
wir es bei der systematischen Entwicklung der Einzellaute kennen gelernt
haben. Das ist natürlich für den ganzen Artikulationsunterricht von großer
Bedeutung und ist wohl auch der Hauptgrund für die schon erwähnte Forderung
mancher Taubstummenlehrer, beim Unterricht überhaupt von der Silbe aus-

zugehen, oder zum mindesten schon sehr früh mit den Silbenübungen zu beginnen.

Wie sich die einzelnen Laute bei den vielen verschiedenen Lautverbindungen verhalten, wie sie sich im speziellen Fall zu beeinflussen pflegen und in welcher Weise man bei dem Schüler die zahlreichen Kombinationen am besten entwickelt, das kann hier nicht ausführlich besprochen werden. In dem Buch von Vatter finden wir diese speziellen Dinge vorzüglich und ausführlich dargestellt. Nur zwei Beispiele seien daraus angeführt. Bei dem Wort „Kuh" werden für die Bildung des K die Lippen etwas in die Breite gezogen, die beiden Kiefer nur wenig voneinander entfernt und der hintere Teil der Zunge wird gegen den weichen Gaumen gedrückt. Soll nun der Vokal U folgen, so müssen dazu noch die Lippen sich runden und vorstülpen, die Kiefer weiter voneinander entfernt werden, die Zunge muß sich ziemlich flach legen und die Stimmbänder müssen zum Tönen eingestellt werden. Alle diese Artikulationsbewegungen drängen sich in dem einen Artikulationsmoment zusammen. Um hier die Arbeit zu vereinfachen, läßt man das Vorstülpen und ringförmige Zusammenziehen der Lippen sowie das Erweitern der Kieferöffnung besser schon *vor* dem Einsatz des K vornehmen: „*Vorausnahme einer spezifischen Artikulation.*" In diesem Falle („Kuh") ging der Konsonant dem Vokal voraus: folgt er ihm, so wird eine möglichst innige Verbindung beider Laute wiederum erreicht durch „*Beibehaltung*" der spezifischen Vokalartikulation. In dem Wort „Stuhl" ist der Schüler gern geneigt, die für das U „charakteristische und erforderliche Stellung der Lippen noch während der Stimmton erklingt, zu verlassen und für das L jene Verbreiterung der Lippen eintreten zu lassen, die einen Teil der L-Artikulation ausmacht, wenn von der Indifferenzlage ausgehend artikuliert wird. Auf diese Weise werden dann störende Zwischenlaute bemerkbar, die das einsilbige Wort „Stuhl" in ein zweisilbiges „Stuhel" verzerren".

Für das *einsilbige Wort* gilt naturgemäß das gleiche, was in dieser Beziehung über die Silbe gesagt ist; für das *mehrsilbige Wort* und für den *Satz* sind überdies noch die Akzente von großer Bedeutung. Das beste Mittel, um den Schüler den Unterschied der Akzentuierung zum Bewußtsein zu bringen, besitzen wir in der taktilen Kontrolle. Eingehend ist das im Kapitel: „Stimme und Sprache der Schwerhörigen, Ertaubten und Taubstummen" behandelt worden. Vatter empfiehlt noch, um die Anwendung der getasteten und erkannten Unterschiede zu unterstützen, das Taktgeben mit Finger und Hand, sowie bestimmte graphische Hilfszeichen (Strich, Bogen, Punkt, Fettdruck). —

Alle bisherigen Ausführungen betrafen lediglich die Einübung der *mechanischen Sprache*; ein anderer, sehr wesentlicher Teil des Taubstummenunterrichts, die Entwicklung der *inneren Sprache, des Sprachverständnisses*, kann nicht im Rahmen dieses Handbuches behandelt werden, sondern muß den speziellen Werken über Taubstummenausbildung vorbehalten bleiben. Hier kann nur ganz kurz angedeutet werden, auf welche Weise dem Kinde auch die *Bedeutung* des gelernten Wortes beigebracht, wie es zum „Denksprechen" geführt werden kann. Hat das Kind ein Wort auszusprechen gelernt, so wird ihm der Begriff für dieses Wort dadurch gegeben, daß man ihm den betreffenden Gegenstand, die Person, den Körperteil, das Tier usw. womöglich in Natur, sonst im Bilde zeigt; wird der Gegenstand wirklich vorgeführt, so kann das Anschauen noch durch Betasten, Anheben evtl. Beriechen usw. wirksam unterstützt werden. Häufige Wiederholung bewirkt dann, daß die anfangs noch unklare Vorstellung nach und nach zu einem wirklichen *Begriff* wird, der, eng mit dem Worte verknüpft, nunmehr in diesem existiert (Vatter). Nun noch einige wenige Beispiele für die weitere Ausbildung. Die *Zeitwörter* werden als *Handlungen* gelehrt, und zwar zunächst als menschliche Bewegungen und Tätigkeiten (gehen, laufen, schreiben), während solche Worte, die nur einen *Zustand* bezeichnen (liegen), sich für den Anfang weniger eignen. — Weiterhin werden an den erlernten und benannten Dingen auch die *Eigenschaften* aufgesucht und benannt: Größe, Farbe, Form usw. — Erleichtert wird das Bilden der Eigenschaftswörter durch den Gegensatz (groß — klein, schwarz — weiß) und dadurch, daß eine und dieselbe Eigenschaft an mehreren Gegenständen beobachtet wird. —

Weit schwieriger gestaltet sich naturgemäß die Anbahnung des Verständnisses für *abstrakte Begriffe*. Man wird zunächst von dem Vorrat an Konkretem ausgehen, über den das Kind verfügt, z. B. (nach VATTER): Angenehm — der Ofen ist warm, das ist angenehm. Unangenehm — in dem Garten ist es kalt — das ist unangenehm. Froh — Großmama gibt mir — ich bin froh. Traurig — der Vater von N. ist tot, N. ist traurig (weint). —

Es ist schon eingangs darauf hingewiesen worden, daß die Lautsprachmethode nicht immer die erwarteten befriedigenden Resultate zeitigt, und daß daher dauernd *reformatorische Bestrebungen* sowohl seitens der Taubstummenlehrer als auch seitens der Ohrenärzte im Gange sind, die auf eine Steigerung der lautsprachlichen Erfolge abzielen. Hierher gehören vor allen Dingen auch gewisse Reformen mehr *organisatorischer* Art, die schon seit langem im Mittelpunkte der Diskussion stehen. Es handelt sich da in der Hauptsache um die immer wieder erhobene Forderung, die Taubstummen beim Unterricht nach ihrer *Befähigung* zu trennen, eine Forderung, die beispielsweise schon 1835 von dem Direktor der Kgl. Taubstummenanstalt zu Berlin, GRASSHOFF und späterhin namentlich auch von HEIDSIEK (1889) gestellt wurde. Danach ist es nicht angängig, die „uneigentlichen" Taubstummen (Ertaubte und Taubstumme mit mehr oder minder großen Hörresten) mit den „wirklichen" und weiterhin auch mit den schwach befähigten bzw. schwachsinnigen Taubstummen nach denselben Methoden und in den gleichen Anstalten zu unterrichten. Für eine derartige Trennung tritt neben vielen anderen (von Ohrenärzten z. B. OSTMANN) auch KRAFFT ein, der übrigens in seine Richtlinien (1913) auch die Fürsorge für die *vorschulpflichtigen* und die aus der Schule *entlassenen* Taubstummen einbezieht. KRAFFT fordert die Errichtung von:

I. *Taubstummenvorschulen oder Kindergärten*, die der Organisation der eigentlichen Bildungsanstalten vorgegliedert werden.

II. *Normal-Taubstummenanstalten*.

III. *Anstalten für schwachsinnige Taubstumme* sowie für normalhörende, infolge Schwachsinns stumme, Kinder.

IV. *Fortbildungs- und berufliche Ausbildungsschulen* in lokalem und organischem Zusammenhange mit den Normal-Taubstummenanstalten, die ein 9. und 10. Schuljahr zu ersetzen geeignet sind.

V. *Gehobene Bildungsanstalten* für die bestbefähigten, schulentlassenen Taubstummen unter Anlehnung an Lehrpläne für Volks-, Mittel- und Realschulen mit fremdsprachlicher Ausbildungsgelegenheit.

Die Notwendigkeit einer *Taubstummenfürsorge auch im vorschulpflichtigen Alter* und *nach der Entlassung* aus der Anstalt ist übrigens auch von ärztlicher Seite häufig betont worden. So ist z. B. H. STERN sehr warm dafür eingetreten, den kleinen Taubstummen schon vor ihrem Eintritt in die Schule eine sprachlich-stimmliche Unterweisung zuteil werden und nicht Stimm- und Sprachorgane jahrelang vollkommen unbenutzt zu lassen. Aus dem gleichen Grunde haben sich auch schon vorher FLATAU (1894), ALEXANDER (1902 und auch später), IMHOFER (1911) für die Errichtung von Kindergärten, die am besten den Taubstummenanstalten angegliedert werden, eingesetzt; eine Forderung, die bekanntlich in Amerika seit langem und mehrfach, aber auch in Deutschland und Österreich an einzelnen Stellen (z. B. Dresden, Berlin, Wien) erfüllt ist. —

Ebenso darf auch nach Verlassen der Schule die Ausbildung der Taubstummen nicht als abgeschlossen angesehen werden. Denn gerade in dieser Zeit, wo die stetige Kontrolle der sprachlichen Produktion wegfällt, rückt naturgemäß die Gefahr sehr nahe, daß die Sprache des Taubstummen sich verschlechtert und daß er häufiger zur Gebärde greift. H. Stern weist auch namentlich darauf hin, daß der Taubstumme beim Verlassen der Schule sich gerade in dem Alter befindet, wo der Stimmwechsel eintritt, eine bekanntlich für die Stimme überhaupt, für Taubstumme aber infolge Wegfalls der akustischen Kontrolle, ganz besonders kritische Zeit. Da sollen nun neben den verschiedenen Taubstummenvereinigungen vor allen Dingen *Fortbildungsschulen* nicht nur eine den tatsächlichen Erfordernissen des beruflichen Lebens entsprechende Weiterbildung vermitteln, sondern auch das bisher erworbene Wissen und Können, namentlich der Sprach- und Stimmbildung befestigen, vertiefen und weiterentwickeln. Ein solcher Unterricht muß sich mindestens über 2 Jahre erstrecken und so gewissermaßen das 9. und 10. Schuljahr ersetzen.

Neben diesen Reformbestrebungen mehr organisatorischer Art, sind es noch andere — *sehr wichtige* —, die eine *Änderung bzw. Vervollkommnung der Methoden des Lautsprachunterrichts* selbst betreffen. Zum Teil ist schon beim Kapitel „Stimme und Sprache der Schwerhörigen, Ertaubten und Taubstummen" von solchen Vorschlägen zur Verbesserung der sprachlichen Produktion der Taubstummen die Rede gewesen. Andere haben wir auch schon eingangs bei der Entwicklung der Stimme des taubstummen Kindes besprochen: Die verschiedenen Wege, die zur Verbesserung der Sprechatmung bei Taubstummen führen; die Sternsche Forderung, für die Stimmübungen möglichst adäquate, gleichaltrige Vorbilder zu wählen; die Anwendung der Gutzmannschen elektrischen Stimmgabeln zur Verfeinerung der Vibrationsempfindlichkeit, des Gutzmannschen Gaumensegelhebers und des Fröschelschen Palato-Elektromasseurs zur Kräftigung des Gaumensegels usw. —

Im Mittelpunkt des Interesses hat naturgemäß von jeher der *Artikulationsunterricht* gestanden. Es ist da vor allem auf das Buch des Taubstummenlehrers Paul hinzuweisen: „Die Silbenmechanik als Grundlage des Artikulationsunterrichts der Taubstummen" (1908), worin der Autor — übrigens nicht allein und nicht zuerst (Vatter, Schumann, Baldrian, Brauckmann u. a.) — die *primäre Bildung des Einzellautes verwirft* und *die Silbe (Lallsilbe) zum Ausgangspunkt* des Unterrichts nimmt. Den hauptsächlichsten Nachteil bei der Bildung der einzelnen Laute sieht Paul darin, daß die Verbindung mit anderen Lauten gleich von Anfang an erschwert wird, daß „der gemeinsame Boden für die gleichzeitig und unmittelbar nacheinander auszuführenden Sprachbewegungen fehlt". — Auch bei der Entwicklung der Stimme weicht Paul von dem Herkömmlichen ab. Lehrer und Schüler nehmen je eine Papierdüte in den Mund. Läßt der Lehrer jetzt Stimme ertönen, so fühlt der Schüler die Vibrationen am anderen Ende der Düte; er wird sich bemühen, auf seiner Düte ebenfalls Vibrationen zu erzeugen und auf diese Weise Stimme bilden. — In der Paulschen Methode spielt auch die sogenannte Artikulationsbasis eine Rolle, auf die namentlich H. Stern großen Wert legt. Es ist darunter eine ganz bestimmte Lagerung der einzelnen Teile des Sprechorgans zu verstehen, aus der heraus alle notwendigen Bewegungen leicht und ohne Anstrengungen ausgeführt werden können. Durch geeignete Maßnahmen (Kontrolle der Larynxbewegungen durch den Finger, leichtes Senken des Unterkiefers usw.) gelingt es, einen mittleren, für die Sprechbewegungen besonders günstigen Kehlkopfstand zu erzielen. —

In neuerer Zeit ist KROISS (1920) auf Grund langjähriger, sehr günstiger Erfahrungen an der Würzburger Anstalt sehr warm dafür eingetreten, beim Unterricht statt von Einzellauten von *Lallwörtern* auszugehen. Ebenso wie dem vollsinnigen Kinde die *Lallsprache* „die sichere Brücke ist, auf der es zur Volkssprache geführt wird", so wird auch der kleine Taubstumme in der untersten Klasse zu allererst *Lallwörter* gelehrt, und zwar werden zunächst die Personen der nächsten Umgebung und dann die Schulgenossen mit *Lallnamen* bedacht: Papa, Mama, Waba, Fafa, Sasa, Anna und später: Paula, Otto, Eva, Emma usw. Die ersten Lautverbindungen werden also nicht mehr an *sinnlosen* Silben, sondern an *Lallwörtern* gelernt, die den Kindern sehr viel Freude machen. Ein weiteres Eingehen auf die KROISSsche Unterrichtsmethode *(Lallspiele)* verbietet sich an dieser Stelle; wir sehen aber auch schon aus dem Wenigen, was hier angedeutet werden konnte, daß diese Art der *ersten* Taubstummenbildung mit dem ursprünglichen Lautsprachunterricht nicht mehr viel Gemeinsames hat. —

Eine überaus rege Diskussion rief die im Jahre 1919 erschienene Arbeit von MALISCH: „Sprechempfindung und Sprechunterricht bei Taubstummen" hervor; eine Diskussion, die Zeugnis ablegt von dem frischen Zug der durch die Lehrerschaft geht und von dem wir für die Ausbildung der Taubstummen gar manches erwarten dürfen. Es sei gestattet, mit einigen Worten auf die MALISCHsche Arbeit und seine darin begründete Methode einzugehen. Bisher sah man in den *Sprechempfindungen,* d. h. also in den Wahrnehmungen der Bewegungen und Stellungen der eigenen Sprachorgane beim Sprechen, die *Grundlage* des Sprachunterrichtes der Taubstummen. Wie jedoch die Hörenden sich der Vorgänge in ihren Sprechorganen beim Sprechen kaum bewußt werden, so vermögen auch die Taubstummen den größten Teil ihrer Sprechbewegungen nicht wahrzunehmen. MALISCH legt daher das Hauptgewicht nicht — wie bisher — darauf, daß die Kinder sich ihrer Sprechbewegungen voll bewußt werden, als vielmehr auf die *assoziative Verknüpfung der meist unbewußt ablaufenden Sprechbewegungen* mit den zugehörigen *Sprachbedeutungen,* mit dem *Sprachinhalt.* Er beginnt also beim Unterricht sofort mit einfachen, leicht absehbaren Sprechbewegungen, und zwar mit *Sprachganzen,* mit ganz kurzen Sätzen oder Aphorismen, die meist durch reflektorische Nachahmung zustande kommen und nur gelegentlich der üblichen Artikulationshilfen bedürfen. Dieses Sprechen soll stets gleichzeitig an die Sprachbedeutungen assoziativ geknüpft werden, so daß eben diesen „Sprachbedeutungen die Antriebe für die Wiederholung der Sprechbewegungen entströmen". Zu gleicher Zeit lernen die Kinder auch die Sprache vom Munde ablesen, und zwar werden die *Mundbilder* nicht in ihren einzelnen Teilen, sondern ebenfalls als *Ganzes* aufgefaßt und eingeprägt. Ebenso sind auch von vorneherein gleich die schriftlichen Zeichen für die Sprache zu geben, also Lesen und Schreiben — jedoch nicht im landläufigen Sinne — zu lehren. Unter Lesen ist hier „das Umsetzen der ganzen Wortbilder und ihrer Reihen in sinnvolles Sprechen" und unter Schreiben die Fertigkeit der Hand zu verstehen, „für Sprachbedeutungen auf der Schreibfläche die richtigen Wortbilder entstehen zu lassen". Auf diese Weise lernen die Kinder also nebeneinander und durcheinander *Sprechen, Ablesen, Lesen* und *Schreiben.* —

Diese hier nur ganz kurz angedeuteten Prinzipien der Methode von MALISCH — der übrigens schon 1914 („Die phonetische Grundlage im synthetischen Leseunterricht," KATZENSTEINS Arch. f. exp. u. klin. Phonetik Bd. 1, S. 2) auch für den *ersten Schreibleseunterricht* das Ausgehen vom Sprachganzen empfohlen hat — wurden sehr bald zum Gegenstand lebhaftester Erörterungen seitens der Taubstummenlehrer, die vielfach in der Theorie, dann aber auch — was viel wichtiger ist — in der Praxis die Malischschen Vorschläge prüften. Zunächst war gegenüber einigen Ablehnungen (z. B. Hirsch, Lackmann) ein anscheinend größerer Teil (Reich, Groenke, Höxter, Nickel, Ruffieux, Ulbrich, Winenden u. a.) bereit, Malisch Gefolgschaft zu leisten. Immer wieder wird das „Kindestümliche" dieser Methode betont, das schnelle Vorwärtskommen in der geistigen Ausbildung, die frohe, geistige Regsamkeit und die Sprechbereitschaft der Kinder. Bezeichnend ist, daß in der Tschechoslowakei die Einführung der „Methode Malisch" in allen Taubstummenanstalten der Republik offiziell beschlossen wurde. —

Zusammenfassend lassen demnach folgende Momente die Methode des Sprechenlernens am Sprachganzen besonders vorteilhaft erscheinen: 1. Es wird dem Kinde das Umlernen vom Einzellaut zu den Lautverbindungen erspart. 2. Das Sprechen wird geläufiger und natürlicher als beim synthetischen Verfahren. 3. Da die Kinder sofort in den Geist der Sprache eingeführt werden, gestaltet sich auch die Arbeit im ersten Schuljahr interessanter und es wird so die Sprechfreudigkeit und Arbeitslust des Schülers wesentlich gefördert. —

Es war von vornherein klar, daß sich ein abschließendes Urteil über den Wert der Malischschen Methode erst nach einer Reihe von Jahren würde abgeben lassen; erst dann würde man sehen können, ob das Festhalten an der Sprache auch für das Leben vorhält, und ob sich nicht späterhin doch Mängel im *mechanischen* Sprechen einstellen, da es eben nicht auf bewußte Sprachempfindungen gestützt ist. —

Tatsächlich erscheinen auch im weiteren Verlauf der Diskussion gewisse Bedenken gegen eine ganz restlose Befolgung der Malischschen Vorschläge. Abgesehen von dem ganz ablehnenden Standpunkt Kochs, der die reine Malisch-Methode nur für eine „der persönlichen Eigenart Malischs entsprechende und darum auch bei ihm so erfolgreiche Methode" hält, ist aber auch z. B. Groenke, der bisher Malisch getreulich Gefolgschaft geleistet hatte, mit dem *mechanischen* Sprechen in der Klasse nicht recht zufrieden; er will also in Zukunft zwar auch Artikulation am Sprachganzen treiben, *aber nebenbei auch — wo es ihm nötig erscheint — einzelne Lautgruppen oder auch einzelne Laute besonders üben, um eine bessere Aussprache zu erzielen.* Ähnlich urteilt auch Weng („goldene Mittelstraße"). —

In Würdigung der außerordentlichen Wichtigkeit dieser Frage für die Zukunft des Taubstummenunterrichts hatte der „Bund Deutscher Taubstummenlehrer" für seine Tagung 1925 diese Frage zu einem der Hauptverhandlungsthemen gemacht. Leider war Malisch durch eine schwere Erkrankung (der er kurz darauf erlag) verhindert, sein Referat persönlich zu halten; eine restlose Klärung der Frage wurde auch dort nicht erzielt. Zur Zeit scheint sich die weitere Entwicklung in der Richtung zu bewegen, *daß sich eine Kombination zwischen der alten „Vatter"- und der neuen „Malisch"-Methode anbahnt* (Heinol, Groenke, Weng, Lehmann, Taube u. a.).

Literatur.

Brauckmann (1): Die psychische Entwicklung und pädagogische Behandlung schwerhöriger Kinder. Berlin: Reuther & Reichard 1901. — Derselbe (2): Das Absehen des Gesprochenen. 3. Jahresvers. d. Ges. dtsch. Hals-, Nasen- u. Ohrenärzte, Kissingen 1923. — Derselbe (3): Die Verkehrsfähigkeit des Gehörleidenden und das Absehproblem. Jena: Gustav Fischer 1925. — Derselbe (4): Absehunterricht nach dem Jenaer Verfahren. Jena: Gustav Fischer 1925. — Flatau (1): Zum Studium der sichtbaren Sprachbewegungen. Die Stimme. 1914. Nr. 9. — Derselbe (2): Ärztliche Behandlung und Versorgung der Ertaubten und Schwerhörigen. Berl. klin. Wochenschr. 1921. Nr. 33. —

Forchammer: Blätter für Taubstummenbild. 1923, S. 281. — Fröschels: Sprachheilkunde. Leipzig u. Wien: Franz Deuticke 1913. — Goepfert, H.: Psychologische Untersuchungen über das Ablesen vom Mund bei Ertaubten und Hörenden. Zeitschr. f. Kinderforschung. 1924, S. 315. — Goerke: Neuere Vorschläge zur Reform des Taubstummenwesens. Internat. Zentralbl. f. Ohrenheilk. Bd. 10, H. 6. — Gutzmann, H.: Die Photographie der Sprache und ihre praktische Verwertung. Berl. klin. Wochenschr. 1896. Nr. 19. — Derselbe (2): Altes und Neues über das Ablesen der Schwerhörigen und Ertaubten. Monatsschr. f. d. ges. Sprachheilk. 1905. — Derselbe (3): Über die Bedeutung des Vibrationsgefühls für die Stimmbildung Taubstummer und Schwerhöriger. 15. Vers. d. dtsch. otol. Ges. 1906 in Wien. — Derselbe (4): Sprachheilkunde. Berlin: Kornfeld 1912. — Hartmann (1): Taubstummheit und Taubstummenbildung. Stuttgart: Ferd. Enke 1880. — Derselbe (2): Lehr- und Lernbuch für Schwerhörige. Wiesbaden: J. F. Bergmann 1909. — Heidsiek: Der Taubstumme und seine Sprache. Breslau: Max Woywod 1889. — Joseph: Übungen zum Ableseunterricht für Ertaubte und Schwerhörige. Berlin: Jul. Springer 1923. — Kobrak (1): Die mimische Schrift, eine Schrift für Schwerhörige und Ertaubte. Monatsschr. f. d. ges. Sprachheilk. 1906, S. 65. — Derselbe (2): Theoretische Grundlagen und deren praktische Verwertung für die Erlernung des Ablesens der Sprache vom Gesichte des Sprechenden. Med. Klinik 1908. Nr. 10. — Krafft, O.: Die Beziehungen der medizinischen Wissenschaft zur Taubstummenbildung mit besonderer Berücksichtigung der phonetischen Entwicklung. Arch. f. exp. u. klin. Phonetik (Katzenstein). Bd. 1, H. 1. — Derselbe (2): Die medizinische Wissenschaft im Dienste der Taubstummenbildung. Königsberg i. Pr.: Graefe & Unzer 1913. — Kroiss (1): Zur Methodik des Hörunterrichts. Wiesbaden 1903. — Derselbe (2): Zum ersten Sprachunterricht. Blätter f. Taubstummenbildung 1920. Nr. 16. — Liebmann: Vorlesungen über Sprachstörungen. H. 7. Berlin: Coblentz 1908. — Malisch: Sprechempfindungen und Sprechunterricht bei Taubstummen. Blätter f. Taubstummenbildung 1919. — Müller, Julius: Das Absehen der Schwerhörigen. Hamburg, Selbstverlag des Verf., Hansapl. 2. — Nadoleczny (1): Über den Absehunterricht für Schwerhörige. Münch. med. Wochenschr. 1911. Nr. 17 und Monatsschrift f. Ohrenheilk. u. Laryngo-Rhinol. 1912. S. 99. — Derselbe (2): Die Sprach- und Stimmstörungen im Kindesalter. Leipzig: F. C. W. Vogel 1912. — Derselbe (3): Diskussion zum Vortrage von Brauckmann. 3. Jahresvers. dtsch. Hals-, Nasen- u. Ohrenärzte Kissingen 1923. — Neuert: Über Hörfähigkeit und Absehfertigkeit. Monatsschr. f. d. ges. Sprachheilk. 1900, 1901, 1902, 1904. — Ostmann: Über ärztliche Fürsorge für Taubstumme nebst Vorschlägen zur Reorganisation des Taubstummenwesens. Arch. f. Ohren-, Nasen- u. Kehlkopfheilk. Bd. 73, S. 131. — Panconcelli Calzia: Ref. Zentralbl. f. Hals-, Nasen- u. Ohrenheilkunde. Bd. 8, H. 7, S. 348. — Passow: Taubstummenunterricht und Gebärdensprache. Zeitschr. f. Hals-, Nasen- u. Ohrenheilkunde, Bd. 10, S. 194. — Paul: Die Silbenmechanik als Grundlage des Artikulationsunterrichts der Taubstummen. Metz 1908. — Schneider, Matthias: Blätter f. Taubstummenbildung 1924, S. 373. — Schumann: 95 Thesen über das Absehen der Taubstummen, Ertaubten und Schwerhörigen. Blätter f. Taubstummenbildung 1920. — Scripture, E. W.: Anwendung der graphischen Methode beim Taubstummenunterricht. Blätter f. Taubstummenbildung. 1925. S. 268. — Sinell: Der Verkehr mit Schwerhörigen. Jahrbüch. d. Hamburger Staatskrankenanstalten 1908. — Stern, H.: Fortschritte in der Ausbildung und Fortbildung der Taubstummen. Verhandl. d. dtsch. otol. Ges. 19. Vers. Dresden 1910. — Vatter: Die Ausbildung des Taubstummen in der Lautsprache. Frankfurt a. M.: Bechthold 1891. — Wollermann: Lehr- und Lernbuch für den Absehunterricht. Stettin 1909.

D. Ohr und Schule.

Von

E. SCHLITTLER-Basel.

Mit 1 Abbildung.

A. Geschichtliches.

Auge und Ohr sind die zwei Sinnesorgane, die dem menschlichen Bewußtsein vor allem die Eindrücke der Außenwelt vermitteln. Vergegenwärtigen wir uns nun die ungleich größere Bedeutung, welche vor allem in der Schule das gesprochene Wort gegenüber dem geschriebenen hat, so darf wohl mit Recht das *Ohr* als der eigentliche *Sinn des Unterrichts* bezeichnet und von vorneherein erwartet werden, daß die Schule schon sehr frühzeitig ein dringendes Interesse daran hatte, darüber orientiert zu sein, inwieweit die physiologischen Vorbedingungen für den Erfolg ihrer Arbeit bei den Schülern erfüllt waren oder nicht. Aus leicht erklärlichen Gründen vermochten nun aber nur Ärzte und nicht Pädagogen den Nachweis zu erbringen von der entscheidenden Bedeutung eines intakten Seh- und Hörorgans für den Unterricht. Da nun die Augenheilkunde sich früher von der allgemeinen Medizin abgetrennt, als eigenes Fach, wie später die Ohrenheilkunde, sich entwickelt hatte, so ist es auch begreiflich, daß der Ophthalmologe auch auf diesem Gebiet voranging.

Schon 1867 hatte HERMANN COHN seine eingehenden *Untersuchungen über die Schulmyopie* veröffentlicht und eine ärztliche Überwachung der Schulinsassen gefordert, während erst in den 80er Jahren *ohrenärztliche Schuluntersuchungen* einsetzten. Wohl hatte schon 1872 FRANZISKA SCHAELING auf Anregung von ANTON VON TRÖLTSCH einer besseren pädagogischen Würdigung der schwerhörigen Schulkinder das Wort gesprochen. Es hatten bereits in den Jahren 1878—1882 REICHARD in *Petersburg*, WEIL in *Stuttgart*, sowie SEXTON (1) und NORRELL an amerikanischen Schulen den Nachweis erbracht, daß ein sehr großer Teil, bis zu 25% der schulpflichtigen Kinder einen mehr oder weniger deutlichen Grad von Schwerhörigkeit aufweise, während MAXIMILIAN BRESGEN (1) vor allem die Nachteile behinderter Nasenatmung für den Schulunterricht hervorgehoben hatte. Die erste eingehendere und auf streng wissenschaftlicher Grundlage mit außerordentlicher Gewissenhaftigkeit und vorbildlicher Methodik durchgeführte Arbeit auf diesem Gebiete bilden aber doch erst die *Schuluntersuchungen* von FRIEDRICH BEZOLD im Jahre 1885. BEZOLD (1 u. 2) hat als erster neben der Prüfung des Gehörs mittels Uhr, Hörmesser und Sprache eine genaue otoskopische Untersuchung durchgeführt, deren Ergebnisse er uns in eingehenden Zusammenstellungen mitteilt, sowie den Nachweis erbracht von der hochgradigen Schädigung, welche die Schwerhörigkeit für die intellektuelle Ausbildung des Schulkindes zur Folge hat. Nachdem durch BEZOLD einmal der große praktische und wissenschaftliche Wert solcher Massenuntersuchungen dargetan und die Aufmerksamkeit nicht nur der Ohrenärzte, sondern auch der Pädagogen auf dieses Gebiet gelenkt worden war, setzten im folgenden Jahrzehnt (1886—1897) ohrenärztliche Schuluntersuchungen in fast allen Kulturstaaten sowohl der alten als neuen Welt ein. Es sei in diesem Zusammenhang hingewiesen auf die Publikationen von SCHMIEGELOW (1 u. 2), BRESGEN (1—4), KAFEMANN, NAGER sen., LAUBI (1—3), HOFACKER, FRANKENBERGER (1 u. 2), APPERT, KALISCHER, SCHMID-MONNARD (1 u. 2), OSTMANN, LAQUER u. a.

Mit der Jahrhundertwende wird durch die von dem Berliner Ohrenarzte
ARTHUR HARTMANN 1898 in der Berliner Ärztekorrespondenz aufgestellte
Forderung der *Errichtung* von *Spezialklassen* resp. *Schulen für hochgradig
Schwerhörige* ein neues Moment in die Diskussion getragen, und damit nimmt
auch der praktische Wert der bisher vorwiegend statistisch-wissenschaftlichen
Zwecken dienenden Schuluntersuchungen nunmehr ganz bedeutend zu. Nachdem
bereits zwei Jahre vorher der um die Taubstummen- und Schwerhörigenfürsorge
hochverdiente Taubstummenlehrer KARL BRAUCKMANN (1) die Forderung
besonderer Bildungsanstalten für hochgradig schwerhörige Kinder aufgestellt
hatte, gelang es HARTMANN, welcher als Ohrenarzt mit dem Bildungswesen der
Taubstummen vertraut war und zugleich schulärztliche Funktionen im volks-
reichen Bezirk Berlin-Nord versah, nach verhältnismäßig kurzer Zeit für seine
Forderungen bei den Schulbehörden Gehör zu finden, vor allem durch den
Hinweis, daß in den Berliner Volksschulen zweifellos eine nicht unbeträchtliche
Zahl schwerhöriger Kinder vorhanden sei, welche infolge ihres Hördefektes
nicht imstande wären dem Normalunterricht zu folgen und daher der geistigen
Verwahrlosung anheimfallen würden. *„Eruierung der Schwerhörigen durch
Schulärzte, Behandlung der Besserungsfähigen, Ausbildung der Nichtbesserungsfähigen in einem dem Taubstummenunterricht ähnlichen Spezialunterricht für
Schwerhörige"*, so lauteten die Forderungen HARTMANNS. In der Berliner Schul-
behörde wie im preußischen Kultusministerium fand HARTMANN ebenso human
denkende als weitblickende Förderer seiner Idee; schon 1902 wurde in *Berlin*
die erste *Spezialklasse für Schwerhörige* eröffnet und in wenigen Jahren kam es
zum Aufbau einer eigentlichen *Schwerhörigenschule* mit 7 aufsteigenden Klassen
und mustergültiger Organisation. Das Beispiel der Reichshauptstadt fand
rasch Nachahmung und im Laufe der folgenden Jahre wurden in fast allen
größeren Städten mit über 200 000—250 000 Einwohnern nicht nur Deutschlands, sondern auch mehrerer anderer Staaten Schwerhörigenschulen errichtet
und ausgebaut. Deutschland besitzt jetzt (1922) 26 Schwerhörigen-Schulen
mit etwa 160 Lehrkräften und 1800 Schülern.

Die ohrenärztliche Untersuchung und Beaufsichtigung des Schulkindes ist
damit ein wichtiger Zweig der schulärztlichen Tätigkeit geworden. Es haben
seit HARTMANNS Auftreten im Jahr 1898 eine ganze Reihe von Ohrenärzten
bis in die neueste Zeit hinein in überaus uneigennützigerweise sich um die oft
recht mühevollen und zeitraubenden Schuluntersuchungen bemüht und ihre
Resultate in zahlreichen Veröffentlichungen der letzten zwei Jahrzehnte uns
mitgeteilt, unter denen genannt sein mögen in *Deutschland*: DENKER (1 u. 2),
WANNER (1 u. 2), BRESGEN (1—4), OSTMANN, BRÜHL (1—6), PASSOW, NADO-
LECZNY (1—4), KOBRAK (1—4), HANSBERG, PREYSING, CRONENBERG, KRAUT-
WURST, BRIEGER, STEINHAUS, AUERBACH, BACHAUER, E. HOPMANN; in *Öster-
reich*: ALEXANDER (1—10), URBANTSCHITSCH, HAMMERSCHLAG, KASSEL,
FRANKENBERGER (1 u. 2), LÄMMEL, IMHOFER, GOMPERZ; in *Holland*: GUYE,
BURGER (1—4), WAL, MOUTON; in *Dänemark*: SCHMIEGELOW (1 u. 2), LANGE,
MAILAND, NORREGARD; in *Skandinavien*: BJÖRN, DAAE, LEEGARD; in *Amerika*
und *England*: WOOD, HARLAND, NEWMANN, KERR, CHEATTLE, PERMEWAN,
HAWLEY; in *Frankreich*: JAQUES (1), MOLINIÉ, DURAND, MOURE und ARDENNE; in
Belgien: HENNEBERT, HUMBLÉ; in *Italien*: GRADENIGO, RE ROSSI, DELLA
VEDOVA, CASTELLANI, BIAGGIO, TOMMASI, PUTELLI, BRISOTTO, MANCIOLI (1 u. 2),
MACCONE; in *Rußland*: BORCHMANN, RONTHALER (1 u. 2); in der *Schweiz* LAUBI
(1—5), LÜSCHER, LINDT, HODDES-PAJA, SCHMID-SIMON, RASCHKOWSKI,
SIEBENMANN, SCHLITTLER (1—4), LENNHOFF-KELLER; in *Rumänien*: FELIX.

Aber auch aus *pädagogischen* Kreisen sind äußerst wertvolle Arbeiten über
die Bedeutung der Schwerhörigkeit in der Schule hervorgegangen, und es sei

in diesem Zusammenhang vor allem auf die zahlreichen Veröffentlichungen von K. Brauckmann (1—5) und E. Schorsch (1—4) verwiesen.

Das Thema „Ohr und Schule" verschwand in den letzten zwei Jahrzehnten nicht mehr aus der otologischen und schulhygienischen Literatur; es bildete auch wiederholt Verhandlungsgegenstand an ohrenärztlichen und schulhygienischen Versammlungen, so am internationalen Kongreß für Schulgesundheitspflege in Nürnberg (1904), an der Jahresversammlung deutscher Ohrenärzte in Homburg (1905) und in Bremen (1907), sowie an der Versammlung deutscher Naturforscher und Ärzte in Köln (1908), am 8. internationalen Otologenkongreß in Budapest (1909), an der Jahresversammlung deutscher Ohrenärzte in Hannover (1912), an der 13. Jahresversammlung des deutschen Vereins für Schulgesundheitspflege in Breslau (1913), an der 4. Jahresversammlung der schweizerischen Gesellschaft für Schulgesundheitspflege in Schaffhausen (1903) und an der Jahresversammlung der Vereinigung schweizerischer Hals- und Ohrenärzte in Basel (1916), an der Versammlung deutscher Naturforscher und Ärzte zu Nauheim (1920) und an jener deutscher Hals-, Nasen- und Ohrenärzte zu Nürnberg 1921, Wiesbaden 1922 und 1923.

Die jahrzehntelangen unentwegten Bemühungen und Wünsche der Ohrenärzte nach besserer Fürsorge für die ohrkranke Schuljugend haben schließlich in zusammenfassender Form ihren Ausdruck erhalten in der *Denkschrift*, welche die *Gesellschaft deutscher Hals-, Nasen- und Ohrenärzte* den Unterrichtsministerien der deutschen Bundesstaaten einzureichen beschlossen hat (vgl. Verhandl. d. dtsch. Hals-Nasen-Ohrenärzte 1922). Sie bildet gleichsam das praktische Endresultat der vielseitigen und mühevollen ohrenärztlichen Schuluntersuchungen und damit einen äußerst wertvollen und wichtigen Beitrag nicht nur zur Hygiene des schulpflichtigen Kindes, sondern zur allgemeinen Gesundheitspflege überhaupt, führen doch bekanntlich eine ganze Anzahl der in der Jugend erworbenen krankhaften Veränderungen im Gebiete der Ohren und der oberen Luftwege auch noch nach dem schulpflichtigen Alter zu Gesundheitsstörungen mit mehr oder weniger hochgradiger Einbuße der körperlichen und geistigen Leistungsfähigkeit.

Hatten die Jahre 1885—1900 vornehmlich dazu gedient, *statistisches Untersuchungsmaterial* zu häufen und zu ordnen, sowie die *Methcdik der Schuluntersuchungen* festzulegen (vgl. Abschnitt B), so beschäftigte man sich seit der Gründung eigentlicher *Schwerhörigenschulen* durch Arthur Hartmann mit der Aufnahme und Auswahl der für diese Spezialklassen geeigneten Kinder, mit der Heranbildung geeigneter *Lehrkräfte*, mit der *Organisation des Unterrichts* und der *inneren Einrichtungen* der *Schwerhörigenschule*, mit der *Schwerhörigenfürsorge* im *vorschulpflichtigen* und *nachschulpflichtigen Alter*, sowie mit der *Einstellung von Schulohrenärzten* in den Schuldienst, Fragen, die zum Teil auch jetzt noch in Fluß sind und der Lösung harren (vgl. Abschnitt C und D).

B. Häufigkeit und Natur der im schulpflichtigen Kindesalter vorkommenden Ohrkrankheiten und ihr Einfluß auf die geistige Entwicklung des Kindes.

Das Ohr ist zweifellos äußeren Schädigungen in bedeutend höherem Maße ausgesetzt als das Auge. Sowohl spezifisch akustischen, als auch andersartigen Traumen ist es sozusagen ununterbrochen und beinahe schutzlos preisgegeben, während das Auge Lichtreizen und traumatischen Insulten gegenüber bewußt oder reflektorisch durch Lidschluß sich zu schützen vermag. Dazu kommt, daß das Ohr vor allem auch infolge seiner steten Kommunikation mit Nase und Nasenrachenraum den verderblichen Einflüssen daselbst sich abspielender Entzündungsvorgänge ausgesetzt ist, und es bildet namentlich der letztere Umstand wohl der hauptsächlichste Grund, warum es gerade im kindlichen Alter so häufig zu Erkrankungen im Gebiete des Hörorgans kommt, während das Auge nur in unbedeutendem Maße an den Systemerkrankungen der oberen Luftwege sich beteiligt. Und vor allem beim Kinde ist die Disposition sowohl zu einfachen katarrhalischen Entzündungen, wie auch zu den eigentlichen infektiösen Erkrankungen (Masern, Scharlach, Diphtherie, Pertussis, Parotitis) nur zu gut bekannt. Gedenken wir außerdem noch der ganz bedeutenden Rolle, welche die wiederum und vorwiegend dem Kindesalter eigenen hypertrophischen Veränderungen des lymphatischen Rachenringes in der Genese der katarrhalischen und entzündlich-eitrigen Mittelohrprozesse spielen, so dürfte unsere Annahme, daß ein ganz erheblicher Teil unserer Schulinsassen krankhafte Veränderungen aufweist, kaum fehlgehen. Wohl differieren die Angaben der verschiedenen Untersucher hierüber zum Teil ganz bedeutend — von 4—80% — doch darf auf Grund übereinstimmender, gewissenhaft und sorgfältig durchgeführter Untersuchungen, wie sie vor allem von BEZOLD (1—6), SCHMIEGELOW (1 u. 2), NAGER sen., LAUBI (1—3), HARTMANN (1—10), DENKER (1—3), KOBRAK (1—9), ALEXANDER (1—10), LINDT, BRÜHL (1) u. a. vorliegen, sicher damit gerechnet werden, daß rund $^1/_4$ *der Insassen der Normalschule schwerhörig* sind für Sprache, d. h. eine Hörweite von weniger als 8 m für Flüstersprache = $^1/_3$ der normalen Hörweite besitzen, und daß 2—3%$_{00}$ *aller Schüler bleibend hochgradig schwerhörig* sind, mit einem Gehör unter 1 m für Flüstersprache auf dem besseren Ohr. Noch viel größer ist der Prozentsatz der Schwerhörigen in den sog. *Hilfsklassen für Schwachbegabte* (Schwachsinnigenklassen). In Deutschland hat vor allem WANNER in München schon vor 20 Jahren diesbezügliche Untersuchungen vorgenommen und dabei den Nachweis erbracht, wie gerade unter den Schwachsinnigen neben gehäuften anderen körperlichen Gebrechen namentlich Defekte am Hörorgan sich finden, wie oft aber auch in den sog. Spezialklassen Kinder sitzen, die nicht eigentlich schwachsinnig, sondern schwerhörig, und nur aus diesem Grunde in ihrer geistigen Entwicklung zurückgeblieben sind. HARTMANN (l. c.), BRÜHL (l. c.), KALISCHER und KASSEL wiesen an Hand eines großen Materiales aus den Berliner Schulen gleichfalls die Häufigkeit sowohl heilbarer als unheilbarer Affektionen des Gehörorgans in den sog. Hilfsklassen nach, weitere Untersuchungen existieren aus den Hilfsschulen von Breslau (KOBRAK, BRIEGER), HALLE (SCHMID-MONNARD), Düsseldorf (HOFACKER), Frankfurt (LAQUER), Plauen (DILLNER), Dortmund (HANSBERG), Elberfeld (LÖWENSTEIN), München (NADOLECZNY), ZÜRICH (LAUBI), Bern (LÜSCHER, LINDT, RASCHKOWSKI, LENNHOFF), Basel (SCHLITTLER, 1) u. a. Alle Autoren fanden übereinstimmend 40—50%, einige sogar 80—90% Schwerhörige. Es stehen also den 25% Schwerhörigen der *Normalschule* rund 50% in den *Hilfsklassen* gegenüber. Noch augenfälliger wird das Verhältnis, wenn wir die *bleibend hochgradig Schwerhörigen* berücksichtigen, betragen diese doch mit 7,5% das 30fache des für die Normalschule gefundenen Wertes (2—3%$_{00}$).

Legen wir uns nun die Frage vor nach der *Ursache der Schwerhörigkeit*, d. h. nach der Natur der dem verminderten Hörvermögen zugrunde liegenden Erkrankung, so differieren die Angaben hinsichtlich der prozentualen Beteiligung der verschiedenen klinischen Krankheitsbilder innerhalb gewisser Grenzen; Unterschiede in der Untersuchungsmethode, in der verschiedenen klinischen Nomenklatur, aber auch im Untersuchungsmaterial, sowie klimatische und regionale Einflüsse bedingen naturgemäß Verschiedenheiten. Immerhin lassen sich aus dem reichen statistischen Material *Mittelwerte* berechnen, welche zweifellos der Wirklichkeit sehr nahe kommen. Es finden sich unter den schwerhörig befundenen Kindern:

  a) *Erkrankungen des äußeren Ohres*:

    Cerumen obturans, Fremdkörper . . . . bei 4—6%.

    Mißbildungen des äußeren Ohres . . . . „ 0,7 „ .

  b) *Erkrankungen des mittleren Ohres*:

    Tubenabschluß . . . . bei 28—33%.

    Akute und subakute Mittelohrentzündung . . . „ 2—3 „

    Akute und chronische Mittelohreiterung . . . „ 5—8 „ = 1 bis 2%
                                                  aller Schulinsassen.

    Residuen einer Mittelohrentzündung bzw. -Eiterung „ 15—20 %.

    Tuberkulose des Mittelohres . . . . „ 1—1,5 „

  c) *Erkrankungen des inneren Ohres.*:

    Labyrinthschwerhörigkeit . . . . bei 25—30%.

    Dysakusis . . . . „ 2—3 „

    Kongenitale Labyrinthsyphilis . . . . „ 0,2—0,5 „.

Aus diesen Zahlenwerten ergibt sich nun die für unsere Zwecke ebenso wichtige als erfreuliche Tatsache, daß ein ganz erheblicher Teil — 40—60% — der schwerhörig befundenen Kinder *behandlungsfähig* ist, d. h. ihre Schwerhörigkeit durch eine entsprechende sachgemäße Behandlung sich teilweise oder sogar gänzlich beheben läßt. Neben den Fällen von Verlegung des äußeren Gehörganges durch Cerumen und Fremdkörper und dadurch herabgesetzter Hörweite, sowie Schwerhörigkeit infolge akuter Otitis, sind es vor allem die Fälle mit *Tubenabschluß*, welche $^2/_3$ der Besserungsfähigen ausmachen. Auf die Rolle, welche dabei die *adenoiden Vegetationen* spielen, ist schon frühzeitig von zahlreichen Untersuchern, worunter in erster Linie Wilh. Meyer zu nennen ist, hingewiesen worden. Wenige Jahre nach den grundlegenden Arbeiten von W. Meyer hat namentlich Maximilian Bresgen in verschiedenen Eingaben an das preußische Kultusministerium, deren erste bereits aus dem Jahre 1884 datiert, auf die schweren Störungen hingewiesen, welche vor allem im Gefolge der „Tonsilla tertia" im Kindesalter auftreten. Seine Beobachtungen fanden aber wenig Gehör; erst als Guye 1887 und Kafemann 1890 die Aufmerksamkeit neuerdings auf diesen Gegenstand lenkten, wandte sich das Interesse der Untersucher in erhöhtem Maße den Zusammenhängen zwischen Rachenmandel und Ohrerkrankung zu. Frankenberger (1), Hawley, Wood, Mouton, Nadoleczny (1), Burger (1—4), Kobrak (2), Kerr, Brieger, Bachauer u. a. veröffentlichten auf Grund zahlreicher Untersuchungsreihen ihre Beobachtungen dahingehend, daß eine sachkundige ärztliche Untersuchung bei *rund 25—30% der Schulkinder* eine *mittelmäßige bis hochgradige Hypertrophie der Rachenmandel* nachzuweisen vermag. Erwähnt sei auch noch die auf Veranlassung von Guye von der holländischen Regierung vorgenommene Enquete über adenoide Vegetationen. Sie erstreckte sich über 800 000 Schulkinder und wurde von den Lehrern auf Grund nur *äußerer* Erscheinungen vorgenommen; dabei ergab sich ein Prozentsatz von 6 auf 100. Ungleich häufiger werden dann Adenoidenträger noch in den *Hilfsklassen* gefunden, so konnten Kalischer, Schmid-Monnard, Wanner, Burger, Nadoleczny, Kobrak, Hartmann, Brieger, Lennhoff bei 50% ihrer Insassen Adenoide nachweisen während Brühl und Nawratzki in *Idiotenanstalten* 75% der Insassen mit Adenoiden behaftet fanden. Hingewiesen sei noch auf die Untersuchungen von Denker, von Nadoleczny und von Frankenberger bezüglich des Einflusses der Rachenmandel auf Atmungstypus und auf die Gaumenform. Nach ersterem wiesen 15,9% der Schulkinder Mundatmung auf, davon hatten aber nur $^3/_4$ eine vergrößerte Rachenmandel; letzterer wies nach, daß hoher Gaumen bei 1,1%

aller Kinder und bei 2,55% der mit Adenoiden behafteten Kinder anzutreffen ist, ein Ergebnis, das uns zumal nach dem Erscheinen der wertvollen kritischen Untersuchungen von FRANKE mit Recht daran zweifeln läßt, ob der Einfluß der Adenoide auf die Gaumen- bzw. Schädelform wirklich ein so wesentlicher ist, wie seiner Zeit KÖRNER und WANNER behauptet haben.

Den Einfluß der *hypertrophischen Rachenmandel* bzw. ihrer operativen Entfernung auf *Sprachstörungen* hat NADOLECZNY (1) eingehend untersucht und geschildert. Es entsprechen seine Schlußfolgerungen insofern allgemeiner rhinologischer Erfahrung, als einzig die Rhinolalia clausa, das Näseln, durch die Adenotomie gebessert bzw. geheilt wird. Gar nicht selten hat aber zur völligen Behebung genannten Sprachfehlers anschließend an die Operation noch sprachärztliche Behandlung einzusetzen.

Von geringerer praktischer Wichtigkeit sind die Angaben über *Septumdeviationen, Cristen* und *Spinen*, sowie über *Hypertrophien der hinteren Enden und der Gaumenmandeln*, da diese Anomalien erfahrungsgemäß in weit seltenerem Maße einen schädlichen Einfluß auf das Hörorgan ausüben. Immerhin sei in diesem Zusammenhang erwähnt, daß nach Untersuchungen von KAFEMANN, FRANKENBERGER (1) und ALEXANDER durchschnittlich 13—15% der Schulkinder Septumdeviationen, Cristen und Spinen, 5—11% Hypertrophien der Muscheln und rund 25—40% vergrößerte Gaumenmandeln aufweisen.

Treten wir nun auf die Frage näher ein, inwieweit das verminderte Hörvermögen das Schulkind in seiner *intellektuellen Ausbildung* zu schädigen vermag. Der wichtigste und hauptsächlichste Vermittler fast unserer gesamten Schulbildung ist die Sprache, das gesprochene Wort. Je höher das Sprachverständnis gestört ist, desto schwerer wird die voraussichtliche Schädigung sowohl in der intellektuellen als ethischen Entwicklung des betreffenden Menschen gestört oder verunmöglicht sein. „Wie flinke Weberschiffchen gehen die lautenden Worte beim Vollhörenden vom Mund zum Ohr", sagt SCHORSCH (3), „weben und wirken Reigenbänder um uns und unsere lebendige Umwelt: Muster mit dem klingenden Wohllaut gefühlsbetonter Darstellung, strenger, gradliniger, gleichmäßiger, logischer Rede, krause und lustige Arabesken ausgelassener Freude, strenge, schwere, absteigende Säulen der Trauer und des Schmerzes. Immer aber ist es der Laut, der das Wort beseelt. Wo der Laut nicht zum Ohr dringt, da hat auch das Wort seine Macht verloren, da zerfließen die Gedanken, da werden die Muster einspännig, eintönig, langweilig, grämlich, da tritt menschliches Denken heraus aus der Bahn, die ihm jahrtausend alte Kultur und Ausdrucksweise vorgezeichnet haben. Und noch eins: Das Wort, das Lautwort, die gesprochene lebendige Sprache leitet uns fortgesetzt aus dem geistigen Strome, der uns umfließt, seine Wasser zu; wie kommunizierende Röhren erhält sie unser gesamtes Bewußtsein auf der Höhenlage der öffentlichen Meinung unserer engeren und weiteren Umgebung. Wo diese Leitung verstopft ist, wo sie nur unregelmäßig fließt, tritt ein Sinken, ein Zurückbleiben unseres geistigen Niveaus ein, weil eben die dauernde Anregung fehlt".

Den direkten zahlenmäßigen Beweis für diesen Zusammenhang zwischen Gehör und Intellekt haben vor allem BEZOLD, NAGER sen., SCHMIEGELOW, KOBRAK, FELIX, HANSBERG, FRANKENBERGER, MANCIOLI, WAL u. a. erbracht.

BEZOLD fand bei der Prüfung der Leistungen von 100 schwerhörigen Schülern, daß diejenigen mit einer Hörweite von 4—8 m Flüstersprache in ihrer Klasse den Durchschnittsplatz Nr. 54 hatten, die mit einem Gehör von 2—4 m den Platz Nr. 64 und die mit weniger als 2 m den Platz Nr. 68. NAGER fand bei seinen Untersuchungen in den Luzerner Schulen von 582 Kindern 154 mit schlechteren Noten. Während davon auf die Normalhörenden nur 19,54% entfielen, partizipierten daran die leicht Schwerhörigen mit 23,2%, die stärker

Schwerhörigen mit 34,29%. Schmiegelow in Kopenhagen ließ sich von 581 Schulkindern die 79 am schlechtesten Befähigten zeigen. Unter ihnen hatten 15 ein Gehör unter 2 m für Flüstersprache, 36 hörten 2—4 m, 28 mehr wie 4 m. Umgekehrt waren von 35 Schülern, die schlecht hörten, 43% schwach begabt, von 261 mittelmäßig Schwerhörigen waren es 13% und von 285 Guthörenden 10%. Hansberg untersuchte die Sitzengebliebenen einer Schule in Dortmund und fand darunter 53% Schwerhörige; Mancioli konnte an Schulkindern in Rom nachweisen, daß von den schwerhörigen Kindern fast alle „ungenügend", nur einzelne wenige „genügend", keines aber „lobenswert" war. Wal fand unter 5632 Kindern mit gutem Intellekt 9,4% schwerhörig, von 1641 Kindern mit mäßigem Intellekt 14,2% und von 160 fast schwachsinnigen 25,6% Schwerhörige, umgekehrt waren von 6631 Normalhörenden 23% unintelligent, von 802 Schwerhörigen 34% und von 42 hochgradig Schwerhörigen 52% ungenügend in den Leistungen. Kobrak fand unter 400 Lernanfängern der Volksschule 6, welche Flüsterstimme auf weniger als $\frac{1}{2}$ m vernahmen, davon wurden 5 von ihren Lehrern als ganz unbrauchbare Schüler bezeichnet.

Das *schwerhörige* Kind läuft also sehr leicht Gefahr infolge seiner ungenügenden Leistungen als *schwachsinnig* zu gelten, während genau genommen seine Auffassungsgabe eine ganz normale sein kann und nur die Art und Weise des Unterrichts, welche für Vollsinnige berechnet ist, ihm die nötigen Kenntnisse nicht zu vermitteln vermag. Es ist denn auch in früherer Zeit zweifelsohne die Großzahl der hochgradig Schwerhörigen den Schwachsinnigenklassen zugewiesen worden, mancherorts mag das auch heute noch geschehen zum großen Schaden der betreffenden Schulkinder. Zu den neuen Aufgaben des Schularztes gehört es in Verbindung mit dem Ohrenarzt und dem Pädagogen festzustellen, inwieweit ein fehlender Intellekt bedingt ist durch einen Defekt am Hörorgan, je nachdem ist dann die Einschulung in die Spezialklasse für Schwachsinnige oder in die Schwerhörigenschule angezeigt.

Aber nicht nur der Intellekt, der rein verstandesmäßige Teil der Psyche in all seinen mannigfaltigen und vielfachen Beziehungen und Zusammenhängen mit dem menschlichen Leben wird durch einen mehr oder weniger ausgesprochenen Hördefekt nachteilig beeinflußt, auch die *Entwicklung des Empfindungs- und Gemütslebens* erleidet eine hochgradige Einschränkung und Behinderung, das ganze *Vorstellungsleben*, der *Charakter* des schwerhörigen Kindes weist tiefgehende Schädigungen auf, wie vor allem Brauckmann (1 u. 2) und Schorsch (1—3) so außerordentlich klar und überzeugend nachgewiesen haben. Da eine große Reihe akustischer Eindrücke vom Schwerhörigen nicht wahrgenommen und daher große Gebiete in seinem Anschauungskreis nicht angebaut werden, kommt es zur Entstehung eines veränderten Bildes der Sinnenwelt als es der Vollsinnige besitzt. Je näher der Schwerhörige dem Tauben steht, desto mehr wird er Augenmensch. Die Beeinflussung unseres Affektlebens vor allem durch Töne, Klänge, Geräusche, durch rhythmische Empfindungen fallen beim Schwerhörigen zum Teil aus. Der Mangel oder die Armut an Stimmungen erzeugt oft eine gewisse Niedergeschlagenheit und Stumpfheit, gepaart mit Weltfremdheit, Mißtrauen und Fatalismus.

Endlich sei an Hand der Arbeiten von Brauckmann, Schorsch, Liebmann (1—5), Kobrack, Flatau (1 u. 2), Gutzmann (1—5) und Nadoleczny noch auf die schwerwiegenden Veränderungen hingewiesen, welche die *Sprache* des hochgradig schwerhörigen Kindes erleidet. Je nach dem Grade der Schwerhörigkeit weist die Sprache des Schwerhörigen mehr oder weniger hochgradige Mängel und Fehler sowohl *formaler* als *motorischer* Art auf. *Formal* zeichnet sich die Sprache aus durch geringen Wortschatz und Begriffsarmut, beruhend auf dem Ausbleiben genügender Assoziationen und dadurch bedingter zentraler Defekte im Gebiete aller Sinnesorgane. Diese ihrerseits bilden dann wieder die Ursache einer speziell dem Schwachsinnigen eigentümlichen, aber auch bei dem normal begabten schwerhörigen Kinde nicht selten vorkommenden Sprachstörung, des *Agrammatismus*, dem Unvermögen in zusammenhängenden, geordneten und flektierten Sätzen zu sprechen. Solche Kinder bedienen sich oft anstatt eines Satzes, nur eines einzigen oder einiger weniger Worte, um einen Gedanken auszudrücken und begleiten das Wort dann durch die entsprechenden Gebärden [vgl. darüber vor allem LIEBMANN (4), HELLER, ZIEHEN, KUSSMAUL]. Auf *motorischem* Gebiete sind es lautliche Fehler und Mängel, Stottern, Lispeln, Stammeln, Fehlen von Lauten und Lautverbindungen, undeutliche Aussprache, falsche Betonung u. dgl., welche beim Schwerhörigen verhältnismäßig oft sich finden und der Behandlung bedürfen. Von A. MÜLLER ist außerdem auch noch auf *Agraphie* und *Alexie* als Folge von Schwerhörigkeit hingewiesen worden, die Forderung, daß bei Agraphie und alektischen Schulkindern vor allem eine genaue Untersuchung des Hörorgans vorzunehmen sei, ist also wohl sehr berechtigt.

Gleichsam als Gegenstück zu dem bisher Angeführten sei endlich noch der im allgemeinen eher selten vorkommenden Fälle von *Hörstummheit* [Alalia idiopathica Coen (1)] und von *psychischer Taubheit* Erwähnung getan. Bei diesen Krankheitsbildern handelt es sich allerdings nicht um eine Schwerhörigkeit im gewöhnlichen Sinne des Wortes, bedingt durch Veränderungen im Gebiet des schalleitenden oder schallperzipierenden Apparates, sondern um Störungen zentraler Art. Bei intaktem Wortverständnis, aber Unfähigkeit zu sprechen im ersten Fall, bildet wahrscheinlich eine nur rein funktionelle Störung im Gebiet der motorischen Sprachbahn den Grund der Stummheit (Unlusthemmungen im Nachsprechen nach GUTZMANN; Schwäche des Gedächtnisses nach TREITEL; Anomalien des Gemütslebens mit Ausbleiben des Nachahmungstriebes nach MEUMANN). Bei der sog. *psychischen Taubheit* hingegen dürften eher primäre Veränderungen im sensorischen, mit sekundären Folgeerscheinungen im motorischen Sprachzentrum Ursache der Sprachtaubheit und Sprachstummheit sein. Der Gedanke, auch Kinder mit Hörstummheit und psychischer Taubheit die Vorzüge der Schwerhörigenschule mit ihrer geringen Schülerzahl und ihrem speziell ausgebildeten Lehrpersonal genießen zu lassen, ist entschieden der Prüfung wert.

Aus dem Angeführten ergibt sich, daß ein *leistungsfähiges gesundes Hörorgan Grundbedingung ist für ein erfolgreiches Fortkommen in der Schule.* Die Tatsache, daß erfahrungsgemäß rund $^1/_4$ der Insassen der Normalschule und beinahe die Hälfte der Insassen unserer Spezialklassen für Schwachsinnige ein vermindertes Hörvermögen besitzen, davon aber 40—60% durch geeignete Behandlung geheilt werden können, sowie der Umstand, daß nachgewiesenermaßen Intellekt, Empfindungsleben, Charakter und Sprache durch Schwerhörigkeit eine mehr oder weniger hochgradige und bleibende Schädigung erfahren, kennzeichnen die wichtige Bedeutung ohren- und sprachärztlicher Fürsorge im schulpflichtigen Alter.

C. Methodik der ohrenärztlichen Schuluntersuchung; ohrenärztliche Fürsorge an der Normalschule.

Über die Frage, von wem und wie die Untersuchung der Schulkinder bezüglich ihres Hörvermögens durchzuführen sei, haben zeitweise erhebliche Meinungsdifferenzen bestanden. Erwägungen praktischer Natur wollten scheinbar mit vollem Recht die Eruierung der Schwerhörigen dem Pädagogen überlassen.

Daß es nicht nur theoretisch möglich ist, sondern auch praktisch mit ganz gutem Erfolg durchführbar sein kann, die Gehörprüfungen durch speziell zu diesem Zweck instruierte Lehrer vornehmen zu lassen, dafür hat Denker (3) den Beweis erbracht. Während bei den von ihm selbst an den Elementarschulen der Stadt Erlangen durchgeführten Gehörprüfungen $5^0/_0$ der Kinder eine Perceptionsfähigkeit von 2 m und weniger für Flüstersprache hatten, ergaben die mit Hilfe genau instruierter Lehrer angestellten Hörprüfungen einen Prozentsatz von $4,6^0/_0$. Dieses ausnehmend gute Resultat dürfte aber jedenfalls nur unter ganz bestimmten und günstigen Verhältnissen zu erreichen sein, wie sie eben nur selten vorzuliegen scheinen. Es muß dies namentlich auf Grund zahlreicher Erfahrungen verschiedener Autoren angenommen werden, welche den einwandfreien Beweis erbracht haben, daß im allgemeinen bei den von den Pädagogen durchgeführten Prüfungen nur ein mehr oder weniger großer Prozentsatz der schwerhörigen Kinder erfaßt wird, und sei in diesem Zusammenhang auf die Arbeiten von Bezold, Richter, Laubi, Felix, Burger, Daae, Hansberg, Brühl, Auerbach, Wal und Leegard hingewiesen.

Überall da, wo eine *ärztliche* Prüfung im Bereich der Möglichkeit liegt, ist daher dieser den Vorzug zu geben, da nur sie eine einigermaßen sichere Gewähr dafür bietet, daß alle schwerhörigen Kinder ermittelt werden. Und da sich nun im Laufe der letzten Jahrzehnte fast in allen größeren Gemeinwesen der europäischen Kulturstaaten die Institution des *Schularztes* eingelebt hat, so scheint es folgerichtig und praktisch am besten durchführbar zu sein, dem Schularzt die *Voruntersuchung über das Hörvermögen* der Schulinsassen zu übertragen, da es ja ohnehin zu seinen Obliegenheiten gehört, die sanitärische Eintrittsmusterung der Neulinge vorzunehmen, wie auch ihre spätere sanitarische Beaufsichtigung zu überwachen. Dabei ist allerdings absolut erforderlich, daß er sich mit der *Untersuchung des Hörvermögens mittels der Sprache* völlig vertraut gemacht hat. Als wichtig erscheinen uns vor allem bei der Vornahme der Prüfung folgende Punkte:

1. Die Prüfung soll in einem genügend großen, möglichst ruhigen Raum stattfinden, das Beisein einer größeren Zahl von Mitschülern ist nicht erwünscht, da infolge der dabei nicht zu vermeidenden Unruhe die Untersuchung unnötig erschwert, verzögert und unsicher wird;

2. die Augen des Untersuchten müssen vom Sehakt völlig ausgeschlossen, das zu prüfende Ohr dem Untersucher zugekehrt, das abgewandte sicher vom Hören ausgeschlossen werden, was am besten geschieht durch das Einlegen einer angefeuchteten Fingerkuppe oder eines feuchten soliden Wattetampons in den äußeren Gehörgang;

3. es muß stets im gleichen Tempo und in gleicher Stärke, am besten unter Verwendung der Residualluft, d. h. nach nicht forzierter Exspiration, geflüstert werden.

Es sind Gründe mannigfacher Art, welche der *Sprache* als Hörprüfungsmittel den Vorzug geben vor der Verwendung maschineller Hörinstrumente irgendwelcher Art wie der Uhr, Politzers Hörmesser, Akumeter u. dgl. Einmal soll ja, zumal hier bei unseren Schulkindern, vor allem das Perzeptionsvermögen des Ohres gegenüber der Sprache festgestellt werden, also erscheint es logisch die menschliche Sprache auch zugleich als Hörmesser zu verwenden. Dann enthält die Sprache eine so vollkommene Zusammenstellung von Tönen und Geräuschen, wie keines der anderen Prüfungsinstrumente, verteilen sich doch die Sprachlaute über volle 8 von den 11 Oktaven, welche das normale menschliche Ohr umfaßt. Unsere Prüfung erstreckt sich also nicht nur auf das Hörvermögen einer ganz bestimmten und mehr oder weniger eng begrenzten Stelle in der

Tonskala des menschlichen Ohres, wie es z. B. bei Verwendung der Uhr als Hörprüfungsmittel geschieht, sondern sie bewegt sich gleichsam von der Subkontraoktave (R-Laut) über den ganzen Bereich der Tonskala bis in die kleine 3—5 gestrichene Oktave (Zischlaute) hinauf. Endlich werden Zahlenworte, wie wir sie gewohnheitsmäßig bei der Prüfung mittels der Sprache verwenden, zumal von Kindern der untersten Schulstufen wohl am besten verstanden, und dadurch, daß das Kind sie richtig nachspricht, erhalten wir auch den direkten Beweis dafür, daß sein Ohr sie perzipiert hat.

Es werden ein- und zweistellige Zahlworte solange in wechselnder Entfernung vorgesprochen, bis der Untersuchte *alle* Zahlen fehlerlos nachspricht, die Entfernung des Prüfenden vom Untersuchten in Zentimetern bzw. Metern ausgedrückt, ergibt die Hörweite. Dabei muß diese Distanz um so genauer ermittelt und gemessen werden, je geringer die Hörweite des Untersuchten ist, bedeuten doch beim hochgradig Schwerhörenden einige Zentimeter Hördifferenz mehr als die entsprechende Anzahl Meter an der Grenze des Normalen. Wird Flüstersprache auch in nächster Nähe des Ohres nicht mehr verstanden, so wird mit Umgangssprache geprüft. Alle Kinder, welche auf dem einen Ohr Flüstersprache auf weniger als 8 m (= $^1/_3$ der normalen Hörweite) hören, werden dann der genaueren *fachärztlichen Untersuchung* überwiesen, ebenso alle Kinder mit *Sprachanomalien* und *krankhaften Veränderungen im Gebiet der oberen Luft- und Speisewege.*

Aufgabe der *fachärztlichen* Untersuchung ist es nun, bei den vom Schularzt überwiesenen Kindern in erster Linie die Ursache der bestehenden Schwerhörigkeit festzustellen. Daß dabei unter Umständen das ganze Rüstzeug unserer oto-rhino-laryngologischen Untersuchungsmethoden in Anwendung zu kommen hat und ferner auch die vom Schularzt bzw. dem betreffenden Klassenlehrer oder von den Eltern gemachten anamnestischen Angaben Berücksichtigung und Verwertung zu finden haben, ist selbstverständlich. Ebenso ist nicht zu umgehen, daß kleinere Technizismen, wie z. B. Luftdusche, Katheterismus, Ohrspülung usw. zwecks genauer Diagnosenstellung zur Anwendung kommen müssen. Es dürfte daher gerade unter Berücksichtigung des letzteren Umstandes die fachärztliche Untersuchung am besten und einfachsten in den Arbeitsräumen des betreffenden fachärztlichen Beraters stattfinden, es sei denn die Schule stelle zu diesem Zweck ein mit allen nötigen Einrichtungen versehenes Untersuchungszimmer zur Verfügung, wie es z. B. nach Mitteilungen von ALEXANDER in Bernsdorf in Niederösterreich der Fall ist.

Außer *Befund* und *Diagnose* hat der fachärztliche Bericht dann noch vor allem darüber Bescheid zu geben, ob die vorliegende Schwerhörigkeit *besserungsfähig* ist, d. h. ob eine fachärztliche Behandlung sich als nützlich und notwendig erweist, womit dann dem Schularzte alle nötigen Handhaben und Richtpunkte gegeben sind zwecks weiteren Vorgehens. Zweifellos ist der Schularzt dank seiner Verbindungen zur Lehrerschaft oder zum Elternhaus am ehesten in der Lage auf Grund des fachärztlichen Befundes und unter evtl. Beiziehung des Klassenlehrers die nötigen Verfügungen zu treffen, um so mehr als ihm unter Umständen auch andere fachärztliche Berichte, z. B. von seiten des Augenarztes, vorliegen, und er selbst sich anläßlich der sanitarischen Eintrittsmusterung ein Bild des allgemeinen Gesundheitszustandes und der Konstitution des betreffenden Schülers hat machen können. Auch über die Möglichkeit der Benutzung von der Schule gebotener Fürsorgeeinrichtungen — Ferien- und Schülerhorte, Schülerspeisungen, Seehospize usw. — ist meistens der Schularzt vortrefflich orientiert. Er wird dafür Sorge tragen, daß den *Besserungsfähigen geeignete fachärztliche Behandlung* zuteil wird und die *nicht Besserungsfähigen* — insofern eine hochgradige Schwerhörigkeit vorliegt, welche ein Mitkommen in der Normalschule verunmöglicht — der *Schwerhörigenschule* überwiesen werden (vgl. Abschnitt D).

Ob nun die Funktionen des schulohrenärztlichen Beraters einem eigentlichen *Schulohrenarzt*, sei es im Hauptamt, sei es im Nebenamt, übertragen werden, oder evtl. die Kinder einer staatlichen Poliklinik resp. Klinik zur Untersuchung und Behandlung zugewiesen werden, oder ob das Prinzip der freien Ärztewahl durchgeführt und die fachärztliche Untersuchung den am betreffenden Orte tätigen Ohren- und Halsärzten überlassen werden soll, richtet sich wohl am besten nach den jeweiligen lokalen Verhältnissen. Die Hauptsache ist, daß die fachärztliche Untersuchung gewissenhaft und lege artis durchgeführt wird. Im allgemeinen scheint in letzter Zeit dem letztgenannten Modus der Vorzug gegeben zu werden, ein wesentlicher Vorteil besteht dabei insofern, daß damit auch die Behandlungsfrage geregelt und gelöst erscheint, und zugleich die Schule ihrerseits von den nicht unbeträchtlichen Untersuchungs- und Behandlungskosten befreit ist. Zumal jetzt, wo die allgemeine obligatorische Volksversicherung allerorts eingeführt wird, dürfte es das Gegebene und im Interesse der Allgemeinheit sowohl wie in dem der Ärzte gelegen sein, die beim Schulkind nachgewiesenen Erkrankungen des Hörorgans und der oberen Luftwege auf Kosten der Krankenkassen behandeln zu lassen. Aufgabe des Schularztes wird es dann sein, Beginn und Resultat der Behandlung zu überwachen.

Selbstverständlich erstreckt sich nun die ohrenärztliche Fürsorge nicht nur auf die Neueingetretenen, sondern auch auf die bereits in der Schule befindlichen. Auf die ungemein häufige Mitbeteiligung vor allem des Hörorgans bei den sog. Kinderkrankheiten — Masern, Scharlach, Diphtherie — aber auch bei Mumps, bei der Grippe, bei Rhinitis und Angina ist eingangs unserer Abhandlung bereits hingewiesen worden. Aber auch *Tuberkulose des Mittelohres* kommt zweifellos bei unseren Schulkindern keineswegs so selten vor, verläuft doch gerade diese Erkrankung oft unter auffallend geringen Initialerscheinungen mehr schleichend und schmerzlos. Eine Infektion von Mitschülern infolge Verschleppung des Ohreiters ist nicht ausgeschlossen, ein Grund mehr, auf Schulkinder mit Otorrhöe ein wachsames Auge zu haben. Es sollte daher bei jedem Schulkind, das eine Infektionskrankheit absolviert hat, vom Lehrer vor allem dem Zustande des Hörorgans besondere Aufmerksamkeit geschenkt und bei Verdacht auf Schwerhörigkeit, bei Ausfluß aus dem Ohr der Schularzt befragt werden. Eine nochmalige allgemeine Untersuchung aller Schüler bezüglich ihres Hörvermögens vor dem gänzlichen Verlassen der Schule ist ebenfalls sehr zu empfehlen.

D. Die Schwerhörigenschule und die Aufgaben des Ohrenarztes an derselben.

Wir haben bereits auf S. 543 erwähnt, daß durchschnittlich $^1/_4$ der Insassen der Volksschule ein vermindertes Hörvermögen besitzen und bei 2—3 $^0/_{00}$ aller Schüler das Gehör sich so hochgradig geschädigt erweist, daß ihr Fortkommen in der Normalschule verunmöglicht ist. Diese *nichtbesserungsfähigen hochgradig schwerhörigen*, im übrigen aber normal begabten Kinder, mittels eines ihrem Sinnesdefekt angepaßten Unterrichts geistig soweit zu fördern, wie ihre Altersgenossen in der Normalschule, bildet nun die Aufgabe der *Schwerhörigenschule*.

Die Einrichtung einer richtigen, in entsprechende 8 Klassen aufgebauten Schwerhörigenschule setzt eine genügend große Anzahl hochgradig schwerhöriger Kinder voraus. Sie kommt also aus begreiflichen Gründen nur für größere städtische Gemeinwesen in Frage. Es genügt nicht, alle hochgradig Schwerhörigen zusammenzufassen und in einer Klasse zu unterrichten, sondern es muß jedes Jahr Nachwuchs vorhanden sein, so daß die Kinder zum Unterschied von bloßen Kursen in eigentlichen Klassen stufenweise weitergeführt werden und im Laufe einiger Jahre der Ausbau zur 8stufigen Schule erfolgen kann. Das ist aber bei dem genannten Prozentsatz von 2—3 $^0/_{00}$ nur möglich bei einer Gesamtzahl von mindestens 15 000 schulpflichtigen Kindern, was ungefähr einem Gemeinwesen von 200 000—250 000 Einwohnern entspricht. Das Unterbringen der 8 Schulklassen, ihre innere Einrichtung, die Einstellung verhältnismäßig zahlreicher Lehrkräfte erfordert bedeutende finanzielle Mittel. Deren Ausgabe lohnt sich wohl, wenn eine erhebliche Anzahl hochgradig schwerhöriger Kinder, anstatt wie bisher der geistigen Verwahrlosung anheimzufallen, geschult und zu selbständigen erwerbsfähigen Gliedern der menschlichen Gesellschaft herangebildet werden kann, sie stellt aber, zumal in der jetzigen Zeit, mehr oder weniger einen Luxus dar, wenn nur vereinzelte Kinder die Schule besuchen und der Lehrer mit Klassen von 2 oder höchstens 3 Insassen arbeiten muß. Durchschnittlich dürften wohl 4—5 Kinder den Minimalbestand einer Klasse bilden, während der Maximalbestand 12—15 Insassen nicht überschreiten sollte. Nur bei solchen Klassenbeständen ist es dem Lehrer möglich, sich mit jedem einzelnen Kinde zu befassen, was bei den ganz außerordentlichen Schwierigkeiten, mit denen, wie wir weiter unten sehen werden, der Schwerhörigenunterricht namentlich im ersten Schuljahr zu kämpfen hat, dringendes Erfordernis ist.

Und wie soll an kleineren Gemeinwesen, wo die Eröffnung von Spezialklassen für Schwerhörige aus genannten Gründen unmöglich ist, *fürgesorgt* werden? Es bleiben zwei Wege offen, bei beiden ist aber der Enderfolg mehr oder weniger ungenügend und mit jenem der Schwerhörigenschule nicht zu vergleichen. Es können die hochgradig schwerhörigen Kinder verschiedener Schulstufen in sogenannten *Absehkursen* mit der Kunst des Ablesens der Sprache von den Lippen bekannt gemacht werden, dank dessen dann ihr sprachlicher Verkehr mit den Mitmenschen eine ganz bedeutende Förderung erfährt. Gewiß ist es denkbar, daß ein schwerhöriges Schulkind, vorausgesetzt, daß es während seiner ganzen Schulzeit, also 7—8 Jahre lang, mit Fleiß und Ausdauer solche Ableseübungen mitmacht, ganz gut und geläufig ablesen lernt und insoweit also der Zweck dieser Kurse vollkommen erreicht wird. Doch darf dabei nicht vergessen werden, daß der übrige Teil des Schulunterrichtes, den ja unser schwerhöriges Schulkind im Verein mit seinen normalhörenden Altersgenossen besucht, für Vollsinnige berechnet ist, von ihm also zum größten Teile nicht verstanden wird, worunter naturgemäß seine intellektuelle Ausbildung sehr leidet. Das schwerhörige Kind ist aber auch in seinem ganzen Gefühlsleben, in seinem Charakter anders geartet wie das Normalsinnige, und es vermag die Schwerhörigenschule in weit höherem Maße all dem Rechnung zu tragen, als die Normalschule. Die Ablesekurse stellen also nur einen höchst unvollkommenen Ersatz der Schwerhörigenschule dar; etwas günstiger für die intellektuelle und ethische Ausbildung des hochgradig schwerhörigen Kindes gestaltet sich noch der zweite Weg, nämlich die *Zuweisung* solcher Kinder an die *Hörerklassen einer Taubstummenanstalt*. Aber nur wenn diese Scheidung in völlig Taube, die nur vom Mund aus unterrichtet werden und partiell Hörende, d. h. mit noch mehr oder weniger großen Hörresten versehene Taube, völlig durchgeführt ist und die letzteren in besonderen Klassen Unterricht vom Mund und gleichzeitig vom Ohr aus erhalten, ist einigermaßen Gewähr geleistet dafür, daß das hochgradig schwerhörige Kind in seiner Bildung gefördert und andererseits in seinem Sprachvermögen nicht geschädigt wird, was wohl mit Sicherheit eintritt, wenn es stets mit völlig Tauben unterrichtet wird und zusammenlebt.

Gerade das Verhalten des Gehörs gegenüber der gesprochenen Sprache unterscheidet den hochgradig Schwerhörigen vom Tauben. Während der Taube nur einzelne Sprachelemente zu erfassen ve.mag, bestenfalls einige Vokale oder Wörter, oder allenfalls auch Kombinationen von 2—3 Wörtern versteht, perzipiert der hochgradig Schwerhörige alle wesentlichen Teile der Sprache, so daß er auch ihren inneren Zusammenhang, ihren inneren Sinn erfassen und verstehen kann. Werden daher von den Taubstummenanstalten die Hörklassen im Sinne von Bezold weiter ausgebaut, so dürften sie im Notfalle, d. h. da, wo die Gründung einer Schwerhörigenschule bzw. der Besuch einer solchen ausgeschlossen ist, wohl geeignet sein zur Aufnahme und Ausbildung hochgradig schwerhöriger Kinder. Wenn auch das Lehrziel der Taubstummenanstalt ziemlich weit hinter dem der Normalschule zurückbleibt, so dürfte damit der Schwerhörige trotzdem den besseren Teil erwählt haben, als wenn er in der Volksschule, außerstande dem Unterricht zu folgen, beständig zurückbleibt oder seine 7—8 Schuljahre in Spezialklassen für Schwachsinnige zubringt und geistig verwahrlost.

Es läßt sich also an Hand des Gesagten die Grenze zwischen *Schwerhörigenschule* und *Taubstummenanstalt* ziemlich leicht ziehen, und es kann nach dem Verhalten des Hörvermögens gegenüber der Sprache die Zuteilung, sei es zur ersteren, sei es zur letzteren Institution unschwer erfolgen. Schwankender ist hingegen der Grenzwert nach oben zu, gegen die Normal- bzw. leicht und mittelmäßig Schwerhörigen hin. Es haben sich bereits eine Reihe namhafter Fachleute bemüht, Zahlenwerte dafür aufzustellen. Bezold verlangte für den Normalunterricht eine Hörweite von mindestens 2 m für Flüstersprache, welche Grenze sich in der Folge entschieden als zu hoch herausgestellt hat. Hartmann (5) stellte drei Gruppen von Schwerhörigen auf: Leichte Schwerhörigkeit mit $8 \rightarrow 3$ m Hörweite für Flüstersprache auf dem besseren Ohr, mittelschwere mit $3 \rightarrow 0{,}5$ m Flüstersprache und starke mit unter einem halben Meter Hörweite für Flüstersprache auf dem besseren Ohr. Die Kinder der letzten Gruppe rechnet er der Schwerhörigenklasse zu, nicht ohne ausdrücklich zu betonen, daß es nötig sei, individuell vorzugehen, da die alltägliche Erfahrung lehre, daß unter Umständen intelligente Kinder mit einem bedeutend geringeren Gehör als $^{1}/_{2}$ m Flüstersprache in der Normalschule ganz gut fortkommen. Ähnlich Hartmanns *Vorschlag* geht Siebenmann vor; er weist alle Kinder mit einer nicht besserungsfähigen Schwerhörigkeit unter 1 m für Flüstersprache (auf dem besseren Ohr) der Schwerhörigenschule zu, ähnlich verfahren Steinhaus, Laubi (2), Wanner (2) u. a. Während *Hamburg* für die Normalschule ein Hörminimum von 1 m für Flüstersprache verlangt, geht *Berlin* auf $2^{1}/_{2}$ bis 3 m Hörweite für Umgangssprache auf beiden Ohren bei abgewandtem Gesicht herab (vgl. Brühl), fordert *Charlottenburg* 4—6 m Hörweite für Umgangssprache.

Praktisch wichtig und entscheidend für die Einschulung in die Schwerhörigenklassen ist jedenfalls der Nachweis, daß das betreffende Kind infolge seines verminderten Hörvermögens dem Normalunterricht nicht zu folgen vermag. Es erscheint daher fürs erste zweckmäßig und vorteilhaft bei Feststellung eines Grenzwertes eine gewisse Breite offen zu lassen, z. B. von $^{1}/_{2}$ m $\rightarrow 1$ m Hörweite für Flüstersprache oder $3 \rightarrow 5$ m für Umgangssprache (auf dem besseren Ohr). Während ein begabtes Kind vielleicht noch mit sehr gutem Erfolg die Normalschule besuchen kann, selbst wenn sein Gehör an der unteren Grenze oder sogar darunter steht, so wird ein weniger intelligentes, torpideres Kind selbst bei 100 cm Hörweite für Flüstersprache mit Vorteil die Schwerhörigenschule besuchen. Im Zweifelsfalle mag das betreffende Kind probeweise dem Normalunterricht beiwohnen und erst bei Nichtgenügen seine

Umschulung erfolgen. Zweitens ist es wohl unerläßlich bei der Aufnahme bzw. Umschulung in die Schwerhörigenklasse neben dem ohrenärztlichen Befund auch das *Gutachten des Pädagogen* (Klassenlehrers) in Berücksichtigung zu ziehen. Einzig unter Berücksichtigung beider Gutachten soll die Aufnahme bzw. Umschulung durch den Schularzt erfolgen, wenn Vorkommnisse vermieden werden sollen, wie sie uns von BRÜHL und SCHORSCH aus den Berliner Schulen mitgeteilt worden sind. Bei der Untersuchung von 215 in 24 Sonderklassen für Schwerhörige befindlichen Kindern wurden 4 Taube, 25 Guthörende, sowie 1 Schwachsinniger gefunden. Soll die neue und verhältnismäßig noch junge Institution der Schwerhörigenschule nicht in Mißkredit kommen und damit die Sache der Schwerhörigen überhaupt eine schwere Schädigung erfahren, so müssen solche Organisationsfehler vermieden werden, verständnisvolles und gewissenhaftes Zusammenarbeiten von Ohrenarzt und Pädagoge bzw. Schularzt lassen dies als absolut möglich erscheinen. Abzuraten ist vor allem von der Aufnahme schwachsinniger Schwerhöriger in die Spezialklassen für normalbegabte Schwerhörige, bilden solche naturgemäß hier ein noch viel stärkeres Hindernis für die Mitschüler als in der Normalschule. Sind die Verhältnisse genügend groß und vertritt man die Auffassung, daß es sich lohnt den schwachsinnig Schwerhörigen einen besonderen Unterricht zu erteilen, der ihrem Defekt auf akustischem Gebiete angepaßt ist, so sind eben ganz entsprechend wie für die normalbegabten Schwerhörigen, auch für die schwachsinnigen Schwerhörigen besondere Klassen — *Spezialklassen für schwachsinnige Schwerhörige* — einzurichten. Ob aber in diesem Falle solche Kinder nicht vorteilhafter der Taubstummenanstalt überwiesen werden, unter deren Insassen doch immer eine mehr oder weniger große Zahl von intellektuell Schwachen sich befindet — kretinische Schwerhörigkeit bzw. Taubheit — läßt sich doch sehr überlegen.

Welche *Hilfsmittel* und *Wege* stehen nun der *Schwerhörigenschule* zur Verfügung, um ihre Aufgabe zu erfüllen, d. h. das normal begabte, aber schwerhörige Kind geistig soweit zu fördern, wie es die Normalschule mit ihren Insassen zu tun vermag?

URBANTSCHITSCH und BEZOLD (5) vor allem fällt das Verdienst zu, den Nachweis dafür erbracht zu haben, wie wichtig bei der Taubstummenausbildung eine *systematische Übung und Verwertung noch vorhandener Hörreste ist.* Aus Hörspuren kann ein Vokalgehör, aus diesem ein Wortgehör und daraus unter günstigen Umständen ein Satzgehör erzielt werden, wobei man sich aber allerdings darüber klar sein muß, daß diese Hörverbesserung nur in psychologischer, aber nicht in physiologischer Beziehung erzielt wird. Es wächst unter dem Einflusse des *Hörunterrichts* die Hörerfahrung, die Auffassung und das Deutungs- und Kombinationsvermögen für die sprachlichen Eindrücke. Diese *Erziehung der vorhandenen Hörreste* und ihre Verwertung spielt nun auch eine Rolle im Unterricht für Schwerhörige, vor allem im ersten Schuljahr und in Verbindung mit dem *Artikulationsunterricht.*

Es ist bereits auf den direkten Zusammenhang zwischen Hördefekt und Sprachstörung hingewiesen worden. Beinahe die Hälfte der in die Schule eintretenden Schwerhörigen besitzt eine abnormale Sprache. Zu den ersten Aufgaben des Schwerhörigenunterrichtes gehört es nun durch einen *planmäßigen Artikulationsunterricht* die Fehler und Mängel im sprachlichen Ausdruck zu beheben, fehlende Laute, vor allem die Zisch- aber auch Gaumenlaute zu entwickeln, fehlerhafte zu verbessern, aber auch Anomalien der Aussprache in bezug auf Höhe, Tiefe und Timbre, Dynamik und Rhythmik zu bessern. Diese Übungen wenden sich in erster Linie an das Gehör evtl. sogar unter Benützung eines Hörapparates, aber auch an den Gesichtssinn (unter Benutzung des Handspiegels), ja sogar Muskel- und Tastsinn müssen unter Umständen beigezogen werden. Es deckt sich also der Unterricht für hochgradig Schwerhörige zum Teil mit demjenigen der Taubstummenanstalt, aus welchem Grunde auch für die an der Schwerhörigenschule tätigen Lehrkräfte die Ausbildung als Taubstummenlehrer fast absolutes Erfordernis ist.

Zum *Hörunterricht* und *Artikulationsunterricht* gesellt sich als drittes Hilfsmittel, um den hochgradig schwerhörigen Kinde das Verständnis für die Sprache besser vermitteln zu können, der *Absehunterricht*.

Das schwerhörige Kind soll lernen gleichsam mit den Augen zu hören, das Auge soll mindestens ein zuverlässiger Begleiter und Gehilfe des Ohres werden und überall da eintreten, wo das geschädigte Hörorgan den Schwerhörigen im Stiche läßt oder ihm nur lückenhafte Dienste bietet. Auge und Ohr sollen einander ergänzen. Auch der *Normalhörende* kann gewisse Laute wie z. B. „b“ und „d“, ebenso „g“, wenn sie in zusammenhangs- und sinnlosen Silben geprüft werden, selbst auf nähere Entfernung akustisch nicht mehr unterscheiden (Schicksal von Eigennamen in Telephongesprächen!). Ebenso sind die Laute „t“, „p“ und „k“, als auch „m“, „n“ und „ng“, ferner „f“, „ss“ und „ch“, sowie „z“, „x“ und „sch“ akustisch kaum oder gar nicht voneinander zu differenzieren. Es versteht daher unser Ohr diese Laute nur im sinnvollen und uns geläufigen Zusammenhang, wenn wir den Inhalt in das Gehörte hineinlegen, dem Gehörten durch unser Sprachwissen bereits einen Teil desselben gleichsam entgegentragen. Beim *schwerhörigen* Kinde wird dies nun dadurch erschwert oder sogar verunmöglicht, daß sein Sprachschatz, sein Sprachwissen erfahrungsgemäß ein sehr beschränktes ist und zweitens der Defekt auf akustischem Gebiet die bereits für den Normalhörenden vorhandenen Perzeptionsschwierigkeiten noch in bedeutendem Maße steigert. Durch die Verbindung des optischen Eindrucks mit dem akustischen sollen nun dem Schwerhörigen die nötigen Hilfen gegeben werden, um die Laute zu differenzieren, welche vom Ohr nicht perzipiert werden. Diesem Zwecke dienen die *Absehübungen*, in denen das schwerhörige Schulkind angehalten wird, zuerst einfache Vokale und Konsonanten, dann einfache und zusammengesetzte Wörter, endlich ganze Sätze vom Munde des Lehrers und seiner Mitschüler abzulesen, sei es von vorne oder von der Seite, sei es in schriftdeutscher Sprache, in Dialekt, ja sogar in einer Fremdsprache. Dabei ist natürlich unerläßlich, daß das betreffende Kind über genügende Sehweite verfügt, neben Refraktionsanomalien kommt vor allem auch Keratitis parenchymatosa infolge Lues congenita in Betracht als Ursache von Schwachsichtigkeit. Die Sitzplätze der Schüler sind zu diesem Zwecke halbkreis- oder hufeisenförmig um das Pult des Lehrers angeordnet. Das Licht fällt am besten vom Rücken der Schüler ein, so daß das Gesicht des Lehrers voll beleuchtet ist (vgl. Abb. 1). Der Lehrer spricht bei diesen Übungen lautlos, damit der Schüler auch wirklich auf das Absehen angewiesen ist. Ist letzterer imstande lautlos Gesprochenes abzulesen, so fällt es ihm verhältnismäßig leicht, laut Gesprochenes zu verstehen, da ihm das wenn auch geschädigte, so doch nicht völlig ertaubte Ohr wenigstens Bruchstücke des Gesprochenen vermittelt. Im weiteren sei auf die zahlreichen und umfangreichen Arbeiten hingewiesen, welche vor allem aus pädagogischen Kreisen über den Absehunterricht veröffentlicht worden sind. (Beglinger, Benedikt, Brauckmann (3—5), Drebusch, Fischer, Hartmann (6), Morgenstern, Müller, F. X. Rötzer, Schmalz (2), Sinell u. a.)

Erfahrungsgemäß ist nun die Fähigkeit das Absehen zu erlernen, individuell sehr verschieden ausgesprochen. Während das eine Kind fast spontan und spielend absehen lernt, macht das andere nur langsame und sehr bescheidene Fortschritte. Es spielt dabei zweifellos die Fähigkeit rasch aufzufassen eine bedeutende Rolle, weniger der Intellekt. So sind uns Kinder bekannt mit sehr mäßig entwickeltem Intellekt, welche ausgezeichnet ablesen, während wiederum andere, sehr intelligente Kinder, recht schlechte Ableser sind. Das rasche Registrieren und Verarbeiten von Sinneseindrücken ist eben individuell verschieden. Erinnern wir uns endlich noch der Tatsache, daß es ausgesprochen optisch veranlagte Vorstellungstypen gibt, während andere Menschen wieder empfänglich für akustische Reize sind, so wird ohne weiteres klar, daß der Erfolg in der Absehkunst, bei der es vor allem zum Verarbeiten *optischer* Sinneseindrücke kommt, ein recht verschiedener sein muß. Die Lautbewegungen laufen beim Sprechen so außerordentlich rasch ab, daß das Auge gar nicht imstande ist, sie alle bewußt zu sehen und zu erkennen. Es muß daher im Ablesen ein so hoher Grad von Gewandtheit erreicht werden, daß das Erkennen

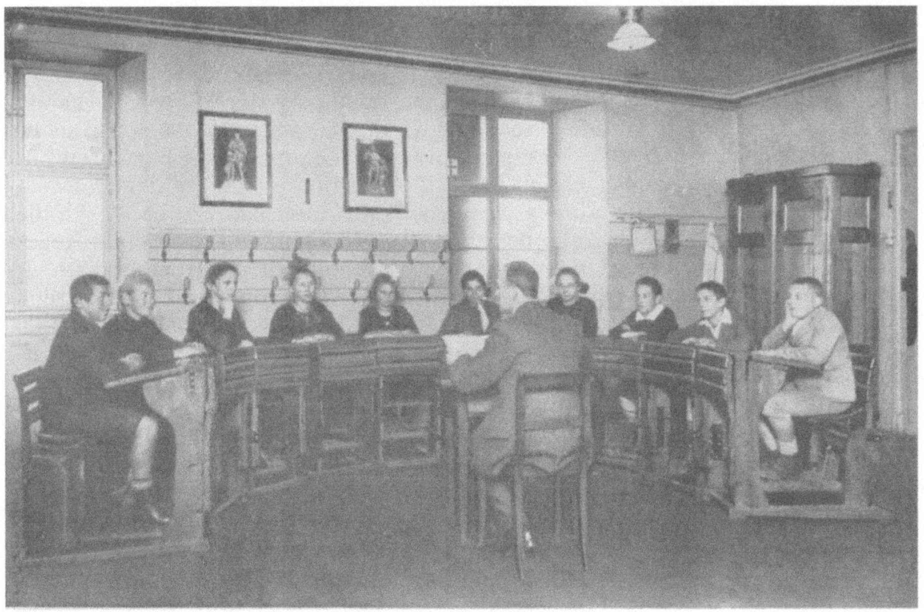

Abb. 1. Hörklasse für schwerhörige Kinder.

der Bewegungen sich ganz mechanisch vollzieht, ähnlich den Vorgängen, wie sie sich beim Lesen eines Buches abspielen, wo ja auch nicht alle Buchstaben oder die einzelnen Silben und Wörter bewußt durchlesen, sondern nur mit unserem Auge überflogen werden, um dann synthetisch das Ganze aufzubauen. So muß auch das Ablesen des Gesprochenen gleichsam intuitiv erfaßt und geistig verarbeitet werden[1]). Es ist daher auch die Fähigkeit zu *kombinieren*, d. h. nur

---

[1]) *Anmerkung bei der Korrektur:* Inwiefern die von BRAUCKMANN (3—5) kürzlich bekanntgegebene neue eigene Methode des Absehens berufen ist, die bisherige Unterrichtsmethode abzuändern oder zu ersetzen, muß die Erfahrung lehren. Wenn auch das „Jenaer Verfahren" nach unserem Dafürhalten kaum einen völligen Wechsel im Absehunterricht namentlich Kindern gegenüber, also in der Schwerhörigenschule, nach sich ziehen wird, so kommt ihm zweifellos ein hoher Wert insofern zu, als es uns einen neuen weiteren Weg zeigt, um den Schwerhörigen sprech- und verkehrsfähig zu machen. Der Gedanke, unter Benützung der rhythmischen Reihe die verschiedenen Sprechorgane einzuspielen, die mündliche Verkehrsbahn einzufahren, also nicht so sehr das Auge und den Geist, sondern das Sprechorgan, den Mund zu üben und als Ziel der Übung nicht so sehr das bewußte Erkennen, sondern das unbewußte Mitspielen der Sprechorgane zu setzen, so daß dann gewohnte Sprechbewegungsreihen auf optischen Anreiz hin zum raschen Ablauf kommen, bildet sicher eine äußerst wertvolle und glückliche Bereicherung der bisherigen Unterrichtsmethodik.

teilweise Abgelesenes richtig ergänzen zu können, sehr wichtig und wertvoll. Auch in dieser Beziehung bieten Kinder wie Erwachsene, welch letztere sich ja ebenfalls bemühen in sog. Ablesekursen die Absehkunst sich dienstbar zu machen, die größten Verschiedenheiten. Der Wert der volle 8 Jahre umfassenden Schwerhörigenschule liegt nun aber gerade darin, daß dank der ununterbrochenen, alle 8 Jahre durchgeführten systematischen Übungen schließlich auch das weniger begabte Kind das Absehen erlernt im Gegensatz zu den vielen erwachsenen Schwerhörigen, welche sich in mehreren Kursen erfolglos bemühen dieses Ziel zu erreichen." "Wer rastet, der rostet", gilt aber auch für den aus der Schule entlassenen Schwerhörigen; es verhält sich mit der Fertigkeit des Absehens wie mit einer Fremdsprache, in unglaublich kurzer Zeit geht mangels Gelegenheit sich zu üben das mühsam Erworbene verloren und nimmt die Verkehrsfähigkeit ab. Und da nun die Insassen unserer Schwerhörigenschule nach Absolvierung ihrer 8 Schuljahre erst im 15. Lebensjahre stehen, einem Alter, in welchem im allgemeinen doch noch recht selten Verständnis und Einsicht für den Nutzen des in der Schule erworbenen für das spätere Leben vorhanden ist und aus freiem Willen und ohne Zutun der Erwachsenen auch kaum das Bestreben vorliegt, die in der Schule erworbenen Kenntnisse zu bewahren oder sogar noch zu erweitern, so halten wir die *Gründung von Fortbildungsschulen für hochgradig Schwerhörige* als ein dringendes Erfordernis. Sie haben ähnlich jenen für Normalsinnige die Aufgabe, die in der Volksschule erworbenen Kenntnisse noch etwas zu vertiefen namentlich in bezug auf die Bedürfnisse des praktischen beruflichen Lebens und außerdem dem Absehunterricht gebührende Berücksichtigung zuteil werden zu lassen. Nach Erledigung der Fortbildungsschule haben dann die Schwerhörigen Gelegenheit die *Repetitionskurse der erwachsenen Schwerhörigen* zu besuchen.

Einen sehr interessanten Versuch, das Ablesen mittels einer Schreibmethode darzustellen, so daß dann auch das Schreiben gleichsam eine Übung für das Ablesen bildet, hat Kobrak unternommen durch Konstruktion seiner *mimischen Schrift*. Er versucht die am Gesicht des Sprechenden beobachteten Bewegungen durch eine Keilschrift wiederzugeben, Ort, Richtung und Größe der Bewegungen kommen zum Ausdruck durch verschiedene Lage, Richtung und Größe der Keile [Kobrak (3) S. 312 u. ff.].

Kommen wir noch mit einigen Worten auf den *Lehrplan der Schwerhörigenschule* zurück, so deckt sich dieser völlig mit demjenigen der Normalschule, abgesehen davon, daß das schwerhörige Schulkind noch Hör-, Artikulations- und Absehunterricht erhält. Die Erfahrung hat gezeigt, daß die gut organisierte und geleitete Schwerhörigenschule das Lehrziel der Normalschule auch völlig erreicht. Wohl bleiben ihre Insassen die ersten zwei Jahre gegenüber ihren gleichaltrigen Klassengenossen in der Normalschule zurück, aus leicht begreiflichen Gründen, wenn man die sprachlichen Schwierigkeiten berücksichtigt, welche Lehrer sowohl als Schüler zu bewältigen haben; in den folgenden Jahren wird dieser Verlust aber reichlich wieder eingeholt infolge des viel intensiveren Arbeitens und des viel innigeren Kontaktes von Lehrer und Schüler in den kleinen Klassen der Schwerhörigenschule gegenüber der Normalschule. Wenn $86^0/_0$ der aus den bayrischen Taubstummenanstalten entlassenen Zöglinge befähigt sind im Erwerbsleben sich selbständig durchzubringen, so können wir füglich annehmen. daß die hochgradig Schwerhörigen erst recht ihren Weg draußen im Leben finden werden, vorausgesetzt, daß sie die Schule mit den dazu unerläßlichen Vorkenntnissen versieht. Es lauten denn auch die Erfahrungen namentlich von Schulen, welche schon auf eine längere Erfahrung bis zu 20 Jahren zurückgreifen können, wie z. B. diejenigen von Berlin, in dieser Hinsicht außerordentlich günstig.

Dabei muß die ungemein wichtige Rolle, welche die Schwerhörigenschule auch auf die *ethische Entwicklung* ihrer Insassen ausübt, nochmals ausdrücklich hervorgehoben werden. Der Schwerhörigenlehrer vermag in den kleinen Klassen jeden einzelnen Schüler viel weitgehender zu beeinflussen, als es in den großen Beständen der Normalschule geschehen kann. Lehrer und Schüler bilden gleichsam eine kleine Familie, die Möglichkeit individueller Behandlung jedes einzelnen Kindes ist für den Schwerhörigenlehrer das Gegebene. Und gerade das schwerhörige Kind mit seinem mehr oder weniger ausgesprochenen Hang zu Depressionen, seinem oft scheuen Wesen, seiner Verdrossenheit und Weltfremdheit bedarf in weit höherem Maße wie das normalsinnige der Beeinflussung und Führung. Da sich die Mehrzahl dieser Kinder aus den ökonomisch schwachen und sozial niedrigstehenden Volkskreisen rekrutiert, in welchen erfahrungsgemäß Erziehungsproblemen wenig Zeit und Verständnis entgegengebracht wird, so hat auch hier wiederum die Schule helfend für das Elternhaus einzutreten, sollen die Kinder nicht der Verwahrlosung anheimfallen. Dadurch, daß das hochgradig schwerhörige Kind unter seinesgleichen sich befindet und in dem seinem Hördefekt angepaßten Unterricht in steigendem und sichtbarem Maße Kenntnisse sich erwirbt, ebenso mittels des Absehens in den Stand gesetzt wird, alles Gesprochene zu verstehen, erhält es genügend Selbstvertrauen und Sicherheit auch unter Normalhörenden sich zwanglos zu bewegen, bekommt es auch die für das spätere Berufsleben nötige Arbeitsfreude gepaart mit dem nötigen Vertrauen und Lebensmut.

Zu den weiteren Aufgaben der Schwerhörigenschule gehört endlich noch die *spezialärztliche Fürsorge für ihre Insassen*. Bei ungefähr der Hälfte der bleibend hochgradig Schwerhörigen bildet eine chronische Mittelohreiterung, nicht selten tuberkulöser Natur, die Ursache des Gehörausfalles. Alle diese Kinder bedürfen der fachärztlichen Beaufsichtigung und Behandlung, zumal wenn es sich um eine Mittelohreiterung mit *epitympanaler* Perforation handelt, bei der erfahrungsgemäß sehr oft Cholesteatom sich findet und infolgedessen nach den umfangreichen statistischen Erhebungen von BEZOLD (Arbeit über die Lebensdauer der Cholesteatomatösen), von SCHEIBE (Zeitschr. f. Ohrenheilk. u. f. Krankh. d. Luftwege Bd. 75) und SCHLITTLER (Zeitschr. f. Hals-, Nasen- u. Ohrenheilk. Bd. 1) nicht allzu selten tödliche Komplikationen auftreten. Es bedürfen aber auch die Kinder mit einer Schwerhörigkeit beruhend auf *Innenohrveränderungen* der Aufsicht und Kontrolle. Wohl ist vorläufig die Labyrinthschwerhörigkeit im allgemeinen unserer Therapie nicht zugänglich; beim Auftreten interkurrenter Katarrhe im Bereiche der oberen Luftwege kann aber ein *Mittelohrkatarrh* das reduzierte Gehör noch weiterhin ungünstig beeinflussen, was dann für den Schwerhörigen unheilvoller wirkt als beim sonst normal hörenden Kinde. Endlich verdient noch ein Krankheitsbild spezieller Erwähnung, da es erfahrungsgemäß gleichfalls und vor allem das *kindliche* Ohr befällt und infolge seines oft außerordentlich heftigen und deletären Verlaufes zu hochgradiger Schwerhörigkeit bzw. Taubheit führt, die *kongenitale Labyrinthsyphilis*. An dieser Affektion erkrankte Kinder werden am besten der Schwerhörigenschule zugewiesen, nur dort findet eine immerwährende und über eine Reihe von Jahren sich erstreckende fachärztliche Kontrolle statt evtl. verbunden mit einer chronisch intermittierenden spezifischen Behandlung, die allein dem außerordentlich malignen Prozeß gegenüber Erfolge zeitigt, wie wir unlängst haben nachweisen können.

So naheliegend und zeitgemäß es schien, für die ohrenärztliche Untersuchung und evtl. Behandlung der Insassen der Normalschule das Prinzip der freien Arztwahl durchzuführen, so hat für die *fachärztliche Kontrolle und Behandlung an der Schwerhörigenschule* die Einstellung eines speziell hierzu geeigneten

Schul-Ohrenarztes seine entschiedenen Vorteile. Beaufsichtigung und Behandlung werden auf diese Weise in einer Hand vereinigt, stetig und unabhängig vom mehr oder weniger guten Willen der Eltern und evtl. auch der Kinder durchgeführt. Außerdem ist ein inniges Zusammenarbeiten des Ohrenarztes mit Schularzt und Schwerhörigenlehrer gewährleistet, was viel weniger der Fall ist, wenn die Kontrolle durch mehrere Fachärzte geschieht. Der fachärztliche Berater gehört gleichsam zum Requisit einer Schwerhörigenschule, ohne seine ideelle und sachliche Hilfe ist ein geregelter und ersprießlicher Schulbetrieb auf die Dauer nicht möglich. Neben der genauen fachärztlichen Untersuchung und Begutachtung der in die Schwerhörigenschule Eintretenden übernimmt er bei den Insassen derselben auch die andauernde Überwachung und im Notfall auch die Behandlung der erkrankten Organe. Bei der Umschulung aus der Schwerhörigenschule in die Hilfsklassen für Schwachsinnige oder in die Taubstummenanstalt, bei Rückversetzung in die Normalschule, ebenso bei Gründung von Kinderhorten und Kindergärten für hochgradig Schwerhörige, bei Fragen der Berufswahl, bei Errichtung von Spezialfortbildungsschulen und Einführung von Abseh- und Sprachheilkursen ist sein fachärztliches Gutachten und seine Mithilfe dringend nötig. Endlich bedarf noch eine weitere neuzeitliche Institution dringend des ohrenärztlichen Beraters, das *Taubstummenblindenheim*, wie es zuerst Schweden in Venersborg, Preußen in Nowawes und Österreich in Wien errichtet haben (vgl. darüber G. Alexander: Monatsschr. f. Ohrenheilk. u. Laryngo-Rhinol. Bd. 50, S. 409. 1916 sowie Schlaeger: Über das geistige Leben und die Erziehung der Taubblinden". Beitr. z. Anat., Physiol., Pathol. u. Therapie d. Ohres, d. Nase u. d. Halses. Bd. 9, S. 179).

Die gesetzliche Grundlage für den ganzen Schwerhörigenunterricht bedarf noch weiteren Ausbaues. Selbst in Preußen, welcher Staat auch in Fragen der Schulgesetzgebung nachgewiesenermaßen an der Spitze marschiert, ist im Gesetz vom 7. VIII. 1911 über Beschulung der Taubstummen und blinden Kinder wohl für das Los dieser, aber nicht für das der hochgradig Schwerhörigen gesorgt. Der Zukunft bleibt es noch vorbehalten die staatliche und gesetzliche Fürsorge sowohl auf die ersteren als die letzteren auszudehnen, was im Interesse jener an Zahl keineswegs kleinen Gruppe von Mitmenschen, die bereits in der Jugend vom Schicksal schwer heimgesucht und für ihr ganzes Leben geschädigt wurden, namentlich von uns Ohrenärzten als ihren treuen Beratern sehr zu wünschen und zu erstreben ist.

Literatur.

Alexander, G. (1): Über die schulärztliche Untersuchung des Gehörorgans. Monatsschrift f. Ohrenheilk. u. Laryngo-Rhinol. 1908. S. 80. — Derselbe (2): Über schulärztliche Ohruntersuchungen an der Volksschule in Bernsdorf in Niederösterreich im Frühjahr 1908. Zeitschr. f. Schulgesundheitspfl. Bd. 22. 1909. Schularzt Jg. 7. — Derselbe (3): Die schulärztlichen Ohruntersuchungen usw. 1909. Schularzt Jg. 8. — Derselbe (4): Die schulärztlichen Ohruntersuchungen usw. in den Jahren 1910, 1911 und 1912. Schularzt Jg. 9. — Derselbe (5): Der Anteil der Lehrer, der Eltern und des Schularztes in der Ohrhygiene der Schulkinder. Monatsschr. f. Ohrenheilk. u. Laryngo-Rhinol. Bd. 44, S. 1155. — Derselbe (6): L'interêt que doivent prendre les maitres etc. Ann. Tome 84. p. 466. — Derselbe (7): Die Fürsorge für taubstumme Kinder vor dem schulpflichtigen Alter. Monatsschrift f. Ohrenheilk. u. Laryngo-Rhinol. Bd. 46, S. 483. — Derselbe (8): Über die Notwendigkeit der Errichtung von Schwerhörigenschulen und über die ärztliche Tätigkeit an denselben. Wien. klin. Wochenschr. Jg. 32. 1919. — Derselbe (9): Die Organisation des schulohrenärztlichen Dienstes. Verhandl. d. Nasen-Hals-Ohrenärzte 1921. Monatsschr. f. Ohrenheilk. u. Laryngo-Rhinol. Bd. 55. — Derselbe (10): Die Taubstummblinden des Taubstummenheims in Wien. Monatsschr. f. Ohrenheilk. u. Laryngo-Rhinol. Bd. 50. — Appert: Gehörsuntersuchungen bei den Schülern und Schülerinnen von 6 Elementarschulen in Karlsruhe. Festschrift, 22. Vers. d. dtsch. Verein. f. Gesundheitspfl. 1897. — Auerbach, F.: Ohrenärztliche Untersuchungen in den Volksschulen des Fürstentums Lippe. Monatsschr. f. Ohrenheilk. u. Laryngo-Rhinol. Jg. 48. 1914. — Bachauer: 5 Jahre ohrenärztlicher Beobachtungen in den Volksschulen Augsburgs. Schularzt. Jg. 14, S. 233. — Bahr: Ref. Verhandl. dtsch. Naturforsch. u. Ärzte in Köln 1908. — Barr, Th.: Gehöruntersuchungen bei Schulkindern in Glasgow. Brit. med. journ. 1899. — Beglinger: Handbuch für den Absehunterricht. Selbstverlag Zürich. — Benedikt: Ein Vorschlag um Schwerhörigen das Sprachverständnis zu verschaffen. Arch. f. Ohren-, Nasen- u. Ohrenheilkunde Bd. 16. 1880. — Bezold, F. (1): Ergebnisse der Schuluntersuchungen über das kindliche Hörvermögen. Ärztl. Intelligenzbl. 1885. — Derselbe (2): Schuluntersuchungen über das kindliche Hörorgan. Zeitschr. f. Ohrenheilk. u. f. Krankh. d. Luftwege. Bd. 14, sowie Wiesbaden: J. F. Bergmann. 1885. — Derselbe (3): Vorläufige Mitteilung über die Untersuchung der Schüler des Münchener Taubstummeninstituts. Münch. med. Wochenschrift 1893. — Derselbe (4): Bemerkungen zur Untersuchung des Gehörs der neueintretenden Schulkinder. Ärztl. Vereinsblatt 1897. — Derselbe (5): Hörvermögen der Taubstummen und darauf fußender Sprachunterricht durch das Gehör. Verhandl. d. Ohrenärzte u. Taubstummenlehrer 1899. — Derselbe (6): Leitsätze für die Untersuchung des Ohres in der Schule. Bayer. ärztl. Korrespondenz-Bl. 1905. — Björn: zit. bei Nadoleczny (3). — Borchmann: Über die Häufigkeit und Bedeutung der Krankheiten des Gehörorganes bei den Schulkindern. Ref.: Arch. f. Ohren-, Nasen- u. Kehlkopfheilk. Bd. 64. — Brauckmann. K. (1): Die im kindlichen Alter auftretende Schwerhörigkeit und ihre pädagogische Würdigung. Leipzig: Haacke. 1896. — Derselbe (2): Die psychische Entwicklung und pädagogische Behandlung schwerhöriger Kinder. Abhandl. a. d. Gebiete d. pädagog. Psychologie u. Physiologie. Bd. 4, H. 5. — Derselbe (3): Das Wesen des Absehens. Verhandl. d. dtsch. Hals-Nasen-Ohrenärzte 1923. — Derselbe (4): Die Verkehrsfähigkeit des Gehörleidenden und das Absehproblem. Jena: Gust. Fischer 1925. — Derselbe (5): Absehunterricht nach dem Jenaer Verfahren. Jena: Gust. Fischer 1925. — Bresgen, Max (1): Zur Pathologie und Therapie des chronischen Nasenrachenkatarrhs. Berlin. klin. Wochenschr. 1882. — Derselbe (2): Über die Bedeutung behinderter Nasenatmung, insbesondere bei Schulkindern. Zeitschr. f. Schulgesundheitspfl. 1889. S. 507. — Derselbe (3): Wie ist der besonders bei Schulkindern infolge gewisser Nasen- und Rachenkrankheiten beobachteten Gedanken- und Geistesschwäche am besten und wirksamsten entgegenzutreten? Zeitschr. f. Schulgesundheitspfl. 1890. S. 575. — Derselbe (4): Die hauptsächlichsten kindlichen Erkrankungen der Nasenhöhlen, der Rachenhöhle und der Ohren sowie ihre Bedeutung f. Schule und Gesundheit. Samml. zwangl. Abh. z. Neuro- u. Psychopathol. d. Kindesalters. Bd. 7, H. 8 und 1. internat. Kongr. f. Schulgesundheitspfl. in Nürnberg 1904. — Brieger, O.: Schwerhörigkeit und Schule. Ref.: 13. Jahresvers. d. Vereins f. Schulgesundheitspflege in Breslau 1913. — Brisotto, P.: Le affezioni dell'orecchio e delle prime vie respiratorie nei bambini delle scuole communale di Napoli. Arch. ital. di otol., rinol. e laringol. 1922. p. 279. — Brühl (1): Pflege des Gehörs in der Schule. Zeitschr. f. Krankenpflege 1902. — Derselbe (2): Rachenmandel und Gehörorgan der Idioten. Verhandl. d. dtsch. otol. Ges. 1903. — Derselbe (3): Ärztliche Versorgung schwerhöriger Kinder in Berlin. Berlin. otol. Ges. Sitzung v. 17. Dez. 1920. — Derselbe (4): Die ärztliche Versorgung schwerhöriger Schulkinder in Berlin. Arch. f. Ohren-, Nasen- u. Kehlkopfheilk. 1921. S. 20. — Brühl und Nawratzki: Zeitschr. f. Ohrenheilk. u. f. Krankh. d. Luftwege. Bd. 45, S. 105. — Brühl und Schorsch: Die Fürsorge der Stadt Berlin für schwerhörige und taube Kinder. Zeitschr. f. Schulgesundheitspfl. 1914. S. 401 und Verhandl. d. otol. Ges. Berlin 27. 3. 1914. — Burger: Adenoide Vegetationen, Schulgesundheitspflege und Schulärzte. Vortr. niederl. Zeitschr. f. Heilk. Mai 1905. — Derselbe (2): Hoe te voorziehen in het onderwijs aan hardhoorende kinderen? Amsterdam: Bussy. 1914. — Derselbe (3): Statistik der adenoiden Vegetationen. Arch. f. Laryngol. u. Rhinol. Bd. 18. — Derselbe (4): Het schoolonderzoek der adenoide vegetaties. Amsterdam: Scheltema & Holkema. 1904. — Cheattle: Ohrenkrankheiten bei Schulkindern. Vortr. in der otological society. Brit. med. journ. April 1902. — Coen (1): Pathologie und Therapie der Sprachanomalien; ferner: Beobachtungen und Erfahrungen auf dem Gebiete der Sprachheilkunde. Stuttgart: Ferd. Enke. 1897. — Derselbe (2): Hörstummheit. Wien. Klinik 1887. H. 7. — Derselbe (3): Anomalien der Sprache. Wien 1875. — Cronenberg: Über Ohruntersuchungen bei Schulkindern. Vers. d. Naturforsch. u. Ärzte 1908. — Daae: Untersuchungen über die Ursachen des verringerten Hörvermögens bei Schulkindern. Norsk magaz. f. laegervidenskaben. 1903. p. 734. — Dehne, R.: Die Organisation des schulärztlichen Dienstes in Bernsdorf. Monatsschr. f. Schulgesundheitspfl. 1908 und Schularzt. Jg. 21. — Denker (1): Schwerhörigkeit und Ohrenkrankheiten in der Schule. Handbuch d. Therapie von Penzoldt und Stintzing. Bd. 6, S. 844. — Derselbe (2): Über die Hörfähigkeit und die Häufigkeit des Vorkommens von Infektionskrankheiten im kindlichen und jugendlichen Alter. Vortr. 1. internat. Kongreß f. Schulgesundheitspfl. Nürnberg 1904 und Zeitschr. f. Medizinalbeamte 1904. — Derselbe (3): Über die Verwendung von Lehrern bei der Untersuchung des Gehörorgans von Schulkindern. Sonderabdruck aus: Internat. Arch. f. Schulhygiene Bd. 2, H. 1. — Dillner: Zeitschr. f. d. Behandlung Schwachsinniger. 1896. Nr. 7.

— Drebusch: Der Absehunterricht mit Schwerhörigen und Ertaubten. Berlin: Dierig & Siemens. 1903. — Dreyfuss, R.: Das Tätigkeitsgebiet des Schulohrenarztes. Beitr. z. Anat., Physiol., Pathol. u. Therapie d. Ohres, d. Nase u. d. Halses. Bd. 16, S. 263 und Vortr. Vers. dtsch. Naturforsch. u. Ärzte in Nauheim 1920. — Derselbe (2): Die Organisation des schulohrenärztlichen Dienstes. Verhand. d. Hals- u. Ohrenärzte 1921. — Durand, Jacques: Schuluntersuchungen. Soc. franc. d'otol. 1907. — Felix: Unbewußte einseitige Gehörschwäche. Semaine med. 1902. — Fischer: Der Absehunterricht mit Schwerhörigen und Ertaubten. Hannover: Meier. 1890 — Flatau (1): Sprachgebrechen des jugendlichen Alters in ihren Beziehungen zu den Krankheiten der oberen Luftwege. Bresgens Abhandl. Bd. 1, H. 8. — Derselbe (2): Über Kindergärten für Taubstumme. Vortr. internat. Kongr. Rom 1894. — Föse: Die unterrichtliche Versorgung der schwerhörigen und ertaubten Kinder in Charlottenburg. Die Hilfsschule 1911. — Franke, G.: Über Wachstum und Verbildung des Kiefers und der Nasenscheidewand. Zeitschr. f. Laryngol., Rhinol. u. ihre Grenzgeb. 1921 und Leipzig: Curt Kabitzsch. 1921. — Frankenberger (1): Adenoide Vegetationen und Taubstummheit bei Kindern. Zentralbl. f. Chirurg. 1896 und Monatsschr. f. Ohrenheilk. u. Laryngo-Rhinol. 1896. — Derselbe (2): Die oberen Luftwege bei Schulkindern. Monatsschr. f. Ohrenheilk. u. Laryngo-Rhinol. 1902. S. 163. — Gomperz: Über schulohrenärztliche Fürsorge in Österreich. Sitzung d. österr. otol. Ges. v. 28. 4. 1913 und 26. 5. 1913. Gutzmann, H. (1): Zur Hygiene der Sprache des Kindes. Monatsschrift f. Sprachheilk. Sept. 1894. — Derselbe (2): Des Kindes Sprache und Sprachfehler. Leipzig 1891. — Derselbe (3): Vorlesungen über die Störungen der Sprache und ihre Heilung. Berlin 1893. — Derselbe (4): Diskussionsvortrag. Verhandl. d. dtsch. otol. Ges. 1912. S. 182. — Derselbe (5): Anleitung für Schwerhörige und Ertaubte mit Hilfe eines Absehapparates die Kunst zu erlernen, das Gesprochene vom Gesicht abzulesen. Ref.: Arch. f. Ohrenheilk. Bd. 42. — Guye: Die adenoiden Vegetationen in der Schule. Amsterdam 1903. — Halsted: Ref. Zeitschr. f. Ohrenheilk. u. f. Krankh. d. Luftwege. Bd. 241. — Hammerschlag: Über Hörstörungen im Kindesalter. Wien. med. Presse 1904. — Hänlein: Fürsorge für Schwerhörige. Verhandl. d. dtsch. otol. Ges. 1912. S. 285. — Hansberg: Vortrag über Schuluntersuchungen und Schulohrenarztfrage. Verhandl. dtsch. Naturforsch. u. Ärzte 1908. — Harland und Simson: Schuluntersuchungen. Journ. of the Americ. med. assoc. Mai 1907. — Hartmann, A. (1): Taubstummheit und Taubstummenbildung. Stuttgart: Ferd. Enke. 1880. — Derselbe (2): Die Schwerhörigen in der Schule. Vortrag 73. Vers. dtsch. Naturforsch. u. Ärzte in Hamburg und Zeitschr. f. Schulgesundheitspflege 1901. S. 654. — Derselbe (3): Berlin. Ärztekorrespondenz 1893. — Derselbe (4): Die Schwerhörigen in der Schule. Verhandl. d. otol. Ges. 1905. — Derselbe (5): Methode der Ohruntersuchung bei Schulkindern. Verhandl. d. otol. Ges. 1907. — Derselbe (6): Lehr- und Lernbuch für Schwerhörige. Wiesbaden: J. F. Bergmann. 1909. — Derselbe (7): Bericht der Kommission über die Methode, nach der die Hörprüfung in den Schulen vorgenommen werden sollen. Verhandl. d. otol. Ges. 1907. — Derselbe (8): Die Schule für Schwerhörige. Dtsch. med. Wochenschr. 1910. Nr. 5. — Derselbe (9): Stand des Unterrichtes für hochgradig Schwerhörige in Deutschland. Verhandl. d. dtsch. otol. Ges. 1912. — Derselbe (10): Die Schwerhörigen in der Schule und der Unterricht für hochgradig Schwerhörige in Deutschland. Stuttgart: Spemann. 1912. — Haug, R.: Hygiene des Ohres in gesundem und krankem Zustande. Bibliothek d. Gesundheitspflege. Bd. 5. Stuttgart: Moritz. 1903. — Hawley: Adenoide Vegetationen bei Kindern. Northwest med. Febr. 1905. — Heller: Grundriß der Heilpädagogik. 2. Aufl. Leipzig: Engelmann. 1913. — Hennebert: Über die Rolle des Otolaryngologen in der Schule. Belg. otolaryngol. Ges. 19. 2. 1911. — Hennebert und Merck: L'inspektion otorhinolaryngolog. des écoliers. Arch. internat. de laryngol., otol.-rhinol. et broncho-oesophagoscopie. Tome 33, p. 404. — Heymann: Das schwerhörige Kind im schulpflichtigen Alter. 3. Aufl. Dresden 1911. — Hoddes, Paja: Die Schwerhörigkeit der Kinder in den Primarschulen der Langgasse in Bern. Inaug.-Diss. Bern 1908. — Hofacker: Hilfsschule für Schwachbegabte. Düsseldorf 1895. — Hopmann, E.: Referat über Organisation des schulohrenärztlichen Dienstes. Verhandl. dtsch. Hals-Nasen-Ohrenärzte 1921. — Humblé: Gehöruntersuchungen der Antwerpener Schulkinder. Belg. otolaryngol. Ges. 29. 2. 1911. — Jaques, P.: (1) Ohrenärztliche Fürsorge in den Schulen. Internat. Kongreß Budapest 1909. — Derselbe (2): La prophylaxie de la surdité chez les écoliers. Rev. Tome 31. — Imhofer: Die Erziehung und Pflege des schwerhörigen Kindes. Österr. Zeitschr. d. Kinderschutz. Jg. 2. — Kafemann: Schuluntersuchungen. Danzig 1890. — Kalischer: Untersuchung zurückgebliebener Schulkinder. Dtsch. med. Wochenschr. 1893. — Karutz: Ref.: Zeitschr. f. Ohrenheilkunde u. f. Krankh. d. Luftwege. Bd. 27, S. 337. — Kassel: Schule und Ohrenkrankheiten. Österr. Ärztezeitg. 1905. — Keller: Der Gehörsinn in seinen Beziehungen zur Schule. Zeitschr. f. Schulgesundheitspfl. Bd. 1, S. 105. — Kerr: Bericht des medical officer etc. Brit. med. journ. 1910. — Kobrak: Beziehungen zwischen Schwachsinn und Schwerhörigkeit. Zeitschr. f. Schulgesundheitspfl. Jg. 21, S. 87. — Derselbe (2): Die ohrenärztliche Tätigkeit im Dienste schulhygienischer Bestrebungen. Sammelref.: Internat.

Zentralbl. f. Ohrenheilk. Bd. 7, S. 431. — DERSELBE (3): Das schwerhörige Kind. Prakt. Ohrenheilk. f. Ärzte. Berlin: Jul. Springer. 1918. — DERSELBE (4): Anregungen zu einer Bekämpfung der Schwerhörigkeit im vorschulpflichtigen Alter. Med. Klinik 1921. — KÖNIG: Ohruntersuchungen in der Dorfschule. BRESGENS Abhandl. Bd. 7, H. 3. — KÖRNER: Untersuchungen über Wachstumsstörung und Mißgestaltung des Oberkiefers. Leipzig 1891. — KRAUTWURST: Der heutige Stand der Fürsorge für Schwerhörige in den Schulen. Sammelreferat: Internat. Zentralbl. f. Ohrenheilk. Bd. 10, S. 1. — KREBS: Ohren- und Nasenuntersuchungen in der Taubstummenanstalt in Hildesheim. Arch. f. Ohren-, Nasen- u. Kehlkopfheilk. Bd. 42, S. 119. — KUSSMAUL: Die Störungen der Sprache 1885. — LÄMMEL: 5. Bericht des Schularztes in Bernsdorf. Monatsschr. f. Ohrenheilk. u. Laryngo-Rhinol. 1911. S. 12. — LANGE, V.: Über den Einfluß behinderter Nasenatmung auf die körperliche und geistige Entwicklung der Kinder. Zeitschr. f. Schulgesundheitspfl. Bd. 6, S. 313. — LAQUER: Hilfsschulen für schwachbegabte Kinder. Wiesbaden 1901. — LASER: Über das Vorkommen von Schwerhörigkeit und deren Ursachen bei Schulkindern. Dtsch. med. Wochenschr. 1907. S. 182. — LAUBI (1): Zweck und Methode der Ohruntersuchungen in der Volksschule. Ref.: 4. Jahresvers. d. schweiz. Ges. f. Schulgesundheitspfl. 1903. — DERSELBE (2): Methode und Resultate der Ohruntersuchungen von 22 894 Schülern der ersten Primarklassen in Zürich. Korrespondenzbl. f. Schweiz. Ärzte 1903. — DERSELBE (3): Fürsorgebestrebungen für ohrenkranke Schulkinder. Korresp.-Bl. f. Schweiz. Ärzte 1916. — LEEGARD, F.: Untersuchungen über Schwerhörigkeit an schwerhörigen Volksschülern in Christiania. Norsk magaz. f. laegevidenskaben. Jg. 83, p. 225. — LEIDLER (1): Ref. über Ohruntersuchung der Schulkinder und Schulohrenarztfrage. Verhandl. dtsch. Naturforsch. u. Ärzte in Köln 1908. — DERSELBE (2): Leitsätze für die Organisation des schulohrenärztlichen Dienstes. Herausgeg. von d. Ges. dtsch. Hals-Nasen-Ohrenärzte 1921. — LENNHOFF-KELLER: Erhebungen über die ursächlichen Verhältnisse schwachbegabter Kinder. Schweiz. Zeitschr. f. Schulgesundheitspfl. 1921. S. 123. — LIEBMANN (1): Die Sprachstörungen geistig zurückgebliebener Kinder. Samml. SCHILLER-ZIEHEN. Bd. 4, H. 3. — DERSELBE (2): Vorlesungen über Sprachstörungen. Berlin 1898—1908. H. 1—7. — DERSELBE (3): Die Sprache schwerhöriger Kinder. Halle 1901. BRESGENS Abhandl. Bd. 5. — DERSELBE (4): Sprachentwicklung und Sprachstörung. Neurol. Zentralbl. 1900. — DERSELBE (5): Agrammatismus. Deutsche medizinische Presse 1897 und Arch. f. d. ges. Psychol. 1901. — LINDT: Über die Schwerhörigkeit bei Schulkindern. Vortrag Vers. d. Sektion Bern des schweiz. Vereins f. Schulgesundheitspfl. 1906. — LÖWENSTEIN: Ref. über Ohruntersuchungen bei Schulkindern und Schulohrenarztfrage. 80. Vers. dtsch. Naturforsch. u. Ärzte 1908. — LÜSCHER und LINDT: Ref. Verhandl. d. Ohrenärzte und Taubstummenlehrer in München 1899. — MAAS, P. (1): Die Sprache des Kindes und ihre Störungen. Würzburg: Curt Kabitzsch. 1909. — DERSELBE (2): Taubstummheit und Hörstummheit. Würzburg 1903. — DERSELBE (3): Probleme der Kindersprache. Zeitschr. f. Kinderforsch. Bd. 8. 1903. — MACCONE: Die Untersuchung von Nase und Rachen in der Schule. Pratica otorhinolaryngoiatrica 1912. — MEYER, W.: Über adenoide Vegetationen in der Nasenrachenhöhle. Arch. f. Ohrenheilk. Bd. 7. — MAILAND, K.: Schwerhörige Schulkinder. Kopenhagen 1916. Arch. f. Ohren-, Nasen- u. Kehlkopfheilk. Bd. 100. — MANCIOLI (1): L'esame dell' udito e delle prime vie respiratorie etc. Atti 1909. — DERSELBE (2): Prüfung des Hörvermögens in einer Schule Roms. 13. Kongreß der Societa italiana di laringologia in Rom 1910. — MOLINIÉ: Die Klassifikation der Schwerhörigen. Kongreß franz. Otolaryngol. 1911. — MORGENSTERN: Der Absehunterricht für Schwerhörige und Ertaubte. Hephataverl. Berlin 1922. — MOURE und ARDENNE: L'inspection ororhinolaryngol. des écoles communales de Bordeaux. Rev. Tome 37. — MOUTON: Die Aprosechia nasalis bei Schulkindern Zeitschr. f. Schulgesundheitspflege Bd. 16. — MÜLLER: Das Absehen des Schwerhörigen. 2. Auflage. Hamburg 1893. — MÜLLER, A.: Schwerhörigkeit als Ursache scheinbarer Agraphie und Alexie. Zeitschr. f. Kinderforschung. Jg. 20, H. 2. — NADOLECZNY: Rachenmandeloperation und Sprachstörungen. Münch. med. Wochenschr. 1901. — DERSELBE (2): Schuluntersuchungen an normalen und schwachsinnigen Kindern. Ref.: Vers. dtsch. Naturforsch. u. Ärzte in Meran 1905. — DERSELBE (3): Die otorhinologischen Schuluntersuchungen der Jahre 1902—1905. Internat. Zentralbl. f. Ohrenheilk. 1906. — DERSELBE (4): Über den Absehunterricht für Schwerhörige. Münch. med. Wochenschr. 1911. S. 902. — DERSELBE (5): Die Sprach- und Stimmstörungen im Kindesalter. 2. Auflage. 1926. — NAGER, G.: Gehörprüfungen an den Stadtschulen Luzerns. Separatabzug aus dem Jahresbericht der Luzerner Stadtschulen 1893. — NEWMAN: Brit. med. journ. 1910. — NICKEL, K.: Welche Ziele werden in der Aufnahmeklasse einer Schwerhörigenschule erreicht? Zeitschr. f. Schulgesundheitspfl. Bd. 28. — NORELL: Zeitschr. f. Ohrenheilk. u. f. Krankh. d. Luftwege. Bd. 13, S. 236. — NORREGARD: Beiträge zur Statistik der Ohren-, Nasen- und Halskrankheiten bei Schulkindern. Dänisch. otolaryngol. Ges. Sitzung 5. 11. 1910. — OEBBECKE: Soll sich die allgemeine ärztliche Untersuchung der Schulkinder auch auf die Spezialgebiete erstrecken oder sollen Spezialärzte zugezogen werden? Ref.: Internat. Kongreß f. Schulhygiene.

Paris 1910. — Ohlemann: Beitrag zur Schuluntersuchung des Gehörorgans. Arch. f. Ohrenheilk. Bd. 39. — Ostmann: Die Krankheiten des Gehörorgans unter den Volksschulkindern des Kreises Marburg. Arch. f. Ohren-, Nasen- u. Kehlkopfheilk. Bd. 54. — Pasquier: Soll man Kinder mit Ohreiterung vom Schulbesuche ausschließen? Soc. de laryngol. etc. Sitzung 14. 4. 1910. — Passow: Der Schulunterricht des taubstummen Kindes. Verhandl. d. otol Ges. 1905. — Permewan: Der Zusammenhang von Hörschärfe und geistiger Entwicklung bei Schulkindern. Liverpool med. chirurg. journ. 1895. — Derselbe (2): Ohrenkrankheiten bei Schulkindern in England. Brit. med. journ. 1902. — Perrachon: Die ärztliche und hygienische Inspektion in den Schulen von Paris. Zeitschr. f. Schulgesundheitspfl. Bd. 7, S. 194. — Piorry: Krankheiten der Luftwege. Übersetzt von Krupp. Leipzig: Kollmann. 1844. — Pluder: Das Gehör und seine Pflege. Zeitschr. f. Schulgesundheitspfl. Bd. 12, S. 115. — Preysing, H.: Ohruntersuchungen bei Schulkindern. Zentralbl. f. allg. Gesundheitspflege. Jg. 17. Bonn 1908. — Raschkowski, F.: Über die Hörprüfung schwachbefähigter Kinder der 5 Berner Spezialklassen. Inaug.-Diss. Bern 1910. — Reichard: St. Petersburger med. Wochenschr. 1878. — Reinfelder: Handbuch des Kinderschutzes und der Jugendfürsorge. Leipzig: Engelmann. 1911. — Richter: Die Schwerhörigkeit im schulpflichtigen Alter. Dtsch. med. Wochenschr. 1894. — Ronthaler: Die Untersuchung des Gehörs in den Schulen. Ref.: Arch. f. Ohren-, Nasen- u. Kehlkopfheilk. Bd. 72, S. 181. — Derselbe (2): Gehöruntersuchungen in der Schule. Monatsschr. f. Kinderheilk. Bd. 20, S. 205. — Röpke: Ref. an der 80. Vers. dtsch. Naturforscher u. Ärzte in Köln 1908. — Rötzer, F. X.: Übungsbuch für Schwerhörige. München-Berlin 1908. — Rupprecht: zit. bei Bresgen Nr. 30. — Schaeling, F.: Beiträge zu einer richtigen leiblichen und geistigen Erziehung gehörkranker Kinder. Thorn: Lambeck 1872. — Schaetzel: Bericht über Ohrkrankheiten und Schule in der 4. Jahresversammlung d. schweiz. Ges. f. Schulgesundheitspfl. 1903. — Schlaeger: Über das geistige Leben] und die Erziehung der Taubblinden. Beitr. z. Anat., Physiol., Pathol. u. Therapie d. Ohres, d. Nase u. d. Halses. Bd. 9, S. 179. — Schlittler: Ohrenärztliche Fürsorge in den Volksschulen von Basel-Stadt mit besonderer Berücksichtigung der Spezialklassen. Korresp.-Bl. f. Schweiz. Ärzte 1918. — Derselbe (2): Ohrenärztliches aus den Primarschulen von Basel-Stadt. Schweiz. Monatsbl. f. Schwerhörige. 1918. — Derselbe (3): Schwerhörigkeit und Schwachsinn. Vortr. 11. Vers. d. schweiz. Ges. f. Erziehung und Pflege Geistesschwacher 1919. — Derselbe (4): Über Schwerhörigenfürsorge in den schweiz. Volksschulen. Schweiz. pädagog. Zeitschr. 1922. — Schmalz (1): Beiträge zur Gehör- und Sprachheilkunde. 1846. — Derselbe (2): Über das Absehen des Gesprochenen usw. Dresden 1841. — Schmid-Monnard: Die Ursachen von Minderbegabung bei Schulkindern. Zeitschr. f. Schulgesundheitspfl. Bd. 13, S. 552. — Derselbe (2): Die Hebung der seelischen und geistigen Fähigkeiten bei minderbegabten Schulkindern. Zeitschr. f. Schulgesundheitspflege. Bd. 14, S. 331. — Schmid-Simon: Resultate der Ohruntersuchungen an 1312 Kindern einer Primarschule Berns. Inaug.-Diss. Bern 1908. — Schmiegelow: Über die Häufigkeit des Vorkommens von Ohrkrankheiten unter der Kopenhagener Schuljugend. Hospitaltidende Vol. 3, R. 4, Nr. 45. — Dereslbe (2): Zur Frage der Häufigkeit von Ohrkrankheiten unter den Schulkindern Dänemarks. Zeitschr. f. Schulgesundheitspflege. Bd. 2, S. 444. — Schorsch (1): Das Schwerhörigenbildungswesen in Berlin. Blätter f. Taubstummenbildung 1919. — Derselbe (2): Berufswahl und Berufsberatung der Schwerhörigen. Berlin: Pilz 1920. — Derselbe (3): Die pädagogische Versorgung der Schwerhörigen. Beitr. z. Anat., Physiol., Pathol. u. Therapie d. Ohres, d. Nase u. d. Halses. Bd. 18, S. 111. — Derselbe (4): Die Schwerhörigenbildung. Blätter f. Taubstummenbildung. Jg. 33. 1920. — Schrakamp und Horrix: Seh-Hörkurse. Zeitschr. f. Schulgesundheitspflege. Bd. 22, 1909. — Schröder, H.: Von Abbé de l'Epée bis Bezold. Zeitschr. f. Ohrenheilk. u. f. Krankh. d. Luftwege. Bd. 67, S. 319. — Schubert, P.: Das Schularztwesen in Deutschland. Hamburg: Voss 1905. — Sexton (1): Schwerhörigkeit bei Schulkindern und ihr Einfluß auf die Ausbildung. Arch. f. Ohren-, Nasen- u. Kehlkopfheilk. Bd. 19, S. 188. — Derselbe (2): Über die Notwendigkeit der Fürsorge für eine bessere Erziehung der schwerhörigen Kinder in den öffentlichen Schulen. Med. Record. 1884. — Shermunski: Untersuchungen des Gehörs der Kinder schulpflichtigen Alters in den Petersburger Schulen. Ref.: Zeitschr. f. Schulgesundheitspflege. Bd. 2, S. 105. — Siebenmann: Über die Bedeutung der Schwerhörigkeit für den Unterricht des Kindes. Vortrag Basel 1915, Lehrerbildungskurs für Hilfsklassen. — Sinell: Der Verkehr mit Schwerhörigen. Mitt. a. d. Hamburg. Staatskrankenanstalten. Hamburg: Voss 1909. — Spira: Über die Notwendigkeit einer ärztlichen Aufsicht über das Gehörorgan bei Kindern. Ref.: Arch. f. Ohren-, Nasen- u. Kehlkopfheilk. Bd. 91, S. 278. — Derselbe (2): Über die Bedeutung der Ohrenkrankheiten bei Kindern und über die Aufgabe des Ohrenarztes in der Schule. Ref.: Arch. f. Ohren-, Nasen- u. Kehlkopfheilk. Bd. 88, S. 92. — Stangenberg: Beitrag zur Kenntnis des Zustandes der Nase, des Schlundes und der Gehörorgane bei unseren Schulkindern. Stockholm 1894. — Steinhaus: Ärztliche Beobachtungen an den Schwerhörigensonderklassen der Volksschule in Dortmund. Zentralbl.

f. allg. Gesundheitspfl. Jg. 23. — TREITEL: Über Hörübungen bei Verlust des Gehörs. Arch. f. Ohren-, Nasen- u. Kehlkopfheilk. Bd. 40, S. 123. — URBANTSCHITSCH: Über den Einfluß methodischer Hörübungen auf den Gehörsinn. Wien. Presse 1895 und Monatsschr. f. Ohrenheilk. u. Laryngo-Rhinol. Bd. 40, S. 129. — VILLIGER: Zur Errichtung der Schwerhörigenklassen in Basel. Jugendwohlfahrt 1917. — VOSS: Diskussionsvortrag. Verhandl. d. otol. Ges. 1912. — WAL: Untersuchungen nach Schwerhörigkeitserscheinungen bei Schülern in Amsterdam. Niederländ. Zeitschr. f. Heilk. 1914. — WANNER (1): Funktionelle Prüfungen an den Hilfsschulen in München. Vortrag in der Sektion f. Hilfsschulwesen des München. Lehrervereins 1910. — DERSELBE (2): Verhandl. d. dtsch. otol. Ges. 1904. — WEIL (1): Die Resultate der Gehöruntersuchungen an 267 Kindern einer Anstalt. Monatsschr. f. Ohrenheilk. u. Laryngo-Rhinol. Bd. 14, S. 190. — DERSELBE (2): Vorläufige Mitteilungen über die Resultate der Gehöruntersuchungen an 4500 Schulkindern. Monatsschrift f. Ohrenheilk. u. Laryngo-Rhinol. Bd. 15, S. 143. — DERSELBE (3): Die Resultate der Untersuchung der Ohren und des Gehörs von 5905 Schulkindern. Zeitschr. f. Ohrenheilk. u. f. Krankh. d. Luftwege. Bd. 11, S. 106. 1882. — WEINBERG: Die Resultate der Rachenmandeloperation an amerikanischen Schulkindern. Zeitschr. f. Schulgesundheitspfl. Jg. 27, S. 564. — WOLF, O.: Sprache und Ohr. Braunschweig 1871. — WOOD: The complications of hypertrophy of the pharyngealtonsill. Americ. med. Okt. 1903. — WROBLEWSKI: Adenoide Vegetationen bei taubstummen Kindern. Zeitschr. f. Schulgesundheitspfl. 1892. S. 228 und Rev. de laryngol., d'otol. et de rhinol. 1892. — ZIEHEN: Functionelle Sprachstörungen. Handbuch von EBSTEIN und SCHWALBE. 2. Aufl. Bd. 3. 1905.

E. Militärdienst und Gehörorgan.

Von

ROBERT DÖLGER - Mühldorf am Inn.

Mit 1 Abbildung.

Im Frieden.

In der Zeit der *allgemeinen Wehrpflicht* fand vor der Einberufung Militärpflichtiger eine zweimalige ärztliche Untersuchung statt: beim *Musterungsgeschäft* (Ersatzgeschäft) und beim *Aushebungsgeschäft* (Oberersatzgeschäft). Durch die militärärztliche Untersuchung wurde entschieden, ob ein Militärpflichtiger *tauglich* (zum Dienst im stehenden Heere); *bedingt tauglich* (zum Dienst in der Ersatzreserve); *zeitig untauglich*; *untauglich* zum Dienst im stehenden Heere und in der Ersatzreserve, aber noch verwendungsfähig im Landsturm oder *dauernd untauglich* war.

Bei der *Einstellung* der Rekruten fand noch eine dritte eingehendere Untersuchung, die sog. *Einstellungsuntersuchung* statt.

Maßgebend für die Beurteilung waren die deutsche *Wehrordnung (W.O.)* vom 22. 11. 1888; die *Heerordnung (H.O.)*, militärische Ergänzungsbestimmungen zur W.O.; die *Dienstanweisung zur Beurteilung der Militärdienstfähigkeit und zur Aufstellung von militärärztlichen Zeugnissen (D.A.Mdf.* vom 9. 2. 1909).

In jedem Armeekorpsbezirk befand sich eine gut eingerichtete, von einem Facharzt geleitete *Korpsohrenstation,* wohin u. a. zweifelhafte Fälle bei der Einstellung eingewiesen werden konnten.

Mit der Abschaffung der allgemeinen Wehrpflicht, der Auflösung des alten Heeres und der Neubildung des stark verminderten Reichsheeres und der Reichsmarine als eine der einschneidendsten Folgen des unglücklichen Ausganges des Weltkrieges und des Versailler Friedensdiktates mußten auch die bisher geltenden Bestimmungen wesentliche Änderungen erfahren.

Kurz zusammenfassend sind die *neuen* Bestimmungen niedergelegt in den ,,*Richtlinien zur Beurteilung der Tauglichkeit* für das Reichsheer und die Reichsmarine vom 23. 2. 1921, gedruckt im Heeresabwicklungsamt in Berlin.

An die Stelle der *Aushebung Militärpflichtiger* tritt jetzt die **Anwerbung Freiwilliger** durch die Wehrkreiskommandos und Truppenteile beim Reichsheer, durch die Stationskommandos bzw. Stationspersonalämter und Marineteile bei der Reichsmarine nach den Vorschriften der *Heeres- bzw. Marine-Ergänzungsbestimmungen (H.E.B. bzw. M.E.B.).*

Die *Altersgrenze* für die Einstellung beträgt 17—23 Jahre; über 23 Jahre alte Freiwillige dürfen nur ganz ausnahmsweise eingestellt werden (§ 8 der H.E.B. und Ziff. 5 der Richtlinien).

Die **ärztliche Untersuchung** wird möglichst durch einen *Stabs-* oder *Oberstabsarzt* vorgenommen, und zwar nehmen die Militärärzte des Heeres auf dienstliche Aufforderung alle erforderlichen Untersuchungen für die Reichsmarine vor und umgekehrt (Ziff. 6 der Richtlinien).

Zur Untersuchung müssen *sämtliche verfügbaren Hilfsmittel der Wissenschaft* herangezogen werden; sie müssen, wenn nötig an mehreren Tagen wiederholt werden und so erschöpfend sein, daß keine Zweifel an der Tauglichkeit bestehen (Ziff. 18 der Richtlinien).

Untersuchungen, die *Schmerzen* verursachen oder *besondere Eingriffe* erfordern (z. B. Entfernung eines festsitzenden Ohrenschmalzpfropfes, eines Fremdkörpers zur Sichtbarmachung des Trommelfells), dürfen *nur mit Einverständnis* des Bewerbers vorgenommen werden. Bleibt im Falle der Weigerung das Urteil zweifelhaft, so ist von der Einstellung abzusehen.

Besonders sorgfältig ist die *Vorgeschichte* des Bewerbers zu erheben; über ererbte und erworbene Krankheitsanlagen, überstandene Leiden und über Krankheiten in der Familie ist der Bewerber genau auszufragen (Ziff. 19 der Richtlinien).

Mit dem Versuch, wirklich vorhandene Krankheiten und Gebrechen zu verheimlichen **(Dissimulation)** muß gerechnet werden (siehe meine Ausführungen „Simulation und Dissimulation von Ohrenkrankheiten" in diesem Bande S. 583).

Erhebungen werden nur selten nötig sein, da im Zweifelsfall der Bewerber abgewiesen werden kann.

Die Antworten des Untersuchten beim Befragen ermöglichen bereits ein Urteil über *Hör-* und *Sprachvermögen* und über *geistiges Verhalten* (Ziff. 25 der Richtlinien).

Der eigentliche *Grad der Hörfähigkeit* wird für jedes einzelne Ohr durch Prüfung mit *Flüstersprache* (Zahlen, Worte) oder falls diese beiderseits nicht verstanden wird mit *Umgangssprache* festgestellt. Die *Trommelfelle* sind mit dem Ohrenspiegel zu untersuchen; etwa hinderndes Ohrenschmalz wird mit Pinzette oder Wattetupfer vorsichtig entfernt (s. o.). Einsenkungserscheinungen am Trommelfell und behinderte Nasenatmung (Mundatmung) verlangen die *Spiegeluntersuchung des Nasenrachenraumes* (Ziff. 29, 30, 31 der Richtlinien sinngemäß).

Das Ergebnis der Untersuchung ist genau in die *Mannschaftsuntersuchungsliste* einzutragen, z. B. H. f. Fl. r = 1 m, l = 5 m; Trommelfell rechts stecknadelkopfgroße zentrale trockene Perforation im vorderen unteren Abschnitt, links normal (Ziff. 35 der Richtlinien).

Hat auf Veranlassung des Sanitätsoffiziers eine *fachärztliche* Untersuchung stattgefunden, so ist dessen Befund einzutragen unter Bezeichnung des Facharztes.

Das **militärärztliche Urteil** hat zu lauten (Ziff. 35 der Richtlinien):

tauglich für das Heer bzw. für die Marine;

zeitig untauglich für das Heer bzw. für die Marine;

untauglich für das Heer bzw. für die Marine.

Die *Tauglichkeit* für den Dienst im Heer und in der Marine ist der geforderten hohen Leistungsfähigkeit und der Länge der Dienstzeit (12 Jahre) entsprechend zu bewerten. Die Bewerber sollen für ihr Alter gut entwickelt, kräftig gebaut und jedenfalls frei von solchen Fehlern sein, welche die Gesundheit, Ausdauer und Beweglichkeit beeinträchtigen (Ziff. 1 der Richtlinien).

Zu den geringen körperlichen **Fehlern,** welche die **Tauglichkeit nicht ausschließen** gehört: *geringe Schwerhörigkeit* auf *einem* Ohr (H. f. Fl. auf 4—1 m) bei regelrechtem Gehör auf der anderen Seite, jedoch nur dann, wenn die Schwerhörigkeit Folge eines *abgelaufenen* Ohrenleidens ist, also *fortschreitende* Schwerhörigkeit wie z. B. bei Otosklerose, reiner Hörnervenerkrankung auszuschließen ist; ferner *Trübungen, Verdickungen, Verkalkungen, Narben, Atrophien, Einsenkungserscheinungen* des *Trommelfells* bei genügender Hörfähigkeit (s. o.); *bleibende trockne* Trommelfellperforationen gestatten beim *Reichsheer* nur bei *Mangel an Bewerbern* die Annahme, bei der *Reichsmarine* schließen sie in jedem Falle die Annahme aus (Ziff. 44 und 63 der Richtlinien).

Auch umschriebene, leicht heilbare *Hautausschläge, gutartige kleine Neubildungen*, die sich voraussichtlich nicht weiter entwickeln, z. B. Atherome, Angiome und Chondrome der Ohrmuschel, geringgradige *Exostosen* des äußeren Gehörganges und ferner *Narben* z. B. gut geheilte Knochennarben über dem Warzenfortsatz nach Aufmeißlungen schließen die Tauglichkeit nicht aus (Ziff. 38, 39 und 40 der Richtlinien).

Auch solche Körperschäden, welche die Tauglichkeit nicht ausschließen, sind in die *Mannschaftsuntersuchungsliste* einzutragen, und hinreichend klar zu beschreiben, da sie im Laufe der Dienstzeit z. B. in der Dienstbeschädigungsfrage von Wichtigkeit werden können.

Zu den **Krankheiten und Gebrechen,** welche **zeitig untauglich** machen, also durch Beseitigung die spätere Tauglichkeit für das Reichsheer bzw. für die Reichsmarine erwarten lassen, gehören: vor allem die *frischen Entzündungen* oder *Verletzungen* des *Gehörorgans*, ferner *Entkräftung* und *Schwäche des Körpers* nach unlängst überstandenen *Krankheiten* (z. B. schwere komplizierte Mittelohreiterungen) oder *Verletzungen* (z. B. Schädelbasisbrüche).

Die *chronischen mesotympanalen Mittelohreiterungen* mit *zentraler* oder in der *vorderen unteren Hälfte* gelegener *Perforation* des Trommelfells, auch die gutartige Form der Mittelohreiterungen genannt, gestatten *Zurückstellung*, soweit es sich ım Bewerber für das *Reichsheer* handelt; Bewerber für die *Reichsmarine* sind damit abzuweisen als untauglich, da auch trocken bleibende Perforationen hier die Annahme unter allen Umständen ausschließen (s. o.).

Untauglich für Reichsheer und Reichsmarine machen nach Anl. 1 L und U der D.A.Mdf. *alle chronischen erheblichen Krankheitszustände* des Gehörorgans z. B. *hochgradige dauernde Schwerhörigkeit (H. f. Fl. von 1 m an abwärts)* oder *Taubheit* auf *einem* Ohre bei verminderter Gebrauchsfähigkeit des anderen *(H. f. Fl. unter 4 m bis 1 m)*; *hochgradige dauernde Schwerhörigkeit (H. f. Fl. von 1 m an abwärts)* oder *Taubheit auf beiden Ohren*; *Taubstummheit*; *Verschluß* oder *hochgradige Verengerung* des *Gehörganges*; *bleibende, trockene randständige Perforationen* im oberen, hinteren Abschnitt des Trommelfells und in der Membrana flaccida und Totaldefekte des Trommelfells; *epitympanale, chronische Mittelohreiterungen* mit *randständiger Perforation* und mit *Cholesteatombildung, Caries-Nekrose* der Gehörknöchelchen, *Wucherungen* und *Polypenbildung; Otitis media chronica simplex adhaesiva; Otosklerose*; reine *Hörnervenerkrankung*; *bösartige Geschwülste* des Gehörorgans (Carcinom, Sarkom); *bösartige sonstige Erkrankungen* des Gehörorganes (Tuberkulose, Lupus, vorgeschrittene tertiäre Lues usw.); *gutartige größere Neubildungen* mit Neigung zum Wachstum wie Dermoidcysten, Fibrome, Lipome und Papillome der Ohrmuschel usw.; diffuse *Hyperostosen* und circumscripte *Exostosen* des Gehörganges, wenn sie denselben verlegen; *Lähmungszustände* (z. B. Facialislähmung), *Schwindel, Nystagmus,* lästige *Ohrgeräusche, Kopfschmerzen* als dauernde Folgen überstandener Ohrerkrankungen und Verletzungen; *Radikaloperation* mit Verlust des Trommelfells und der beiden Gehörknöchelchen ohne und mit retroaurikulärer Öffnung; *Narben* am Kopfe, die das Tragen des Helmes erschweren, *Verlust einer oder beider Ohrmuscheln* usw.

Bei *Angehörigen des früheren Heeres*, der früheren *Marine*, der früheren *Schutztruppen*, der früher anerkannten *Freiwilligenverbände*, der *vorläufigen Reichswehr* und *Reichsmarine*, die in das Reichsheer und in die Reichsmarine übernommen werden wollen, ist die Auslegung eines *milderen* Maßstabes an die Tauglichkeit gestattet; doch schließen Fehler nach *Anl. 1 L. u. U. der D.A.Mdf.*, wie sie oben aufgeführt sind, im allgemeinen die Tauglichkeit auch hier aus. Über eingehend zu begründende Ausnahmefälle entscheidet das *Reichswehrministerium* (Ziff. 15 der Richtlinien).

Untauglich befundene Bewerber werden sofort abgewiesen. Legt der Truppenführer auf die Einstellung eines solchen besonderes Gewicht, so kann er die Entscheidung des Wehrkreiskommandos anrufen, das erneute Untersuchung durch einen zweiten Arzt oder durch eine ärztliche Kommission anordnen kann (Ziff. 4 der Richtlinien).

Bewerbern, die als *zeitig untauglich* befunden wurden, kann geraten werden, für die Beseitigung des Leidens Sorge zu tragen und sich dann später wieder zu melden (Ziff. 10 d. Richtlinien).

Die Einstellung eines *früher abgewiesenen Bewerbers* darf erst erfolgen, wenn der Sanitätsoffizier durch Einblick in die Mannschaftsuntersuchungsliste Kenntnis des früheren Befundes hat und nach erneuter Untersuchung nunmehr keinen Zweifel mehr in die Tauglichkeit setzt (Ziff. 20 der Richtlinien).

Die *Einstellung* der als *tauglich* befundenen Bewerber findet im allgemeinen im *April* und *Oktober* statt (Ziff. 5 d. Richtlinien).

Beim Eintreffen sind die *Einberufenen erneut ärztlich zu untersuchen*. Wird hierbei abweichend von der früheren Beurteilung *Untauglichkeit* festgestellt, so erhält der Truppen- bzw. Marineteil einen *Befundschein* mit Grund und Grad der Untauglichkeit (zeitig, dauernd). In *Zweifelsfällen* kann die Entscheidung des Wehrkreis- bzw. Stationskommandos angerufen werden (Ziff. 11 d. Richtlinien).

Alle **Neueingestellten** werden wiederholt — im 1. Vierteljahr in 2—4wöchigen Zwischenräumen — untersucht (Ziff. 12 d. Richtlinien).

Ergibt sich während der Dienstzeit, daß der Soldat die zur Ausübung seines Berufes erforderlichen körperlichen oder geistigen Eigenschaften nicht mehr besitzt, so ist dies dem Truppen- bzw. Marineteil durch *Befundschein* mitzuteilen.

Dieser **Befundschein** muß enthalten:

1. Die genaue Bezeichnung des Leidens oder des Fehlers;

2. die Angabe, daß eine Wiederherstellung der Dienstfähigkeit innerhalb Jahresfrist nach militärärztlichem Urteil nicht zu erwarten ist;

3. die Feststellung, ob *Dienstbeschädigung* (D.B.) anzunehmen ist oder ob Versorgungsberechtigung aus anderen Gründen vorliegt;

4. das *Urteil*, ob die Erwerbsfähigkeit um 25 v. H. oder mehr beschränkt ist.

Darauf ordnet der Truppen- bzw. Marineteil die Ausstellung des *Dienstunfähigkeitszeugnisses* oder *Versorgungszeugnisses* an.

Für *Form* und *Inhalt* dieser Zeugnisse dienen bis auf weiteres die Bestimmungen der D.A.Mdf. als Anhalt (Ziff. 13 d. Richtlinien).

Das Zeugnis ist in zwei Teilen anzulegen, deren erster das eigentliche *Dienstunfähigkeitszeugnis* als Grundlage für die *Kündigung* enthält und der Prüfung durch den Divisionsarzt bedarf. Im zweiten Teil sind die Gründe zu erörtern, die für einen *Versorgungsanspruch* maßgebend sind und deren Prüfung und Beurteilung nach dem Reichsversorgungsgesetz Aufgabe der Versorgungsbehörden ist (Ziff. 14 d. Richtlinien, s. auch Erörterung des Versorgungsanspruches S. 574).

Ebenso wie bei den *Annahmeuntersuchungen* mit dem Versuch der *Dissimulation* gerechnet werden muß, ist der Versuch der *Simulation* nach der Einstellung denkbar, z. B. wenn der Freiwillige den eingegangenen Vertrag aus irgendwelchen Gründen zu lösen beabsichtigt (siehe meine Ausführungen „Simulation und Dissimulation von Ohrenkrankheiten" in diesem Bande S. 583).

Im Kriege.

Die Bestimmungen für das Verfahren im Kriege sind festgelegt in der *„Anleitung für die militärärztliche Beurteilung der Kriegsbrauchbarkeit (Kriegsmusterungsanleitung-Kr.M.Anl.).*

Im Kriege finden ärztliche Untersuchungen *Wehrpflichtiger* auf Kriegsbrauchbarkeit statt beim *Kriegsmusterungsgeschäft* durch die Ersatzkommission und außerhalb des Kriegsmusterungsgeschäftes bei den *Bezirkskommandos*, ferner soweit es sich um *Freiwillige* handelt, bei den Ersatztruppenteilen, bei denen die Anmeldung erfolgte (Ziff. 1—7).

Einer 2. Untersuchung auf Kriegsbrauchbarkeit werden die beim Ersatztruppenteil eingerückten Mannschaften nach ihrer Ankunft durch den Truppenarzt unterzogen *(Einstellungsuntersuchung)*, Ziff. 94).

Die *eingestellten* Mannschaften werden in geeigneten Zwischenräumen beim Ersatztruppenteil durch den Truppenarzt *nachuntersucht* (Ziff. 100), besonders auch noch *vor der Absendung zu den mobilen Formationen* (Ziff. 106), um eine ausreichende Gewähr zu haben, daß nur wirklich k.v. Mannschaften nach dem Kriegsschauplatz abgehen.

Zeitig kriegsunbrauchbare, garnisons- und arbeitsverwendungsfähige Mannschaften, sowie *Genesende* sind ebenfalls zeitweise nachzuuntersuchen, um zu vermeiden, daß sie ohne zwingenden Grund länger als unbedingt nötig der fechtenden Truppe entzogen werden (Ziff. 101).

Der Umstand, daß Personen auf Grund früher erlittener Dienstbeschädigung usf. *Pension* oder *Rente* beziehen, kommt für die Beurteilung der Kriegsbrauchbarkeit nicht in Betracht. Letztere ist ohne Einfluß auf die Gewährung dieser Bezüge (Ziff. 8, 5).

Kriegsunbrauchbar gewordene Kriegsbeschädigte, die in einem Berufe besonders ausgebildet worden sind, oder die durch Vermittlung der Fürsorgestellen eine Berufsstellung erhalten haben, sollen zum Heeresdienst im allgemeinen nur dann wieder herangezogen werden, wenn sie wieder k.v. geworden sind (Ziff. 9).

Der *Gang* der *Untersuchung* ist im einzelnen Fall verschieden:

Handelt es sich um *Gebrechen*, die offensichtlich *jede militärische Verwendungsmöglichkeit ausschließen*, z. B. behördlich beglaubigte Taubstummheit, so ist die weitere Untersuchung als nutzlos zu unterlassen (Ziff. 28).

Auch mit den Wehrpflichtigen, die *noch nicht genügend körperlich* entwickelt sind, soll man sich nicht lange aufhalten; nur muß man sich überzeugen, daß ihnen nicht *erheblichere Fehler* anhaften, auf Grund deren sie *sofort endgültig* abgefertigt, d. h. als kr.u. ausgemustert werden können (Ziff. 29).

Eine *eingehende Untersuchung* des *Gehörorganes* kann beim *Kriegsmusterungsgeschäft* nicht für alle Fälle gefordert werden. Die Untersuchung mit *Spiegel* und *Trichter* ist hier *nur* angezeigt, wenn der Wehrpflichtige selbst ein Ohrenleiden angibt, wenn herabgesetztes Hörvermögen gefunden wird, oder wenn sonstige Umstände auf das Vorliegen eines Ohrenleidens hinweisen (Ziff. 61).

Zeigen sich hierbei Hindernisse, z. B. festsitzende Ohrenschmalzpfröpfe, so ist der Untersuchte, wenn sonst kein Ausmusterungsgrund vorliegt, *versuchsweise* einzustellen, da es im *allgemeinen* nicht ratsam ist, beim Kriegsmusterungsgeschäft das Ohr auszuspritzen (Ziff. 61 c).

Mit um so größerer Sorgfalt und Gewissenhaftigkeit muß die Untersuchung des Ohres, der Nase und evtl. des Nasenrachenraumes und des Kehlkopfes bei der *Einstellungsuntersuchung* vorgenommen werden (Ziff. 61 a—d, 96).

Die *Instrumente*, die der untersuchende Arzt bei den Untersuchungen vorschriftsmäßig besitzen soll, sind u. a. 1 Reflektor mit Stirnband, 4 auskochbare Kehlkopfspiegel verschiedener Größe mit einem gemeinsamen Griff von Metall, 1 Nasenspiegel, 1 knieförmig gebogene Zange für die Nase, 1 Watteträger für die Nase, 3 Ohrentrichter verschiedener Größe von Metall, 1 Stimmgabel c^1 = 256 Doppelschwingungen und 1 Ohrenspritze (Ziff. 31).

Bei der *Hörprüfung* ist jedes Ohr für sich zunächst mit Flüstersprache (Zahlen, Worte) zu prüfen, wobei ein Gehilfe das eine Ohr des Untersuchten — am besten mit einem angefeuchteten Wattepfropf — fest verschließt, und die Augen des Untersuchten durch seitliches Vorhalten der Hand ausschließt, damit er im unklaren bleibt, aus welcher Entfernung geprüft wird (Ziff. 61 a).

Wird Flüstersprache auf 1 m beiderseits nicht oder nur unsicher verstanden, so erfolgt die Hörprüfung mit Umgangssprache.

Mit der künstlichen Erzeugung von Krankheitszuständen, mit der Vortäuschung nicht bestehender Leiden und der Übertreibung vorhandener Leiden *(Simulation)* muß ebenso in erhöhtem Maße gerechnet werden, wie mit der Dissimulation vorhandener Leiden (Ziff. 33, 34, 36 und 61, d 3 u. 4). Siehe auch meine Ausführungen: „*Simulation und Dissimulation von Ohrenkrankheiten*" S. 583 in diesem Bande.

Ist die *Täuschung* irgendwelcher Art, auch *Selbstverstümmelung* zweifellos erwiesen, so ist der Kriegsmusterungsbehörde bzw. dem Truppenkommandeur davon Meldung zu erstatten (Ziff. 37).

In *schwierigen* und *zweifelhaften* Fällen, besonders auch beim *Verdachte der Simulation* haben die untersuchenden Ärzte die Pflicht, eine Untersuchung durch die hierfür bestellten *Fachärzte* zu veranlassen. Davon ist möglichst umfangreicher Gebrauch zu machen (Ziff. 14, 84, 98).

Wenn nötig, erfolgt *versuchsweise Einstellung* mit *Beobachtung* im *Lazarett* oder im *Dienst* unter Mitwirkung des Truppenteils oder auch es erfolgt *zeitweise Zurückstellung* bis zu einer späteren Untersuchung (Ziff. 15, 16, 98, 104).

Auch *Erhebungen* können bei den Kriegsmusterungsbehörden bzw. beim Truppenteil beantragt werden (Ziff. 12, 98).

Weitere wertvolle *Beurteilungsunterlagen* in zweifelhaften Fällen bieten etwa vorhandene *Dienstunbrauchbarkeitszeugnisse* oder *Versorgungsakten*, sowie *ärztliche Zeugnisse*; letztere bedürfen jedoch der behördlichen Beglaubigung, wenn sie von nicht beamteten Ärzten ausgestellt sind (Ziff. 11, 12, 15).

Wird gelegentlich der Untersuchung bei Leuten, die *nicht alsbald* oder *überhaupt nicht* zur Einstellung gelangen, eine Erkrankung (z. B. tuberkulöse Mittelohreiterung) festgestellt, die nach pflichtmäßigem Ermessen des untersuchenden Arztes ein *Heilverfahren* — auch in vorbeugendem Sinne — im Interesse des Erkrankten angezeigt erscheinen läßt, so sind davon die unteren Verwaltungsbehörden zu benachrichtigen (Ziff. 18).

Das *Ergebnis der Untersuchung* ist für jeden Mann — nach dem Diktat des untersuchenden Arztes — in die *Vorstellungs- bzw. Mannschaftsuntersuchungsliste* einzutragen, insbesondere müssen sämtliche vorgefundenen Fehler und das Ergebnis der auf etwaige Klagen hin vorgenommenen Feststellungen, auch wenn dadurch Kriegsunbrauchbarkeit nicht bedingt wird, unter Angabe der durch sie etwa veranlaßten Störung in diese Liste aufgenommen werden.

Körperschäden, die *nicht* die *Kriegsbrauchbarkeit*, wohl aber die *Erwerbsfähigkeit* beschränken, sind besonders zu vermerken; ebenso das Ergebnis *fach-*

ärztlicher Untersuchungen unter kurzer Angabe der fachärztlichen Begründung des Urteils und Beifügung seines Namens (Ziff. 20, 97).

Das Urteil auf Grund des Untersuchungsergebnisses hat zu lauten:

1. kriegsverwendungsfähig (k.v.),
2. garnisonsverwendungsfähig (g.v.)
3. arbeitsverwendungsfähig (a.v.)   } zeitig, dauernd.
4. kriegsunbrauchbar (kr.u.)

Der große Bedarf an Leuten im Operations-, Etappen- und Heimatgebiet, die ständig notwendige Deckung der Verluste und Sicherstellung des Ersatzes bedingt natürlich auch eine *mildere* Beurteilung der militärischen Verwendungsfähigkeit bei Ohrenleiden.

Die in der *Anlage 1 der H.O.* und der *D.A. Mdf.* aufgeführten Krankheiten haben deshalb auch hier keinen ausschlaggebenden Einfluß auf die Beurteilung (Ziff. 78).

Nach Ziff. 84, 1 u. 2 sind **k.v.** 1. alle Leute — sonstige Gesundheit vorausgesetzt — mit *abgelaufenen Eiterungen*; mit *Durchlöcherungen* des *Trommelfells* bei *trocknem Mittelohr*; mit Narben, Atrophien, Verkalkungen, Einsenkungserscheinungen am Trommelfell; mit *trockenen* ausgeheilten, gut überhäuteten *Radikaloperationshöhlen*, soweit die *Hörfähigkeit* den *Anforderungen* entspricht (s. nachstehend unter 2.). Ob Radikaloperationen ein- oder beiderseitig vorgenommen sind, ist gleichgültig, denn es kommt nur auf die Hörfähigkeit an und darauf, ob tatsächliche Heilung eingetreten ist.

2. Alle Leute — sonstige Gesundheit vorausgesetzt — mit *einseitiger hochgradiger Schwerhörigkeit (H. f. Fl. von 1 m abwärts)* oder *Taubheit bei guter Gebrauchsfähigkeit des anderen Ohres (H. f. Fl. mindestens 4 m).*; ferner Leute mit dauernder *geringgradiger Schwerhörigkeit (H. f. Fl. unter 4 m, aber nicht unter 2 m)* auf *beiden Ohren.*

Alle anderen Grade von *Schwerhörigkeit* — gleichgültig aus welcher Ursache — bedingen nach Ziff. 84, 3 in der Regel **Garnison-** oder **Arbeitsverwendungsfähigkeit,** sofern sie nicht kriegsunbrauchbar machen (s. u.).

Grundsätzlich und unbedingt ist bei jedem Mann mit *Hörstörungen*, der als *brauchbar im Felde (k.v. oder a.v.)* bezeichnet wird, vom beurteilenden Arzt und falls fachärztliche Behandlung stattgefunden hat, auch vom Facharzt, auf einem besonderen *Befundschein* anzugeben, ob und wieferne seine *militärische Verwendungsfähigkeit* durch sein Gehörleiden in *bestimmter Richtung* eingeschränkt ist.

Bei den als **k.v.** erklärten Leuten mit Hörstörungen muß angegeben werden, ob sie von der *Verwendung in der vordersten Front* ausgeschlossen werden müssen, wo der Dienst, — besonders der *Horchposten-* und *Patrouillendienst* — eine irgendwie erhebliche Beeinträchtigung des Hörvermögens nicht zuläßt, während im *Dienst hinter der vordersten Front,* in der *Etappe,* bei den *Kolonnen* usw. im allgemeinen geringere Anforderungen an das Hörvermögen gestellt werden können.

Schwerhörige bei der *Artillerie* einzustellen, ist nicht anzuraten wegen besonderer Gefahr der Verschlimmerung.

Bei den als **a.v.** erklärten Schwerhörigen kommt in Betracht, daß sie in der Nähe des Feindes *nicht einzeln* verwendet werden dürfen, wenn ihr Hörvermögen sehr herabgesetzt ist.

Bei den als **g.v.** bezeichneten Schwerhörigen ist zu berücksichtigen, daß der *Garnisonsdienst in geschlossenen Räumen* (z. B. Bürodienst) bei einem geringeren Hörvermögen versehen werden kann als der *Garnison-Außendienst.*

Kriegsunbrauchbar (kr.u.) sind nach Ziff. 84, 4 alle Leute mit Taubstummheit und *beiderseitiger Taubheit* oder *beiderseitiger hochgradiger Schwerhörigkeit*

(H. f. Fl. auf dem *besseren* Ohr weniger als 1 m, *Unterhaltungssprache* auf *beiden* Ohren bei abgewendetem Gesicht des Untersuchers weniger als 2 m), gleichgültig aus welcher Ursache.

Leute mit *Entzündungen, Eiterungen* werden nach Ziff. 84, 5 folgendermaßen beurteilt:

a) *Gehörgangsentzündungen, akute Mittelohrentzündungen* und *Mittelohreiterungen, mesotympanale chronische Schleimhauteiterungen* (zentrale Trommelfelldurchlöcherungen und solche, die vorne unten gelegen sind) — gleichgültig, ob *einseitig* oder *doppelseitig* — werden bei sonstiger Gesundheit eingestellt und in den *Ohrenstationen* der Heimat bis zur Herstellung der militärischen Verwendungsfähigkeit, die bei solchen Leuten nicht zu eng zu fassen ist, behandelt. Besonderes Augenmerk ist dabei auf Erkrankungen der *Nase* und des *Nasenrachenraumes* zu richten, da sie meist die Ursache zu dauernder Unterhaltung der Mittelohreiterung oder zu immer wieder rückfälliger Mittelohreiterung sind.

Ist bei den *mesotympanalen* Mittelohreiterungen die Absonderung gering, so steht nach den gemachten Kriegserfahrungen nichts im Wege, solche Leute als *k.v.* zu bezeichnen.

b) Alle Leute mit festgestellten *epitympanalen chronischen Mittelohreiterungen* (randständiger Defekt der Pars flaccida, randständiger Defekt im hinteren oberen Abschnitt des Trommelfells, Totaldefekt des Trommelfells) mit Cholesteatombildung, Polypenbildung, Caries-Nekrose der Gehörknöchelchen) sind als *zeitig kriegsunbrauchbar* zu bezeichnen.

Bei der Beurteilung aller Ohreiterungen (a und b) ist genau festzustellen, ob Symptome vorhanden sind, die auf eine Mitbeteiligung des *Gehirns* oder des *Gleichgewichtsapparates* hindeuten (Kopfschmerzen, Schwindel, Augenzittern usf.). Ist das *Gehirn* oder der *Bogengangsapparat* erkrankt, so sind die Leute, falls sie nicht mehr behandlungsbedürftig sind, ohne weiteres als kr.u., falls sie noch der Behandlung bedürfen als zeitig kr.u. zu bezeichnen.

Bei Klagen über *Kopfschmerzen ohne sonstige bedrohliche Erscheinungen* müssen wir daran denken, daß solche — besonders bei den *epitympanalen* Mittelohreiterungen — sehr häufig bedingt sind durch behinderten Eiterabfluß mit Zersetzungserscheinungen (fötider Geruch) infolge Anhäufung von Epidermismassen (Cholesteatom), Borkenbildung, Polypenbildung, Wattepropf in der Tiefe des Gehörganges, Furunkel im äußeren Gehörgang usf.

Das *Verschwinden der Kopfschmerzen* nach Beseitigung der Ursachen der Eiterverhaltung durch gründliche Reinigung des Gehörganges, Ätzungen oder kleinere operative Eingriffe vom Gehörgang aus ist der beste Beweis, daß es sich nur um *vorübergehende Reizzustände des Gehirns* gehandelt hat.

Bestehen jedoch trotz der genannten Behandlung *fötider Geruch des Sekrets, Neigung zu Polypen-* und *Cholesteatombildung* fort, so erscheinen die *Angaben über Kopfschmerzen glaubhaft* und wir müssen dann auch ohne sonstige bedrohliche Erscheinungen weiter operativ vorgehen (Art des operativen Vorgehens s. S. 572).

Sind mit den *Kopfschmerzen Fieber, Druckempfindlichkeiten des Schädels* oder gar *Herdsymptome* verbunden, so dürfen wir eine *Beteiligung des Gehirns, seiner Häute* oder *Blutleiter,* zum mindesten aber ein *Empyem* des Warzenteils annehmen.

Bei Klagen über *Schwindel* müssen wir unterscheiden, ob es sich um *subjektives Schwindelgefühl* oder um objektiv nachweisbare *Gleichgewichtsstörungen* handelt. Das *objektive* Untersuchungsergebnis des Vestibularapparates (spontaner, kalorischer, Dreh-Nystagmus) ist hier von großer Bedeutung.

Tritt ganz *spontan* richtiger *Drehschwindel* auf, der mit *spontanem Nystagmus* und evtl. mit *Erbrechen* einhergeht bei gleichzeitigem *Fieber*, plötzlicher *Abnahme der Hörfähigkeit* bzw. *Ertaubung* und plötzlichem *Umschlagen* des Weberschen *Versuches* vom kranken Ohr auf das gesunde, so ist die Annahme einer *Labyrinthitis* als Folge der Mittelohreiterung berechtigt.

Im übrigen müssen wir uns erinnern, daß *vorübergehender Schwindel* und *Nystagmus* häufig nur die Folge einer plötzlichen *Druck-* und *Temperaturänderung* im Labyrinth sind, z. B. hervorgerufen durch zu starkes Schneuzen der Nase, durch zu starken Druck bei Lufteintreibungen in die Ohrtrompete, durch ungeschicktes Arbeiten im Ohr, durch Ausspülen des Ohres unter zu starkem Druck oder mit nicht richtig erwärmter Flüssigkeit (über oder unter Körpertemperatur). Es handelt sich hier nur um Zeichen einer *Labyrinthreizung*, nicht aber einer Labyrintherkrankung.

Das Auftreten einer *Facialisparese* im Verlaufe einer Mittelohreiterung deutet immer darauf hin, daß der Entzündungsprozeß auf den Knochen übergegriffen hat.

Den *besten Gradmesser* für *drohende* oder *bestehende ernstere Komplikationen* im Verlaufe einer *chronischen Mittelohreiterung* bildet — abgesehen von etwa vorhandenen Herdsymptomen — das *Verhalten* der *Körpertemperatur* und des *Pulses. Anhaltende Temperaturerhöhungen* und *entsprechende Pulsbeschleunigung* deuten immer auf eine Beteiligung der Warzenzellen *(Empyem)* und evtl. der benachbarten Dura *(extraduraler, perisinuöser Absceß)* hin. *Sehr hohes kontinuierliches Fieber* und *entsprechenden sehr beschleunigten Puls* finden wir vornehmlich bei *beginnender Leptomeningitis purulenta* und bei der *toxinämischen (septischen) Form* der *Thrombophlebitis* der Blutleiter der harten Hirnhaut und des Bulbus V. jugularis.

Erhöhte Temperatur mit *Pulsverlangsamung* spricht für stärker erhöhten Gehirninnendruck *(Kleinhirnabsceß, Großhirn-Schläfelappenabsceß, Leptomeningitis purulenta* im vorgeschrittenen Stadium). *Stark remittierendes*, steigendes und fallendes *Fieber* mit entsprechend steigendem und fallendem Puls findet sich bei der *pyämischen* Form der *Thrombophlebitis* der Blutleiter der harten Hirnhaut und des Bulbus V. jugularis. Das Ansteigen der Temperatur erfolgt hier unter *Schüttelfrost* oder *Frösteln*, das rasche Sinken der Temperatur um 4—5° C unter *Schweißausbrüchen*. Diese Anfälle wiederholen sich meist in unregelmäßigen Intervallen; deshalb sind 2 stündliche Messungen angezeigt.

Die *Art des operativen Vorgehens bei chronischen Mittelohreiterungen* muß in jedem einzelnen Fall auf das sorgfältigste geprüft werden, vor allem auch darauf hin, ob mit der Operation die *militärische Verwendbarkeit zu erreichen* oder *die schon bestehende zu erhöhen* ist.

Heine bezeichnet in seinem Buche „*Operationen am Ohr*" es geradezu als einen *Kunstfehler*, in Fällen *mesotympanaler* Mittelohreiterung *radikal* zu operieren, ohne daß schwere intrakranielle Komplikationen, die hier nur ganz ausnahmsweise bei akuten Nachschüben vorkommen, dazu zwingen.

Aber auch bei *epitympanalen* Mittelohreiterungen ist *nicht immer die rücksichtslose Radikaloperation* angezeigt, vielmehr müssen wir da, wo die *Hörfähigkeit* noch eine *gute* ist und *ernstere Komplikationen fehlen*, die *Erhaltung des Trommelfells* und der *Gehörknöchelchen* in Erwägung ziehen.

Am geeignetsten und schonendsten in solchen Fällen erscheint mir das neue v. Eickensche *Verfahren*, das darin besteht, die Mittelohrräume unter Lokalanästhesie vom Gehörgange aus nach vorheriger Entfernung eines größeren Haut-Periostlappens an der hinteren oberen knöchernen Gehörgangswand (Operationsstelle) freizulegen mittels elektrisch betriebener, zur Vermeidung von Nebenverletzungen besonders konstruierter Fraise[1]). Das Verfahren, das beim otologischen Kongreß in München 1925 praktisch an Schläfenbeinen ausgeführt wurde, hat große Vorzüge: Nebenverletzungen z. B. des N. facialis oder eines etwa vorgelagerten Sinus transversus sind völlig ausgeschlossen; wegen des Fehlens einer äußeren Wunde ist der Heilverlauf wesentlich abgekürzt, die Psyche des Kranken auf das günstigste beeinflußt.

ROSSI kam auf Grund von Kriegserfahrungen im Bereich des stellv. 14. Armeekorps zu dem Ergebnis, daß im allgemeinen *zuviele Radikaloperationen ohne zwingenden Grund* ausgeführt werden.

Dies liegt weder im Interesse des Kranken selbst, noch im Interesse des Heeres und des Staates, da unnötige Radikaloperationen einerseits die militärische Verwendbarkeit nur in den seltensten Fällen erhöhen, andererseits dem Staate Verpflichtungen zur Versorgung oder doch zu länger dauernder Pflege auferlegen. So betrug die *Dauer* des *Lazarettaufenthaltes* bei *118 Radikaloperierten* zusammen *35—471 Tage. Durchschnittlich* waren die Kranken *72 Tage* vor und *131 Tage nach* der *Operation* und *203 Tage* im ganzen in *Lazarettbehandlung.* Dabei ist früherer Lazarettaufenthalt wegen der Ohrerkrankung ebensowenig berücksichtigt, wie später evtl. notwendig gewordene Lazarettbehandlung.

Oberster Grundsatz sollte es deshalb sein, nur wegen der im Verlaufe einer *chronischen Mittelohreiterung* auftretenden *objektiv nachweisbaren* Symptome einer *gefahrdrohenden Komplikation*, nicht aber wegen *rein subjektiver Beschwerden* eine *Operation* auszuführen, speziell die *Radikaloperation* nur bei zwingendsten Gründen.

Mancher, der sein Ohrenleiden jahrelang ohne Berufsstörung herumtrug, glaubt plötzlich einen willkommenen Grund gefunden zu haben, um durch die Operation sich einem ihm nicht zusagenden Dienst entziehen zu können.

Nicht minder wichtig als die Operation selbst ist eine gewissenhafte, sachgemäße *Nachbehandlung.* Während derselben sollte eine *Verlegung* des Kranken möglichst vermieden werden. Abgesehen davon, daß der neu behandelnde Arzt sich mit der Operationshöhle erst wieder vertraut machen muß, bleibt bei solchen Verlegungen die Operationshöhle oft tagelang unbesehen, so daß Sekretverhaltung, Zersetzungen und überschüssige Wucherungen die Folge sind.

Bei Eintritt von **Kriegsunbrauchbarkeit** eines **eingestellten** Mannes meldet der Truppenarzt denselben — unter Angabe des Aushebungsbezirkes, des Grundes der Kriegsunbrauchbarkeit und des Grades der etwa vorliegenden Erwerbsunfähigkeit — dem Truppenkommando als „**für jetzt kr.u.**", worauf dieses die Ausstellung eines *Kriegsunbrauchbarkeits*- oder *Versorgungszeugnisses* (nach Muster 4 der D.A.Mdf.) anordnet. Die Entscheidung über die Entlassung steht den stellvertretenden kommandierenden Generalen zu (Ziff. 108).

Bei der **Entlassung aus dem aktiven Dienst** (Krieg und Frieden) sind unter anderem diejenigen Leute, welche während ihrer Dienstzeit eine D.B. erlitten haben oder welche auf summarisches Befragen irgendwelche Klagen vorbringen, daraufhin zu untersuchen, ob nachteilige Folgen der erlittenen D.B. oder eine sonstige Gesundheitsstörung vorliegt, welche die Dienst- oder Erwerbsfähigkeit vermindert (Ziff. 115).

In diesen Fällen ist vom Truppenarzt dem Truppenkommando schriftlich Meldung zu erstatten unter Angabe, auf welche Dienstverrichtung die angebliche D.B. zurückgeführt wird; das Truppenkommando ordnet erforderlichenfalls die Ausstellung eines *Versorgungszeugnisses* an.

---

[1]) Fraisinstrument nach v. EICKEN zu beziehen durch Fa. H. Pfau, Berlin NW 6, Luisenstr. 48.

Erörterung des Versorgungsanspruches

(gültig für Krieg und Frieden).

Ist auf Grund eines vorliegenden Ohrenleidens das Urteil über Dienstfähigkeit (Frieden) und über Kriegsbrauchbarkeit (Krieg) gebildet, dann folgt die *Erörterung des Versorgungsanspruches.*

Im *Versorgungswesen* hat der letzte Krieg eine völlige *Umwälzung* herbeigeführt. Bei Ausbruch des Krieges galten für die Versorgung der Militärpersonen das *Mannschaftsversorgungsgesetz* und das *Offizierpensionsgesetz*, beide vom 31. 5. 1906 und für die Versorgung der Hinterbliebenen das *Militärhinterbliebenengesetz* vom 17. 5. 1907.

Die ungenügende Berücksichtigung des Arbeitseinkommens, der grundsätzliche Unterschied in der Versorgung der Mannschaften und der Offiziere, die Schlechterstellung der innerlich Kranken gegenüber den äußerlich Beschädigten hinsichtlich Verstümmelungszulage, die durch den Begriff Kriegsdienstbeschädigung bedingte ungleiche Behandlung der Kriegsbeschädigten im Felde und in der Heimat, alle diese Mängel der früheren Versorgungsgesetze sind im Reichsversorgungsgesetz v. 12. 5. 1920 und in der jetzt geltenden neuen Fassung des *Reichsversorgungsgesetzes vom* 31. 7. 1925 (Reichsgesetzblatt Teil I, Nr. 36 v. 5. 8. 1925, S. 166) beseitigt; andererseits sind viele wertvolle Neuerungen eingefügt. Das Gesetz räumt dem *Beschädigten* und seinen *Hinterbliebenen* (Witwen, Waisen, evtl. Eltern, Großeltern) einen *Anspruch* auf Versorgung ein, den sie gegebenenfalls, wenn ihr Antrag auf Versorgung von den Versorgungsbehörden abgelehnt wird, im *Spruchverfahren* vor den *Militärversorgungsgerichten* und in letzter Instanz vor dem *Reichsmilitärversorgungsgericht* verfolgen können.

Um *Anspruch auf Versorgung* zu erlangen, muß, wie schon oben erwähnt, immer eine **Dienstbeschädigung** nachweisbar sein.

Zur Anerkennung einer *Gesundheitsstörung als unmittelbare oder mittelbare Folge einer D.B.* genügt die *Wahrscheinlichkeit* des ursächlichen Zusammenhanges; es genügt ein solcher Grad von Wahrscheinlichkeit, daß sich die richterliche Überzeugung darauf gründen kann (§ 2 d. R.G.Bl.).

Die bloße *Möglichkeit* eines ursächlichen Zusammenhanges genügt nicht zur Begründung eines Versorgungsanspruches.

Dienstbeschädigung im Sinne des R.V.G. (§ 2 d. R.G.Bl.) ist die gesundheitsschädigende Einwirkung, die herbeigeführt wird:

a) *durch militärische Dienstverrichtungen*; es ist gleichgültig, ob eine *einzelne* Verrichtung militärischen Dienstes (z. B. plötzliche Ertaubung nach Abgabe eines Schusses) oder die *fortgesetzte* Ausübung gleicher Dienstverrichtungen (z. B. allmähliche Hörnervenschädigung durch fortgesetzte Detonationen bei Artillerie) die Gesundheitsstörung veranlaßt hat;

oder b) durch einen *während* der *Ausübung* des Militärdienstes erlittenen *Unfall*. Es genügt nicht, daß sich der Unfall während der *Militärdienstzeit* des Beschädigten ereignet; der Unfall muß vielmehr *zeitlich* zusammentreffen mit der Ausübung einer militärischen Dienstleistung. Hierher gehören alle durch *äußere Verletzungen* oder durch sonstige *äußere mechanische Einwirkungen* (Sturz, Fall, Schlag, Stoß) entstandenen Schädigungen, die *plötzlich, zeitlich bestimmbar*, und zwar in einem scharf begrenzten Zeitabschnitt *während* der Ausübung einer militärischen Dienstverrichtung zur Einwirkung auf den Beschädigten gelangt sind, z. B. Trommelfellzerreißung durch Schlag auf die Ohrgegend, Blitzschlag, Überfahrenwerden von einem fremden Auto während einer militärischen Übung usf.

Eine Gesundheitsstörung, die durch einen *nicht während der Ausübung des Dienstes* eingetretenen *Unfall* verursacht ist, kann als Folge einer D.B. angesehen werden, wenn der Unfall durch seelische Niedergeschlagenheit, Mangel an Geistesgegenwart und Schärfe der Beobachtung infolge eines alten Dienstbeschädigungsleidens (z. B. Schwerhörigkeit) herbeigeführt ist;

oder c) durch die dem *Militärdienst eigentümlichen Verhältnisse*. Hier handelt es sich in der Regel nicht um einmalige nach Zeit und Ort bestimmte Ereignisse, sondern um Schädigungen, die auf die besonderen Umstände des Militärdienstes zurückzuführen sind, z. B. Schädigungen als Folge von Überanstrengung, schlechter Unterkunft, schlechter mangelhafter Verpflegung, Witterungseinflüsse, ferner auch ansteckende epidemische und endemische Krankheiten, die an dem den Militärpersonen zum dienstlichen Aufenthalt angewiesenen Orte herrschen, z. B. Mittelohrentzündungen und -eiterungen als Folge von Erkältungen, oder von Infektionskrankheiten wie Scharlach, Masern, Diphtherie, Influenza, Typhus, Pocken, Erysipel.

Die gesundheitschädigende Einwirkung kann auch in *Verschlimmerung eines vorhandenen Leidens* bestehen, z. B. Rückfall einer Mittelohreiterung bei bisher trockener Trommelfellperforation, Verschlimmerung einer Otosklerose usw. durch Erkältung, Infektionskrankheiten, dienstliches Baden, Schießen usw.

Arbeiten, zu denen Angehörige der deutschen Wehrmacht in unverschuldeter **Kriegsgefangenschaft** verwendet werden, sowie die dieser Kriegsgefangenschaft *eigentümlichen Verhältnisse*. z. B. schlechte Unterkunft, ungenügende Verpflegung, schlechte Behandlung werden dem Militärdienst und den diesem Dienst eigentümlichen Verhältnissen gleichgestellt. Die Angaben, Urkunden, Zeugenaussagen, Tatberichte sind in solchen Fällen der Entscheidung zugrunde zu legen.

Eine vom Beschädigten *absichtlich herbeigeführte gesundheitschädigende Einwirkung* gilt *nicht* als D.B.

„Bei der *ärztlichen Beweisführung* der Frage nach dem Zusammenhang eines vorgefundenen Ohrenleidens mit einer vorhergegangenen Einwirkung ist es unsere Aufgabe, mit unserer ärztlichen Erfahrung und unserer Kenntnis von den Vorgängen wie sie sich an und im Körper des Beschädigten abspielen, alle einzelnen Umstände des Falles, alle Bestandteile des Ursachenkomplexes gewissermaßen wie die einzelnen Glieder einer Kette daraufhin zu prüfen, ob sie sich miteinander verknüpfen, sich aneinander anschließen und sich gegenseitig bedingen" (L. Becker).

Bei *Beurteilung* des ursächlichen Zusammenhanges eines *Ohrenleidens* mit einer *traumatischen* Einwirkung müssen wir uns stets vor Augen halten, daß eine solche, selbst wenn sie durchaus keine heftige ist, z. B. Zerren an den Ohren, Stoß, Fall, Schlag auf den Schädel, oft genug infolge Labyrintherschütterung oder Labyrinthfraktur hochgradige nervöse Schwerhörigkeit oder Taubheit verbunden mit zuweilen äußerst quälenden, während des ganzen Lebens anhaltenden abnormen Gehörsempfindungen, Schwindelgefühl, Gleichgewichtsstörungen, Nystagmus, Kopfschmerzen zur Folge haben kann.

Wir müssen wissen, daß schon durch geringeren oder stärkeren *Luftdruck*, wie er bei Ohrfeigen, Gewehrschüssen, Kanonenschüssen, bei Explosionen und heftigen Detonationen nach Sprengungen stattfindet, Labyrintherschütterungen mit vorübergehender oder bleibender Schwerhörigkeit, sowie Verletzungen des Trommelfells ohne und mit Erschütterung des Labyrinths hervorgerufen werden können und daß *fortgesetzte Schalleindrücke* allmählich eine Schädigung des Hörnerven bis zur Taubheit bedingen können; ferner daß bei *Verletzungen des Gehörorganes* nach Ablauf des Heilungsprozesses bleibende *Verengerung* oder *Verschluß* des äußeren Gehörganges zurückbleiben und dadurch die Hörfähigkeit beeinträchtigt werden kann; endlich daß durch *Erkältungen*, durch das *Eindringen kalten Wassers* in den Gehörgang oder durch die Tube in das Mittelohr beim Baden, wie auch durch jegliche *Infektionskrankheiten* akute Mittelohrentzündungen und -eiterungen erzeugt und abgelaufene chronische Mittelohreiterungen zur Rezidivierung gebracht werden können. —

Die **Versorgung umfaßt** nach dem R.V.G. (§ 3 d. R.G.Bl.)

1. *Heilbehandlung, Krankengeld* und *Hausgeld* (§ 4—20);
2. *soziale Fürsorge* (§ 21—23);
3. *Rente* (§ 24—30), *Pflegezulage* (§ 31) und *Zusatzrente* (§ 88—95);
4. *Beamtenschein* (§ 33);
5. *Sterbegeld* und Gebührnisse für das Sterbevierteljahr (§ 34 und 35).
6. *Hinterbliebenenrente* (§ 36—50) und *Zusatzrente* (88—95).

Jede Art der Versorgung (Rentengewährung, Heilbehandlung, soziale Fürsorge) hat einen **Antrag** zur Voraussetzung. Der Antrag ist an keine Form gebunden; er kann schriftlich oder mündlich bei der zuständigen *Versorgungsbehörde* vorgebracht werden.

Maßgebend für die **Höhe der Rente** ist:

a) die durch die D.B. verursachte *Minderung der Erwerbsfähigkeit*[1]); beträgt diese weniger als 25 v. H. (§ 24), so besteht kein Anspruch auf Rente; der Beschädigte gilt dann als erwerbsfähig im Sinne des Gesetzes.

Eine *Erwerbsbeschränktheit* von mindestens *25 v. H.* ist einer solchen von *30 v. H.* gesetzlich gleich zu erachten. Die weiteren Abstufungen erfolgen von *10* zu *10 v. H.* Eine Erwerbsbeschränktheit um mehr als *90 v. H.* kommt *völliger Erwerbsunfähigkeit* gesetzlich gleich.

Bei einer *Minderung der Erwerbsunfähigkeit* von mindestens *50 v. H.* wird neben der Grundrente eine *Zusatzrente* (=Schwerbeschädigtenzulage) gewährt.

Ist der Schwerbeschädigte infolge der Dienstbeschädigung so *hilflos*, daß er nicht ohne *fremde Wartung und Pflege* bestehen kann, so wird neben der Grundrente und Zusatzrente eine einfache oder erhöhte *Pflegezulage* gewährt.

b) der *Beruf* (= Ausgleichszulage);
c) der *Familienstand* (= Frauenzulage und Kinderzulage);
d) der *Wohnsitz* des Beschädigten (= Ortszulage).

Als Richtlinien für die Schätzung des Grades der Erwerbsunfähigkeit dienen die „*Anhaltspunkte für die Beurteilung der Minderung der Erwerbsfähigkeit (E.M.)* nach dem Reichsversorgungsgesetz vom 12. 5. 1920. Herausgegeben vom Reichsarbeitsministerium.

Danach bedingen eine *Minderung der Erwerbsfähigkeit*:

gutartige, eine auffallende Entstellung hervorrufende *Geschwülste der Ohrmuschel* usw.: *20 v. H.* und weniger;

bösartige Geschwülste (Carcinom, Sarkom) und sonstige *bösartige Erkrankungen des Ohres* (Tuberkulose, Lupus usw.): *100—20 v. H.*, je nach der schädigenden Wirkung auf den ganzen Körper;

Verlust oder *hochgradige Verkrüppelung beider Ohrmuscheln*, auch bei etwaigem Ausgleich durch künstliche Hilfsmittel: *20 v. H.*; besteht *gleichzeitig* eine *Ein-*

---

[1]) Bei der Schätzung des Grades der durch eine Dienstbeschädigung verursachten Minderung der Erwerbsfähigkeit ist stets der Bruchteil (Hundertsatz) maßgebend, den der Beschädigte durch die Dienstbeschädigung an seiner normalen Erwerbsfähigkeit verloren hat, auch wenn diese vor dem Eintritt in den Militärdienst durch andere Ursachen (z. B. durch einen Unfall) bereits gemindert war (Entscheidung des Reichsversorgungsgerichtes v. 25. 5. 1923).

schränkung der *Hörfähigkeit* durch andere Komplikationen (Verengerung oder Verschluß des Gehörganges usw.), so richtet sich die erhöhte Minderung der Erwerbsfähigkeit nach dem Grad der Folgezustände.

Das einfache Fehlen *einer* Ohrmuschel begründet in der Regel keinen Versorgungsanspruch;

organische Schwerhörigkeit und Taubheit: Hier spielt bei der Abschätzung der *Beruf* eine wichtige Rolle. Maßgebend für die Beurteilung der E.M. ist die Herabsetzung des Hörvermögens für gewöhnliche *Umgangssprache* beim *Hören mit beiden Ohren.* Jedoch ist stets auch das Hörvermögen für Flüstersprache auf beiden Ohren gesondert anzugeben und das Verhältnis beider Prüfungsergebnisse zueinander zu bewerten. Wird gewöhnliche *Umgangssprache* noch *über 4 m bei offenen beiden Ohren* verstanden, so ist ein versorgungsberechtigender Grad von E.M. für die meisten Berufe im allgemeinen nicht anzunehmen außer z. B. bei Berufsmusikern, Ärzten, Eisenbahnbediensteten.

Wird gewöhnliche *Umgangssprache bei offenen beiden Ohren* erst *unter 1 m* gehört, so ist der Satz von 40 v. H. angemessen;

organische Taubheit auf beiden Ohren rechtfertigt Sätze von 50 v. H. aufwärts. Praktische Taubheit besteht, wenn in gewöhnlicher Umgangssprache vorgesprochene Worte unmittelbar am besser hörenden Ohr nicht mehr verstanden werden.

Sind mit der Schwerhörigkeit oder Taubheit *Schwindel, Augenzittern, stärkeres Ohrensausen* verbunden, so können sich die Sätze entsprechend erhöhen (siehe Schädigung des Bogengangapparates S. 578).

Subjektive Ohrgeräusche ohne objektiven Befund bedingen an sich im allgemeinen keine E.M.

Im allgemeinen hängt bei *Ohrgeräuschen* der Grad der E.M. ab von dem Grad der Belästigung, der Störung der Nachtruhe, der Beeinträchtigung der Gemütsstimmung und der körperlichen und geistigen Leistungsfähigkeit (s. auch S. 594). —

Bleibende trockene Durchlöcherung des Trommelfells bedingt an sich keine Minderung der Erwerbsfähigkeit, aber doch in manchen Berufen gewisse Schonungsbedürftigkeit (z. B. Schwimmlehrer), so daß unter Umständen niedrige Rentensätze am Platze sind.

Chronische Mittelohreiterungen: *Mesotympanale chronische Schleimhauteiterungen* mit zentraler oder im vorderen unteren Abschnitt gelegener Trommelfellperforation mindern erfahrungsgemäß die Erwerbsfähigkeit nicht oder nur in geringem Grade ($20^0/_0$); zeitweise bedingte Behandlung mit Arbeitsunterbrechung ist hier besonders zu berücksichtigen.

Epitympanale chronische Mittelohreiterungen mit *randständiger* Perforation der oberen und hinteren Hälfte des Trommelfells mit Defekt der Pars flaccida oder mit Totaldefekt des Trommelfells, die zu *Cholesteatombildung, Caries-Nekrose der Gehörknöchelchen, Wucherungen* und *Polypenbildung* und intracraniellen Komplikationen neigen, sind nach der Schwere des einzelnen Falles und dem Grade der etwa vorhandenen Schwerhörigkeit zu beurteilen; es werden alle Sätze von *20 v. H. aufwärts* in Frage kommen.

Die *Radikaloperation* mit Verlust des Trommelfells und der Gehörknöchelchen hinterläßt, wenn völlige Ausheilung erzielt ist, je nach der verbliebenen Hörfähigkeit, keine oder nur geringe E.M.; doch ist die zeitweise bedingte ärztliche Kontrolle mit Arbeitsunterbrechung zu berücksichtigen (*$20^v/_0$*). Ist aber die Überhäutung der Höhle eine unvollständige, besteht eine *hartnäckige Sekretion* mit Entzündungserscheinungen fort, erhalten sich lange Zeit Störungen wie Kopfschmerzen, Schwindel. Überempfindlichkeit der Temperatureinflüsse, neurasthenische Erscheinungen, so kann die E.M. *30 v. H.* und *mehr* betragen.

Erkrankungen der Ohrtrompete (z. B. narbige Stenosen): Die Beurteilung richtet sich nach dem Grad der Hörstörung und der Begleiterscheinungen (Ohrgeräusche).

Schädigung des Bogengangapparates: Für die Beurteilung des Einflusses von Schwindelzuständen, die vom Ohr ausgehen, auf den Grad der E.M. ist das *objektive Untersuchungsergebnis des Vestibularapparates,* das in derartigen Fällen nicht fehlen darf (spontaner, kalorischer, Dreh-Nytsagmus usf.) von besonderer Bedeutung, desgleichen der ausgeübte *Beruf.* Schwindelerscheinungen sind für Arbeiter, die ihren Beruf in *sitzender* Stellung ausüben können, meist von *geringerer* Bedeutung, während sie Leute, die ihren Beruf auf Leitern, Gerüsten usw. (Maurer, Maler, Dachdecker, Schornsteinfeger usw.) oder in gebückter Stellung (Gärtner, Bergmann) ausüben müssen, in ihrer Erwerbsfähigkeit erheblicher beeinträchtigen.

Psychogene funktionelle Hörstörungen: In der Mehrzahl der leichteren Fälle liegt eine Minderung der Erwerbsfähigkeit nicht oder nur in geringerem Grade vor (30 v. H. und weniger). Fälle mit höherer E.M. (40 und mehr) sind vom Facharzt zu begründen. —

Narben nach Weichteilverletzungen am Kopf haben in der Regel keine E.M. zur Folge.

Eindrücke und *Gewebsverluste* am *knöchernen Schädel* sind in den seltensten Fällen für sich, sondern meist im Zusammenhang mit Störungen von seiten des Gehörorgans zu bewerten, z. B. retroaurikuläre Öffnung nach Radikaloperation.

Knochenverlust mit pulsierender Narbe verursacht häufig Blutandrang nach dem Kopfe besonders beim Bücken und dadurch — zumal bei vorwiegend körperlicher Betätigung — erheblichere E.M. (40% und mehr).

Erkrankungen im Gebiete einzelner Nerven, z. B. Facialislähmung nach abgelaufener Mittelohreiterung sind je nach dem Grade der Funktionsstörung und Entstellung mit 20—30 v. H. in den meisten Fällen hinreichend bewertet. —

Heilbehandlung, Krankengeld und Hausgeld.

Heilbehandlung *muß* bei vorliegender *anerkrannter D.B.* gewährt werden; sie bezweckt die fragliche Gesundheitsstörung und ihre Folgen und die Beeinträchtigung der Erwerbsfähigkeit zu beseitigen oder wesentlich zu bessern und eine Verschlimmerung zu verhüten; Heilbehandlung *kann vor Anerkennung der D.B.* gewährt werden, wenn von dem Beschädigten gegenüber der Versorgungsbehörde der ursächliche Zusammenhang zwischen der vorhandenen Gesundheitsstörung und dem Militärdienst glaubhaft gemacht, aber noch nicht erwiesen ist.

Die *Heilbehandlung umfaßt* ärztliche Behandlung, Versorgung mit Arzneien und anderen Heilmitteln, sowie die Ausstattung mit Körperersatzstücken (z. B. künstlichen Ohren), orthopädischen und anderen Hilfsmitteln, die erforderlich sind, um den Erfolg der Heilbehandlung zu sichern oder die Folgen der D.B. zu erleichtern.

Die Heilbehandlung soll grundsätzlich durch die **Krankenkassen** durchgeführt werden, gleichgültig, ob der Beschädigte Mitglied einer Krankenkasse ist oder nicht. Als Ausweis für den Arzt erhält der Beschädigte einen den Rentenbescheid enthaltenden Schein (Reichsbehandlungsschein für Kassenmitglieder bzw. für Zugeteilte). An Stelle der in Abs. 2 erwähnten ärztlichen Behandlung, Versorgung mit Arzneien und anderen Heilmitteln, *können* **Heilanstaltspflege** (Krankenhäuser, Sanatorien, Lazarette) und **Badekuren** gewährt werden, wenn *nur* auf diesem Wege Besserung des Leidens zu erwarten ist. Ein Anspruch darauf besteht nicht.

Hauspflege, d. h. Krankenpflege durch Krankenpfleger, Krankenschwestern oder andere Pflegekräfte *kann* mit *Zustimmung* des Beschädigten gewährt werden, wenn die etwa notwendige Heilanstaltspflege, z. B. wegen Transportunfähigkeit nicht ausführbar ist, oder wenn ein wichtiger Grund (z. B. zu erwartende schlechte Wirkung der Heilanstaltspflege auf den Gemütszustand des Beschädigten) vorliegt, ihn in der Familie zu belassen.

Während der *Heilanstaltspflege* wird die Rente weitergewährt. Bezieht ein Beschädigter eine Rente für eine Minderung der Erwerbsfähigkeit um weniger als 80 vom Hundert der Vollrente, so wird während der Heilanstaltspflege den Angehörigen, deren Ernährer er ist, der Unterschied zwischen seiner Rente und der Rente für eine Minderung der Erwerbsfähigkeit um 80 vom Hundert einschließlich der Zulagen als Hausgeld gewährt, insoweit das Einkommen des Beschädigten durch die Erkrankung gemindert ist. Ein aus einer Krankenkasse der R.V. oder aus einer Knappschaftskrankenkasse oder Ersatzkasse gewährtes *Hausgeld* oder *Krankengeld* ist auf das Hausgeld anzurechnen.

Ferner wird dem Beschädigten im Falle des Bedürfnisses eine Zusatzrente gewährt. Außerdem kann ihm eine besondere Unterstützung bewilligt werden.

Während der *Badekur können* Hausgeld, Zusatzrente und Unterstützung gewährt werden.

Wird die Heilbehandlung weder in einer Heilanstalt noch als Badekur gewährt, so erhält der *nichtversicherte* Beschädigte, d. h. derjenige, der keine Zahlung von einer Krankenkasse zu erwarten hat, *Krankengeld,* jedoch nur soweit sein Einkommen, wozu auch eine etwaige Rente gehört, durch die betreffende Erkrankung gemindert ist. Die Einkommensminderung hat der Beschädigte nachzuweisen.

Zur Duldung von **Operationen,** die einen erheblichen Eingriff in die körperliche Unversehrtheit bedeuten oder die mit Lebensgefahr verbunden sind, kann der Beschädigte nicht gezwungen werden; dagegen muß sich der Beschädigte leichten, ungefährlichen Operationen unterziehen; im Weigerungsfalle kann die Entziehung oder Minderung der Rente in Frage kommen. —

Die **soziale Fürsorge** erstreckt sich vor allem auf unentgeltliche berufliche (schulmäßige und praktische) Ausbildung. Das Ziel der Berufsausbildung ist, den Beschädigten einem Beruf zuzuführen, in dem er durch die Folgen der D.B. möglichst wenig beeinträchtigt ist.

Es ist deshalb für den Arzt wichtig, im Einzelfall die richtige Wahl in Vorschlag bringen zu können.

Als Anhaltspunkt für *Schwerhörige* können ZWAARDEMAAKERS Angaben vorteilhaft Verwendung finden:

Nach ihm bedürfen Typographen, Gärtner, Korbmacher zur Ausübung ihres Berufes gar kein Gehör; Schuhmacher, Schneider, Zigarrenmacher, Weber, die nur wenig mit dem Publikum zu verkehren haben, nur einer geringen Hörweite unter 50 cm; in Gruppen zusammenarbeitende Leute einer Hörweite von 1 m; Lehrer, Verkäufer, Krankenpfleger, Kutscher, Schiffer zur Verständigung mit anderen einer Hörweite von 4 m auf beiden Ohren; Musiker, Ingenieure, Ärzte und Telephonisten eine Hörweite von 7 m und mehr für Flüstersprache.

Bei der Wahl eines Berufes für Schwerhörige ist außerdem zu berücksichtigen, daß *lärmende Berufe* (Schlosser, Schmied, Arbeiter in maschinellen Betrieben usf.) eine Verschlimmerung des Leidens bedingen; das gleiche gilt von den *Ohrgeräuschen.*

Schwindelerscheinungen machen Leute, die ihren Beruf hauptsächlich auf *Leitern* und *Gerüsten* ausüben (Maurer, Maler, Dachdecker, Schornsteinfeger usf.) ungeeignet für solche Berufe; ebenso Leute, die ihren Beruf hauptsächlich in *gebückter Stellung* auszuüben gezwungen sind (Gärtner, Bergleute usf.), während sie für Leute, die ihre Berufe in *sitzender Stellung* ausüben, meist von geringerer Bedeutung sind.

Über den *Anspruch auf berufliche Ausbildung* entscheidet endgültig die *Hauptfürsorgestelle* der *Kriegsbeschädigten* und *Kriegshinterbliebenen*. Versorgungsbehörden und Versorgungsgericht sind also hier nicht zuständig.

Den **Beamtenschein** auf Lebenszeit erhalten neben der laufenden oder vorübergehend ruhenden Rente Versorgungsberechtigte, deren Erwerbsfähigkeit um mindestens 50 v. H. gemindert ist (Schwerbeschädigte), wenn sie durch die Dienstbeschädigung und ihre Folgen zum Berufswechsel gezwungen sind und wenn sie nach ihrem gesamten Verhalten zum Beamten geeignet erscheinen.

Der Beamtenschein kann verweigert werden, wenn der Beschädigte durch etwaige Berufsausbildung in den Stand gesetzt ist, einen anderen Beruf als den eines Beamten in wettbewerbsmäßiger Weise (Gewinnung des notwendigen Lebensunterhaltes) aufzunehmen oder wenn er sich geweigert hat, dieser besonderen Berufsausbildung sich zu unterziehen. Da Anspruch auf den Beamtenschein besteht, so ist bei Ablehnung Berufung an das Militär-Versorgungsgericht zulässig.

Personen vom 21.—55. (ausnahmsweise auch höherem) Lebensjahre, die auf Grund des R.V.G. anerkannten Anspruch auf Versorgungsgebührnisse haben, *können* zum Erwerb oder zur wirtschaftlichen Stärkung (Entschuldung usw. eigenen Grundbesitzes) durch Zahlung eines Kapitals abgefunden werden (Kapitalabfindung).

Das sind in kurzen Umrissen die wichtigsten neuen für unser Thema in Frage kommenden Bestimmungen.

Wenn auch in der jetzigen ernsten Nachkriegszeit infolge höherer Gewalt nicht alle Wünsche unserer schwergeprüften Kriegsopfer und ihrer Hinterbliebenen in dem Maße erfüllt werden können, wie dies den Gesetzgebern des R.V.G. vorgeschwebt haben mag, so muß die Kenntnis dieser gesetzlichen Bestimmungen den Betroffenen doch das Bewußtsein einflößen, daß sie der Niederschlag der Gefühle der Dankbarkeit sind gegen alle diejenigen, die unsere Heimat über 4 Jahre lang gegen eine Welt von Feinden mit heldenhafter Tapferkeit und Todesverachtung erfolgreich beschützt haben.

Die vielseitige Verwendung fast sämtlicher deutschen Ärzte während des Krieges an der Front, in der Etappe und in der Heimat zeigt die Notwendigkeit der Kenntnis der angeführten Bestimmungen auch für den Zivilarzt.

Aber auch im Frieden werden ihm diese Kenntnisse von großem Nutzen sein, sei es, daß er von den Behörden zu einem fachärztlichen Gutachten aufgefordert wird, sei es daß er von einem Kranken um eine ärztliche Bescheinigung über die vorliegende Krankheit und über die Behandlung oder auch nur um Rat gebeten wird.

Statistik.

Zum Schlusse füge ich noch an eine *Zusammenstellung* über *Ohrenkrankheiten* des *deutschen Feld-* und *Besatzungsheeres* während der *Kriegsjahre* 1914 *bis* 1918 und zum Vergleich der *preußischen* usw. *Armee* während der *Friedensjahre* 1907—1911, berechnet auf 1000 Mann der deutschen Iststärke.

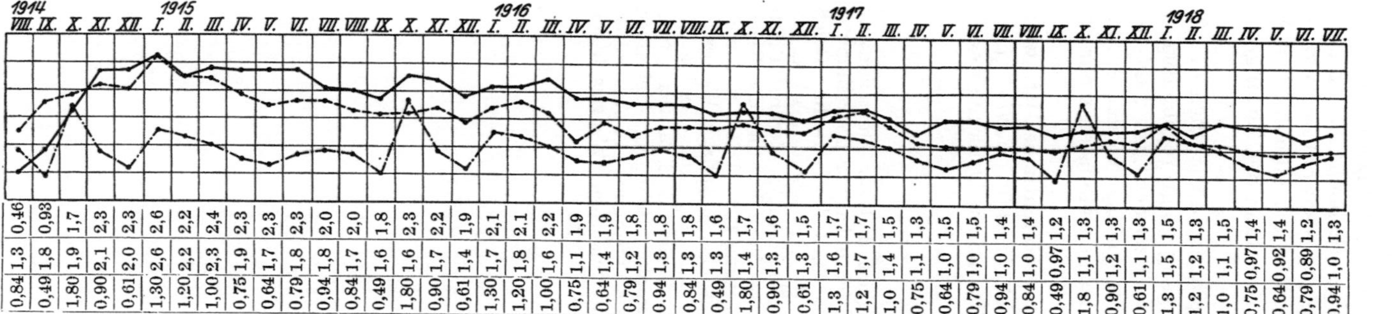

Jahr	Monat	1.	2.	3.
1914	VIII	0,46	1,3	0,84
	IX	0,93	1,8	0,49
	X	1,7	1,9	1,80
	XI	2,3	2,1	0,90
	XII	2,3	2,0	0,61
1915	I	2,6	2,6	1,30
	II	2,2	2,2	1,20
	III	2,4	2,3	1,00
	IV	2,3	1,9	0,75
	V	2,3	1,7	0,64
	VI	2,3	1,8	0,79
	VII	2,0	1,8	0,94
	VIII	2,0	1,7	0,84
	IX	1,8	1,6	0,49
	X	2,3	1,6	1,80
	XI	2,2	1,7	0,90
	XII	1,9	1,4	0,61
1916	I	2,1	1,7	1,30
	II	2,1	1,8	1,20
	III	2,2	1,6	1,00
	IV	1,9	1,1	0,75
	V	1,9	1,4	0,64
	VI	1,8	1,2	0,79
	VII	1,8	1,3	0,94
	VIII	1,8	1,3	0,84
	IX	1,6	1,3	0,49
	X	1,7	1,4	1,80
	XI	1,6	1,3	0,90
	XII	1,5	1,3	0,61
1917	I	1,7	1,6	1,3
	II	1,7	1,7	1,2
	III	1,5	1,4	1,0
	IV	1,3	1,1	0,75
	V	1,5	1,0	0,64
	VI	1,5	1,0	0,79
	VII	1,4	1,0	0,94
	VIII	1,4	1,0	0,84
	IX	1,2	0,97	0,49
	X	1,3	1,1	1,8
	XI	1,3	1,2	0,90
	XII	1,3	1,1	0,61
1918	I	1,5	1,5	1,3
	II	1,3	1,2	1,2
	III	1,5	1,1	1,0
	IV	1,4	0,97	0,75
	V	1,4	0,92	0,64
	VI	1,2	0,89	0,79
	VII	1,3	1,0	0,94

Abb. 1. Krankenzugang bei den Truppen an Ohrenkrankheiten.

1. —— des deutschen Feldheeres.
2. --- des deutschen Besatzungsheeres.
3. —— der Preußischen usw. Armee im 5jährigen Durchschnitt 1907/08 bis 1911/12 berechnet auf 1000 Mann der durchschnittlichen Iststärke.

Die Tabelle zeigt, daß der Zugang an Ohrenkrankheiten durchschnittlich betrug

I. im *Feldheer*:

im 1. *Kriegsjahre* v. August 1914 bis 31. Juli 1915 . . . . = $25{,}1\,^0/_{00}$ K.,
im 2. *Kriegsjahre* v. August 1915 bis 31. Juli 1916 . . . . = $23{,}9\,^0/_{00}$ K.;
im 3. *Kriegsjahre* v. August 1916 bis 31. Juli 1917 . . . . = $15{,}4\,^0/_{00}$ K.;
im 4. *Kriegsjahre* v. August 1917 bis 31. Juli 1918 . . . . = $12{,}9\,^0/_{00}$ K.

II. Im *Besatzungsheer*: / Im *Friedensheere*:

Im 1. *Kriegsjahre* v. August 1914 bis 31. Juli 1915 = $23{,}4\,^0/_{00}$ K.;   v. August 1907 bis 31. Juli 1908 = $11{,}16\,^0/_{00}$ K.;
im 2. *Kriegsjahre* v. August 1915 bis 31. Juli 1916 = $18{,}4\,^0/_{00}$ K.;   v. August 1908 bis 31. Juli 1909 = $11{,}26\,^0/_{00}$ K.;
im 3. *Kriegsjahre* v. August 1916 bis 31. Juli 1917 = $15{,}4\,^0/_{00}$ K.;   v. August 1909 bis 31. Juli 1910 = $11{,}26\,^0/_{00}$ K.;
im 4. *Kriegsjahre* v. August 1917 bis 31. Juli 1918 = $12{,}9\,^0/_{00}$ K.;   v. August 1910 bis 31. Juli 1911 = $11{,}96\,^0/_{00}$ K.

Die erhöhten Zugänge an Ohrenkrankheiten im Feld- und Besatzungsheer gegenüber dem Friedensheer erklären sich ohne weiteres aus der oben angeführten milderen Beurteilung der militärischen Verwendungsfähigkeit bei Ohrenleiden im Kriege. Auffallender ist dagegen die ständige erhebliche Abnahme des Zuganges an Ohrenkrankheiten im Verlauf der Kriegsjahre sowohl im Feldheer, wie im Besatzungsheere, was wohl seinen Hauptgrund in der allmählichen Abhärtung und Angewöhnung haben mag, sowie die Konstanz des Zuganges an Ohrenkrankheiten im Friedensheere.

Die gleiche Konstanz zeigt sich im *Friedensheere* auch hinsichtlich des *Zuganges in den einzelnen Monaten*; den *höchsten* Zugang zeigt regelmäßig der *Oktober*, den *niedrigsten* Zugang der *September* und *Dezember*. Im *Feld-* und *Besatzungsheer* zeigt sich dieser in jedem Jahr regelmäßig wiederkehrende Turnus nicht; hier finden wir die Zugänge in den einzelnen Monaten mehr oder weniger in annähernd gleicher Höhe sich haltend.

Das statistische Material, das bisher noch nicht veröffentlichst ist, wurde mir von der *Sanitätsinspektion des Reichswehrministeriums* in *Berlin* gütigst zur Verfügung gestellt, wofür ich auch an dieser Stelle meinen Dank ausspreche.

Literatur.

Dienstanweisung zur Beurteilung der Militärdienstfähigkeit und zur Aufstellung von militärärztlichen Zeugnissen (D.A.Mdf.) v. 9. 2. 1909. — Richtlinien zur Beurteilung der Tauglichkeit für das Reichsheer und die Reichsmarine vom 23. 2. 1921; Berlin; Reichsdruckerei. — Anleitung für die militärärztliche Beurteilung der Kriegsbrauchbarkeit beim Kriegsmusterungsgeschäft (Kriegsmusterungsanleitung = Kr.M.Anl.); Berlin: Reichsdruckerei 1916. — Reichsversorgungsgesetz v. 12. 5. 1920. — Neue Fassung des Reichsversorgungsgesetzes v. 31. 7. 1925 im Reichsgesetzblatt, Jahrgang 1925, Teil I, S. 166 u. f. — Dölger, R.: Die ohrenärztliche Tätigkeit des Sanitätsoffiziers. 2. Auflage. Wiesbaden: J. F. Bergmann. 1910. — Martineck, O.: Die staatliche Versorgung Kriegsbeschädigter, S. 343 in W. Hoffmann: Die deutschen Ärzte im Weltkriege. Berlin: E. S. Mittler & Sohn. 1920. — Rossi, A.: Über Radikaloperationen bei ohrenkranken Soldaten. Heidelberg: Rößler & Herbert (Inh. Paul Braus) 1919. — Gesetz über die Versorgung der Angehörigen des Reichsheeres und der Reichsmarine, sowie ihrer Hinterbliebenen (Wehrmacht-Versorgungsgesetz), Juli 1926. Verlag von Bernard und Graefe, Berlin.

F. Simulation und Dissimulation von Ohrenleiden.

Von

ROBERT DÖLGER-Mühldorf am Inn.

In früheren Zeiten war es vornehmlich der *Heeresdienst*, auf dessen Boden Simulation und Dissimulation wucherten. Seit dem Aufblühen des Versicherungswesens (Lebens-, Unfall-, Kranken-, Invaliditäts- und Haftpflichtversicherung) und seit man die Aufnahme in gewisse Berufszweige von einem gesunden Gehörorgan abhängig machte, griff die Neigung zu solchen Versuchen auch auf das *bürgerliche* Leben über.

Indessen zeigt die Erfahrung, daß mit den Fortschritten in der Erkenntnis der Beziehungen des Gehör- und Gleichgewichtsorganes zu den organisch-anatomischen und psychogen-funktionellen Allgemeinerkrankungen sowie mit der Vervollkommnung der Untersuchungsmethoden die Diagnose „*Simulation*" immer seltener wird und daß auch die hartnäckigen „*Simulationsversuche*" selbst ständig spärlicher werden, weil die Durchführung unwahrer Angaben dem Simulanten immer mehr erschwert wird.

Mit der Abschaffung der allgemeinen Wehrpflicht und der starken Verminderung des Heeres ist natürlich mit einer weiteren Abnahme der Simulation wenigstens im militärischen Leben zu rechnen.

Wenn in dem vierjährigen Weltkriege Simulations- und Dissimulationsversuche vorübergehend wieder einen höheren Grad erreichten, so liegt dies hauptsächlich daran, daß die Verhältnisse zur Durchführung besonders günstige waren: Unvollständige Untersuchung bei den beschleunigten Einstellungen in das Heer; häufige, meist durch die Kriegslage bedingte Verlegung von einem Lazarett in das andere (Feld-, Kriegs-, Heimatlazarette) noch vor der Möglichkeit der Durchführung einer genauen Untersuchung, endlich die Gelegenheit zur Beobachtung und Nachahmung wirklich Ohrenleidender bei längerem Lazarettaufenthalt. —

Der **Begriff** „*Simulation*" umfaßt die *bewußte* Absicht, ein *nichtvorhandenes* Leiden (einseitige oder doppelseitige hochgradige Schwerhörigkeit, Taubheit oder Taubstummheit, Trommelfellverletzung durch Einbringen von Blut, Mittelohreiterung durch Einbringen von Eiter, Caries durch Einbringen von Knochenstückchen in das gesunde Ohr); „*subjektive*" *Beschwerden* wie Ohrgeräusche, Schwindelgefühl, Kopfschmerzen vorzutäuschen oder „*objektive*" *Krankheitszeichen* (Verletzungen und Entzündungen des äußeren und mittleren Ohres) durch mechanische, chemische und thermische Reize künstlich hervorzurufen (= Selbstbeschädigung oder Selbstverstümmelung). —

Als „*teilweise Simulation*" oder „*Aggravation*" bezeichnen wir die *bewußte* Absicht, ein *geringfügig* vorhandenes Leiden (meist einseitige oder doppelseitige Schwerhörigkeit) zu *übertreiben* oder aber *alte* Ohrenleiden, z. B. trockene Trommelfelldefekte, chronische Mittelohreiterungen, berufliche oder sonstige Hörstörungen als *frische* Verletzungen oder Erkrankungen bzw. als Verschlimmerungen, verursacht durch Dienstbeschädigung, Unfall oder Mißhandlung hinzustellen.

„*Dissimulation*'' ist die *bewußte Verheimlichung* eines tatsächlich vorhandenen Leidens, z. B. eines trockenen Trommelfelldefektes, einer chronischen Mittelohreiterung, einer stärkeren, besonders einseitigen Hörstörung.

Die „**Triebfeder**'' für „Simulation'' ist stets, für „Dissimulation'', bei der auch Schamgefühl oder Ehrgeiz eine Rolle spielen kann, meist die Erreichung persönlicher Vorteile.

Als solche kommen hauptsächlich in Frage: 1. Die „*Entziehung vom Heeresdienst*'', sei es aus beruflichen Gründen (z. B. materielle Sorgen) oder aus familiären Gründen (z. B. Heiratsabsicht), sei es aus Scheu vor den Eigentümlichkeiten des militärischen Dienstes oder — wie besonders im Kriege — aus Furcht vor den Gefahren (schwere Verwundung, Verstümmelung, Tod).

2. Die Erlangung eines „*Anspruches auf staatliche Versorgung*'' (Militär-, Unfall-, Invaliditätsrente) oder auf „*privaten Schadenersatz*'' in Strafsachen vor Gericht (Mißhandlung, Unfall).

3. Die Herbeiführung der „gerichtlichen Bestrafung'' eines anderen aus *Rachegelüsten* nach Mißhandlung, z. B. Ohrfeige.

In den genannten 3 Fällen spielt die *Dissimulation* ursprünglich oft eine ebenso große Rolle wie die spätere *Aggravation* und die *Simulation*.

4. Die Erreichung der Aufnahme in eine *Lebensversicherung*, für welche gewisse Ohrenkrankheiten erschwerend oder ausschließend wirken (siehe meine Arbeit „Ohrenkrankheiten und Lebensversicherung'' S. 598) oder die Erstrebung eines *Berufes* oder auch die Vermeidung der Entlassung aus einem Berufe, für den ein gutes Gehör verlangt wird (Militär, Eisenbahn, Post usw.); hier ist das eigentliche Gebiet der „*Dissimulation*''.

Neben der eigentlichen „bewußten, aus unehrlichen Motiven entspringenden Simulation'' gibt es noch eine Art mehr oder weniger *unbewußter Simulation (Pseudosimulation)*, teils auf wirklich „*psycho-organischer* Erkrankung'' im engeren und weiteren Sinne, teils auf „*psychogen-funktioneller* Störung'' beruhend.

Bei der *ersteren* Form handelt es sich meist um *Menschen von geistiger Minderwertigkeit* (Imbezille, chronische Alkoholisten und Morphinisten, Epileptiker, chronische Gehirn- und Rückenmarkskranke, zuweilen auch regelrechte Geisteskranke mit stuporösen Zuständen), also um Menschen, die geistig unzurechnungsfähig sind, die Vorgänge wahrheitsgetreu zu schildern und die Untersuchungsergebnisse richtig wiederzugeben und dadurch den Verdacht der Simulation auf sich lenken. Bei der *zweiten* Form handelt es sich hauptsächlich um *psychopathisch veranlagte Menschen* mit abnormem Seelenzustand und besonderen Charaktereigenschaften wie labile, weiche Gemütsstimmung, erhöhte Suggestibilität, besonders auch Autosuggestibilität, Neigung zu krankhaftem Festhalten seelischer Eindrücke, eigentümliche Zerstreutheit, erregte Phantasie, Eigenschaften, welche derartige Menschen zur Übertreibung, Lügenhaftigkeit und zwecks Erweckung von Mitgefühl sogar zur Selbstbeschädigung geneigt machen und dadurch leicht in den Verdacht der Simulation bringen.

Am auffallendsten treten uns diese Charaktereigenschaften und Störungen der *psychischen* Sphäre entgegen bei den sog. *Psychoneurosen* (Hysterie, Hystero-Neurasthenie, Neurasthenie, traumatische Hysterie, traumatische Neurose). Sekundär kommt es dabei häufig zu Störungen auf *körperlichem* Gebiet — besonders auch des *Gehörorganes* — ohne nachweisbaren anatomischen Befund.

Neben vasomotorischen, sekretorischen, trophischen, visceralen Störungen sind es vornehmlich Störungen der sensiblen, sensorischen und motorischen Sphäre, u. a. sich äußernd in Krampfzuständen, Lähmungszuständen mit und ohne Kontrakturen, Reflexstörungen, Druckpunkten und Druckzonen, Anästhesien, Hypästhesien und Hyperästhesien der Haut, Schleimhäute und Sinnesnerven mit Hörstörungen, Sprachstörungen

[Aphonie, Aphasie (Mutismus)], Sehstörungen, meist in Form konzentrischer Gesichtsfeldeinengung, Dysphagie u. s. f.

Das plötzliche Auftreten und Verschwinden der Symptome, der häufige und auffallende Wechsel der Erscheinungen — im Gegensatz zu den etwa in Frage kommenden organischen Erkrankungen — und endlich die Kombination mehrerer, verschiedene Sphären betreffender Störungen weist uns meist ohne weiteres auf die richtige Diagnose hin.

Diese Ausführungen mögen uns zur **Mahnung** dienen, daß wir die Diagnose „*Simulation*" nur mit größter *Vorsicht* stellen und daß wir jede unvorsichtige, anzügliche und ehrenrührige Bemerkung während der Untersuchung vermeiden.

Aber auch die schwerwiegenden **strafrechtlichen** Folgen, welche eine derartige Feststellung bedingen, mahnt uns zu größter Vorsicht.

Einerseits um sich dieser Verantwortlichkeit stets bewußt zu sein, andererseits um den Untersuchten bei Simulationsverdacht auf die ihm drohenden Gefahren behufs Abschreckung aufmerksam machen zu können, erscheint mir die Kenntnis der Strafbestimmungen für den begutachtenden Arzt dringend notwendig.

Nach dem Reichs-Milit.St.G.B. § 81 wird mit Gefängnis bis zu 5 Jahren bestraft, wer sich vorsätzlich durch *Selbstverstümmelung* oder auf andere Weise zur Erfüllung seiner gesetzlichen oder von ihm übernommenen Verpflichtung zum Dienst untauglich macht oder durch einen anderen untauglich machen läßt.

Wird durch die Handlung die Unfähigkeit zu Arbeiten für militärische Zwecke verursacht, so ist die an sich verwirkte Gefängnisstrafe um die Dauer von 3 Monaten bis zu 1 Jahr zu erhöhen.

Nach § 82 des Reichs-Milit.St.G.B. treffen dieselben Freiheitsstrafen (§ 81) denjenigen, der einen anderen auf dessen Verlangen zur Erfüllung seiner gesetzlichen oder von ihm übernommenen Verpflichtung zum Dienst untauglich macht.

Nach § 83 des Reichs-Milit.St.G.B. wird mit Freiheitsstrafe bis zu 5 Jahren bestraft, wer in der Absicht, sich der Erfüllung seiner gesetzlichen oder von ihm übernommenen Verpflichtung zum Dienste ganz oder teilweise zu entziehen, ein auf *Täuschung* berechnetes Mittel anwendet.

Nach § 85 Ziff. 2 des Reichs-Mil.Str.G.B. wird mit Zuchthaus bis zu 5 Jahren bestraft, wer aus Feigheit durch Vorschützung einer Verwundung oder eines Leidens sich dem Gefechte oder vor dem Feinde einer sonstigen mit Gefahr für seine Person verbundenen Dienstleistung zu entziehen sucht. In minder schweren Fällen tritt Gefängnis von 1 Jahr bis zu 5 Jahren ein.

In den einschlägigen Fällen kommt neben den in § 81—83 und 85 genannten Freiheitsstrafen noch Dienstentlassung in Frage.

Auch Kriegsartikel 12 und § 94 des Milit.St.G.B. können Anwendung finden, wenn der untersuchte Heeresangehörige nach ärztlich festgestellter Simulation und Wiedereinstellung bei der Truppe weiterhin Schwerhörigkeit vortäuscht. Danach wird mit mittlerem Arrest nicht unter 14 Tagen oder mit Gefängnis oder Festungshaft bis zu 3 Jahren bestraft, wer den Gehorsam ausdrücklich verweigert oder auf wiederholt erhaltenen Befehl in Dienstsachen im Ungehorsam beharrt.

Wird diese Handlung unter dem Gewehr oder vor versammelter Mannschaft begangen, so tritt nach § 95 des Milit.St.G.B. Gefängnis oder Festungshaft nicht unter 1 Jahr ein.

Beim *zivilrechtlichen* Verfahren kommen die § 142 des R.St.G.B. (Selbstverstümmlung), § 46 des R.St.G.B. (versuchter Betrug) und § 263 des R.St.G.B. (vollendeter Betrug) z. B. bei Erschwindelung von Versorgungsgebührnissen in Frage.

Außer Freiheitsstrafen kann hier noch die Aberkennung der bürgerlichen Ehrenrechte ausgesprochen werden. —

Der Gang der Untersuchung

— am besten im Krankenhaus oder Lazarett mit klinischer Beobachtung durchgeführt — ist uns durch die bisherigen Ausführungen deutlich vorgezeichnet. Unsere Pflicht und Aufgabe bei jedem „*Simulationsverdacht*" muß in erster Linie die *Ausschaltung* der „*unbewußten Simulation (Pseudosimulation)*" sein.

Dies erfordert zunächst eine sehr sorgfältige Erhebung und Würdigung der „*Vorgeschichte*".

Vorgeschichte.

Familienverhältnisse: Angeborene oder erworbene Taubheit oder Taubstummheit, Stottern oder sonstige Sprachstörungen, Idiotie, Kretinismus, Nerven- und Geisteskrankheiten, Epilepsie, Hysterie, Morphinismus, Alkoholismus, Fehlgeburten, Syphilis, Selbstmorde der Großeltern, Eltern, Geschwister und sonstiger näherer Verwandten?

Persönliche Verhältnisse: Alter, bürgerlicher Beruf, militärische Verhältnisse: Militärrente? Unfallrente? Invaliditätsrente? Mitglied einer Lebensversicherung ohne oder mit erhöhter Prämie? normale Geburt; wann sprechen und laufen gelernt; Fortschritte in der Schule; Hilfsschule; Fürsorge- oder Zwangszögling; früher überstandene Verletzungen und Erkrankungen; Nerven- und Geisteskrankheiten, insbesondere auch in der Kindheit (Krämpfe, Gichter, Fraisen, Bettnässen, nächtliches Aufschreien); Freispruch vor Gericht auf Grund des § 51 des R.St.G.B.; Verhalten im Beruf (öfterer Wechsel); Abnahme der körperlichen und geistigen Leistungsfähigkeit, Zerstreutheit. gesteigerte Erregbarkeit Schreckhaftigkeit, Störungen des Affektlebens (sprunghafter, launenhafter Wechsel der Stimmungen, Gelüste, Einbildungen); Nachtwandeln; Wandertrieb, Empfindungsstörungen, Zittern, Krämpfe, Lähmungen, Hör- und Sprachstörungen (plötzliche Taubheit, Aphonie, Mutismus); Auftreten von Angst-, Erregungs-, Depressions-, Exaltations-, Verwirrtheitszuständen, Sinnestäuschungen, Zwangsvorstellungen, Wahnideen). — Angebliche *Ursache*, zeitlicher *Beginn* und nähere *Umstände* des *jetzigen* Ohrenleidens; wann, bei welcher Gelegenheit traten die *ersten* Krankheitserscheinungen auf, welcher *Art* waren dieselben? Wann und wo fand die *erste ärztliche* Untersuchung dieserhalb statt? In welchen *Krankenhäusern* oder *Lazaretten* bisher?

Von großer Wichtigkeit ist, daß wir bei Ergänzung der Aussagen *nichts* in den Kranken *hineinfragen*. Bei Simulationsverdächtigen wäre es z. B. ganz falsch zu fragen: „Haben Sie Schwindel, Ohrensausen, Kopfschmerzen? Wir müssen vielmehr fragen: „Haben Sie noch irgendwelche sonstigen Beschwerden von seiten des Kopfes, des Ohres, des Ganges usw. anzugeben? —

Nunmehr müssen wir „alle die einzelnen Umstände des Falles, alle Bestandteile des Ursachenkomplexes gewissermaßen wie die einzelnen Glieder einer Kette daraufhin prüfen, ob sie sich miteinander verknüpfen, sich aneinander anschließen und sich gegenseitig bedingen" (Becker); wir müssen vor allem auch die Ursachen der vermeintlichen Simulation psychologisch zu ergründen und den Zusammenhang zwischen seelischer Hemmung und vermeintlicher Simulation aufzudecken suchen.

Unterstützend dabei wirken amtliche Feststellungen, Vernehmung von Augenzeugen und Vorgesetzten, bisherige Krankengeschichten, ärztliche Zeugnisse, Schulzeugnisse.

Anschließend an die Vorgeschichte folgt eine „**Untersuchung** des *Gehörorganes*" (Inspektion, Palpation, Otoskopie, Auskultation bei Lufteinblasung in die Ohrtrompete; funktionelle Prüfung für Sprache und Stimmgabeln: Bestimmung der unteren und oberen Tongrenze, Versuche von Schwabach, Rinne, Weber), dann eine gründliche „*allgemeine körperliche Untersuchung*" mit besonderer Berücksichtigung des „*Nervensystems*" und eine Prüfung des „*psychischen*" Verhaltens.

Wir müssen dabei berücksichtigen, daß jedes organische körperliche und psychische Leiden sekundär das Gehör- und Gleichgewichtsorgan mehr oder weniger in Mitleidenschaft ziehen kann und daß andererseits das Gehör- und Gleichgewichtsorgan sowohl organisch-anatomisch wie psychogen-funktionell allein betroffen werden können.

Voss drückt dies sehr schön dahin aus, daß *Simulationsverdächtige* sich zusammensetzen aus Psychosen, Neurosen, organischen Krankheiten, Mischformen und eigentlichen Simulanten.

Von besonderer Wichtigkeit ist der Nachweis allgemein hysterischer oder hysteroneurasthenischer Symptome, wie ich sie oben kurz angeführt habe. Im übrigen verweise ich bezüglich dieser wie auch hinsichtlich der speziellen Eigentümlichkeiten der hysterischen bzw. psychogen-funktionell-nervösen Hörstörungen selbst auf die Arbeiten von Muck, Alexander und Urbantschitsch in Bd. VI dieses Werkes.

Bestehen in besonders schwierigen Fällen hinsichtlich des Vorliegens einer psychopathischen Veranlagung, einer Psychoneurose oder Psychose Zweifel, so ist es unsere Pflicht, einen *Psychiater* oder *Neurologen* beizuziehen.

Wenn wir auf Grund der Vorgschichte und Untersuchung die Gewißheit erlangt haben, daß *unbewußte Simulation (Pseudosimulation)* vorliegt, so können wir uns weitere eingehende Sprach- und Stimmgabelprüfungen ersparen, da sie doch nur unzuverlässige Ergebnisse zeitigen würden.

Feststellung bzw. Ausschließung einseitiger oder doppelseitiger Schwerhörigkeit oder Taubheit.

Ist Pseudosimulation mit Sicherheit auszuschließen, so müssen wir jetzt die Entscheidung treffen, ob die behauptete einseitige oder doppelseitige *Hörstörung organischer* Natur ist oder ob *teilweise (Aggravation)* oder *vollständige Simulation vorliegt.*

In der *funktionellen Hörprüfung* mittels *Sprache* und BEZOLD-EDELMANNscher *kontinuierlicher Tonreihe* haben mir ein sicheres Mittel nicht nur zur Begründung vorhandener, auf *krankhafter* Grundlage beruhender Schwerhörigkeit, sondern auch zur Entlarvung *vorgetäuschter* Schwerhörigkeit und Taubheit.

Behufs Erlangung sicherer Resultate sind natürlich alle *Fehlerquellen* sorgfältigst auszuschalten (siehe SCHLITTLER: „Funktionelle Prüfung, die Technik der funktionellen Prüfung" und WANNER: Funktionelle Untersuchung und ihre Ergebnisse, Fehlerquellen" in diesem Werke). Auch ist der *Untersuchte* stets dahin *aufzuklären* (evtl. schriftlich!), daß er jedesmal sofort — ohne Überlegung — anzugeben hat, ob und auf welchem Ohr er tatsächlich Sprache (Flüstersprache, Umgangssprache, geschrieene Worte), Stimmgabeln oder Pfeifen hört, ganz gleichgültig, ob das betreffende Ohr verschlossen ist oder nicht; so nehmen wir ihm von vornherein den häufigsten Einwand, daß er geglaubt habe, nur das offene Ohr werde geprüft oder daß er das Besserhören einer Gabel in dem verschlossenen Ohr z. B. vom Scheitel aus persönlich für eine Unmöglichkeit gehalten habe. —

Wir sind berechtigt, Aggravation bzw. Simulation anzunehmen:

1. Wenn der Untersuchte bei der Hörprüfung für die Sprache wohl die entsprechende Lippenbewegung des Anlautes der vorgesprochenen Prüfungsworte macht, dieselben aber nicht ausspricht (Beobachtung der Lippen durch den Untersucher selbst oder durch den das Ohr verschließenden Assistenten ist deshalb notwendig),

oder wenn der Untersuchte von den vorgesprochenen Doppelzahlen, z. B. 22, 55, 44 stets nur eine einfache Zahl — stockend und zögernd — wiederholt, z. B. 2 oder 20, 5 oder 50, 4 oder 40.

2. Wenn der Untersuchte bei wirklichem oder nur scheinbarem Verschluß des einen „normalen" Ohres in nächster Nähe des anderen angeblich „tauben" Ohres verschärfte Flüstersprache, Umgangssprache oder Töne der BEZOLD-EDELMANNschen Tonreihe von c^2 an nach aufwärts angeblich überhaupt nicht hört; wir sind nämlich nicht in der Lage, selbst durch festesten Verschluß eines Ohres das andere normale oder annähernd normale Ohr für die Sprache wie auch für den oberen, obertönereichen Teil der Tonreihe ganz vom Hörakt auszuschließen. Laute Sprache wird auf etwa 50 cm, Flüstersprache auf etwa 20 cm bei fest verschlossenen „beiden" Ohren gehört, also auch bei einseitig taubem Ohr (LUCAE-DENNERT).

3. Wenn der Untersuchte bei „einseitig normalem" Gehör die auf den Scheitel aufgesetzte Stimmgabel A, c^1 oder a^1 angeblich überhaupt nicht hört. Die Knochenleitung fällt erfahrungsgemäß gänzlich nur aus bei doppelseitiger Taubheit oder bei hochgradiger der Taubheit nahekommender doppelseitiger Schwerhörigkeit.

4. Wenn der Untersuchte die auf den Scheitel aufgesetzte Stimmgabel A, c^1 oder a^1 in das „normale" oder „annähernd normale" Ohr hört, bei wirklichem oder auch nur scheinbarem Verschluß desselben aber angeblich überhaupt nicht mehr, oder auch wenn er die auf den Scheitel aufgesetzte Stimmgabel in beiden Ohren hört, bei Verschluß des einen Ohres aber angeblich im anderen, bei Verschluß der beiden Ohren angeblich überhaupt nicht mehr. In Wirklichkeit müßte die Stimmgabel bei Verschluß des Ohres, auf dem sie vorher gehört wurde, verstärkt gehört werden (Weber).

5. *Wenn bei öfterer Wiederholung der funktionellen Prüfung die Angaben des Untersuchten über perzipierte Tonstrecken, Hördauer einzelner Töne und Hörweite für Sprache jedesmal wesentlich andere Ergebnisse zeitigen.*

Umgekehrt dürfen wir in dem völligen „Gleichbleiben" der Angaben des Untersuchten den Beweis für das Vorliegen einer organischen Schwerhörigkeit oder Taubheit erblicken.

Insbesondere dürfen wir mit Sicherheit eine behauptete *absolute einseitige Taubheit* für Sprache und Stimmgabeln als *labyrinthär* ansehen, wenn auf dem tauben Ohr die mehr oder weniger obertönefreien Stimmgabeln des unteren Teiles der Tonskala (C—c) ausfallen, während die Hördauern (ausgedrückt in Prozenten zu den Hördauern der anderen Seite) für die Stimmgabeln des oberen Teiles der Tonskala (von dis oder a^1 nach oben) mit dem Wachsen der Stärke der Obertöne sukzessive ansteigen, bedingt durch das Hinüberhören in das gesunde Ohr.

Bestehen auf dem *anderen* Ohr *anormale Hördauerergebnisse,* so werden diese auf dem absolut tauben Ohr als Scheinbild in erhöhtem Maße zur Geltung kommen evtl. werden die auf dem besseren Ohr stark verkürzt gehörten Töne auf dem tauben Ohr ganz zum Ausfall kommen, wie natürlich auch alle Töne, die auf dem besseren Ohr ausfallen.

Das *Scheingehör* des *tauben* Ohres ist eben nur ein *abgeschwächtes Spiegelbild* des *gesunden* Ohres (Bezold).

Die Stimmgabel-Hördauerergebnisse gewinnen an Zuverlässigkeit bei Benutzung meines *Stimmgabelerregers,* welcher die Anschlagstärke der Stimmgabeln genau reguliert und mißt. (Gefertigt von der Firma L. Dröll, Frankfurt a. M., Kaiserstr. 42.) Eine genaue Gebrauchsanweisung liegt jedem Stimmgabelerreger bei.

Eine wichtige Stütze für das Vorliegen einer *einseitigen* oder *doppelseitigen absoluten labyrinthären Taubheit* für Sprache und Stimmgabeln bietet die Untersuchung des „*Vestibularapparates*" (siehe Ruttin: „Funktionelle Prüfung des Vorhofbogengangapparates" in diesem Werke). Erweist sich der Vestibularapparat auf dem angeblich tauben Ohr „*unerregbar*", so spricht dies für das Vorliegen einer *labyrinthären* Erkrankung; umgekehrt jedoch dürfen wir bei *normaler* Vestibularreaktion nicht ohne weiteres eine organische Taubheit ausschließen, da bekanntlich der N. vestibularis viel widerstandsfähiger ist als der N. cochlearis.

Besondere Entlarvungsmethoden.

Zur Entlarvung der Simulation *einseitiger* und *doppelseitiger Taubheit* existieren zahlreiche besondere Methoden und tauchen immer wieder neue auf. Ihnen allen haftet mehr oder weniger der Nachteil an, daß sie nur bei *unzweifelhaft positivem* Ausfall, d. h. bei tatsächlicher, einwandfreier Überführung des Untersuchten Geltung haben. Nicht aber dürfen wir bei *negativem* Ergebnis umgekehrt den Schluß ziehen, daß nun tatsächlich eine organische Erkrankung vorliegt. Mir kam ein Fall vor, in welchem auf Grund einer dieser Methoden (des vielfach angewandten, unten näher beschriebenen doppelseitigen Hörrohrversuches) die Diagnose „einseitige Taubheit" gestellt worden war, während die vorgenommene funktionelle Prüfung den Untersuchten als Simulanten entlarvte. Umgekehrt sind mir Fälle begegnet, wo Simulationsverdächtige durch die funktionelle Hörprüfung von diesem Verdacht gereinigt werden konnten.

Im allgemeinen wird man auch bei Anwendung der besonderen Entlarvungsmethoden auf um so größere *Schwierigkeiten* stoßen, je intelligenter und willensstärker der Simulant ist und je mehr er sich durch Beratung anderer oder durch eigene Belehrung aus Büchern oder Krankenblättern Kenntnis von den verschiedenen Entlarvungsmethoden verschafft hat und endlich je größer die Unsicherheit des untersuchenden Arztes ist.

Die *besonderen Entlarvungsmethoden* lassen sich in *zwei große Gruppen* einteilen: 1. in solche, bei welchen die Entlarvung durch gewisse „*unwillkürliche*" Reaktionen des Untersuchten zu erzielen versucht wird; 2. in solche, bei welchen der *Willensakt* durch Verwirrung, Irreführung, Überlistung und Überrumplung *auszuschalten* versucht wird.

Es würde zu weit führen, alle diese Methoden hier anzuführen, wie sie angegeben sind von ALEXANDER, BARANY, BARTH, BELINOFF, BIEHL, BLAU, BLOCH, BRÜNINGS, BRUNZLOW, CHIMANI, COGGIN, CONZO, COURTRADE, DÖLGER, ERHARDT, FREY, FRIEDRICH, FRÖSCHELS, GAULT, GELLÉ, GOLDMANN, GOWSEJEW, GRUBER, HAMMERSCHLAG, HEYMANN, HUMMEL, IMHOFER, KALÉLÉ, KIRCHNER, KLAUBER, KNAPP, KOERTING, LAUTERBACH, LAYTON, LEUPOLDL, LOMBARD, LÖWENSTEIN, LÖWY, LUCAE, MARX, MEYER, MOOS, NADOLECZNY, PREUSS, RUTTIN, SEIFFERT, SOMMER, STENGER, TEUBER, TECHUDE, TYRMANN, WAGENER, WARNECKE, WEINTRAUB, WOTZILKA.

Ich werde mich darauf beschränken, einige der „*Haupttypen*" näher zu beschreiben.

Zu den Methoden der *ersteren* Gruppe gehören:

1. Der LOMBARD*sche Leseversuch.* Derselbe beruht auf der Wahrnehmung, daß ein hörender Mensch, der spricht, bei starken Geräuschen in der Umgebung die Stimme „unwillkürlich" verstärkt.

Man läßt den Untersuchten vorlesen und führt bei angeblich einseitiger Taubheit in das hörende Ohr, bei doppelseitiger Taubheit in beide Ohren einen BARANYschen Lärmapparat ein. Setzt man das Uhrwerk des Apparates bzw. der beiden Apparate in Tätigkeit, so werden die Ohren durch den Lärm vom Hörakt vollständig ausgeschlossen. Bei wirklicher labyrinthärer Taubheit wird der Untersuchte in derselben Tonhöhe und Tonstärke weiterlesen, da er den Lärm nicht vernimmt. Bei Aggravation oder Simulation aber wird der Untersuchte die Stimme unwillkürlich erheben, beim Ausschalten des Uhrwerkes wieder sinken lassen.

Statt des Lärmapparates benutzt Voss zur Ausschaltung des gesunden Ohres den mittels Wasserstrahlgebläse gewonnenen komprimierten Luftstrom. Ich selbst benütze zur Ausschaltung eines Ohres die auf V (Vakuum) eingestellte, mit Elektromotor betriebene SPIESSsche Universalpumpe, die durch einen Schlauch mit einem pneumatischen Trichter verbunden ist; letzterer wird luftdicht in den Gehörgang eingeführt und der Motor in Bewegung gesetzt; teils durch den Lärm des Motors und der Pumpe, teils durch die damit verbundene Saugbehandlung und Luftverdünnung bzw. Luftleere im Gehörgang wird das Ohr vom Hörakt vollkommen ausgeschaltet.

Wir können den Versuch jedoch nur verwerten, als Zeichen vorhandener Hörfähigkeit, wenn die Stimmveränderung wirklich eintritt; aus dem Ausbleiben derselben dürfen wir nicht umgekehrt den Schluß auf das wirkliche Vorhandensein von Taubheit schließen, da die Reaktion in manchen Fällen ausbleibt. PAPE führt dies auf das Muskelgefühl zurück, das wir bei der Innervation bzw. Kontraktion der bei der Phonation beteiligten Muskeln empfinden, wodurch nach Voss das Verfahren erlernbar und willkürlich beeinflußbar ist.

2. Der Sommer*sche Schreckversuch* unter Benutzung des sog. Zitterapparates.
Ein Vorderarm des Untersuchten wird durch eine an einem festen Haken
angebrachte Schlinge unterstützt und der Zeige- und Mittelfinger auf einen
freischwebenden Block angebunden, der mit 3 Schreibhebeln in Verbindung
steht. Diese registrieren alle Bewegungen nach oben, unten und seitwärts auf
eine langsam rotierende beruße Schreibfläche. Der Untersuchte wird schriftlich
aufgefordert, die feinen Bewegungen der Schreibhebel und die dadurch entstehende Kurve genau zu verfolgen. Ist seine ganze Aufmerksamkeit auf diesen
Vorgang eingestellt, so schlägt ein hinter ihm stehender Assistent plötzlich eine
große Glocke kräftig an. Erfolgt nun eine Schreckbewegung, so wird diese
von den drei Schreibhebeln im gleichen Augenblick registriert, was ein untrüg-
liches Zeichen dafür ist, daß der Untersuchte bewußt oder unbewußt hört.
v. Eicken, der diese Versuche mitangesehen hat, hält sie für absolut zuverlässig.

3. *Das* Brunzlow-Löwenstein*sche Verfahren*:
Durch Mareysche Kapseln werden auf eine rotierende Trommel die feinsten
Bewegungen der Arme, Beine und des Brustkorbes bei der Atmung, durch
Fadenhebelübertragung diejenigen des Kopfes aufgeschrieben — zunächst
während der Ruhe, dann bei akustischen Reizen; die letzteren Kurven zeigen
Änderungen gegenüber den in Ruhe aufgenommenen.

Durch Verwendung besonders affektbetonter Worte — man sagt z. B. dem
Untersuchten, daß man ihn bei einer bestimmten Zahl stechen werde, was
man das erste Mal ausführt, bei der Wiederholung aber unterläßt — kann
man auch feststellen, ob die geflüsterten oder gesprochenen Worte nicht nur
gehört, sondern auch verstanden sind (wenn nämlich die Reaktion vor dem
Stich und bei der Wiederholung vor dem vermeintlichen Stich die gleiche ist);
so kann man die wahre Hörfähigkeit auch bei Simulation und psychischer
Hemmung einwandfrei feststellen.

4. Der *Lidschlagreflex* auf akustische Reize nach Belinoff und Wotzilka:
Der Arzt stellt sich seitlich und hinter den Untersuchten, so daß dieser die
Vorgänge mit der Stimmgabel nicht wahrnehmen, der Untersucher jedoch das
Auge des Untersuchten beobachten kann. Man läßt den Untersuchten nach
oben blicken und schlägt eine möglichst obertönereiche Stimmgabel (c^3—c^5)
möglichst nahe am untersuchten Ohr an [statt der Stimmgabel kann man auch
Pfeifentöne (c^2—a^4) verwenden]; dadurch wird ein Reflex in Form eines mehr
oder weniger starken Lidschlages ausgelöst. Je höher der Stimmgabelton,
um so leichter ist der Reflex auslösbar. Ist der Reflex schon mit Stimmgabeltönen der eingestrichenen Oktave auslösbar, so läßt dies nach Wotzilka auf
ein annähernd normales Gehör schließen.

Auch dieser Versuch darf nur als Zeichen vorhandener Hörfähigkeit verwertet werden, wenn der Lidschlag wirklich eintritt (vorausgesetzt, daß er
nicht als Schreck- und Abwehrbewegung infolge fehlerhafter Ausführung des
Versuches zustande kommt). Das Ausbleiben des Lidschlages ist jedoch nicht
beweisend für wirkliche Taubheit, da er nach Wotzilkas eigenen Angaben von
manchen Personen infolge taktiler Empfindungen unterdrückt werden kann
oder auch infolge Gewöhnung an stärkste Schalleindrücke (Artilleristen, Büchsen-
macher) ganz verschwinden kann (siehe auch Hegener: „Ohr und Auge, Ohr-
lidschlagreflex" in Bd. VII dieses Werkes).

5. Der *psychogalvanische Reflex* nach Veraguth-Albrecht: Wenn man
eine Person in den Stromkreis einer galvanischen Batterie von niederer, innerhalb
bestimmter Grenzen gehaltener konstanter Spannung einschaltet und die
Batterie zugleich mit einem Drahtspulengalvanometer verbindet, so läßt der
Spiegel des Galvanometers verschiedenartige Schwankungen erkennen, die

durch endosomatische Vorgänge in der Versuchsperson verursacht werden. Diese Schwankungen in den endo-somatischen Aktionsströmen werden durch äußere Reize (Lichtreiz, akustische und taktile Reize), welche die Versuchsperson treffen, ausgelöst und sind durch den Willen nicht beeinflußbar. Auf Grund dieses von VERAGUTH zuerst beschriebenen Verfahrens kommt ALBRECHT zu dem Ergebnis, daß organisch Ertaubte keine Reaktion ergeben, eine sehr deutliche dagegen Simulanten und psychogen-funktionell Ertaubte. GOEBEL hält die leider umständliche und zeitraubende Reaktion für ein wertvolles, vorläufig jedoch nicht unbedingt zuverlässiges diagnostisches Hilfsmittel.

Zu den Methoden der *zweiten Gruppe* gehören:

1. Der BARTH*sche Versuch*. Wenn ein angeblich „doppelseitig" Ertaubter — schriftlich aufgefordert — ein ihm früher geläufiges Lied musikalisch richtig singt, so ist der organische Charakter einer Taubheit in hohem Maße ausgeschlossen; schlägt man nun einen in bequemer Stimmlage liegenden Ton auf dem Klavier an und wiederholt der Simulationsverdächtige dasselbe Lied in dieser Tonlage richtig, so ist fast bewiesen, daß er bewußt oder unbewußt hört; gibt man nun den Einsatzton eine Tonstufe höher oder tiefer an und wiederholt der Simulationsverdächtige dasselbe Lied auch in dieser Tonlage richtig, so ist der Beweis unwiderleglich erbracht, daß das bewußte oder unbewußte Gehör erhalten ist, d. h. daß Simulation oder psychogen-funktionelle Taubheit vorliegt.

2. Der MARX*sche Versuch*: Man schließt durch den BARANYschen Lärmapparat usw. (s. oben) bei angeblich „einseitiger" Taubheit das gesunde Ohr vom Hörakt aus und fragt den Untersuchten mit „gewöhnlicher" Stimme, ob er den Lärm höre. In der Annahme, daß es sich nur um eine Untersuchung des gesunden Ohres handle, wird er meist mit „ja" antworten und ist dadurch entlarvt, denn wenn er wirklich einseitig taub wäre, müßte er nach Einschaltung des Lärmapparates auf der gesunden Seite überhaupt nichts mehr hören und könnte also die an ihn gerichtete Frage gar nicht verstanden haben.

Um zu verhüten, daß der Untersuchte vom Munde abliest, muß man sich natürlich seitlich von ihm oder hinter ihn stellen beim Befragen.

3. Der BLOCH-STENGER*sche Versuch*: Der Versuch beruht auf folgender Wahrnehmung: Wenn man bei doppelseitiger normaler Hörfähigkeit zwei gleichhohe und gleichstark angeschlagene Stimmgabeln (am besten a^1 oder c^2) gleichzeitig von beiden Seiten her den Ohren verschieden weit nähert, so wird nur die nähere gehört, die Tonwahrnehmung der ferneren wird absorbiert.

Bei angeblich „einseitiger" Taubheit stellt man zunächst — unter Ausschluß der Augen — auf dem gesunden Ohr die Entfernung fest, in der eine durch stärksten Anschlag erregte Stimmgabel auf dem gesunden Ohr gehört wird, z. B. in einer Entfernung von 15 cm. — Nun bringt man eine gleichhohe und gleichstark erregte Stimmgabel in 5 cm Entfernung vor das angeblich taube Ohr und nähert die erstere Stimmgabel von der Seite her allmählich dem gesunden Ohr auf die Entfernung von 15 cm. Wird sie auf diesem Ohr jetzt, also in derselben Entfernung wie vorher gehört, so ist das geprüfte andere Ohr sicher, wenigstens für diesen Ton, taub. Wird die Stimmgabel aber erst gehört, wenn man sie an das gesunde Ohr näher heranbringt als diejenige, die sich vor dem tauben Ohr befindet, z. B. auf 1—2 cm, so muß auf dem letzteren Ohr Gehör für diesen Ton vorhanden sein, also Simulation vorliegen.

4. Der *doppelseitige Hörrohrversuch* nach HUMMEL: 2 Personen üben sich eine möglichst gleichartige Flüstersprache ein und sprechen gleichzeitig verschiedene vorher festgestellte gleichlange, aus einem Wort nicht zu erratende Sätze im Flüsterton durch 2 gleichlange Hörschläuche in das normalhörende und in das angeblich taube Ohr des Untersuchten. Hört dieser auf dem letzteren tatsächlich Flüstersprache nicht, so wird der das normalhörende Ohr treffende

Sinneseindruck durch das gleichzeitige Geflüster vor dem schwerhörigen Ohr nicht gestört werden; der wirklich einseitig Taube spricht die in das gute Ohr hineingesprochenen Sätze glatt nach; hört er aber auch mit dem angeblich tauben Ohr die Flüsterworte, so verwirren sich die Sinneseindrücke und das Nachsprechen der in das angeblich allein gute Ohr gesprochenen Sätze wird schwierig oder unmöglich.

Wie ich schon oben an dem angeführten Falle zeigte, kann ein intelligenter, willensstarker Simulant die verschiedenen Stimmen, die auch in Flüstersprache Differenzen zeigen, unterscheiden und sich danach richten. Auch dieser Versuch ist deshalb nur bei wirklicher Überführung brauchbar.

5. *Verfahren nach* Coggin: Man führt einen mit Schalltrichter versehenen doppelten Hörschlauch in beide Ohren des Untersuchten und flüstert hinter dem Kranken sitzend in den Schalltrichter hinein, so daß die Schallwellen zunächst von beiden Ohren aufgenommen werden. Durch abwechselndes unbemerktes Zudrücken und Öffnen des zu dem gesunden Ohr führenden Schlauches wird der Simulant in Verwirrung gebracht und sich verleiten lassen, nachzusprechen, was er nur mittels seines angeblich tauben Ohres hören konnte.

6. *Verfahren nach* Nadoleczny: Man übt mit dem Kranken das Ablesen von „Zahlenworten", was leicht gelingt; die Einübung besonderer Ablesefertigkeit für „Worte" ist unnötig, sogar unzweckmäßig. Nun nimmt während einer solchen Ableseübung ein zweiter Untersucher das Wort und flüstert von der Seite her (ohne daß der Untersuchte von ihm ablesen kann) „Zahlen" vor, während der erste Untersucher ganz tonlos (nicht flüsternd) gleichzeitig „sinnlose Silben" möglichst undeutlich vorspricht.

Ist der Untersuchte taub, so versteht er nicht und versucht höchstens unvollkommen die sinnlosen Silben abzulesen. Hört er Flüstersprache, so spricht er — im Glauben abzulesen — die Zahlworte nach, und zwar auf die Entfernung, auf die er sie hört.

Hört der Untersuchte — auf diese Weise geprüft — Flüstersprache nicht, so muß der zweite Untersucher nunmehr mit Umgangssprache prüfen. So kann man jedes Ohr einzeln prüfen und die eventuelle Hörweite feststellen. — Spricht der Untersuchte mit beiderseits gut verschlossenen Ohren sinnlose Silben phantasievoll falsch oder gar nicht nach, vom Munde abgelesene Zahlworte aber richtig, so kann man auf länger bestehende Schwerhörigkeit schließen. —

Bei simulierter „*doppelseitiger*" *Taubheit* erreichen wir zuweilen die Entlarvung durch *plötzliche Überlistung.*

So haben derartige Simulanten das Vorhandensein von Gehör schon dadurch verraten, daß sie auf irgendeine plötzlich gemachte Bemerkung oder Frage reagierten, z. B. „Ihr Hosenlatz steht offen"; der Simulant griff sofort hin, um sich zu überzeugen.

Oder „Sie können jetzt gehen", der Simulant entfernt sich. Oder der Simulant antwortet auf die Frage: „Wie lange sind Sie schon taub?"

Natürlich muß hierbei ausgeschlossen sein, daß der Untersuchte unsere Bemerkung oder Frage von den Lippen ablesen kann. —

Haben wir im Verlauf einer exakten funktionellen Hörprüfung oder auch mittels einer der geschilderten oder anderer Entlarvungsmethoden einen Simulanten als solchen *überführt*, so ist es unsere weitere Aufgabe, einen *Einblick* in das *wirklich vorhandene Gehör* eines solchen zu erlangen.

Zunächst empfiehlt es sich jetzt, den Untersuchten mit den *strafrechtlichen Folgen* bei etwaiger weiterer absichtlicher Verweigerung richtiger Angaben bekannt zu machen und durch das (natürlich auch zu haltende) Versprechen, bei nunmehr richtigen Angaben von einer Strafanzeige abzusehen, zur Wahrheit zu ermutigen.

Die *psychologischen* Vorgänge im Innern eines Simulanten berücksichtigend, werden wir nun im allgemeinen um so eher zum Ziele gelangen, je mehr wir ihm den Weg zur Wahrheit zu erleichtern suchen und ihm über das beschämende Gefühl des Eingestehens einer bewußten Unwahrheit hinweghelfen. So werden wir bei vielen derartig entlarvten Simulanten ein dankbares Verständnis finden, wenn wir das unglaubwürdige Untersuchungsergebnis zu erklären versuchen durch wohl vorhandene große *Schwankungen des Gehörs* zu verschiedenen Zeiten evtl. bei Witterungswechsel und — mit der Begründung der angeblich immer das Gehör verbessernden Wirkung einer Lufteintreibung, elektrische Vibrationsmassage oder elektrische Saugbehandlung in solchen Fällen — eine Lufteintreibung usw. vornehmen. In einem großen Prozentsatz der Fälle erlangen wir bei der nun folgenden Hörprüfung richtige Angaben.

In anderen Fällen wiederum bedarf es unserer ganzen *Ruhe, Ausdauer* und *Geduld,* um erst nach wiederholten Lufteintreibungen usw. und Hörprüfungen in kleineren oder größeren Zwischenpausen (Tage oder Wochen) unter allmählichen Zugeständnissen ein richtiges Hörbild zu bekommen.

Bei den *Hörprüfungen für Sprache* verfährt man in *solchen* Fällen am besten in folgender Weise (unter Ausschluß der Augen und Beobachtung der Lippen):

1. *Methode nach* IMHOFER: Man sagt dem Untersuchten zusammengesetzte Zahlen derart vor, daß die eine Hälfte in Flüstersprache, die andere in Konversationssprache gesprochen wird, z. B. 72 (2 in Flüstersprache, 70 in Konversationssprache); der Simulant, der diesen anscheinend nebensächlichen Umstand nicht beobachtet, wird die ganze Zahl richtig wiederholen, der Schwerhörige aber stets nur den laut gesprochenen Teil.

2. *Methode nach* ALEXANDER: Man prüft aus derselben Entfernung, von der Gehör zugegeben wird, weiter, jedoch nicht gegen das Ohr des Untersuchten sprechend, sondern nach oben und unten hin. Der Simulant wird nun das Vorgesprochene, das aus derselben von ihm zugegebenen Entfernung kommt, wiederholen. Nach ALEXANDER ist die Entfernungsdifferenz, die durch Änderung der Richtung gewonnen wird, auf $^1/_3$ der Distanz einzuschätzen, bei kurzen Distanzen sogar auf die Hälfte.

3. *Ich selbst* verfahre in ähnlicher Weise, nur mit dem Unterschied, daß ich zunächst mit völlig abgewandtem Munde, dann — nach Kehrtwendung — wie gewöhnlich mit zugewandtem Munde die Hörprüfung vornehme. Wenn Flüstersprache mit „abgewandtem" Munde, z. B. auf 1 m gehört wird, so muß Flüstersprache mit „zugewandtem" Munde auf mindestens 2 m gehört werden.

Bei dieser Art der Untersuchung wird es dem Untersuchten unmöglich gemacht, die ungefähre Entfernung des Arztes abzuschätzen, wie dies beim „gleichmäßigen" Nähern oder Entfernen leicht gelingt.

Auch die Methode von NADOLECZNY (s. oben Nr. 6) eignet sich zur Feststellung der wirklich vorhandenen Hörfähigkeit.

Bleibt ein notorischer *Simulant* bei mehrfachen Untersuchungen und Überlistungsversuchen *völlig renitent,* wie dies vereinzelt geschieht, so daß ein Zugeständnis nach keiner Richtung hin zu erzielen ist, so empfiehlt es sich bei simulierter *doppelseitiger* Schwerhörigkeit oder Taubheit — soweit noch nicht geschehen — *Erhebungen* in der Heimat (bei Pfarrer, Lehrer, Bürgermeister, Arzt, letzten Arbeitgebern usw.) anzustellen, um ihn schließlich noch durch die Wucht dieser Argumente zur Wahrheit zu bewegen. Gelingt dies auch jetzt noch nicht, so verfahren wir *hier,* ebenso wie auch bei simulierter *einseitiger* Schwerhörigkeit oder Taubheit am besten in der Weise, als ob *volle Hörschärfe* vorhanden wäre, d. h. evtl. geltend gemachte Rentenansprüche usw. unterstützen wir nicht; einer evtl. beabsichtigten Befreiung von der von ihm übernommenen Verpflichtung zum Heeresdienst begegnen wir durch Belassung bei der Truppe.

Macht der mit Sicherheit als Simulant Entlarvte auch jetzt noch weitere Schwierigkeiten, so überliefern wir ihn dem *Gericht* zur Bestrafung; jedoch müssen wir uns dabei der großen Verantwortung klar sein; evtl. entlassen wir ihn aus dem Heeresdienst und stellen ihn im *bürgerlichen* Leben unter ständige *Kontrolle.*

Glücklicherweise gehört die Simulation *doppelseitiger Taubheit* oder *Taubstummheit* zu den allergrößten Seltenheiten, weil eine längere Durchführung solcher Zustände allzuschwierig ist. Verhältnismäßig häufiger wird der Versuch gemacht *einseitige Taubheit* vorzutäuschen; in der überwiegenden Mehrzahl der Fälle aber handelt es sich um *plumpe Übertreibungen.* —

Simulation von Ohrgeräuschen.

Die außerordentlich zahlreichen *Ursachen* (organische Erkrankungen des Gehörorganes, Psychosen, Psychoneurosen, Neurosen, Traumen, Schalleinwirkungen, Allgemeinkrankheiten, Intoxikationen, körperliche und geistige Erschöpfungszustände, Anomalien der Gefäßwandungen (Arteriosklerose, Aneurysma usw.), denen Ohrgeräusche ihre Entstehung verdanken können, sowie der *Mangel einer besonderen Methode,* diese Ohrgeräusche auch für unser Ohr wahrnehmbar machen zu können, kann uns unter Umständen zwingen, bei Simulationsverdacht den gleichen Untersuchungsgang einzuschlagen, wie wir ihn oben kennen gelernt haben, d. h. eine eingehende Vorgeschichte aufzunehmen und eine gründliche Untersuchung des Gehörorganes, des Körpers im allgemeinen, des Nervensystems und der Psyche vorzunehmen

Diese Untersuchung wird uns Aufschluß geben können, ob die behaupteten Ohrgeräusche auf *organische* Erkrankung des *Gehörorganes* bezogen werden können oder aber ob etwa *fortgeleitete Gefäßgeräusche* (abnorm erregter Herzschlag, anämische Herzgeräusche, aneurysmatische Geräusche an der Schädelbasis) in Frage kommen oder endlich ob es sich um *Ohrgeräusche rein nervöser Natur ohne objektiven Befund* handelt bedingt durch einen funktionellen Reizzustand der akustischen Gehirnrindenzentren oder des Labyrinths.

Das Ergebnis der Vorgeschichte und Untersuchung ist nur insoweit zu verwerten, als wir daraus Schlüsse ziehen können auf die größere oder geringere *Glaubwürdigkeit* des Untersuchten, nicht aber auf das tatsächliche *Vorhandensein* oder *Nichtvorhandensein* und auf die behauptete *Intensität* derselben.

Die *Glaubwürdigkeit* des Untersuchten gewinnt

1. durch die Art, wie er diese Geräusche schildert (Vergleich mit anderen Geräuschen, die seinem Lebenskreise nahe stehen; Verschlimmerung durch Alkohol-, Tabakgenuß, beim Bücken, beim Liegen die Nachtruhe störend);

2. durch die Zuverlässigkeit seiner sonstigen Angaben, je mehr diese objektiv nachweisbar sind (z. B. Narben am Schädel, die auf eine frühere Verletzung hinweisen), arteriosklerotische Veränderungen, neurasthenische Symptome usw.;

3. wenn angeblich pulsierende Geräusche durch Druck auf die gleichseitige Carotis verschwinden (Müller);

4. wenn gleichmäßiges Nonnensausen am Halse oder pulsierendes Schlagen im Schädel durch Stethoskop nachweisbar ist;

5. wenn eine organische Erkrankung des Gehörorganes nachgewiesen werden kann; insbesondere auch wenn der Untersuchte nur über Ohrgeräusche kalgt und eine von ihm bisher nicht beobachtete Schwerhörigkeit festgestellt werden kann.

Unter Umständen ist *klinische* Beobachtung erforderlich, um Schlaf und Stimmung feststellen zu können, die beide unter hochgradigen Ohrgeräuschen bekanntlich sehr leiden.

Simulation von Gleichgewichtsstörungen und Schwindelgefühl.

In den neueren Untersuchungsmethoden des *statischen* Organes (siehe RUTTIN: „Funktionelle Prüfung des Vorhofbogengangapparates in Band VI dieses Werkes) haben wir ein sicheres Mittel, das tatsächliche *Vorhandensein* und den *Grad* einer *organischen Schädigung des Gleichgewichtsapparates* und damit auch der dadurch bedingten *Gleichgewichtsstörungen* und *subjektiven Schwindelerscheinungen* objektiv nachzuweisen.

Die bei diesen Prüfungen ausgelösten Reaktionen können vom Willen des Untersuchten nicht beeinflußt werden und lassen deshalb jeden Täuschungsversuch aussichtslos erscheinen.

Wenn eine organische Schädigung des Gleichgewichtsapparates nicht feststellbar ist, so sind *differentialdiagnostisch* noch die vom *Kleinhirn* und vom *Rückenmark* ausgehenden sowie die *psychogen-funktionell-nervösen Gleichgewichtsstörungen* und subjektiven Schwindelerscheinungen in Betracht zu ziehen.

Wenn auch diese Formen ausgeschlossen werden können, dann erst sind wir berechtigt, Simulation anzunehmen.

Simulation von Ohrerkrankungen.

a) Durch Selbstbeschädigung. Die *künstliche Erzeugung* von *Ohrenkrankheiten* — allein oder mit fremder Hilfe — geschieht behufs Täuschung des untersuchenden Arztes bei beabsichtigter Entziehung vom Heeresdienst (besonders in den letzten Kriegsjahren beobachtet) und bei Festsetzung einer Unfall- oder Invaliditätsrente, zuweilen auch zwecks Erweckung von Mitgefühl bei *hysterischen* Personen (Pseudosimulation).

Künstlich *hervorgerufen* werden in der Regel

1. Ekzeme, diffuse Entzündungen, Gangrän mit nachfolgender Stenosierung des *Gehörganges* bei mehr äußerlicher Anwendung der Mittel.

2. *Trommelfellentzündungen* und *Trommelfellperforationen*, mit sekundärer *Mittelohreiterung*, bei tieferer Anwendung der Mittel.

Der *Vorgang* ist in der Regel so, daß nach der Verletzung der Gehörgangshaut oder des Trommelfells (meist durch Helfer) mittels Schwefelhölzchen, Bleistifte, Haarnadel oder Stricknadel entzündungserregende Mittel in den Gehörgang gebracht werden (Essig, Salzsäure, Carbolsäure, Salpetersäure, Schwefelsäure, Phenolpulver, frische Knoblauchstückchen, feingeriebener Zigarettentabak, Tabaksaft, Kanthariden usw.).

Narben am Warzenteil sah ALEXANDER, hervorgerufen durch Schnitte mit dem Taschenmesser und nachheriges Einreiben von fein verriebenem Pfeifentabak.

Künstliches Ödem des Warzenteils erzeugte nach ALEXANDER ein Mann dadurch, daß er sich von einem Helfer mit einer Pravazspritze Wasser unter die Haut einspritzen ließ.

Die *Feststellung* derartiger Fälle gelingt meist durch die auffallenden Widersprüche bei Erhebung der Vorgeschichte, durch die Vernehmung von Augenzeugen, durch die Feststellung des bisherigen Leumundes in der Heimat oder bei der Truppe und durch das meist gehäufte und gleichartige Auftreten der

Fälle. So berichtet Alexander von 20 Ohrselbstbeschädigungen, die während des letzten Krieges in kurzer Zeit bei einem Truppenkörper vorkamen.

Die Selbstbeschädiger führen das Leiden meist auf frühere Erkrankungen oder Verletzungen zurück.

Da die *Beurteilung* in vielen Fällen schwierig ist, erscheint in allen zweifelhaften Fällen *klinische* Beobachtung mit zeitweiser *Leibes-, Bett-* und *Raumuntersuchung* auf derartige Mittel, sowie Anlegung eines *Okklusiv-Stärkeverbandes* geboten.

Etwa im Gehörgang zurückgebliebene *Überreste* des *angewandten Mittels*, sowie etwaige *Epidermisfetzen* und *Ohrsekret* (in möglichst großer Menge) sind der nächsten chemisch-bakteriologischen Untersuchungsstelle zur *chemischen und evtl. bakteriologischen Untersuchung* einzusenden.

Bezüglich der Diagnose „*Selbstbeschädigung*" gilt das früher Gesagte, daß wir mit Rücksicht auf die *strafrechtlichen* Folgen die größte *Vorsicht* und *Objektivität* wahren. — *Hysterie* ist unter allen Umständen auszuschließen. —

b) Simulation von Ohrenkrankheiten durch Einbringen von Eiter, Blut, Knochenstückchen in den gesunden Gehörgang, um eine Mittelohreiterung, Trommelfellverletzung oder Caries der Gehörgangswände usw. vorzutäuschen.

Eine gründliche Reinigung und Untersuchung des Gehörganges deckt den plumpen Schwindel sofort auf.

c) Simulation von Ohrkrankheiten durch Zurückführung der Folgen überstandener Erkrankungen (besonders alte Perforationen, Hörstörungen) **oder auch noch bestehender chronischer Erkrankungen** (besonders Mittelohreiterungen) **auf angeblich frische äußere Einflüsse (Traumen).**

Vorgeschichte und objektive *Untersuchung* des Gehörorganes bieten uns hier meist genügend Anhaltspunkte für ein *längeres Bestehen* der Ohrerkrankung, besonders auch unter Berücksichtigung des Befundes auf dem anderen Ohr. — In schwierigeren Fällen werden Erhebungen und Zeugenvernehmungen zur Entlarvung führen. —

Dissimulation von Ohrenleiden.

Dissimulanten sind leicht zu entlarven durch genaue *otoskopische* und *funktionelle* Untersuchung des Gehörorganes.

Literatur.

Alexander, G.: (1) Die Simulation von Ohrenkrankheiten. Wien. klin. Wochenschr. Jg. 29, Nr. 18/19. 1916. — Derselbe (2): Die Erzeugung von Ohrenkrankheiten durch Selbstbeschädigung. Monatsschr. f. Ohrenheilk. u. Laryngo-Rhinol. 1918. H. 9 u. 10. — Bezold, Fr.: Über die funktionelle Prüfung des menschlichen Gehörorganes. Wiesbaden: J. F. Bergmann 1897. — Brunzlow und Löwenstein: Über eine Methode zur Bestimmung der wahren Hörfähigkeit. Zeitschr. f. Ohrenheilk. u. f. Krankh. d. Luftwege. Bd. 81. S. 14. 1921. — Conzo: Eine neue psychophysiologische Methode zur Entlarvung simulierter Taubheit. Zentralbl. f. Hals-, Nasen- u. Ohrenheilk. Bd. 1, 4., S. 198. — Dölger, R.: Die ohrenärztliche Tätigkeit des Sanitätsoffiziers. 2. Auflage. Wiesbaden: J. F. Bergmann 1910. — v. Eicken, C.: Funktionelle Schädigungen des Gehörorganes durch Kriegseinflüsse. Handbuch d. ärztl. Erfahrungen im Weltkrieg 1914/18. S. 120. — Hammerschlag: Simulation von Ohrerkrankungen mit besonderer Berücksichtigung der Unfallerkrankungen des Ohres. Wien. med. Wochenschr. Nr. 29. 1904. — Imhofer, R.: Gerichtliche Ohrenheilkunde. Leipzig: C. Kabitzsch 1920. — Klauber: Beurteilung der Simulation oder Aggravation bei Hörstörungen mit Hilfe des Hörfeldes. Militärärztl. Beilage d. Wien. med. Wochenschr. 1909. Nr. 28. — Layton: Simulation von Taubheit. Zentralbl. f. Hals-, Nasen- u. Ohrenheilk. Bd. 4, 4., S. 153. — v. Leupoldt: Nachweis der Simulation von Taubstummheit durch Schreckwirkung auf akustische Reize. Klinik f. psychisch-nervöse Krankheiten. Bd. 1, H. 1. — Leyser, A.: Die Vortäuschung und Übertreibung von Ohrenleiden in der sozialen

Medizin. Berlin. klin. Wochenschr. 1909. Nr. 36. — LÖWENSTEIN (1): Schwierigere Fragen aus dem Gebiete der experimentellen Hörfähigkeitsbestimmung. Arch. f. Psychol. u. Nervenheilk. Bd. 68, S. 363. 1923. — DERSELBE (2): Experimentelle Hysterielehre. Bonn: v. Friedrich Cohen. — MEYER, JULIUS: Benutzung der Schallokalisation zum Nachweis von Hördifferenzen, ihre Verwertung als Simulationsprobe. — MUCK: Beitrag zur Diagnose und Therapie der Emotionstaubheit. Med. Klinik 1917. Nr. 35. — NADOLECZNY: Ein neues Verfahren zur Feststellung der Hörweite bei vorgetäuschter oder übertriebener Schwerhörigkeit bzw. Taubheit. Münch. med. Wochenschr. 1916. Nr. 37, S. 1338. — RHESE, H. (1): Über die Beziehungen zwischen Sprachgehör und Hördauer für Stimmgabeltöne und die Verwertung desselben bei der Beurteilung von Simulation und Aggravation. Monatsschr. f. Ohrenheilk. u. Laryngo-Rhinol. 1908. Nr. 9. — DERSELBE (2): Die Kriegsverletzungen und Kriegserkrankungen von Ohr, Nase und Hals. Wiesbaden: J. F. Bergmann 1918. — SEIFFERT: Methode zum Nachweis von Simulation einseitiger Schwerhörigkeit. Zentralbl. f. Hals-, Nasen- u. Ohrenheilk. Bd. 2, 12., S. 543. — STENGER, P.: Aggravation und Simulation von Gehörleiden bei Feldzugsteilnehmern. Handbuch d. ärztl. Erfahrungen im Weltkriege 1914/18. S. 136. — VOSS, O.: Taubheit. Real-Encyklopädie der gesamt. Heilkunde. 4. Auflage.

G. Ohrenkrankheiten und Lebensversicherung.

Von

ROBERT DÖLGER-Mühldorf am Inn.

Die beiden ältesten *technisch modernen Lebensversicherungsanstalten*, hervorgegangen aus den schon seit uralten Zeiten in den germanischen und altrömischen Ländern bekannten *Sterbekassen* finden wir in *London*, gegründet 1698 und 1699. Die beiden ersten Lebensversicherungsanstalten in *Deutschland* nach englischem Vorbild waren die *Gothaer* Lebensversicherungsbank, gegründet 1827 und die *Lübecker* Lebensversicherungsgesellschaft, gegründet 1828. Im Laufe der Jahre hat das Lebensversicherungswesen einen gewaltigen Aufschwung genommen — wir haben jetzt in Deutschland etwa 45 Gesellschaften — und damit auch die besondere begutachtende Tätigkeit des Arztes.

Zur *Aufnahme* in eine Lebensversicherung ist gewöhnlich erforderlich, eine „*Erklärung" des Antragstellers*, unter anderem bestehend in Entbindung des Arztes vom Berufsgeheimnis und in Beantwortung einer Anzahl vorgedruckter Fragen (Anamnese), sowie die *Feststellung* des *Gesundheitszustandes* nach einem vorgedruckten Schema (Status praesens) durch einen Vertrauensarzt der Gesellschaft.

Der *Vertrauensarzt* ist in der Regel ein von der Gesellschaft verpflichteter praktischer Arzt, also ein Arzt ohne besondere Fachausbildung.

Die Fragestellung in den Vordrucken ist deshalb auch derartig, daß eine Beantwortung durch den Arzt ohne fachwissenschaftliche Kenntnisse erfolgen kann.

Immerhin bemerken wir, wenn wir die Fragebogen einer einzelnen Gesellschaft von der Gründungszeit bis zur Gegenwart besehen, eine zunehmende besondere Berücksichtigung des Gehörorganes und eine bestimmtere Fragestellung.

So finden wir z. B. in den Antrags- und Untersuchungspapieren einer großen Gesellschaft vom Gründungsjahr 1835 bis zum Jahre 1877 eine Sonderfrage nach Ohrenkrankheiten oder nach dem Ohrbefunde überhaupt nicht. — Von 1877—1895 enthält das Antragsformular den Vordruck: „Sind Ihre Ohren gesund? Das Untersuchunsgformular den Vordruck: „Bestand oder besteht Ohrenfluß und wenn dies der Fall, liegt Caries zugrunde"? Von 1896—1920 enthält das Antragsformular den Vordruck: „Wie sind die Sinnesorgane beschaffen? Insbesondere besteht Ohrenfluß?" Die Frage nach Caries ließ man jedenfalls wegen der Schwierigkeit der Feststellung durch den Nichtfacharzt mit Recht wieder fallen, da eine unsachgemäße Sondenuntersuchung leicht Schaden stiften kann. — Ab 1921 lautet der Vordruck in dem Untersuchungsformular: „Wie sind die Sinnesorgane beschaffen? Insbesondere besteht Ohrenfluß? Schwerhörigkeit? Befund einer deshalb vorgenommenen Ohrspiegelung?" Neu ist die ausdrücklich verlangte funktionelle Hörprüfung für Sprache und die Otoskopie.

Den größten Einfluß auf diese begrüßenswerten Änderungen hatte ohne Zweifel die in den 70er Jahren einsetzende und bis in die neuere Zeit fortdauernde literarische Beschäftigung bekannter Fachärzte mit dieser Frage (v. TRÖLTSCH, LLEWELYN THOMAS, PATTERSON-CASSELS, TRAUTMANN, URBANTSCHITSCH,

H. Burger, Mancioli, Treitel, Levy, Dölger, Roepke), ferner der gewaltige Fortschritt der Ohrenheilkunde hinsichtlich operativer Technik und prognostischer Erkenntnis besonders auch der die Lebensversicherungen am meisten interessierenden Mittelohreiterungen, und endlich die Erhebung der Hals-, Nasen- und Ohrenheilkunde zum Pflichtfach an den Universitäten.

Von letzterer Bestimmung des pflichtgemäßen Besuches einer oto-rhino-laryngologischen Vorlesung ist eine weitere günstige Wirkung wohl dahin zu erwarten, daß der Vertrauensarzt künftig häufiger als bisher die Notwendigkeit einer fachärztlichen Untersuchung in dem Zeugnis ausspricht; denn mit den Kenntnissen wächst in der Regel auch das Verantwortungsgefühl. Ich brauche nur zu erinnern an die Schwierigkeit der Diagnose der prognostisch besonders ungünstigen Kuppelraumeiterungen (epitympanale Eiterungen) mit ihrer oft spärlichen eintrocknenden Sekretion bei meist guter Hörfähigkeit.

Der eigentliche *Facharzt* kommt also für die Begutachtung nur dann in Frage, wenn der Vertrauensarzt selbst den Vorschlag einer spezialärztlichen Untersuchung macht, sei es zur genaueren Feststellung eines von ihm vorgefundenen Ohrenleidens, sei es wegen Verdacht der Dissimulation, die bekanntlich hier eine große Rolle spielt, oder auch wenn die Gesellschaft nach den gemachten Angaben des Untersuchten oder des Arztes ein fachärztliches Urteil für wünschenswert hält.

Unwahre Angaben oder absichtliche Verschweigungen, welche nur auf die *Bedingungen* für die Aufnahme von Einfluß waren, machen in der Regel die Versicherung nicht hinfällig, sondern es werden nur die etwa erworbenen günstigeren Bedingungen auf das richtige Maß zurückgeführt.

Die *Aufgabe* des zu einem Gutachten aufgeforderten *Facharztes* besteht nun darin, auf Grund einer eingehenden Untersuchung des Gehörorganes und des statischen Organes festzustellen:

1. Ob eine Erkrankung vorliegt, welche mit Sicherheit oder doch mit großer Wahrscheinlichkeit eine Verkürzung der Lebensdauer in sich schließt, also eine Erkrankung, welche die Gesundheitsverhältnisse ,,*dauernd ungünstig*'' erscheinen läßt und somit die Aufnahme in die Lebensversicherung ,,*dauernd ausschließt*''.

2. Ob eine Erkrankung vorliegt, welche nur unter bestimmten, besonders ungünstigen Voraussetzungen eine Verkürzung der Lebensdauer in sich schließt, also eine Erkrankung, welche die Gesundheitsverhältnisse als ,,*mittelmäßig*'' erscheinen läßt und somit die Aufnahme nur unter *erschwerenden* Bedingungen empfehlenswert macht.

3. Ob eine Erkrankung vorliegt, welche mit Sicherheit oder doch großer Wahrscheinlichkeit nur eine *zeitige*, vorübergehende geringere oder größere Gefahr für das Leben in sich schließt, also eine Erkrankung, welche die Gesundheitsverhältnisse als ,,*zeitig ungünstig*'' erscheinen läßt und eine ,,*zeitige Zurückstellung*'' empfehlenswert macht.

4. Ob eine Erkrankung vorliegt, welche mit Sicherheit oder doch großer Wahrscheinlichkeit eine momentane und spätere Gefahr für das Leben ausschließt, also eine Erkrankung, welche die Gesundheitsverhältnisse ,,*günstig*'' erscheinen läßt und somit die Aufnahme *unbedenklich* gestattet.

5. Ob völlig normaler Befund sich ergeben hat, die Gesundheitsverhältnisse somit als ,,*vollkommen günstig*'' zu bezeichnen sind.

Eine derartige *schematische Gruppierung* von Krankheiten kann natürlich keinen Anspruch auf Vollkommenheit erheben. Der verschiedene Grad der einzelnen Krankheitsformen, die komplizierenden Folgekrankheiten in zahlreichen Fällen, das Nebeneinanderbestehen mehrerer verschiedener Krankheitsformen, von denen jede für sich prognostisch günstig ist, beide zusammentreffend aber die Prognose verschlechtern, endlich das Zugrundeliegen einer mehr oder weniger gefährlichen Allgemeinerkrankung (Lues, Tuberkulose, Diabetes, Nephritis, Leukämie, perniciöse Anämie, Arteriosklerose, Hysterie, Neurasthenie usw.) können eine Verschiebung in den einzelnen Gruppen bedingen und machen uns zur Pflicht, von Fall zu Fall unser Urteil abzugeben. Der jetzige *hohe Stand der Ohrenheilkunde* erleichtert uns diese Aufgabe wesentlich und ich glaube, daß jetzt auch die verschiedenen Streitfragen — besonders hinsichtlich der Einschätzung der Mittelohreiterungen — genügend geklärt sind und daß sich auch die Gesellschaften allmählich zu einer einheitlicheren Auffassung durchringen dürften.

Bei aller Vorsicht des Urteils im Interesse der Lebensversicherungsgesellschaften dürfen wir auch nicht — den eigentlichen Zweck derselben als gemeinnützige Anstalten zum Ausgleich sozialer Mißverhältnisse aus dem Auge verlierend — einen *allzuschroffen* Standpunkt einnehmen. Je gewissenhafter der Untersuchungsbefund, je besser begründet unser Urteil ist, um so mehr dürfen wir erwarten, daß sich auch die Versicherung in Grenzfällen zu einem Entgegenkommen gegenüber dem Antragsteller herbeiläßt.

Dies vorausschickend will ich jetzt versuchen, die wichtigsten für die Lebensversicherung in Frage kommenden Erkrankungen des Gehörorganes nach dem heutigen Stand der Forschung in obige Gruppen einzufügen.

ad 1. *Welche Erkrankungen schließen im allgemeinen die Aufnahme in eine Lebensversicherung „dauernd" aus?*

a) Alle *carcinomatösen, sarkomatösen, tuberkulösen, lupösen* Erkrankungen des äußeren, mittleren oder inneren Ohres.

Nach ärztlicher Erfahrung stünde nichts entgegen, wenn ein Antragsteller, bei dem eine ganz circumscripte Erkrankung, z. B. ein Epitheliom der Ohrmuschel, schon vor mehreren Jahren mit Erfolg — ohne Rezidiv — operiert worden ist, Aufnahme mit erhöhter Prämie fände. Die Lebensversicherungsgesellschaften aber lehnen bis jetzt prinzipiell die Aufnahme solcher Antragsteller wegen der Gefahr des Rezidivs ab.

b) Alle bestehenden oder abgelaufenen *chronischen Mittelohreiterungen* mit Totaldefekt, *„randständiger"* Perforation der *„oberen"* Hälfte des Trommelfells oder der Pars flaccida (Kuppelraumeiterungen), auch die *bösartige, gefährliche* Form der Mittelohreiterungen genannt wegen der Begünstigung der *Eiterretention* (Fötor!) und *Cholesteatombildung* mit allen ihren verhängnisvollen Folgen (Druckusur des Knochens, Caries, Fistel-, Granulations-, Polypenbildung, Facialisparese und oft erst nach Jahren lebensgefährliche Komplikationen wie Labyrintheiterung, Hirnabsceß, Meningitis, Sinusthrombose). —

Die *abgelaufenen* Mittelohreiterungen dieser Form neigen besonders zu gefährlichen Rückfällen, weshalb sie natürlich ebenso beurteilt werden müssen, wie die bestehenden Mittelohreiterungen selbst.

· c) Alle *chronischen Mittelohreiterungen* mit *„zentraler* oder *randständiger"* Perforation der *„unteren"* Hälfte des Trommelfells (mesotympanale Eiterungen) — auch die *gutartige, ungefährliche* Form der Mittelohreiterungen genannt —, dann wenn sie mit erheblicher, die *Eiterretention* begünstigender und die *Otoskopie* erschwerender *Verengerung* des äußeren Gehörganges verbunden sind oder auch, wenn über Druckschmerzhaftigkeit im Warzenteil, Schwindelgefühl, halbseitige Kopfschmerzen, Temperatursteigerungen bestehen, Nebenerscheinungen, die auf eine gefahrdrohende Komplikation hinweisen; zuweilen sind sie zu beobachten bei akuten Nachschüben.

Anerkennenswert ist der Standpunkt derjenigen Gesellschaften, welche bei solchen Antragstellern (b und c) die Aufnahme nach Heilung durch Operation in Aussicht stellen.

d) *Radikaloperierte* mit *fortdauernder* Eiterung oder sichtlich *vernachlässigter* Operationshöhle (z. B. festhaftende eingetrocknete Borken), sowie *Radikaloperierte*, bei denen die Veranlassung zur Operation eine „*tuberkulöse*" Mittelohreiterung war, da in solchen Fällen die Neigung zu rückfälligen Knocheneiterungen und zur Nekrose des Schläfenbeins in erhöhtem Maße besteht, andererseits der Keim zu einer tuberkulösen Allgemeininfektion oder zu einer tuberkulösen Meningitis zur Zeit der Operation schon gelegt sein kann.

g) Alle Erkrankungen des *inneren Ohres* die auf *lebenverkürzenden Schädelverletzungen* oder *Allgemeinkrankheiten* (Lues, Tuberkulose, Carcinom, Sarkom, Leukämie, perniciöse Anämie, Diabetes, Gicht, Hirnerkrankungen, Arteriosklerose, Herz- und Nierenkrankheiten) beruhen. Hierher gehören vor allem auch die sich in größeren oder kleineren Zwischenfällen wiederholenden MÉNIÈREschen Anfälle, welche auf plötzliche spontane Labyrinthblutungen zurückzuführen sind; letztere sind hinwiederum ein Zeichen veränderter Labyrinthgefäße, wie wir sie häufig bei oben angeführten Krankheiten finden; ferner die angeborene und erworbene luetische Labyrintherkrankung; die tuberkulöse Labyrinthnekrose usw.

h) Die in der Tiefe des Gehörganges oder in der Paukenhöhle eingekeilten *Fremdkörper*, sowie die *Steckschüsse* des Gehörorganes; sie können jederzeit durch Auftreten einer Eiterung eine Gefahr für das Leben werden.

ad 2. *Welche Erkrankungen lassen im allgemeinen die Aufnahme unter „erschwerenden" Bedingungen (Prämienerhöhung, abgekürzte Versicherung) angezeigt erscheinen?*

a) Alle angeborenen und erworbenen knöchernen oder bindegewebigen *Atresien* und *Verengerungen* des *äußeren Gehörganges*, letztere jedoch nur dann, wenn sie einen Grad erreichen, der die Besichtigung des Trommelfells unmöglich macht und bei einer etwa auftretenden Mittelohreiterung eine Eiterretention befürchten läßt; andernfalls können sie unbedenklich zur Aufnahme unter normalen Bedingungen vorgeschlagen werden.

b) Die *trockenen (zentralen* und *randständigen) Perforationen* der „*unteren*" Hälfte des Trommelfells, also die *abgelaufenen chronischen* mesotympanalen *Mittelohreiterungen* der *gutartigen, ungefährlichen Form*. Rückfälle nehmen dabei nur ganz ausnahmsweise (bei akuten Nachschüben) eine gefährlichere Form an und sind um so seltener, je mehr wir etwaigen Erkrankungen der Nase und des Nasenrachenraumes unsere Aufmerksamkeit schenken. Manche Gesellschaften nehmen auch die noch bestehenden chronischen mesotympanalen Mittelohreiterungen der gutartigen Form mit erhöhter Prämie auf, andere allerdings beharren noch auf dem alten Standpunkt der absoluten Ablehnung. Ich halte den goldenen Mittelweg auch hier für den richtigen und habe deshalb die gutartige Form der chronischen Mittelohreiterung in die Gruppe derjenigen Erkrankungen eingereiht, die „*zeitweise*" Zurückstellung erfordern, ohne damit den milderen Standpunkt zu verurteilen.

c) *Radikaloperierte* (ohne und mit retroaurikulärer Öffnung), wenn die *Eiterung versiegt* und die *Operationshöhle vollständig* und *glatt* überhäutet ist. Etwaige rückfällige Absonderungen der Operationshöhle beruhen meist nur auf umschriebener oder diffuser Entzündung ihrer häutigen Auskleidung und sind dann ebenso harmlos, wie die bisweilen auftretende Schleimabsonderung bei offengelassenen. Tubenostium, vor allem, wenn der Kranke die Gewähr bietet, daß er sich in kleineren oder größeren Zwischenräumen ($^1/_4$—$^1/_2$ jährlich) einer fachärztlichen Kontrolle unterzieht. Auch hier ist das Verhalten der Gesellschaften sehr verschiedenartig. Von einzelnen Gesellschaften werden Radikaloperierte ohne Unterschied prinzipiell abgewiesen, von anderen hinwiederum auch ohne Prämienerhöhung angenommen. Der von mir vorgeschlagene Mittelweg dürfte dem Antragsteller und der Gesellschaft am meisten gerecht werden, vor allem deshalb, weil wir der Gesellschaft nie die bestimmte Versicherung in solchen Fällen geben können, daß eine besondere Gefahr für die Zukunft gänzlich ausgeschlossen ist. Nach jahrelanger Heilung sehen wir zuweilen noch rezidivierende Haut- und Knocheneiterungen auftreten, besonders bei offenem Tubenostium durch Infektion von der Nase her. Immerhin sind diese Fälle bei den nicht tuberkulösen Radikaloperierten, vor allem wenn wir etwaige Erkrankungen der Nase und des Nasenrachenraumes sachgemäß behandeln, so selten, daß sie eine prinzipielle Abweisung nicht rechtfertigen.

d) Zurückbleibende *Facialisparese* nach abgelaufener Eiterung oder restlos geheilter Verletzung des Gehörorganes; sie bildet für sich keine Lebensgefahr mehr.

ad 3. *Welche Erkrankungen lassen eine zeitige Zurückstellung der Aufnahme geboten erscheinen?*

a) Alle erheblicheren *akuten* und *chronischen Entzündungen* des *äußeren Gehörganges*, besonders wenn sie mit tiefgreifenden Ulcerationen oder mit stärkerer die Besichtigung des Trommelfells behindernder Verengerung verbunden sind; diese Vorsicht ist unter anderem auch durch die Erfahrung gerechtfertigt, daß umschriebene und diffuse Entzündungen des Gehörganges sehr häufig die Folge vernachlässigter chronischer Mittelohreiterungen, besonders der mit geringer Sekretion und guter Hörfähigkeit einhergehenden, deshalb oft unbeachteten gefährlichen Kuppelraumeiterungen sind.

b) Die frischen *traumatischen Trommelfellverletzungen*; sie bergen vor völliger Vernarbung stets die Gefahr einer Mittelohreiterung mit all ihren Folgen in sich.

c) Die *akuten Mittelohrentzündungen* und *-eiterungen*.

d) Die *gutartige Form* der *chronischen Mittelohreiterung* mit Perforation in der unteren Hälfte des Trommelfells. —

Derartige ohne oder mit Operation ausgeheilte Fälle (a, b, c und d) lassen nach dreimonatiger Karenzzeit lebensgefährliche Komplikationen nicht mehr erwarten.

Eine besondere Härte für den Antragsteller liegt in solchen zeitweisen Zurückstellungen nicht, da diese Erkrankungen bei sachgemäßer Behandlung meist innerhalb weniger Wochen oder Monate zur Heilung gebracht werden können. Dagegen hat die zeitweise Zurückstellung derartiger entzündlicher Erkrankungen den großen Vorzug, daß der Antragsteller gezwungen ist, ein von ihm bisher aus Gleichgültigkeit oder Unkenntnis vernachlässigtes Leiden einer sachgemäßen Behandlung zu unterziehen in der Aussicht auf baldige Aufnahme.

ad 4. *Welche Erkrankungen gestatten die unbedenkliche Aufnahme?*

a) Alle *angeborenen* oder *erworbenen Ohrmuschelerkrankungen*, soweit sie nicht bösartiger Natur sind (s. ad 1).

b) Alle *angeborenen* und *erworbenen Erkrankungen* des *äußeren Gehörganges*, soweit sie nicht bösartiger Natur sind oder durch Lage und Ausdehnung die Besichtigung des Trommelfells unmöglich machen und bei etwa auftretenden Mittelohreiterungen eine Eiterretention befürchten lassen.

c) Alle *nicht entzündlichen* Affektionen des *mittleren* und *inneren* Ohres, sofern nicht eine bestehende schwere gefährliche Allgemeinerkrankung als Ursache in Betracht kommt, z. B. die Tubenaffektionen ohne und mit Ansammlung von Serum in der Paukenhöhle, die abgeschlossenen Adhäsivprozesse, die Otosklerose, die sog. nervöse Schwerhörigkeit.

Auch die Begleiterscheinungen dieser die Lebensdauer nicht verkürzenden Erkrankungen des mittleren und inneren Ohres wie hochgradige einseitige oder doppelseitige Schwerhörigkeit oder Taubheit, Schwindelgefühl und Ohrgeräusche gestatten, obwohl sie zu lebensgefährlichen Unfällen, Melancholie und Selbstmord prädisponieren, den Vorschlag zu unbedenklicher Aufnahme, da die Gesellschaften alle „zufälligen" Gefahren nicht beachten.

d) Endlich die Folgezustände abgelaufener Tubenaffektionen, Mittelohrentzündungen und -eiterungen wie Atrophien, Verkalkungen, Einsenkungserscheinungen des Trommelfells, Verwachsungen des Trommelfells mit der Paukenhöhleninnenwand, reizlose Narben und Knochenvertiefungen am Warzenteil. —

Im übrigen verweise ich auf meine Arbeit im 5. Bande dieses Werkes: „Die Krankheiten der oberen Luftwege und Lebensversicherung".

Literatur.

BURGER, H.: Ohrenerkrankungen und Lebensversicherung. HAUGS klin. Vorträge. Bd. 5, H. 4. 1901. — DÖLGER, R.: Die ohrenärztliche Tätigkeit des Sanitätsoffiziers. 2. Auflage. 1910. S. 59. Wiesbaden: J. F. Bergmann. — HEINE: Berlin. klin. Wochenschr. 1900. Nr. 35. — LEVY: Die Mortalität der Öhrerkrankungen und ihre Bedeutung für die Lebensversicherung. Dtsch. med. Wochenschr. 1907. Nr. 13. — LLEWELYN, THOMAS: Brit. med. journ. 1876. — MARCIOLI: Ohrkrankheiten und Lebensversicherung. Ref.: Arch. f. Ohren-, Nasen- u. Kehlkopfheilk. Bd. 67, S. 224. — PATTERSON-CASSELS: Brit. med. journ. 1876. — ROEPKE, FR.: Begutachtung Operierter zwecks Aufnahme in eine Lebensversicherung. Handbuch d. speziellen Chirurg. d. Ohres u. d. oberen Luftwege. Würzburg: Curt Kabitzsch 1911. — TRAUTMANN: Über die Bedeutung vorhandener oder überstandener Ohrenleiden gegenüber Lebensversicherungsgesellschaften. 1880. — TREITEL: Die Beurteilung der Ohreiterungen bei Aufnahme in eine Lebensversicherung. Dtsch. Medizinalzeitg. v. 21. 12. 1903. — v. TRÖLTSCH: Lehrbuch d. Ohrenheilk. 1873. — URBANTSCHITSCH: Wien. Klinik. Bd. 6. 1880.

Sachverzeichnis.